Ulrich Supprian

Endogene Psychosen und ihre Zeitordnungen

10 theoretische und empirische Studien zu einem alten Hauptproblem der Psychiatrie

Springer-Verlag Wien GmbH

Prof. Dr. Ulrich Supprian
Hamburger Zyklothymie Archiv
an der Psychiatrischen Universitätsklinik,
Hamburg, Bundesrepublik Deutschland

Satz: Reproduktionsfertige Vorlage des Autors
Druck und Bindearbeiten: Manz, A-1050 Wien

Graphisches Konzept: Ecke Bonk

Gedruckt auf säurefreiem, chlorfrei gebleichtem Papier – TCF
SPIN: 10675881

Umschlagbild: Das Logo zeigt in einem Kreis, der eine seelische Innenwelt samt deren innerer Uhr umschließt, eine Sanduhr, die zur äußeren Ordnung eine Fehlstellung hat, was auf die Desynchronisation des Stimmungs/Antriebs-Systems hinweisen soll.

Mit 92 Abbildungen

Die Deutsche Bibliothek – CIP-Einheitsaufnahme

Supprian, Ulrich:
Endogene Psychosen und ihre Zeitordnungen : 10 theoretische und empirische Studien zu einem alten Hauptproblem der Psychiatrie / Ulrich Supprian. – Wien ; New York : Springer, 1998
ISBN 978-3-211-83123-6 ISBN 978-3-7091-6486-0 (eBook)
DOI 10.1007/978-3-7091-6486-0

ISBN 978-3-211-83123-6

für Ruth

Vorwort

Dieser Band enthält 10 inhaltlich eng miteinander verbundene Aufsätze, mit denen eine über 30 Jahre gehende, monothematisch, aber nicht monideistisch durchgehaltene Forschungsarbeit zur Aufklärung der sog. "biologischen Ablaufsgesetze" der manisch-depressiven Psychosen mit deren expliziter Formulierung abgeschlossen wird. Die gefundene Formulierung wird zuerst mitgeteilt und dann an klinischem Aufzeichnungsgut des Verlaufs endogener Psychosen bis ins Detail hinein erprobt. Die Grundlinien der **Chronopathologischen Theorie phasischer Psychosen** *werden in ihrem theoretischen Aufbau von den vorausliegenden Prinzipien an über die Zeitstruktur der involvierten rhythmologischen Bausteine bis in die praktischen Arbeitsweisen der analytischen Techniken dargestellt. Die 6 empirischen Studien stützen sich auf wortgetreu ausgebreitete klinische Dokumente in denkbar großer Ausführlichkeit und weitgetriebener Durchsichtigkeit ihrer Handhabung.*

Die Textierung der Aufsätze erstrebt eine gewisse Abrundung jedes Abschnitts in sich, und das erlaubt eine partielle Lekture des Bandes, wer - vorerst - nur einen der Aufsätze lesen will, dem sei "Strenge Geordnetheit" empfohlen. Dennoch wurde die Reihe aller Texte (mit ihren notwendig in Kauf genommenen oder gewollten und vielleicht auch nützlichen Redundanzen) derart angelegt, daß verschiedene Aspekte der Sache an verschiedenen Stellen mit je erneuter Formulierung angesprochen werden und so eine bereicherte Abfolge entsteht, etwa in der Auswahl der besprochenen Zykluslängen, was dem Ganzen aller Texte einen Inbegriff zu entnehmen gestattet:

Der Inbegriff besteht in der Aussage, daß genau dort, wo der Kliniker im Gange einer endogenen Psychose in oft besonders überzeugender Weise das (vermeintlich) ***Entordnete und Chaotische*** *des Endogenen sieht, in völliger paradigmatischer Umstürzung dieser Denk- und Sichtweise eine* ***strenge Geordnetheit*** *der Zeitgestalten und der - funktionell damit verknüpften - Bildfolgen gezeigt werden kann, was dem Endogenitätsbegriff eine neue Fassung gibt, den Phänomenbereich überhaupt erforschbar macht und einen Steinbruch wissenschaftlicher Fragen eröffnet (und im Kern von allem auf eine neue ätiopathogenetische Hypothese chronobiologischer Art führt).*

Der Grundgedanke des allerersten Ansatzes ist ebenso einfach und naheliegend, wie bislang nur selten genutzt: nicht die epiphänomenalen Hirnprozesse (welcher Art immer), von denen man meinen kann, daß sie mit den Psychosen verbunden seien, bilden das Substrat einer Frage, sondern die psychotischen Erlebnisweisen selbst, wie der Kranke sie äußert, die Psychopathologie sie beschreibt und eine Typologie sie ordnen kann, allerdings immer gekoppelt (vektorartig, wenn man so will) mit dem Zeitpunkt ihres Auftretens. Psychopathologie und Chronopathologie werden ihrem Begriff nach konsequent getrennt, aber in der verarbeiteten Datenbasis sind sie doch intrinsisch verbunden.

Der Grundgedanke des methodologischen Vorgehens bricht mit vielen vertrauten Überlegungen und setzt mit einer gravierenden Komplikation der unterlegten Denkstruktur neu an: wo bislang eindimensional und linear mit Auflistungen von Erscheinungsbildern und mit dem seriellen Auf und Ab von Intensitätsschwankungen gearbeitet worden ist, hat sich nunmehr die Notwendigkeit (als ein Resultat dieser Untersuchungen im Sinne von Naturforschung) ergeben, zweidimensional vorgehen zu müssen, sowohl bei der Formulierung des Dimensionshintergrundes der ***Momentangefüge*** *psychotischer Bilder als auch bei der formalen Fassung der Schwankungsfiguren für die* ***Ablaufsdynamik****.*

*Als Dimensionshintergrund der manischen, mischbildhaften und depressiven Bilder werden nicht Manie und Depression (oder "Elemente" daraus) herangezogen, sondern abstrakt gefaßte psychophysiologische Entitäten mit den abbreviatorischen Namen "****Stimmung****" und "****Antrieb****". Die einfachste, formal und rechentechnisch gut handhabbare Schwankungsfigur ist die Sinuskurve. Zwei Sinuskurven (mit je eigenen rhythmologischen Parametern) lassen sich leicht zu dem flächenhaften (zweidimensionalen) Gebilde der sog. Lissajousfigur überlagern. Solche Figuren führen auf einer Koordinate eine bestimmte Anzahl von Schwankungen aus und zugleich auf der anderen - orthogonal isolierten - Koordinate eine andere. Sind beide Anzahlen ganzzahlig (wie der resynchronisierende Tagesrhythmus es erzwingt), ergeben sich* ***geschlossene Zyklen****, die von einem Normalzustand über eine geordnete Serie psychotischer Bilder wiederum zu einem Normalzustand führen.*

Beides (zweidimensionaler psychopathologischer Zustandsraum und zweidimensionale chronopathologische Schwankungsfigur) strapaziert zwar das eingeborene Bedürfnis des

Betrachters nach Anschaulichkeit und zwingt dazu, etliche Arbeitsschritte bei der Handhabung der Daten und bei der Struktursuche darin einem Computer und seinen analytischen Instrumenten (Frequenzanalysen, Sequenzanalysen) aufzulasten (er klagt jedoch nicht).

Es klagt aber der Leser über den Verlust des Gewohnten und den Verlust der Anschaulichkeit (dem soll die Ausstattung des Textes mit Graphik und deren ausführlichen Legenden entgegenarbeiten), er weicht wohl allzuleicht in die (affektive) Einstellung der Skepsis zurück und findet solange nicht zu rational ausformulierter wissenschaftlicher Kritik, wie er nicht selber rechnet.

Der Autor (der diese Kritik ausdrücklich wünscht) bietet jede Hilfe (insbesondere programmiertechnischer Art) an, wenn es um Replikationen an eigenen Daten geht (dazu empfiehlt sich zunächst die Zeitstruktur in Phasenkalendern, sodann die Zeitgestalt in Syndromsequenzen und schließlich die von beidem innerhalb desselben Falles, wenn beide Datensätze verfügbar gemacht werden können).

Ich danke meinem verehrten Lehrer H. BÜRGER-PRINZ (16. 11. 1897 - 29. 01. 1976), der mir einen langen Arbeitsweg öffnete, ich danke seinem Nachfolger, Herrn Prof. Dr. D. NABER für die Gewährung von Gastrecht für das Hamburger-Zyklothymie-Archiv an seiner Klinik, ich danke meinen Mitarbeitern und Mitarbeiterinnen, insbesondere Frau MARIELUISE PRESTIN und Frau SYBIL WÖHRMANN,

und ich danke Herrn Prof. em. Dr. RUDOLF HAAS für Rat und Hilfe.

Ulrich Supprian

Inhalt

1. ÜBER DIE WISSENSCHAFT, DIE PSYCHIATRIE UND *DIKE*, DIE GÖTTIN DER REDLICHKEIT DES DENKENS.

Kurzfassung

In der kleinen essayistischen Studie zu Grundzügen einer Erkenntnistheorie wird dem Gedanken nachgegangen, daß die einzeln benennbaren Eigenschaften einer (naturwissenschaftlichen) Theorie wie Einfachheit, Einheitlichkeit, Vollständigkeit, Widerspruchsfreiheit, Abgeschlossenheit, Mathematisierbarkeit etc. nicht disparat und zeitgleich nebeneinander bestehen, sondern mit dem Vorrücken des gedanklichen Klärungsprozesses gegen die Natur der Sache als Schrittfolgen auftreten, sich überholen und dann konvergieren und sich schließlich als dasselbe darstellen, überwacht nicht von den Verstandeskräften allein, sondern von einer ihrer Wesensart nach gemüthaften Redlichkeitskontrolle.

Schlüsselwörter
Erkenntnistheorie, Denktechnik, Redlichkeitskontrolle

ON SCIENCE, PSYCHIATRY AND DIKE, THE GODESS OF INTEGRITY OF THINKING

Summary

In this essayistic study on the fundamentals of an epistemology, the idea is pursued, that all the isolated and desirable features of a theory, as simplicity, uniformity, completeness, consistency, completion, mathematic formulation etc. do not exist separately and simultaneously side by side, but occur as steps in the advance of the process of clarification of the nature of matter. They overtake one another and converge, and finally reappear as the same thing, controlled not by mental faculties alone, but also by an integrety which is a force of a good nature.

Key words:
Epistemology, Theoretic thinking, Thinking controll
Time structure, Periodicity

Über die Wissenschaft, die Psychiatrie und Dike, die Göttin der Redlichkeit des Denkens. [1.)]

U. Supprian

Überblick

Eine besondere Form des Denkens versucht nicht nur (überall), sondern erreicht es sogar (partiell), über eine Sache in einer solchen Art zu sprechen[2], daß diese Sache in ihrer Eigenart genau (gerecht) getroffen wird. Es kommt dabei nicht eine Wahrheit im Ganzen ans Licht, aber ein (auf gleichfalls besondere Weise isolierter) Teilbereich der Wirklichkeit findet im wissenschaftlichen Denken ein gültiges Abbild. Die Stilisierungen und Disziplinierungen dieses Denkens führen zu Theorien (in denen es sich ausspricht), von denen Einfachheit, Vollständigkeit, Einheitlichkeit, Abgeschlossenheit, Mathematisierbarkeit, prognostische Kraft, Lehrbarkeit, innere Widerspruchsfreiheit, Falsifizierbarkeit ihrer Hypothesen und Postulate, Replizierbarkeit der Befunde und verständiger Bedeutungsgehalt ihrer Einzelheiten verlangt wird. Das wissenschaftliche Denken hat neben seinen mentalen und technischen Voraussetzungen Wurzeln in der (im persönlichen Begabungsinventar des Verstandes vermachten) Fähigkeit zur intuitiven Gestaltwahrnehmung UND in der (im persönlichen Haltungsinventar des Gemüts vermachten) hingebungsvollen Willigkeit und kundigen Feinfühligkeit, dem unbegrenzten Freimut und der langmütigen Geduld und auch der gnadenlosen Härte seiner Redlichkeitskontrolle (daraus kann das Pathos der Skepsis erwachsen und wenn wissen-

---

1.) Dieser Titel ist eine Verneigung vor Konrad RIEGER (Psychiatrische Universitätsklinik Würzburg 1895 - 1925) und eine Paraphrase auf den Titel seines Aufsatzes: *"Der Bischof Julius, die Armen und das Jüngste Gericht"*.

2. Es wird in den nicht weiter aufgedeckten Hintergründen dieser Darlegung versucht, eine sprechakttheoretische und sprachkritische Position als Drehachse aller Argumentation einzunehmen. Eine Ausführung dieser Fundierung erfordert einen erneuten Ansatz, der an dieser Stelle nicht unternommen wird.

schaftlich gedacht wird, daraus wiederum aufsteigend die Reinigung durch Kritik[3]). Diese Verschränkung geistiger und seelischer Qualitäten macht es schwierig, eine (Meta-) Theorie von wissenschaftlicher Theorie zu formulieren, die ihrerseits die genannten Forderungen an eine Theorie erfüllt[4].

---

3. Dieses Denken entfaltet sich nicht in einem Akt, sondern in weitläufigen Folgen vieler Schritte von der initialen Faszination über vorgestalthafte Ahnungen von Strukturzuweisungen, die Suche nach den metrifizierbaren Aspekten, die Erfindung und Entwicklung von Instrumenten zur Darstellung, Handhabung und Messung, den Entwurf von Strukturmodellen und ihre Adaptation und die Erprobung ihrer Paßgenauigkeit bis zur Formulierung, Prüfung, Verwerfen oder Erhärtung von Theorien, um nur das Greifbare zu benennen.

4. Der Grundgedanke ist, daß die in der Psychologie üblich gewordene begriffliche Auftrennung zwischen Kognition und Emotion dazu verführen kann, zu übersehen, daß - jedenfalls im wissenschaftlichen Denken - nur eine innige Synthese beider leistungsfähig ist, oder doch eine lebendige Einlagerung der formalen Denkfähigkeit in die vielleicht schon eher musischen Seelenkräfte (PLANCK, EINSTEIN, HEISENBERG waren gute Musiker). Als Inbegriff einer gelungenen Synthese wird hier der Begriff der Redlichkeit angesehen und als Schutzpatronin die Rechtsgottheit DIKE angerufen, die bei PARMENIDES "vielstrafend" über Gesetz und Recht nicht allein im traditionellen Sinne wacht (in einer eher rechtswissenschaftlichen Konnotation), sondern (damals) viel moderner (mit einer mehr naturphilosophischen Konnotation) auch über das Sein, die Wahrheit und die Forschung. Es könnte daher als naheliegend angesehen werden, das Wesen der DIKE als Überwachungsinstanz für Rechtlichkeit oder auch Rechtmäßigkeit des Denkens zu interpretieren, wenn es denn Codifizierungen für die Gesetze "richtigen" - und das heißt im Bereich der Naturforschung "sachliches" - Denkens gäbe. Es gibt sie jedoch nicht, denn die Richtigkeit wird hier nicht von einem Codex, sondern von der Sache vorgegeben. Im übrigen bleibt es ein wohl kaum lösbares Problem der Sprachkritik, ob das Sein des PARMENIDES und der Ontologie seiner Substanz nach mehr ist, als nur eine (kaum zulässige, wenn auch von den Sprachregeln her mögliche) Substantivierung (v. WEIZSÄCKER) und Wahrheit nicht mehr als ein Prädikat eines Aussagesatzes (wiederum ohne eigene Substanz im scholastischen Sinne). In diesem Text geht es allerdings - glücklicherweise - weder um das Sein, noch um die Wahrheit, sondern um die "Wege der Forschung".

Wissenschaftliches Denken bestimmt für sich innerhalb eines vom Vorverständnis aus benennbaren Gegenstandsbereichs sein einzelnes Objekt und spricht sodann darüber in einer Theorie, welche 1. die Teile des Objekts und deren Maße, 2. die Gestalt ihrer Anordnung, 3. den inneren Mechanismus ihres Funktionierens (das ist nicht notwendig zugleich Mechanik im klassischen Sinne) und 4. das Verhalten in der Zeit (i. e. Zukunft) erklärt [5].

Das wissenschaftliche Denken ist in seinen jeweiligen Entfaltungsstufen eine notwendig zeitgeistgebundene Differenzierung und Disziplinierung der menschlichen (anthropoiden) Neugiererkundung seiner Welt - insofern auch immer persönlichkeitsgebunden nach Triebkraft und Richtung - und zugleich doch auch um Gültigkeit bemüht weit über das Persönliche hinaus in der genauen Richtung der immer unaufdeckbaren Wahrheit. Echte Theorien verfügen nicht über die Wahrheit (wie die Religionen und sonstigen Ideologien[6]), aber sie besitzen einen kräftigen (und technisch zu bekräftigenden) Wahrheitsanspruch. Theorien sind geistige Gebilde (so wie es auch Kunstwerke sind), die von ihren Gestaltern in die Welt des Geistes als eines ihrer Objekte ausgelagert wurden, und zwar als ein partielles Abbild aus der wirklichen Welt mit einer Geltung, wie sie auch ein wirkliches Objekt hat, und die von jedermann gegenläufig aus ihr entnommen werden können wegen ihrer Objektivität (sofern man ein Mitglied der (Fach-)

---

5. Eine solche Aufzählung und Gliederung kann nur ganz vorläufig sein und dient hier als Ansatzpunkt für weiteres, ohne zu beanspruchen, die Sache genau und erschöpfend zu bezeichnen.

6. Zu den Ideologien ist auch fast alles von dem zu rechnen, was Namen mit "Psycho-" oder "Sozio-" oder "-therapie" und Ansprüche auf das eine oder andere therapeuma im Schilde führt, am meisten die Psychoanalyse, erkennbar an dem unduldsamen Benehmen, wenn man im Regen der Kritik steht.

Sprachgemeinschaft mit Sprecherkompetenz ist[7]).

Die wünschenswerte geschlossene und vollständige (Meta-) Theorie darüber, wie eine Theorie beschaffen zu sein hätte, besteht nicht und kann vermutlich auch niemals formuliert werden, denn schon die Theoriegestalten entfalten sich historisch und quasi evolutiv im Maße ihrer Erfolge an den von ihnen erklärten Objekten. Merkwürdig ist, daß Wissenschaftler die Zurichtung ihrer Geistesverfassung, wie sie für Naturforschung in einer Weise erforderlich ist, die Parallelen im Mönchstum hat, durchaus nicht als ein Thema für sich eigens und zuvor erlernen, wie etwa ein angehender Organist technische Pedalstudien durcharbeitet, bevor er seinen J. S. BACH erwirbt, sondern sogleich wissenschaftlich arbeiten, so als sei die rechte Einstellung in der Sache selbst verborgen und aus ihr zu entnehmen. Das ist sie in der Tat. Wer etwas falsch macht, findet nichts (es mag sein, daß er etwas anderes findet, als er sucht, das ist aber ein ander Ding). Der dialogische Prozeß der Aufdeckung von abstrakten Strukturen der Wirklichkeit durch Wissenschaft besitzt eine beispiellose Rasanz: die Auffindung von etwas Zutreffendem löscht sofort die Irrtümer in seinem Umfeld (und alle Ernsthaftigkeit und alle Mühe bei deren Bearbeitung versinken lautlos und echolos in der Lethe. A. EINSTEIN suchte mit seinen bewunderungswürdigen geistigen Gaben rd. 20 Jahre lang die Allgemeinen Feldgleichungen

---

7. Das wäre ein Punkt, der mit Geduld und Unterscheidungsschärfe zu untersuchen wäre: Die verschiedenen psychotherapeutischen Schulen sind ja ihrer Betriebsart nach weithin nicht nur die auch sonst üblichen Zitierzirkel, sondern recht eigentlich Sprachgemeinschaften mit eigener Begriffswelt, eigenen Sprachverwendungsstilen, Sprachregelungen, Eingangsritualen etc. Das darin etablierte System geht aber ganz wesentlich auf Herstellung, Bestätigung und Rückversicherung von Gruppenhalt in der Schule und festigt genau jene Position, die für erfolgreiche Erforschung einer Sache so zerfallsbereit sein sollte, wie irgend möglich. Die Schuld bei der Opferung denkerischer Eigenverantwortung und die freiwillige Aufkündigung von Denkfreiheit wird im inneren Haushalt der Person offenbar reichlich aufgewogen durch die (mit Sprachverwendung herbeigeführte) Akzeptanz bei den Anderen in der Gruppe (ein Modus, der doch psychologischer Reflexion zugänglich sein sollte).

vergebens: Niemand spricht davon). Aber es läßt sich doch wohl wenigstens skizzenhaft umreißen, welche Wünsche man gemeinhin hat, wenn theoretisiert wird:

Dem Erkenntniswunsch des Menschen ist es als ein immanenter Wesenszug seiner Natur eigen, zwar auf das Ganze (zwischen Himmel und Hölle) gerichtet zu sein als eine quasi eingeborene und unaufhebbare Grundartung und dabei doch allein in praxi technische Erkenntnismittel ergreifen zu können, die ebenso unaufhebbar immer nur ein jeweils Einzelnes für das Verständnis aufschließen können (und so niemals das Eine erreichen und umgreifen). Indem das Interesse (das wissenschaftliche Fragen, das beschreibende, beobachtende und messende Hinschauen) sich einem Ding zuwendet (bereits vor aller Wissenschaft, mit ihr jedoch immer noch), tut es das aus seiner historisch je bedingten und bestimmten Lage heraus, die überdies ihr mitgebrachtes (Vor-) Verständnis und die konventionellen und voraussetzenden Sprechweisen nicht aus sich heraus reflektieren kann und damit jene Perspektive bestimmt, mit welcher der spezifische Aspekt sich definiert, unter welchem das Ding sodann erscheint. Diese Beschränkung der Zugangswege führt zur Vereinzelung des Dinges innerhalb seines Bezugs zum Ganzen und macht es außerhalb davon zu einem Objekt.

Eine solche Reduktion weckt den Anschein (und fesselt kurzschlüssig das Denken), sie sei kontraproduktiv, führe fort vom Erkenntnisziel und zerschneide desaströs gerade jenes Gefüge, das doch dem Schein nach in seiner Ganzheit zu erhalten sei, wenn es erkannt werden soll. Indessen wird die Mühe und der Umweg (methodos) belohnt dann, wenn die Erkenntnis der Natur des Einzeldings "richtig" gelungen ist, indem seine von der Theorie ausgesprochene Struktur der Wirklichkeit tatsächlich auch erfolgreich angehört (in einer haltbaren Theorie). Dann nämlich fügt sich das Wissen um ein Einzelnes derart in einen größeren Verband des Gewußten über das ganze oder wenigstens ein weites Feld, wie es homolog oder isomorph vor seiner aspekthaften und reduktionistischen Vereinzelung zum Objekt ein Ding war im (ganzheitlichen) Gefüge der wirklichen Welt und der vermeintliche Schaden aus der reduktionistischen Zubereitung heilt sich nebenläufig quasi von sich aus[8].

Nicht nur gibt es für wissenschaftliches Denken keine Möglichkeit zum Verzicht auf Vereinzelung (und nicht nur muß in Demut hingenommen werden, daß wissenschaftlich keinerlei Interesse verfolgt werden kann, welches nicht auf ein Einzelnes geht), sondern die partikularistische Präparation (und Destruktion des Wirklichkeitsverbandes) muß notwendig sogar solange weiter zum Einzelnen im Einzelnen vorangetrieben werden, wie sich Spaltbarkeiten in der Sache anbieten (oder erzwungen werden können). Insofern ist Atomistik nicht ein kernphysikalisches Konstrukt allein, sondern bereits ein Grundzug des Denkens selbst[9].

Die Arbeiten der Vereinzelung zielen darauf, Einzelobjekte zu finden, die es in Vielzahl gibt, d. h. strenger gesprochen, die einer Ordnungsklasse angehören, so daß sie für die Beobachtung immer erneut verfügbar sind mit gleichbleibenden Eigenschaften. Einzelnes mit der besonderen Eigenschaft der Einzigartigkeit dagegen (im Sinne des Unikats, des Individuums, des historischen Augenblicks oder des Wunders etc.) verschließt sich dem wissenschaftlichen Zugang[10].

---

8. Dieser tiefe Zug naturwissenschaftlichen Denkens, solange unfestgeschrieben und veränderbar zu bleiben, bis das Sprechen über eine Sache (strukturell) bei der Sache selber ankommt, klingt in dem dunklen Satz des PARMENIDES: *"Denn dasselbe sind Denken und Sein"*, der im weiteren (in der Schlußwendung) in ein deutlicheres Licht gerückt werden wird.

9. Leider ist es nur Kindersinn, lieb und vergeblich, wenn als vermeidbar beklagt wird, Physik und dann auch Technik und Wirtschaft in ihrer Folge verschlinge die Natur. Die darin enthaltene Frage müßte schon etwas ernsthafter gestellt werden.

10. Auch in dem darin steckenden Sortiervorgang, der mit Präferenzen für das Erforschbare und unvermeidlichen Erfolgen der Erforschung gegenläufig alles Einzige aus dem Blick kommen läßt, liegt eine Umbaukraft für die Welt, wenn man es so sehen will, zerstörerischer Art.

Wissenschaftliche Objekte sind mit den Methoden der Wissenschaft überdies nur in dem Maße erklärbar, wie sie geordnete Struktur besitzen. Die als stetig zu denkende Übergangsreihe zwischen den extremen Zuständen Ordnung und Chaos (konkret: Diamant und Ruß) kann durch den deskriptiven Parameterbedarf gekennzeichnet werden: geordnete Objekte erlauben eine Minimalbeschreibung (im Sinne der algorithmischen Informationstheorie). Die äußere und zugleich die innere Gestalt (Feinstruktur) eines (Ein-) Kristalls ist bereits mit der Geometrie der Elementarzelle (d.h. der Symmetriegruppe) und der Numerik der Gitterkonstanten vollständig beschrieben. Ein chaotisches Objekt benötigt dagegen so viele Sätze deskriptiver Parameter (in uferloser Fülle), wie es Teile hat.

Wenn das Objekt von sich aus gegeben ist, so fragt sich, wie es in seiner eigenen Struktur aufgeschlossen werden kann und welche Methoden der Struktursuche überhaupt adäquat sind. Das ist ein Problem der intuitiven Gestaltwahrnehmung (in persönlicher Begabung vor aller Wissenschaft), allenfalls angereichert (oder fehlgeleitet) mit Vorwissen um die Gestalten (vermeintlich) vergleichbarer Objekte. GALILEI meinte zunächst (25. 7. 1610), den Planeten Saturn im Fernrohr mit zwei Henkeln zu sehen (*"den obersten Planeten habe ich dreigestaltig beobachtet"*), es fehlten ihm die Vorgestalten der Wahrnehmung (erst später wurde von Chr. HUYGENS (1629 - 1695) erkannt, daß die "Henkel" einen Ring bilden. Mit der Verfügung über das Denkbild des Ringes bedurfte es nur der Verbesserung der Beobachtungstechnik, um zu erkennen, daß es um ein System von Ringen geht. CASSINI (1625 - 1712), ENCKE (1791 - 1865)).

Auch der Beobachter der Objekte soll prinzipiell in Vielzahl auftreten können und als Person frei austauschbar sein, um die subjektive Gewißheit seines Wissens von einem Objekt überschreiten zu können zumindest in prinzipiell beliebig erweiterbare intersubjektive Gewißheit, die zwar noch nicht die volle Objektivität ist, jedoch ein gangbarer Weg dorthin. Diese Gegebenheiten scheinen seelische Sachverhalte, wie etwa endogene Psychosen, als Objektklasse wissenschaftlicher Aufklärung von vornherein und grundsätzlich auszuschließen, da die Innenwelt beobachtungstheoretisch gesehen zunächst überhaupt nur ein Subjekt (sogar das Subjektivste schlechthin) ist, indem die individuelle Seele ihr eigener und damit einziger Beobachter ist (zwar authentisch, aber nicht austauschbar). Die Verfangenheit in Wahn führt sogar zu einer besonderen Steigerung des Subjektivismus, der Ich-Isolierung, weil aus dem Wahn heraus keinerlei Dialog über eine Sache möglich ist (auch ein anderer in demselben Zustand ist dann nicht ein denkbarer Partner - mit Ausnahme der gänzlich verrückten Kommunikations-struktur eines "Dialogs" innerhalb der folie a deux)).

Die endogenen Psychosen, als deren Prototyp (und noch am ehesten mit klassifizierenden Merkmalen umschreibbarer Kernbereich) hier die manisch-mischbildhaft-depressiven Psychosen angesehen werden, drängen mit der Herrschaft ihrer Akuität jedoch das Individuelle der Person weitgehend und oft gänzlich beiseite: die Krankheit entfaltet eine "typenbildende Kraft" (BÜRGER-PRINZ). Zu ihrer Natur gehört überdies (vorgestalthaft gesehen) ein besonderes Verhältnis zur Zeit (eben das "Endogene" bzw. ihre "endochrone Geordnetheit"), wodurch sich eine "zyklische Zeit" realisiert, indem im linearen Ablauf der Zeit immer wieder gleichartige Phänomene erscheinen (auch schon im individuellen Ablauf), sogar in gleichen Zeiten (periodisch). Und an dritter Stelle ist zu bemerken, daß Seelisches auch objektivierbare Erscheinungsweisen in Sprache, mimischem und gestischem Ausdruck und im Verhalten (im ethologischen Sinne) hat.

Ein wissenschaftlicher Beobachter, der über einen begrifflich in geeigneter Weise zubereiteten Katalog formalmöglicher Phänomene der Psychose verfügt (einen sog. "Zustandsraum"), kann die (psychopathologischen) Bilder bei ihrem temporären Auftreten im Strom der Erscheinungen (wenn dieser, wie es häufig ist, vielleicht sogar - bei genauem Hinsehen - regelhaft wechselhaft geprägt ist) typologisch erkennen und zugleich ihr Auftreten (chronopathologisch) datieren (mit Kalendern und Uhren). Beides ist mit großer metrischer Genauigkeit (in einem erweiterten Sinne) zu leisten. Er benötigt die empathische Erkundung fremder Innenwelt und ihren hermeneutischen Aufschluß dafür nicht. (LAPLACE zu NAPOLEON, der den Astronomen nach Gott fragt: "*Sire,*

***wir benötigen diese Hypothese nicht"*) [11].**

In jenem hierarchischen Stufenbau der Natur, wie er sich der modernen Naturforschung darstellt (mit einer exakten Lehre ihrer elementaren Bausteine an der Basis, einer Lehre von evolutiven und morphogenetischen Prozessen im Mittelbau und ersten Ansätzen zu einer Lehre von menschlichem Tun und Lassen an der Spitze) rangieren die endogenen Psychosen - wenn man sie als Naturerscheinung ansieht, was nicht üblich ist, aber dem Arzt wohl anstünde - sicherlich im Bereich des Pyramidions der Pyramide (ausgewiesen durch 9 Jahrzehnte eines ebenso gescheiten wie frustranen Fleißes)[12]. Dennoch bleibt eine wissenschaftliche Psychiatrie weiterhin denkbar, die Theorien hervorbringt wie andere Naturforschung auch. Solche wünschbaren Stilisierungen des Denkens werden im folgenden benannt in einem Katalog, der eine gleichfalls wünschbare logische Kohärenz nicht expliziert (es geht um eine Skizze) und auch wechselseitige Implikationen zulassen muß. So impliziert die Forderung nach Mathematisierbarkeit in gewissem Grade jene nach Einfachheit, Einfachheit (und Einheitlichkeit) impliziert in ersten Schritten semantische Konsistenz usf. Es ist indessen derzeit über diese Dinge kaum anders zu sprechen. Der Berechtigung zur Darstellung in Form eines Kataloges steht die Ahnung entgegen, daß alle darin einzeln benannten Forderungen letztlich auf dasselbe hinauslaufen, ohne daß dieses Eine

---

11. Mit dieser Auffassung ist eine Basis geschaffen für eine naturwissenschaftliche Bearbeitung eines genuin psychiatrischen Themas. Die beobachtbaren Phänomene haben dabei ein besonderes Verhältnis zur Zeit, indem sie nicht nur in der trivialen Weise einen je historischen oder biographischen Stellenwert im Ablauf der Zeit haben (der datiert werden kann), sondern die psychopathologischen Erscheinungsbilder sind in jenem (mathematischen) Sinne funktionell mit den chronopathologischen Ablaufsgestalten verknüpft, wie es auch viele physikalische Gesetze ausdrücken, in deren Differentialgleichungen die Zeit metrischer Parameter ist (der natürlich gleichfalls durch Datierung festgestellt werden kann).

12. Es war die witzige Widerrede zu hören, das Bild erlaube auch eine Lokalisierung der Problematik in die (geheime) Grabkammer. Indessen ist das die resignative Sicht der nicht-naturwissenschaftlichen Psychiatrie, der die endogenen Psychosen rätselhaft schlechthin sind.

derzeit formuliert werden könnte. Dies führt auf überaus schwierige Fragen. Eine in sich einheitlich gedachte Theorie (die nicht vielerlei Prinzipien des Denkens folgt, sondern deren Vereinigung) könnte in ihrer Einheitlichkeit noch als abbildhafte Entsprechung der einen Wirklichkeit mit ihrer Einheitlichkeit angesehen werden. Aber es geht nicht um die eine Natur allein, wenn erst der Mensch auftritt, denn nur ein Teil seines Wesens ist Natur[13]. Nach der Natur von Geisteskrankheiten kann nur deshalb gefragt werden, weil hier ein radikaler Freiheitsverlust noch innerhalb des Menschlichen eingetreten ist.

I. EINFACHHEIT.

Es scheint zunächst einfach zu sein, zu fordern, eine Theorie möge einfach sein, nicht einfach jedoch ist zu sagen, was das besagt, denn dazu gibt es eine lange Tradition von recht verschiedenen Formulierungen sogar noch vor dem vielzitierten W. von OCKHAM (1290 - 1349). Die älteren Fassungen des Prinzips (BUONAVENTURA, DUNS SCOTUS) mahnen zum Fortlassen von allem (als "superfluum") an Begriffen, Entitäten, was nicht mit benennbarer (ratione assignata) Notwendigkeit (necessitate) dazugehört zuerst im Sinne einer logischen Maxime, bzw. späterhin der bloßen Denkökonomie. OCKHAM verlangt: *"pluralitas non est*

---

13. Der Mensch tritt nicht <u>in</u> der Natur auf, wie andere Emergenzen der natürlichen Evolution, sondern er tritt mit dem Geist (der zwar sein Werk, aber nicht "sein" Geist ist) <u>aus</u> der Natur heraus. Die endogenen Psychosen tragen den Namen "Geisteskrankheiten" insofern zurecht, als der "Verfall in Geisteskrankheit" (den das Gesetz kennt) den Rückfall in die Natur und ihre Gesetze (der Pathophysiologie des Hirns etc) bedeutet, ohne daß noch der logos inkraft wäre oder gebracht werden könnte.

ponenda sine necessitate". Die dahinterstehende Meinung OCKHAMs geht als eine allgemeine Methodenvorschrift dahin, in den Wissenschaften nur solche Begriffe zuzulassen, die der Vernunft evident und intuitiv zugänglich sind oder eine Erfahrungsbasis haben - oder auf Bibelautorität beruhen, und alles andere entschlossen fortzulassen.

SPINOZA (1632 - 1677) : *"simplex sigillum veri"*. E. MACH (1838 - 1916) greift das (in "Erkenntnis und Irrtum") auf: *"Man muß natürlich darauf bedacht sein nicht mehr Prinzipien zu statuieren, als notwendig sind"*. In modernerer Fassung könnte formuliert werden, daß die Anzahl der in einer Theorie zur Erklärung ihres Objekts benötigten begrifflichen und logischen Elemente (bzw. der Parameter oder Terme des Formalismus) in deutlichem Mißverhältnis klein sein soll (so klein wie möglich) gegenüber den (möglichst vielen) Elementen der Wirklichkeit, die durch die Theorie erklärt werden. Gute Theorien umgreifen eine unbeschränkte Menge von Objekten (z. B. Sterne mit den riesigen Zahlen ihres Vorkommens im All) in einer beschränkten Mannigfaltigkeit von Klassen (z. B. von Spektral- und Leuchtkrafttypen) mit einem theoretischen Gedanken (wie er im HERZSPRUNG - RUSSEL - Diagramm steckt, das den Zusammenang zwischen Oberflächentemperatur und Leuchtkraft und damit den Entwicklungsweg von Sternen ausdrückt).

Diese Formulierung läßt zu, daß ein Gedanke inhaltlich zwar schwierig und doch formal (in wissenschaftstheoretischer Hinsicht) einfach sein kann: Es ist gewiß die quantentheoretische Begründung nach-BOHRscher Atommodelle schwierig, und doch entspringt aus der Kenntnis zahlenmäßig überaus weniger Elementarbausteine als Elementen der Theorie (Proton, Neutron und Elektron) und ihren gleichfalls wenigen Kenngrößen (Masse, Ladung und Spin) sowie des Pauli-Verbots zunächst sofort die ganze Fülle der 92 natürlichen chemischen Elemente (und der künstlichen Transurane) mit ihrem staunenswerten Erscheinungsreichtum (5 Gase, 6 Edelgase, 2 Flüssigkeiten, 11 Leichtmetalle, 10 Halbmetalle, 19 Nichtmetalle, 3 radioaktive Zerfallsreihen) und im weiteren die gesamte Chemie (und Biochemie!) bis zu quaternären Strukturen weit in die Morphogenese und genetische Informationsübertragung.

Im übrigen kann man sich fragen, um wieviel eigentlich das von BOLTZMANN formulierte Gesetz der statistischen Thermodynamik (welches den logarithmischen Zusammenhang zwischen der Entropie S der kinetischen Energie der Gasmoleküle und der statistischen Verteilung ihres Geschwindigkeitsspektrums W beschreibt):

$$S = k * \ln W$$

einfacher ist, als etwa die SCHRÖDINGER-Gleichung:

$$i\hbar \frac{\delta}{\delta t} \psi(x,t) = \left\{ \frac{-\hbar^2}{2m} \frac{\delta^2}{\delta x^2} + V(x) \right\} \psi(x,t)$$

und zwar in Relation zur Schwierigkeit der damit erklärten Sachstrukturen. Es dürfte Physiker geben, denen die Denkart SCHRÖDINGERs "einfacher" erscheint als die BOLTZMANNs mit der mühsam nachzudenkenden Konstante k und den eigenartigen Abzähloperationen samt ihrer Vorarbeit in Richtung auf Ganzzahligkeit, von der PLANCK später tief aufschließenden Gebrauch machte. Letztlich soll die Skepsis POPPERs gegen das Kriterium der Einfachheit erwähnt werden, auch wenn sich POPPER mit der Verwendung des Begriffs "Logik der Forschung" mehr zutraute, als hier vertreten wird (mit der ausdrücklichen Position, die praktische empirische Forschung folge einem offenen System von Prinzipien, und erst gelungene Resulte besäßen geschlossene Logik).

Von ALFONS X von Kastilien (1226 - 1284), römischer und deutscher König, der durch von ihm berufene Gelehrte die Örter von Sonne und Mond nach dem System des PTOLEMÄUS (mit seinen sehr vielen Epizyklen, Deferenten, Exzentern und Äquanten) neu berechnen ließ (Alfonsinische Tafeln), wird das hübsche Apercu überliefert: *"Wenn ich Gott bei der Erschaffung der Welt zu beraten hätte, würde ich ihm größere Einfachheit empfehlen".*

Dem Kerngedanken POPPERs, Verfikation sei prinzipiell unerreichbar und Falsifikation nur durch Redlichkeit der Bemühung zu leiten, ist C. F. v. WEIZSÄCKER entgegengetreten mit dem

Hinweis, auch das falsifizierende Experiment sei notgedrungen durch Theoriegeleitetheit präjudiziert.

2. VOLLSTÄNDIGKEIT.

Eine gute Theorie sollte mit ihrer Erklärungsfähigkeit das natürliche Gefüge ihres Gegenstandsbereichs gleichmäßig decken und alle empirisch auftretenden Objekte gleichermaßen beachten ohne Ausgrenzung von theoretisch schwer oder nicht erklärbaren Anteilen (für deren Erklärung die Theorie verändert oder erweitert werden müßte).

Es war ein Triumph der intuitionistischen Theorie-Erfindung und zugleich ein Wunder an struktureller Einfachheit, als N. BOHR 1913 die vielstudierte BALMER-Serie des Wasserstoffspektrums mit einer neuartigen Modellvorstellung erklären (und numerisch sehr genau berechnen) konnte, mit einer Theorie, welche in ihrem Kern die schlichte Struktur einer arithmetischen Differenz hatte. Die Theorie war jedoch in hohem Maße unvollständig, als sie auf drei physikalisch nicht erklärte (sogar in gewisser Weise "haarsträubende") Postulate aufbaute und wirklich gut nur das Wasserstoffspektrum (bzw. die wasserstoffähnlichen Spektren von Elementen mit einem äußeren Elektron) beschrieb. Sie war aber der richtige Zugang zur Lösung aller Fragen in diesem Feld (SOMMERFELD, PAULI).

3. EINHEITLICHKEIT.

Die Forderung, eine Theorie möge in ihrem (logischen und begrifflichen) Aufbau einheitlich sein, wird hier nicht näher besprochen, da sie in der an späterer Stelle zu besprechenden (und weitergehenden) Forderung nach semantischer Konsistenz aufgeht.

4. ABGESCHLOSSENHEIT.

W. HEISENBERG nannte 1948 (d. h. , wie C. F. v. WEIZSÄCKER betont, vor Th. KUHN) eine Theorie abgeschlossen, wenn sie keinerlei spezielle Gesetze oder Naturkonstanten enthält, durch deren Änderung sie noch "verbessert" werden könnte. Dabei wird das Vorverständnis der abgeschlossenen Theorie von der vorausgehenden Theorie geliefert. Ihr Vorkommen wird als ein wissenschaftshistorisches Faktum betrachtet, sie ist durch *"einfache Schönheit"* gekennzeichnet, ihr Begriff stammt in dieser Form aus der Quantenmechanik. HEISENBERG nennt "vier große Disziplinen", die er als abgeschlossen ansieht: NEWTONs Mechanik, MAXWELLs kinetische Gastheorie, EINSTEINs spezielle Relativitätstheorie und die Quantenmechanik (HEISENBERG, BOHR, SCHRÖDINGER, BORN). Seine Kriterien für Abgeschlossenheit sind: *"innere Widerspruchsfreiheit, Axiomatisierbarkeit ihrer Begriffe . . . "* und die Forderung, daß ihre Begriffe etwas in der Welt der Erscheinungen *"bedeuten"*. Eine abgeschlossene Theorie gelte *"für alle Zeiten"*.

5. MATHEMATISIERBARKEIT.

Die Fallversuche G. GALILEIs (nicht, wie oft behauptet, am schiefen Turm zu Pisa, sondern an Laufkugeln aus Messing in einer um 1.7° geneigten, 2 Meter langen hölzernen Rinne, Zeitmessung durch die mit Genauigkeit mögliche Wägung des feinen Wasserstrahls einer Wasseruhr (Discorsi, Zusatz I), Padua 1602 - 1604) führten in der Geschichte der Naturwissenschaften zu dem ersten Naturgesetz, dessen Formulierung eine mathematische Gestalt gegeben werden konnte:

$$s_1 : s_2 = t_1^2 : t_2^2 \qquad s = \frac{g}{2} * t^2$$

Die Axiomatisierung der verwendeten Begrifflichkeit kennt die durchfallenen Wegstrecken s, die dafür benötigten Zeiten t und eine Proportionalitätskonstante g (wie wir heute sagen: die Schwerebeschleunigung). GALILEI kannte bereits den Begriff der Beschleunigung, noch nicht aber den der Gravitation und der Kraft - im Sinne NEWTONs. Überdies benötigte er 4 Jahre nach der ersten Publikation seiner Resultate, um zu bemerken, daß es nicht heißen durfte: (Brief an SCARPI vom 16. 10. 1604): *"daß der natürlich bewegte Körper seine Geschwindigkeit steigern wird in Proportion seiner Entfernung vom Ausgangspunkt der Bewegung"*, sondern daß es heißen mußte (discorsi e demonstrationi matematiche . . . 1638, Theorem II, Proportion II): *"wenn ein Körper von der Ruhelage aus gleichförmig beschleunigt fällt, so verhalten sich die in gewissen Zeiten zurückgelegten Strecken wie die Quadrate der Zeiten"*. Er bemerkte den Fehler selbst und stellte ihn selbst richtig.

Mit dieser Formulierung des Fallgesetzes beginnt die Naturforschung im modernen Sinn. Die mathematische Fassung sichert die Vollständigkeit der verwendeten Begriffe (und verhindert die Verwendung überflüssiger Begriffe), sie bestimmt deren funktionelles Zusammenspiel eindeutig (selbst wenn vorerst höchst erstaunliche Dinge auftreten, wie etwa ein Quadrat der Zeit t^2 - oder wie das Quadrat der Lichtgeschwindigkeit c^2 in der Funktion einer Proportionalitätskonstanten in der von EINSTEIN aufgedeckten Äquivalenz von Masse und Energie), und es ergibt sich eine Möglichkeit zu numerischer (quantitativer) Kontrolle im Rahmen der Bemühungen um Falsifikation.

Eine mathematische Fassung ist <u>das</u> Ideal einer Theorieformulierung schlechthin. Sie begründet einerseits den ästhetischen Reiz eines Gedankens und sie hat andrerseits einen fundamentalen forschungstechnischen Aspekt: Der in Strenge bis an die Grenzen der technisch erreichbaren Meßgenauigkeit voranzutreibende Vergleich zwischen empirischen Werten und <u>dann</u> mit vergleichbarer Genauigkeit zugänglichen rechnerischen Voraussagen aus der Theorie (<u>wenn</u> sie in mathematischer Gestalt vorliegt) erlaubt eine <u>in diesen Maßen</u> scharfe Prüfung der Theorie.

Das Strahlungsgesetz von WIEN, 1896, über den Zusammenhang der Intensität des spektral zerlegten Lichtes und der Temperatur in einem schwarzen Körper (Hohlraumstrahlung):

$$u_v = \alpha v^3 \cdot e^{-\frac{\beta v}{T}}$$

gilt sehr gut nur im Bereich großer Frequenzen ("Infrarotkatastrophe"), während das denselben Zusammenhang beschreibende Gesetz von RAYLEIGH und JEANS, 1900,:

$$u_v = \frac{8\pi v^2}{c^3} \, k\,T$$

mit befriedigender Genauigkeit nur im Bereich kleiner Frequenzen gilt ("Ultraviolett-katastrophe"). Die Messungen wurden an der Physikalisch-technischen Reichsanstalt von O. LUMMER und E. PRINGSHEIM sowie H. RUBENS und F. KURLBAUM ausgeführt (auch im Dienste der technischen Entwicklung wirtschaftlicher Glühlampen). Die von M. PLANCK als "katastrophal" empfundenen aus den Messungen zu errechnenden Differenzen zwischen den Vorhersagen aus den verfügbaren Theorien brachte er (7. 10. 1900) aus der Welt mit:

$$u_v = \frac{8\pi v^2}{c^3} \cdot \frac{h\,v}{e^{\frac{h v}{k T}} - 1}$$

Durch Reihenentwicklung ergibt sich daraus das RAYLEIGH-JEANSsche Gesetz, durch Differentiation das WIENsche Gesetz jeweils als Grenzfall (das PLANCKsche Gesetz gibt sich damit als "abgeschlossene Theorie" zu erkennen), allerdings um den (von PLANCK selbst als sehr hoch und als einen "*Akt der Verzweiflung*" angesehenen) Preis, daß die in der Formel neuartig auftretende Konstante h (das Wirkungsquantum) in ihrer physikalischen Bedeutung nicht anders als ein Hinweis auf die zunächst völlig unverständliche gequantelte Natur der Energie verstanden werden konnte (und damit allerdings der Quellpunkt für die Entwicklung der gesamten Quantentheorie wurde).

Die Gesetze von WIEN und JEANS verwenden je 5 Terme, darunter je 2 Potenzen, das PLANCKsche Gesetz benötigt 7 Terme mit 3 Potenzen und ist in dieser (zugegeben recht überschlagsweisen) formalen Betrachtung seines Formalismus jedenfalls nicht einfacher (im Sinne der Erwägungen unter Ziffer I), wenn auch "richtiger". Das Beispiel illustriert Problematik in der Bewertung der Forderung nach Einfachheit.

6. PROGNOSTIZIERBARKEIT.

Man erwartet von einer guten Theorie, daß sie das Zeitverhalten ihres Objektes als Ausdruck einer explizit gefaßten Gesetzlichkeit so angibt, daß auch zukünftiges Verhalten - über beliebige Zeitdistanzen hinweg - genau bestimmt ist (wenn man bei der Rechnung von bekannten Ausgangsbedingungen ausgeht). Es gibt Naturvorgänge, die dieser Forderung genügen (z. B. das Zweikörperproblem der Himmelsmechanik), andere tun es nicht (z. B. die Phänomene des radioaktiven Zerfalls - und das Dreikörperproblem-). Auch J. KEPLER arbeitete schon mit dem Vergleich rechnerischer (modell-theoretischer) Werte mit empirischen Daten (die T. BRAHE an der Marsbahn gemessen hatte) und nahm dabei (mit einer Art von Gewissensschärfe) gering erscheinende Differenzen (von 8 Winkelminuten, d. h. nahezu in der Größenordnung der seinerzeitigen Meßgenauigkeit von etwa 3 Minuten) zum Anlaß, probeweise der Bahn angepaßte Modelle zu verwerfen (bis er die Ellipse als passend befand). Er war aber auf der Suche nach der richtigen Geometrie der Bahn, bearbeitete also ein Gestaltproblem (1. KEPLERsches Gesetz: Planeten durchlaufen Ellipsen mit der Sonne in einem Brennpunkt, später richtiger: mit dem gemeinsamen Schwerpunkt von Sonne und Planet im Brennpunkt). Das 2. KEPLERsche Gesetz erfaßt bereits ein dynamisches Verhalten (der Leitstrahl überstreicht in gleichen Zeiten gleiche Flächen). Aber erst I. NEWTON klärte den vollen theoretischen Zusammenhang mit der Einführung des Begriffs der Kraft (als eines Vektors) und der Gravitation (fast schon als ein Feld im modernen Sinne). Der mathematische Ansatz NEWTONS führt von sich aus auf Ellipsen als Bahngeometrie.

7. LEHRBARKEIT.

Die Denkart (und nicht nur die Resultate) guter Theorien sind lehrbar in dem besonderen Sinne, daß der Belehrte es so zu nehmen hat (und es getrost auch so nehmen kann), wie die Theorie es ihm sagt (kein Student der Physik wird es sich einfallen lassen, etwa die SCHRÖDINGER-Gleichung verändern zu wollen).

So gesehen hatte S. FREUD fast schon recht, wenn er C. G. JUNG und A. ADLER (und . . .) auf die Schule des Meisters zu verpflichten bestrebt war. Indessen ergibt sich die Konvergenz (die Annäherung der sich entwickelnden Theoriegestalt an die Sachgestalt als deren stimmiges Abbild) aus der Sache (und durchaus nicht aus den Wünschen und Bedürfnissen ihrer Sachwalter und Meister). Wie JUNG richtig sah, offenbarte FREUD mit seinem Unmut eine tiefreichende Schwäche der eigenen Position (Brief 338 J vom 18. 12. 1912, auch der vorangehende Briefwechsel ist der Lekture wert, besonders für Psychoanalytiker - sie lesen aber nicht gerne)[14]. Die Psychiatrie befindet sich derzeit in der merkwürdigen Lage, daß Konvergenz (im soeben skizzierten Sinne) kräftig und überzeugend noch zum Zuge kommt bei der Vereinzelung der Forschungsobjekte. Ein Alkoholdelirium, ein seniler Beeinträchtigungswahn, eine anorektische Krise (usw., vor allem die manisch-mischbildhaft-depressiven Psychosen) werden wohl überall auf der Welt verwechslungsfrei angesprochen. Hier sind sichere Erfahrungen möglich. Insoweit gibt es Lehre. Aber niemand weiß überprüfbar zu sagen, was diese Erscheinungen ihrer Natur nach sind (im Sinne einer Theorie). Jeder kann mit der Erforschung eines der Gegenstände der Psychiatrie von vorne beginnen. Der akademische Lehrer hat schon viel gewonnen, wenn er

---

14. Der Physiker W. PAULI, der innerhalb des physikalischen Denkens ein unerbittlich strenger Kritiker war, der gleichwohl ein sehr weitreichendes und auch persönliches Interesse an psychoanalytischem Denken hatte (s. Briefwechsel mit C. G. JUNG), geht in der Beurteilung der Leistungsfähigkeit des Kriteriums der Lehrbarkeit erstaunlich weit: " *. . . jede Betrachtungsweise, die man andere lehren kann, die andere mit den nötigen Vorkenntnissen verstehen und wieder anwenden können, über die man sich mit anderen besprechen kann, soll objektiv genannt werden"*.

erfolgreich zu warnen weiß, wo das alltägliche psychologische Plausibiltätsbedürfnis und billige Evidenzen etwas zu wissen meinen - und das ist viel.

(Freihand-) Entwurf eines Problemkataloges der klinischen Psychiatrie

I. Endogene Psychosen

Schizophrenien, Katatonien, schizophrene Defektbildung
Manisch-mischbildhaft-depressive Psychosen und ihre Ablaufsgesetze
Endogene Depressionen, postpartale Psychosen
Protozoenwahn und andere autonome Wahnbildungen
progressive Zwangsneurose

II. Exogene Psychosen

Delirium tremens und andere metalkoholische Psychosen
toxische Räusche und ihre Dauerfolgen (Haschisch-Desmotivations-Syndrom, LSD-Defekt)
Hystero-Epilepsie
Alzheimer-Demenz, senile Demenz, Cerebralsklerose, erblicher Schwachsinn
Narkolepsie, Stottern

III. Persönlichkeits-Pathologie

hyperthyme, asthenische, sensitive, querulatorische, hypochondrische ... Entwicklungen
puberaler Konstitutionswandel, Erethie, Tic, Phobien ...
ideologische Vernageltheit, Fanatismus, Demagogik, gewöhnliche bürgerliche Verdummung
Psycho-Infantilismus, Hysterie, Autismus, Anorexie, Bulimie,
Völlerei, Spielleidenschaft und andere Exzeßbildungen
Wandertrieb, Heimweh, Seefahrt ...
Spionage, das humanum der Verräterei, Hochstapelei, Pseudologie ...
doppeltes Leben, nicht gelebtes Leben
Asozialität, Gemütlosigkeit, Bindungslosigkeit, kriminelle Verwahrlosung, Brandstiftung ...
Öffentlichkeitsbedürfnis ...

IV. Sexual-Pathologie

Pädophilie, Homosexualität, Transsexualität, Exhibitionismus, Hypersexualität, Anerotik, Verliebtheit und andere Prägungserlebnisse

V. Grundlegende Probleme
Humane Instinktgelenktheit (Krieg, Gefolgschaft, Verkündigungsbedürfnis . . .)
Monogamie, religiöse Führbarkeit (Jenseitsvermutungen, Prophetiehörigkeit . . .)
Kulturierungs-Pflichtigkeit der Menschennatur
Grundleistungen des Erlebens (Raumerleben, Zeiterleben . . .)
Spracherwerb und Sprachverwobenheit des Denkens
Allg. Entwicklungsbiologie der Psyche und der Person . . .

Ein Problemkatalog ist naturgemäß in sich bereits hochproblematisch, was seine Inhalte, deren Nomenklatur, ihre Gliederung und Einordnung, die Unvollständigkeit usw. angeht, und jeder Psychiater wird (hoffentlich) auf jeder Zeile des Kataloges Einfälle und Einwände haben. Es geht hier aber nicht um die Präsentation von etwas Plausiblen, sondern um einen skizzenhaften Hinweis auf das Szientifizierungs-Niveau in diesem Fach: nichts von alledem - und das ist fast alles - ist im wissenschaftlichen Sinne geklärt, zu allem gibt es Literatur und zu fast allem - zu allem Überfluß - auch psychotherapeutische Proklamation von Kompetenz.

8. WIDERSPRUCHSFREIHEIT.

Die Forderung, eine Theorie möge in sich widerspruchsfrei sein, wird als trivial gar nicht erst behandelt, weil allzu offenkundig ist, daß mit einer schon in sich widersprüchlichen Theorie nicht erfolgreich zu arbeiten ist, wenn man als Erfolg die Bewährung in der Realität der zu erklärenden Fakten und nicht den Erfolg am Markt meint. Wie weit die Psychiatrie jetzt noch von einem annehmbaren Niveau der Szientifizierung entfernt ist, kann abgelesen werden in der Persönlichkeitskunde der (psychoanalytischen) Psychosomatik, etwa bei der Colitis ulcerosa. Nun ist Psychoanalyse nicht Psychiatrie, diese besitzt dennoch so wenig Geklärtes, daß sie nicht gegen das erkenntnistheoretisch so wenig ausgewiesene Denkgut der Psychoanalyse auch nur angetreten wäre (siehe Neufassung der Ausbildungsordnung).[15]

9. FALSIFIZIERBARKEIT.

Seit POPPERs beharrlicher Skepsis ist ganz klar, daß in wissenschaftlichen Denkzusammenhängen nichts geduldet werden darf (an Begriffen, Aussagen, Hypothesen oder Theorien), was durch seine Zubereitung immun gehalten werden kann gegen Schäden aus der Kollision mit Realität. Die Haltbarkeit muß erprobt werden können. Wer sich das Rechtbehalten vorweg sichert, hat unrecht. In seiner "Logik der Forschung" wird die Aufgabe der Verifikation als unlösbar angesehen, die der Falsifikation der persönlichen Gewissenskontrolle allein überlassen.

Darin ist eine erkenntnistheoretische Grundposition enthalten. Eine Theorie spricht <u>über</u> ihren Gegenstand (nicht nur <u>von</u> ihrem Gegenstand, gleichsam narrativ). Das Sprechen "über" etwas hat von der lediglich kommunikativen Sprecher-Hörer-Ebene aus gesehen eine (dritte) außersprachliche Referenz (die Sache) als einen Sprechgegenstand, der zwischen den Sprechern als gemeinsam vermutet werden kann.

Theoretisches Sprechen hat den besonderen Anspruch, dieses Sprechen sei sachlich zutreffend. Das ist ein bedenkenswerter Anspruch (PILATUS: *"Also du bist der Juden König?"* JESUS: *"Du*

---

15. G. A. MEIER hat in einer breit (und hoffnungsvoll) angelegten faktorenanalytischen Studie versucht, an dem für die Psychosomatik überaus wichtigen Beispiel des Ulcus ventriculi und der fast schon fest etablierten "Ulkuspersönlichkeit" eine empirische Grundlegung zu finden. Zu seiner Enttäuschung fand er jedoch nur rein somatische Faktoren und rein psychische (persönlichkeitskundlich-biographische) Faktoren, nicht aber auch nur eine Andeutung eines psychosomatischen Faktors (mit somatischen und psychischen Ladungen auf demselben Faktor). Es ehrt den Autor besonders, daß er dies niederschmetternde Resultat publiziert hat (wenn auch an entlegener Stelle, mit der Folge, daß es nicht einmal von Psychosomatikern gekannt wird).

sagst es . . . Ich bin dazu geboren . . . daß ich für die Wahrheit zeuge. Jeder, der aus der Wahrheit ist, hört meine Stimme".

PILATUS: " . . . *Was ist Wahrheit?"*). (Joh. 18, *33 - 38*)

Die verkehrsüblichen Verhältnisse der Menschen (das Soziale) benötigen diese besondere Leistung nicht: das uferlose (und dabei gänzlich unschädliche) Unfug-Reden, das Leeren-Versprechen nachgehen, ein doppeltes Spiel zu treiben, verdecktes und auch ganz offenkundiges Lügen u. ä. hindern den gedeihlichen Umgang erstaunlicherweise nicht, er besteht vielmehr weithin gerade daraus, und die Vieldeutigen, Umdeutenden und Nichts-Bedeutenden reüssieren inmitten solchen Getriebes (so etwa SCHALCK-GOLODKOWSKI in fabelhafter geistiger Ungebundenheit - nicht Freiheit - auf die Frage *"was werden Sie sagen, wenn man Ihnen nachgewiesen haben wird, daß Ihre Aussagen falsch waren?" : "Dann wird man das alles ganz neu zu diskutieren haben!"*). [16]

DEMOKRIT analysierte als linguistische Grundfunktionen der Sprache *vielbedeutende, umbenennende und unbenennende* Sprechweisen und sah darin den konventionellen Ursprung der Sprache. Es erübrigt sich, diese (antiken und modernen) Verhältnisse zu beklagen, die Gesellschaft erträgt jedoch nur ein gewisses Maß an Würze durch Aufklärung. Als einzige unter allen Denkformen (marktgängiger, politischer, theologischer, psychoanalytischer . . . Art)

---

16. Hiermit ist in selten schöner Weise der Kern dessen bloßgelegt (wenn man überhaupt sagen will, daß derlei einen "Kern" hat), was das vollständig konträre Gegenbild zu wissenschaftlichem Denken (als Inkarnation von Redlichkeit) ausmacht. Tatsächlich liegt eine besondere Kraft darin, wenn Fragen an die Natur "ganz neu diskutiert" werden (etwa wenn EINSTEIN fragt, ob der Raum und die Zeit NEWTONs als absolut gesetzt werden sollen oder vielmehr der Relativitätstheorie folgen), hier geht es aber um Teilhaberschaft und Urheberschaft eines Täters, der für sich wohl wußte, was zu tun war. Von der "Unerklärlichkeit" gleichsam kapitalistischer Geschäfte ausgerechnet unter dem Dach eines sozialistisch-kommunistischen Staates bis zur schweigenden Unerklärtheit des großen Baumeisters der Natur ist es weit (auch für Herrn Dr. S.-G.).

kümmert sich das wissenschaftliche Denken (dort, wo es im eigentlichen stattfindet - nicht an der Universität, sondern in guten Köpfen - notfalls an der Universität -) nicht um den Markt, den König, die Kirche, die Inquisition, den Henker, den Datenschützer, die Medien . . . - was alles sehr vernünftige Rücksichten wären -, sondern die Rückfrage aus seiner eigenen Skepsis und Gewissens-Erschütterbarkeit heraus, ob es selber denn richtig sei, wird rekursiv an genau jenes Objekt gerichtet, über welches die Theorie spricht - und nicht an eine Autorität. Dadurch bekommt das replikative Experiment eine technisch zentrale Stellung.

Interessanter aber ist, daß die vor aller Rückfrage vorhandene Wachheit nicht eine logische Funktion ist (die von der wissenschaftlichen Intelligenz abgearbeitet werden könnte), sondern eine ethische, die von der (gemüthaften) Redlichkeitskontrolle des Denkens zu leisten ist (und von DIKE, der "Vielstrafenden", überwacht und belehrt wird).

Das abendländische Denken (noch ungeschieden als philosophische Erkenntnistheorie, Ontologie und naturphilosophische Naturforschung) beginnt mit dem berühmten und uns heute in seiner geradezu archaischen Denkart überaus dunklen Lehrgedicht des PARMENIDES (etwa 510 - etwa 440), in welchem nach einer übernatürlichen, magischen Reise als einer Art von Initiation DIKE, die Göttin des Rechts, "dem wissenden Mann untrüglich" offenbart:

" . . . welche Wege der Forschung allein zu denken sind: der eine Weg, daß IST ist und daß Nichtsein nicht ist, das ist die Bahn der Überzeugung (denn diese folgt der Wahrheit), der andere aber, daß Nicht IST ist und daß Nichtsein erforderlich ist, dieser Pfad ist gänzlich unerkundbar, denn weder erkennen könntest du das Nichtseiende (das ist ja unausführbar), noch aussprechen, denn dasselbe ist Denken und Sein.

. . . weil ungeboren ist es auch unvergänglich, denn es ist ganz in seinem Bau und unerschütterlich sowie ohne Ziel und es war nie und wird nie sein, weil es im Jetzt zusammen vorhanden ist als Ganzes, Eines, Zusammenhängendes.

. . . denn unaussprechbar und undenkbar ist, daß Nichts IST ist. Welche Verpflichtung hätte es denn auch antreiben sollen später oder früher mit dem Nichts beginnend zu entstehen? . . . Auch wird ja die Kraft der Überzeugung niemals einräumen, aus Nichtseiendem könne irgend etwas anderes als eben dieses hervorgehen. Um dessen willen hat weder zum Werden noch zum Vergehen die Rechtsgottheit das Sein freigegeben, es in den Fesseln lockernd, sondern sie hält es fest.

. . . du wirst aber erfahren das Äther-Wesen und alle Sternbilder im Äther und der reinen klaren Sonnenfackel versengendes Wirken, und woher sie entstanden, und das umwandernde Wirken und Wesen des rundäugigen Mondes wirst du erkunden . . ."

Unter den Physikern, welche die Relativitätstheorie und die Quantentheorie auf den Weg gebracht haben, war nicht einer, der auch nur ansatzweise etwas von der Faktenverbergung, Faktenverdrehung, Faktensynthese auf sein Schuldkonto gebracht hätte, wie FREUD es tat bei aller ständigen Beteuerung seiner unvergleichlichen Aufrichtigkeit. Nicht nur die empirischen Kontrollen haben gezeigt, daß die Dinge anders sind, als FREUD sagt, sogar die biographische Forschung straft ihn Lügen.

10. REPLIZIERBARKEIT.

Viele Ergebnisse der Wissenschaft erlauben eine technisch-wirtschaftliche Umsetzung, und ein gewisser Anteil von Forschung wird von der Aussichtnahme auf Märkte überhaupt angetrieben oder jedenfalls faktisch ermöglicht. Gegenläufig sind es die im Bereich der Technik und der Wirtschaft steckenden Tüchtigkeiten (manchmal mit einer heimlichen säkularisiert-protestantischen Wurzel), welche die Herstellung jener Instrumente ermöglichen, mit denen die

Wissenschaft ihren Entfaltungsgang praktisch fortsetzen kann, etwa astronomische Teleskope. Dieses Wechselgefüge ist höchst komplex vernetzt. Genauere Betrachtung einzelner Verknüpfungen zeigt, daß nicht gar so selten inmitten eines Industriebetriebes in einem Sektor doch zweckfreie Grundlagenforschung betrieben wird (wenn auch im Wissen, daß die Zweckfreiheit sehr wohl vorübergehen kann - die Folgen von Grundlagenforschung sind jedoch erst abschätzbar, wenn sie eintreten). Wiederum gegenläufig sind es auch nicht so selten die Wissenschaftler selbst, die eine Technik derart auf die Spitze treiben, daß ihre Forschung weiterkommt. GALILEI war ein exquisiter Linsenschleifer (für seine Teleskope), wahrscheinlich der beste seiner Zeit. Die recht naheliegende (und nachgerade selbstverständliche) Forderung, Befunde sollten replizierbar sein, wird oft dadurch praktisch eingeengt, daß die (apparativen, computertechnischen . . .) Mittel dazu nicht verfügbar sind (denn Replizierbarkeit kann nur durch Replikation nachgewiesen werden). Üblicherweise wird diese Forderung mit jener nach Beobachteraustausch verbunden. Im übrigen machen es sich die editorial boards der Fachzeitschriften zur Aufgabe, Replikation einzufordern.

11. BEOBACHTBARKEIT.

W. HEISENBERG (noch vor der Formulierung der Unbestimmtheitsrelation) wollte in restriktiver Absicht in Theorien nur genau jene begrifflichen Elemente figurieren lassen, die zu tatsächlich beobachtbaren Erscheinungen gehören, und bekam von EINSTEIN zu hören, daß es doch überhaupt erst die Theorie sei, die entscheide, was beobachtet werden könne.

Diese Position ist bis zur Paradoxie (und viel zu weitgehend) verschärft worden mit der Formulierung: "daß erst die Vollendung der Theorie jene Tatsachen zu beobachten gestatte, die sie erkläre". Denn das ignoriert den wissenschaftshistorisch oft völlig unübersichtlichen iterativen Prozeßcharakter in der dialogischen Konvergenz zwischen explanans und explanandum.

Die Periheldrehung des Merkur war den Astronomen als Beobachtungstatsache durchaus schon bekannt, bevor EINSTEIN dafür eine quantitativ genau[17] zutreffende Erklärung aus der Relativitätstheorie fand. Umgekehrt war überhaupt erst aus der Relativitätstheorie zu folgern, daß es eine Lichtablenkung im Schwerefeld der Sonne (als einer "Gravitationslinse") geben müsse, die bei einer Sonnenfinsternis zu beobachten sein würde (und von EDDINGTON 1919 in der vorher errechneten Größenordnung dann auch fotografiert worden ist).

Es kommt hier eine Umkehrung des Vollständigkeitspostulats zum Tragen, indem eine vollendete Theorie Aussagen darüber erlaubt, was alles von ihr erklärt wird. Bereits MENDELEJEFF konnte 1871 aus seiner Formulierung des Periodensystems der chemischen Elemente auf das Vorkommen und die Eigenschaften noch unbekannter Elemente schließen (Gallium, Skandium, Germanium). N. BOHR konnte (1922) die den Elementen zugehörigen Röntgenspektren errechnen, was in kürzester Zeit zur Entdeckung von Hafnium (G. de HEVESY und D. COSTER) führte.

Der Einwand EINSTEINs geht jedoch tiefer: er warnt vor einer beobachtungstheoretischen Naivität, es ließe sich eine Sache gleichsam vorurteilsfrei in (allen) ihren ("objektiven") Eigenschaften beobachten, und weist auf die möglicherweise zwar unbemerkte, jedenfalls aber immer unvermeidliche Theoriegeleitetheit jeder Beobachtung hin.

---

17. Dies war ein großartiger Sieg theoretischen Denkens und wird in nichts durch die gleichwohl interessante Tatsache verkleinert, daß EINSTEIN zunächst einen um 100% falschen Wert errechnet hatte, das jedoch selber bemerkte und korrigierte.

12. SEMANTISCHE KONSISTENZ.

EINSTEIN hat auch immer wieder darauf gedrungen, daß in Theorien, insbesondere in ihren mathematischen Fassungen, nicht Einzelausdrücke auftreten sollten, die zwar im inneren Zusammenhalt der Theorie etwas leisten, aber in der äußeren physikalischen Wirklichkeit nicht etwas für sich Benennbares "bedeuten". [18]

Dieser Ansatz ist durch C. F. von WEIZSÄCKER noch durch die Forderung nach semantischer Konsistenz einer Theorie verschärft worden. Das soll bedeuten, "*daß das Vorverständnis, mit dessen Hilfe wir die mathematische Struktur physikalisch deuten, selbst den Gesetzen der Theorie genügt*".

Letztlich war N. BOHR daran gelegen, daß der Erklärungswert einer Theorie seinerseits erklärt werden könne, und zwar in konventioneller Sprache. Das ist ein heikler Punkt, denn die Verwendung konventioneller Sprache hat doch die Forderungen der Sprachkritik zu beachten.

---

18. Dafür liefert der große Mann selber ein Beispiel mit der bekannten "kosmologischen Konstante", die er einführte, um in den Gleichungen der Gravitation mit der Annahme konstanter Dichte und konstanter räumlicher Krümmung die Folgerung zeitlicher Veränderung zu unterdrücken. Dies sah er später als "die größte Dummheit" seines Lebens. Die Konstante hatte zwar eine Funktion im mathematischen Formalismus, sie hatte aber keine legitimierende semantische Herkunft (die Diskussion über die Sachlage ist unverändert offen).

13. PSYCHIATRIE.

Die psychiatrische Krankheitslehre besitzt einen Kernbereich von kennerschaftlichen Kenntnissen über Krankheiten im Sinne der somatischen Medizin, der sich ziemlich einhellig - etwa in internationalem Vergleich - beurteilen läßt, obwohl zugleich doch auch eine erhebliche Randunschärfe besteht und sich die klinische Psychiatrie therapeutische (und psychotherapeutische) Einflußnahme auf allerlei Lebensschwierigkeiten und Probleme der Person von sich aus zumutet oder auch sich zumuten läßt, deren eigentliche Krankheitsnatur durchaus problematisch und fraglich auf dem einen Ende eines Spektrums ist und unfraglich nicht gegeben auf dem anderen Ende. Ob das Wort (auch das gescheit gedachte und bewacht gesprochene Wort) eine heilende (oder auch nur bessernde, palliativ-protrahierend schlichtende) Kraft hat für ein (schon ohne Krankheit) schwierig gewordenes Leben, ist eine Frage für sich und vielleicht nicht gänzlich zu verneinen. Denn das Wertbewußtsein, das persönliche Haltungsinventar, die Einstellungen, die Stilisierungen der Identität, die Auftretensmodi in Beziehungen und vieles mehr sind freiheitlich verfaßte, geistige Gebilde und ihrer tiefgegründeten Beliebigkeit wegen veränderbar (wenn auch sowohl stabilisationsbedürftig wie auch oft ultrastabil). In diesem Feld sind regelhafte Effekte durchaus nicht auf jenem Niveau nachgewiesen, wie es in somatischer Medizin Standard ist und so auch eingefordert wird. Daß ein Wort (oder viele Wörter in jahrelanger Mühe) gegen eine echte Krankheit etwas auszurichten vermöge, ist eine durch nichts gesicherte, wenngleich mit stets erneuter Beteuerung (und sogar gegen den Kritiker mit strafendem Affekt) vorgebrachte Behauptung, die sich wohl nur deswegen unter den Spielsteinen des sozialen Verkehrs zu halten vermag, weil menschliches (und universitäres) Machtstreben, persönliche Eitelkeiten, die Kraftfelder des Geldes, eine Unredlichkeit aus mangelhafter Erziehung des Geistes und unselige Verstrickungen in die (animistische) Zaubersphäre von Wörtern überall das Spielbrett bilden. Es ist auch (als im Kern unredlich) bedauerlich, daß der wissenschaftliche Nachwuchs weithin Zusatztitel für die eine oder andere Psychotherapie erwirbt, um sich einst überall bewerben zu können, ohne doch jetzt (schon) von der Sache so recht etwas zu halten. Allerdings erklärt sich der Zulauf auch aus den monetären Pheromonen.

Die mit erklärendem Gestus getane Austeilung eines Wortes an eine Sache, mit welchem sich die Sache rufen ließe - etwa (hier pars pro toto, dennoch als einer kardinalen Angelegenheit) "Wahn" für eine von einem Wahnverfangenen vorgetragene Aussage (z. B. er habe das Weltei geboren) - erklärt nichts, es sagt nicht von sich aus, was Wahn ist. Das ist immer so, kein Name erklärt etwas.

Eine besondere Situation ist aber doch gegeben, wenn ein ganzes Sprachspiel, das sich für Wissenschaft hält und halten läßt, wie die Psychiatrie, nicht viel mehr vermag, als Wörter auszuteilen, dort, wo Sachverhalte zu erklären wären. Die Psychiatrie wird ganz und gar nicht dadurch schon Wissenschaft, daß sie intrikate und preziöse Wörter weiß. Denn falls man weiterfrüge, was nicht die erwähnte Behauptung, sondern der Wahn selber sei, so hört man etwa - wiederum mit dem erklärenden Impetus - es sei eine "Beziehungssetzung ohne Anlaß" (GRUHLE). Indessen ist die Nennung einer Beziehung zwischen dem betrachteten (wahnverfangenen) Ich und einer äußeren Referenz in diesem Kontext überhaupt nur von bezeichnender Kraft, wenn sie "wahnhaft" genannt werden würde (ohne das wäre sie recht eigentlich nicht nur anschauungsleer, sondern auch semantisch unvollständig) - und die Reflexion trottete tautologisch im Kreis -. Auch was eine "Setzung ohne Anlaß" sein könnte, weiß die Psychiatrie nicht zu sagen, denn sie weiß in der Tat nichts von einer Psychologie des Einfalls - sei er göttlich oder profan - und was sollte eine "Setzung ohne Anlaß" anderes sein als ein Einfall?

Schlußbemerkung

Im Bereich der sog. endogenen Psychosen (als dem kardinalen Kapitel der theoretischen Psychiatrie) sind zwar subjektive seelische Innenwelten als Spielfeld des Krankheitsvorgangs betroffen, zugleich sind ihre Phänomene aber in der Welt (intersubjektiv), über sie sind sehr wohl objektive Erfahrungen möglich. Im Strom der Erscheinungen gibt es (quasimetrische) typologisierende und (exakt) datierende, chronometrische Beobachtungen. Bei den manisch-mischbildhaft-depressiven Psychosen (den sog. "Zyklothymien") tritt wie bei dem *"umwandernden Wirken und Wesen des rundäugigen Mondes"* in zyklischem Rundgang bereits im (personalen) Einzelfall immer wieder das Gleiche auf als Vielzahl (statistischer) Fälle mit allen dadurch vermachten Chancen der (naturwissenschaftlichen) Strukturanalyse. So möge sich die Psychiatrie denn aus ihren Wortverliebtheiten lösen (denn die Vergabe eines Wortes an eine Sache erklärt nichts, aber aus der Welt des Wortes in die Welt der Zahlen zu wechseln ist dem Seelenforscher in der Seele zuwider). Die Psychiatrie möge sich an die genannten Forderungen der Wissenschaft binden und sich endlich in Redlichkeit an die Arbeit machen (und das bedeutet auch die energische Ausscheidung des Unfugs).

Als "Konvergenz" war der historische Vorgang bei der Entfaltung wissenschaftlichen Denkens mit der schrittweisen Annäherung und dabei größer werdenden strukturellen und metrischen Paßgenauigkeit eines erklärenden Gedankens der Theorie an einen empirischen Sachverhalt der Welt bezeichnet worden. In einem tieferen Sinne jedoch kann es gleichfalls als "Konvergenz" bezeichnet werden, wenn mit dieser Annäherung auch die zunächst in einer Liste isolierten Forderungen sich zunehmend als identisch erweisen, was eingangs noch als "Implikation" benannt worden war. Die vollendete Theorie hat mathematische Gestalt, dann ist sie gleichsam "natürlich" auch einfach, einheitlich, vollständig, widerspruchsfrei etc.. Letztlich mag sich die Konvergenz vollenden, denn *"dasselbe sind Denken und Sein"*.

Literaturverzeichnis

Bohr. N.: On the Constitution of Atoms and Molecules. Philosophical Magazine 26, 1913

Bonaventura Sanctus: Über den Grund der Gewißheit. Übers. und mit Erl. vers. von Marianne Schlosser. VCH Weinheim 1991

Clark, W. R.: Albert Einstein. Leben und Werk. Bechtle Verlag, Esslingen 1974

Demokrit in: Die Fragmente der Vorsokratiker. Diels, H., Hrsg. Kranz, W. Weidmann 1985

Fölsing, Albrecht: Galilio Galilei Prozess ohne Ende. R. Piper München 1983

Sigmund Freud / C. G. Jung Briefwechsel. Hrsg. William McGuire u. Wolfgang Sauerländer. S. Fischer, Frankfurt 1974

Galilei, G.: Dialog über die beiden hauptsächlichen Weltsysteme, das Ptolemäische und das Kopernikanische. Teubner Stuttgart 1982

Galilei, G.: Schriften Briefe Dokumente. Hrsg. Mudry, Anna.. C. H. Beck München 1987

Gruhle, H. W.: Die Psychopathologie der Schizophrenie. in: Bumke: Handbuch der Geisteskrankheiten. Berlin 1932

Heisenberg, W.: Wandlungen in den Grundlagen der Naturwissenschaften. S. Hirzel Leipzig 1944

Heisenberg, W.: Das Naturbild der heutigen Physik. Rowohlt Hamburg 1955

Heisenberg, W. Ordnung der Wirklichkeit. Piper München Zürich 1989

Janzarik, W.: Probleme der strukturell-dynamischen Kohärenz in der Zyklothymieforschung. Nervenarzt 45, 628 - 638 1974

Kuhn, Th. S.: Die Struktur wissenschaftlicher Revolutionen. Suhrkamp Frankfurt 1976

Kuhn, Th. S.: Die kopernikanische Revolution. Vieweg Braunschweig Wiesbaden 1980

Kepler, J.: Weltharmonik. R. Oldenbourg München Wien 1982

Laplace (zu Napoleon): "Je n^ai pas besoin de cette hypothese!" zitiert nach Prigojine

Masson, J. F.: Was hat man dir, du armes Kind, getan? Sigmung Freuds Unterdrückung der Verführungstheorie. Rowohlt Hamburg 1984

Newton I.: Mathematische Grundlagen der Naturphilosophie. F. Meiner Philosophische Bibliothek Band 394 Hamburg 1988

Pais, A.: Albert Einstein. Eine wissenschaftliche Biographie. Vieweg Braunschweig 1986

Prigogine, I.: Vom Sein zum Werden. Piper München Zürich 1979

Prigogine, I. u. I. Stengers: Dialog mit der Natur. Piper München Zürich 1981

Prigogine, I. u. I. Stengers: Das Paradox der Zeit. Piper München Zürich 1993

Mendelejew, D. I.: Grundlagen der Chemie. St. Petersburg 1890 zitiert nach Simonyi, K.: Kulturgeschichte der Physik. Harri Deutsch Thun Frankfurt 1990

Meyer, A.-E. et al.: Factor Analytic Studies of Psychosomatic Aspects in 120 Patients with Stomach Complaints. Acta Medica Psychosomatica. Preceedings of the 7th European Conference on Psychosomatic Research, Rome 1967

Meyer, A.-E. et al.: Psychische und somatische Dimensionen bei Kranken mit Magenbeschwerden. Wissenschaftlicher Dienst Roche 1968

Pauli, W.: Phänomen und psysikalische Realität. Dialectica 11, 36 - 48
zitiert nach: Hans Primas in Mannheimer Forum 92 / 93

Pilatus: Joh. 18, *33 - 38*

Planck, M.: Physikalische Abhandlungen und Vorträge. Vieweg Braunschweig 1958

Popper, Karl R.: Objektive Erkenntnis. Hoffmann und Campe Hamburg 1973

Popper, Karl R.: Alles Leben ist Problemlösen. Piper München Zürich 1994

Schmitz, H.: Der Ursprung des Gegenstandes: von Parmenides bis Demokrit. Bouvier, Bonn 1988

Sommerfeld, A.: Atombau und Spektrallinien. Harri Deutsch Thun Frankfurt 1978

Störring, G. E.: Besinnung und Bewußtsein. Thieme Stuttgart 1953

Weizsäcker, C. F. v.: Ein Blick auf Platon. Reclam Universal-Bibliothek Nr. 7731, Stuttgart 1981

Weizsäcker, C. F. v.: Aufbau der Physik. Carl Hanser München Wien1985

Weizsäcker, C. F. v.: Zeit und Wissen. Carl Hanser München Wien 1992

2. CHAOS UND ORDNUNG BEI ENDOGENEN PSYCHOSEN

Kurzfassung

Auch diese kleine Studie ist essayistisch angelegt (mit assoziativen Nebenwegen und einigen Fußnoten) und beschäftigt sich mit dem Begriff der Ordnung in der Gestalt geringgradig ausgeprägter Ordnung (als Chaos) und in der Gestalt von durchgeprägter Ordnung (als Zeitordnung), was sich als die forschungstechnische Zugangsseite des Problembereichs der endogenen Psychosen erweist. Die psychotische Störung des Erlebens sollte nur in einem metaphorischen Sinne als Entordnung aufgefaßt werden (sie ist aus der Blickrichtung des Erlebens sicherlich ein Verlust an Verständlichkeit und Übersichtlichkeit). Aus einem gleichsam objektiven Blickwinkel, mit dem die Ablaufsgestalten in Bildfolgen und ihren Datierungen abgebildet werden, sind die Psychosen jedoch Gebilde mit einer aufzeigbaren Geordnetheit in ihrem Ablauf in Zyklen fester Länge und inhärenter Binnenstruktur.

Schlüsselwörter
Manisch-depressive Psychose, MDE, Zyklothymie
Zeitordnung, Periodizität

CHAOS AND ORDER IN ENDOGENOUS PSYCHOSES

Summary

This study, which is also essayistic (enriched by associations and some foot notes) deals with the concept of order in the form of poorly developed order (such as chaos) and highly developed order (such as chronological order in psychoses), which has established itself as the technical approach for research into the problem of endogenous psychoses. The psychotic disorder of experiencing should only be described as dis-order in a metaphoric sense (from the point of view of experiencing it is indeed a loss if comprehensibility and lucidity). Seen objectively, as the course of psychotic events and their timing, psychoses are processes with a strict order of cycles of determinated length with an inherent structure.

Key words:
Manic-depressive disorder, Affective disorder, Cyclothymia
Time structure, Periodicity

Aus dem Hamburger Zyklothymie Archiv an der Psychiatrischen Universitätsklinik

CHAOS UND ORDNUNG BEI ENDOGENEN PSYCHOSEN[1)]

U. Supprian

Übersicht

Dieser mit etlichen assoziativ-absichtsvollen Querausstiegen angereicherte, dadurch eher essayistische Text verweist auf die "Chronopathologische Theorie phasischer Psychosen" (ChTh), mit welcher diese Erscheinungen psychiatrischer Erfahrung durch Aufzeigung eines ihnen eigenen Ordnungsaspektes Gegenstand genuin naturwissenschaftlicher Methodik werden können.

Auf die Mitteilung der zum genaueren Verständnis der ChTh erforderlichen Graphik und der als Instrumente zur Auffindung von geordneten Zeitgestalten notwenigen Computerprogramme wird an dieser Stelle verzichtet (sie sind in: "Chronobiologische Gestalten endogener Psychosen", BELTZ, Weinheim 1993, enthalten).

Die Zuweisung dieses heiklen Forschungsobjekts zu einer strukturell leicht überschaubaren Ordnungsklasse eröffnet den Zugang zu einem Steinbruch neuartiger wissenschaftlicher Fragestellungen.

Für die im schlichten Schema einer Dichotomie seit KRAEPELIN dauerhaft[2)] angelegte Denkweise bei der Suche nach zugrundeliegenden Entitäten der endogenen Psychosen können noch heute nach langem begriffskritischen und begriffshistorischen Hin- und Herwälzen[3)] mit guten Gründen **affektive** und **schizophrene** Formen unterschieden werden, und zwar immer noch ganz wesentlich mit dem Blick auf das postpsychotische Resultat: nach einer (und dann auch jeder) manisch-depressiven Episode, sie sei tage- oder jahrelang gewesen, folgt stets ein Intervall.

1.) Herrn Prof. Dr. Rudolf Kautzky, vormals Direktor der Abteilung für Neurochirurgie an der Neurologischen Universitätsklinik Hamburg, in Dankbarkeit und Verehrung zum 80. Geburtstag gewidmet.

2.) Die Formulierung einer "dauerhaft angelegten Denkweise" deckt vorsichtig den bedenklichen Sachverhalt, daß der historische Vorgang der wissenschaftlichen Erfassung eines Erfahrungsfeldes in seinen einzelnen Schritten jeweils kaum mehr tun kann, als die Sprechweisen über eine Sache der letztlich gemeinten Sache immer dann weiter anzunähern, wenn etwas daran besser verstanden worden ist. Aussagen, die sich nicht bewähren (Bewährung im Sinne von K. R. POPPER), können dann von der weiteren Tradierung ausgeschieden werden. Wenn jedoch nichts an Verständnis hinzugewonnen wird - wie im Falle der wissenschaftlichen Erklärung der endogenen Psychosen - geraten die Aussagen darüber in die Weite, sie werden quasi von selbst dauerhaft, so als seien sie bewährt. Die Anlage dieser Denkweisen in einem besonders übersichtlichen Schema kann dem noch entgegenkommen.

3.) Diese nicht recht fruktifikable Tätigkeit macht allzu weite Teile aller wissenschaftlichen Bemühung aus. Eine an sich einigermaßen selbstverständliche deskriptive Erarbeitung der Gestalt von Verläufen dieser Psychosen bis hinunter auf die elementare Ebene der Details ist - vielleicht wegen der Überfülle an Details - dagegen bis auf den Tag unterblieben.

In ihm weiß das Leben alsbald an seine in der Psychose verlassenen und verdeckt gewesenen inneren Linien - oft frappant umstandslos - wieder anzuknüpfen, ohne daß in diesen Linien selbst ein Wandel eingetreten wäre[4]. Nicht so nach einer schizophrenen Psychose: etwas (und sei es ein Unbestimmtes) ist dann anders, irgendwie zersprungen und beschädigt in den tiefgegründeten Unbefangenheiten des Auftretens, der Frische und Regsamkeit des vitalen Zugriffs, dem vorausliegenden Zutrauen zu sich, dem Anderen und der Welt: im Profil der Person gibt es neue und befremdliche Züge. Das mag in seiner Ausprägung als eine Ahnung kaum faßbar sein, auch nach etlichen Schüben, oder sogleich katastrophal und verwüstend schon im ersten Angriff nichts für eine Rettung zurückgelassen haben, quasi bevor noch überhaupt eine offen lodernde Psychose ausgebrochen wäre. Die Spielbreite der Phänomene erscheint dem ordnenden Betrachter überaus groß. Das wohl zu empfindende Mißliche im Schlichten einer bloßen Dichotomie wurde früh schon klug, aber doch wohl nur vorläufig verbrämt mit einer Rede von der "Gruppe der Schizophrenien" (E. BLEULER) oder der "Gruppe der manisch-depressiven Erkrankungen" (E. KRAEPELIN) [5], denn man steht damit nicht gar so leicht zu treffen da (macht sich aber heuristisch ärmer). Wollte man - in den Schwierigkeiten müde geworden - auf das Instrumentarium psychopathologischer und persönlichkeitskundlicher Deskription mit ihrer Gefahr einer Uferlosigkeit verzichten, bliebe jedoch ein chronopathologischer Gedanke zur Trennung beider Formenkreise weiterhin tauglich: nachgerade alle Erscheinungen der phasischen Psychosen (1. im Laufe der Stunden des Tages (und der Nacht) - als sog. "depressive Tagesschwankung", aber eine "manische" Tagesschwankung gibt es gleichermaßen - 2. im Laufe der Tage einer Phase - als "Schwanken der Phase in sich" (BÜRGER-PRINZ) mit dem Changieren der Bilder und dem Auf und Ab ihrer Schweregrade - 3. in dem lebenslangen Gang der Wechselfolge von Phasen und Intervallen) tragen ein und dasselbe wesenhafte Signum des

----

4.) Es darf dabei allerdings nicht übersehen werden, wie sehr auch phasische Psychosen bei aller Stilreinheit in langer Reihe und besonders in dichter Reihe ihres Rezidivierens doch auch Schaden stiften in der Person, ihrem Stand und den Umständen (GOETHE).

5.) Die etablierten Zitiergewohnheiten mit ihrer Durchgeprägtheit bis zum topos rekurrieren stets auf BLEULER, nicht auf KRAEPELIN. Auch damit wird geradezu so getan, als wisse man im Bereich der phasischen Psychosen Bescheid.

Schwankens. Dagegen geht es bei schizophrenen Psychosen um ein **prozeßhaftes Fortschreiten** als eines im Sinne von K. JASPERS kategorial ganz andersartigen, gleichwohl ebenso wesenhaften, alle Erscheinungen durchdringenden und begriffliche Gemeinsamkeit stiftenden Grundzuges. Auf der hier benutzten Abstraktionsebene schließt der Begriff des prozeßhaften Fortschreitens implikativ die Befähigung zum - früher oder später eintretenden - Haltmachen ein (das Oszillieren im Endogenen der Affektpsychosen macht nie Halt - auch im Intervall nicht). So mag hinter mancher persönlichkeitskundlichen Bizarrerie ein nicht weiter fortgeschrittener, aber seiner Natur nach schizophrener Schub stecken, wenngleich man das wohl nie bündig aufklären kann. Das eigentliche Grundmuster in dem für die große Sache vielleicht etwas leichthin vergebenen Namen des Schwankens ist das des immer wieder Hin- und Herschwankens zwischen erscheinungsbildlich-typologisch identischen Lagen[6)]. Das aber ist in einer konziseren Sprechweise (die more geometrico erzogen ist) recht eigentlich **Periodik.** Dieser Name spielt in Diagnostik und Theorie der ersten Jahrzehnte dieses Jahrhunderts eine prominente Rolle, dann tritt er zurück und verschwindet schließlich - wie es scheint - mit gutem Grund, denn seiner Natur nach sollte eine in Phänomenen waltende Periodik mit Maß und Zahl (im Sinne des PYTHAGORAS) belegbar sein. Das war jedoch nur selten möglich. Offen und überzeugend zeigt sich Periodik sensu strictu nur bei den sog. 48-Std-Psychosen mit ihrem jahrelangen, fast ausnahmslosen Alternieren eines manischen und eines depressiven Tages. Gerade solche Psychosen sind sehr selten. Häufig dagegen ist die sich zwar aufdrängende Anmutung im Anblick der Verlaufsweisen, irgend etwas wie Regelmaß, inneres Zeitmaß, zeitlich zugemessene Notwendigkeit, ein "biologisches Ablaufsgesetz" oder derlei erzwinge Anfang und Ende einer manisch-depressiven Phase ebenso wie die Wiederkehr nach einem Intervall (oder überhaupt eine immer wieder erfolgende Wiederkehr). Das Kommen und Gehen der Phasen hat etwas vom Gang der Sonne und des Mondes an sich (quasi wie Flut und Ebbe in manischen und depressiven Zeiten). Es legt sich daher nahe, im weiteren himmelsmechanische Illustrationen für den

----

6.) Das Wiederauftreten Desselben ist forschungstaktisch bemerkenswert wenig genutzt worden gemessen an der offenkundig viel größeren Attraktion durch Schizophrenes, das diesen Zugang jedoch nicht bietet.

Gedanken der ChTh zu wählen, das Endogene der phasischen Psychosen wurzele in einer geordneten Fehlstellung zum biophysikalischen Tagesgang. Eine Betrachtung der Verhältnisse mit bisherigen numerischen Techniken zeigt jedoch (mit großen und übergroßen Varianzen) eine derartige Fülle von Erscheinungsformen, daß eher von **Chaos** als von **Ordnung** die Rede sein könnte. Überdies werden die taxonomischen Verhältnisse dadurch kompliziert und geradezu unübersichtlich, als es (nach M. BLEULER) "phasisch verlaufende Schizophrenien" gibt wie auch Zyklothymien, die nach einigen klar affektpsychotischen Phasen dann doch in das seiner Natur oder genauer: seiner Physiognomie nach ebenso unbezweifelbare Erscheinungsbild einer Schizophrenie übergehen[7)] . Letztlich ist an jene endogenen Depressionen zu denken, die im ganzen zwar phasisch ablaufen (und insofern Zyklothymien zu sein scheinen, wenn auch nichts Manisches und damit Bipolares erscheint), die aber im einzelnen weder innerhalb eines Tages noch in der Reihe der Tage die in der Sicht der ChTh als kardinal zu behandelnden Schwankungen zeigen oder bei denen jedenfalls davon nicht viel mehr sichtbar wird als ein nur eben angedeuteter Akzentumbau mit einem gewissen Wechsel der Intensitäten von Angst und Unruhe, Gehemmtheit und innerer Leere innerhalb der vorherrschenden Depression[8)] .

Es ist üblich, die beiden Begriffe **Chaos** und **Ordnung** als ein Paar auftreten zu lassen, was ein polares Verhältnis von Zuordnung zwischen ihnen (im Sinne der kanonisch konjugierten Begriffspaare der Physik) nahelegen will.

> In ähnlicher Weise treten auch auf: Zufall und Notwendigkeit (J. MONOD), Wolken und Uhren (K. R. POPPER), Kontingenz und Determinismus (bereits in der Scholastik) und weit früher schon *"Öde und Leere* (tohu wa bohu, wässerig, wüstenartig), *die Finsternis über dem Abgrund"* und *"die beiden großen Leuchten* (Sonne und Mond), *die Sterne am Firmament und Pflanzen und Getier*

7.) In einer breit angelegten Studie an Hamburger Schizophrenien (also einem taxonomisch eng ausgelesenen Material) wurden immerhin noch 6% gefunden.

8.) Einige mit der ChTh erzielte Resultate legen es nahe, hier doch um einiges genauer hinsehen zu sollen. Man sähe dann z.B., daß eine "endogene Depression" zwar "siegelhaft" geprägt zu sein scheint in der Reihe der vielen Tage einer Phase, daß aber ihre wahnhaften Züge zeitweise gewisse Momente der Erneuerung und Bekräftigung zeigen (im Sinne von Wahnproduktivität) und dann (wiederum zeitweise und quasi gegenläufig im Sinne der Distanzierung) gewisse Momente der Auskühlung und Entfernung auftreten. Allein darin erscheint das konstitutive Schwanken (und letztlich das Periodische solcher Psychosen. Ähnliches gilt z.B. für die Tiefe der Schlafstörung, den Worteinfallsreichtum und anderes).

> *auf der festen Erde"* (Gen I $_{1\text{-}31}$). Das sind begriffliche Gegensatzpaare mit einem Inhalt, der dem Paar Chaos und Ordnung äquivalent ist. Auch Ruß und Diamant als paradigmatische Konkreta dieser Begriffe könnten ein derartiges Paar realisieren, wüßte man nicht, daß auch der amorphe Ruß feinstrukturell gesehen doch kristallartige Cluster (und vielleicht sogar sphärisch-kristalline Fullerene) enthält und andererseits auch jeder natürliche Diamant noch eine Fülle von Ordnung störenden Fehlstellen in seinem Gitter einschließt, die seine Natürlichkeit (sprich Echtheit) beweisen. Das weist auf eine Denkmöglichkeit hin, die polare Zuordnung der genannten Paare aufzulösen und an ihrer Stelle eine kontinuierliche Übergangsreihe von Graden der Gestalthöhe einzurichten, auf welcher die Paarlinge dann nur extremnahe Lagen markieren würden. Eine derartige Reihe bildet die Schöpfungsgeschichte bei HESIOD (um 700 v. Chr.): *"Zuerst entstand das Chaos* (Chaos, unermeßlich klaffender, gähnender Urgrund, finsterer Abgrund, grenzenlos und von Wind erfüllt. Erst bei PLATO werden die Implikamente des alten Chaosbegriffs konziser gefaßt als Unbestimmtheit, Formlosigkeit, Unordnung) . . . *aus dem Chaos entstand . . . die dunkle Nacht . . . die Tageshelle . . . der sternenreiche Uranos . . . die schluchtenreichen Berge . . . und das unermüdlich wogende Meer . . . die goldbekränzte Phoibe und die liebreiche Tethys."* [9)]

Es geht dann mithin nicht um jeweils zwei Essenzen, sondern allein um die eine Essenz der Gestalt (ihrer Ausprägung bzw. Gestörtheit). Unter diesem Blickwinkel bietet die Welt einen Stufenbau von Objekten diverser Gestalthöhe von den Elementarteilchen über die Kristalle bis zu den Organismen und letztlich den Erscheinungsbildern der Geisteskrankheiten als möglicherweise der letzten (und forschungstechnisch dann wohl auch schwierigsten) Stufe. Für die Beschreibung der Struktur eines Kristalls genügt die Kenntnis der Geometrie seiner Elementarzelle und der Numerik seiner Gitterkonstanten. Das kennzeichnet seinen gesamten räumlichen inneren Aufbau ebenso wie zugleich auch die allein dadurch determinierte äußere (Raum-) Gestalt. Ein Kristall ist strukturell ein sehr einfaches Objekt. Es bedeutet sicherlich sehr

---

9.) Phoibe, Titanin der griech. Mythologie, Tochter von Uranos und Gaia, später Herrin des delphischen Orakels.

Tethys, Stamm-Mutter der griech. Götter, entläßt die Sonnenrosse morgens.

In den Epitheta "goldbekränzt" und "liebreich" erscheinen als hochliegende Differenzierung des kosmischen Entfaltungsvorgangs von Gestalten bereits Konnotationen einer Seelenwelt.

viele Schritte auf der gedachten Skala von Gestalthöhe, um auch von einer geistig-seelischen Verfassung sagen zu können, sie habe Gestalt oder Ungestalt. Man versteht aber, was gemeint ist, wenn von psychotischer Geistesverfassung gesagt wird, sie sei "entstaltet" oder "entordnet".

> Es heißt z. B. bei v. BEYER (zitiert in H. J. WEITBRECHT): "*. . . die formalen Störungen, die in der Psychose das fehlerhafte, ordnungswidrige Funktionieren des leib-seelischen Organismus anzeigen, sind immer zugleich auch Entordnungen im geistig-sozialen Raum und Brüche bzw. Abbiegungen im lebensgeschichtlichen Kontinuum . . . bis zur radikalen psychotischen Entordnung*", oder bei H. TELLENBACH (Melancholie , 3. Aufl.): "*Melancholie zerbricht die Ordnung der geistigen . . . Vollzüge*". Oft steckt der Gedanke des Ordnungsverlustes nur implizit in anderen Wendungen, es ist z. B. die Rede von "*Gefügelockerung*", "*defizienten Vollzügen*", "*Aufhebung der Einheitlichkeit der Kinesis des Lebensgeschehens*" oder (bei WEITBRECHT , loc.cit. S. 299): "*. . . das Dasein der endogenen Psychosen zerreißt oder unterbricht . . . die psychologisch nacherlebbare Sinnkontinuität des Lebens*".

Vor allem zwei phänomenologische Felder sind es, auf denen die Erfahrung einer Entordnung klinisch offen zugänglich ist, das ist bereits schon der querschnittshafte Anblick des Irren und Verrückten z. B. im Wahn und im Halluzinatorischen (nota bene der Affektpsychosen), aber überzeugender noch in den stunden- und tageweisen Abfolgen verschiedener Erscheinungsbilder mit oft so kontradiktorischer Bildgestaltung, als grenze das **Arktische** und das **Tropische** in unmittelbarer Nachbarschaft aneinander. Die turbulent-polychromen[10)] Verläufe - sie mögen im großen Überblick und vielleicht auch in den letzten Jahren selten gewordene Gestaltungen sein - bieten - gegenüber den siegelhaft geprägten Formen - in heuristischer Sicht die offene Zugangsseite des Phänomenbereichs.

> Man sieht z. B. eine gegen Abend aufblühende manische Erregung, die in der Nacht nicht zu beherrschende Triumphe feiert, anderntags und auch am 3. Tag noch unermüdet lachend und schreiend fortdauert (so daß die Diagnose des Vorliegens einer Manie gerechtfertigt erscheint), die am folgenden Tag unangenehm gereizte Züge annimmt, dann einer immer noch hocherregten, aber

----

10.) Die ChTh nennt einen Verlauf polychrom, wenn viele psychopathologisch weit auseinanderliegende Bilder dicht aufeinander folgen (siehe das folgende Beispiel) - ein Verlauf wird polymorph genannt, wenn reich gegliederte Zeitgestalten auftreten, dieser chronopathologische Begriff abstrahiert von der jeweiligen Psychopathologie.

> nunmehr tief verzweifelten Verfassung (im Sinne der melancholia agitata) weicht, aus der sich am 6. Tag eine viel stillere, schuldbeladene Melancholie, daraus eine gänzlich versteint-gehemmte, dann schließlich nur freundlich-desaktivierte Depression entwickelt (so daß nunmehr diagnostisch an das Vorliegen der konträren bipolaren Gestaltung gedacht wird), aus deren Ausdrucksarmut sodann eine wahnhaft verstiegene, aber erlebnisreiche Beseeligung voller Bilder und Ideen hervorgeht, die wiederum auch am nächsten (dem 10.) Tag noch anhält (diagnostisch ist nun an Schizoaffektives zu denken) und so in bunter Reihe fort.

Nicht irgendein Sinn im Lebensganzen oder ein Bezug zur Situation wird darin verstehbar (will man sich nicht auf das Beliebige psychologischen, psychodynamischen . . . Verstehens einlassen), vielmehr scheint es das Endogene zu sein, das die Lagen diktiert. Im einzelnen stehen die jeweiligen Bilder gänzlich quer zu jeder verständigen Erwartung - auch zur Eigenerwartung des Kranken -, und sie brechen unabsehbar und autochthon herein. Man kann unter Verwendung der Codezeichen der ChTh solche Syndromsequenzen (als ein Beispiel unter vielen) auch abgekürzt anschreiben:

M M M 1 G 2 D 3 E E . . .

Eine solche Sequenz ruft mit ihrer Gestalt oder Ungestalt nach wissenschaftlicher Erklärung. Dieses für die phasischen Psychosen nachgerade pathognomonische Phänomen hat aber allen Erklärungsversuchen bislang getrotzt, und der Begriff des Endogenen hat daher in sein Bedeutungsfeld schließlich auch Züge des geradezu Unerklärlichen mit aufgenommen.

Zwar gibt es unzählige, von dem fascinosum der Gorgo angetriebene, innerhalb der persönlichen akademischen Karriere aber allzuoft nur lokale und kurzfristige, daher immer erneute Ansätze der auf die Psychosen gerichteten Hirnforschung (neurobiologisch, neurochemisch, neuroradiologisch etc.), doch bisher kein einziges Resultat - seit mehr als hundert Jahren. Dabei ist eine Unmenge über das Hirn als Organ gelernt worden, nichts jedoch von der Schizophrenie, nichts vom Manisch-Depressiven-Irresein, gar nichts.

Alle diese Mühen waren darauf gerichtet, irgendwo in den unendlichen strukturellen und funktionellen Weiten der Arbeitsweise des Hirns eine im einzelnen benennbare Störung zu finden, welche in der Krankheit die vermeintliche Ordnung geistig-seelischen Seins aufhebt und irre macht.

Das darin enthaltene Paradigma, die das seelische und das geistige Leben tragende Hirnfunktion enthalte Ordnung (und sei deshalb wissenschaftlich aufklärbar) - Geisteskrankheit dagegen sei Chaos (und könne daher Objekt einer Naturwissenschaft nicht sein), kann jedoch gestürzt werden in die gegenteilige These der ChTh, eine vom äußeren Tagesgang (biophysikalisch) ultrastabil gehaltene zeitliche Fehlordnung (ausdrücklich als eine Ordnung) zweier basaler Hirnleistungen liege den phasischen Psychosen zugrunde (und das Endogene besitze somit eine prinzipiell aufzeigbare Ordnung und sei somit doch ein denkbares Objekt von Naturwissenschaft).

Das Nachdenken des Menschen über die innere Natur der Welt ergriff bereits im hohen Altertum die Erscheinungen des Ganges von Sonne und Mond und bemerkte früh unter den Sternen die besondere Bewegungsweise der Planeten. In der Renaissance gelang die volle wissenschaftliche Aufklärung dieser Dinge durch ein geschickt arrangiertes Zusammenspiel von exquisiter empirischer Beobachtungsgenauigkeit mit beweglicher Mathematisierung der Theorien. In dieser erstaunlichen Beweglichkeit liegt eine tiefe Voraussetzung für die Modernität, mit der J. KEPLER es wagte, die von alther als heilig gedachte Kreisfigur als Modell zu verwerfen und an deren Stelle etwas vergleichsweise Diabolisches, wie es in alter Denkart eine Ellipse mit ihren zwei Brennpunkten war, als geometrisches Strukturmodell für die Planetenbahn an den Meßwerten zu erproben. Der Erfolg gab ihm recht. Seine Arbeit war technisch möglich durch die Verfügung über einen sehr großen, in 15 Jahren von T. BRAHE angehäuften Meßdatenschatz der Marsbahn. Über die Identität dieses Forschungsobjektes gibt es kaum Zweifel, jedermann kennt und erkennt den roten Planeten. Die damalige Meßgenauigkeit war gut, sie lag bei drei Winkelminuten für den Ort und wenigen Sekunden für die Zeit. KEPLER fand Figuren für die Bewegungen der Planeten, die radikal viel einfacher (in einem wissenschaftstheoretisch sehr fundamentalen Sinne) waren als die schwierig aufgehäuften Konstrukte mit Epizyklen, Deferenten und Exzentern des C.

> PTOLEMÄUS und gleichermaßen auch des N. KOPERNIKUS. [11] Man spricht von einem Planeten<u>system</u>. Strenger gedacht geht es jedoch um ein <u>zyklisches</u> Schema, das in einer <u>Mannigfaltigkeit</u> realisiert ist. Diese beginnt mit Merkur, der einen Sonnenumlauf in 88 Tagen durcheilt, und endet bei Pluto, der seit seiner Entdeckung 1930 erst etwa ein Viertel eines Umlaufs von 248 Jahren geschafft hat (die Umlaufzeiten verhalten sich wie 1 : 1000). Man könnte die Gangart Merkurs "rapid cycling" nennen, wenn dieser Begriff aus der Sicht der ChTh nicht allzu unklar wäre, denn er vermischt Zykluslänge und Häufigkeit des Alternierens von Phase und Intervall, überdies ist "rapid" Merkmal einer Geschwindigkeit und nicht einer Häufigkeit. (Der kürzeste und der längste Zyklus der ChTh verhalten sich wie 1 : 40.)

Gegenüber der altehrwürdigen Astronomie hat es die (spät zur Wissenschaftlichkeit erwachende) Psychiatrie mit ihrem zentralen Objekt der endogenen Psychosen unvergleichlich viel schwerer. Schon die Frage nach dem eigentlichen Objekt wissenschaftlicher Bemühung und seiner Identität ist hochproblematisch:

> Wenn ein zuvor im gesunden Leben ernsthafter Mann dann in der Krankheit seinem Arzt mit großem Ernst anvertraut (und etwas wie Glück ist in seinen Zügen dabei spürbar und mehr noch Angst), er habe in der Nacht (vom 15. auf den 16. März 1972, gegen 3 Uhr) das Weltei geboren und werde nun gezwungen, eine Atombombe daraus auszubrüten, so ist dieser wahnhafte Erlebnisinhalt als eine geistige Gestalt sehr wohl wert, bedacht zu werden (z. B. als ein symptomatisches Zeichen sowohl für das Vorliegen als auch für die Art einer Krankheit).

Die wissenschaftliche Psychiatrie hat eine eigene Sprache für derlei entwickelt und jahrzehntelang Klugheit und Arbeit genug auf die Kunst der Deutung, wie auch gegenläufig auf die Abstinenz des Verstehens[12] verwendet. Ein Objekt von Naturwissenschaft kann solches Ei nie sein. Indessen kann aber doch die seelische Erlebnislage, in der das Ei auftrat, in ihrer typologischen Zugehörigkeit erkannt werden (wenn eine dafür geeignete Typologie der Zustände verfügbar ist,

----

11.) Es schmälert das Ansehen der Tat des KOPERNIKUS nicht, wenn mit dieser Bemerkung daran erinnert wird, daß sein System zwar heliozentrisch und insofern "einfach" ist, die Bahnerklärungen im einzelnen aber in vollem Umfang den alten Komplikationsgrad behalten haben. Hier wird die seit OCCAM explizit erwünschte Einfachheit der wissenschaftlichen Erklärung weit verfehlt (und erst von KEPLER und NEWTON erreicht).

12.) Diese Abstinenz war eine hohe Leistung der Denkkultur. Sie ist seit Jahren zumindest an vielen deutschen Kliniken in rapidem Verfall begriffen.

d. h. wenn die Definition eines sog. Zustandsraums gelungen ist). Das ist möglich, weil viele (keineswegs alle) Seelenlagen auf dem kommunikativen Wege der Sprache und des Ausdrucks nicht hermetisch privat sind, sondern von der Seele des Anderen her gelesen werden können. Die typologische Einordnung kann beobachtungstheoretisch als eine Art von Messung angesehen werden. Sie kann im Bereich der Affektpsychosen jedenfalls bei den Syndromen des Manischen und des Depressiven mit hoher Genauigkeit (d. h. geringer Verwechslungswahrscheinlichkeit) ausgeführt werden. Zusätzlich kann der Zeitpunkt des Auftretens eines erkennbaren Bildes durch kalendarische Datierung und Ablesung von Uhren festgelegt werden. Beides ist gleichfalls Messung und besitzt hohe Genauigkeit. Bei diesem meßtechnischen Verfahren wird im Strom der Ereignisse ein Zustand unter anderen als vorliegend erkannt und mit dem Zeitpunkt seines Auftretens gekoppelt. Durch lange Reihen von Wiederholungen solcher Beobachtungsakte ergibt sich schließlich ein Datenkörper. In diesem Datenkörper stellt sich der beobachtete psychotische Vorgang - nach Abbildung des Zustandsraums in einen geeignet definierten Dynamikraum - als eine Art von Pfad oder als eine Bahn dar (mit quasi geometrischen Eigenschaften). Die Bahn kann hinsichtlich der in ihr zu erfassenden Gestalten mit der Marsbahn homologisiert werden, und sie kann dann sehr wohl Objekt einer Naturwissenschaft sein. Die Ablaufsgestalt kann als ein Abstraktum aus dem Wechsel der Erscheinungsbilder der Psychose abgehoben werden, so daß sie dann alle omina ihrer Herkunft aus einer subjektiven Seelenwelt abgestreift hat und nunmehr ganz für sich steht in einer objektiven Weise. Sie ist nur im übertragenen (bzw. mathematischen) Sinne ein räumliches Gebilde, ihrer Natur nach ist sie eine **Zeitgestalt**. Nach ihren Gestaltmerkmalen kann sie sodann technisch diszipliniert befragt werden.

Ihrem wesentlich analytischen Grundzug nach ist die ChTh eine Prinziptheorie (im Sinne EINSTEINs 1919, im Gegensatz zu konstruktiven Theorien, die auf synthetischen Methoden beruhen): es wird als vorausliegend betrachtet, daß der kardinale Schwankungsvorgang nicht in sich einheitlich verläuft, sondern - noch unterhalb der Erscheinungsoberfläche - zwei getrennte Realisationsfelder hat und darin auch mit zweierlei je eigenständigen Sätzen von formalen (Zeitgestalt-) Parametern abläuft.

Diese Stellung wird durch die empirisch zugängliche Einsicht gewonnen, daß neben dem

Bipolaren, das mit dem Manischen und dem Depressiven bezeichnet ist, auch ungemein häufig und klinisch hochbedeutsam sog. manisch-depressive Mischzustände auftreten, die aber von der ChTh im Gegensatz zum überlieferten Lehrgut nicht als eine Mischung von Manie und Depression (oder von deren "Elementen", wie man gesagt hat - WEYGANDT 1899) aufgefaßt werden dürfen, sondern als Entmischungssyndrome eines zu postulierenden Stimmungs-Antriebssystems[13)] gelten müssen (dessen Dysregulationen dann auch die klassischen bipolaren Bilder konstituieren).

Geläufig ist, daß die Organe (z. B. Herz und Lunge, Hirn und Schädel . . .) als Teile des Leibes mit ihrer je eigenen (Raum-) Gestalt sich aneinander schmiegen zu einem stimmigen Gefüge. Ganz ungeläufig (jedoch experimentell gut gesichert: ASCHOFF, WEVER) ist, daß deren eingeborenes (endogenes) tagesrhythmisches Aktivitätsverhalten der (Einzel-) Funktion (z. B. Ausscheidungsleistung der Niere für Natriumionen einerseits und Kaliumionen andererseits, Konzentrationsvermögen des Hirns einerseits und seine Rechenfähigkeit andrerseits . . .) vielfach ein ausgeprägtes, je eigenes Profil haben, und erst eine sekundär eingreifende und übergreifende Synchronisation gibt ihnen das stimmige Gefüge (eines "Zeitleibes"). Aus diesem Gefüge kann das Zeitverhalten einer Einzelleistung durch Desynchronsiation herausfallen und damit seine systemische Eigengeltung zeigen.

Das Dyadische im Bau jener psychophysiologischen Schicht, aus welcher weite Teile der psychopathologischen Symptomatik der Psychose (in ihrem jeweiligen statischen Bildcharakter) hervorgehen, regiert ebenso zwanglos wie durchgreifend zugleich auch die Theoriebildung (bzw. Theorieerfindung) zur Erfassung der dynamischen Schwankungsvorgänge: Die Bewegungsfigur

----

13.) Der Begriff des Systems wird in der ChTh lediglich in einem formalistischen und abstrakt-systemtheoretischen Sinn, nicht im üblichen neurologischen bzw. hirnphysiologischen Wortgebrauch verwendet. Das erlaubt in erster Linie die für die ChTh grundlegende Unterscheidung in einer Zweiheit. Erst in zweiter Linie kann die nähere Kennzeichnung der beiden Systeme mit den abbreviatorischen Namen Stimmung und Antrieb interessieren, sie ist zunächst nicht mehr als ein Vorschlag für die Einführung einer namengebenden Konvention. Es soll aber nicht verkannt werden, daß dieses Begriffspaar (als Paar) seit je eine kardinale Rolle in der Psychopathologie der phasischen Psychosen gespielt hat, die noch dadurch betont wird, daß die ChTh eine kategoriale Rückführung auf das tieferliegende Begriffspaar Information und Energie versucht. Letztlich wird der Frage nicht auszuweichen sein, welche cerebrale Repräsentanz diese Dinge haben (die ChTh besitzt indessen keine Methodik zu ihrer Verfolgung). Vorerst liegt etwas Befremdliches in dem Gedanken, die Evolution habe im Hirn eine Basis aller Geistestätigkeit dyadisch gebaut.

als Modell für das Schwanken muß ihrerseits zweidimensional sein. Eine solche Position überfordert zwar das nicht weiter instrumentierte Anschauungsvermögen (und ist deswegen von der klinischen Beobachtung nur in wenigen allgemeinen Umrissen angesprochen worden, in ihrer radikalen Ordnungsgestalt jedoch verborgen geblieben), sie ist aber schon mit sehr einfachen geometrischen und rechentechnischen Hilfen zu veranschaulichen und mit dieser Assistenz sogleich auch klinisch relevant, indem in stringenter Weise erklärt wird, was vor den Augen abläuft und wie es dann (prognostisch) weitergeht.

Genau jene für den Kliniker in ihrer Abfolge so **chaotisch** anmutenden Syndromsequenzen erweisen sich im Lichte der ChTh als streng **geordnete** Gebilde (sogar als streng periodisch). Die weiter oben zur Illustration des Chaotischen angeführte Sequenz: M M M 1 G 2 D 3 E E (der auch durch das - fast schon sprichwörtliche - Anstarren von Zeitreihen wohl irgendein Regelmaß des Baus nicht abgelauert werden kann) ist aber - wenn man erst einmal Bescheid weiß - der Anfangsteil der streng deterministisch geordneten Binnenstruktur eines 88-Tage-Zyklus, also Ausdruck von Ordnung, nicht von Chaos. Allein die Zweidimensionalität nimmt der tatsächlichen Geordnetheit dieses Gebildes ihre Sinnfälligkeit. Auch im Aufbau ganzer Phasenkalender herrscht ein überaus einfaches Baugesetz, indem sie aus einem einzigen, individuell festgelegten Baustein modulartig gefügt sind. Allein die Möglichkeit zur Bildung komplexer Aggregate solcher Bausteine nimmt dem wissenschaftlichen oder auch nur dem nach Gestalten suchenden Betrachter - bereits im Einzelfall - die Möglichkeit, ihre strenge Periodizität unmittelbar zu sehen. In Fallkollektiven (von Phasenkalendern) ist die offene Sichtbarkeit eines einfachen Baugesetzes allerdings noch zusätzlich dadurch verstellt, daß es eine reichhaltige Mannigfaltigkeit verschieden langer Zyklen als Bausteine gibt, wenn auch im Einzelfall immer nur lebelang ein einziger Zyklus durchlaufen wird.

In dieser Sicht kommt die (phasische) Psychose nicht durch eine "Störung" im Sinne eines Ordnungsverlustes zustande, sondern ganz im Gegenteil: es zieht mit der Psychose ein zutiefst verkehrtes Regime ein, das selber das scharf geschnittene Gesicht einer Ordnung besitzt. Das Fatale darin bekommt seine Langfristigkeit durch die (patho-)physiologische Ankoppelung an den biophysikalischen Tagesgang und dessen Internalisierung als einem überaus mächtigen (energiereichen und präzisen) Stabilisator.

Diese im wissenschaftstheoretischen Sinne wegen ihrer ausgeprägten Unwahrscheinlichkeit willkommene Position kann sogar noch schärfer gefaßt werden, wenn gesagt wird, daß überhaupt erst das Zeitregime die im übrigen intakte Physiologie des Stimmungs-Antriebssystems dazu antreibt, psychotische Erscheinungsoberflächen zu bilden. Eine pathogenetisch orientierte Suche braucht sich dann nicht länger auf die Leistungen des Stimmungs-Antriebssystems zu richten, sondern muß nach dem wahrscheinlich außerhalb dieses Systems liegenden Synchronisator fragen (und seiner Heredität, Lokalisation (Nucleus suprachiasmatis?), Neurophysiologie (serotonerg?) und der pharmakologischen Stimulierbarkeit einer Restleistung oder deren Substitution). Es nimmt die vorgetragene These eine Gültigkeit nur für den im gesamten Feld der Allgemeinen Pathologie ohnehin hochspezifischen Bereich der endogenen Psychosen an und auch darin vielleicht nur für den Sektor des Phasischen - dessen Grenzen allerdings ganz unaufgeklärt sind und vielleicht sogar überhaupt erst mit der ChTh klärbar werden - , im übrigen wird es schon seine Richtigkeit damit haben, daß Pathokinesen auf Störungen beruhen. Letztlich ist ja auch von der ChTh aus zu vermuten, daß noch unterhalb der Schicht geordneter Abläufe eine Störung liegt, nämlich im Synchronisator.

> Es heißt bei K. E. ROTHSCHUH (Theorie des Organismus): *"Das, was wir im Organischen als bionome Ordnung, als lebensdienlich, sinnvoll, gerichtet beschrieben haben, finden wir im Seelischen als erlebte Zweckstrebigkeit und Zielgerichtetheit wieder. . . . Nähere Kenntnis der lebenden Natur, insbesondere detaillierte Einsichten in das innere Prozeßgefüge des menschlichen Organismus, liefern so eindrucksvolle Beispiele für die ungeheure Vielfalt und Mannigfaltigkeit der Erscheinungsformen und für die wahrhaft schöpferische Leistung des Lebendigen, daß die Behauptung weitgehend an Absurdität verliert, daß auch das Seelische eine Bildungsfrucht des Lebens darstellt. . . . Insbesondere läßt sich zeigen, daß das Ausmaß der unbewußt vollzogenen Ordnungsleistungen des Zentralnervensystems in nichts dem Ausmaß der Ordnungsleistung im bewußten Erleben nachsteht. . . . Wir schließen daraus, daß die Zunahme von Helligkeit, Klarheit und Gehalt im seelischen Erleben irgendwie an die Zunahme der Qualität und Intensität*

> *zentralnervöser Ordnungsleistung gebunden ist. Die Entfaltung des organisch-bionomen Gefüges ist, so scheint es uns, führend für die Entfaltung des seelisch Erlebbaren."*

Die ChTh setzt sich zu diesen explizit formulierten Anschauungen (die aber weithin auch unausgesprochen Gültigkeit haben) ausdrücklich in Widerspruch und ist weit eher bereit, ein lebendes Hirn als ein Ding aus der Kulturwelt anzusehen (wenn es denn daher seine Qualitäten bezogen hat). Denn toto coelo nicht ist es das Hirn, das mit seiner biologischen Struktur (sit venia verbo) und von sich aus auch nur einen Gedanken ordnet. Gedanken - in einem sehr weiten Sinne - sind im geistig-seelischen Raum des Erlebens herbeiführbare Repräsentationen von Gestalten, die hinsichtlich ihrer Gestalt erwogen werden können, insbesondere unterliegen sie einer Kontrolle ob ihrer Richtigkeit, wenn sie anderes abbilden (so hängen Wissen und Gewissen ineinander). Gedanken werden (heute!) allein (!) geordnet durch THALES von Milet, EUKLID ... (...). [14)]

Auch Gefühle sind in vergleichbarer Weise Kulturgut, sie wurden - eines Tages - originär und personal erfunden und erlebt, interpersonal geäußert und gelebt, vielleicht auch kulturell objektiviert (oder von der Unkultur dem Verfall preisgegeben). In diesem Kontext braucht im übrigen wohl nicht davon die Rede zu sein, daß es ganz sicher zahlreiche biologisch präformierte **Grundleistungen des Erlebens** gibt, die als solche und für sich selbst nicht in Erscheinung treten, die aber den seelischen Phänomenen unabhängig von deren situativ bestimmten Inhalt eine Art von spezifischer Vorform und damit auch Präferenz für bestimmte Inhalte[15)] aufprägen. Diese

----

14.) Man kann durchaus das eigentliche abendländische Denken, das sich ein Problem als Problem vorlegen kann (und sich ganz davon ablöst, was denn der - praktische - Inhalt des Problems sei, z.B den Satz des PYTHAGORAS, Dreiecke mit dem Seitenverhältnis 3 : 4 : 5 seien - wie Ägypter und Babylonier wußten - rechteckig, weil 9 +16 = 25 ist, in seiner Allgemeingültigkeit $a^2 + b^2 = c^2$ einzusehen) mit THALES beginnen lassen, auch wenn klar ist, daß er - wie jeder nach ihm - fortführte, was bereits vor ihm gedacht worden war. Die schiere Geistestätigkeit produziert aus sich heraus nun einmal nichts als Unfug, erst die in den Exo-Organen der Kultur lagernden und utilisierbaren Kontrollen können das mildern.

15.) Mit der gebotenen Rücksicht auf den Kontext wird das hier nur leichthin gesagt. Es bedürfte aber einer Entfaltung, die wohl bald in die Tiefe führen würde. Denn es stellt sich (z. B.) ein quasi "objektiv" erfreuliches Ereignis in einem durch depressive Gestimmtheit alterierten Erleben so dar, als habe es sich geradezu überhaupt nicht ereignet. Die Lehre aus diesem Faktum ist generalisierbar und zu einer erkenntnistheoretischen Paradiesesaustreibung geeignet: der in Stimmungen Verfangene (wer wäre es nicht?) würde mit dieser Erkenntnis nicht mehr wissen um **bonum et malum** jener Schlange.

wären quasi wie die Spielsteine im Schach, die Grundleistungen würden in diesem Bild durch das Schachbrett vertreten sein. Der Erwerbungsmodus dieser Grundleistungen ist unklar, er enthält vielleicht sogar genetisch fixierte Züge, aber jedenfalls sind die Grundleistungen tief im Hirn verankert (und ihre Funktionshöhe leidet mit der somatischen Läsion des Hirns).[16)]

Daß dieses subjektive seelische Gut (des Kognitiven und des Emotionalen), wenn es der objektiven Welt wiederum durch Teilhabe entnommen worden ist (durch Schule, Wahlverwandtschaft, Neugier . . .)[17)] , notwendig eine Niederlegung in neuronal-synaptischer Morphologie sensu strictu findet, hebt durchaus nicht auf, daß die Formbarkeit der Innenwelt (bis zur Ordnung) zur Voraussetzung hat, daß ihr eine (biologische) Eigengeformtheit nicht entgegensteht. Genau dies FATALE aber machen die phasischen Psychosen: sie fesseln die Seelenwelt in ihren essentiellen Freiheiten.

Diese Fessel ist eine deterministische.

In einem schwankungs- oder prozeßhaften Geschehen herrscht Determinismus dann, wenn das Gefüge von Relationen in den Bestimmungsstücken einer zu einem früheren Zeitpunkt gegebenen Situation - infolge der Gültigkeit einer situationsübergreifenden Gesetzlichkeit - alle Relationen im Gefüge der betrachteten Bestimmungsstücke einer zu einem späteren Zeitpunkt gegebenen Situation bestimmt und vollständig festlegt.

> Die dynamischen Figuren KEPLERs (und das darin implizierte Weltmodell des KOPERNIKUS) und die Bewegungsgesetze NEWTONs legen das Verteilungsmuster der vier mediceischen Monde des Jupiter derart fest, daß von dem Anblick heute (02. 01. 1994) zurückgerechnet werden kann (K. SILBER) bis zum 07. 01. 1610 (dem Tage ihrer Entdeckung, es sind 140248 Tage). Dadurch wird die Skizze mit der Position der Monde im Beobachtungstagebuch GALILEIs also ganz genau bestätigt (auf die Zeitrichtung kommt es bei dieser "prognostischen" Betrachtung nicht an).

16.) Diese korrelative Bindung führt zunächst auf eine Lehre von den exogenen Psychosen, deren moderne Durchbildung besonders unter Nutzung der klinischen Erfahrung mit Drogen-induzierten Bildern allerdings die seit BONHOEFFER gelehrte Dichotomie in einem solchen Maße fraglich werden läßt, daß wohl auch deren Aufhebung anstünde.

17.) Es wäre interessant, die damit angedeutete Reihe zu komplettieren.

Geht man innerhalb einer solchen Semantik auf der Skala zwischen Ordnung und Chaos in das andere Extrem (dabei wird der Begriff des Zufalls passiert), findet man den alten Begriff der **Kontingenz.** Er faßt das eigentlich noch viel staunenswertere Ereignis, daß in einer frühen Situation zwar alles Denkbare an bestimmenden Relationen bekannt sein kann, aber doch damit nichts und nichts darüber gesagt ist, was dann in einer späteren Situation in den betrachteten Verhältnissen faktisch eintritt: es kann so oder ebensogut auch ganz anders sein (da eine situationsübergreifende Ablaufsgesetzlichkeit gänzlich fehlt).

> Kein noch so großes Kollektiv von in allen Einzelheiten beobachteten Radiumatomen - in statistischer Zusammenschau oder in quasi historisch-individualisierendem Detaillismus - gibt auch nur einen ungefähren Hinweis darauf, wann ein ins Auge gefaßtes einzelnes Radiumatom zerfallen wird und in welche Richtung es dabei seine Strahlung aussendet (nur für ein hinreichend großes Kollektiv von Radiumatomen und nur in statistischer Sicht ist absehbar, wie es in Zukunft im ganzen weitergehen wird: es gilt dabei das Halbwertsgesetz, sogar in Strenge. Insofern herrscht hier nicht völlige Kontingenz, sondern Zufall).

Die mit der ChTh erreichte Reduktion (im Sinne der Naturwissenschaften) des Endogenen auf Deterministisches ist im Bereich des Phasischen nicht allzu überraschend. Auch kann es als eine Art von Wesensverwandtschaft angesehen werden, wenn das Phasische innerhalb des Begriffsfeldes des Endogenen so eng mit dem Manisch-Depressiven assoziiert wird, daß synonymer Namensgebrauch nicht völlig falsch ist. Sehr überraschend ist aber, daß es im Hamburger Zyklothymie Archiv einige Fälle gibt, die nach allem, was man füglich erwägen kann, als Schizophrenien bezeichnet werden müssen, deren Ablaufsstruktur aber doch das Baugesetz des Phasischen im Sinne der ChTh enthält (siehe "Lachen und Weinen" in: Zeit und Psychose). Dabei kann nicht leicht etwas Begründbares gedacht werden, auch ist noch offen, welcher Gültigkeitsbereich von der ChTh überhaupt beansprucht werden kann (wenn auch die Erfahrungen inzwischen über Einzelfallstudien weit hinausreichen).

Vielleicht bilden affektive und schizophrene Formen der endogenen Psychosen schon insofern nicht eine Dichotomie, als sie kategorial nicht kommensurabel sind. Vielleicht ist die Erscheinungsweise des Schizophrenen (vor allem mit den Zügen des Rückzuges und Verlustes, der Einengung und Entstaltung - bzw. Hyperprofilierung - absichtlich sehr allgemein gesprochen) ein hochliegendes und **uniformes Reaktionsmuster**, das aus sehr verschiedenen Richtungen abgerufen werden kann (durch Hirntumor und Infektion, durch akute Intoxikation mit LSD und chronische Intoxikation mit Pervitin oder Cannabis, durch Avitaminosen und . . .), warum nicht durch Affekt-Psychotisches? [18)]

Die zwei Arten von Sachverhalt, der deterministische und der kontingente, sind beide an einer durch die ChTh benennbaren Stelle in den Teilprozessen der Ablaufsweisen der phasischen Psychosen realisiert:

Nach der wahrscheinlich im Laufe der ersten Phase erreichten Resynchronisation von Freilaufschwankungen zu Mehrtagesperioden mit bestimmten numerischen Beträgen (d. h. wenn - sehr vorläufig gesprochen - der psychotische Vorgang den Ablaufsmodus des Phasischen angenommen hat) ist die Länge des (Koinzidenz-) Zyklus festgelegt und bleibt fortan stabil, was die Frequenzverhältnisse (und damit die symptomproduktiven Phasenrelationen) betrifft (Amplituden und Gleichlagen behalten eine Variabilität). Zugleich ist damit - als einem weiteren deterministischen Element im Aufbau der Theorie - die Binnenstruktur des Zyklus festgelegt.

Damit zieht sich durch die Lebenspartitur eine taktstrichartige Serie von gleichabständigen Zeitpunkten, an welchen die psychotische Prägung eines Zyklus beginnen oder enden kann (immer läuft er im ganzen ab), und diese Gliederung (ihre Maße und ihre Textur) ist **deterministisch** festgelegt. Ob sich aber an diesen Zeitpunkten ein Beginn oder ein Ende ereignet (d. h. wie sich die Amplituden und Gleichlagen verhalten) bleibt in gewissem Grade unfestgelegt im Sinne **kontingenter** Offenheit.

Das erklärt die Verteilungen der Komplexitätsgrade der Phasen und der Intervalle: 50% aller Phasen sind simplex (sie bestehen aus einem einzigen Zyklus), 25% sind duplex, 12% triplex etc., d. h. hochkomplexe Phasen sind sehr selten. Die Verteilung der Komplexität der Intervalle tendiert dagegen dem Typ nach gegen eine Gleichverteilung bis zu sehr hochkomplexen Texturen.

18.) Das Phasische wäre dann an der Schizophrenie das Psychotische und das Schizophrene eine Art von Unverträglichkeitsreaktion (ungebührlich pointiert gesprochen, aber doch auf die Aufhebung der alten Dichotomie gerichtet).

Hier herrscht ganz überwiegend der reine Zufall.

Das Baugesetz des Endogenen ist durch eine **Verschränkung** von deterministischen und kontingenten Wesenzügen bestimmt.

Wenn der hier an eine zentrale Stelle der Überlegungen eingeführte Begriff der Verschränkung in einem Sinne gefaßt wird, welcher auf einer Linie liegt mit den Überlegungen in der Diskussion zwischen N. BOHR und E. SCHRÖDINGER (1935) - wobei es um Denkschwierigkeiten des quantenmechanischen Zusammenspiels lokaler Einzelheiten mit ganzheitlicher Wirkung ging -, dann wird seine Bedeutung genauer getroffen als mit dem Wortgebrauch durch K. LORENZ, der von Verschränkung sprach beim Zusammenspiel genetisch fixierter Verhaltensschablonen mit individuellen (biographischen) Lernleistungen. Über das Endogene schlechthin ist im derzeitigen Entfaltungszustand der Wissenschaft nicht zu sprechen, weil es bereits zum Verständnis des Schizophrenen nicht einmal einen ersten Ansatz gibt.

Über das Endogene des Depressiven ist gleichfalls verständiges Sprechen (im Sinne WITTGENSTEINs) nicht möglich, weil die nahezu ganz gleichartigen Erscheinungsoberflächen der sicherlich verschiedenen Arten des Depressiven die notwendige Auftrennung verhindern.

Das Endogene der phasischen Psychosen zeigt aber eine ebenso tiefgegründete wie auch wissenschaftlich (durch die ChTh) erklärbare psychophysiologische Eingebundenheit des Menschenwesens und seiner Seele in eine Welt mit ihren kosmischen Abläufen des Tag/ Nachtwechsels und die pathogenetische Möglichkeit geordneten Fehlstehens dazu, es besitzt in der hiesigen Sicht im Sinne einer Verschränkung beide kardinalen Wesenzüge in denkstrapaziöser Weise zugleich: das **Zufällige** (biographisch Sinnlose) und das deterministisch **Geordnete** (das alle Selbstbestimmtheit übersteigt).

Chaos und Ordnung bilden dabei weder ein alternatives Gegensatzpaar noch eine Übergangsreihe, sondern es geht um ein Gefüge, in welchem eine geordnete Mannigfaltigkeit von Zykluslängen mit jeder einzelnen Länge inhärent zugeordneten Binnenstrukturen und ebenso geordneten Syndromsequenzen verschränkt ist mit den offenen und unübersichtlichen Vorgängen der Amplitudenänderung an den Koinzidenzpunkten, so daß beide machtvoll wirksam sind: **Chaos <u>und</u> Ordnung.**

LITERATUR

Aschoff, J. u. R. Wever: Spontanperiodik des Menschen bei Ausschluß aller Zeitgeber. Naturwiss. 49 (1962) 15, 337 - 342

Bleuler, E.: Dementia praecox oder Die Gruppe der Schizophrenien. In: Handbuch der Psychiatrie, hrsg. von G. Aschaffenburg, Deuticke, Leipzig 1911

Bleuler, M.: Die schizophrenen Geistesstörungen. Thieme, Stuttgart 1972

Bürger-Prinz, H.: Probleme der phasischen Psychosen. Enke Stuttgart 1961

Einstein, A.: The London Times 28. Nov. 1919. Deutsch in : Mein Weltbild, Ullstein, Berlin 1989

Galilei, G.: Sidereus Nuncius. dt.: Sternenbotschaft. In: Schriften. Briefe. Dokumente. Hrsg. Anna Mudry. C. H. Beck München 1987

Hesiod: Theogonie. Hrsg., übers. u. erl. von Albert, K. Verlag Hans Richarz, Sankt Augustin 1983

Jaspers, K.: Allgemeine Psychopathologie. 7. Auflg., Springer, Berlin Göttingen Heidelberg 1959

Kepler, J.: Weltharmonik. Übers. u. eingeleitet von Max Caspar. Oldenbourg, München Wien 1982

Kraepelin, E.: Lehrbuch der Psychiatrie. 8. Auflg. III. Bd. Johann Ambrosius Barth, Leipzig 1913

Monod, J.: Le hasard et le necessite. Deutsch: Zufall und Notwendigkeit. Piper München 1971

Newton, I.: Philosophiae Naturalis Principia Mathematica, London 1687. Deutsch: Mathematische Prinzipien der Naturlehre. Übers. u. erl. v. J. Ph. Wolfers, Berlin 1872, Nachdruck Darmstadt 1963

Popper, K. R.: Objektive Erkenntnis. Ein evolutionärer Entwurf. Hoffmann und Campe, Hamburg 1984

Rothschuh, K. E.: Theorie des Organismus. Bios. Psyche. Pathos. S. 170 bis 189. Urban u. Schwarzenberg, München Berlin 1959

Silber, K.: Galileis erste Beobachtungen der Jupitermonde. Sterne u. Weltraum 1 (1990) 41

Supprian, U.: Bemerkungen zum Begriffsraum manisch-depressiver Psychosen. In: Erfahrungen vom Menschen in der Psychiatrie. Hrsg. von J. Gross, K. Dörner, U. Plog. Urban u. Schwarzenberg, München Wien Baltimore 1980

Supprian, U.: Lachen UND Weinen. In: Zeit und Psychose. Dr. R. Krämer, Hamburg 1992

Supprian, U.: Chronobiologische Gestalten endogener Psychosen. Beltz, Weinheim 1993 ISBN 3-621-27183-X

Tellenbach, H.: Melancholie, 3. Auflg. S. 33 Springer, Berlin Heidelberg New York 1976

Weitbrecht, H. J.: Grundriß der Psychiatrie. Springer Berlin Göttingen Heidelberg 1963

Weygandt,W.: Über die Mischzustände des manisch-depressiven Irreseins. J. F. Lehmann, München 1899

3. ANMERKUNGEN ZU DEN MANISCH-DEPRESSIVEN MISCHZUSTÄNDEN.

Kurzfassung

Die manisch-depressiven Mischbilder wurden von KRAEPELIN und WEYGANDT vor rd. 100 Jahren als deskriptive Begriffe eingeführt, als klar wurde, daß die im tatsächlichen Ablauf manisch-depressiver Psychosen erscheinende Vielfalt der Bilder erheblich größer ist, als mit den Begriffen des Manischen und des Depressiven allein erfaßt werden könnte. KRAEPELIN benutzte einen chronopathologischen Gedanken zu ihrer Erklärung (hypothetische Phasendifferenzen zwischen systemisolierten Grundstörungen). Das führte jedoch nicht zu weiterer Entfaltung dieses Ansatzes. Erst die ChTh faßt die Mischbilder als Entmischungssyndrome des systemsiolierten Stimmungs/Antriebs-Systems und formuliert für Manie und Depression sowie 6 Mischbilder die Dysregulationen. Das entstehende zweidimensionale Schema ist formal geschlossen und wohlgeordnet. Es ist damit eine Basis für jene Symmetrien, mit denen die Geordnetheit psychotischer Abläufe gezeigt werden kann.

Schlüsselwörter
Manisch-depressive Psychose, MDE, Zyklothymie
Zeitordnung, Periodizität

REMARKS ON MANIC-DEPRESSIVE MIXED STATES

Summary

The manic-depressive mixed states were introduced by KRAEPELIN and WEYGANDT about 100 years ago as descriptive terms, as it became clear, that within the effective course of m-d psychoses the diversity of phenomena is much more greater, than could be covered by terms of mania and depression.

KRAEPELIN used a chronopathologic idea for the explanation (hypothetical phase differences between basic disorders, isolated as systems from each other). This approach was not continued. Only the ChTh conceptualises the mixed states as disaggregation syndroms of the system-isolated mood and drive system and formulates the disregulations in mania, depression and six mixed states. The resulting scheme is formally closed and well ordered. It is a foundation for the symmetries with which the order of psychotic course of events can be made clear.

Key words:
Manic-depressive disorder, Affective disorder, Cyclothymia
Mixed states

ANMERKUNGEN ZU PROBLEMEN DER MANISCH-DEPRESSIVEN MISCHZUSTÄNDE

Rund 100 Jahre psychiatrischer Forschung haben nicht vermocht, dem Begriff der manisch-depressiven Mischzustände den Ruch des Obskuren zu nehmen. Es liegt nach den Überlegungen der Chronopathologischen Theorie phasischer Psychosen (ChTh) dennoch in der Struktur der Mischbilder der Schlüssel zum Verständnis eines weiten Bereichs endogener Psychosen überhaupt und zwar in ersten Entwürfen von Anfang an.
Diese "Denk-Keime" werden dargestellt und kritisch betrachtet. Die schließlich in der ChTh erreichte Fassung des Mischbild-Begriffs erlaubt den erklärenden Zugriff auf die für die MDE so charakteristischen Ablaufsweisen in Tagesschwankungen, Syndromsequenzen und Phasenkalendern, sie erweisen sich als streng geordnet (keineswegs als chaotisch). Mit der technischen Verfügung über die metrischen Parameter der Periodizität erscheint im Einzelfall in festgelegten (endogen-deterministischen) Zeitabständen immer wieder dasselbe Bild und erlaubt statistische Frequenzanalysen und informationstheoretische Sequenzanalysen der Syndromsequenzen.

Innerhalb der großen - und trotz der KRAEPELINschen Dichotomie recht eigentlich doch unübersichtlich gebliebenen - Gruppierung aller endogenen Psychosen bieten die sog. phasischen Psychosen (die Zyklothymien und - nach BLEULER - auch einige Schizophrenien) aus epistemologischer Sicht die besondere Chance, wegen ihrer rezidivierenden ("periodischen") Natur - mit der Wiederkehr des erscheinungsbildlich Gleichen (oder doch des in faßbarer Hinsicht Gleichen) in vergleichbaren (oder doch wenigstens metrisch bestimmbaren) Zeitabständen - technisch bearbeitbare Fallkollektive bereits innerhalb des Einzelfalles zu versammeln. Demgegenüber erscheinen viele Gestaltungen des Schizophrenen in viel höherem Grade quasi "privat" und somit wissenschaftlich unzugänglich. Psychoseforschung ist aber weltweit vom Fascinans des Schizophrenen dominiert, die besonderen Herausforderungen des Zyklothymen sind dagegen weithin unergriffen geblieben. Die klassischen manischen und depressiven Gestaltungen, mit denen das Zyklothyme erscheinen kann, zeigen einen Grad von bildhafter Geschlossenheit, der zwar im Sinne der Aufmerksamkeitsselektion ihrem Wiedererkennen erleichternd und prototypbildend vorarbeitet, jedoch den Einblick verhindert, demgegenüber sind die mischbildhaften Psychosen strukturell derart "verspannt", daß man sich schon eher einen Aufschluß versprechen kann, wie denn ohnehin die intakte oder doch wohlorganisierte physiologische Funktion in der Regel in ihrem Bau weniger zugänglich erscheint, als es ihre Verfassung unter pathologischer Belastung ist. Das ist seit der meisterlichen Handhabung dieses Prinzips bei der Aufklärung der Struktur von großem und kleinem Kreislauf durch W. HARVEY (1578 - 1657) mit Unterbindungsexperimenten bewährt.

Anmerkungen zu den Überlegungen von WEYGANDT

Als erste Grundlegung für die Bearbeitung des Problemkreises kann die bekannte Arbeit von W. WEYGANDT 1899 angesehen werden. Er berichtet von klinischen Beobachtungen, daß gelegentlich im manischen Anfall zwar Bewegungsdrang, Ablenkbarkeit, Erregbarkeit, Rededrang und Ideenflucht noch fortbestehen, aber die bislang gehobene Stimmung plötzlich in eine deprimierte übergeht, oder daß umgekehrt nach monatelanger Depression mit Hemmung und langsamen Bewegungen das psychomotorische Verhalten noch fortbesteht, aber plötzlich eine gehobene Stimmung auftritt. (Wörtliche Zitate werden *kursiv* gesetzt)
Die Symptomgruppen der heiteren Verstimmung mit Erregung und der Depression mit Hemmung erführen so *eine Kreuzung*.
Ein weiteres gegensätzliches Symptompaar finde man in den *Denkprozessen mit Ideenflucht und sprachlicher Geläufigkeit* einerseits und *Denkhemmung mit gebundenem Vorstellungsablauf*, so daß am Seelenleben eine *affektive, eine psychomotorische und eine assoziative Seite* unterschieden werden können, die sich in mannigfaltigen Symptommischungen verbinden können. Dieser Andatz führe theoretisch nach Art eines Permutations- oder Variationsexempels zu 8 verschiedenen Symptomgruppierungen, zwei davon bilden die klassischen Zustände der Depression und der Manie, 6 davon sind Mischbilder, drei unter ihnen sind praktisch wichtig: agitierte Depression, unproduktive Manie und manischer Stupor (siehe Abb. 1).

1. Bei der agitierten Depression ist die Depression mit Erregung verknüpft. Sinnestäuschungen und Wahnideen kommen vor. Die Kranken drängen fort, bald spiegelt sich die Erregung in einem Rededrang. Charakteristisch ist die Erregbarkeit und das Anwachsen der Erregung, sobald sich jemand mit dem Kranken beschäftigt. Sie werden in erregter Umgebung immer unruhiger. Sie

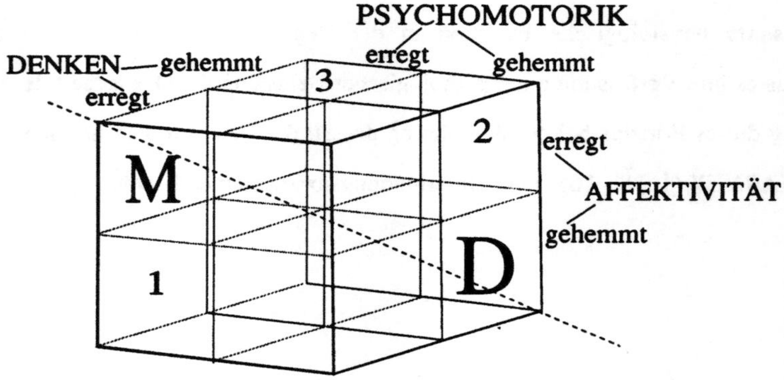

Abb. 1 Schema zum Modell der manisch-depressiven Mischzustände von WEYGANDT.

WEYGANDT unterscheidet drei Paare von Grundsymptomen: 1. die Störungen der Affektivität, 2. die Störungen der Psychomotorik und 3. die Störungen des Denkens. Jedes Paar kann in gegensätzlicher Weise gestört sein: erregt oder gehemmt. Entscheidend für das Modell ist die Annahme, daß diese Störungen unabhängig voneinander auftreten und sich frei kombinieren können.
Es ergeben sich mithin 8 systematische Möglichkeiten der Kombination, von denen zwei den klassischen Bildern des Manischen (M) und des gehemmt Depressiven entsprechen (D), diese liegen in der Abbildung auf der (gestrichelten) Raumdiagonale.

Von den 6 Mischbildern dieses Schemas schildert WEYGANDT jedoch nur drei (wegen ihrer praktischen Wichtigkeit) mit klinisch-psychopathologischen Einzelheiten:

1. die agitierte Depression (ag. D)
mit depressiver Verstimmung und Erregung
Dem entspricht in der ChTh: die agitierte Depression G

2. der manische Stupor (m. Stup.)
mit manischer Stimmung und psychomotorischer Hemmung
ChTh: Ekstase E

3. die unproduktive Manie (unpr. M)
mit gehobener Stimmung, psychomotorischer Erregung und Denkhemmung
ChTh: Euphorie Typ 4

Es fehlen Schilderungen der in diesem Schema gegebenen weiteren Denkmöglichkeiten:

4. eines Zustandes ohne Verstimmung, aber mit Hemmung von Denken und Motorik
ChTh: Passivität Typ 3

5. eines Zustandes der depressiven Verstimmung ohne Hemmung und ohne Erregung
ChTh: Melancholie Typ 2

6. eines Zustandes mit motorischer Erregung, Denkhemmung und Gereiztheit
ChTh: Hyperaktivität Typ 1

Das Schema enthält keine systematische Darstellungsmöglichkeit der Normalität.

suchen nach Leuten, denen sie ihre Klagen vorbringen können. Meist findet sich Ideenflucht und erhöhte Ablenkbarkeit.

2. Unproduktive Manie. Gehobene Stimmung, psychomotorische Erregung und Denkhemmung, heiterer Gesichtsausdruck, Bewegungs- und Tatendrang, verüben allerlei Unfug, oft explosibel, laut und unruhig, die Äußerungen klingen absurd und läppisch. Vielfach sitzen die Kranken stundenlang ruhig da. Die Erregungssteigerung tritt jäh in Erscheinung.

3. Manischer Stupor ist gekennzeichnet durch psychomotorische Hemmung einerseits und manische, gehobene Stimmung andererseits. Manche Kranke liegen in stärkster Hemmung da, verharren in strengem Stillschweigen. Nur der Gesichtsausdruck zeigt keine Spur von Depression. Sie lassen sich nicht zum Arbeiten bringen und zeigen in allen Bewegungen eine beträchtliche Verlangsamung, Entschlußunfähigkeit und Untätigkeit. Erregbarkeit auf dem Gebiet der assoziativen Vorgänge. Ermüdbar. Sinnentäuschungen kommen vor. Wahnideen expansiver Art.

Die Überlegungen WEYGANDTs sind aus der Sättigung mit klinischer Erfahrung hervorgegangen, sie suchen erscheinungsbildliche Typen und allgemeine Wurzeln und verknüpfen vielfach bildhaft-Typisches mit Verlaufsbesonderheiten und Prognostischem, haben aber ausdrücklich keinen weitreichenden theoretischen Anspruch. Dieser würde auch durch die erwähnte Knüpfung behindert werden. Aus heutiger Sicht empfiehlt sich die saubere Trennung der psychopathologischen Aspekte der Momentangefüge (als Gestalten) von den chronopathologischen Aspekten der Ablaufsgestalten (als letztlich auf Zahlen rückführbaren Sachverhalten, z. B. Periodenlängen, gezählt in Tagen). Dennoch stecken die ersten Ansätze zu sehr weitgehenden Aussagen bereits in diesem frühen Entwurf einer Lehre von den Mischbildern: Ein erster grundlegender Gedanke liegt in der entschlossenen Aufkündigung gleichsam spätromantischer, ganzheitlicher Seelenvorstellungen und an deren Stelle die Einführung eines Strukturmodells, bei welchem in der seelischen Innenwelt mehrere je für sich agierende Teilkräfte auftreten. In einer allerersten Andeutung tritt sogar der ebenso radikale, wie letztlich tief Aufschluß gebende Gedanke auf, die je für sich agierenden Teilkräfte folgten je eigenen Ablaufsmustern, denn das steckt in dem *zuerst - dann erst*, wird aber nicht ausgeführt (erst KRAEPELIN führt den Ansatz weiter). Es geht um eine Art von keimhafter Anlage, der man ihre

Entfaltungsmöglichkeit nicht ansieht (und auch noch nicht ansehen kann, erst im Lichte späterer Klärungen wird das überschaubar).

WEYGANDT operiert mit sog. "Grundstörungen" und nennt deren drei: es geht um Störungen der Affektivität (in Richtung manischer Heiterkeit oder depressiver Bedrücktheit), sodann um Störungen der Psychomotorik (in Richtung Erregung oder Hemmung) und letztlich um Störungen den Denkens und der Assoziationsfülle (gleichfalls in Richtung Erregung oder Hemmung).

Aus heutiger Sicht wird man die allzuhoch gelegene Schichtzugehörigkeit dieser Störungen bedenklich finden und dafür den terminus "Grundstörung" nicht verwenden wollen (die ChTh operiert hier mit psychologisch-introspektiv nicht reflektierbaren, psychophysiologischen Basalleistungen energetischer und informationeller Art).

Es liegt aber doch eine bemerkenswerte Kühnheit darin, die Kategorie Grundstörung überhaupt in dem Sinne konzipiert zu haben, als dem Anschein nach so einfach und geradezu primär gegebene Zustände, wie die heitere Manie oder die gehemmte Depression nicht als ganzheitlich-einheitlich, sondern als aus mehreren Grundstörungen aufgebaut gedacht werden. In dieser inneren Multiplizität steckt implizit bereits die Lehre von den Mischbildern. WEYGANDT hat aber keinen systematisierenden und schematisierenden impetus und möchte sich den Blick in die ganze Breite der Erscheinungen nicht verfrüht binden. Seine Neigung, Bildlich-Typologisches und Verlaufshaft-Prognostisches in eine gemeinsam umgreifende begriffliche Wendung zu verkoppeln, sollte aus der Denkart der ChTh heraus gesehen vermieden werden (sie tritt noch konsequenter - und noch hinderlicher - später bei LEONHARD auf), das Psychopathologische sollte als ein Geschäft in sich betrieben werden, das Chronopathologische ist ein ander Ding. Erst nach Klärung beider Bereiche ist ihre (funktionelle) Koppelung möglich.

Anmerkungen zu Überlegungen KRAEPELINs

Der Begriff der "manisch-depressiven Mischzustände" wurde von WEYGANDT zuerst systematisch behandelt, er wurde von KRAEPELIN 1896 eingeführt und 1913 weitergebildet. Die klinische Anschauungsfülle KRAEPELINs steht der WEYGANDTs gewiß nicht nach. Er greift dessen Gedanken auf und gibt ihnen in souveräner geistiger Freiheit eine andere abstrakte Grundstruktur durch eine im Kern chronopathologische Fassung mit Einführung des Begriffs der Phasendifferenz, was ein freier Einfall war. Zwischen den Schwankungsgestalten der Grundstörungen könne man eine zeitliche Verschiebung annehmen, aus den verschiedenen (zeitlichen) Relationen gingen dann die verschiedenen (gestalthaften) Mischbilder (und auch die reinen Bilder der Manie und der Depression) hervor.

Niemand (wohl auch KRAEPELIN selber nicht) hat damals gesehen, wie ungewöhnlich reich angelegt dieser Denk-Keim war, er ist aber unentfaltet geblieben. Einer der Gründe dafür mag darin liegen, daß Denkbemühungen an formalen Merkmalen von Zeitgestalten kein alltägliches Übungsfeld besitzen und eigens erlernt werden müssen (es steht das im übrigen auch der Akzeptanz und Rezeption der ChTh entgegen).

Der Ansatz enthält eine lange Reihe von Zügen, die sich aus heutiger Sicht jedoch konturscharf explizieren lassen, sie bilden einen komplexen Gedanken, dessen innere Arbeitsweise indessen sehr einfach ist. Die Begriffsanalyse kann nur zusammen mit geduldiger Textkritik ausgeführt werden (KRAEPELIN, E.: Klinische Psychiatrie, Dritter Band, Teil II, 8. Auflage 1913, S. 1284ff), Zitate daraus *kursiv*.

K. benutzt den Begriff *Grundstörung* mit der unausgesprochenen, aber auch nicht nachdrücklich verfolgten Meinung, die *schulmäßigen* Bilder der Manie und der Depression, aber auch der Mischzustände seien erscheinungsbildliche Oberflächengestaltunegn, die getragen sind von irgendwie dahinterliegenden oder darunter zu denkenden Vorgängen anderer Natur (in durchaus pointierter Interpretation, so scharf sagt das K. nicht), die dann "Grundstörung" heißen. Ausdrücklich und sehr klar werden diese als *in sich einheitlich* bezeichnet und mit der Eigenheit gedacht, sie würden beim psychotischen Schwanken *in ihrer Gesamtheit gleichartig verändert*, was in modernerer Sprechweise ihren Systemcharakter und zugleich auch ihre Systemisolierung ausspricht. Die Veränderung meint den Grad der intensitativen Ausprägung. Dennoch ist dieser Gedanke insofern nicht eigentlich modern, als die psychologisch-psychopathologische, semantische Füllung des Begriffs Grundstörung den Anspruch des ursprünglichen Ansatzes nicht konsequent einlöst und von einer Schicht, die mit Recht "Grund" heißen könnte doch in erscheinungsbildliche Oberflächennähe zurückkehrt und von *Störungen des Gedankenganges, der Stimmung und des Willens* spricht, weit oberhalb dessen, was heute Grundstörung heißen könnte.

KRAEPELIN schränkt aber ausdrücklich ein, er formuliere drei Grundstörungen (und diese drei), um sich die *grundsätzliche Erörterung zu vereinfachen*, meint damit aber doch nicht mehr, als die Möglichkeit, andere Grundstörungen, auch in anderer Anzahl, bedenken zu können, was nicht aufhebt, daß sein Grundstörungsbegriff nicht eigentlich grundlegend ist.

Mit der Formulierung, jede Grundstörung werde als *in sich einheitlich* gedacht, ist die Systemisolierung zwischen den Grundstörungen implizit mitgedacht. Das wird unabweisbar klar, wenn es heißt: *daß die Umwandlung der einzelnen Teilstörung in ihr Gegenstück nicht gleichzeitig, sondern nacheinander beginnt,* denn das Nacheinander kann überhaupt nur auf der Basis von Systemisolierung stattfinden (s. Abb. 2).

Die ChTh kennt neben der Systemisolierung auch die Systemintegration als einen physiologischen Prozeß, in welchem die (beiden) Grundsysteme (Basalsysteme, Basalfunktionen, nämlich "Stimmung" und "Antrieb") in ihrer jeweiligen Intensitätsausprägung zusammentreten und nun überhaupt erst Symptomatik bilden, oder auch außerhalb der psychotischen Störung einzelne Erlebnislagen mit ihrer introspektiven Reflektierbarkeit, ihrer Bewußtseins- und Ausdrucksfähigkeit, d. h. ihrem seelischen Charakter, welcher den beiden Systemen ausdrücklich abgesprochen wird als nur psychophysiologischen Vorgängen ohne psychologische Qualität. Mit dieser Zuweisung einer funktionellen Tiefenschicht wird das realisiert, was mit gutem Grund ein Grund heißen kann.

Dabei kann mitgedacht werden, daß die Art der in der Systemintegration entstehenden psychopathologisch qualifizierbaren Erlebnislage bestimmt wird von der intensitativen Relation der beiden integrierten Systeme als quantitativen Größen. Das ist in der ChTh ein fundamentales Moment. KRAEPELIN spricht bereits bei der Besprechung verschiedener psychotischer Erscheinungsbilder von dem *Verhältnis der Teilstörungen zueinander*. Im übrigen faßt er auch die von ihm *rein* genannten Bilder der Manie und der Depression doch als komponiert auf.

Es ist dies so zu denken, daß aus einer z. B. auf 30% heruntergeregelten Leistung (oder im Rahmen der Intensitätsschwankung momentan bei 30% angekommene Leistung) des Stimmungssystems und auf 90% des Maximums befindlichen Leistung des Antriebssystems ein psychotisches Bild von einem allein dadurch bestimmten Bildcharakter entsteht (und einem

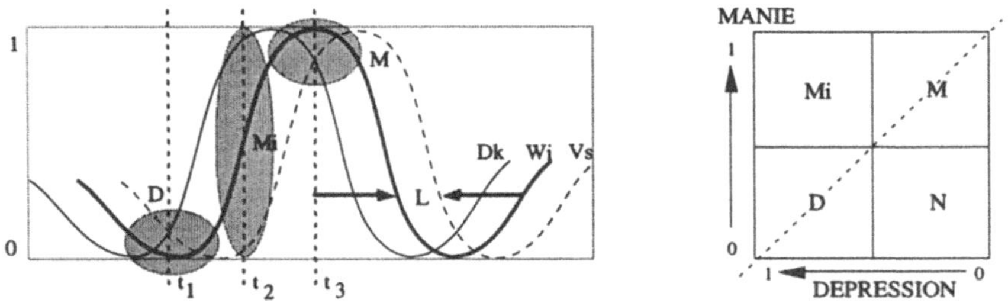

Abb. 2 Strukturschemata zu Lehren von den manisch-depressiven Mischbildern.

Nach den Vorstellungen von WEYGANDT und KRAEPELIN entstehen die Mischbilder in psychopathologischer Hinsicht durch "die Mischung von Elementen des Manischen und des Depressiven".
KRAEPELIN benennt als solche Elemente "Grundstörungen" (Abb. links) und nennt als Beispiele: Verstimmung (Vs), Denkstörung (Dk) und Willensstörung (Wi), denen er jeweils unterschiedliche Ausprägungsgrade (Ordinate zwischen 0 und 1) zuschreibt und die er sodann in die einzelnen Typen von Mischbildern zusammenstellt (darin folgt er WEYGANDT). Er nutzt aber den Gedanken der Reihen von Ausprägungsgraden, um zwischen solchen Übergangsreihen eine (konstante) zeitliche Verschiebung (L) anzunehmen und dadurch die wechselnden Mischungsverhältnisse, die er aus klinischer Empirie kennt, zu den Zeitpunkten t_1, t_2 und t_3 (Abszisse) zu erzeugen. Das ist ein (moderner) chrono-pathologischer Gedanke (und der Lösung des Problems bereits bemerkenswert nahe).

Unausgesprochen steht hinter diesen Vorstellungen die Meinung, Manie und Depression seien unabhängige Dimensionen, jeweils in sich intensitativ abwandelbar (zwischen den Ausprägungsgraden 0 und 1) und infolge ihrer dimensionalen Unabhängigkeit frei kombinierbar. Geht man das aber in größerer Strenge und vollständig durch (Abb. rechts), ergibt sich zwar zwanglos die (gestrichelt markierte) Diagonale der bipolaren Bilder Manie (M) und Depression (D) in der richtigen polaren Kontradiktion und außerhalb davon ein Feld für Mischbilder (Mi), richtig mit hoher psychotischer Intensität und sogar ein Feld für die unpsychotische Normalität (N), die KRAEPELIN jedoch nicht in diesem Kontext behandelt hat und von deren Vorkommen innerhalb wechselhafter Verläufe erst seit H. JACOB überhaupt ein Problembewußtsein besteht.

Das Schema hat so gesehen jedoch den Mangel, daß nur ein Typ von Mischbildern darin zu erzeugen ist, während klinische Studien doch auf das Vorkommen von zwei (polar kontradiktorischen) Gruppen von Typen hinweisen.

Man könnte des weiteren kritisieren, daß Denkbilder mit dem Charakter einer Idee, zumindest des Idealtypischen, wenig geeignet erscheinen, um "Elemente" daraus zu entnehmen, wenn das auch der damaligen elementenpsychologischen Denkart entsprach und daß die genannten Beispiele heute kaum als "Grundstörung" angesprochen werden würden.

Es wäre auch anzumerken, daß die in sich bereits kühne Hypothese KRAEPELINs einer im Zeitverhalten erscheinenden Selbständigkeit des Schwankens der Intensitäten von Grundstörungen noch um einiges dadurch schwieriger und reicher an einzuführenden Annahmen wird, wenn auch noch Frequenz-gleichheit (trotz bestehender System-Isolation) angenommen wird.
In diesem Punkt ist die Struktur der ChTh wesentlich einfacher (und einfach zu sein ist wissenschaftstheoretisch eine Zierde).

zugeordneten Schweregrad, sowie einem gleichfalls allein dadurch bestimmten Mischbildhaftigkeitsgrad).

Es führen letzlich numerische Relationen zu Gestalten. Andere Zahlen führen zu anderen Bildern (das oben genannte Beispiel führt zur agitierten Depression Typ G).

KRAEPELIN expliziert die Schwankungsgestalten - wie nahezu selbstverständlich - in seinen Graphiken (Fig. 228, S. 1287) mit Sinuskurven, sagt aber ausdrücklich, *daß die einzelnen Kurven keineswegs glatt verlaufen, sondern vielfache unvermittelte Schwankungen darbieten.* Die Betrachtung psychotischer Wirklichkeiten legt diesen Gedanken nahe. Man muß sich nur darüber klar sein, was man sich heuristisch dabei einhandelt. Die Zulassung von Inkonstanz der Gestaltparameter öffnet nahezu allen Beliebigkeiten der ad-hoc-Erklärung Tür und Tor, weshalb in der ChTh wohlbedacht und selbstkritisch versucht wird, Standardbedingungen durchzuhalten, wozu auch die rigide Annahme sinusförmiger Schwankungsgestalten gehört.

Das ist ein formalistisches Postulat mit welchem man sich selber im Wege stehen könnte, man kommt mit der Erklärung von Strukturen in empirischem Material dennoch weit. Manches deutet darauf hin, daß die Schwankungsgestalten des Antriebssystems jedenfalls in erster Näherung recht getreu sinusoid sind, während jene des Stimmungssystems schnellere Oberschwingungen haben. Nebenläufig spricht das für die vorausgesetzte Systemautonomie.

Wenn man dem Postulat der Systemisolierung konsequent folgen möchte, wäre es wohl naheliegend, den Schwankungsvorgängen der Grundstörungen (bzw. der Basalsysteme) auch je eigene, also verschiedene Frequenzen zuzuschreiben. Jedenfalls erscheint es als Konsequenzbruch, zwar die Grundstörungen isoliert (und das heißt bei KRAEPELIN phasenverschoben) schwanken zu lassen und doch eine im Prinzip geradezu fundamentale Kopplung einzuführen, indem sie das mit ausgerechnet identischen Frequenzen tun. Es läßt zwar die (im übrigen unausgesprochene) Frequenzgleichheit die im Vordergrund der Hypothesenbildung stehende Phasenverschiebung in sehr einfacher Weise hervortreten, es würde aber die eigentlich erforderliche Frequenzdifferenz eine Phasenverschiebung auch nur wenig schwieriger machen.

Die ChTh ist hier stringenter (und sogar um einiges noch einfacher), indem auf jeden Einfall für eine neu einzuführende Annahme verzichtet wird (wenn man von der Grundannahme der Zweidimensionalität des Zustandsraumes und der Dynamikfirgur absieht) und lediglich als Konsequenz der Systemisolierung verschiedene Frequenzen im Ablaufsmodell auftreten. Das wird belohnt mit gleich zwei unerwarteten und ganz fundamentalen Folgen: wenn man für die beiden Basalprozesse je eigene (ganzzahlige), d. h. verschiedene Frequenzen annimmt, so folgen daraus Dynamikfiguren, in denen 1. Phasendifferenzen auftreten (mit einer komplizierten Ablaufsgestalt), sie brauchen demnach nicht eigens als Postulat in das Modell eingeführt zu werden und 2. entsteht eine zyklische Geschlossenheit der Ablaufsfigur, die gleichsam von selbst zustandekommt, denn zwar verschiedene, aber ganzzahlige Teilprozesse mit den Längen n und m haben bei (n * m) unausweichlich Koinzidenzen (siehe Abb. 3, 4 und 5).

Die Modellannahmen der ChTh sind mithin im wissenschaftstheoretischen Sinne einfacher, als die KRAEPELINs und das Modell ist überdies auch leistungsfähiger (sogar in zwei kardinalen Punkten), denn es erklärt den für die MDE pathognomonischen Verlauf in Zyklen und die oft innerhalb der akuten Episode auftretenden psychopathologischen Syndromsequenzen in der Reihe der Tage, und zwar nicht allein ihr Auftrteten überhaupt, sondern deren Muster in allen Einzelheiten (beide Modelle erklären das Auftreten von Mischbildern und von Tagesschwankungen). Der Ablauf in Zyklen ist altes klinisches Erfahrungsgut und führte früh bereits bis zur Namengebung "Zyklothymie", wenn das darin enthaltene Denkgut (und die ahnungsvolle Richtigkeit der intuitiven Gestaltwahrnehmung als einer frühen Stufe der Szientifizierung) auch im einzelnen unerklärt geblieben war.

Dieser Zyklus hat die bemerkenswerte Eigenschaft, nicht nur in seiner Binnenstruktur die ganze Formenfülle psychopathologischer Zustände generieren zu können, sondern er beginnt im Bereich der Normalität und er führt infolge der zyklischen Geschlossenheit des Ablaufs auch dorthin zurück. Damit stellt sich das schließliche Eintreten eines Endes der psychotischen Akuität einer Episode als eine immanente Notwendigkeit dar (überdies mit zeitlicher Determiniertheit), was beides gleichfalls alter klinischer Kennerschaft gleichsam als der Kern des Endogenen bekannt war. Es darf daran erinnert werden, daß Herleitungen mit Verstehensbegriffen (neurosenpsychologisch, psychoanalytisch, psychodynamisch . . .) in der Regel das Psychotischwerden anzielen und am Gesundwerden nach einer psychotischen Episode klugerweise vorbeisehen, denn das für diese Erklärung erforderliche Psychologische müßte während der Herrschaft des Psychotischen gelaufen sein. Indessen ist Psychologie ihrer Natur nach gelenkig und beliebig zu beugen.

Während KRAEPELINs Gedanken die reinen Bilder Manie und Depression, aber auch die manisch-depressiven Mischzustände aus einem Punkt faßt, erscheint die Normalität dort überhaupt nicht (wie überhaupt die Psychiatrie sich nur ungern mit der Normalität und ihrem Begriff auseinandersetzt, in pragmatischer Hinsicht wohl mit guten Gründen).

Manie	**(S+ A+)**	**M**
Hochgestimmtheit. (motor. u. psychomot.) Erregung. Rededrang. Ideenflucht. Hyperprosexie. Größenwahn. Schlaflosigkeit. Optimismus. Vielgeschäftigkeit. Schmuck. Lachen. Kraftgefühle. Reiselust. Entschlußfreude. Unordnung und Lärm. Verjüngung. Schimpfen. Sprunghaftigkeit.		
Depression	**(S- A-)**	**D**
Entstimmtheit. Desaktivierung. Inneres Verstummen. Einfallsarmut. Konzentrationsstörung. Verarmungswahn. Isolation. Ambivalenz. Starre. Negativismus. Teilnahmslosigkeit. Tränenlosigkeit. Innere Leere. Freudlosigkeit. Lärmempfindlichkeit. Voralterung. Unerreichbarkeit.		
Normalität	**(S+- A+-)**	**N**
Ausgeglichenheit. Tätigkeit. Vernünftigkeit. Sachlichkeit. Spontaneität. Selbstbestimmtheit. Beständigkeit. Belastbarkeit. Kompetenz. Verantwortung. Luxusfunktionen. Funktionslust.		
Ekstase	**(S+ A-)**	**E**
Erlebnisreichtum. (motor. u. psychomot.) Gebundenheit. Angst UND Glück. Paranoid-halluzinatorisches Syndrom. Wechselhaftigkeit. Lachen UND Weinen. "Gott". Entrücktheit. Inkohärenz. Trance. Erleuchtetheit. Elevation. "Das Eine". Zeitstillstand. "Schizoaffektives".		
Agitierte Depression	**(S- A+)**	**G**
Verzweiflung. Aktionismus. Stereotypie. Hypochondrie. Gequältheit. Innere Unruhe. Wechselhaftigkeit. Gespanntheit. Jammern. Grübelei. Vorwürfe. Unleidlichkeit. Verstimmbarkeit.		
Hyperaktivität	**(S+- A+)**	**1**
Reizoffenheit. Gereiztheit. Schroffheit. Anregbarkeit. Distanzlosigkeit. Streitsucht. Irritierbarkeit. Hektik. Zorn. Bewegungsdrang. Abwechslungsbedürfnis. Konflikthaftigkeit. Rücksichtslosigkeit.		
Melancholie	**(S- A+-)**	**2**
Traurigkeit. Schuldgefühl. Angst. Suizidalität. Selbstanklagen. Ausweglosigkeit. Trostsuche. Ratlosigkeit. Ernst. Tränen. Bedrücktheit. Skrupelhaftigkeit. Klagsamkeit.		
Passivität	**(S+- A-)**	**3**
Freundlichkeit. Untätigkeit. Schlaffheit. Müdigkeit. Indifferenz. Verlangsamung. Farblosigkeit. Desinteresse. muskuläre Hypotonie. Unauffälligkeit. Altruismus. "Intoxikation". "Hirnorganisch".		
Euphorie	**(S+- A+)**	**4**
Überdrehtheit. Heftigkeit. Skurrilität. Nacktheit. Tanz. Heißhunger. Gewalttätigkeit. Unüberlegtheit. Schwung. Überschwenglichkeit. Eingebungen. Unlenkbarkeit. Unvorhersehbarkeit.		

Abb. 3 Psychopathologie manisch-depressiver und mischbildhafter Zustände.

Die Tabelle ist strukturell eine im Prinzip geschlossene Liste (was aus dem Kombinations-Schema folgt). Die Syndrome sind mit konventionellen Namen bezeichnet, deren traditionelle Bedeutungsbefrachtung teilweise ignoriert wird, vielmehr ergibt sich der jeweilige Begriffsinhalt durch operationale Definition mit den tabellierten psychopathologischen Begriffen. S und A benennen die Dysregulationen im Stimmungs/Antriebs-System in drei Stufen (+, - und +-). Die am rechten Rand aufgeführten Codezeichen dienen der Schreibung und informationstheoretischen Verrechnung von Syndromsequenzen (siehe die ausführlicheren Tabellen am Schluß).

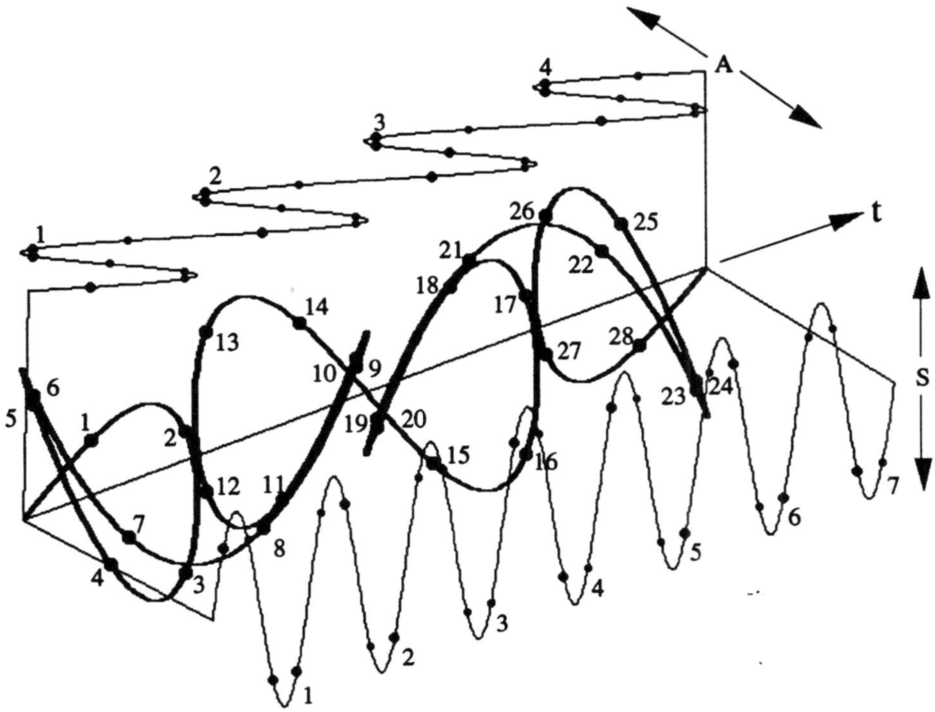

Abb. 4 Perspektivisches Schema zur Überlagerung von Mehrtagesschwankungen.

Die Zeitachse läuft von links vorne nach rechts hinten, der dargestellte Bereich dieses Beispiels ist 28 Tage lang.

In einer senkrecht zu denkenden Ebene sind die Mehrtagesschwankungen des Stimmungssystems mit Sinuskurven angegeben. Jede einzelne dieser Schwankungen ist genau 4 Tage lang (und mit Nummern fortlaufend jeweils von 1 bis 7 beziffert), weshalb der ganze Bereich von 7 solchen Schwankungen lückenlos erfüllt wird.

In einer (prinzipiell unabhängigen) waagerecht zu denkenden Ebene sind die Mehrtagesschwankungen des Antriebssystems gleichfalls mit Sinuskurven angegeben. Sie haben jedoch (wegen der Systemisolierung) andere rhythmologische Parameter: in diesem Beispiel erfüllen 4 einzelne Schwankungen den Bereich gleichfalls lückenlos, jede ist mithin genau 7 Tage lang (mit Nummern fortlaufend von 1 bis 4 beziffert).

Durch die senkrechte und die waagerechte Ebene sowie die Zeitachse ist ein (euklidischer) Raum bestimmt, seine Koordinaten sind Stimmung, Antrieb und Zeit. In ihm erscheint (perspektivisch zu sehen) eine Raumkurve (dicker ausgezogen und mit Tagesnummern fortlaufend von 1 bis 28 beziffert), die durch Überlagerung der beiden bereits genannten Sinuskurvenserien entsteht. Die eingezeichneten Punkte haben jeweils 24 Std. Abstand voneinander (beginnend um 4 Uhr morgens, jeweils um 16 Uhr jedes Tages als repräsentativ für den Tag abgelesen). Jeweils einem Punkte-Paar auf der Stimmungs- und der Antriebskurve entspricht ein Punkt auf der Raumkurve. (s. Abb. 3)

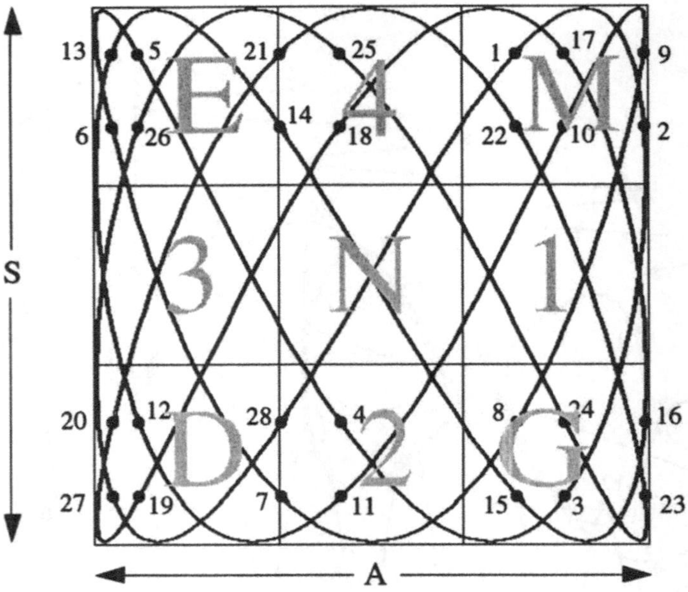

Abb. 5 Lissajousfigur im (rationalen) Frequenzverhältnis 4 : 7.

In dieser Abbildung wird die Raumkurve der Abb. 4, die aus der Überlagerung von 7 jeweils 4 Tage langen Mehrtagesschwankungen des Stimmungssystems mit 4 jeweils 7 Tage langen Mehrtagesschwankungen des Antriebssystems hervorging, aus der Richtung der Zeitachse gesehen und in einer Ebene (d. h. unter Verzicht auf Perspektive) dargestellt. Ihre einzelnen Tage sind fortlaufend numeriert (der Kurvenzug beginnt um 4 Uhr morgens, der den ersten Tag repräsentierende Punkt wurde - wie alle weiteren - um 16 Uhr abgelesen). In dieser Numerierung steckt die Information über das Fortschreiten der Zeit (insofern sind die beiden Darstellungen äquivalent).
Da der (psychopathologische) Zustandsraum und der (chronopathologische) Dynamikraum in topologischer Sicht isomorph sind, kann der Lissajousfigur das Nonagramm unterlegt werden. Da das Frequenzverhältnis ganzzahlig ist, so ist die Lissajousfigur zyklisch geschlossen.
Damit kann die Syndromsequenz gelesen werden: der Syndrompfad wendet sich aus der Normalität (in der Mitte) nach rechts oben und durchmißt innerhalb von zwei Tagen das Feld der Manie, erreicht am 3. Tag das Feld der agitierten Depression, wendet sich über einen melancholischen Zustand Typ 2 am 4. Tag und benötigt zwei weitere Tage (Nr. 5 und Nr. 6), um ekstatische Bilder zu passieren (usw.). Die Syndromsequenz ist gleichfalls zyklisch geschlossen ("Zyklothymie"):

M M G 2 E E D G M M 2 D E E G G M 4 D D E M G G 4 E D D

Es ließ sich in klinischen Studien mit einem Vorläufer des THYMIKON-Verfahrens (ESTA III), mit welchem MDE-Patienten ihre Stimmungs/Antriebs-Dysregulation in Eigeneinschätzung quantifizierten (während die diagnostische Zuordnung zu Subkategorien des Manisch-Depressiven in Fremdbeurteilung durch Experten erarbeitet wurde) sichern, daß das Mischbildhafte nicht nur aus einer Fülle von Typen der Erscheinungsbilder, sondern vor allem in zwei Gruppen auftritt, die durch ihre Stimmungs/Antriebs-Relationen unterschieden sind (S+ / A- und S- / A+). Der Mischbildbegriff KRAEPELINs ist in dieser Hinsicht noch undifferenziert. Die empirische Aufdeckung dieser beiden Gruppen war ein Drehpunkt in der Entwicklung der ChTh.

Im Kern läuft der Gedanke KRAEPELINs darauf hinaus, die Abwandlung von Erscheinungsbildern durch Variation formaler Parameter zu erklären. Das ist in sich selbst bereits sehr interessant. Noch interessanter ist, daß die dabei von ihm hergeleitete Reihe von Bildern und seine klinischen Schilderungen verschiedener Mischzustände sich zwanglos und fast vollständig mit den in der ChTh formulierten Zuständen und ihrer Gliederung decken.

Die Reihe seiner Skizzen ist von 1 bis 8 fortlaufend beziffert und beginnt unter Ziffer 2 - wohl mit gutem Grund - mit der Darstellung eines Zustandes, der in hiesiger Nomenklatur als agitierte Depression G angesprochen werden würde:

("*1. Unseren Ausgang nehmen wir von dem Bilde der Manie mit Ideenflucht, gehobener Stimmung und Erregung.*")

"*2. Tritt in diesem Bilde an die Stelle der heiteren eine depressive Verstimmung, so entsteht ein Krankheitsbild, das sich aus Ideenflucht, Erregung und Angst zusammensetzt. Die Kranken sind ablenkbar, zerstreut, knüpfen an die Vorgänge in ihrer Umgebung an, kümmern sich um alles. . . Sie klagen, daß sie soviel denken müssen, . . . brechen plötzlich ab. Versündigungs - und Verfolgungsideen, vielfach auch hypochondrische Wahnvorstellungen . . . Die Stimmung ist eine ängstlich verzweifelte, sie macht sich in großer Unruhe Luft . . . sinnlosen Bewegungsdrang. Die Kranken laufen herum, verkriechen sich, drängen fort, wehren ab, greifen an, sie jammern, schreien, kreischen, ringen oder falten die Hände . . .*"

"3. . . . mitteilsam, arztbedürftig, wortreich . . . Auf Fragen geben sie kurze, sachgemässe Antworten, um sofort wieder auf ihre Klagen zurückzukommen . . . Über ihre Lage sind sie im allgemeinen klar, fassen leidlich auf, verstehen die Vorgänge. . . . Die Stimmung ist ängstlich, verzagt, weinerlich, verdrießlich . . . Auch die Erregung der Kranken ist gewöhnlich nicht so stürmisch und vielgestaltig . . . Sie . . . quälen sich selbst wie ihre Umgebung oft bis auf das äußerste durch fortgesetztes, einförmiges Jammern".

Das deckt sich weithin mit der Melancholie Typ 2, wird allerdings von KRAEPELIN als "erregte Depression" bezeichnet, wohl in bewußtem Kontrast zur "schulgerechten Depression" (siehe Ziffer 5) und ihrer Hemmung.

"4. . . . Der Zustand ist großen Schwankungen unterworfen . . . vorübergehend sehr schlagfertig und gewandt antworten, während sie zu anderen Zeiten gar nichts vorzubringen vermögen . . . Die Stimmung ist heiter, vergnügt, ausgelassen, sie lachen mit und ohne Anlaß . . . Die Erregung beschränkt sich vielfach auf Gesichterschneiden, gelegentliches Herumtanzen, übermütiges Schleudern von Gegenständen . . . zeitweilig kommt es auch zu ganz unvermittelten, kurzdauernden, triebartigen Ausbrüchen von großer Heftigkeit . . ".

KRAEPELIN nennt das eine "gedankenarme Manie", das Bild liegt ganz in der Nähe zur Euphorie Typ 4.

"5. Schulgerechte Depression mit Denkhemmung, trauriger Verstimmung und Entschlußunfähigkeit".

Das Bild ist von KRAEPELIN ausführlich und völlig deckungsgleich mit dem hiesigen Zustand D beschrieben.

"6. Tritt hier an Stelle der traurigen die heitere Verstimmung, so entsteht jene Form, die mir den ersten Anstoß zu Untersuchungen über die Mischzustände gegeben hat, und die wir als "manischen Stupor" zu bezeichnen pflegen. Die Kranken sind gewöhnlich ganz unzugänglich, kümmern sich nicht um ihre Umgebung, geben keine Antwort, sprechen höchstens leise vor sich hin, lächeln ohne erkennbaren Anlaß . . . putzen sich in abenteuerlicher Weise heraus . . . nicht selten läßt sich Katalepsie nachweisen. Bisweilen werden einzelne Wahnvorstellungen wechselnden Inhalts geäußert. Die Kranken fühlen Kälte im Hirn, haben eine Zunge von Eisen, werden von Eisbären gefressen, sind vertauschtes Fürstenkind, Eleonora von Halberstadt. . . .

Ganz unvermutet werden sie lebhaft, schimpfen laut und heftig, ... entkleiden sich plötzlich, rennen im Sturmschritt . . . Manche Kranke wandern gemessenen Schrittes auf der Abteilung herum, reden fast nichts, machen aber gelegentlich einen Witz . . . "Ich wollte keinen Willen haben" sagte mir ein derartiger Kranker. . . . Gebundenheit . . . ".
In der hier verwendeten Einteilung würde das den ekstatischen Bildern E zuzuordnen sein.

"*7. . . . zeigen Interesse und Verständnis für die Vorgänge in ihrer Umgebung, vielleicht geradezu Neugier, obgleich sie fast stumm, in ihrem ganzen Verhalten gebunden und niedergeschlagener, hoffnungsloser Stimmung sind. . . . nur wegen der Hemmung der sprachlichen Bewegungen nach außen hin nicht erkennbar . . . sprach der Kranke " von seiner übergroßen Ängstlichkeit, seiner Energielosigkeit, infolge derer das Handeln, das Aussichheraustreten, der feste Wille, die starke Willenskraft fehlt".*
Man könnte dieses Bild vielleicht als *ideenflüchtige Depression* bezeichnen." In der ChTh liegt das ganz in der Nähe der Passivität Typ 3.

"*8. . . . Die Kranken dieser Art sind übermütiger, bisweilen etwas gereizter Stimmung, ablenkbar, zu Witzen geneigt, geraten beim Anreden leicht in ideenflüchtiges Schwatzen mit zahlreichen Klangassoziationen hinein . . . Es scheint jedoch, als ob in der Regel eine starke innere Spannung bestände, da die Kranken plötzlich sehr gewalttätig werden können . . ."*
Die Skizze ist zu knapp, um die Zugehörigkeit zur Hyperaktivität Typ 1 sichern zu können, die Annahme liegt aber nahe.

Letztlich kann angefügt werden, daß eine Ziffer 9 von KRAEPELIN nicht erwähnt wird. Sie hätte, um das Schema des Nonagramms systematisch zu komplettieren, die Normalität N zu enthalten. Gelegentlich sieht man inmitten einer akuten Episode mit rasch wechselnden Bildern (ChTh: "polychrom") eingeschobene kurze Strecken (einzelne Tage), die H. JACOB (als Neuropathologe zu genauem Hinsehen erzogen und einem Hinweis von BÜRGER-PRINZ folgend - mündliche Mitteilung -) als "symptomarm" bezeichnet hat und dabei an ein kontinuierliches Fortdauern des psychotischen Prozesses dachte, aber eine vorübergehende Störung der Symptomvermittlung gleichsam von innen nach außen annahm. In kruder Schlichtheit könnte man den Bildcharakter solcher Tage auch als "normal" bezeichnen. Interessant ist dabei, daß der systematische Zusammenhalt "reiner" und mischbildhafter

Zustände im Nonagramm auch die Normalität einschließt. Bei bestimmten Zykluslängen (z. B. ^33^) erscheint die Normalität auch in der theoretischen Syndromsequenz. Im übrigen gehen die Übereinstimmungen sowohl der Einteilung (d. h. der Anzahl der Teilungen) als auch der psychopathologisch - inhaltlichen Einzelheiten bei KRAEPELIN und in der ChTh doch recht weit, wobei anzumerken ist, daß sich das erst nach Durchbildung der ChTh herausgestellt hat und nicht schon früher zum Ausgangspunkt genommen worden war. Indessen pflegt sich manches aus früherer Lektüre vorgestalthaft dem Denken einzuverwandeln oder nachbildhaft darin weiterzuwirken und dem Autor ist an Eigengeltung viel weniger, als an Nähe zu guter Tradition gelegen.

Anmerkungen zu den Überlegungen von MENTZOS

In den Jahren ab 1961 hat H. J. BOCHNIK an der Hamburger Psychiatrischen Universitätsklinik eine Reihe von Disserationsvorhaben betreut, die im Rahmen eines von der DFG geförderten Programms (BO 211) auf die multivariate Analyse klinischen Aufzeichnungsguts aus insgesamt 2321 Krankengeschichten (entstanden unter der Leitung von H. BÜRGER-PRINZ) gerichtet waren.

W. ROGALLA bearbeitete 615 Manien aus den Jahren 1935 - 1964 (das sind 26.5% des Gesamtmaterials), selektiert an den Entlassungsdiagnosen mit folgenden Untergruppen:

einfache oder periodische Manie	172
Zyklothymie oder MDE, manische Phase	343
Manische Phase mit mischbildhafter Symptomatik	81
Atypische endogene Psychose, vorwiegend manische Symptomatik	15

P. GEEST bearbeitete 906 Depressionen (das sind 39% des Gesamtmaterials) mit den Untergruppen:

rein melancholisch	788
zyklisch	118

U. SUPPRIAN bearbeitete 500 Schizophrenien aus den Jahren 1945 - 1962 (das sind 21.5% des Gesamtmaterials) mit den Untergruppen:

Hauptgruppe (akute und katatone Verläufe)	197
Hebephrenie	163
Paranoide Prozeßpsychosen	140

St. MENTZOS bearbeitete 300 mischbildhafte Psychosen aus den Jahren 1945 - 1958 und 1960 - 1964 (das sind 12.9% des Gesamtmaterials) und den Untergruppen:

endogene Depression	4
endogene Manie	4
mischbildhafte MDE	229
atypische Mischbilder	49
Schizophrenien	14

Trotz eines sich damals modern und kritisch wissenden Methodenbewußtseins ist letztlich unklar geblieben, ob diese Zahlen und Aufteilungen das Gebiet endogener Psychosen vollständig decken (gibt es eine unbearbeitete Gruppe Schizoaffektive? nicht-schizophrene Paranoide? bipolare Zyklothymien? gibt es Fälle, die in mehr als einer Gruppe figurieren? etc.).
Alle vier Gruppen wurden mit einem von SUPPRIAN entwickelten und betreuten Dokumentationssystems einheitlich erfaßt, dann aber getrennt ausgewertet.
Dabei blieben Verlaufsaspekte fast ganz unerfaßt, die Aufgabe galt als *sehr schwierig* und lieferte *eine schwer zu bewältigende Fülle von Information* (Zitate in diesem Abschnitt *kursiv,* (wörtlich und ohne Anführungszeichen) aus: MENTZOS, St.: Mischzustände und mischbildhafte phasische Psychosen. Enke, Stuttgart 1967).
Es fällt auf, daß die Gruppe der Schizophrenien (mit 21.5% des Gesamtmaterilas) doch am Ende recht groß ist, während es in der täglichen Arbeit mit dem Einzelfall nicht leicht war, die Zustimmung zu einer Schizophrenie-Diagnose von BÜRGER-PRINZ mit seinem in der Tradition von P. SCHRÖDER eng gefaßten Begriff von der Sache zu erfechten.

MENTZOS referiert kursorisch die Geschichte der Lehre von den manisch-depressiven Mischpsychosen (um das als neutralen, historisch nicht vorbesetzten Oberbegriff zu formulieren) und schreibt KRAEPELIN den "Mischzustand" und BÜRGER-PRINZ das "Mischbild" zu.
Dabei hält er selbst es ausdrücklich für denkbar, daß bei schnellem Wechsel (in Minuten oder Stunden) zwischen manischer und depressiver Symptomatik *erlebnismäßig Nachklänge*

zurückbleiben, so daß *durch die zeitliche Integration des Gegensätzlichen ein Dauerzustand* resultiert, den er *seiner inneren Dynamik nach wie auch erlebnismäßig als einen Mischzustand ansehen muß*. Das ist eine psychologistische Ätiologie-Hypothese (sie wird in späteren Jahren durch eine psychodynamische These fortentwickelt).

Eigentlich ist damit ein Standpunkt bezeichnet, der nun wieder seinerseits etwas Keimhaftes an sich hat, nämlich für die späteren geradezu märchenhaften Formulierungen von MENTZOS, die im Kern nur noch Psychodynamisches enthalten (siehe später).

Hier muß entschieden und aus grundsätzlichen Erwägungen heraus widersprochen werden: Die ChTh ist ein abstraktes Denkgebilde, abstrahiert aus klinischen Betrachtungen, vorgefaßten und dann angepaßten Sichtweisen, psychopathometrischen Kontrollen und all den methodischen ("umweghaften") Ordnungsbemühungen, die das wissenschaftliche Denken erfordert. Diese Lehre enthält aber auch unausformulierte Voraussetzungen. Dazu gehört die Ansicht, die im Sinne einer Schichtenlehre formuliert werden könnte, daß das bewußte Erlebnismaterial, das im Sinn erscheinende Bildgut, das in der Reflektion zu bewegende Denkzeug immer nur erscheint in einer - metaphorisch gesprochen - Oberfläche (denn das heißt Bewußtsein, Reflektion, Ausdruck . . .), daß es aber einen tieferliegenden Quellgrund hat, den LERSCH mit einem glücklich gewählten, in den Sprechweisen der Psychiatrie aber leider nicht etablierten terminus den "endothymen Grund" genannt hat und in welchen ein gewisser Einblick möglich ist bei den Erscheinungen der endogenen Psychosen, vorwiegend den mischbildhaften (weshalb diese Sache überhaupt vorgetragen wird) und die als pathologische Prozesse das psychophysiologische Funktionsgefüge derart verspannen, daß man von ihrem Funktionieren etwas sieht.

Die hiesige Meinung geht nun dahin, daß an der Oberfläche jeweils genau das - und nur das - erscheint, was seinem Grund nach möglich ist, ohne jede Verzögerung: die Heiterkeit, wenn der Grund manisch ist und das Weltei, wenn der Grund zu Paranoischem disponiert. Wollte man das etwas gewagt in ein Vergleichsbild fassen, so ließe sich an die Marionette denken, die niemals anders oder auch nur von sich aus agiert, als durch ihre Fäden aktuell hervorgerufen wird, vor allem ohne irgendeinen "Nachklang".

Für das gesunde Geistes- und Gemütsleben wird man diesen Ansatz nicht wahrhaben wollen, für die Betrachtung der Psychosen sollte man es wenigstens aus heuristischer Klugheit gelten lassen, denn mit der "*zeitlichen Integration des Gegensätzlichen*" schafft man sich ein asylum ignorantiae von uferloser Beliebigkeit, wobei man nicht soweit gehen muß, zu behaupten, nur dort sei eigentliche theoretische Psychiatrie, wo das Marionettenbild gelte (wenn der Autor dazu auch nicht wenig gestimmt ist). Denn MENTZOS hat unzweifelhaft recht mit seinem Ansatz, ein Mensch in der Psychose sei immer noch Person, die um Überblick, Selbstverständnis, Geltung, Einheit und Vertrautheit der Ichhaftigkeit und vieles mehr ringt und der (psychotherapeutischen, zumindest der kundigen) Hilfe bedarf. US meint, diese Hilfe sei am ehesten möglich, wenn zuvor die Psychose in ihrer Natur (und ihrer Angriffsart gegen die Person) richtig begriffen ist und er meint in Umkehrung (und Verschärfung) dieser These, daß der erforderlichen Hilfestellung viele Chancen genommen werden, wenn von falschen (z. B. neurosenpsychologischen) Vorstellungen über die Psychose ausgegangen wird. Der verschärfenden Klarstellung möge auch die Ergänzung dienen, daß die empirische Feststellung von etwas "Gemischten" zu der Folgerung zwingt, das "Mischende" liege im Grund (und nicht im Erlebnismäßigen). Das hat auch die Psychiatrie immer so gesehen und gefragt, was es seiner begrifflichen Substanz nach denn sei, was in den Mischbildern gemischt werde (dazu siehe später). MENTZOS referiert, KRAEPELIN habe diese Frage mit den "Antriebs-Stimmungs-Komponenten" beantwortet. Das ist jedoch durchaus unrichtig. Das Begriffspaar Stimmung und Antrieb war zu jener Zeit noch nicht aus den Erscheinungen herausdestilliert und wurde von KRAEPELIN nicht verwendet, schon gar nicht in seiner Lehre von den Mischbildern, sondern er argumentierte mit "*Elementen der Manie und der Depression*". Nun sind zwar in der Sicht der ChTh S und A die Elemente von M und D schlechthin, das war aber seinerzeit durchaus unaufgedeckt.

Im Rückblick ist es interessant zu sehen, wie lange die Denkfessel nicht abzustreifen war, die mit der Frage gegeben zu sein scheint, was denn gemischt sei, allein nur weil zuvor das Wort von einer Mischung ausgesprochen worden war. Tatsächlich geht es (jedenfalls nach der ChTh) überhaupt nicht um irgendeine Mischung. Allenfalls könnten die Mischbilder (nicht als Mischungen von M und D) als Entmischungen von S und A aufgefaßt werden (SUPPRIAN 1975). Man muß aber mit der "historischen Trägheit" von Namen und Wörtern rechnen: sind sie einmal da, neigen sie dazu, in Geltung zu bleiben, auch wenn es ihre Sache gar nicht gibt.

MENTZOS referiert des weiteren französische Autoren, die *typischen Mischzustände von KRAEPELIN seinen keine Mischungen, sondern atypische Depressionen bzw. Manien.* Es gäbe eine " . . . *ideo-affektive Dissonanz durch Perseveration der depressiven bzw. manischen Inhalte in der darauffolgenden manischen bzw. depressiven Phase oder Nachschwankung*" (der Begriff Perseveration mag in diesen Kontext durch die Übersetzung aus dem Französischen geraten sein, er ist in Hamburger Sprechweise eher hirnorganisch konnotiert).

Tatsächlich meinen wir etwas anscheinend ganz in der Nähe liegendes bei unseren

chronopathologischen Analysen gesehen zu haben, die ja den Anspruch erheben, feststellen zu können, was gleichsam "in Wirklichkeit" das psychopathologische Momentangefüge in einem bestimmten Augenblick der Ablaufsgestalt sein muß (mit endochroner Genauigkeit). Ein typisches Beispiel gehört in den durch die Dynamikfigur determinierten Übergang eines agitiert-depressiven Bildes G in einen manischen Zustand M am nächsten Tag, bei welchem der depressive Denkinhalt einer Suizidabsicht, wie er den G - Tag kennzeichnet, dort aber (wegen der heiklen Lage der Möglichkeiten, sich mitzuteilen) unausgesprochen geblieben ist (und überhaupt wegen der Tabus dieses Themas und aus vielen suizidtypischen Gründen), am folgenden Tag erst zur Sprache gebracht wird, wegen der dann manischen Erleichterung des Sprechens mit seinen zugänglichen Tabubrüchen und der Durchgängigkeit aller Schranken, vor allem aber, weil die suizidale Entschlußbildung und das Weiterarbeiten an alten Zweifeln und Ambivalenzen bis zu einem Sich-Klar-Werden in sich selbst ein Moment von Dauer enthält als etwas für sich selbst Gewußtes, Situations-Überdauerndes, die Wechselhaftigkeit der Verfassungen Transzendierendes.
Das wäre allerdings ein pathopsychologischer Mechanismus von total anderer Natur und läge ganz außerhalb aller Erwägungen der inneren Mechanik der Mischbilder im Sinne von "Nachklängen".

Es erstaunt, daß MENTZOS die *einfache agitierte Depression nicht als Mischzustand ansehen* will in Rücksicht auf Diskussionen zwischen SPECHT und WESTPHAL und letztlich WEITBRECHT (er hält sich im weiteren aber nicht daran). Die durch die ChTh eröffneten Sichtweisen bringen die agitierte Depression in einen systematischen Konnex mit den ekstatischen Bildern der MDE, indem beide als "bipolare" Gestaltungen figurieren in Homologie zur Bipolarität des Manischen und des Depressiven (sog. "zweite Bipolare", siehe Abb. 4). Dabei finden zahlreiche Einzelzüge einer systematischen Psychopathologie von Grundleistungen des Erlebens, die zu der zugrundegelegten These der Struktur der Mischbilder (als Entmischungssyndrome des Stimmungs / Antriebs-Systems) Zutrauen begründen (das ist ausführlicher entwickelt in: SUPPRIAN, U.: Chronobiologische Gestalten endogener Psychosen, Beltz 1993).

MENTZOS hat in das Schwerezentrum seiner Darlegungen eine nomenklatorisch griffig gefaßte Dichotomie gestellt: er kennt einerseits eine *simultan-kontradiktorische*, andererseits eine *schnell wechselnde Antriebs-Stimmungslage* (und daneben Mischzustände im Sinne KRAEPELINs). An späterer Stelle wird klar, daß das rasche Alternieren manische und depressive Zustände erfaßt (nicht die Stimmungs / Antriebs-Lage, wenngleich diese natürlich *involviert* ist).

Diese Nomenklatur hat bedenkliche Züge. Zwar kann man Kontradiktorisches in logischen Zusammenhängen auch ohne mitgegebene Simultaneität denken, in funktionellen Bezügen aber ist das Kontradiktorische eigentlich nur mit zugleich gegebener, implizierter Simultaneität vorstellbar. Dabei geht es hier um Stimmungs / Antriebs-Dinge, also Psychopathologisches, was dort kontradiktorisch ist, braucht nicht simultan genannt zu werden.

Dagegen ist der zweite terminus mit seinem wesentlichen Bestandteil des Alternierens (ob nun rasch oder nicht) eine chronopathologische Fassung und insofern mit dem ersten terminus kategorial nicht kompatibel. Überdies bleibt unausgesprochen, was denn nun alterniert, denn es ist zutiefst zweierlei, ob man von M / D oder S / A spricht.

Das ruht auf einer allenthalben wirksamen Unklarheit, indem Erscheinungsbilder und Ablaufsweisen in einen Begriff gezogen werden (wie bereits mehrfach moniert) und die Autonomie der Zeitkategorie nicht geachtet wird (oder durch Kleinhalten der Verlaufsaspekte in ihrem Recht beschnitten wird). Aus persönlichen Gesprächen ist bekannt, daß MENTZOS die systematisch strenge Einführung der Zeit in die Datenerfassung schon des praktisch-technischen Aufwandes wegen mit den unvermeidlichen Beobachtungs-Wiederholungen für undurchführbar hielt.

Wenn man in einem größeren Kollektiv verschiedener Mischbilder die Syndromdiagnose von Experten in Fremdeinschätzung, den Grad der Stimmungs / Antriebs-Dissoziation psychopathometrisch in Eigeneinschätzung bestimmen läßt, zeigt sich überraschenderweise, daß beim raschen Alternieren (nota bene manisch-depressiver Zustände) Stimmung und Antrieb deutlich dissoziiert sind, daß mithin Mischbilder im Sinne der ChTh vorliegen. Das schränkt die Brauchbarkeit des Begriffs des raschen Alternierens stark ein (er war durch die Hybridisierung von Psychopathologischem und Chronopathologischen bereits fragwürdig).

Während WEYGANDT und KRAEPELIN ihren Syndromlehren der speziellen Psychopathologie der Mischzustände vorgeformte Kombinationsschemata unterlegten (was zu geschlossenen Listen führen muß), gibt MENTZOS für die verschiedenen Typen von Mischbildern eine offene Menge von klinischen Fallbeispielen, die den jeweils angezielten Prototyp nur partiell erfassen können, vor allem aber sieht MENTZOS richtig, daß seine Darstellung der Bilder, wie auch ihrer

Häufigkeiten von der Problematik der Beobachtbarkeit und der eng verwandten Beschreibbarkeit (d. h. begrifflichen Reflektierbarkeit) dominiert wird.

1. Erregte Depression.

Es fällt auf, daß (auch hier) die erregte Depression mit Rededrang an erster Stelle steht. Im Syndrom führend ist die *innere Unruhe*. Weiter findet man *Ideenflucht, Rededrang, "zerhackter" Rededrang, Agitiertheit, Angst, spielerische Assoziationen, psychomotorische Hemmung, Monotonie, Perseveration, Zusammenhangslosigkeit, Fragmentierung*.

Dem entspricht ohne Zweifel in der ChTh die agitierte Depression Typ G. Besonders weittragend ist der Hinweis auf die "Fragmentierung", damit korrespondiert "kontradiktorisch" in den ekstatischen Bildern die Verfangenheit in "das Eine".

2. Manischer Stupor

langsame, zähflüssige Bewegungen, überlegener, abweisender Gesichtsausdruck, lacht kurz auf. Redet unaufhaltsam. leicht gehobene Stimmung. Inkohärenz.

Leider ist die Schilderung nur kurz, es geht jedoch sicherlich um ekstatische Gestaltungen. Dabei fehlt ein Hinweis auf die häufige und prominente Durchbildung nicht nur paranoider, sondern paranoid-halluzinatorischer Symptomatik, die MENTZOS für die Mischbilder überhaupt inanspruch nimmt, sie gehören nach der ChTh in E.

3. Zornige Manie

Reizbarkeit. Gereiztheit. zornig-nörgelnd. Zornige Manie mit depressiver Komponente. Erhöhte unspezifische Entladungsbereitschaft bei gleichzeitig herabgesetzter Steuerungsfähigkeit. Aggressiv.

Dem entspräche die Hyperaktivität Typ 1.

4.

Lacht unter Tränen. Rasch sprudelnde Worte. Einschießende Hemmung, Zeitweise Ratlosigkeit.

Hier kann an das begrifflich schwer zu fassende Bild der Euphorie Typ 4 gedacht werden. Neben der hier genannten "einschießenden Hemmung" ist es durch einschießende Enthemmungen gekennzeichnet, nämlich abrupte Gewalttätigkeit. In dieser Hinsicht ist die KRAEPELINsche Darstellung vollständiger ("*kurzdauernde, triebartige Ausbrüche von großer Heftigkeit*").

5. Verwirrtheitszustände

Desorientierung, Bewußtseinveränderungen. Verwirrtheit. Elementarstörung der Antriebe. Oneiroide Züge. Gestörte Wahrnehmung. Amentielle Züge. Personenverkennungen. Eknoische Färbung. Verträumt, verzückt. Optische Halluzinationen. Wirkt umnebelt. "Der liebe Herrgott".

Man kann vielleicht dabei an die Zustände der Passivität Typ 3 denken oder den Übergangsbereich 3 / E, evtl. sogar eher E.

Es ist ganz hauptsächlich der Arbeit von MENTZOS zu danken, daß die Überlegungen zur Struktur der Mischbilder von der Vorbesetzung durch die altüberlieferten M / D -Komponenten loskommen und daß stattdessen die S / A-Systeme eine führende Rolle spielen. Richtig sieht er die Wichtigkeit der dynamischen Aspekte der *Labilisierung* und formuliert (1967) sogar:

Man könnte evtl. die Mischzustände im engeren Sinne als Interferenzphänomene der involvierten und unabhängig voneinander "schwankenden" Antriebs-Stimmungs-Systeme beschreiben. Ein echter Gewinn bei einer solchen Darstellung wäre allerdings nur dann zu erwarten, wenn sich herausstellen ließe, daß es sich bei diesen Veränderungen der einzelnen Systeme um periodische, rhythmische Vorgänge im strengen Sinne handelt. . . . Allerdings ist bei phasischen Psychosen allgemein und bei den manisch-depressiven Erkrankungen speziell der Nachweis einer solchen Periodik im strengen mathematischen Sinne nicht erbracht worden. . . . Es ist nicht ausgeschlossen, daß bei einem sehr differenzierten Studium einzelner Fälle solche Rhythmen nachweisbar sind.

(SUPPRIAN plante damals seine Untersuchungen noch und hat das vielfach mit MENTZOS diskutiert, er dankt ihm vielerlei Belehrung. Nicht recht einzusehen ist, daß MENTZOS die entsprechenden Untersuchungen SUPPRIANs bereits in Zweifel zieht und auch ablehnt, bevor sie überhaupt ausgeführt worden sind (die Ausführung hat rd. 30 Jahre gedauert)).

MENTZOS sah auch bei Manie und Depression die *Erstarrung* und beim Abklingen der Phase eine *Wiederherstellung einer normalen Plastizität und Beweglichkeit der Antriebs-Stimmungs-Systeme*. Darin steckt vorgestalthaft der Gedanke von "Ordnung und Psychose".

Im weiteren hat MENTZOS seine Position verändert und den bereits herausgestellten psychologistischen Keim zur vollen Blüte gebracht:

aus: Mentzos, St.: Zur Psychodynamik der "mischbildhaften" Psychosen. in: Bräunig, P. (Hrsg.): Emotionspsychopathologie und zykloide Psychosen. Schattauer, Stuttgart 1995:

" . . . *Nach mehr als 20 Jahren, nunmehr im Rahmen eines psychoanalytisch orientierten Verständnisses der Psychodynamik der Psychosen . . . wurde klar, worin das Wesentliche und Spezifische des Mischbildhaften bestehe . . .* "

MENTZOS geht davon aus, *"daß fast alle p s y c h o t i s c h e n Symptome und Störungen nicht defektive Mangel- und Schwächeerscheinungen des Ichs darstellen, sondern daß sie das Resultat p s y c h o t i s c h e r Abwehr- und Kompensationsmechanismen sind."* (Sperrungen durch US)

" . . . *Milieu-Faktor. Letzterer kann bedingt sein durch eine Kommunikationsstörung in der Familie, durch die Gleichgültigkeit oder viel häufiger die Intrusivität (okkupierendes Eindringen in den anderen) der Mutter, durch ein Ausbleiben einer frühen Triangulierung durch den real oder funktional anwesenden Vater usw. Ich gehe davon aus, daß beide Faktoren-Gruppen, die somatische und die psychosoziale, nicht direkt, sondern indirekt zur Disposition für die spätere Psychose führen."* (Vielleicht soll oder sollte es heißen: <u>nicht</u> anwesend?)

"Bei den Schizophrenien geht es um die Selbstidentität und Abgrenzung vom Objekt versus Ich-Diffusität und Verschmelzung mit ihm, bei den manisch-depressiven Erkrankungen geht es um Selbstwert versus Objektwert, um Selbstliebe versus Objektliebe (Selbsthaß versus Haß gegen das Objekt). Bei den schizoaffektiven Psychosen handelt es sich um beide Dilemmata, wenn auch mit einer leichteren Ausprägung der Selbstobjekt-Problematik . . . ".

"Mit Hilfe dieses Bezugsrahmens können wir nun besser verstehen, was hier eigentlich "gemischt" wird, das war ja die am Anfang gestellte grundsätzliche Frage. Es wird die selbstbezogene mit der objektbezogenen Abwehr bzw. Pseudolösung vermischt oder alternierend mobilisiert."

"Ich sehe also heute das Wesentliche des M i s c h bildhaften nicht in der deskriptiven Feststellung eines schnellen Alternierens oder eines simultanen Auftretens kontradiktorischer Stimmungs- und Antriebslagen (obwohl sie freilich auch gegeben sind!), sondern in dem Alternieren oder der simultanen M i s c h u n g von selbstbezogenen und objektbezogenen Abwehr- und Kompensationsvorgängen." (Sperrungen durch US)

"Hat der depressive Patient lange genug gelitten und dem ihn beherrschenden Über-Ich gehuldigt, so kommt ein Punkt, wo die "Rechnung" sozusagen zunächst mal ausgeglichen ist, so daß der Patient die depressive Einstellung für eine Zeit verlassen kann."

Anmerkungen zu Überlegungen von SUPPRIAN

Im Aufbau der ChTh ist das hypothetische Denkbild des Stimmungs/Antriebs-Systems grundlegend:
Das Konzept des Stimmungs/Antriebs-Systems ist aus der Sprechweise von MENTZOS, der bei seinen Untersuchungen über die Mischbilder von *den involvierten Stimmungs/Antriebs-Systemen* und von ihrer *Desintegration* gesprochen hatte, dadurch hervorgegangen, daß zunächst - vergeblich - versucht wurde, die in dieser Sprechweise implizierte Frage zu beantworten, in welche begriffliche Matrix denn solche Systeme etwa hätten involviert sein sollen. Zugleich war zu bedenken, was BÜRGER-PRINZ angezielt haben mag, wenn er von den *Systemisolierungen* sprach. Eigene Erfahrungen mit Faktorenanalysen von einzelnen Verlaufsabschnitten mit homogenen Syndromsequenzen (im Sinne von H. H. WIECK) einerseits und mischbildhaften Abschnitten desselben Falles (VV37, 1970 - 1972) andererseits legten es nahe, eine radikale Vereinfachung zu wagen und nicht im Plural, sondern fortan von einem Stimmungs/ Antriebs-System zu sprechen und die postulierte Systemisolierung als die angesprochene Desintegration zwischen einem je eigenen Stimmungssystem und einem Antriebssystem figurieren zu lassen.
Das im Aufbau der ChTh an prominenter Stelle fungierende "Stimmungssystem" führt einen nicht gerade glücklich gewählten Namen (und der Name des "Antriebssystems" ist nicht eben viel glücklicher gebildet). Das erklärt sich aus der Entstehungsgeschichte der ChTh. Als der Fehler (bzw. die Mißverstehensmöglichkeit) klar wurde, war es zum Wechsel der Terminologie bereits zu spät (wenn an den Namen als solchen etwas gelegen sein sollte).
Das nahegelegte Mißverständnis besteht darin, dem Stimmungssystem wegen seines Namensbestandteils "Stimmung" ohne weitere Einschränkungen psychologische Qualitäten, vielleicht sogar im Sinne einer Gestimmtheit beizulegen. In der Denkweise der ChTh meint der terminus jedoch ein System, d. h. eine in sich insofern einheitliche Funktion, als sie im ganzen in ihrer Aktivität reguliert oder dysreguliert werden kann, das für sich aber keinerlei Erlebnischarakter besitzen kann, sondern als eine psychophysiologische Voraussetzung für Erlebnismöglichkeiten gedacht werden muß. Entsprechendes gilt für das Antriebssystem (es ist die andere Voraussetzung). Von beiden wird angenommen, daß erst ihr Zusammenwirken zu einer benennbaren, introspektiv reflektierbaren Erlebnisform führt. Das kann auch umgekehrt gesagt werden: Jede einzelne Erlebnisform (etwa Worteinfälle, Bewegungsentwürfe,

Bedeutungszuweisungen von Wahrnehmungen etc.) hat immer zwei sie ermöglichende, basale Hintergrundsfunktionen psychophysiologischer Art, die in ihr zusammentreten, sich überlagern, in einem vorbewußten Prozeß zu einer bewußtseinsfähigen Gestalt integriert werden. Immer geht es um eine Teilleistung aus dem Stimmungssystem im Zusammenspiel mit einer Teilleistung aus dem Antriebssystem. Das gilt auch z. B. für die Hervorbringung einer bestimmten Gestimmtheit, etwa der Heiterkeit, auch diese besitzt einen Antriebsaspekt als einer kraftvollen Füllung ihres Ausdrucks im Sinne einer Energie und es gilt umgekehrt ebenso für die Hervorbringung z. B. einer bestimmten motorischen Aktion, denn diese besitzt notwendig eine geformte Gestalt im Sinne einer Information.

Beide Konstrukte sind kaum mehr als hypothetische Erfindungen, es gibt keinen Weg zu einer introspektiven oder psychopathologischen Anschauung ihrer jeweiligen Eigenart **in nuce**. Sie besitzen ebenbürtige kategoriale Höhe und sind ihrer begrifflichen Struktur nach aufeinander bezogen derart, als es nur Sinn macht, von dem einen zu reden, wenn das andere als ein Gegenbild mitgedacht wird. Die isolierte Betrachtung des einen von beiden ist nur insoweit möglich, als begriffliches Denken überhaupt (reduktive) Isolation zu leisten vermag, in der Sachwelt findet sich stets nur ihre Interaktion. Diese Denkfigur läßt sich nicht mit der bekannten Formel JANZARIKs von der "strukturell-dynamischen Kohärenz" fassen, denn diese ist zwar griffig (und infolge dessen bekannt), dennoch in ihrer eigenen Struktur zutiefst unklar. Wenn denn von Dynamik die Rede ist (und das ist beim Phasischen und beim Mischbildhaften mehr noch unausweichlich), kann (und muß) natürlich nach deren (Zeit-) Struktur gefragt werden, der Strukturbegriff ist aber in der Formel bereits verbraucht. Richtig ist wohl, das Zusammenhängende in der Sachwelt zu sehen (ob nun von Dynamik und Struktur oder von Bild und Ablauf die Rede ist), wie es eben in den Lebenswirklichkeiten allenthalben der Fall ist, aber muß dieser überaus selbstverständliche Grundsachverhalt eine "Kohärenz" heißen? (zumal dieser terminus eine klar gefaßte physikalische Bedeutung hat). Es wäre am Ende das Tischhafte in der Gestalt eines Tisches mit dem Holzhaften seines Holzes im Tisch kohärent.

Für das hier Gemeinte gibt es als ein zugängliches Denkbild etwa das Geigenspiel, bei welchem eine Hand auf dem Griffbrett (harmonische - oder disharmonische) Muster abgreift (und das ist letztlich ein informationeller Akt), während die andere Hand den Bogen führt und damit das Gegriffene überhaupt erst zum Klingen bringt (und das ist letztlich ein energetischer Akt).

Allgemeiner gesprochen geht es um Informationsübertragung, auch dabei treten stets (auch in technischen Realisationen) zwei Teilfunktionen zusammen: die Musteraufprägung moduliert einen Strom von Energie als Träger. Und noch allgemeiner gesprochen kann man sagen, daß alles Sein drei fundamentale Kategorien besitzt: es geht 1. um die materielle Substanz, 2. um Energie und 3. um Information. Energie und Information besitzen jenes bereits erwähnte Verhältnis des Aufeinanderbezogenseins, es ist in ihrer Natur bereits angelegt, daß sie in einer Art von Überlagerung zusammentreten. Genau diese Aspekte besitzt auch das Stimmungs-Antriebs-System. Das Stimmungssystem trägt für das Zusammenspiel die Information (das "Bestimmte") bei, das Antriebssystem sorgt für die Energetisierung. Es setzt dieser Gedanke voraus, daß im Hirn eine solche dyadische Organisation irgendwie funktionell angelegt ist und die derzeitige Hirnforschung gibt keinen Hinweis dafür. Dabei geht es um weit mehr, als etwa nur "Aspekte", denn die beiden Teilleistungen werden nicht nur hypothetisch als irgendwie in sich selbständig gedacht, sondern ihre Selbständigkeit manifestiert sich in unabhängig voneinander bestehenden Regulationslagen der Aktivität jedes Systems: das Stimmungssystem kann in seiner Aktivität heraufreguliert sein bei gleichzeitiger Herabregulierung des Antriebssystem als einer psychophysiologischen Grundbedingung für das Auftreten eknoischer, ekstatischer, paranoid-halluzinatorischer, ernst-manischer Bilder im Rahmen einer manisch-mischbildhaft-depressiven Psychose (und so in allen denkbaren kombinatorischen Möglichkeiten der Regulationslagen fort als Bedingung aller übrigen psychopathologischen Momentangefüge).

TABELLEN ZUR DIFFERENTIAL-SYNDROMATIK PHASISCHER PSYCHOSEN

Die auf eine Zusammenschau vieler chronopathologisch aufgeklärter Krankenblatt-Texte gestützten, das Wesentliche versammelnden, freien Schilderungen der einzelnen Nonagrammbilder in der Darstellung in: Chronobiologische Gestalten endogener Psychosen (woraus das folgende entnommen und dann erweitert ist) haben eine recht unterschiedliche Ausführlichkeit. Darin spiegelt sich die sehr verschiedene Anschaulichkeit und sprachliche Erfaßbarkeit der Bilder für die Autoren dieser Texte. Es dürften auch etliche Zustände bei ihrem Erscheinen im Gang der Psychosen und deren Beschreibungen in ihrer Eigengeltung kritisch verfehlt und unter dem Leitbild vertrauterer Nachbarn geschildert worden sein, z. B. rein passive Bilder als Depression, euphorische Bilder als Manie usf. (was die Schilderungen von M und D anreichert und gegenläufig die der Passivität und Euphorie abmagert). Eine in der Eigengeltung besser balancierte Darstellung ergibt sich, wenn eine eher systematisch gegliederte Psychopathologie in schematischer Begrifflichkeit unterlegt wird. In den folgenden Tabellen ist das mit einer 32-stufigen Gliederung versucht worden, die ihrerseits nicht mehr sein soll als ein Entwurf. Die Auswahl der Begriffe erfolgte so, daß sie auf alle Bilder anwendbar sind. Die Tabellen können einerseits in sich, als ein geschlossenes, abgerundetes Nonagrammbild gelesen werden, aber andrerseits auch über die Reihe der Bilder hinweg, gleichsam horizontal, jeweils nur innerhalb eines Begriffs, und sie können unter diesem Aspekt schrittweise vergleichend gleichsam durchdekliniert werden.

1. Die Reihe beginnt mit dem Begriff der **Gestimmtheit**. Es sind die heiteren, gereizten, bedrückten . . . Stimmungen, die im persönlichen Umgang den am meisten an der Oberfläche liegenden Indikator mit der am feinsten ablesbaren Reagibilität auch noch für geringe Verstimmungsgrade darstellen. Das begründet ja auch den Namen der Affektpsychose. Die aktuelle Gestimmtheit ist eine Art von übergreifender Tönung oder Beleuchtung der Bewußtseinsinhalte mit vereinheitlichender und kontinuierender Funktion, auf welche sehr wohl leicht introspektiv reflektiert werden kann und welche auch unmittelbar ausdrucksprägend ist. Dennoch gibt es abgewandelte Gestimmtheiten mit schwierigerer kritischer Greifbarkeit, etwa neutralgraue Ungestimmtheiten der Normalität oder verhaltene Entstimmtheiten des Subdepressiven und etliches mehr. Schon hier zeigt sich die klassische Bipolare ausgezeichnet durch die Dominanz ihrer Beschreibbarkeit. In strukturtheoretischer Sicht sind auch die Gestimmtheiten Integrate aus Basalleistungen beider Systeme, sie enthalten immer einen der psychologischen Nachzeichnung verborgen bleibenden Antriebsbeitrag.

2. Während das Konzept der Gestimmtheit eine mehr statische Ausrichtung hat, soll mit dem Begriff der **Stimmbarkeit** ein dynamischer Aspekt erfaßt werden. Im Funktionskreis der Stimmungen liegt viel von der besonderen Reagibilität des Seelischen, mit welcher Abgleichungen zwischen Anmutungen aus der äußeren Lage und innerem Zumutesein möglich werden. Sie haben zwar eine Kontinuierungsleistung zu erbringen, zugleich aber auch die affektive Ankopplung der Innenweltverfassung an wechselnde Situationen zu ermöglichen. Ein anderer Name für das Gemeinte könnte "situative Reaktionsbereitschaft des Stimmungs-

systems" heißen, wobei auch an innerseelische Situationen gedacht werden kann. Das macht ja die schwer zu verstehende Einzigartigkeit des Seelischen aus, daß es geeignet ist, in seinem Innenraum zunächst die Außenwelt modellartig in Abbildern aufzubauen, dann aber Teile solcher Abbilder in die Funktion der Außenwelt kommen lassen zu können. Diese Reagibiltät erlaubt die Bildung z. B. von Motivation auch dann, wenn die äußere Lage dem nicht recht günstig ist. Gestimmtheit und Stimmbarkeit werden vorzugsweise als Indikatoren für die Regulationslage der Aktivität des Stimmungssystems beansprucht. Die beiden folgenden Merkmale, Aktivität und Aktivierbarkeit, sollen als Indikatoren für die Regulationslage des Antriebssystems benutzt werden (auch wenn strukturtheoretisch mitgedacht werden muß, daß im psychologischen Feld ablesbare Aktivität immer einen Funktionsbeitrag des Stimmungssystems mitumfaßt). Der Gleichklang der Begriffe Aktivität (z. B. des Stimmungssystems) und Aktivität im Sinne von Antrieb ist bei der gegebenen Differenzierung der vorgefundenen Sprache nicht leicht zu vermeiden, bringt aber wohl kaum Schwierigkeiten.

3. Was hier (unter der Ziffer 3) mit **Aktivität** gemeint ist, läßt sich am zugänglichsten aus der beobachtbaren Muskeltätigkeit ablesen, nicht nur in der Form der Lokomotion, sondern auch in der Oculomotorik samt den zugehörigen Lidbewegungen und der Kopfstellung, wie überhaupt den Haltungen, speziell im Bereich der großen Rücken- und Nackenmuskulatur. Es kann daran gedacht werden, daß die dabei zugrundeliegenden Bewegungsschablonen eine Rolle für innere Regsamkeit überhaupt spielen - auch ohne daß eine muskuläre Aktion abläuft - aber davon abgeleitet etwa als eine Emotion (die insofern mit gutem Grund ihren Namen hat) und sogar als Kognition (und auch hier spricht man mit richtiger Bildhaftigkeit von Denkbewegungen). Dabei interessiert hier nicht so sehr das Gestalthafte der Schablone (es stammt aus dem Stimmungssystem), sondern der energetische Anteil.

4. Auch die so nur ganz roh zu skizzierende Aktivität hat eine zugeordnete Reagibilität (auf äußere, wie auch innere Lage), sie wird **Aktivierbarkeit** genannt. Es ist dem Gesunden bis zur Nichtreflektierbarkeit vertraut, aus dem bloßen Beginnen mit einer Aufgabe jene Kraft ziehen zu können, mit der dann auch die ganze Aufgabe zu bewältigen ist im Vertrauen auf die Selbstentfachungsmechanismen der Vitalität. Das stiftet die Gefahr, den Depressiven zu einem Beginnen zu ermahnen, auch wenn dessen Aktivierbarkeit darniederliegt (so bringt er es nur zu weiteren Schuldgefühlen).

5. Das Ausmaß der Abwandelbarkeit innerseelischer Lagen durch Korrespondenz mit äußeren Gegebenheiten, Forderungen, Möglichkeiten, Verlockungen, Gefahren, Aversionen etc. kann als **Situative Modulierbarkeit** angesprochen werden. An ihr kann der Gehorsam und die Ausgiebigkeit der Reaktion beobachtet werden, auch die adäquate Stimmigkeit der Reaktion zwischen Anspruch und Antwort und die Entfernung der neuen Lage von der vorherigen. Das umgreift synoptisch die bereits erwähnte Stimmbarkeit und Aktivierbarkeit, hat aber eine generellere, nicht nur stimmungs-antriebs-orientierte Sicht.

6. Das **Ablaufstempo** ist ein Geschwindigkeitsmaß der Reagibilität, abzulesen am Vollzug ebenso wie an der Latenz vorher.

7. **Motorik** meint die bewußt gewollte Tätigkeit der Glieder als Lokomotorik etc. in ihrer Startfähigkeit, Zeilgenauigkeit, Geschwindigkeit, Ausgiebigkeit und Kraft.

8. Der Begriff der **Psychomotorik** wird hier im weitesten Sinne verstanden und meint die Gesamtheit der Ausdruckserscheinungen in Mimik, Gestik, Gang und Haltungen, ihre Arten und Mengen.

9. **Lachen & Weinen** werden als tiefliegende, in der Neuropsyche verankerte und eng miteinander vergesellschaftete Schablonen und Reaktionsmuster aufgefaßt, deren psychomotorische Indienstnahme und affektiv-thematische Befrachtung als höherliegend und sekundär angesehen werden kann. Ihr Funktionskreis ist in manisch-depressiven Psychosen oft auch außerhalb des ausdruckskundlich Deutbaren abgewandelt.

10. Die **Aufmerksamkeit** kann in ihrer Spannkraft, Weite, Haltefähigkeit und Sprungbereitschaft bzw. Ablösbarkeit und Lenkbarkeit ohne Rücksicht auf die jeweiligen Inhalte psychotisch verändert sein und in ihrer Veränderung als Antriebsindikator eingeschätzt werden.

11. Als **Angsthaltung** wird der Verarbeitungsmodus von Angst verstanden, in der Meinung, daß nicht so sehr das Vorkommen von Angst überhaupt als etwas dem Seelischen ohnehin tief Eingeborenes beachtet werden muß, sondern vielmehr die darauf gerichteten Bewältigungen, Verbergungen und Beschwichtigungen, ihre Stile und ihre Leistungsbreiten, die von der

Psychose bedrängt werden.

12. Stellvertretend für viele Züge der Vegetativseele werden die **Appetenzen** angesprochen, jene lustgetönten Strebigkeiten mit einem triebartigen Unterbau und einem kulturbestimmten Überbau von Gewohnheiten zur Lösung der Bedürfnisspannung aus den Funktionskreisen Nahrung und Geschmack, Durst und Salzdurst, körperlicher Betätigung und Beanspruchung der Sinneswahrnehmung, um nur allererstes zu sagen. Vielleicht gehören wenigstens in einem weiteren Sinne auch die Interessen hierher, jedenfalls sind sie ein feiner Indikator subdepressiver Verschattungen (wie auch der Einfallsreichtum bzw. die depressive Einfallslosigkeit).

13. Ein umfangreiches Kapitel einer systematischen Psychopathologie der phasischen Psychosen wären die Abwandlungen der **Wahrnehmung**sleistungen in ihrer Gerichtetheit, Ausrichtbarkeit, Intensität, ihrem cross-modalen Zusammenspiel und den reichen Beziehungen zu anderen psychischen Grundleistungen, was hier nicht weiter ausgeführt werden soll.

14. 15. Das **Wahn**erleben wird einerseits unter dem Aspekt der psychotischen **Produktivität** im formalen Sinne einer Neuschöpfung betrachtet und andrerseits in mehr konservativer Weise hinsichtlich seiner **Thematik**. Die Unterscheidung erscheint lohnend. Es neigen nämlich die Inhalte, sind sie einmal aufgefunden, dazu, sich so auch über die Zeit hin durchzuhalten, gewußt zu werden und evtl. auch zur Sprache zu kommen. Die eigentliche Hervorbringung jedoch scheint ein dynamischer Indikator zu sein und den endogenen Schwankungen zu folgen. Daß immer von derselben Idee die Rede ist, heißt noch nicht, daß nicht doch Schwankungen ablaufen, nur erscheinen sie eben auf anderen Feldern, nicht in der Ebene der Thematik, so interessant oder fremdartig-faszinierend diese auch immer sei.

16. Ein sehr eigentümlicher Zug des Denkens liegt in seiner ständigen Begleitung - einem Schatten gleich - durch ein nebenläufiges Kontrollbewußtsein, das nicht auf die Inhalte des Denkens, ihre Gestalt und Knüpfung gerichtet ist, sondern seine sachliche Richtigkeit, auf die scholastische **adäquatio rei et intellectus**, zwischen dem, was später das Ding an sich genannt wurde und dem Denken darüber. Es ist bei dem terminus **Richtigkeitskontrolle** zu ergänzen: des Denkens. Diese denk-psychologische Teilleistung spielt zwar kaum eine Rolle in der etablierten Psychopathologie der phasischen Psychosen, scheint aber ein besonders fein-

reagibler Hinweis für die verschiedenen Bildprägungen zu sein. Es geht um eine Funktion der Redlichkeit, wenn man so will: nicht des Intellekts. Kräfte des Gemüts und des darin eingebetteten Gewissens sind gefragt. PARMENIDES wird über die Trennung von Denkbarem und Undenkbarem belehrt von Dike, sie ist Göttin des Rechts. Ganz in der Nähe der Richtigkeitskontrolle liegt die Redlichkeitskontrolle und wohl auch der höchst schwierige Funktionskreis der Realitätskontrolle.

17. Als **Denkstil** wurden eine Reihe nicht näher systematisch spezifizierter, formaler Eigenschaften des Denkens bezeichnet, wie Einfallsreichstum, Knüpfungsmodus, Kohärenz, Assoziationsweite.

18. Eine Teilfunktion innerhalb des Denkstils wurde als Art und Menge der **Worteinfälle** extra beachtet, weil sie einer introspektiven Registrierung ebenso wie der Außenbeobachtung gut zugänglich ist, schon in Frühstadien der Krankheit reagiert und konsistent bis in schwere Psychosegrade hinein abgewandelt wird.

19. Ähnliches gilt für die **Sprechtonarten**. Es sind affektive Begleitmelodien mit Ausdruckscharakter beim Sprechen.

20. Ein spezieller Zug darin mit etwas mehr als nur akustischem Charakter betrifft den **Stimmklang**. Der erfahrene Zustandsdiagnostiker kann sich schon am Telefon davon leiten lassen (für nicht mehr als Nachfragen zur Kontrolle solcher Eindrücke).

21. Zwar scheint die Psychologie des Willens nicht mehr recht modern zu sein, aber Stilformen der **Willensbildung** und ihre pathologischen Abwandlungen sind in reichem Maße in der Eigenbeobachtung vieler Kranker und ihren Klagen enthalten und sind auch einer Bezeichnung ihrer Eigenart und einer Abschätzung ihres Ausprägungsgrades leicht zugänglich.

22. Auf eine Erläuterung des begrifflich besonders schwierig zu fassenden **Ich - Erlebens** und seiner pathologischen Abwandlungen sei an dieser Stelle verzichtet.

23. Psychotische Störungen der **Körpergefühle** scheinen eine Domäne der Psychopathologie

schizophrener Psychosen zu sein, sie kommen aber bei phasischen Psychosen in reichhaltiger Differenzierung vor und ihre Beachtung lohnt sich für die Differenzierung der Syndrome.

24. Unter den Grundleistungen des Erlebens gibt es (bei vielen - modernen - Menschen) einen Modus, mit welchem etwas wie der Gang oder das Strömen der Zeit gleichsam fühlbar ist und bei welchem paradigmatisch das Rinnen in einer Sanduhr anschaulich antizipiert und internalisiert zu sein scheint. Die Geschwindigkeit in einem solchen **Zeiterleben** kann mit der objektiven, physikalischen Zeit metrisch gut synchronisiert sein, hat aber ansonsten mit dieser im Wesen nichts gemein, sondern ist ein subjektiver, innerseelischer Vorgang, der in Psychosen in vielfältiger Weise abgewandelt sein kann, nicht allein hinsichtlich des Ablaufstempos. Das intakte Zeiterleben erlaubt ein (im Hintergrund bleibendes) Bewußtsein von Gegenwärtigkeit im Sinne eines "Jetzt". Weitere Eigenschaften des Zeiterlebens sind das verläßliche Andauern, die Anordnung zu einer Reihenfolge von Ereignissen, ein Gleichmaß des Strömens, totale Lückenlosigkeit des Ablaufs, "wohnliche" Breite der Gegenwart ("Präsenzzeit") und das Entschwinden in eine Vergangenheit, um nur jene Teilfunktionen zu erwähnen, die auch einzeln psychotisch gestört sein können (erst die Störung zeigt das Gefüge).

25. Das **Zeitverhalten** ist dagegen ein objektives Phänomen und kann an Uhren und Kalendern abgelesen werden. Daß auch Änderungen im Zeiterleben dafür ein Substrat sein können, hebt die begriffliche Trennung zwischen beiden nicht auf.

26. Innen-Außen-Erleben. Die innerseelische, subjektive Welt wird normalerweise als ein in gewisser Weise umgrenzter Raum mit den Qualitäten der Einheitlichkeit, Ganzheitlichkeit (d. h. einer merkmalsbezogenen Facettenlosigkeit), Ichhaftigkeit, Meinhaftigkeit und Privatheit (d. h. Unbetretbarkeit von Außen) erlebt. Nach Außen besteht eine Art von Schranke. Die davor lagernde äußere und objektive Welt wird ebenfalls als einheitlich und ganzheitlich, aber in Einzelheiten differenziert erlebt (sowie als davor lagernd). Die Außenwelt ist betrachtbar und erreichbar und das mit einer bestimmten und wohlbemessenen Distanz vor der Schranke, was auch mit der besonderen Qualität der Verläßlichkeit auftritt.

Tauchen in der Reflektion Einzelheiten auf, so sind sie durchgängig alternativ markiert als zur Innen- oder zur Außenwelt zugehörig ohne eine Verwechslungs- oder Undeutlichkeitsgefahr.

Das Organisationsniveau dieser Schranke und der Markierungsfunktion ist zwar insbesondere in exogenen Psychosen in Gefahr, aber auch bei endogenen Psychosen vielfältig abgewandelt.

27. Einzelding-Erleben. Unsere Wahrnehmung zerteilt den jeweils ganzheitlichen Sinneseindruck von sich aus in eine Vielzahl von in sich umschriebenen Objekten, die dann als Einzelobjekte figurieren, wobei der Aufteilungsgrad in einer mittleren Balance gehalten wird, so daß einerseits nicht zuviele Details sich verselbständigen und andererseits nicht etwa unsinnige Integrate auftreten. In dieser Aufteilung wirkt sich das Weltwissen aus. Psychosen desorganisieren diese Grundleistung und führen zu unübersehbaren Zerstückelungen (was Schrecken erregt) oder auf der anderen Seite zu gleichsam zu hohen Synthesen (was Glücksgefühle auslöst).

28. Licht-Erleben. Der Mensch erblickt mit seiner Geburt das Licht der Welt, wie man sagt. Er lebt in diesem Licht und weiß die Beleuchtetheit der Dinge als selbstgegeben zu vergessen oder technisch herzustellen. Wie tief verankert dieser Funktionskreis ist, erhellt mit dem Hinweis, daß der blaue Himmel heiter genannt wird.

29. Raum-Erleben. Das Raumerleben ist eine reich angelegte und hochdifferenzierte Grundleistung des Erlebens, dessen Struktur hier nur angedeutet werden kann. Die Welt liegt vor der Vorstellung, nicht dahinter, aber von hinten tönen halluzinierte Stimmen. Die Entfernungen haben ihre eingeborenen Maße, die Dimensionen ihre Relationen zueinander, es gibt Grenzwerte für Nähe und Distanz und vieles mehr.

30. Schuld & Gewissen. Es ist merkwürdig, daß diese, wie es scheint, hochgelegene Kulturerwerbung einer Verfeinerung des Wertens doch einen Funktionsunterbau besitzt, der ganz spezifisch durch Psychosen angesprochen werden kann, indem etwa eine heraufziehende Depression sich zuerst und ohne sonstige Erscheinungen mit Schuldgefühlen anmeldet.

31. Hör-Erleben. Die Welt hat andauernd einen hörbaren Aspekt und sei es, daß der Wind im Laub rauscht. Aber auch das eigene Tun ist hörbar und schallt mit seinem Echo aus der Welt zurück.

32. Himmel & Hölle. Der Dualismus dieser alten Bildwelten ist offenbar tief in der

Erlebnisgrundstruktur vermacht und kommt mit bestimmten psychotischen Lagen hervor.

Hier wird die Darlegung von Gedanken der ChTh abgebrochen. Es wäre das eigentlich Chronobiologische zu referieren (die Bildung von circadianen Freilaufrhythmen durch externe Desynchronisation, die Ausformung von ganztägigen Mehrtagesschwankungen als Resynchronisationen, das Resultieren von Koinzidenzperioden als einer internen Desynchronisation mit langen Zyklen samt ihrer geordneten Binnenstruktur. Dies alles ist in: "Chronobiologische Gestalten endogener Psychosen", Beltz 1993, in extenso ausgebreitet worden und wird in: "Grundlinien der chronopathologischen Theorie phasischer Psychosen" in geraffter Form dargestellt).

1. Gestimmtheit	heiter. munter. optimistisch . strahlend . lustig . blühend . überkandidelt
2. Stimmbarkeit	aufgedreht . reizbar . aufgekratzt . überschäumend . immer weiter hochzupulvern
3. Aktivität	hektisch, planlos . überzogen . nicht zu bremsen, Herstellung maßloser Unordnungen
4. Aktivierbarkeit	prompt . überschießend . unangemessen weitgehend . alles reizt auf
5. Situative Modulierbarkeit	gänzlich verloren . ultrastabil . eigenstabil . nicht bremsbar . distanzlos
6. Ablaufstempo	über eigene Steuerung hinaus gesteigert . keine Pausen . überstürzt
7. Motorik	leicht zugänglich . sehr gut koordiniert . lustvoll . viele Luxus-funktionen
8. Psychomotorik	strahlend . bereichert . anziehend . ansteckend für andere . sehr überzeugend
9. Lachen & Weinen	lachen . kichern . giggeln . ständig und über nichts . In der Schizophrenie: sog. unmotiviertes Lachen
10. Aufmerksamkeit	hyperprosektisch . objektbedürftig . abspringend . krall, aber unstet
11. Angsthaltung	vordergründig überspielt . hintergründig überflutet . auch von Angst noch weiter angetrieben
12. Appetenzen	lustvoll bereichert . über den gewohnten Kreis hinaus bereichert
13. Wahrnehmung	ebenso intensiv wie oberflächlich . kontraststark . farbgesättigt . nicht halluzinatorisch
14. Wahnproduktivität	nicht im Vordergrund . instabil . zerfallsbereit . anflugsweise
15. Wahnthematik	Größenideen . Verfolgung.. Einkesselung, Wissen darum, irgendwie im Blickfeld anderer zu sein
16. Richtigkeitskontrolle	grob fahrlässig zurückgestellt . vollständige Unzuverlässigkeit in jedem Wort
17. Denkstil	locker . assoziativ . sprunghaft . ideenflüchtig . zerfallen, klangassoziativ geknüpft
18. Worteinfälle	überreich zuströmend . fremdsprachlich . unkontrolliert . aus zu weitem Horizont beigezogen
19. Sprechtonarten	prahlerisch . großtuerisch . distanzlos . befehlend, schnarrend
20. Stimmklang	laut . grob . grölend . heiser bis zur Aphonie . entdifferenziert
21. Willensbildung	kurzschlüssig . unbedacht . energisch . rücksichtslos . verantwortungslos . auftrumpfend
22. Ich - Erleben	überhöht . prangend . monoman . megaloman . egozentrisch
23. Körpergefühle	straff . prall . gesundheitsstrotzend . omnipotent . erotisch erfüllt
24. Zeit - Erleben	beschleunigt . springend . alle Zukunft ist nahe
25. Zeit - Verhalten	stabil . wenig moduliert
26. Innen-Aussen Erleben	Die Schranke ist intakt, aber die Außenwelt im Vordergrund
27. Einzelding-Erleben	Offene Zugänglichkeit aller Einzelheiten
28. Licht-Erleben	farbig . farbgesättigt
29. Raum-Erleben	Die Welt wird in gesteigerter Nähe und Zugänglichkeit erlebt
30. Schuld & Gewissen	Weithin überspült und außer Funktion gebracht
31. Hör-Erleben	Lustvolles Erzeugen von Lärm . Verbauch lauter Musik . Krachmachen
32. Himmel & Hölle	Hoher Stellenwert weltlicher Güter

Grundleistungen des Erlebens und Einzelzüge der Psychopathologie der Manie Typ M

1. Gestimmtheit	niedergeschlagen . bedrückt . leer . entstimmt . stimmungslos
2. Stimmbarkeit	von innen und außen unerreichbar . erloschen
3. Aktivität	darniederliegend . das Dringlichste an Aufgaben bleibt liegen
4. Aktivierbarkeit	von innen und außen unerreichbar . Außenanregung ist nicht nutzbar und führt nur zu Schuldgefühlen
5. Situative Modulierbarkeit	gänzlich verloren . ultrastabil . in sich erstarrt
6. Ablaufstempo	vermindert, evtl. bis zum Stillstand . "Stocken des Flusses"
7. Motorik	spärlich . unausgiebig . mühselig . zögerlich . arm . kraftlos . schwunglos . sich-starr-halten
8. Psychomotorik	still . gehemmt . verarmt . versteint . verzögert . unglaubwürdig
9. Lachen & Weinen	tränenlos weinerlich
10. Aufmerksamkeit	herabgesetzt und gestört (konzentrationsgestört in hirnorg. Stil)
11. Angsthaltung	verteidigungslos und offen angstüberflutet . dauernd ängstlich
12. Appetenzen	erloschen . durch Widerwillen, Ekel, Abscheu verdrängt . Gift
13. Wahrnehmung	blaß . grau . farblos . kontrastschwach . fragwürdige Bedeutungen . keine Halluzinationen
14. Wahnproduktivität	spärlich, aber klar vor dem Sinn
15. Wahnthematik	Verluste . Vernichtung . Verarmung . Niedergang . Krankheit . Tod
16. Richtigkeitskontrolle	dauernd infragestehend . sehr strapaziert . ohne alle guten Gründe
17. Denkstil	mühsam . auf der Stelle tretend . voller Fraglichkeiten . festgefahren
18. Worteinfälle	spärlich . verarmt . einlinig . flußlos . monoton . einfallslos
19. Sprechtonarten	drucklos . armselig . unentschieden . fragend . widerstrebend
20. Stimmklang	leise . tonlos . modulationsarm
21. Willensbildung	kraftlos . ambivalent . skrupulös . alles bietet Widerstand . nichts ist zu beginnen
22. Ich - Erleben	entwertet . geschrumpft . nihilistisch . tiefstehend
23. Körpergefühle	schmerzvoll . verelendet . verfault . vergiftet . körperlich krank
24. Zeit - Erleben	die Welt liegt unerreichbar in der Vergangenheit . keine Zukunft
25. Zeit - Verhalten	stabil . erstarrt
26. Innen-Aussen Erleben	die Schranke ist intakt
27. Einzelding-Erleben	es gibt keine tragfähigen Zusammenhänge, jeder Zusammenhang ist fragwürdig
28. Licht-Erleben	alles ist grau und trist und farblos und dunkel
29. Raum-Erleben	die Welt liegt fern und fremd und unerreichbar
30. Schuld & Gewissen	alles und jedes belastet das Gewissen
31. Hör-Erleben	ein böses Rauschen dringt an . Lärm ist schmerzvoll . natürliches Rauschen wird als schneidend und fressend erlebt
32. Himmel & Hölle	die Verarmung führt in einen Abgrund

Grundleistungen des Erlebens und Einzelzüge der Psychopathologie der Depression Typ D

1. Gestimmtheit	glückselig . entrückt . erfüllt . feierlich . verzückt . verklärt . selig
2. Stimmbarkeit	absturzgefährdet . ohne soziale Kontexte
3. Aktivität	niedrig, durch Innenfeld-Ereignisse absorbiert
4. Aktivierbarkeit	gering
5. Situative Modulierbarkeit	von außen völlig unübersichtlich und nicht einzuschätzen
6. Ablaufstempo	niedrig . gebunden . getragen . versandet . trancehaft
7. Motorik	unergiebig . verlangsamt . gebunden
8. Psychomotorik	hoheitsvoll . bedeutungsschwer . weltfern . pomphaft . verblasen
9. Lachen & Weinen	Lachen & Weinen unverständlich durcheinander und nebeneinander
10. Aufmerksamkeit	niedrig (Innenfeld-gebunden) . benommen
11. Angsthaltung	der Angst widerstandslos preisgegeben
12. Appetenzen	unsichtbar . durch Erlebnisfülle verdrängt
13. Wahrnehmung	innenweltorientiert (visionäre Schau) . lebhafte, auch szenische Halluzinationen
14. Wahnproduktivität	hochgradig und vordergründig (paranoid-halluzinatorisches Syndrom)
15. Wahnthematik	Berufung . Erhöhung . NEUES . Gott . Endnaherwartung . Erlösung
16. Richtigkeitskontrolle	grotesk realitäts-inadäquat (das Innen ist realer als die Realität)
17. Denkstil	eingebungshaft . einfallsartig . inkohärent . verstiegen . befremdlich . zerfahren
18. Worteinfälle	merkwürdig . neuartig . bedeutungsüberladen . eingebungshaft
19. Sprechtonarten	hoheitsvoll . verblasen . herablassend . verkündigend
20. Stimmklang	salbungsvoll . albern . gellend . blechern . manieriert . predigend
21. Willensbildung	nicht im Spiel (es fehlen die Außenglieder des Erlebens)
22. Ich - Erleben	entgrenzt . überhöht . angerufen . erwählt . plötzliche Verluste (mit dadurch ausgelöster Panik)
23. Körpergefühle	unnennbar . grenzenlos . wahnhaft deformiert . Elevation
24. Zeit - Erleben	Allgegenwart . Eine NEUE Zeit . plötzlicher Zeitstillstand (mit dadurch ausgelöster Panik)
25. Zeit - Verhalten	hochgradig wechselhaft . instabil . kontextlos
26. Innen-Aussen Erleben	Innenwelt führt . Außenglieder spielen kaum noch eine Rolle
27. Einzelding-Erleben	weitgehend aufgehoben . Das EINE . unio mystica
28. Licht-Erleben	von überirdischem Licht umflutet . angestrahlt
29. Raum-Erleben	nicht bekannt
30. Schuld & Gewissen	Die große Erlösung ist da
31. Hör-Erleben	nicht bekannt
32. Himmel & Hölle	der Himmel ist nahe

Grundleistungen des Erlebens und Einzelzüge der Psychopathologie der Ekstase Typ E

1. Gestimmtheit	düster . gespannt . dysphorisch . verzweifelt . mürrisch . ärgerlich
2. Stimmbarkeit	tiefreichend verstimmbar (auch durch objektiv Neutrales)
3. Aktivität	von Innenfeld-Ereignissen absorbiert . hektisch . planlos . angetrieben . kleinförmig . ziellos . abbrechend
4. Aktivierbarkeit	stark aktivierbar, aber nicht frei lenkbar
5. Situative Modulierbarkeit	hochgradig bis zum Verlust der Selbstbestimmtheit
6. Ablaufstempo	erhöht
7. Motorik	gehetzt . planlos . ungezielt . Rumrennen . angstvolles Marschieren
8. Psychomotorik	erregt . verzweifelt . aggressiv . ausgreifend . stereotyp
9. Lachen & Weinen	Weinen UND Lachen durcheinander
10. Aufmerksamkeit	gespannt, aber rasch abspringend und nicht bei der Sache zu halten
11. Angsthaltung	der Angstüberflutung hemmungslos preisgegeben
12. Appetenzen	verekelt . nicht zur Balance der Innenlage brauchbar
13. Wahrnehmung	innenweltorientiert . körperorientiert . (leib-) halluzinatorisch besetzt
14. Wahnproduktivität	reichlich . steckt in Hypochondrie u. Krankheitswahn und Leibgefühlsstörungen
15. Wahnthematik	Zerstückelung . Amputation . Scherben . Körperelend
16. Richtigkeitskontrolle	grotesk realitäts-inadäquat . dauernd und erfolglos in Betrieb
17. Denkstil	zerstückt . trümmerhaft . detaillistisch . inkohärent . sprunghaft
18. Worteinfälle	schwierig . grüblerisch festgefahren . stereotyp . rar . enger Kreis von Themen
19. Sprechtonarten	derb . vorwurfsvoll . rücksichtslos . verletzend
20. Stimmklang	grob . klagend . aggressiv
21. Willensbildung	hochfahrend-dominant . irreal orientiert . wechselnd
22. Ich - Erleben	entgrenzt . desintegriert . beschädigt . leibbezogen
23. Körpergefühle	multipel lädiert . halluzinatorisch deformiert
24. Zeit - Erleben	Verlust der Selbstverständlichkeit der Zeitgetragenheit
25. Zeit - Verhalten	sehr wechselhaft und instabil und außengeführt
26. Innen-Aussen Erleben	Die Außenwelt dringt in das Innere vor. Schranke defekt
27. Einzelding-Erleben	Einzelteile . Scherben . Stücke . Integrationsverluste
28. Licht-Erleben	Umfangen von Dunkelheiten
29. Raum-Erleben	Verlust der Spielräume. Enge . Gepreßtheit . der gegenwärtige Ort ist irgendwie verkehrt
30. Schuld & Gewissen	Vorwürfe . Verdammungen . Unwerterklärung . Kränkungen
31. Hör-Erleben	Das gräßliche Hallen der Stille
32. Himmel & Hölle	Bewußtsein der Einkerkerung in eine Hölle

Grundleistungen des Erlebens und Einzelzüge der Psychopathologie der agitierten D Typ G

1. Gestimmtheit	ausgeglichen . nüchtern . freundlich . neutral . ungestimmt
2. Stimmbarkeit	lebendig wechselhaft
3. Aktivität	spontan produktiv, dem Nötigen zugewandt . Luxusfunktionen
4. Aktivierbarkeit	situationsadäquat abrufbar . ergiebig . kontrolliert
5. Situative Modulierbarkeit	voll erhalten in gewohnter Spielbreite der Persönlichkeit
6. Ablaufstempo	geschmeidig moduliert
7. Motorik	verfügbar . lenkbar . sparsam
8. Psychomotorik	konventionell . partnerbezogen
9. Lachen & Weinen	auf sehr spezielle, richtig verstandene Situationen beschränkt
10. Aufmerksamkeit	frei verfügbar, anspannbar auf die bestimmte Objekte, ausdauernd
11. Angsthaltung	voll beherrscht (evtl. mit spielerischen od. sportlichen Lockerungen)
12. Appetenzen	sind wach, bleiben jedoch in zweiter Linie
13. Wahrnehmung	ungestört . keine Einflüsterungen etc.
14. Wahnproduktivität	Null . (stattdessen der gewöhnliche Unfug, Aberglauben . . .)
15. Wahnthematik	alltäglicher Unsinn ohne pathologische Züge
16. Richtigkeitskontrolle	voll leistungsfähig . wach . untrüglich . die Erfahrung nutzend
17. Denkstil	sachlich . kohärent . objektbezogen . interessengeleitet . ichvergessen
18. Worteinfälle	bedarfsentsprechend . präsent . passend im Rahmen der Bildung
19. Sprechtonarten	konventionell in natürlicher Selbstverständlichkeit
20. Stimmklang	unauffällig moduliert
21. Willensbildung	ungestört
22. Ich - Erleben	selbstvertraut
23. Körpergefühle	in Vergessenheit zurückgetreten
24. Zeit - Erleben	ruhig und gleichmäßig strömend, mit Tageslauf synchronisiert
25. Zeit - Verhalten	situationsadäquat stabilisiert
26. Innen-Aussen Erleben	klar empfundene, zuverlässige Schranke, völlig dicht
27. Einzelding-Erleben	in mittlerer Balance zwischen Detail und Oberbegriff
28. Licht-Erleben	spielt nur eine geringe Rolle
29. Raum-Erleben	im Rahmen des von der Kultur Eingerichteten
30. Schuld & Gewissen	auf sehr spezielle Situationen zurückgenommen
31. Hör-Erleben	spielt nur eine geringe Rolle
32. Himmel & Hölle	verdrängt durch die Welt und ihre Arbeiten

Grundleistungen des Erlebens u. Einzelzüge der "Psychopathologie" der Normalität Typ N

1. Gestimmtheit	gereizt . unmutsvoll . bedrängt . unleidlich . geladen . unverträglich
2. Stimmbarkeit	durchaus erhalten, aber rasch abstürzend
3. Aktivität	hochgestellt . kaum bremsbar . planlos . rücksichtslos
4. Aktivierbarkeit	die Erregung nutzt jeden Anstoß zu ihrer Steigerung
5. Situative Modulierbarkeit	völlig unübersichtlich
6. Ablaufstempo	hoch . hektisch
7. Motorik	ausfahrend, ungesteuert . angetrieben . nach Abfuhr suchend
8. Psychomotorik	lebhaft . verzerrt . übertrieben
9. Lachen & Weinen	verdrängt durch Aktionismus
10. Aufmerksamkeit	fast hyperprosektisch . alles wird beobachtet
11. Angsthaltung	Haltungen sowie Angst sind gleichermaßen überrollt
12. Appetenzen	bleiben im Getriebe verborgen
13. Wahrnehmung	geschärft
14. Wahnproduktivität	nicht hoch
15. Wahnthematik	Schreckliches steht bevor
16. Richtigkeitskontrolle	sehr vernachlässigt
17. Denkstil	assoziativ . kleinförmig . sprunghaft
18. Worteinfälle	rededranghaft
19. Sprechtonarten	fordernd . schimpfend . befehlend . aggressiv
20. Stimmklang	laut . gereizt . angestrengt
21. Willensbildung	unüberlegt . vorschnell . nachdrücklich
22. Ich - Erleben	egozentrisch . rücksichtslos
23. Körpergefühle	im Hintergrund
24. Zeit - Erleben	beschleunigt
25. Zeit - Verhalten	labil
26. Innen-Aussen Erleben	nicht bekannt, jedenfalls ist das Außenfeld führend
27. Einzelding-Erleben	nicht bekannt
28. Licht-Erleben	nicht bekannt
29. Raum-Erleben	nicht bekannt
30. Schuld & Gewissen	nicht bekannt, viele Vorwürfe an Andere
31. Hör-Erleben	nicht bekannt
32. Himmel & Hölle	nicht bekannt

Grundleistungen des Erlebens u. Einzelzüge der Psychopathologie der Hyperaktivität Typ 1

1. Gestimmtheit	traurig . verzagt . verhangen . belastet . schwermütig . brütend
2. Stimmbarkeit	trostbedürftig und bei Zuwendung auch zu trösten . Die Fähigkeit zur Trauer ist durchaus erhalten
3. Aktivität	nicht völlig gehemmt
4. Aktivierbarkeit	durchaus vorhanden
5. Situative Modulierbarkeit	kann ausgenutzt werden
6. Ablaufstempo	unverändert . wirkt nicht etwa gehemmt
7. Motorik	nicht bekannt
8. Psychomotorik	reichhaltig . ausdrucksstark . verständlich . jammervoll
9. Lachen & Weinen	tränenreiches Weinen, einfühlbar und Gefühls-erfüllt (nicht etwa: "gefühlte Gefühllosigkeit")
10. Aufmerksamkeit	ungehindert
11. Angsthaltung	um Beherrschung bemüht
12. Appetenzen	durch Angst und Bedrückung verdrängt
13. Wahrnehmung	ungehindert
14. Wahnproduktivität	gering
15. Wahnthematik	Vernichtung . Untergang . Schuld . Unrettbarkeit . Selbstanklagen
16. Richtigkeitskontrolle	hochgradig verfeinert und beansprucht
17. Denkstil	grundsuchend . fragend . zweifelnd . verstrickt
18. Worteinfälle	formal unbehindert . inhaltlich negativ festgelegt
19. Sprechtonarten	klagsam . verzweifelt . trostsuchend . schuldbeladen
20. Stimmklang	bedrückt . belastet
21. Willensbildung	unbeeinträchtigt (ermöglicht Suizid)
22. Ich - Erleben	das Ich erscheint als Quelle allen Übels in der Welt
23. Körpergefühle	krankheitsförmig
24. Zeit - Erleben	Wissen um die letzte Stunde
25. Zeit - Verhalten	stabil
26. Innen-Aussen Erleben	nicht bekannt
27. Einzelding-Erleben	ungestört
28. Licht-Erleben	getrübt . verdunkelt
29. Raum-Erleben	nicht bekannt
30. Schuld & Gewissen	Problematiken (reale UND wahnhafte) erfüllen das Bewußtsein ganz
31. Hör-Erleben	nicht bekannt
32. Himmel & Hölle	sind wichtige Bezugspunkte der Orientierungsversuche

Grundleistungen des Erlebens und Einzelzüge der Psychopathologie der Melancholie Typ 2

1. Gestimmtheit	sehr freundlich . ruhig . ausgeglichen . langweilig . höflich
2. Stimmbarkeit	in der gegebenen Indifferenz nicht auszumachen
3. Aktivität	schlechthin fehlend, in auffallendem Gegensatz zur Wohlgestimmtheit
4. Aktivierbarkeit	wird behauptet, aber effektiv nicht bestätigt
5. Situative Modulierbarkeit	geringfügig
6. Ablaufstempo	ausgesprochen und auffallend niedrig . träge
7. Motorik	tritt nicht in Erscheinung . rumhängen
8. Psychomotorik	freundlich-leer . unergiebig . stumpf . "blöde" . sieht auf den ersten Blick depressiv aus, ist es aber nicht
9. Lachen & Weinen	treten nicht auf
10. Aufmerksamkeit	Konzentrationsstörung . "hirnorganisch" . "intoxiziert" . "überdosiert"
11. Angsthaltung	Angst spielt keine Rolle
12. Appetenzen	treten nicht hervor
13. Wahrnehmung	ohne Interessenspannung
14. Wahnproduktivität	geringfügig
15. Wahnthematik	Entleerung . Entkräftung . Erschlaffung . Intoxikation
16. Richtigkeitskontrolle	herabgespannt . allgemeines Desinteresse
17. Denkstil	gleichgültig . wurstig . oberflächlich . "defekt"
18. Worteinfälle	spärlich . "maulfaul"
19. Sprechtonarten	monoton . drucklos . artikulationsschwach . nuschelig
20. Stimmklang	müde . erschöpft . gleichmütig
21. Willensbildung	darniederliegend
22. Ich - Erleben	merkwürdig altruistisch getönt
23. Körpergefühle	abgespannt . schlaff . hypoton . bleiern . hängig
24. Zeit - Erleben	flußlos
25. Zeit - Verhalten	stabil
26. Innen-Aussen Erleben	nicht bekannt . die Außenwelt wird beobachtet
27. Einzelding-Erleben	nicht bekannt
28. Licht-Erleben	nicht bekannt
29. Raum-Erleben	nicht bekannt
30. Schuld & Gewissen	nicht bekannt, spielen wahrscheinlich nur eine geringe Rolle
31. Hör-Erleben	nicht bekannt
32. Himmel & Hölle	nicht bekannt

Grundleistungen des Erlebens und Einzelzüge der Psychopathologie der Passivität Typ 3

1. Gestimmtheit	erhoben . freudig . übervoll . prangend . überschwenglich . zornig
2. Stimmbarkeit	sehr plötzlich und sehr weitgehend
3. Aktivität	angesichts der Erlebnisfülle nicht eben hoch, bis auf plötzliche Aktionen
4. Aktivierbarkeit	vorhanden, aber schnell wieder zerfallend
5. Situative Modulierbarkeit	sehr hoch . unvorherzusehende Explosionen und gefährliche Auftritte
6. Ablaufstempo	nicht auffallend, aber sehr schnelle Anteile
7. Motorik	gewalttätig . Türenschmeißen . Tanzen . Herumtanzen
8. Psychomotorik	überschwenglich . übertrieben . uneinfühlbar . hochfahrend
9. Lachen & Weinen	nicht dominant
10. Aufmerksamkeit	gespannt, aber zerfallsbereit
11. Angsthaltung	verteidigungslos preisgegeben
12. Appetenzen	monströs im Vordergrund . "Heißhunger" . unpassende Entkleidung
13. Wahrnehmung	bereichert
14. Wahnproduktivität	unübersichtlich
15. Wahnthematik	Skurriles . Verstiegenes . Sonderbares . Megalomanie
16. Richtigkeitskontrolle	völlig außer Kraft
17. Denkstil	eingebungshaft . sprunghaft . verschroben . sachlich unbrauchbar
18. Worteinfälle	fremdartig . verstiegen . übergroß . unverständlich
19. Sprechtonarten	laut . schmetternd . brüllend . explosiv
20. Stimmklang	verkündigend
21. Willensbildung	vehement . aber nicht nachhaltig
22. Ich - Erleben	aufgeblasen . gespreizt
23. Körpergefühle	Drang zu Entkleidung . sehr situationsinadäquat . nackt tanzen
24. Zeit - Erleben	beschleunigt und flüchtig
25. Zeit - Verhalten	instabil
26. Innen-Aussen Erleben	nicht bekannt
27. Einzelding-Erleben	nicht bekannt
28. Licht-Erleben	nicht bekannt
29. Raum-Erleben	nicht bekannt
30. Schuld & Gewissen	nicht bekannt
31. Hör-Erleben	nicht bekannt
32. Himmel & Hölle	nicht bekannt

Grundleistungen des Erlebens und Einzelzüge der Psychopathologie der Euphorie Typ 4

Anmerkungen zum Begriff des mischbildhaften Bildes

Eine erste Annäherung an die Erscheinungen der manisch-depressiven Psychosen gleichsam von einer weit äußeren Umlaufbahn aus sieht nicht - wie bei allen anderen Krankheiten - ein bestimmtes Gesicht der Krankheit, sondern deren zwei: ein manisches und ein depressives und diese liegen ihrer Physiognomie nach so weit auseinander, wie Feuer und Eis. Das ist ein überaus frappanter Sachverhalt, noch dadurch verschärft, daß der analytische Vergleich von isolierbaren Einzelzügen jeweils genau einander gegenüberliegende Entsprechungspaare findet, deren Gesamtheit das ausmacht, was früh schon eine polare (oder - überflüssig - bipolare und genauso überflüssig - kontrapolare) Struktur genannt worden ist. Zwar ist die Symmetrie darin immer wieder und nie überzeugend bezweifelt worden, sie kann indessen präzise dargestellt werden: zu jeder psychologisch-psychopathologisch benennbaren Einzelheit eines manischen Bildes gibt es in wohlbalancierter Entsprechung den depressiven Gegenzug (wie in der hiesigen Darstellung in Strenge durchgeführt). Dies wird noch dadurch auf die Spitze getrieben, daß beide Bilder alternierend (mehrfach oder sogar vielfach) bei demselben Kranken auftreten können.

Das gesunde Gemütsleben kennt gleichfalls polar organisierte Möglichkeiten zu besonderen Exkursen seiner Verfaßtheit in bestimmten Lebenslagen: die hochaktive und heitere Emporgehobenheit und die gelähmt-entmutigte Herabgedrücktheit als ihr Gegenstück.

In diesem sich willig anbietenden Verstehenszugang (in all seiner Mißverständlichkeit, denn für eine psychotische Verstimmung gibt es kein Verständnis schon wegen der vollständig aufgehobenen Korrespondenz zwischen Innen- und Außenwelt, deren Bündigkeit die Gesundheit - und die Verständlichkeit- ausmacht), mag der Attraktor verborgen sein, mit dem sich in der Denkarbeit eine verwirrende Erscheinungsfülle auf ein schlichtes polares Bildpaar mit gleichsam bekannten Gesichtern reduzieren ließ.

Die Wahrnehmung tendiert von sich aus zur "guten Gestalt" (eines idealtypischen Syndroms), dazu gehört die Tendenz, eine Vielzahl von Einzelzügen in ein in sich stimmiges Gesamtbild zu fügen, so daß dieses Bild oberbegriffhaft und stellvertretend fungieren kann nunmehr unter Absehung von allen Brüchen, Diskontinuitäten, Unvermittelbarkeiten und Spannungen innerhalb der Einzelheiten des Merkmalssatzes, aus welchem es gebildet wurde.

Es ist nicht schwierig, sich aus dieser Falle zu lösen, denn die klinische Wirklichkeit enthält sehr einfach zugängliche Verläufe, in denen das Manische und das Depressive sehr wohl und auch mit dem prototypisch geprägten Gesicht immer wieder auftritt - und damit keine Zweifel zuläßt, was abläuft -, aber hohe Anteile der Gesamtzeit zeigen andere Gestaltungen, Entstaltungen . . . (hier ist nach dem treffenden Begriff noch zu fragen). Zu ihrer Beschreibung ist eine niedrigere Umlaufbahn erfoderlich. Nun kann leider auf keine Weise beschrieben werden, was man in Wirklichkeit zu sehen hätte, immer ist allein beschreibbar, was die verfügbaren Sichtweisen (und ihre Vorbesetzungen) zu sehen gestatten und was die verfügbare Sprache (in ihrem derzeitigen Entfaltungsstand) zu sagen erlaubt. Die dem zugrundeliegende Seinsart ist - in einem Akt jedenfalls - unaufhebbar. In einem dialektischen Wechselspiel iterativer Annäherungen von begrifflicher Klärung, daraus folgender Verbesserung der Deskription, Bereicherung der Erfahrung und daraus hervorgehender Erneuerung der Denkaufgaben gibt es doch ein Weiterkommen. Die ärztlichen Visitengespräche verändern und bereichern die Sichtweisen und Sprechweisen der Schwestern und ihre Pflegeberichte. Deren einfühlsame und kennerschaftliche Interpretation, getragen von der Kenntnis des den Autoren unzugänglichen langfristigen Kontextes in beide Zeitrichtungen, vermag wohl zu bestimmen, wann der Attraktor zu einem alten Prototyp zurückzukehren zwingt und wann eine treffende Wendung neuartig eine Wirklichkeit erfaßt.

Die Krankengeschichten der Ärzte und sehr oft qualitativ ebenbürtig die Pflegeberichte der Schwestern sind Schatzkammern der Erkenntnis, insbesondere wenn die Beobachtung aus vielen Jahren weit über das hinausgeht, was ein Einzelner erreichen kann (die Wissenschaft beugt sich allerdings nicht gerne der Empirie und der Erwerbung von Empirie, sie ruminiert aber lustvoll ihre eigene Literatur, die doch mehr Gerümpelkammer, als Schatzkammer ist).

Der besondere psychotische Zustand der sog. agitierten Depression hat sich eine Domäne seiner deskriptiven Erfassung dadurch geschaffen, daß die damit vermachte Art des persönlichen Auftretens für die Mitwelt oft recht problematisch ist und deshalb Abfuhr in schriftlichen Notizen provoziert. Agitiert-Depressive erheben viele unerfüllbare Forderungen, wissen sich nirgends zu lassen, ihre Aktivitäten sind unpassend und die vielen Vorwürfe oft infam und nicht selten sehr persönlich gezielt. Mit der Abwehr dieser Dinge zusammen und über sie hinaus werden in den Notizen oft auch Innenfeld-Lagerungen vermerkt: die innere Unruhe und Gequältheit, die Verzweiflung und das Jammern, die zwecklose Rastlosigkeit und die gehetzte Ratlosigkeit, sowie der ständige Wechsel in allem. Dafür gibt es eine lange Tradition und ein stabilisiertes Vokabular. Dies alles (und was sonst noch dazugehört) wird von einem anderen Kranken (mit anderer Persönlichkeit, anderer Biographie und in anderer Lebenslage) durchaus ganz genauso dargeboten, wenn er in diese psychotische Lage kommt und das würde den Begriff eines "idealtypischen Syndroms" rechtfertigen. Es fragt sich dennoch, ob es gerechtfertigt ist, einen so bestimmten Anblick auch ein Bild zu nennen, wenn man damit etwas in sich gefügtes Ganzes meint, wie es doch der Begriff des Bildes nahezulegen scheint.

Das für den agitiert Depressiven so Charakteristische "sich und andere quälen" sagt sich in seiner formelhaften Griffigkeit leicht und ist doch zutiefst inkapabel, es ergibt kein Bild, allenfalls ein Syndrom, weil es psychologisch gesehen doch weit ist von sich bis zum anderen.

Der Grund für die Unanwendbarkeit des Bildbegriffs liegt jedoch tiefer und kann nur mit einem Umweg erreicht werden.

Dieser führt über die klinische Erfahrung mit jenen Syndromgestaltungen im Ablauf polychrom desorganisierter manisch-depressiver Psychosen, die von der ChTh ekstatisch genannt werden. Glückselig-entrückte Gestimmtheit und innere Erfülltheit, psychomotorische Gebundenheit, Untätigkeit und hoheitsvolles Gehabe, eine blühende Wahnwelt mit lebhaften Sinnestäuschungen, letztgültige Einblicke in das Eine, die große Nähe Gottes und ein ungreifbar verändertes Raum- und Zeit- und Ich-Erleben sind Einzelzüge dieses Syndroms, von welchem die klinischen Protokolle oft nur einzelnes streifen und vor der merkwürdigen kritischen Unerreichbarkeit des Anblicks kapitulieren. Eine eindringlichere Analyse (ausgeführt in: Chronobiologische Gestalten . . .) zeigt, daß die Einzelzüge des Ekstatischen genau jene paarige Entsprechung zum Agitiert-Depressiven einhalten, wie sie für die polare Struktur M / D bereits besprochen wurde. Es findet sich mithin in der Vielzahl der Syndrome des Manisch-Depressiven eine "zweite Bipolare". Sie ist in sich selbst symmetrisch (wie es auch M / D ist) und es besteht eine weitere (wenn man so will hierarchisch höhere) Symmetrie zwischen M / D und G / E.

Eine Deutung dieser vier Grundformen des Manisch-Depressiven mit dem als Hintergrund unterlegbaren psychophysiologischen Begriffspaar Stimmung / Antrieb faßt die agitierte Depression als Stimmungsbedrückung überlagert mit Antriebserregung und die Ekstase als Stimmungserregung überlagert mit Antriebsentleerung, etwas sehr summarisch gesprochen (denn z. B. das Paranoid-Halluzinatorische wird aus Stimmung und Antrieb nicht nachzeichenbar herleitbar, es muß als Erfahrungstatsache hingenommen werden), aber doch damit konsistent, daß die Manie als Erregung von Stimmung UND Antrieb, die Depression als Verminderung von Stimmung UND Antrieb aufgefaßt wird.

Nimmt man aus logischen Gründen hinzu, daß inmitten dieser Konfiguration ein Feld für die Normalität gedacht werden muß, so führt der systemische Zusammenhalt auf die Hypostasierung von vier weiteren Zuständen (in der ChTh orthotop genannt), deren Stimmungs/Antriebs-Herleitung mit jeweils einem dysregulierten und einem nicht-dysregulierten Basalsystem operiert.

Sind diese begrifflich erst einmal erfaßt, werden sie auch in den klinischen Wirklichkeiten gesehen und sie werden in den alten Mischbildern wiedererkannt (als längst bekannt ihrem Inhalt nach, die Namen sind in der Zeit veränderlich). Allerdings ist die Passivität Typ 3 in ihrer Wohlumschriebenheit als Typ überhaupt unbemerkt geblieben, wohl wegen der Konturschwäche und Unausdrücklichkeit aller ihrer Züge. Auch die Melancholie Typ 2 hat nicht recht Eigengeltung gewinnen können inmitten der stillen und der erregten Depression (s. Abb. 6 und 7).

Wenn man nun (wie KRAEPELIN schon tat) vom Bild der Manie ausgeht und nicht wie KRAEPELIN in einem weiten Schritt im Syndrom die heitere gegen eine bedrückte Gestimmtheit im ganzen austauscht, sondern die Syndromzusammensetzung kontinuierlich durch schrittweise Herabregulierung des Stimmungssystems verändert, so verliert die Manie zunächst ihre heiteren Züge und gewinnt dafür mehr und mehr gereizte, dann schwindet die Einfallsfülle, es kommt eine grobe Gereiztheit in den Vordergrund, die mit den Sachen herumstößt und rücksichtslos und konflikthaft Abfuhr sucht. Aus der Unleidlichkeit gehen gereizt-depressive Momente hervor und letztlich die verzweifelte Unruhe der agitierten Depression (deren hypothetische Antriebsgefülltheit mit der der Manie vergleichbar geblieben ist).
Homologe Überlegungen können für die übrigen orthotopen Bilder 2, 3 und 4 angestellt werden, indem z. B. ^2^ erscheinungsbildlich zwischen G und D steht usw. Das reduziert die Begrenzung der Typen auf die zuvor eingeführte Voraussetzung, für die Regulationslagen des S / A-Systems lediglich drei Stadien zu betrachten, man könnte ebensogut 4 oder 5 (oder mehr) unterscheiden wollen, was die Typologie solcher Bilder soweit differenzieren würde, daß die Beschreibungssprache schließlich keine Namen mehr verfügbar hätte.
Die Überlegung zielt indessen auf die Einsicht, daß die Fläche des Nonagramms mit einem Kontinuum von Übergangsformen erfüllt ist, in welchen die namentragenden Typen nichts als vermeintliche Schwerpunkte sind, mit welchen in die tatsächliche Erscheinungsfülle ein reduzierender Aspekt hineingetragen wird, der vorderhand Überblick schafft (aber nicht strukturellen Einblick). Das Kontinuum ist die Basis dafür, daß der Zustandsraum mit einer stetigen Dynamikfigur abgelesen werden kann. In dem Kontinuum der abgelesenen Zustände werden jene schwerpunktsmäßig als repräsentativ für den Tag angesehen, die um 16 Uhr abgelesen wurden (nach Beginn des Ablaufs um 4°° morgens).
Mit dieser Rückkehr zu einem repräsentativen Bild kommt die Typologie wieder in ihr Recht,

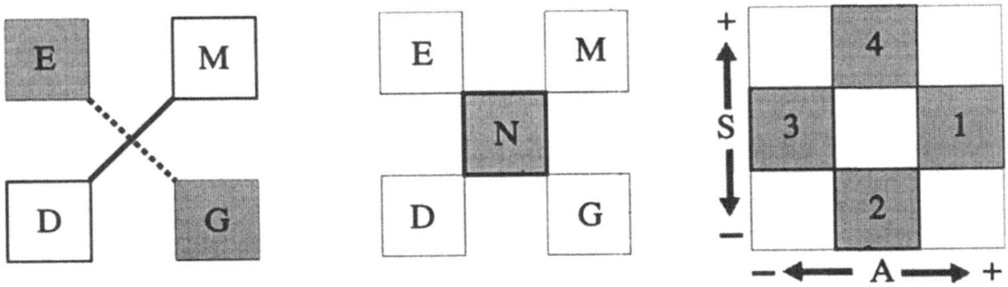

Abb. 6 Schemata zum Zustandsraum der manisch-depressiven Psychosen

linke Figur
Manie M und Depression D bilden mit ihren Syndromen und deren Komponenten ein polares Gefüge, dessen Zuordnungsverhältnis mit der schwarz ausgezogenen Linie dargestellt werden kann, deren schräge (diagonale) Lage in diesem Zusammenhang noch nicht begründet werden kann.
Ein derartiges Paar bilden auch die agitierte Depression G und die ekstatischen Bilder E, die ein gleichartiges Zuordnungsverhältnis haben und daher ebenfalls mit einer gestrichelten Diagonale dargestellt werden können (was die Schräge der Verbindung bereits begründet, wenigstens formal).

mittlere Figur
Es muß die Möglichkeit eines Übergangs von Manie nach Depression (oder umgekehrt) durch einen Zustand der Normalität hindurch berücksichtigt werden. Das erzwingt aus gleichsam logischen Gründen die Einführung eines weiteren Feldes für die Normalität N an der markierten Stelle. Die klinische Erfahrung belehrt des weiteren über Übergangsmöglichkeiten zwischen G und E (bzw. umgekehrt)

rechte Figur
Mit der Einführung der Normalität in einen systematischen Zusammenhang mit den psychotischen Bildern M und D (sowie G und E) und deren Deutung auf dem Hintergrund des Denkbildes der Stimmungs- (S) und Antriebsdysregulation (A) ergeben sich systematische Leerstellen an den markierten Stellen, die mit den Ziffern 1 bis 4 markiert (und so auch in Syndromsequenzen codiert) werden können und deren psychopathologisch-inhaltliche Füllung mit der jeweiligen Stimmungs / Antriebs-situation jedenfalls in Umrissen hergeleitet werden kann.

Eine Zusammenführung dieser Vorstellungen führt auf das Nonagramm, die formalisierte Darstellung des psychopathologischen Zustandsraums der ChTh.
Es umfaßt neben den beiden "reinen" Bildern M und D die beiden Mischbilder G und E (das als "stille Manie" bekannt ist), sowie ein Mischbild vom Typ 1, das als Hyperaktivität bezeichnet wird (und als "gereizte Manie" bekannt ist), ein Mischbild vom Typ 2, das als Melancholie bezeichnet wird, ein Mischbild vom Typ 3, das als Passivität bezeichnet wird und ein Mischbild vom Typ 4, das als Euphorie bezeichnet wird (und als "zornige Manie " bekannt ist).
Schreibt man diese Bilder mit ihren Codezeichen, ergibt sich die Sequenz M D E G N 1 2 3 4 in dieser (zeitlichen) Anordnung treten sie allerdings nicht auf, sondern das Sequenzmuster wird von der endochronen Dynamik diktiert (die durch die Zykluslänge determiniert ist).

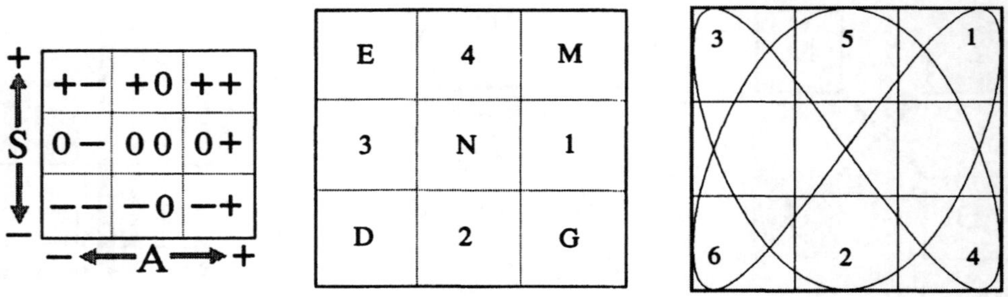

Abb. 7 Schemata zum psychopathologischen Zustandsraum der ChTh.

linke Figur
Geht man von der - in der ChTh allem zugrundeliegenden - These aus, das Manische und das Depressive und das Mischbildhafte habe eine zweidimensionale Struktur und sieht man am Grunde das Stimmungs / Antriebs-System in strikter Systemisolierung, so kann das Stimmungssystem S auf der Ordinate, das Antriebssystem A in orthogonaler Unabhängigkeit auf der Abszisse dargestellt werden (und so auch in den übrigen Figuren).

Schreibt man beiden Systemen die Fähigkeit zu dysregulativen Exkursionen (z. B. im Rahmen von zyklothymen "Schwankungen") zu und unterscheidet (der Einfachheit halber) lediglich drei Regulationslagen (normal, d. h. nicht-dysreguliert mit dem Zeichen 0, vermindert mit dem Zeichen - und gesteigert mit dem Zeichen +), so ergibt deren Kombination das dargestellte Schema. Drei Lagen kombinieren sich zu neun Zuständen, weshalb das Schema als "Nonagramm" bezeichnet wurde.

mittlere Figur
Das Feld M markiert manische Zustände mit Erregung des Stimmungssystems und gleichzeitiger Erregung des Antriebssystem. Manien sind heiter UND erregt.

Die gleichzeitige Aktivitätsminderung beider Systeme führt zur Depression D. Diese Depressionen sind entstimmt UND desaktiviert (nicht "depressiv-gehemmt").

Natürlich ergibt die Kombination der nicht-dysregulierten Systeme die Normalität N.

Diese drei Bilder liegen auf einer Diagonalen und stellen das klassische Bipolare dar.

Auf der anderen Diagonalen finden sich die beiden gleichfalls "bipolar" organisierten Mischbilder der agitierten Depression G (das Zeichen A ist für Antrieb verbraucht) und der ekstatischen Bilder E, mit "kontradiktorischer" Stimmungs /Antriebs-Dysregulation.

Die übrigen Felder sind mit Ziffern markiert, bei ihnen ist jeweils nur eines der beiden Systeme dysreguliert: 1 Hyperaktivität, 2 Melancholie, 3 Passivität, 4 Euphorie (siehe Tabelle in Abb. 3)

rechte Figur
Aus Schwankungen des Stimmungssystems mit 2 Tagen Länge (um ein einfaches Beispiel anzuführen) und solchen des Antriebssystems mit drei Tagen Länge ergibt sich die mitgeteilte Dynamikfigur (Lissajousfigur) von 6 Tagen Länge. Diese ist aus topologischen Gründen zum Zustandsraum isomorph und kann diesem überlagert werden. Dann kann mit der Dynamikfigur die psychopathologische Syndromsequenz abgelesen werden:

(N) M 2 E G 4 D (N)

dennoch ist der Bildbegriff in einem wesentlichen Punkt von nun an relativiert, indem er keine natürlichen Grenzen zu seinen systematischen Nachbarn besitzt.

Der seelische Organismus (wenn man so sagen will) ist offenbar sehr empfindlich gegenüber mengenmäßiger Fehlversorgung aus dem Stimmungs / Antriebs-System und ganz besonders gegen Disproportionalitäten (im Sinne des Mischbildhaften, am stärksten ausgeprägt bei E und G). Der alte Gedanke KRAEPELINs (so, wie man ihn jetzt bei ihm lesen kann), daß die jeweilige bildhafte Gestaltung allein auf das (zahlenmäßig faßbare) Verhältnis der Grundstörungen zueinander zurückzuführen ist, hat sich als tragfähig erwiesen. Er kann um eine vermutungsweise nennbare Nuance erweitert werden: es ist wohl daran festzuhalten, daß die beiden Dysregulationsvorgänge (Schwankungen) im Bereich der isolierten Basalsysteme ein Kontinuum von Ausprägungsmöglichkeiten durchlaufen, daß aber der darüberliegende Integrationsprozeß, der die Erlebnislagen daraus komponiert, doch nur distinkt bei bestimmten Wertepaarungen ein (von innen introspektiv wie auch von außen explorativ) ablesbares Erscheinungsgesamt zu generieren vermag, dazwischen liegt das Ungenannte, Unnennbare, Gesichtslose.

In der agitierten Depression G finden sich die Gestimmtheiten der unruhevollen Verzweiflung, der mürrischen Gespanntheit, der unleidlichen Dysphorie u. ä.. Andererseits zeigt die "reine" Depression D als Gestimmtheit eine graue und grauenvolle Bedrücktheit, eine leere Verstummtheit, eine elende Fürchterlichkeit u. ä.. Systematisch "dazwischen" liegt die Melancholie Typ 2, aber deren Gestimmtheit kann nicht durch etwas "zwischen" dem Genannten bezeichnet werden, stattdessen findet man mit durchaus eigenem Gesicht als Gestimmtheit der Melancholie eine jammervolle Traurigkeit, eine trostbedürftige Herzensbeschwernis, eine schuldgefühlsbedrängte Gemütsüberfülle u. ä..

Man meint in den drei angedeuteten Gestaltungen einen in sich geschlossenen Kreis je eigener Bestimmtheit sehen zu können und das wäre eben doch ein Bild im obigen Sinne.

Dieses Distinkte in der Aufeinanderfolge könnte vorgetäuscht sein durch das einfache Faktum der gleichfalls notwendig nur distinkten (sogar regelrecht inselhaften) Besetzung der Phänomene mit Wörtern, die doch immer jeweils einzelne Wörter sind, wenn auch der lebendige Sprachumgang in der gesprochenen Sprache mit den Wörtern nicht ungeschickt darin ist (und die Sprache in ihrer Anlage als Sprache hilft dabei), Abtönungen zu formen (wie es soeben auch versucht wurde mit der substanziellen Nennung einer "Verzweiflung", die attributiv "unruhevoll" genannt wurde usw.).

Es könnte aber der oben so genannte seelische Organismus von sich aus so beschaffen sein, daß er mit dem psychotischen Rohmaterial, sozusagen, nicht in gleichmäßiger Weise umzugehen weiß und es gelingt dann der eine oder der andere (nicht aber der dazwischenliegende) Bildcharakter der psychotischen Erscheinungsweise mehr oder weniger gut als ein Bild.

Literatur:

Bleuler, M.: Lehrbuch der Psychiatrie 8. Aufl. Springer Berlin Wien 1949

Bochnik, H.-J.: Multifaktorielle statistische Analysen, Verbundforschung und Klinikorganisation. Nervenarzt 34 (1963) 430 - 437

Bräunig, P.: Elemente zykloider Psychopathologie und diagnostische Merkmale zykloider Psychosen. in: Bräunig, P. (Hrsg.): Emotionspsychopathologie und zykloide Psychosen. Schattauer Stuttgart 1995

Bürger-Prinz, H.: Probleme der phasischen Psychosen. Enke Stuttgart 1961

Geest: Endogene Depressionen. Diss. Hamburg 1966

Harvey, W.: De motu cordis et sanguinis. 1628

Jacob, H.: Symptomvermittlung in symptomarmen Stadien endogener Depressionen. In: Huber, G. (Hrsg.) Schizophrenie und Zyklothymie. Thieme Stuttgart 1969

Janzarik, W.: Dynamische Grundkonstellationen in endogenen Psychosen. Springer Berlin 1959

Kraepelin, E.: Psychiatrie, 5. Aufl. J. A. Barth Leipzig 1896

Kraepelin, E.: Psychiatrie, 8. Aufl. J. A. Barth Leipzig 1913

Leonhard, K.: Aufteilung der endogenen Psychosen. Akademie Verlag Berlin 1957

Lersch, Ph.: Gesicht und Seele. München 1955

Mentzos, St.: Mischzustände und mischbildhafte phasische Psychosen. Enke Stuttgart 1967

Mentzos, St.: Depression und Manie. Vandenhoeck u. Ruprecht, Göttingen Zürich 1995

Rogalla, W.: Endogen-manische Psychosen. Diss. Hamburg 1966

Schröder, P.: Die Spielbreite der Symptome beim manisch-depressiven Irresein und den Degenerationspsychosen. Karger, Berlin 1920

Specht, G.: Über den Angstaffekt im manisch-depressiven Irresein. ZBl. Nervenhk. XXX (1907) 529

Supprian, U.: Geschlechtsunterschiede bei schizophrenen Psychosen Diss. Hamburg 1964

Supprian, U.: Ein theoretisches Modell für den Gesamtablauf der manisch-depressiven Psychosen. Fortschr. Neurol. Psychiat. 43 (1975) 358 - 379

Supprian, U.: Chronobiologische Gestalten endogener Psychosen. Beltz, Psychologie Verlags Union, Weinheim 1993

Weitbrecht, H.-J.: Psychiatrie im Grundriß. Springer 1963

Westphal, A. u. O. Kölpin: Bemerkungen zu dem Aufsatz von Prof. Dr. Specht: Über den Angstaffekt im manisch-depressiven Irresein. ZBl. Nervenhk. XXX (1907) 729

Wieck, H. H.: Aktuelle Fragen der klinischen Psychopathometrie. Pharmakopsychiatrie und Psychopathologie. Hrsg.: Kranz, H. u. K. Heinrich. Thieme Stuttgart 1967

Weygandt, W.: Über die Mischzustände des manisch-depressiven Irreseins. J. F. Lehmann München 1899

4. GRUNDLINIEN DER CHRONOPATHOLOGISCHEN THEORIE PHASISCHER PSYCHOSEN.

Kurzfassung

Die ChTh besitzt eine Lehre von den manisch-depressiven Mischbildern, einen Satz von Hypothesen über circadiane Fehlordnungen von Schwankungen im Stimmungs /Antriebs-System (Desynchronisation führt zu Freilaufschwankungen, Resynchronisation zu Mehrtages-schwankungen), die Formulierung eines zweidimensionalen psychopathologischen Zustands-raumes und einer (topologisch isomorphen) zweidimensionalen Dynamikfigur, welche zyklisch geschlossen und in ihrer Binnenstruktur wohlgeordnet ist.

Aus diesem Ansatz folgen zwei analytische Techniken: statistische Frequenzanalysen für die Aufdeckung eines modulartigen Zeitbausteins in Episoden-Kalendern und informations-theoretische Sequenzanalysen für die Bestimmung der rhythmologischen Parameter in psychopathologischen Syndromsequenzen. Dies wird mit Graphiken und deren ausführlichen Legenden im Grundriß skizziert.

Schlüsselwörter
Manisch-depressive Psychose, MDE, Zyklothymie
Zeitordnung, Periodizität

FUNDAMENTALS OF THE CHRONOPATHOLOGIC THEORY OF PHASIC PSYCHOSES

Summary

The ChTh possesses a precept of the manic-depressive mixed states, a set of hypotheses on circadian disorders of the fluctuation in the mood and drive system (de-synchronisation results in free running periods, re-synchronisation results in fluctuations spanning more than one day), the concept of a two dimensional psychopathologic state room and a (topologic isomorphic) two dimensional dynamic figure, which is cyclically closed and well ordered in its inner structure.

Two analytical techniques follow this approach: frequence analysis in order to determine the chronological building block in episode calendars and sequence analysis in order to determine the rhythmological parameters in psychopathologic syndrom sequences. This is illustrated by diagrams and their detailed captions.

Key words:
Manic-depressive disorder, Affective disorder, Cyclothymia
Time structure, Periodicity

GRUNDLINIEN DER CHRONOPATHOLOGISCHEN ·THEORIE PHASISCHER PSYCHOSEN.

U. Supprian

Die noch immer in ihrer Natur rätselhaften endogenen Geisteskrankheiten (als ihr Prototyp wird das manisch-depressive Irresein betrachtet) können methodologisch mit einer naturwissenschaftlichen Sicht in einem wesentlichen Strukturaspekt erfaßt werden, wenn ihre wechselnden Erscheinungsbilder in langer Reihe typologisch (psychopathologisch) beschrieben und (chronopathologisch) datiert werden. In solchen Datensätzen kann eine einfache, präzise und weitreichende Ordnung gezeigt werden gerade dort, wo man Chaos zu sehen meint. Das Ordnende im Geordneten kann physiologisch (d. h. letztlich ätiologisch) als Fehlstand im biophysikalischen Regime des Tagesganges verstanden werden. Diese Zuweisung eines Phänomenbereichs zu einer Ordnungsklasse öffnet den Zugang zu seiner Erforschung. Der Gedanke, die chaotisch anmutenden endogenen Psychosen realisierten eine Ordnung (und die darauf gerichtete beobachtungstheoretische und analytische Technik) ist ausführlich in: "CHRONOBIOLOGISCHE GESTALTEN ENDOGENER PSYCHOSEN" mitgeteilt worden, er wird im folgenden in aller Kürze und in der Hauptsache mit graphischen Mitteln dargestellt.

Vorbemerkung

Die Chronopathologische Theorie phasischer Psychosen (ChTh) sieht die psychopathologischen Erscheinungen der Manie, der Depression UND der Mischbilder auf dem Hintergrund eines zweidimensionalen Ordnungs-Schemas (Nonagramm), dessen Dimensionen durch Dysregulationen des Stimmungssystems und (systemisoliert) des Antriebssystems gegeben sind. Beiden Systemen werden in der Psychose je eigene rhythmologische Parameter zugeschrieben (die dadurch intern gegeneinander desynchronisieren, was die Symptomatik hervorruft). Wegen der Einlagerung der Psychophysiologie in den äußeren Tagesgang sind die entstehenden Überlagerungsfiguren des Ablaufs (Lissajousfiguren) ganztägig und zyklisch geschlossen, sie regieren die Muster der psychopathologischen Syndromsequenzen. Zugehörigkeit zu einer Ordnungsklasse ermöglicht die Strukturaufklärung mit naturwissenschaftlichen Methoden (Frequenzanalysen von Phasenkalendern und informationstheoretische Mustererkennung in psychopathologischen Syndromsequenzen). Die aufgefundene Zeitordnungsstörung verweist auf die Ätiologie, sie eröffnet einen Steinbruch neuer wissenschaftlicher Fragen.

Einführung

Von einem naturphilosophischen Standpunkt aus kann es als ein grundlegendes Faktum betrachtet werden, daß die Gebilde dieser Welt nicht etwa - wie ja vielleicht denkbar - nur einen formlosen "Haufen" (EINSTEIN) bilden, sondern daß sie einen reich gegliederten Stufenbau aus Gestalten von einfachster bis hin zu höchster Komplexität zeigen. Im Rahmen der hier zu führenden Argumentation erübrigt es sich, der schwierigen Frage nachzugehen, ob der Gestaltaufbau vom Einfachsten und Elementaren bis zum Reichsten und Differenziertesten überhaupt in seinem Wesen treffend bezeichnet ist mit dem nur einen Parameter der Komplexität, der kontinuierlicher Veränderung fähig zu sein scheint, während der beobachtbare Stufenbau offenbar auch Sprünge in Neuartiges tut. Das gilt noch relativ leicht sichtbar für die räumlichen Gestaltungen, das "Morphische" wenn man so will, jedoch auch - schon durchaus schwieriger sichtbar zu machen - für das "Chronische", die Zeitgestalten, denen die dynamischen Vorgänge gehorchen (morphisch / chronisch möge ein Begriffspaar für Gestalten in Raum und Zeit bilden, die auf gleiches kategoriales Niveau gebracht werden und welche dann ein "konjugiertes" Paar formieren - dazu siehe Abb. 1). Auch die Zeitgestalten differenzieren sich vom Einfachsten, etwa der Bahn eines Photons mit geradliniger und gleichförmiger, d. h. nicht beschleunigter Bewegung mit bestimmter Richtung und Geschwindigkeit, über die vielfachen, einfach periodischen, wellenförmigen Vorgänge der Physik bis zum forschungstechnisch einigermaßen Schwierigen: den höchst eigentümlichen Zeitgestalten im Ablauf der manisch-mischbildhaft-depressiven Erkrankung im Inneren der Geistwelt allein des Menschen. Es lohnt kaum, den Begriff der Gestalt für die schlichten linearen Zeitabhängigkeiten elementarer Vorgänge zu verwenden. Dagegen nötigt das nicht zu vermeidende Bemühen um Vollständigkeit der Beschreibung (wie auch der Analyse) bei komplexen Erscheinungen dazu, auch ihr Zeitverhalten unter dem Gestaltbegriff zu fassen. Die in traditioneller Anschauung für den erschrockenen Laien und den kontemplativen Kliniker gleichermaßen so überzeugend chaotisch anmutenden klinischen Erscheinungen der endogenen Psychosen zeigen in der Sicht der ChTh genau jene Geordnetheit, die grundsätzliche Voraussetzung wissenschaftlicher Analysierbarkeit ist. Als via regia in diesem Feld galt die Psychopathologie. Kenntnisse wurden sehr wohl, Erkenntnisse jedoch nicht erreicht. Die Chronopathologie eröffnet aber einen neuen Zugang und faßt die psychotischen Phänomene bei ihrem Zeitverhalten. Sie umgreifen aus klinischer Sicht sehr verschiedene Erscheinungen auf vielen, gleichsam hierarchischen Ebenen von den plötzlichen Einbrüchen des Erlebens im Sekundenbereich über die vielgestaltigen Tagesschwankungen, die tageweisen Syndromsequenzen bis zum lebenslangen Alternieren von Phase und Intervall.

Grundzüge der klinischen Empirie phasischer Psychosen.

Vom Standpunkt einer Allgemeinen Pathologie aus gesehen zeichnen sich in der Gruppe der Großen Geisteskrankheiten die Manisch-Depressiven Erkrankungen (MDE) durch eine Reihe von vier formalen Merkmalen aus, die keine andere - auch keine somatische - Krankheit zeigt:

1. Die MDE hat nicht nur ein Gesicht, unikathaft und charakteristisch, sondern zwei gänzlich diametrale: erstens das bunte Bild der Manie und zweitens (in "polarer" Kontradiktion) das entfärbt-graue Bild der Depression. Beide sind als Bilder so verschieden und unverbunden wie etwa das Tropische und das Arktische, sie treten dennoch im Prinzip innerhalb einer Erkrankung auf. Gerade die Vielgesichtigkeit ist das Charakteristische. Die moderne Kennerschaft weiß um weitere Erscheinungsweisen der MDE, auch in diesen Bildern gibt es (in der psychopathologischen Strukturlehre der ChTh) spiegelbildliche Relationen, so daß dieses erste Merkmal mit dem Namen "Bildsymmetrie" belegt werden kann.

2. Nach wochen- oder monatelanger Akuität der offen-psychotischen Episode tritt die Krankheit quasi von sich aus (d. h. "endogen") in eine erscheinungsbildliche Latenz mit einer Mimikrie der Normalität von kürzerer oder längerer, jedenfalls unbestimmt erscheinender Dauer. Das Intervall gehört zur in der Tiefe andauernden Krankheit, auch wenn es keinerlei Krankheitszeichen zeigt. Nicht selten ist es jedoch durch einzelne "schlechte Tage" oder flache Verstimmungsepisoden oder quasi "psychopathische" Verstimmtheiten gestört. Nach dem Intervall wiederholt sich das Spiel mit dem Ausbruch einer neuen Phase. Dieses Alternieren währt in der Regel lebenslang, allenfalls gemildert durch Erschöpfung der Person und überdeckt von den Auswirkungen körperlichen Verfalls. Es bildet sich formal ein "Phasenkalender" (s. Abb. 12). Früher hat man wegen dieses Merkmals von "Periodik" und "periodischen Psychosen" gesprochen (was allerdings auch für gewisse Katatonien galt, die nicht zur MDE gehören), heute verlangt man für diesen Titel Maß und Zahl, aber das konnte kaum je gezeigt werden (erst die ChTh vermag es). Daher soll dieses Merkmal mit dem alten Namen für stete Wiederkehr belegt werden: "Palingenesie".

3. Die viel häufiger, als man anzunehmen geneigt ist, in Relation zur inneren Ablaufsgeschwindigkeit zeitgestaltlich scharf ausgeprägten Zeitpunkte für Beginn und Ende jeder Episode liegen - wie es scheint - "irgendwo", jedenfalls nicht im personal verstehbaren Kontext biographischer Ereignisse oder gar in einer tieferen Sinngestalt. Solche Interpretationen, nach

denen die Vernunft der Lebensführungskräfte geradezu schreit, greifen allenfalls im Bereich der ersten Phase, von der aber die Wissenschaft nicht viel weiß (es ist über das Vorfeld der Schizophrenie seit den Arbeiten von HUBER und HUBER u. GROSS vergleichsweise sehr viel mehr bekannt. Aber auch die MDE hat oft ein langes Vorfeld). Nach etlicher Palingenesie verfallen die psychologischen Begründungen in ihrer Plausibilität für den Kranken selbst schon, aber auch für seine Betreuer letztlich ganz. Die inneren ("endochronen") Termine sind nicht durch irgendeinen Aufwand der Person des Kranken oder irgendeine therapeutische Könnerschaft seiner Helfer (auch nicht durch ein kompetent geführtes Lithium-Regime) abwandelbar auch nur um einen Tag. Dieses Merkmal kann man mit dem Namen "Autonomie" belegen.

4. Bei "mischbildhaften" Verläufen haben alle Tage unablässig ein anderes Gesicht: Man sieht z. B. eine gegen Abend aufblühende manische Erregung, die in der Nacht nicht zu beherrschende Triumphe feiert, anderntags und auch am 3. Tag noch unermüdet lachend und schreiend fortdauert (so daß die Diagnose des Vorliegens einer Manie gerechtfertigt erscheint), die am folgenden Tag unangenehm gereizte Züge annimmt, dann einer immer noch hocherregten, aber nunmehr tief verzweifelten Verfassung (im Sinne der melancholia agitata) weicht, aus der sich am 6. Tag eine viel stillere und schuldbeladene Melancholie, daraus eine gänzlich versteint-gehemmte, dann schließlich nur freundlich-desaktivierte Depression entwickelt (so daß nunmehr diagnostisch an das Vorliegen der konträren bipolaren Gestaltung gedacht wird), aus deren Ausdrucksarmut sodann eine wahnhaft verstiegene, aber erlebnisreiche Beseeligung voller Bilder und Ideen hervorgeht, die wiederum auch am nächsten (dem 10.) Tag noch anhält (diagnostisch ist nun an Schizoaffektives zu denken) und so in bunter Reihe fort. Das gilt auch für die Stunden das Tages (und der Nacht): Es wird z. B. bei der Visite hilflos geschwiegen, auch beim Mittagessen noch tränenlos geweint, aber nachmittags bereits mit jedermann distanzlos und fruchtlos gestritten und nachts in den Schlaf der Anderen hinein sehr laut und nicht schön gesungen usf. (was mit einigen seiner Typen als sog. "depressive Tagesschwankung" bekannt ist). An die Stelle eines mit sich selbst vertrauten und frei bestimmten Verkehrs mit den Menschen oder den Sachen des lebendigen Lebenskreises ist dann ein fremdartiger Maskenreigen mit eigenen Regeln ohne jede soziale Brauchbarkeit getreten unter dem tyrannischen Diktat des "Endogenen", sinnlos, unabsehbar und ganz offenbar chaotisch. Man kann dieses Merkmal mit dem Namen der Chaotisierung belegen.

In diesen vier Merkmalen steckt die begrifflich zwar schwierige Kategorie ZEIT, die aber meßtechnisch (durch Kalender und Uhren) gut zugänglich ist, sogar bei so randunscharf gefaßten Begriffen, wie sie in den psychopathologischen Beschreibungen enthalten sind. Immer kann nämlich genau datiert werden 1. wann ein Bild auftritt und 2. kann mit der Verfügung über eine geeignete erscheinungsbildliche Typologie bestimmt werden, welches Bild auftritt (und viele Krankengeschichten bestehen fast ganz aus derartigen Notizen). Solche aus Zeit und Bild gekoppelten Signaturen spielen eine wichtige Rolle in der Technik der Analysen der ChTh.

Abb. 1 erläutert das Verhältnis von (querschnittlicher, bildhafter) Momentangestalt und (längsschnittlicher, dynamischer) Ablaufsfigur, für welche die ChTh eine funktionelle Knüpfung lehrt. Die in der Abbildung dargestellten Objekte (Rechteck, Dreieck und Ellipse) mit ihrer je individuellen Gestalt und die Relationen ihrer Lage formieren zu jedem Zeitpunkt ein Bild, das in seinen Einzelheiten und seinem Bildcharakter beschrieben werden kann unter gänzlicher Absehung von seiner jeweiligen Eingebundenheit in einen Zeitpunkt und einen übergreifenden Zeitablauf. Das möge die Denkart der Psychopathologie darstellen. Die drei Objekte erfahren in diesem Beispiel im Laufe der Zeit Abwandlungen ihrer Lage und ihrer Gestalt (sowie ihrer Relationen): das Rechteck führt eine Schwankung in der Höhendimension aus (Positionswandel), die Ellipse wächst und wird gedreht (Wachstum), das Dreieck wird zu einem Sechseck (Gestaltdifferenzierung). Diese Vorgänge können in ihrer Zeitgestalt beschrieben werden (gestrichelte Verlaufslinien) unter gänzlicher Absehung von den Gestalten der Objekte und den einzelnen momentanen Bildcharakteren. Das möge die Denkart der Chronopathologie darstellen. Es ist nun bemerkenswert, daß der gesamte Vorgang in seiner Wirklichkeit natürlich holistischen Charakter hat und nicht einseitig gedacht werden kann etwa als ein Verlauf von bestimmter Gestalt ohne Objekte, wie er auch nicht als Bild der Objekte gedacht werden kann ohne ihre jeweilige Zeitstellung. Dennoch beschreiben die psychopathologische und die chronopathologische Sicht nicht nur zwei verschiedene Aspekte einer Sache, sondern es handelt sich um komplementäre Sichtweisen im Sinne N. BOHRs, die sowohl in sich richtig und gleichberechtigt sind, sich aber wechselseitig ausschließen und inkompatibel sind. Mit der Blickeinstellung innerhalb einer der beiden Beobachtungssprachen erscheint das von den Begriffen Erfaßte und gegenläufig geht notwendig alles verloren, was die andere Sicht fassen könnte - e vice versa. Dennoch gibt erst ihre konjugierte Gesamtheit eine Annäherung an eine vollständige Beschreibung der ungeteilten Wirklichkeit.

5. Dem Merkmalskatalog kann noch als eine besondere Merkwürdigkeit hinzugefügt werden, daß es bei den endogenen Psychosen einen anerkannten, wissenschaftlich erklärenden (Hirn-) Befund

(neuropathologischer oder biochemischer, neuroradiologischer oder elektroencephalographischer oder sonstwelcher Art) nicht gibt. In diesem Merkmal steckt nicht die Zeit. Darin mag ein Versäumnis bisheriger Forschung liegen. In der Sicht der ChTh ist die MDE (samt zumindest einiger der bisher untersuchten Schizophrenien) eine Zeitordnungsstörung, was hier im Vorgriff auf das zu Entwickelnde gesagt wird.

Die psychopathologische Hypothese.

6. Wenn man annimmt, daß ein introspektiv nicht reflektierbares, in der Tiefe seiner psychophysiologischen Fundierung in sich selbst (etwa regulativ) organisiertes sog. Stimmungssystem (mit Leistungen im Phänomenbereich **Information**) dysreguliert, d. h. erregt oder gehemmt sein kann und unabhängig davon, d. h. "systemisoliert" (BÜRGER-PRINZ) ein Antriebssystem (mit Leistungen im Phänomenbereich der - psychischen - **Energie**) gleichfalls - worauf die psychopathologische Symptomatik im einzelnen reduziert werden kann (soweit sie das Zeitverhalten prägt und nicht ubiquitär ist), so wirkt dieser zweiseitige ("dyadische") Gedanke angesichts des breiten Stroms seiner Tradierung geradezu so, als habe man Eulen nach Athen getragen (s. Abb. 2). Die formale Gliederung der Liste ruht auf intuitiver Gestaltwahrnehmung in klinischer Erfahrung, sie verarbeitet Erfahrung aus Zeitgestaltanalysen und sie geschieht im wissenden Vorgriff auf das im weiteren unterlegte Ordnungsschema.

7. Das abstrakte Schema darin ist bei strengerer, wenngleich doch schlichter Denkart (more geometrico) ein zweidimensionales Feld. Unterscheidet man vorerst (um die etablierte klinische Beschreibungssprache nicht zu strapazieren) formal nur drei Dysregulationslagen, ergibt sich das "Nonagramm" (s. Abb. 3). Sind beide Systeme regulativ aktiviert, resultiert das Bild der Manie M (sie ist *heiter UND erregt*). Sind beide Systeme gehemmt, resultiert das Bild der Depression D (nota bene, der man-depr. Depression, es gibt wohl noch viele andere, auch endogene Depressionen) sie ist *entstimmt UND desaktiviert*. Wohlproportionierte und nicht dysregulierte Verhältnisse in beiden Systemen herrschen bei der Normalität N, sie kann passager inmitten akut psychotischer Syndromsequenzen auftreten (z. B. im 33-Tage-Zyklus, dazu siehe später). Disproportionale (kontradiktorisch dysregulierte) Verhältnisse in beiden Systemen führen zu den "klassischen" man.-depr. Mischzuständen der agitierten Depression G (mit *depressiver Verzweiflung UND angetriebener Unruhe*), sowie der Ekstase E (*voller Erlebnisse UND zugleich Äußerungsarmut*, was merkwürdigerweise oft par.-hall. geprägt ist und an Schizoaffektives oder gar an "Schizophrenie" denken läßt). Dysregulationen in nur einem

System führen zu jeweils einem von 4 Mischbildern, denen notgedrungen traditionell vorbesetzte Namen gegeben wurden (indessen ist wissenschaftlich an Namen nicht viel gelegen): Hyperaktivität, Melancholie, Passivität und Euphorie (als Codezeichen wurden die Ziffern 1 bis 4 benutzt). Übrigens kann die eingangs erwähnte psychopathologische Syndromsequenz mit den Codezeichen geschrieben werden: M M M 1 G 2 D 3 E E (irgendeine Regel wird man darin kaum sehen).

8. Es sind aus diesem Ansatz (in der erwähnten strengen und schlichten Denkart) drei formalistische Folgerungen zu ziehen, alle drei haben weitreichende Konsequenzen:

I. das Manische und das Depressive konstituieren NICHT eine strukturalistische Grunddimension der Psychopathologie phasischer Psychosen (vielmehr sind das - abbreviatorisch gesprochen - Stimmung S und Antrieb A). Manie und Depression sind vielmehr nur erscheinungsbildliche und oberflächennahe Resultanten. Auch die Normalität ist Resultante, sie ist im psychophysiologischen Inneren dyadisch gebaut (aus S und A, wie M und D). Das Dyadische bleibt daher äußerlich latent (wegen der gleichen Regulationslagen und der Synchronisation quasi ununterscheidbar).

II. Die sogenannten man.-depr. Mischzustände oder Mischbilder sind NICHT Mischungen aus Manischem und Depressivem oder gar "Elementen" daraus (WEYGANDT, KRAEPELIN, MENTZOS), sondern Entmischungs-syndrome des Stimmungs/Antriebs-Systems (SUPPRIAN 1980 (3)).

III. Nach den Gedanken der ChTh herrscht in allen Zustandsbildern prinzipiell eine strukturelle Zweidimensionalität, vielleicht weil das Cerebrum eben so gebaut ist (und reflektierbare Erlebnisse immer aus einem informationellen und einem energetischen Anteil integriert sind). Diese in der klinischen Psychopathologie der mischbildhaften phasischen Psychosen aufgefundene strukturelle Zweidimensionalität wird für den Theorieaufbau in den Rang eines Prinzips erhoben und muß daher beim Modellentwurf für die Ablaufsdynamik konsequent weitergedacht werden zu einer zweidimensionalen Schwankung (auch wenn das exotisch anmutet und nicht leicht anschaulich gedacht werden kann).

Die chronopathologische Hypothese.

9. Das Bewußtsein gaukelt uns illusionistisch vor, es ereigne sich - vom Bewußtsein aus gesehen - als ein Kontinuum. In der Tat hat es aber zwei ganz unvergleichliche physiologische und subjektiv-erlebnismäßige Verfassungen: es figuriert erstens als ein Wachbewußtsein am

Tage, zweitens figuriert es als Schlaf- und Traumbewußtsein in der Nacht. Beide Verfassungen alternieren distinkt ohne jede Ausnahme. Die Frequenz des Alternierens ist genau die der Erdrotation, welche die Sonne aufsteigen und die Nacht herabsinken läßt. Die zugehörige Varianz ist Null. Das Faktum des Alternierens der Bewußtseinszustände ist für jede Psychologie derart fundamental, daß es allzu leicht in den vergessenen Hintergrund des Selbstverständlichen rückt. Es ist zugleich der Ausgangspunkt aller Chronobiologie:

10. Alle bekannten physiologischen Teil-Leistungen, die isoliert betrachtet werden können (z. B. die Köpertemperatur, die Cortisolkonzentration usw.), haben in ihrer Intensitätsverteilung entlang der Zeit jeweils einen zeitgestaltlich charakteristisch geformten Tagesgang, viele realisieren das spontan (wenn man so will "endogen" - das ominöse Wort hat viele Aspekte) als eines ihrer physiologischen Leistungsmerkmale. Diese Ablaufsgestalten fügen sich derart ineinander, daß die Analogie zu Raumgestalten (etwa den Gestalt-Relationen zwischen Leber, Zwerchfell und Lunge, um nur ein Beispiel zu nennen) naheliegt und insofern geradezu von einem "Zeitleib" gesprochen werden könnte. Diese Relationen stellen das dar, was die Chronobiologie "interne Synchronisation" nennt.

Das biophysikalische Einbettungs-Regime des Tag/Nacht-Wechsels für die Physiologie ist derart präzise, unablässig und energiereich, daß es schon bei den Blaualgen evolutiv internalisiert worden ist (es alternieren die anabolischen Utilisierungen des Sonnenlichts in der Photosynthese mit katabolischen Speicherleistungen für die lichtlose Nacht, so daß die Alge nicht stirbt. Insofern ist das Leben in seinen metabolischen Grundzügen zwiefältig erfunden worden). Die varianzfreie Präzision, die weitreichende Unablässigkeit und der Regulationen erzwingende Energiereichtum der Außenführung gelten sicherlich genauso für die zu postulierenden psychophysiologischen Unterlegungen des Stimmungs/Antriebs-Systems.

Es ist nun interessant, daß die primären Spontanperioden in der Regel deutlich von 24 Std. verschieden sind, oft sind es 25 Std., die interindividuelle (normologische) Variationsbreite ist sehr groß (im Bereich von etwa 18 bis 30 Std.). Erst sekundär werden sie von Synchronisatoren (wahrscheinlich lokalisiert im Nucl. suprachiasmaticus und neurotransmitter-typologisch serotonerg, überdies geht es offenbar um zwei Synchronisatoren) durch Frequenzmodulation (und damit auch Phasenverschiebung) von ihrer hereditär bestimmten inneren Spontanperiode auf die exakt 24 Std. des äußeren Tages gebracht, indem diese äußere Signale mit Zeitgeberfunktion (Hell/Dunkel-Wechsel, beim Menschen auch Merkmale des sozialen Getriebes und vieles andere regelhaft Wiederkehrende der mit der Erde rotierenden Umwelt) ablesen (wie von ASCHOFF und WEVER mit ihren bekannten Isolationsexperimenten klargelegt worden ist). (s. Abb. 4)

11. Nach experimentellem Verlust der Zeitgeber (durch Isolation) laufen die Teilfunktionen oft schon innerhalb weniger Tage (und dann für lange Zeit) frei auf ihrer eingeprägten Spontanperiode (es bilden sich Freilaufrhythmen FLR) in externer Desynchronisation und diese desynchronisieren dabei auch gegeneinander intern.

12. Auch psychophysiologische Teilfunktionen (quasi innerhalb des einen Organs Hirn) können desynchronisieren, im psychologischen Leistungstest z. B. Rechenfähigkeit und Konzentrationsfähigkeit (WEVER). Aber das überrascht nicht allzusehr: innerhalb des einen Organs Niere können die Ausscheidungsleistungen für Natriumionen und Kaliumionen gegeneinander desynchronisieren, wenn man die Zeitgeber stört, experimentell z.B. durch falsch gehende Uhren (LEWIS u. LOBBAN).

13. Die ChTh formuliert (in zwei Schritten) die für den gesamten Theorieaufbau grundlegende hypothetische Vorstellung, daß die beiden Synchronisatoren für das Stimmungs- und das Antriebssystem insuffizient werden. (Der Besitz eigener Synchronisatoren macht beide zum System). Dann laufen S und A zunächst frei im Sinne externer Desynchronisation und desynchronisieren dabei auch intern gegeneinander (das ist der erste Schritt). Bei der Zyklothymie bleiben die Zeitgeber - anders als im Isolationsexperiment - voll wirksam (nur der therapeutische Schlafentzug macht eine Ausnahme. Dabei ist interessant, daß die Psychose in der Regel sofort reagiert, aber mit der notgedrungen folgenden Rückkehr in den Tagesrhythmus ihre vorherige Intensität zurückgewinnt). Eine Restleistung der nur insuffizienten, nicht gänzlich ausgefallenen (über mehrere Tage erholten) Synchronisatoren kann nun offenbar kleinere (über mehrere Tage bis zu geeigneten Beträgen aufsummierte) Abweichungen durchaus noch einfangen (das ist der zweite Schritt. Wenn z. B. in 7 Tagen 8 FLR laufen, so differiert jede einzelne um 3 Std. gegen den Tag, alle aber um 24 Std.), so daß sich im Wechselspiel mit synchron gebliebenen Funktionen des "Zeitleibes" im Sinne des Ausgleichs mehrtägige und dann natürlich auch ganztägige Resynchronisationsschwankungen ausbilden (in der Terminologie der ChTh sog. MTS).

14. Solche MTS sind nicht allein hypothetisch, sondern in der klinischen Wirklichkeit akuter Psychosen psychopathometrisch zugänglich. Sogar die Systemisolierung kann in geeigneten Fällen ausgemessen werden.

15. Das zutiefst DELETÄRE und FATALE ganz im Inneren des Wesens phasischer Psychosen hat nach diesem Ansatz zwei fundamentale Züge. Es liegt einerseits darin, daß die

Resynchronisationen im S-System und im A-System je eigene rhythmologische Parameter ausbilden. Andrerseits werden alle rhythmologischen Bausteine (und letztlich die daraus hierarchisch gefügten Langzeitstrukturen) vom Tagesrhythmus in einem unausweichlichen Raster geführt. Damit wird eine grundlegende Neubestimmung des Endogenen im Bereich phasischer Psychosen erreicht. (s. Abb. 5)

16. Die numerische Ganztägigkeit der MTS hat ohne weiteres und gänzlich passiv die deduktive Folge, daß sich Koinzidenzzyklen ausbilden können (sie sind natürlich gleichfalls ganztägig und somit stabil). Damit ergibt sich ein Zyklusbegriff, dessen Vorgestalt ahnungsvoll bereits im Begriff der Zyklothymie gesteckt haben könnte (s. Abb. 6).

Der Aufbau der chronopathologischen Theorie.

17. Es folgen nun Überlegungsschritte, die der ChTh den (unter Psychiatern wohl bedenklichen) Ruf eingetragen haben, es gehe "mathematisch" zu (und sei deshalb schon nachgerade unverständlich - was wiederum auf andere Weise bedenklich sein könnte).

18. Für das Zeitverhalten der Schizophrenie ist prozeßhaftes Fortschreiten grundlegend (das schließt auch starres Stillstehen implikativ ein). Für das Zeitverhalten der MDE steht parallel dazu das andauernde Schwanken als fundamentaler Modus (wenn man die hergebrachte Dichotomie gelten lassen will). Nimmt man als geometrisches Modell für das Schwanken mit rechentechnisch und programmiertechnisch simpelster Verfügbarkeit die Sinusfunktion (die auch von der zugrundeliegenden Kreisform der Erdrotation her nahegelegt ist), so ist die geforderte Zweidimensionalität einfach zugänglich (s. Abb. 7): Um von der etwas unbequemen Perspektivität der Abb. 7 wieder loszukommen, kann man die Raumkurve (welche ja das gesuchte Schwankungsmodell ist) aus der Richtung ihrer Zeitachse abbilden, sie bietet dann das bekannte Bild einer Lissajousfigur (s. Abb. 8).

19. Wenn das Frequenzverhältnis rational ist (aber das ist bei Ganztägigkeit immer gegeben), ist die Figur zyklisch geschlossen. Für dieses, wie sich im weiteren zeigen wird, mächtige Konstrukt benötigt die ChTh keine zusätzlichen Hypothesen. Vielmehr geht die langfristige Gestalt des Zyklus (die bei langen MTS über Monate reichen kann) sofort und ohne eigene Annahmen aus der Desynchronisation im Stundenbereich und der Resynchronisation im Mehrtagesbereich hervor. Die ordnungstiftende (und weiträumig geltende) Macht darin ist der Tagesrhythmus.

20. Es besteht in topologischer Sicht eine tiefliegende Strukturgleichheit zwischen dem psychopathologischen Zustandsraum des Nonagramms und der chronopathologischen Trajektorie

der Ablaufsdynamik der Lissajousfigur (im Sinne der Isomorphie). Die Sequenz der syndromatischen Gestaltungen kann mithin im Nonagramm durch die Lissajousfigur quasi abgelesen werden (als Beispiel dient wieder der 28-Tage-Zyklus. Andere Zykluslängen haben andere Binnenstrukturen. s. Abb. 9, 11 und 12)

Vom Feld der Normalität N aus wendet sich der Symdrompfad nach oben rechts in das Feld der Manie M, bleibt dort auch am zweiten Tag, dann brechen die Gestimmtheiten bei erhalten bleibender Antriebsfüllung zusammen, am dritten Tag des Zyklus herrscht agitierte Depression G. Nach einem Durchgangsstadium mit der Melancholie Typ 2 erlischt der Antrieb nunmehr bei zunehmender Erregung des Stimmungssystems. so daß sich an den Tagen Nr. 5 und Nr. 6 ekstatische Verfassungen einstellen usw. Verwendet man die im Nonagramm (s. Abb. 2) definierten Codezeichen (M, D, G, E, N, 1, 2, 3, und 4), können Syndromsequenzen damit bequem geschrieben werden (und sie können in dieser Form auch als string mit Zeichenketten-operationen verrechnet werden).

21. Nimmt man den Abstand des temporären Punktes auf dem Syndrompfad von der Mitte (der Normalität) als Schweregradsmaß der unspezifischen Psychotizität, kann deren Verlauf als Kurvenzug errechnet werden: er beginnt bei Null und endet dort auch (das macht die Geschlossenheit des Zyklus aus und organisiert die Möglichkeit eines plötzlichen Phasenendes).

Nimmt man den lotrechten Abstand des temporären Punktes auf dem Syndrompfad von der Diagonalen (der "reinen", nicht-mischbildhaften Zustände M und D) als Maß der Mischbild-haftigkeit des jeweiligen Bildes, kann auch deren Verlauf errechnet werden (s. Abb. 10). Beide Kurvenzüge sind positiv kreuzkorreliert: Mischbilder sind (auch nach alter klinischer Kennerschaft) schwere Psychosen.

Die Kenntnis nicht allein der Bildsequenz, sondern auch der zugehörigen Schweregrade und der Mischbildhaftigkeit (und ihres Verlaufs über den Tag) ermöglicht die psychopathologische Interpretation von Krankenblatt-Texten oder prospektiv gewonnenen psychopathometrischen Protokoll-Serien (auf der Suche nach den rhythmologischen Parametern). Aktuell kann sie dem Kliniker erläutern (wenn die Kenntnis der Parameter im konkreten Fall zuvor erreicht wurde), was sich vor seinen Augen eigentlich tut (denn der psychologische Verstehenszusammenhang ist von der Psychose außerkraft gebracht). Besonders die Mischbilder können in hohem Grade "unverständlich" sein (so daß bei solchen Psychosen bzw. in solchen Momenten immer wieder an das Vorliegen einer Schizophrenie gedacht wird). Der Erkenntniswert der ChTh hat an dieser Stelle durchaus auch "Werkzeugcharakter", was insbesondere bei der ärztlichen Führung in suizidalen Problemfeldern hoch veranschlagt werden kann (5).

22. Strukturell ist der vorgetragene Gedanke ein Gebilde von einiger Schlichtheit. Für ihn könnte einnehmen, daß er in großer formaler Einheitlichkeit und Einfachheit doch Erklärungskraft auf sehr verschiedenen und anscheinend weit auseinander liegenden Phänomenfeldern zu haben scheint. Man kann sich jedoch fragen, warum der Kliniker von den brutal durchgreifenden Ablaufsstrukturen nichts sieht? Tatsächlich sieht der Kliniker viel mehr davon, als er zu sagen weiß, er nennt es nur umrißhaft "das Endogene", wenn z. B. die Erscheinungen kommen und gehen nach "biologischen Ablaufsgesetzen" (sie sind in der Sicht der ChTh aber nicht "biologisch").

Für die Ausformung der Freilaufperioden gibt es eine ganze Reihe von numerischen Möglichkeiten (etwa im Bereich von 18 bis 30 Stunden), für die Resynchronisation von Mehrtagesschwankungen MTS gibt es weitere Möglichkeiten (etwa im Bereich von 2 bis 14 Tagen), auch für die Ausbildung einer Koinzidenz zwischen MTS_S und MTS_A bestehen etliche Lösungen (mit Zykluslängen zwischen 4 und 156 Tagen). Die Reihe beginnt mit den sog. "rapid cycles", die hier eine einfache Erklärung und eine systematische Fortsetzung finden (s. Abb. 11). Die Länge P resultiert aus der Multiplikation $n * m = P$ und führt zu theoretisch erlaubten Perioden, wenn n und m ganze Zahlen sind (n und m sind die Anzahlen der Mehrtagesschwankungen im Stimmungssystem und im Antriebssystem zwischen den Koinzidenzpunkten, (siehe Abb. 8). Deshalb können Primzahlen als Zykluslänge in der ChTh nicht vorkommen, sie sind in der Abbildung 11 mit ihrer Länge angeschrieben (weiße Felder). Mehrfache von Primzahlen >13 sind gleichfalls ausgeschlossen (hellgraue Felder). Innerhalb der Gruppe der sog. Quadratzahlen (n = m, schwarze Felder) ist jedoch $2 * 2 = 4$ offenbar möglich, es handelt sich um die sog. 48 Std.-Psychosen, der Grund ist unbekannt (unbekannt ist auch, warum diese Psychosen keine Intervalle bilden. Die Zykluslänge beträgt jedoch nicht 48 Std., sondern 96 Std. mit der Binnenstruktur MD-MD, das ist sichtpsychotisch mit der traditionellen Formulierung MD kongruent). Zyklen mit Längen von sog. Aliquotzahlen (n / m = integer, dunkelgraue Felder) sind rhythmologisch nicht stabil und zerfallen (strukturtheoretisch und sogar klinisch) in identische Untereinheiten. Zu jeder Lissajousfigur gehört ein (inhärentes) Muster der Syndromsequenz (s. Abb. 12). Die Fülle der möglichen Erklärungsstrukturen bedeutet wegen ihrer systematischen Beschränkung nicht Beliebigkeit, was forschungstaktisch willkommen ist und Prüfhypothesen zu formulieren gestattet. Es sind in der klinischen Wirklichkeit zwei zu einer Zeit praktisch zu beobachtende Syndromsequenzen - selbst wenn sie derselben Zykluslänge angehören - sehr wahrscheinlich gegeneinander phasenverschoben. Nur getreulich gearbeitete Dokumente und zeitgestaltanalytische Instrumente helfen weiter.

Empirische Zeitstrukturen in Phasenkalendern.

23. In klinischen Dokumenten des Verlaufs phasischer Psychosen gibt es zwei prominente Typen von Zeitgestalten: Phasenkalender und Syndromsequenzen. Abb. 13 zeigt ein (unter didaktischen Gesichtspunkten aus einer größeren Zahl von Analysen ausgewähltes, in gewisser Weise extremes) Beispiel. Gewiß sind Datierungen für Beginn und Ende der Akuität mit einem einzelnen Tag heikel (sowohl in direkter Beobachtung wie in sekundärer Textinterpretation), die Probleme mildern sich jedoch mit der Länge der Reihe von Phasen: bei IR02 geht es um relativ "harte" Daten.

24. Die Patientin IR02 kam am 29. 05. 50 im Alter von 19 Jahren zuerst in die Klinik, war aber schon am 09. 05. 50 akut erkrankt. Diese erste Phase dauerte nach der chronopathologisch naiven Textinterpretation 39 Tage. Es folgte ein Intervall von 2576 Tagen, usw. Über einzelne Datierungen kann jeweils im Bereich einiger (meist weniger) Tage diskutiert werden, aber nicht frei und beliebig, denn die hypothetische Kürzung einer Phase z. B. verlängert arithmetisch notwendig das Intervall. In ausreichend langer Reihe gleichen sich solche Abweichungen aus. Oft verraten derartige Datensätze ihre periodische Struktur schon dadurch, daß ihre Einzelwerte durch eine bestimmte und ausreißerhaft isoliert dastehende Zahl besser dividierbar sind, als durch jede andere (gemessen am gemittelten Rest der Divisionen). Der Datensatz enthält aber darüber hinaus noch Information dadurch, daß seine Einzelwerte durch ihren sozusagen "historischen" Stellenwert zu einer geschlossenen Folge verkoppelt sind, was analytisch ausgenutzt werden kann:

Die Frequenzanalyse INKA (nach dem Theorem der minimalen Summe quadrierter Fehler von C. F. GAUSS, s. Abb. 14) zeigt die ausgezeichnete Periode in einem Spektrum (s. Abb. 15), das hinsichtlich seiner Signifikanzen experimentell geaicht werden kann. Daneben bestimmt es ein rechentechnisches Ausgangsdatum ("Epoche") als zweiten rhythmologischen Parameter für den modulartigen Aufbau des Phasenkalenders im Ganzen (P und E). Das Resultat der Frequenzanalyse eines Phasenkalenders kann aber auch anschaulich gemacht werden (s. Abb. 16, 17): Das Beispiel enthält im ganzen 127 Zyklen in 22 Jahren. Die Abbildung dient vor allem der Erläuterung des Prizips der <u>Komplexität</u>. Probleme der Datierungsgenauigkeit und fehlertheoretische Erwägungen werden ignoriert. Die linke Figur enthält empirische Daten, die rechte die zugehörigen theoretischen Daten. Die kalendarische Anordnung (links) erweckt den Anschein von Regellosigkeit und ist quasi "chaotisch". Wenn aber die Zykluslänge aus der Frequenzspektrographie des Phasenkalenders bekannt ist (für die graphische Organisation der "Zeitspirale"), liegen Anfang UND Ende jeder Phase in der Graphik (rechts) genau unter einer der Marken: es erscheint sinnfällig die (klinisch nicht offenkundig sichtbare) Geordnetheit des Ablaufs. Nach der ChTh bildet die Reihe der Phasen und Intervalle NICHT eine Serie von Rezidiven (mit dem Neubeginn einer Phase im rhythmologischen "Irgendwo", d. h. zufälligen Intervall-Längen), sondern ein Kontinuum dicht aufeinanderfolgender, jeweils genau gleichlanger (nämlich chronopathologisch determinierter) Zyklen, die in weitgehend zufälliger Verteilung entweder eine akut psychotische oder eine intervalläre Erscheinungsoberfläche haben. Die Anzahl von Zyklen in einer Phase oder einem Intervall wird als "Komplexitätsgrad" bezeichnet und mit K symbolisiert.

25. Die Kenntnis eines modulartigen Aufbaus der Phasenkalender ist für den Theortiker von hohem Interesse, für den Kliniker jedoch nur von begrenztem prognostischen Wert, denn die Zyklen bilden in Wirklichkeit komplexe Aggregate: eine Phase besteht in 50% der Fälle aus nur einem einzigen Zyklus (ihr Bau ist simplex), aber eben doch in 25% aus zweien (bereits KRAEPELIN kannte den "Doppelanfall"), auch höhere Komplexitätsgrade kommen selten vor (es geht bei den Phasen um eine steile Exponentialverteilung). Bei den Intervallen findet man eine (Poisson-) Verteilung, die sich weitgehend einer Gleichverteilung annähert, d. h. es kommen ganz regellos alle Komplexitätsgrade vor - bis hin zu sehr großen Werten (aber es gibt auch simplexe Intervalle, was besonders interessant ist in zeitlicher Nachbarschaft zu gleichfalls simplexen Phasen, denn dadurch entstehen Verläufe mit einer maximalen "inneren" Ablaufsgeschwindigkeit und entsprechend kleinen Chancen der Rekonvaleszenz der Person in sich und in ihrer Welt).

Empirische Zeitstrukturen in Syndromsequenzen.

26. Der modulartige Zeitbaustein in der Textur der Phasenkalender ist der chronopathologische Zyklus. Zu jeder einmal durch Resynchronisation in dem äußeren Tagesgang stabil eingerichteten Zykluslänge gehört immanent eine und nur eine psychopathologische Binnenstruktur als ein deterministisches Muster in der Abfolge der Syndrome von Tag zu Tag (bzw. auch innerhalb eines Tages). Übrigens gehört die eingangs erwähnte Syndromsequenz M M M 1 G 2 D 3 E E in den Beginn eines 88-Tage-Zyklus.

Die Binnenstruktur erscheint mit frappierender Wechselhaftigkeit bei mischbildhaften Gestaltungen, wenn die Schwankungen in beiden Systemen mit maximalen Amplituden erfolgen. (Bei stark exzentrischer Lage der Lissajousfigur mit kleinen Amplituden ergeben sich als Sichtpsychose uniform geprägte Abläufe, die dennoch den hier skizzierten Regeln gehorchen, aber in ihrer inneren Gestalt nur mit Schwierigkeiten dargestellt werden können. Auch die sog. "siegelhaft" depressiv geprägten Formen haben einen (klinisch nur schwierig, psychopathometrisch leichter sichtbaren) feinsymptomatischen Akzentwechsel z. B. mit Tagen etwas tieferer Gehemmtheit, mit anderen Tagen etwas verstärkter innerer Unruhe usw.).

Es fällt auf, daß nicht wenige klinische Dokumente im Ganzen einfache diagnostische Namen führen und doch ist im Einzelnen in den Verlaufsnotizen eine Fülle von Gestaltungen außerhalb des einen Namens mitgeteilt (Abb. 19).

Die Sequenzanalyse SEQ führt zur Bestimmung der rhythmologischen Parameter P und E, der verarbeitete empirische Datensatz besteht aus einer Serie von (praktisch etwa 50 bis 250) Signaturen, die je aus einer Datierung und einer Codierung gekoppelt sind (ein Beispiel in Abb. 19). Das Rechenprogramm SEQ (sein Schema in Abb. 20) verfügt über alle theoretischen Binnenstrukturen (nach Abb. 12), die nach der ChTh aus den Lissajousfiguren bestimmt wurden, es nutzt davon praktisch einen sinnvollen Ausschnitt als einen Satz von Mastersequenzen (Abb. 21). Bei deren Vergleich mit den empirischen Daten wird ein Gütewert für die Anpassung bestimmt und in einem Spektrum dargestellt (s. Abb. 22). Die Erfahrung lehrt, daß dabei eine einzelne Mastersequenz nicht überhaupt besser als andere, sondern oft sogar ausreißerhaft gut angepaßt ist (das kann mit synthetischen Daten bekannter Struktur geeicht werden).

Es liegt ein glücklicher Umstand darin, daß sowohl die Datenbasis als auch die Analysetechnik SEQ keinerlei sachliche und methodologische Implikationen mit der Phasenkalenderanalyse INKA hat, die ja auch die beiden Parameter P und E bestimmt. Wenn im Einzelfall beide Datensätze (s. Abb. 13 und Abb. 19) verfügbar sind, ergibt sich daraus eine mächtige (weil logische) Kontrollmöglichkeit (über die statistischen Signifikanzen hinaus). Mit der Kenntnis von P und E lassen sich ganze Krankengeschichten aus einem überlegenen Standpunkt kommentieren (siehe 14 und Nr. 10, 11 und 12 in 13).

27. Die Beobachtung gänzlich verschiedener Verteilungen der Komplexitätsgrade von Phasen und Intervallen führt auf einen fundamentalen strukturellen Sachverhalt der Natur: Das Objekt

folgt einerseits deterministischen Spielregeln und ist in dieser Hinsicht in seinem Verhalten berechenbar und prognostizierbar. Wenn ein Zyklus "läuft" und seine rhythmologischen Parameter bekannt sind, kann für alle restlichen Tage des Zyklus mit Bestimmtheit vorhergesagt werden, welches psychopathologische Erscheinungsbild sich bieten wird. Das Objekt verhält sich zugleich andrerseits "kontingent" (das ist sozusagen etwas mehr, als zufällig, d. h. "so oder genausogut auch anders"). Am Zyklusende ist kontingent offen, ob der folgende Zyklus psychotisch oder intervallär werden wird (mit den angegebenen Wahrscheinlichkeiten). Es besteht zwischen Determinismus und Kontingenz die tiefe und unerklärliche Relation der Verschränkung. Der Ordnungsaspekt für sich jedoch ist die forschungstechnische Zugangsseite des Problemfeldes. Von ihm aus läßt sich der Sachverhalt aufschließen mit den üblichen naturwissenschaftlichen Methoden (Abb. 23, 24).

28. Das etablierte Paradigma aller bisherigen Psychoseforschung: die das seelische und geistige Leben tragende Hirnfunktion enthalte Ordnung (und sei deshalb wissenschaftlich aufklärbar) - Geisteskrankheit dagegen bedeute Chaos (und könne daher Objekt einer Naturwissenschaft nicht sein) kann gestürzt werden in das paradigmatische Gegenbild in der ChTh: eine zeitliche Fehlordnung, die vom äußeren Tagesgang ultrastabil gehalten wird, ausdrücklich als eine Ordnung (!) regiere zwei basale Hirnleistungen, die als solche intakt geblieben sind. Das Endogene besitzt danach eine aufzeigbare Zugehörigkeit zu einer Ordnungsklasse und wird damit ein genuines Objekt von Naturwissenschaft.

Die phasischen Psychosen mögen aus dem Betrachtungswinkel verstehender Psychologie und Sinn-interpretierender Hermeneutik der biographischen Linien Chaotisierungen sein, ihr innerer Mechanismus jedoch ist ganz im Gegenteil durch den Einzug ultrastabiler und starrer Ordnung bestimmt, die der Seele ihre reagible Weltoffenheit und frei orientierbare Verantwortlichkeit nimmt.

Literatur-Verzeichnis

1.) Aschoff, J. R. Wever: THE CIRCADIAN SYSTEM OF MAN. In: Handbook of Behavioral Neurobiology, Vol 4 (ed.: J. Aschoff), pp. 311-331. Plenum Press, New York - London 1981.

2.) Bürger-Prinz, H.: PROBLEME DER PHASISCHEN PSYCHOSEN. In: Forum der Psychiatrie, F. Enke, Stuttgart 1960

3.) Folkard, S., R. A. Wever, C. M. Wildgruber: FRACTIONAL DESYNCHRONISATION OF PERCEPTUAL AND COGNITIVE PERFORMANCE RHYTHMS. In: Psychological Approaches to Night and Shift work. (eds.: A. Wedderburn, F. Smith), pp. 1/1 - 1/37Herriot-Watt University, Edinburgh (Scotland) 1984

4.) Huber, G. (Hrsg.): SCHIZOPHRENIE UND ZYKLOTHYMIE. ERGEBNISSE UND PROBLEME. Thieme, Stuttgart 1969

5.) Huber, G., G. Gross, J. Klosterkötter: KONZEPTE UND KRITERIEN AFFEKTIVER PSYCHOSEN. Nervenarzt 60 (1989) 90 - 94

6.) Lewis, P. R., M. C. Lobban: J. exp. Physiol. 42 (1957) 371-386

7.) Mentzos, St.: MISCHZUSTÄNDE UND MISCHBILDHAFTE PHASISCHE PSYCHOSEN. F. Enke, Stuttgart 1967

8.) Supprian, U: EIN THEORETISCHES MODELL FÜR DEN GESAMTABLAUF DER MANISCH-DEPRESSIVEN PSYCHOSEN. (1975) Fortschr. Neurol. Psychiat 43, 358 - 379

9.) ders.: STIMMUNG UND ANTRIEB. Interne Desynchronisation einer zyklothymen Tagesschwankung. Thieme, Stuttgart 1978.

10). ders.: BEMERKUNGEN ZUM BEGRIFFSRAUM MANISCH-DEPRESSIVER PSYCHOSEN. in: Erfahrungen vom Menschen in der Psychiatrie. Hrsg. Gross, Dörner, Plog, Urban u Schwarzenberg, München 1980 .

11.) ders.: ORDNUNG UND PSYCHOSE. Über Ordnungen manisch - depressiver Syndrom-sequenzen als Funktion der Zeit. Verlag Dr. R. Krämer, Hamburg 1988. ISBN 3 - 92 69 52 - 07 - 5

12.) ders.: ENDOGENE DETERMINATION UND PERSONALE SELBSTBESTIMMUNG BEI SUIZIDEN IM ABLAUF MANISCH-DEPRESSIVER PSYCHOSEN. Fortschr. Neurol. Psychiat. 58 (1990) 270 - 281

13.) ders.: ZEIT UND PSYCHOSE. Studien zur inneren Ablaufsgestalt des Manisch - Depressiven. Verlag Dr. R. Krämer, Hamburg 1992. ISBN 3 - 92 69 52 - 63 - 6

14.) ders.: VERRÜCKT UND VERLASSEN. Über die "ganze Wirklichkeit" einer phasischen Psychose. Ein psychiatrisches Lesebuch zu Wesen und Begriff des Endogenen mit chronopathologischen Analysen und epikritischen Kommentaren einer manisch - depressiven Psychose. Verlag Dr. R. Krämer, Hamburg 1992. ISBN 3 - 92 69 52 - 58 - X

15.) ders.: CHRONOBIOLOGISCHE GESTALTEN ENDOGENER PSYCHOSEN. Verlag BELTZ Psychologie Verlags Union, Weinheim 1993. ISBN 3 - 621 - 27183 -X

16.) ders.: ON A CYCLIC (TIME) ORDER IN AFFECTIVE (CYCLOTHYMIC) DISORDER. Neurology, Psychiatry and Brain Research (1996) 4 : 29 - 36

17.) Wever, R. A.: ORDER AND DISORDER IN HUMAN RHYTHMICITY: POSSIBLE RELATIONS TO MENTAL DISORDERS. In: Biological rhythms an mental disorders (eds.: D. J. Kupfer, T. H. Monk, J. D. Barchas), pp. 253-346. The Guilford press, New York 1988

18.) Weygandt, W.: ÜBER DIE MISCHZUSTÄNDE DES MANISCH-DEPRESSIVEN IRRESEINS. J. F. Lehmann, München 1899

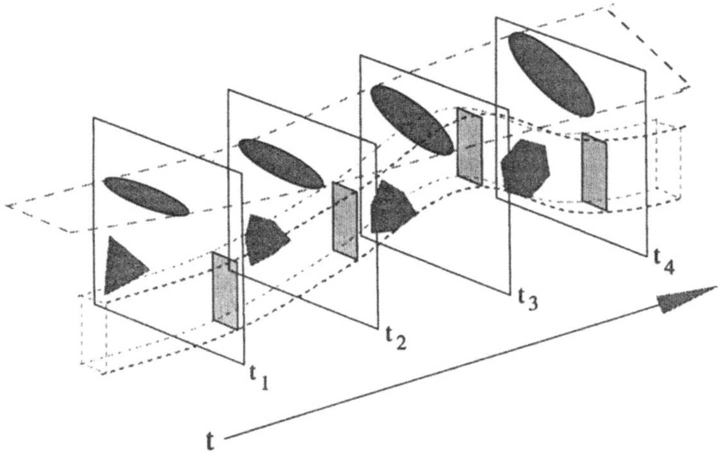

Abb. 1 Schema zur Erläuterung des Begriffs der Komplementarität zwischen Psychopathologie und Chronopathologie.

Über einer von links nach rechts laufenden Zeitachse t (mit einer kontinuierlichen Zeit) sind pars pro toto vier distinkte "Zeitscheiben" t_1 bis t_4 als momentane Gestaltungen der Lage-Relationen von drei in sich identisch bleibenden Objekten (Rechteck, Dreieck und Ellipse) dargestellt.

Diese Objekte mit ihrer je individuellen Gestalt und die Relationen ihrer Lage formieren zu jedem Zeitpunkt ein Bild, das in seinen Einzelheiten und seinem Bildcharakter beschrieben werden kann unter gänzlicher Absehung von seiner jeweiligen Eingebundenheit in einen Zeitpunkt und einen übergreifenden Zeitablauf. Das möge die Denkart der Psychopathologie darstellen. Die drei Objekte erfahren in diesem Beispiel im Laufe der Zeit Abwandlungen ihrer Lage und ihrer Gestalt (sowie ihrer Relationen): das Rechteck führt eine Schwankung in der Höhendimension aus (Positionswandel), die Ellipse wächst und wird gedreht (Wachstum), das Dreieck wird zu einem Sechseck (Gestaltdifferenzierung). Diese Vorgänge können in ihrer Zeitgestalt beschrieben werden (gestrichelte Verlaufslinien) unter gänzlicher Absehung von den Gestalten der Objekte und den einzelnen momentanen Bildcharakteren. Das möge die Denkart der Chronopathologie darstellen.

Es ist nun bemerkenswert, daß der gesamte Vorgang in seiner Wirklichkeit natürlich holistischen Charakter hat und nicht einseitig gedacht werden kann etwa als ein Verlauf von bestimmter Gestalt ohne Objekte, wie er auch nicht als Bild der Objekte gedacht werden kann ohne ihre jeweilige Zeitstellung. Dennoch beschreiben die psychopathologische und die chronopathologische Sicht nicht nur zwei verschiedene Aspekte einer Sache, sondern es handelt sich um komplementäre Sichtweisen im Sinne N. BOHRs, die sowohl in sich richtig und gleichberechtigt sind, sich aber wechselseitig ausschließen und inkompatibel sind. Mit der Blickeinstellung innerhalb einer der beiden Beobachtungssprachen erscheint das von den Begriffen Erfaßte und gegenläufig geht notwendig alles verloren, was die andere Sicht fassen könnte - e vice versa. Dennoch gibt erst ihre konjugierte Gesamtheit eine Annäherung an eine vollständige Beschreibung der ungeteilten Wirklichkeit.

SYNDROM-DIAGNOSE	LEITWÖRTER	S A	Code
1. MANIE	heiter erregt laut redend lachend springend anregbar überdreht einfallsreich optimistisch maßlos unermüdbar	+ +	Ⓜ
2. DEPRESSION	bedrückt desaktiviert isoliert wortlos still ruhig zurückgezogen tränenlos entmutigt grau angstvoll	- -	Ⓓ
3. NORMALITÄT	vernünftig tätig sachlich vergnügt besonnen interessiert ausgeglichen selbstmotiviert verantwortlich belastbar	0 0	Ⓝ
4. AGITIERTE DEPR.	verzweifelt hektisch stereotyp hypochondrisch vorwurfsvoll gequält unruhig wechselhaft mürrisch schroff gespannt	- +	Ⓖ
5. EKSTASE	glücklich wahnhaft getragen entrückt seltsam wissend halluzinierend hoheitsvoll erleuchtet "Gott" "das Eine"	+ -	Ⓔ
6. HYPERAKTIVITÄT	gereizt planlos rücksichtslos konflikthaft erregt reizoffen unleidlich irritierbar vergröbert zornig	0 +	①
7. MELANCHOLIE	traurig trostsuchend suizidal weinend ernst grüblerisch hoffnungslos schuldbeladen schwermütig ratlos	- 0	②
8. PASSIVITÄT	freundlich hypoton leer indifferent untätig spannungslos hilfsbereit farblos langweilig verlangsamt müde	0 -	③
9. EUPHORIE	überschwänglich hochfahrend hungrig heftig laut explosiv gewalttätig distanzlos auftrumpfend überraschend	+ 0	④

Abb. 2 Manisch-depressive und mischbildhafte Syndrome in der Sicht der ChTh.

Die Tabelle ist eine im Prinzip geschlossene Liste, sie enthält eine der Ordnungssuche dienliche Auswahl von Syndromen das Manisch-Depressiven.
Die erste Spalte benennt die einzelnen Syndrome mit konventionellen Namen, deren teilweise traditionelle Bedeutungsbefrachtung ignoriert wird, vielmehr ergibt sich der Begriffsinhalt durch operationale Definition aus der im weiteren zu erläuternden ChTh.

In der zweiten Spalte erscheint eine Auswahl von Leitwörtern, d. h. konventionellen, aus klinischen Protokollen aufgelesenen, beschreibenden Kennzeichnungen für den Bildcharakter der jeweiligen Syndromgestaltung ohne theoretische Vorentscheidungen. Die Zuordnung beruht auf Erfahrungen mit Zeitgestaltanalysen von Syndromsequenzen.

Die dritte Spalte formuliert die hypothetischen Vorentscheidungen der ChTh über die Dysregulationsverhältnisse im Stimmungs/Antriebssystem (S A). Es werden drei Aktivitätslagen differenziert: Erregung (+), Normallage (0) und Desaktivierung (-).

In der letzten Spalte erscheinen die von der ChTh verwendeten Codezeichen für die Schreibung und Verrechnung der Syndromsequenzen.

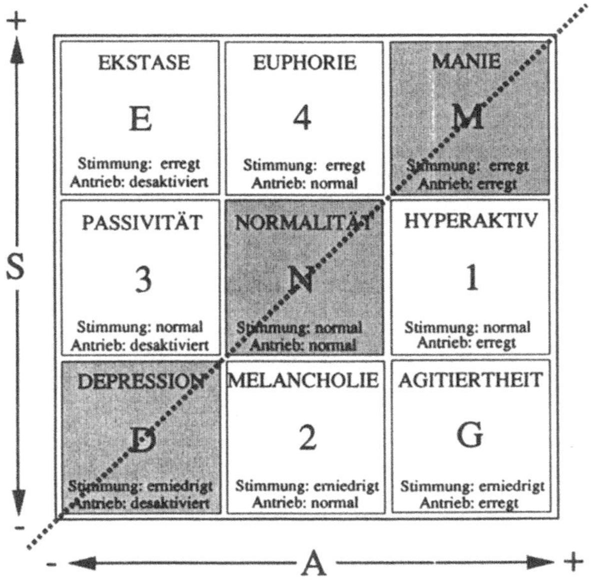

Abb. 3 Der Psychopathologische Zustandsraum in der Anordnung des Nonagramms.

Seit altersher weiß die Psychopathologie der phasischen Psychosen von dem an sich schon recht frappanten Faktum, daß diese Psychosen nicht unter einem Bild allein auftreten (wie fast alle Krankheiten sonst), sondern zur Hauptsache (d. h. im leicht zugänglichen Vordergrund der Anschauung) mit zwei diametralen Bildern (als das Manische M und das Depressive D), die jedoch psychästhetisch so weit auseinanderliegen wie das Tropische und das Arktische. Das systematisch eingeschlossene "Normale" N ist (mit guten Gründen) nie so recht reflektiert worden (grau angelegte Felder).
Seit langen weiß man auch von den sog. manisch-depressiven Mischzuständen, faßte sie als "Mischungen von Elementen des Manischen und Depressiven" auf und unterschied (seit KRAEPELIN) eine Vielzahl (genauer: eine offene Menge) davon. Dadurch rückte das Begriffspaar M / D in die Funktion der Dimensionen des unterlegten Begriffsraumes.

Die Abbildung enthält die Syndrome (und die Codezeichen) aus der Abb. 2.

Die ChTh sieht M / D nicht als die Hintergrundsstruktur, sondern operiert hier an deren Stelle mit den Regulationslagen eines postulierten Stimmungs/Antriebssystems S / A. Dann erscheinen M / D nur auf einer der beiden Diagnonalen (gestrichelt).

In diesem Schema (das seiner neun Felder wegen "Nonagramm" genannt wird) werden aus Gründen der Einfachheit nur je drei (Dys-) Regulationslagen in jedem System voneinander differenziert. Man könnte das schematisch leicht weitertreiben, würde aber bald die etablierte klinisch-deskriptive Sprache erschöpfen. Die verwendeten Namen ignorieren die tradierte Konvention, sie werden aber operational aus den Regulationsverhältnissen definiert. Das führt zu einer geschlossenen Menge von Mischbildern (helle Felder), die sich in dieser Sicht als "Entmischungssyndrome" des Stimmungs/Antriebssystems darstellen.

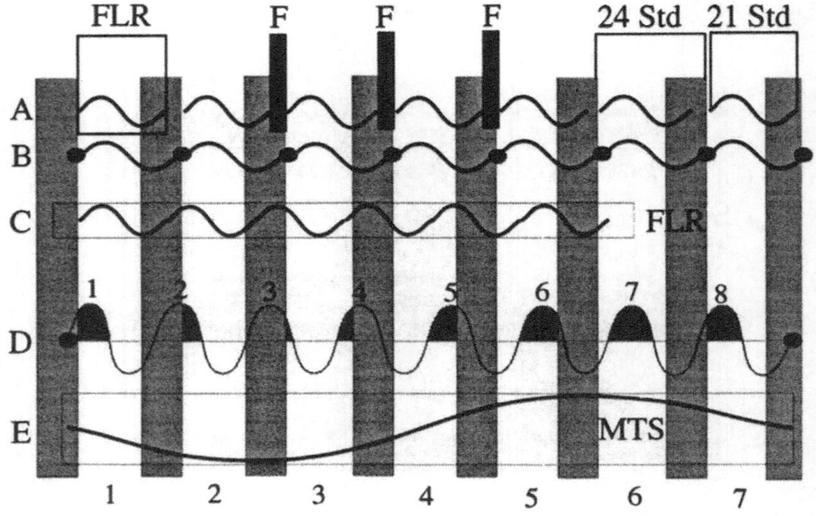

Abb. 4 Schema zu Desynchronisation und Resynchronisation.

<u>Physiologische Verhältnisse</u> (empirisch gesichert): endogene Spontanperioden FLR (in Zeile A) differieren gegen den äußeren Tag (Nachtanteile grau) um Fehlbeträge F, die durch einen Synchronisator nach Ablesung von Zeitgebern der äußeren Welt (Punkte) unter Frequenzmodulation auf exakt 24 Std. abgeglichen werden (B).

<u>Pathologische Verhältnisse</u> (hypothetisch nach der ChTh): wird der Synchronisator insuffizient (C), bilden sich dichte Serien aus Freilaufperioden FLR, die den äußeren Tag überwandern (externe Desynchronisation).
Bei bestimmten Beträgen von F (z. B. 2.95 Std.) erfüllen 8 FLR (8 x 21.05 = 168.40) fast genau den Bereich von 7 Tagen (7 x 24 = 168.00), sie werden dann mit dem summierten, nunmehr kleinen Betrag (F = 0.40) <u>r</u>esynchronisiert (D). Sie interagieren mit anderen synchronen Teilfunktionen und bilden mit ihren wechselnden, in den jeweiligen Tag fallenden Beträgen (dunkel angelegt) eine mehrtägige Ausgleichsschwankung MTS (E), die natürlich streng ganztägig ist.

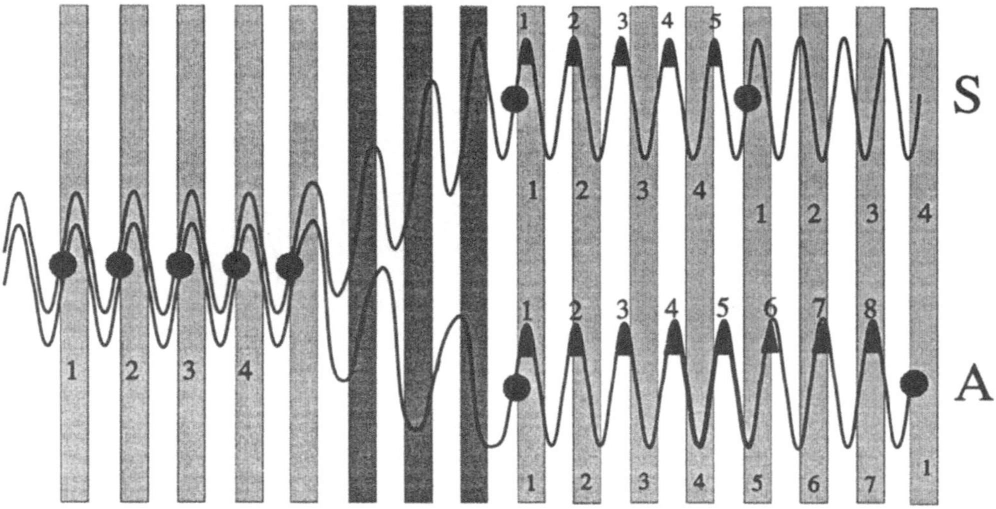

Abb. 5 Schema zur Erläuterung der Desynchronisation (und der Resynchronisationen) im Stimmungs/Antriebssystem bei phasischen Psychosen.

Über einer Reihe von äußeren Tagen (die Nachtanteile wurden grau angelegt) sind die Schwankungsvorgänge des Stimmungs/Abtriebssystems mit Sinuskurven stark vereinfacht angegeben.

Das Schema stellt die Verhältnisse in der Frequenzdimension dar, Vorgänge in der Amplitudendimension bleiben dabei unberücksichtigt (denn sie tragen nicht die Zeitordnung). Die Abbildung ist in drei Zeitabschnitte gegliedert:

Der linke Abschnitt zeigt die physiologischen Verhältnisse: äußere Zeitgeber werden abgelesen und die endogenen Schwankungen beider Systeme werden auf deren Frequenz eingeregelt, es besteht externe Synchronisation (durch Punkte markiert). Dadurch bleibt der dyadische Bau des Stimmungs/Antriebssystems latent.

Der mittlere Abschnitt umfaßt die hypothetische Pathophysiologie der "ersten Phase": beide Systeme verlieren ihre externe Synchronisation und verfallen auf ihre endogene Freilaufperiodik (von beispielsweise 19.20 und 21.00 Stunden).

Der pathologische rechte Abschnitt zeigt einen Modus (unter vielen numerisch gleichfalls möglichen) einer Restabilisierung: das Stimmungssystem (S) führt 5 vollständige Schwankungen an jeweils vier äußeren Tagen aus und wird dann extern synchronisiert. Das Antriebssystem erreicht dagegen erst nach jeweils 7 Tagen eine äußere Stabilisierung (und schwankt in dieser Zeit genau 8 mal). Die dadurch entstehende interne Desynchronisation zwischen Stimmung und Antrieb wird innerhalb jedes Systems extern (re-) synchronisiert bzw. zur Ganztägigkeit und der tageübergreifenden Schwankungsgestalt stabilisiert.

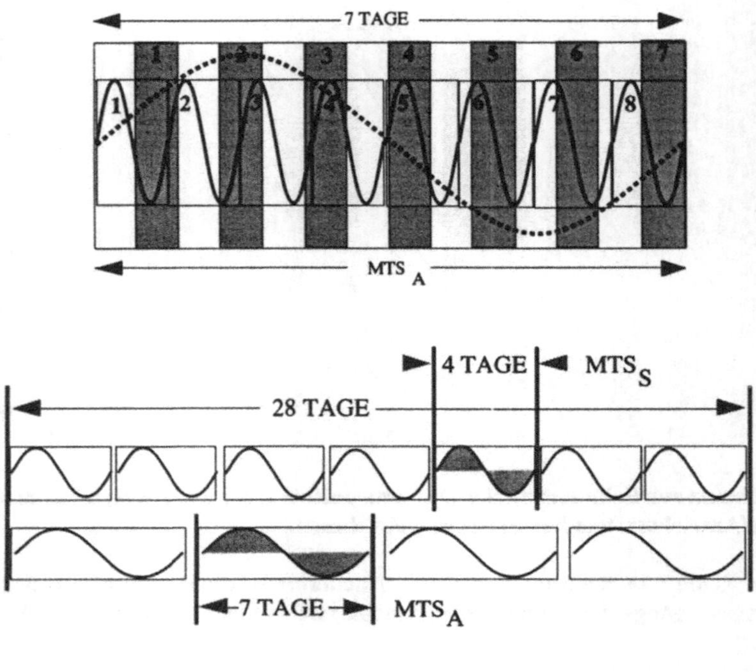

Abb. 6 Schemata zur Bildung von Mehrtagesschwankungen und deren Koinzidenzzyklus.

(Oberes Schema) Wenn an 7 äußeren Tagen (Nachtanteile dunkel angelegt) 8 Freilaufschwankungen des Antriebssystems (als Beispiel) ablaufen (die je 21.00 Std. dauern), so fallen jeweils unterschiedliche Beträge davon in den äußeren Tag bzw. interagieren mit sonstigen, synchron gebliebenen physiologischen Teilfunktionen. Nach einer Hypothese der ChTh bildet sich dadurch (im Sinne einer Ausgleichsfunktion) eine siebentägige (und ganztägige) Mehrtagesschwankung MTS_A (als Sinuskurve dargestellt und gestrichelt). Sie ist psychopathometrisch nachweisbar (gleichfalls im Stimmungssystem, natürlich mit anderen Parametern und oft auch mit einer komplexeren Gestalt - im Sinne von Oberwellen). Diese Mehrtagesschwankungen sind die Zeitbausteine für den chronopathologischen Zyklus.

(Unteres Schema) Es ist eine fundamentale Hypothese der ChTh, daß die dynamischen Vorgänge im Stimmungs- und im Antriebssystem systemisoliert, d. h. autonom und mit je eigenen formalen Parametern ablaufen: sie sind intern desynchron gegeneinander. Da jedoch beide Mehrtagesschwankungen (MTS_S und MTS_A) extern resynchronisiert sind, sind sie auch ganztägig und haben daher langfristig Koinzidenzen, bei welchen die Phasendifferenzen gegen Null gehen (und dann die mischbildhafte Symptomatik damit verschwindet). Es bildet sich dadurch ein geschlossener Zyklus (von in diesem Beispiel 28 Tagen Länge). Dieser Zyklus ist der Zeitbaustein des phasischen Ablaufs im ganzen.

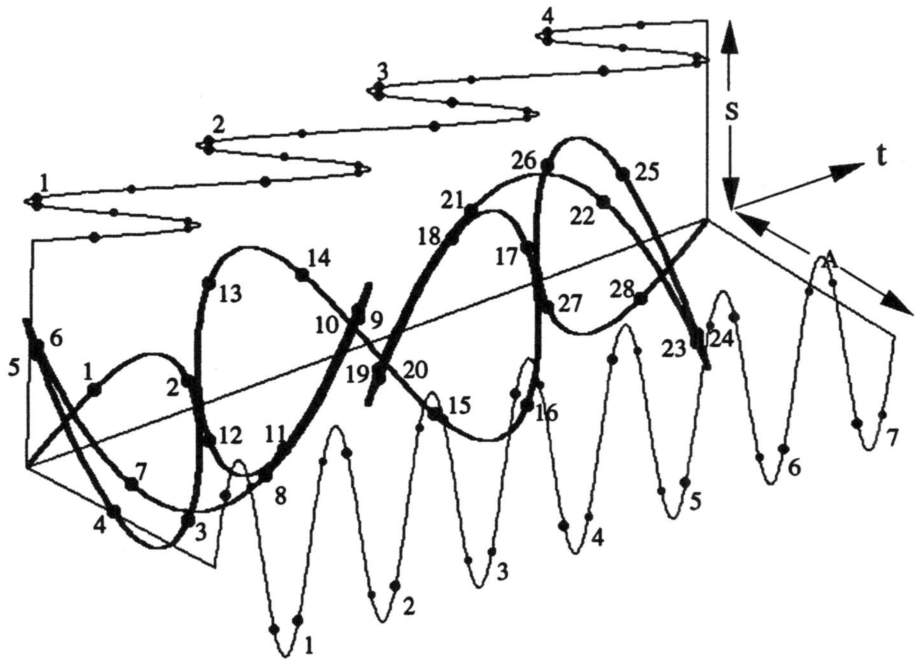

Abb. 7 Perspektivisches Schema zur Überlagerung von Mehrtagesschwankungen.

Die Zeitachse läuft von links vorne nach rechts hinten, der dargestellte Bereich dieses Beispiels ist 28 Tage lang.

In einer senkrecht zu denkenden Ebene sind die Mehrtagesschwankungen des Stimmungssystems mit Sinuskurven angegeben. Jede einzelne dieser Schwankungen ist genau 4 Tage lang (und mit Nummern fortlaufend jeweils von 1 bis 7 beziffert), weshalb der ganze Bereich von 7 solchen Schwankungen lückenlos erfüllt wird.

In einer (prinzipiell unabhängigen) waagerecht zu denkenden Ebene sind die Mehrtagesschwankungen des Antriebssystems gleichfalls mit Sinuskurven angegeben. Sie haben jedoch (wegen der Systemisolierung) <u>andere</u> rhythmologische Parameter: in diesem Beispiel erfüllen 4 einzelne Schwankungen den Bereich gleichfalls lückenlos, jede ist mithin genau 7 Tage lang (mit Nummern fortlaufend von 1 bis 4 beziffert).

Durch die senkrechte und die waagerechte Ebene sowie die Zeitachse ist ein (euklidischer) Raum bestimmt, seine Koordinaten sind <u>Stimmung, Antrieb und Zeit</u>. In ihm erscheint (perspektivisch zu sehen) eine Raumkurve (dicker ausgezogen und mit Tagesnummern fortlaufend von 1 bis 28 beziffert), die durch Überlagerung der beiden bereits genannten Sinuskurvenserien entsteht. Die eingezeichneten Punkte haben jeweils 24 Std. Abstand voneinander (beginnend um 4 Uhr morgens, jeweils um 16 Uhr jedes Tages als repräsentativ für den Tag abgelesen). Jeweils einem Punkte-Paar auf der Stimmungs- und der Antriebskurve entspricht ein Punkt auf der Raumkurve.

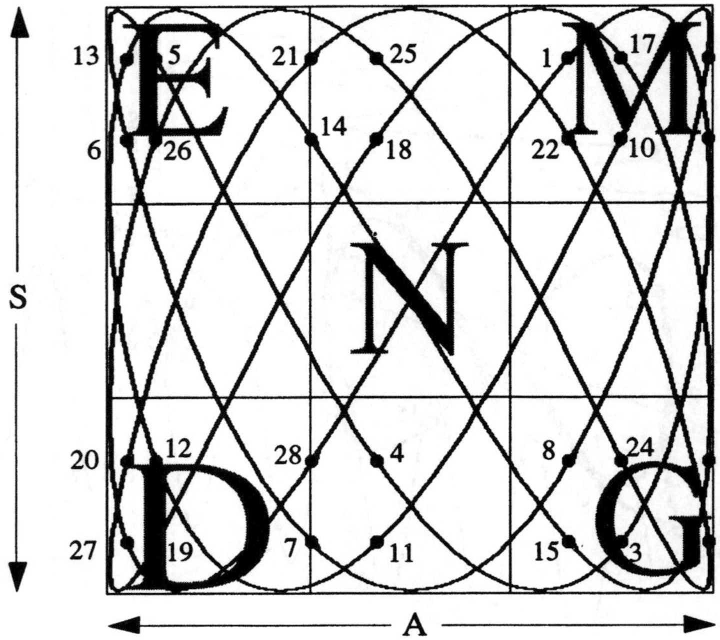

Abb. 8 **Lissajousfigur im (rationalen) Frequenzverhältnis 4 : 7.**

In dieser Abbildung wird die Raumkurve der Abb. 7, die aus der Überlagerung von 7 jeweils 4 Tage langen Mehrtagesschwankungen des Stimmungssystems mit 4 jeweils 7 Tage langen Mehrtagesschwankungen des Antriebssystems hervorging, aus der Richtung der Zeitachse gesehen und <u>in einer Ebene</u> (d. h. unter Verzicht auf Perspektive) dargestellt. Ihre einzelnen Tage sind fortlaufend numeriert (der Kurvenzug beginnt um 4 Uhr morgens, der den ersten Tag repräsentierende Punkt wurde - wie alle weiteren - um 16 Uhr abgelesen). In dieser Numerierung steckt die Information über das Fortschreiten der Zeit (insofern sind die beiden Darstellungen äquivalent).

Da der (psychopathologische) Zustandsraum und der (chronopathologische) Dynamikraum in topologischer Sicht isomorph sind, kann der Lissajousfigur das Nonagramm (hier in schematischer Verkürzung ohne Codes) unterlegt werden. Da das Frequenzverhältnis ganzzahlig ist, so ist die Lissajousfigur zyklisch geschlossen.

Damit kann die Syndromsequenz gelesen werden: der Syndrompfad wendet sich aus der Normalität (in der Mitte) nach rechts oben und durchmißt innerhalb von zwei Tagen das Feld der Manie, erreicht am 3. Tag das Feld der agitierten Depression, wendet sich über einen melancholischen Zustand Typ 2 am 4. Tag und benötigt zwei weitere Tage (Nr. 5 und Nr. 6), um ekstatische Bilder zu passieren (usw.), siehe Abb. 11. Die Syndromsequenz ist gleichfalls <u>zyklisch geschlossen</u> ("Zyklothymie").

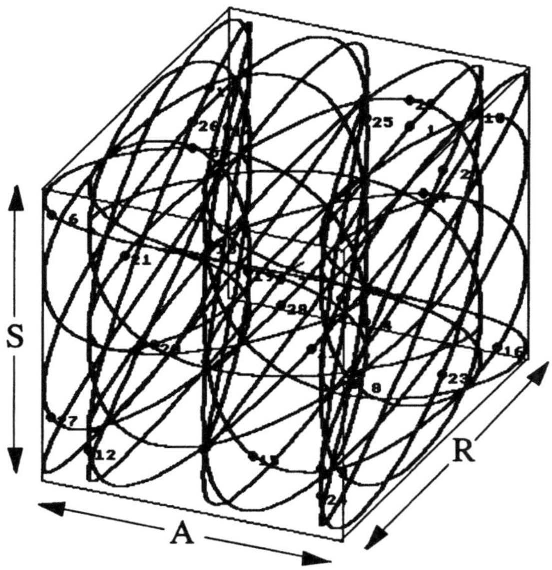

Abb. 8a Perspektivisches Schema zur Überlagerung von drei Schwankungsvorgängen.

Die ChTh macht in einer definitiven Weise von dem Postulat Gebrauch, daß eine Systemisolierung allein im Stimmungs /Antriebssystem herrsche und beide, der psychopathologische Zustandsraum und der chronopathologische Dynamikraum daher in sich zweidimensional seien und nur zweidimensional. Das kann als eine rein formalistische Annahme gehandhabt werden und dann ist natürlich auch ein Postulat denkbar (und formal realisierbar), das (z. B.) dreidimensional ist. (In Diskussionen der ChTh ist immer wieder nach höherdimensionalen Denkmöglichkeiten gefragt worden).

Ein derartiges Gebilde wird in dieser Abbildung veranschaulicht. Es entsteht durch Überlagerung von 4 Schwankungen (in der vertikalen Ebene S) und 7 Schwankungen (in einer horizontalen Ebene A (wie in Abb. 7), wobei die Nomenklatur mit S und A auf das Stimmungs- und das Antriebssystem Bezug nimmt). Die Dynamikfigur führt jedoch zusätzlich auch in einer Tiefendimension R noch 3 Schwankungen aus. Der Ablauf der Zeit wird dabei (wie in Abb. 7) mit einer sukzessiven Folge von bezifferten Punkten markiert und ist als solche ablesbar.

Die mit dieser Abbildung anzuregende Überlegung besteht nun darin, daß es in der Naturforschung nicht darauf ankommt, was an formalen Gebilden für eine Erklärung verfügbar gemacht werden kann (denn der Vorrat der Mathematik ist groß, wenn auch nicht beliebig), sondern allein darauf, welche sacheigene Semantik Erklärung verlangt. Es gibt in der Psychopathologie der phasischen Psychosen keinen Hinweis auf ein drittes System (R), das Ablaufsdynamik trüge (von der Ablaufsdynamik abgesehen, mag es noch viele weitere Dimensionen der Psychopathologie geben).

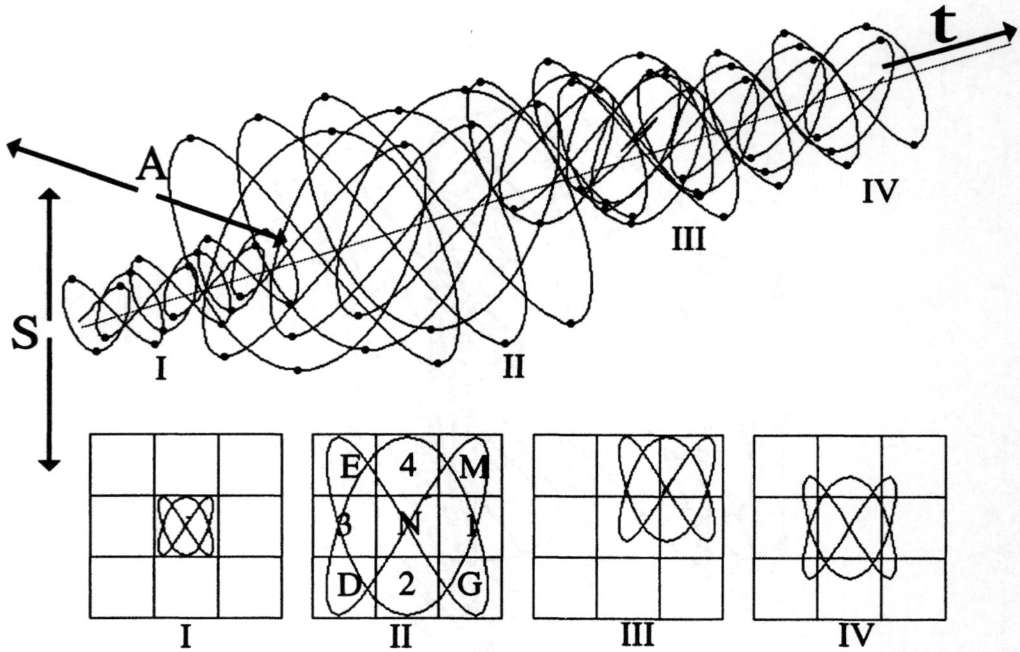

Abb. 8b Schemata zur Dynamik von Phase und Intervall und der psychopathologischen Oberflächengestaltung.

oberes Schema: In perspektivischer Darstellung durchläuft eine Raumkurve - in einer Art von Schraubenlinie höherer Ordnung - von links unten nach rechts oben einen Zeitabschnitt von insgesamt 12 * 6 Tagen (Punkte, in diesem Beispiel mit 6-Tages-Zyklen). Der durchlaufene Raum hat die drei begrifflichen Dimensionen 1. der Schwankungen des Stimmungssystems S (vertikal), 2. der Schwankungen des Antriebssystems A (horizontal) und 3. der Zeit t (von links nach rechts als Tiefendimension). Die Schraubenlinie entsteht durch die Wiederholung einer Überlagerung von drei in sich sinusförmigen 2-Tages-Schwankungen des Stimmungssystems mit zwei 3-Tages-Schwankungen des Antriebssystems.

Der gezeigte Gesamtablauf ist in diesem Schema didaktisch in vier Abschnitte unterteilt:

Im Abschnitt I haben die beiden Schwankungen derart kleine Amplituden, daß zwar nicht offen psychotische Effekte resultieren, die endochrone Gliederung der Zeit kommt jedoch zustande (seit der ersten Phase, welche diese Ablaufsordnung begründete).

Im Abschnitt II herrschen sog. rhythmologische Standardbedingungen: maximal weite Amplituden, keine Auslenkung der Gleichlagen, Schwankungen sinusförmig.

Im Abschnitt III zeigen die Amplituden nur 60% des möglichen Maximums, beide Gleichlagen sind in Richtung Manie (in diesem Beispiel) exzentrisch.

Im Abschnitt IV fehlen die Gleichlagenauslenkungen, die Amplituden sind aber deutlich größer, als im Abschnitt I.

untere Schemata: Die vier Abschnitte I bis IV, dargestellt unter Verzicht auf Perspektive. Zu ihnen gehören die folgenden psychopathologischen Syndromsequenzen:

I.	N	N	N	N	N	N	(symptomfreies Intervall)
II.	M	2	E	G	4	D	(akute Psychose mit polychromer Symptomatik)
III.	M	N	4	1	M	N	(akute Manie mit Akzentumbau)
IV.	m	N	e	g	N	d	(gestörtes Intervall (m = Hypomanie etc.))

Alle Frequenzrelationen bleiben in den verschiedenen Gestaltungen (endogen) konstant.

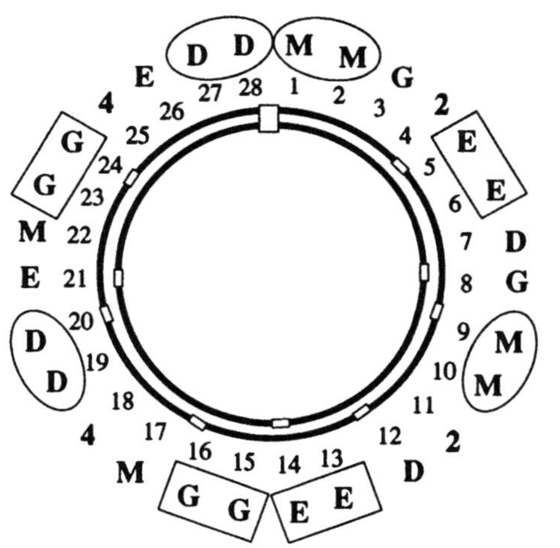

M M G 2 E E D G M M 2 D E E G G M 4 D D E M G G 4 E D D

Abb. 9 Schema zur psychopathologischen Binnenstruktur eines 28-Tage-Zyklus.

Obere Abbildung: Binnenstruktur eines 28-Tage-Zyklus in zyklischer Darstellung.

Untere Abbildung: Binnenstruktur eines 28-Tage-Zyklus in der Schreibung als Syndromsequenz. In dieser Form können klinisch beobachtete (oder theoretisch errechnete) Bildfolgen dokumentiert (und verglichen) werden (Codezeichen wie in Abb. 2).

Der Zyklus entsteht formal gesehen durch Abbildung der geschlossenen Lissajousfigur (mit dem rationalen Frequenzverhältnis 4 : 7) auf den psychopathologischen Zustandsraum. Chronobiologisch gesehen entsteht er durch Überlagerung von sieben Mehrtagesschwankungen des Stimmungssystems von je 4 Tagen Länge (äußerer Ring) mit 4 Mehrtagesschwankungen des Antriebssystems von je 7 Tagen Länge (innerer Ring). Diese Schwankungen sind infolge ihrer verschiedenen Länge intern desynchron gegeneinander (und haben daher ständig sich ändernde Phasenrelationen zueinander), sie haben aber infolge ihrer Ganztägigkeit (sie stammt aus der Resynchronisation der Mehrtagesschwankungen mit dem äußeren Tag) doch alle 28 Tage eine Koinzidenz. Das konstituiert den Zyklus. Die temporäre Phasenrelation zwischen dem Stimmungs- und dem Antriebssystem bestimmt das jeweilige psychopathologische Bild. Diese ist mit den Codezeichen des Nonagramms in der äußeren Zone als Syndromsequenz angeschrieben (die innere Zone enthält die lfd. Tagesnummer des Zyklus). Das ist die Binnenstruktur des Zyklus. Liest man in beiden Zonen je einen Paarling aus Tagesnummer und Codezeichen, erhält man die sog. Signatur eines Zyklustages. Der Zyklus beginnt mit der Signatur 1---M, er endet mit 28---D. Die Binnenstruktur enthält zahlreiche Aspekte der Symmetrie als Ausdruck von innerer Ordnung. Als Beispiele wurden einige davon markiert, etwa die Lage der manischen Dubletten M M, (die auch klinisch markante Symptomatik hervorrufen). (Formale Voraussetzung sind maximale Schwankungsweiten im S/A-System).

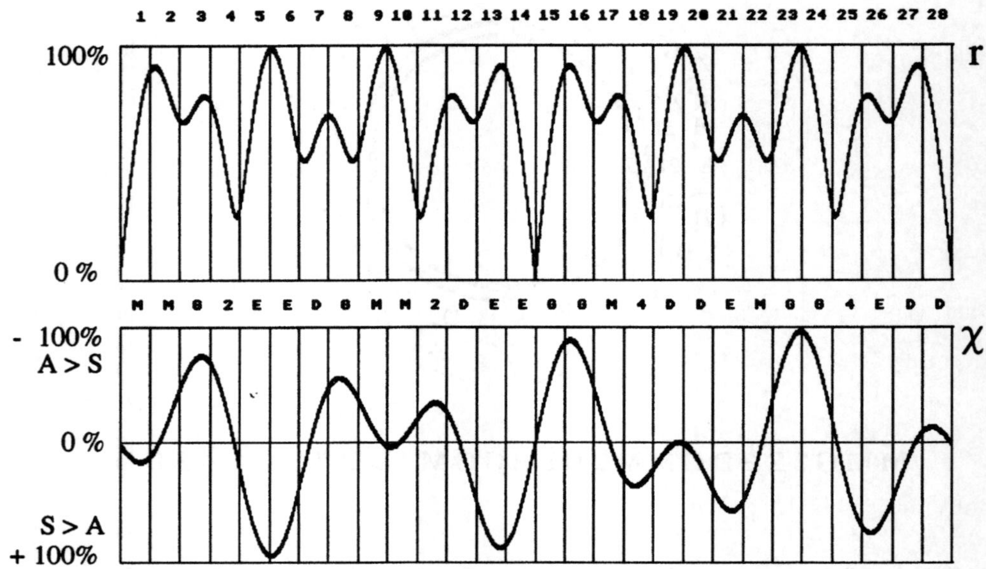

Abb. 10 Verlauf unspezifischer Schweregrade r und der Mischbildhaftigkeit χ, P = 28

Jeder chronopathologische Zyklus ist einerseits (in quantitativer Hinsicht) durch seine Länge bestimmt, andrerseits durch drei qualitative Aspekte: 1. die psychopathologische Binnenstruktur in Gestalt einer Syndromsequenz mit bestimmtem Muster, 2. durch den Verlauf der Schweregrade der Psychose und 3. durch den Verlauf der Grade von Mischbildhaftigkeit. Am Beispiel eines 28-Tage-Zyklus wird das veranschaulicht (die Syndromsequenz dieses Zyklus wurde bereits in Abb. 9 dargestellt):

(Obere Kurve) Schweregradverlauf r im 28-Tage-Zyklus. Die ChTh benutzt einen Schweregradsbegriff, der vom jeweiligen Bildcharakter der Psychose abstrahiert. Der Kurvenzug wird aus der Lissajousfigur errechnet. Es fällt eine mittelständige Nullstelle auf (die übrigens auch manchmal in klinischer Beobachtung bemerkt werden kann). Sie kommt auch im 63-Tage-Zyklus vor und kann hier vielleicht auch ein Phasenende herbeiführen (in früheren Arbeiten als "Halbperiodenproblem" angesprochen).

(Untere Kurve) Verlauf der Mischbildhaftigkeit χ im 28-Tage-Zyklus, auch dieser Kurvenzug wird aus der Lissajousfigur errechnet. Beide Kurven (r und χ) sind streckenweise korreliert: Mischbilder sind nach alter Kenntnis schwere Psychosen.

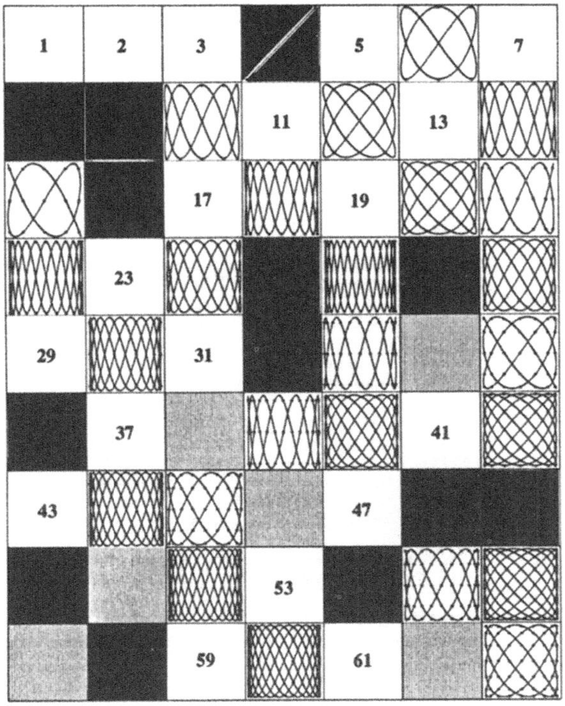

Abb. 11 Schematische Ordnung der theoretischen Zykluslängen (Anfangsteil bis P = 63, die zeilenweise Darstellung und die Zahl der Spalten ergibt sich aus graphischen Gründen).

Die verschiedenen chronopathologisch möglichen Zykluslängen bilden eine geordnete Mannigfaltigkeit (die zahlentheoretisch begründet ist). Die Länge eines theoretischen Zyklus (und seine psychopathologische Binnenstruktur) ist bestimmt durch die Länge (und Lage und Gestalt) der Lissajousfigur. Die Länge P resultiert aus der Multiplikation n * m = P und führt zu theoretisch erlaubten Perioden, wenn

1. n und m ganze Zahlen sind,
2. n nicht gleich m ist (sog. Quadratzahl)
3. die Division n / m nicht eine Ganzzahl ist (sog. Aliquotzahl)

n und m sind die Anzahlen der Mehrtagesschwankungen (im Stimmungssystem und im Antriebssystem) zwischen den Koinzidenzpunkten (siehe Abb. 7).

Deshalb können Primzahlen als Zykluslänge in der ChTh nicht vorkommen, sie sind in der Abbildung mit ihrer Länge angeschrieben (weiße Felder). Mehrfache von Primzahlen >13 sind gleichfalls ausgeschlossen (hellgraue Felder). Innerhalb der Gruppe der Quadratzahlen (n = m, schwarze Felder) ist jedoch 2 * 2 = 4 offenbar möglich, es handelt sich um die sog. 48 Std.-Psychosen, der Grund ist unbekannt (unbekannt ist auch, warum diese Psychosen keine Intervalle bilden). Zyklen mit Längen von Aliquotzahlen (n / m = integer, dunkelgraue Felder) sind rhythmologisch nicht stabil und zerfallen (strukturtheoretisch und sogar klinisch) in identische Untereinheiten.

Zu jeder Lissajousfigur gehört <u>ein</u> (inhärentes) Muster der Syndromsequenz.

4	2/2	MD-MD
5		
6	2/3	M2EG4D
7		
8	2/4	MGED-MGED
9	3/3	MND-MND-MND
10	2/5	M G4DEGM2ED
11		
12	3/4	M1DE1GE3GM3D
12	2/6	MGMDED-MGMDED
13		
14	2/7	MGMEEDEGMG4DED
15	3/5	M12E3GMNDE1G43D
16	4/4	MMDD-MMDD-MMDD-MMDD
17		
18	2/9	MGMG4DEDEGMGM2EDED
18	3/6	M1GE3D-M1GE3D-M1GE3D
19		
20	4/5	MM2DEMG2EEGG4EDGM4DD
20	2/10	4GMG42EDE2-4GMG42EDE2
21	3/7	M1G43DE1GMNDE3GM12E3D
22	2/11	4GMGM2EDED42MGMG4DEDE2
23		
24	3/8	M1GM3DE3GM1GE3DE1GM1DE3D
24	4/6	MMGDEEGGMEDD-MMGDEEGGMEDD
25	5/5	MMNDD-MMNDD-MMNDD-MMNDD-MMNDD
26	2/13	4GMGMG4DEDED42MGMGM2EDEDE2
27	3/9	M1GMNDE3D-M1GMNDE3D-M1GMNDE3D
28	4/7	MMG2EEDGMM2DEEGGM4DDEMGG4EDD
29		
30	3/10	41GMN2E3D4NGM1243DEN2M1G4NDE32
30	5/6	MM1DDEM1GDEE1GGEE3GGME3DGMM3DD
31		
32	4/8	(MMGGEEDD-MMGGEEDD)X2
33	3/11	41GM12E3DEN2M1GMNDE3D4NGM1G43DE32

Abb. 12 Binnenstrukturen im Bereich der Zykluslängen von 4 bis 33 Tagen.

1. Spalte: Zykluslängen P.

2. Spalte: Länge der Mehrtagesschwankungen MTS im Stimmungs/Antriebs-System.

3. Spalte: psychopathologische Binnenstrukturen.
Wenn die Längen der beiden Mehrtagesschwankungen im Stimmungs- und im Antriebs-System (und ihre Amplituden, sowie die Gleichlagen, die Version und der Modus) als Annahme feststehen, kann die entsprechende Lissajousfigur als Dynamikfigur des Ablaufs berechnet werden. Wenn mit dieser Figur der psychopathologische Zustandsraum abgelesen wird, ergibt sich die Syndromsequenz, die mit ihrem Muster zu einer bestimmten Zykluslänge gehört.
Einige Sequenzen bestehen aus identischen Untereinheiten, durch Bindestrich markiert. Die leergebliebenen Zeilen gehören zu theoretisch verbotenen Zykluslängen.
Abwandlung der metrischen Parameter führt zu abgewandelten Mustern, sie bleiben aber innerhalb einer Zykluslänge doch untereinander strukturähnlicher, als zwischen den verschiedenen Zykluslängen, sodaß bei der Suche nach der Zykluslänge praktisch oft schon mit den Standardbedingungen auszukommen ist.

A	B	C	D	E	F	G	H	I	K	L
Nr.	Kalendarische Datierung		Phase	Interv.	Umdatierung		Phase	Interv.	K-Fakt.	
1.	25. 05. 50	- 03. 07. 50	39	2576	- 16	8	63	2583	1	41
2.	22. 07. 57	- 06. 10. 57	76	231	15	2	63	252	1	4
3.	25. 05. 58	- 30. 07. 58	66	407	23	20	63	378	1	6
4.	10. 09. 59	- 03. 11. 59	54	1639	-9	0	63	1638	1	26
5.	29. 04. 64	- 27. 06. 64	59	184	-1	3	63	189	1	3
6.	28. 12. 64	- 25. 03. 65	87	236	8	-16	63	252	1	4
7.	16. 11. 65	- 22. 01. 66	67	556	0	-4	63	567	1	9
8.	01. 08. 67	- 14. 10. 67	74	447	7	-4	63	441	1	7
9.	03. 01. 69	- 23. 03. 69	79	3563	-10	-26	63	3591	1	57
10.	24. 12. 78	- 16. 02. 79	54	903	2	11	63	882	1	14
11.	07. 08. 81	- 10. 09. 81	34	361	-10	19	63	315	1	5
12.	06. 09. 82	- 09. 10. 82	33	651	-27	3	63	630	1	10
13.	21. 07. 84	- 03. 09. 84	44	157	-18	1	63	126	1	2
14.	07. 02. 85	- 12. 03. 85	33	251	-30	0	63	252	1	4
15.	18. 11. 85	- 23. 01. 86	66	57	1	-2	63	63	1	1
16.	21. 03. 86	- 14. 05. 86	54	204	4	13	63	189	1	3
17.	04. 12. 86	- 27. 01. 87	54	78	-2	7	63	63	1	1
18.	15. 04. 87	- 09. 06. 87	55	188	-8	0	63	189	1	3
19.	14. 12. 87	- 03. 03. 88	80	106	1	-16	63	126	1	2
20.	17. 06. 88	- 31. 07. 88	44	28	4	23	63	0	1	0
21.	28. 08. 88	- 13. 10. 88	46	154	-5	12	63	126	1	2
22.	16. 03. 89	- 12. 07. 89	118	29	-16	-8	126	63	2	1
23.	10. 08. 89	- 26. 10. 89	77	157	26	12	63	126	1	2
24.	01. 04. 90	- 07. 09. 90	159	98	-19	11	189	63	3	1
25.	14. 12. 90	- 25. 03. 91	101	-	-24	1	126	-	2	-
	25. 05. 50 - 25. 03. 91= 14914		1653 +13261= 14914		34 508		1827 + 13104= 14931		29	208

Abb. 13 Tabelle mit Daten aus einer Textanalyse des Phasenkalenders IR02 (für die Frequenzanalyse, siehe Abb. 15)

Der Phasenkalender umfaßt in 40.8 Jahren (vom Beginn der Erkrankung im 19. Lebensjahr an) 25 Phasen (lfd. Nr. in Spalte A) von im Mittel 66.12 Tagen Länge. Die kalendarischen Datierungen der wahrscheinlichsten Tage für den Beginn jeder Phase (Spalte B) und ihres Endes (Spalte C) wurden durch sorgfältige Interpretation der Krankenblatt-Texte geschätzt, sie enthalten daher Ungenauigkeiten, die Anlaß zu Umdatierungen geben. Die Spalte D enthält die Phasenlängen und Spalte E die Intervall-Längen in Tagen (berechnet aus den Datierungen aus B und C). Das mittlere Intervall ist 552 Tage lang, d. h. der Phasen/Intervall-Quotient hat den (jedenfalls nicht sehr malignen) Wert von 1 : 8. Nach Umdatierung mit den hypothetischen Beträgen der Spalten F und G ergeben sich die Phasen- und Intervall-Längen der Spalten H und I. Die Umdatierungen wurden durch die Frequenzanalyse INKA ermittelt, sie werden vom Text im einzelnen gedeckt und sind im Mittel 9.96 Tage lang, d. h. nur 15% der Periode. Sie addieren sich absolut zu 508 Tagen, vorzeichenrichtig jedoch zu -34 Tagen (!). Daß die Werte in H (fast) alle gleichlang sind, könnte noch als trivial angesehen werden (nämlich als Folge der Umdatierung), aber alle (komplementär - und passiv - gleichfalls) umdatierten Intervall-Längen sind ganzzahlige Vielfache (z. T. sogar Einfache) derselben Periode P = 63. Diese Faktoren von 63 sind in den Spalten K und L angegeben.

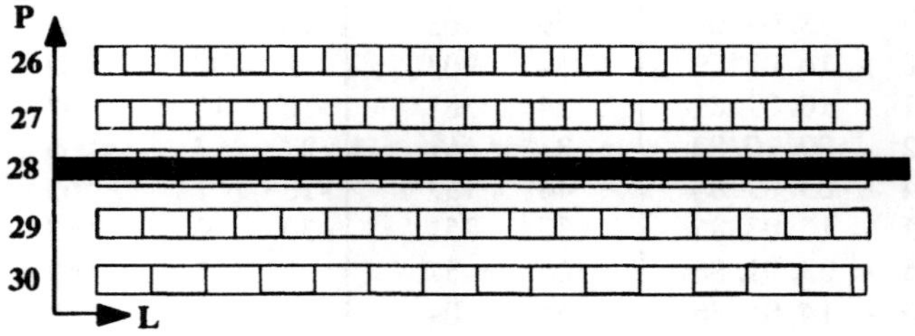

Abb. 14 Schema zur Arbeitsweise der Frequenzanalyse INKA.

Das Verfahren INKA dient der Bestimmung der rhythmologischen Parameter P und E in einem Phasenkalender durch Frequenzanalyse nach der Methode der Minimierung der Summe von quadrierten Abweichungen (C. F. GAUSS).

Die zu verarbeitenden Daten stammen aus einer chronopathologischen Interpretation von klinischen Dokumenten über den langfristigen Verlauf, insbesondere von fremdanamnestischen Angaben zum eigentlichen Beginn der jeweiligen akuten Psychose und von therapeutischen Notizen zu ihrem eigentlichen Ende. Beides wird mit einem einzelnen Tag datiert (der füglich als repräsentativ bzw. als der wahrscheinlichste angesehen werden kann), auch dann, wenn sich der Vorgang des Übergangs tatsächlich mehr oder weniger plötzlich oder allmählich vollzogen hatte. Die u. U. komplexe und ausgedehnte Zeitgestalt des Übergangs wird dadurch auf ein bloßes Rechteckmodell reduziert (schwarze Balken) und so rechentechnisch hantierbar. Diese Datenreihe wird als Ganzes mit streng periodischen Modellen verglichen (im Schema nur mit Perioden von 26 bis 30 Tagen Länge), und zwar in allen sinnvollen Phasenlagen L.

Der Algorithmus wählt für jede Prüfperiode jene Phasenlage, bei der ein Minimum an Abweichungen zwischen Daten und Modell erreicht wird und stellt diese Abweichungssummen als (normiertes) Spektrum dar (s. Abb. 15).

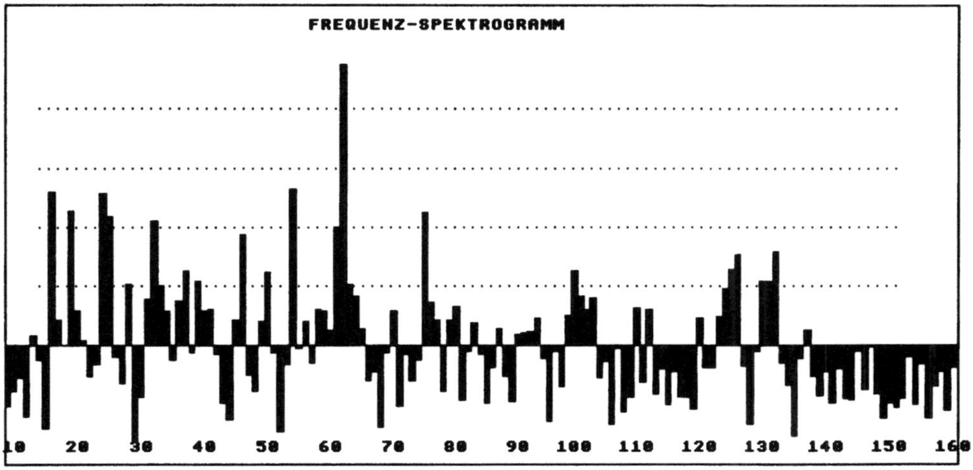

Abb. 15 Frequenzspektrogramm INKA der Daten aus den Spalten D und E der Abb. 13

Das Programmsystem INKA verknüpft zunächst die Ausgangsdaten (d. h. die Phasen- und Intervall-Längen) in ihrer natürlichen Reihenfolge zu einer Kette von lfd. Tagesnummern, alternierend jeweils für Beginn und Ende jeder Phase. Diesem geschlossenen Datensatz wird sukzessive eine Reihe streng periodischer, theoretischer Modelle (im Bereich von P = 10 bis P = 160 und welche die gegebene Kalenderstruktur jeweils in ihren Umrissen berücksichtigen) dadurch angepaßt, daß nach der Methode der Minimierung der Summe quadrierter Abweichungen (C. F. GAUSS) eine optimale Phasenlage für jedes Modell aufgesucht wird. Das Kollektiv der so für jede Modellperiode (Abszisse) ermittelten Abweichungssummen wird z-transformiert und als Spektrum dargestellt, in ihm ist P = 63 mit dem (hochsignifikanten) Wert von 4.67 Standardabweichungen (Ordinate) vor allen übrigen geprüften Perioden ausgezeichnet. Neben der Periode P wird von INKA auch die optimale Phasenlage E ("Epoche") bestimmt (E = 9. 5. 1950), allerdings ist diese Bestimmung nicht auf +- 1 Tag genau (wie etwa die Sequenzanalyse SEQ). Die Auszeichnungsgrade sind in erster Linie von den Ungenauigkeiten der Datierung und ihrer Verteilung abhängig, etwas aber auch von der untersuchten Phasenzahl und der Länge der Prüfperiode, allerdings in systematischer Weise. Die Verhältnisse können übersichtlich gemacht werden mit synthetischen Datensätzen, die aus "reinen" Perioden in den Umrissen eines repräsentativen Phasenkalenders konstruiert wurden und dann sukzessive mit aus Zufallszahlen ermittelten Abweichungen von bekannter Größe und Verteilung "verunreinigt" wurden. Auf diese Weise ist eine Eichung von INKA möglich.

Eine Split-half-Technik mit isolierter Spektrographie von einzelnen Abschnitten des Datensatzes liefert bei IR02 vergleichbare Ergebnisse. Auch der experimentelle Ausschluß des auffallend langen Intervalls zwischen den Phasen Nr. 9 und Nr. 10 (es ist 9.76 Jahre lang - unter Lithium-Prophylaxe) bestätigt die Analyse (und damit auch das erstaunliche, ungestörte Durchlaufen der Ordnung durch dieses Intervall, denn die zugehörigen Phasenlagen differieren nur um 2 Tage, was angesichts der Zykluslänge zu vernachlässigen ist).

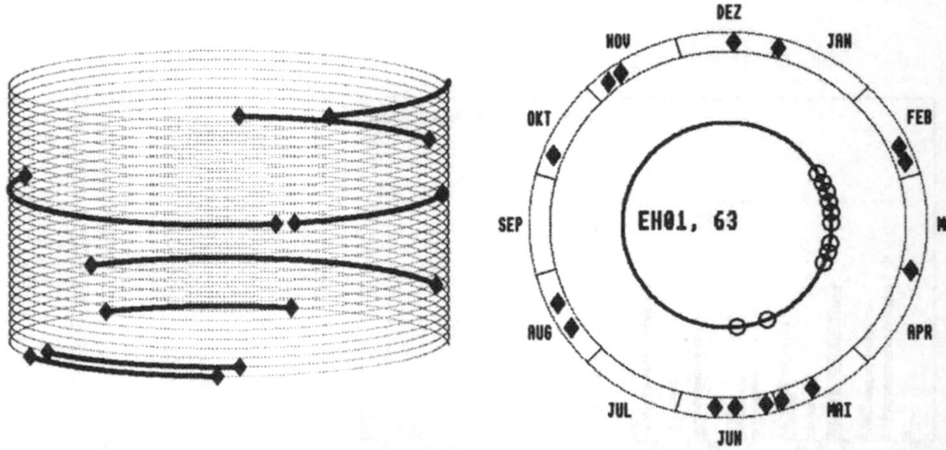

Abb. 16 Schema zur Zeitstruktur des Phasenkalenders von EH01 nach der ChTh.

linke Abbildung:
Der Ablauf der Zeit ist als zylindrische Schraubenlinie (im Uhrzeigersinn und absteigend) perspektivisch dargestellt. Ein Umlauf in der linken Figur entspricht einem Jahr. Anfang und Ende jeder Phase sind mit einer rautenförmigen Marke datiert, die akut psychotische Strecke ist als liegender Balken angegeben. Das Beispiel enthält im ganzen 161 (psychotische oder intervalläre) Zyklen in 28 Jahren. Die Abbildung dient vor allem der Erläuterung des Prinzips der Komplexität. Probleme der Datierungsgenauigkeit und die nötigen fehlertheoretischen Erwägungen werden ignoriert.

Nach der ChTh bildet die Reihe der Phasen und Intervalle NICHT eine Serie von Rezidiven (mit dem Neubeginn einer Phase im rhythmologischen "Irgendwo", d. h. zufälligen Intervall-Längen), sondern ein Kontinuum dicht aufeinanderfolgender, jeweils genau gleichlanger (nämlich chronopathologisch determinierter) Zyklen, die in weitgehend zufälliger Verteilung entweder eine akut psychotische oder eine intervalläre Erscheinungsoberfläche haben. Die Verteilung der Anzahl psychotischer Zyklen innerhalb der Phasen ist sehr verschieden von der Verteilung der Anzahl von Zyklen, aus denen sich jeweils ein Intervall zusammensetzt: recht genau die Hälfte aller Phasen besteht aus nur einem Zyklus. Intervalle aus nur einem Zyklus kommen vor, sind aber selten, meist sind sie komplex und hochkomplex gebaut. Die Anzahl von Zyklen in einer Phase oder einem Intervall kann als "Komplexitätsgrad" bezeichnet und mit K symbolisiert werden.

rechte Abbildung:
Der äußere Ring ist in der kalendarischen Ordnung (des "Jahreszyklus") gegliedert, als Marken für Beginn und Ende der Phasen werden schwarze Rauten benutzt. Die Darstellung ist insofern mit linken Abbildung äquivalent, sie erlaubt aber einen Einblick in die (vorwiegend zufällige) jahreszeitliche Verteilung.

Der innere Ring der rechten Abbildung ist (im Sinne der ChTh) endochron gegliedert, er hat genau den Umfang, welcher einer, in der Frequenzanalyse aufgefundenen endogenen Zykluslänge entspricht. Beginn und Ende der Phasen sind mit weißen Ringmarken datiert. Durch die verwendete endochrone Gliederung der Zeit zeigen die Marken nunmehr eine Häufung, die umso enger ist, je kleiner die Abweichungen gegen die strenge Periodizität sind (bei periodenreinen Daten - ohne Datierungsungenauigkeiten - würden alle Marken an derselben Stelle liegen).

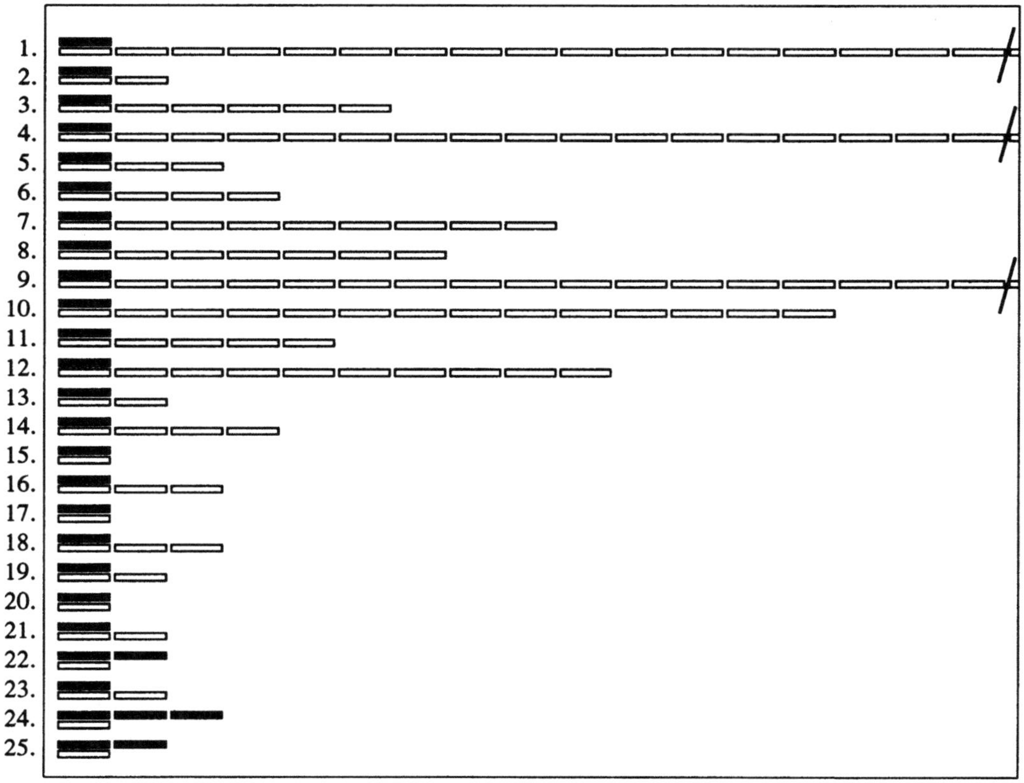

Abb. 17 Zeitstruktur des Phasenkalenders von IR02 (aus Abb. 13).

In dieser Abbildung werden die Werte der Spalten K und L aus der voranstehenden Tabelle graphisch veranschaulicht:

Mit einem liegenden schwarzen Balken wird ein Zyklus von 63 Tagen Längen dargestellt, wenn er einer psychotischen Erscheinungsoberfläche entspricht, ein leerer Balken stellt einen intervallären Zyklus dar (der gleichfalls 63 Tage lang ist). Die Zeilen sind fortlaufend zu lesen (um die zeitlich geschlossene Abfolge des Alternierens von Phase und Intervall zu erhalten). Die Intervalle Nr. 1, 4 und 9 überschreiten (mit 41, 26 und 57 Zyklen) den rechten Rand der Abbildung (es wurden in einer Zeile nur bis zu 17 Zyklen erfaßt).

Man erkennt in der Reihe der 25 Erkrankungen eine kräftige Tendenz zum Kürzerwerden der Intervalle. Die Phasenlängen bleiben lange Zeit hindurch konstant: die ersten 21 Phasen sind alle simplex, sie bestehen jeweils aus nur einem einzigen Zyklus. Dies ist ungewöhnlich. Dazu kommt noch, daß in diesem Fall (IR02) die ersten 11 Phasen monopolar manisch geprägt waren. Dann treten auch depressive und mischbildhafte Psychosen auf (in psychopathologischer Hinsicht, was die Schwäche des Begriffs des Monopolaren erläutert), und in chronopathologischer Hinsicht treten schließlich auch komplex gebaute Phasen auf (Nr. 22, 24 und 25).

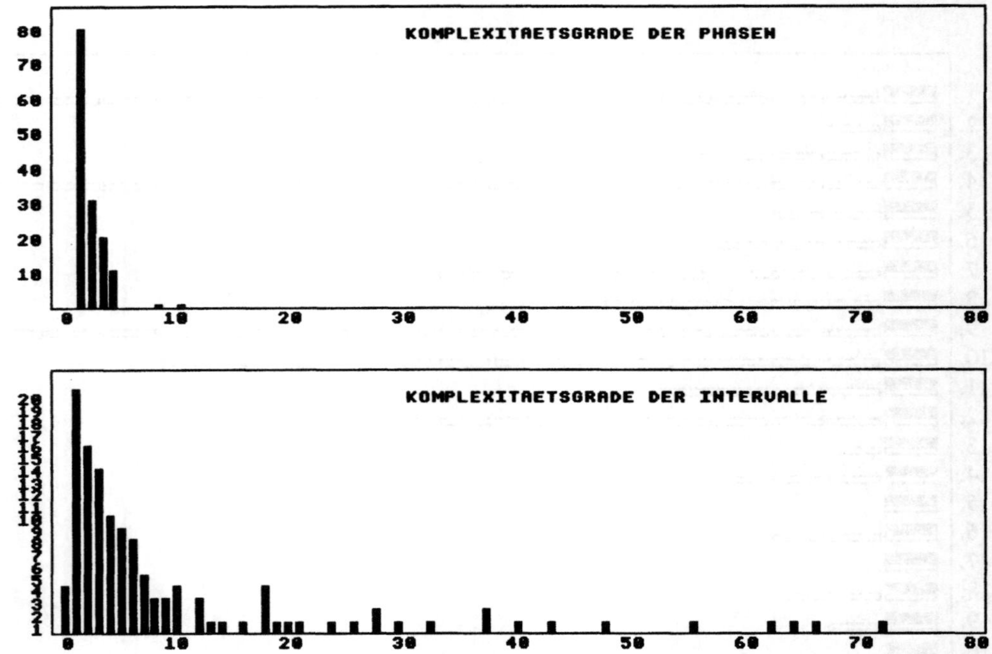

Abb. 18 Verteilung der Komplexitätsgrade (Abszisse) der Phasen und Intervalle bei 13 Phasenkalendern mit der Periode P = 63 (Ordinate: Anzahl der Fälle).

Das Hamburger Zyklothymie Archiv enthält insgesamt rd. 120 Fälle, darunter 13 Fälle, bei denen die Analyse des Phasenkalenders eine Periodenlänge von 63 Tagen ergab (dabei befindet sich der hier ausführlicher dargestellte Fall IR02), sie umfassen insgesamt 144 Phasen.

Die ChTh sieht den Zyklus (hier P = 63) als Zeitbaustein nicht nur der rhythmologischen Textur der Phasen, sondern gleichermaßen auch der Intervalle. In beiden Fällen kann der Zeitbaustein in seiner Grundgestalt auftreten, d. h. nur ein einziges Mal durchlaufen werden und dann bereits kommt es zu einem Phasen/Intervall-Übergang (bzw. umgekehrt), das wird in der ChTh "simplex" genannt. Es können sich aber auch zwei oder drei Zyklen ("duplex" oder "triplex") oder noch mehr zu einem "komplexen" Gefüge aneinander anschließen (KRAEPELIN: "Doppelanfall"), über die psychopathologische Erscheinungsoberfläche ist mit der chronopathologischen Textur nichts gesagt. In diesem Material sind 55.5% der Phasen simplex, 21.5% sind duplex und 13.9% sind triplex (daß einmal der K-Grad 8 und einmal 10 auftritt, das dürften Artefakte sein, indem jeweils ein Intervall übersehen oder - erfolgreich - "behandelt" wurde). Mittelwert der K-Grade der Phasen: 1.83 +- 1.29. Bei den Intervallen sieht die Verteilung sehr anders aus: nur 16.0% sind simplex, 54.2% sind dagegen hochkomplex (K >5), die Verteilung reicht bis K = 74. Darin liegt der Grund, daß nicht die Längen von Phasen und Intervallen in eine Rechengröße zusammengezogen werden sollten (wie im "Zyklus"-begriff von J. ANGST). Mittelwert der K-Grade der Intervalle: 10.44 +- 15.18.

Phasen sind wahrscheinlich simplex (deterministisch), Intervalle sind sehr wahrscheinlich (hoch-)komplex (kontingent).

Kollektive mit anderer Periode bieten in dieser Hinsicht völlig vergleichbare Verhältnisse.

1.	01. 10. 70	uneinsichtig, wurde plötzlich laut und aggressiv	G
2.	21. 10. 71	obenhin - fröhlich, ohne viel Tiefgang, ohne Krankheitseinsicht	M
3.	12. 11. 71	zutiefst depressiv, gequält, sicher suizidal, tränennahe, unglücklich	2
4.	09. 12. 71	fantastisch, frei, wunderbar, vielfältigste Handlungsimpulse	M
5.	14. 12. 71	ungesteuert, läuft umher, fordernde Gereiztheit, zutiefst depressiv	G
6.	10. 01. 72	teils depressiv-gequält, teils manisch-fordernd, Ausnahmezustand	E
7.	23. 05. 72	tief depressiv-aufgelöst, hoffnungslos, nie wieder gesund	G
8.	05. 07. 72	starke Grübelsucht, selbst-zerquälend, wie wenig sie sich zutraue	G
9.	10. 08. 72	lautes Musikhören, unverschämtes Verhalten, voll Zorn	M
10.	28. 08. 72	elend, lustlos, im Bett liegenbleiben	D
11.	11. 09. 72	schnelle Dekompensation, heftiger Auftritt, Türenknallen	E
12.	03. 04. 73	Glücksgefühle,Bedeutungsideen, Vater ist eine gottähnliche Figur	E
13.	05. 10. 73	völlig überdreht, laut Musik gemacht, Badezimmer verwüstet	M
14.	01. 11. 73	sehr unruhig und laut und aggressiv, lief polternd hin und her	M
15.	05. 12. 73	motorische Starrheit, gehemmt-depressiv, auffällig der starre Blick	D
16.	07. 01. 74	Gefühl der Hilflosigkeit, Regressionsbedürfnis	D
17.	23. 01. 74	Gefühl, total versagt zu haben, erlebt alles als erneutes Versagen	D
18.	31. 01. 74	alles Depressive ist wie weggewischt, frei und ausgeglichen	M
19.	07. 02. 75	sofort sehr laut, wechselnd: glückliches Lächeln, heftiges Weinen	G
20.	09. 02. 75	schreit laut und unbeherrscht, zwischendurch gereizt, anmaßend	4
21.	24. 02. 75	zusammenhanglos, starker Glauben, sei die Mutter Gottes	E
22.	27. 10. 75	starke Stimmungsschwankungen, Affekte genüßlich ausagiert	E
23.	15. 12. 76	Ständig wechselnde Wünsche, sich selbst widerlegend	E
24.	25. 08. 77	aufgelockerter, aktiv, interessiert, sprachlich gewandt	M
25.	27. 09. 77	etwas unsicher, ziemlich isoliert, hilflos, unterlegen, sie quäle sich	D
26.	14. 11. 77	klagt über Angstzustände, fühlt sich isoliert	D
27.	15. 01. 78	noch heiter und beschwingt	4
28.	22. 01. 79	starre Mimik, kaum emotionaler Kontakt, fühlt sich innerlich verwest	2
29.	15. 02. 79	verzweifelt, stumm, starrt mit schreckhaft geweiteten Augen	D
30.	16. 03. 79	lockerer, freier, und lächelnd, schläft besser und grübelt weniger	M

Abb. 19 Tabelle mit einer Auswahl von sowohl datierten als auch psychopathologisch codierbaren Notizen für die Sequenzanalyse SEQ.

Um die Arbeitsweise der Sequenzanalyse (siehe auch Abb. 20) zu demonstrieren, wurden aus einer Krankengeschichte (115ID) 30 Textstellen ausgewählt (Spalte 3 der Tabelle) und auszugsweise zitiert, die den momentanen Bildcharakter der Psychose an einem bestimmten Tag (Spalte 2) kennzeichnen, so daß eine sekundär interpretierende Codierung im Sinne der ChTh (Spalte ganz rechts) beigeordnet werden kann (siehe dazu Abb. 2). Die Auswahl wurde aus Vorkenntnissen heraus (siehe: "Verrückt und Verlassen") mit didaktischer Absicht so eingerichtet, daß alle 28 Signaturen des theoretischen Zyklus auch empirisch je einmal vertreten sind (das impliziert noch nicht die "28" im Resultat, erlaubt aber eine Demonstration des Verfahrens schon mit einem relativ kurzen Datensatz).

Der Datensatz umfaßt 30 Paare aus Datum und Code, er wird in Abb. 21 sequenzanalysiert. Praktisch durchzuführende Analysen kennen die theoretischen Signaturen natürlich nicht und benötigen auch erheblich längere Datensätze.

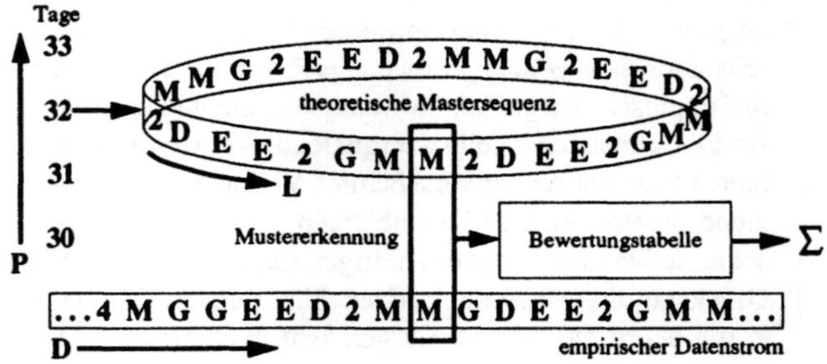

Abb. 20 Schema zur Arbeitsweise der Sequenzanalyse SEQ.

Das Verfahren SEQ dient zur Bestimmung der rhythmologischen Parameter P und E in einer Syndromsequenz. Es arbeitet nicht statistisch, sondern informationstheoretisch durch Mustererkennung.

Die zu verarbeitenden Daten stammen aus einer psychopathologischen Interpretation von klinischen Dokumenten (Krankengeschichten, Pflegeprotokollen, THYMIKON-Daten etc.), die im Sinne der Struktur des Zustandsraumes der ChTh aufgefaßt werden müssen und die zugleich mit dem Datum eines einzelnen Tages datiert worden sind. Das Verfahren toleriert einen lückenhaltigen Datenstrom, benötigt aber Daten genügender Trennschärfe der psychopathologischen Erfassung bzw. genügenden Umfangs (je größer der Fehler- oder Verwechslungsgehalt, desto länger muß die Reihe sein).

Die Bildcharaktere der klinisch beobachteten Syndromsequenz werden mit den Codezeichen (siehe Abb. 2) dargestellt und positionsweise mit den theoretischen Master-Sequenzen (s. Abb. 21) verglichen (die zuvor aus ihren Lissajousfiguren errechnet worden sein müssen). Jede geprüfte Sequenz muß in allen ihren Phasenlagen untersucht werden, denn nur eine unter ihnen hat eine optimale Passung.

Die Güte der Passung wird in jeder Position mit einem Gewichtungsfaktor aus einer im Programm resident gehaltenen Tabelle gewichtet, je nach der Wahrscheinlichkeit einer Verwechslungsmöglichkeit (bei der primären klinischen Beschreibung wie auch bei der sekundären Textinterpretation) in Anrechnung des geläufigen Faktums, daß niemand das Bild der Manie mit dem der Depression verwechselt, wohl aber z. B. das der Passivität Typ 3 mit dem der (gleichfalls ausdrucksgehemmten) Depression usw. Die Anpassungsgüten werden in einem Spektrum dargestellt (ein Beispiel in Abb. 22).

10=48.66	4.00	MG4DEGM2ED
11=29.97	4.00	2N342DDG443
12=58.45	6.00	M1DE1GE3GM3D
13=35.92	7.00	2N342DD044331
14=55.42	2.00	MGM2EDEGMG4DED
15=50.21	-6.00	M12E3GMNDE1G43D
16=76.32	-6.00	MMDDMMDDMMDDMMDD
17=60.00	-6.00	31EME34142NN1EE4N
18=47.66	0.00	4GMG4DEDE2MGM2EDED
19=57.42	2.00	44G1GDG4M41NNMG1M24
20=67.82	-2.00	MM2DEMG2EEGG4EDGM4DD
21=62.53	9.00	M1G43DE1GMNDE3GM12E3D
22=49.24	8.00	4GMGM2EDED42MGMG4DEDE2
23=48.89	7.00	N44E3GDM13EED434NGDM12N
24=54.97	0.00	M1GM3DE3GM1GE3DE1GM1DE3D
25=48.29	-7.00	MMNDDMMNDDMMNDDMMNDDMMNDD
26=49.50	0.00	4GMGMG4DEDED42MGMGM2EDEDE2
27=56.58	9.00	3GDM13EED434NGDM12NG1DMM1G4
28=76.26	2.00	MMG2EEDGMM2DEEGGM4DDEMGG4EDD
29=43.45	-2.00	G1DMM1G4EDDN12D3ND133G2GG41MN
30=54.63	-2.00	MM1DDEM1GDEE1GGEE3GGME3DGMM3DD
31=47.29	3.00	EDDN12D3ND133G2GG41MN1E21GMNM11
32=60.71	12.00	1E21GMNM11D13D4G3223N113M4E4E4DM
33=51.03	-12.00	41GM12E3DEN2M1GMNDE3D4NGM1G43DE32
34=51.68	12.00	D13D4G3223N113M4E4E4DM3DEE4EDDM22N
35=60.45	-12.00	MM12DEE1GG4E3DGMMNDDEM1G2EE3GGM43DD
36=57.89	-14.00	MMMDDDMMMDDDMMMDDDMMMDDDMMMDDDMMMDDD
37=48.00	-9.00	3DEE4EDDM22NM24N1NMENDEN23G4NN3314EGN
38=45.32	14.00	M24N1NMENDEN23G4NN3314EGN42ND2NEEGG1NE
39=51.26	-12.00	41GM1G43DE3D4NGM1GMNDE3DEN2M1GM12E3DE32
40=55.21	-16.00	MM1GDEE3GGMM3DDEM1GGEE3DGMM1DDEE1GGME3DD
41=64.92	13.00	42ND2NEEGG1NE3ED441N21GEE1MMEME111MDE3GEM
42=59.37	16.00	MMM2DDEMMG2DEEMGG2EEEGGG4EEDGGM4EDDGMM4DDD
43=64.84	-5.00	3ED441N21GEE1MMEME111MDE3GEMG2E2GE24GD223D4
44=68.50	-14.00	4MGGM4DDEE22MMGG4EDDE42GMMG2EEDD44GGMM2DEED2
45=49.37	19.00	4M1G2EE3D2MM12DEE32GMMNDDEENGGM43DDE41GG4E3DD
46=41.87	14.00	G2E2GE24GD223D4NMG311DN1NGEE2NGGG23ED2M343D2GM
47=48.82	-8.00	NMG311DN1NGEE2NGGG23ED2M343D2GM3E142EN3NEDE4ME4
48=57.68	11.00	3E142EN3NEDE4ME43N24NNGEN1D2D4M1NEN32EMD3N14E31M
49=81.58	-19.00	MMMNDDDMMMNDDDMMMNDDDMMMNDDDMMMNDDDMMMNDDDMMMNDDD
50=47.13	-20.00	3N24NNGEN1D2D4M1NEN32EMD3N14E31MG241MENENED24D2GGD
51=44.97	-15.00	G241MENENED24D2GGDGMM1DDNMNDMNN1G44MN2242N4N2G3G4G3
52=46.92	12.00	GMM1DDNMNDMNN1G44MN2242N4N2G3G4G3N4N4132DDD44N2N2DG1
53=49.68	15.00	N4N4132DDD44N2N2DG14G1EM23N3E41DDG4GGE434M4N1D23GENME
54=51.68	-26.00	4MMG2DEEE2GGM4EDDD4MMG2DEEE2GGM4EDDD4MMG2DEEE2GGM4EDDD
55=51.13	18.00	4M1GG4E3DD441GGM43DDE4NGGMMNDDEEN2GMM12DEE322MM1G2EE3D2
56=76.24	16.00	MMM1DDDEMM1GDDEEM1GGDEEE1GGGEEE3GGGMEE3DGGMME3DDGMMM3DDD
57=53.47	-27.00	4G1EM23N3E41DDG4GGE434M4N1D23GENMEN313M13231GMNN22N2GM4G4
58=50.53	12.00	N313M13231GMNN22N2GM4G4DDM44DE1NEN313DEE3D422MM3ME2G3DD3N1
59=52.37	-14.00	DDM44DE1NEN313DEE3D422MM3ME2G3DD3N13D2ND3224NEDM1MEN2E1E24M
60=52.47	-12.00	4M1GG443DDE4NGGMMN2DEE322MM1G24E3DD441GGM4NDDEEN2GMM122EE3D2

Abb. 21 **Tabelle mit den Spektralwerten einer Sequenzanalyse und den Mastersequenzen.**

Bei der hier als Beispiel dienenden Analyse wurden die Mastersequenzen der Zykluslängen im Bereich von 10 bis 60 Tagen Länge untersucht (linke Spalte).
In der zweiten Spalte folgen die Gütewerte der Anpassbarkeit einer Mastersequenz an den empirischen Datensatz. Sie können als Prozentsatz gelesen werden in dem Sinne, daß eine rein zufällige Passung den Wert 50.00 ergibt, eine vollständige Übereinstimmung den Wert 100.00
In der dritten Spalte steht eine Information über die Phasenlage der optimalen Anpassung (absolut in ganzen Tagen, das bedeutet, daß sich große Abweichungen nur bei großen Zykluslängen ergeben können. Die Nachkommastellen sind informationslos).

Es folgen in der Tabelle (rechts) die verwendeten Mastersequenzen. Sie wurden aus den lissajousfiguren bestimmt. Sie bestehen aus den Codezeichen des psychopathologischen Zustandsraums in einem Muster, das durch die Schwankungsvorgänge im Stimmungs / Antriebs-System determiniert ist.
Bei der Berechnung der Muster wurden die sog. Standardbedingungen zugrundegelegt, d. h. die vereinfachende Annahme, daß die Schwankungen mit maximalen Amplituden um nicht verschobene Gleichlagen erfolgen und Sinusgestalt haben. Der Beginn des Schwankungsvorgangs wurde auf 4°° morgens gelegt und das für den jeweiligen Tag repräsensative Bild um 16°° abgelesen (sowie Normversion, Modus M).

Bei jenen Zykluslängen, die theoretisch "verboten" sind (weil sie z. B. eine Primzahl darstellen), wurde die Sequenz aus Zufallszahlen synthetisiert (um einen vollständigen Durchlauf durch das Spektrum zu ermöglichen). Für die Antiversionen und die verschiedenen Modi gibt es eigene Sätze von Mastersequenzen nach denselben Prinzipien.

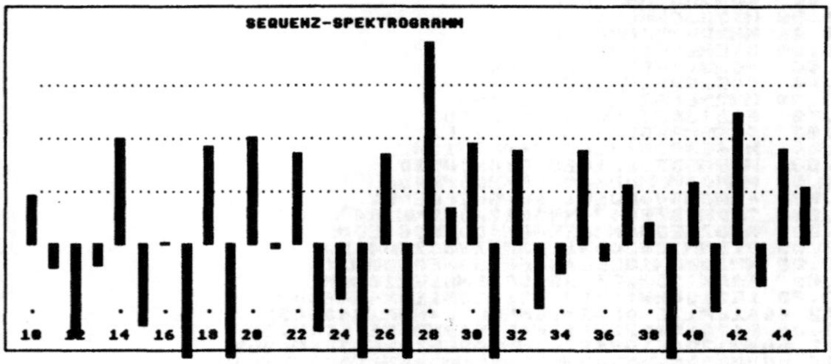

Abb. 22 Sequenzspektrogramm SEQ des Datensatzes aus Abb. 19

Das Programmsystem SEQ vergleicht das Muster des empirischen Datensatzes mit einer Reihe von theoretischen Sequenzmustern (hier im Bereich der Zykluslängen P = 10 bis P = 45). Diese theoretischen Muster werden aus den jeweiligen Lissajousfiguren errechnet.

Der Vergleich erfolgt positionsweise unter Einschaltung einer Bewertungsmatrix, mit der die Verwechslungswahrscheinlichkeiten für die verschiedenen psychopathologischen Bilder berücksichtigt bzw. gewichtet werden. Sowohl in der primären klinischen Deskription wie auch bei der sekundären (philologisch-psychopathologischen) Textinterpration von klinischen Aufzeichnungen wird wohl kaum etwa das Bild der Manie (M) mit dem der Depression (D) verwechselt, dagegen dürfte (z. B.) der Zustand der Passivität Typ 3 in der Klinik leicht als depressiv verkannt werden, auch D und Melancholie Typ 2 (sowie E und Euphorie Typ 4) sind traditionell nicht differenziert worden (erst die ChTh führt hier eine Konvention ein).

Die derart gewichteten Bewertungen für den Vergleich zwischen Empirie und Theorie werden aufsummiert und als Maßzahl für die Paßgenauigkeit jedes Modells benutzt. Allerdings müssen diese Vergleiche bei jeder Modellperiode (d. h. jeder Mustersequenz) in all ihren Phasenlagen durchgerechnet werden, denn nur bei einem einzigen als Startzeitpunkt geeigneten Tag kann es zu einer optimalen Passung kommen.

Die Gütewerte <u>bei optimaler Phasenlage</u> (Ordinate) werden über der Reihe der geprüften Muster (mit ihrer Zykluslänge auf der Abszisse repräsentiert) als Spektrum dargestellt. Dabei erscheinen Strukturähnlichkeiten zwischen den verschiedenen Mastersequenzen insbesondere dann, wenn die geprüften empirischen Datenreihen nur kurz sind.

Die SEQ-Spektrographie führt zur Bestimmung der Zykluslänge P und der Epoche E (das sind die beiden fundamentalen rhythmologischen Parameter, sie werden auch durch INKA bestimmt, was eine Kontrollmöglichkeit darstellt, wenn Daten verfügbar sind).

Im Spektrum (das hier lediglich das Prinzip illustrieren soll) ist P = 28 mit SD = 2.21 ausgezeichnet (der volle Datensatz führt auf höhere Signifikanzen).

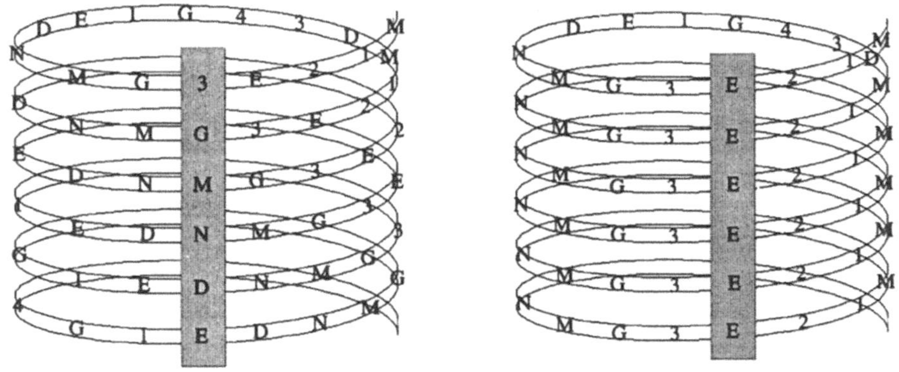

Abb. 23 Schema zur Zeitstruktur von psychopathologischen Syndromsequenzen.

Der Ablauf der Zeit ist kontinuierlich als schraubenförmiges Band dargestellt (oben beginnend, Uhrzeigersinn). Um nicht durch perspektivische Effekte gestört zu werden, wurde auf die Eintragung von Codezeichen in den rückwärtigen Teil der Umgänge (mit Ausnahme des ersten) verzichtet.

Nach der ChTh bildet die psychopathologische Prägung der Reihe der Tage eines endochronen Zyklus eine deterministisch wohlgeordnete Folge, deren Muster aus dem Zusammenspiel der Mehrtagesschwankungen im Stimmungs/Antriebs-System hervorgeht.

Als Beispiel eines Datensatzes dient in beiden Schemata gleicherweise die lückenlose und sich vielfach identisch wiederholende theoretische Sequenz des 15-Tages-Zyklus in der Codierung des Nonagramms:

M 1 2 E 3 G M N D E 1 G 4 3 D

links: Die Länge (das ist die zeitliche Dauer) jedes einzelnen Umganges wurde (willkürlich - nur um ein Vergleichsbeispiel zu schaffen) so eingerichtet, daß dabei jeweils 16 Plätze für die Aufnahme von Codezeichen der Sequenz entstehen. Das hat die nicht weiter interessante Folge, daß quasi "irgendwelche" Zeichen auf allen Umgängen (es wurden 6 Umgänge dargestellt) jeweils untereinander stehen. Das entspricht (in gewisser Hinsicht) der klinischen Erfahrung, die keine Ordnung stiftenden Denkbilder besitzt, und welche daher nur ein "Chaos" in der syndromatischen Abfolge sehen kann.

rechts: Die Länge jedes einzelnen Umganges wurde so eingerichtet, daß dabei jeweils 15 Plätze für die Aufnahme eines Codezeichens der Sequenz entstehen. Das hat die leicht einsehbare Folge, daß jeweils gleiche Zeichen auf allen Umgängen genau untereinander stehen. Dies ist Ausdruck einer zyklischen Ordnung der Syndromsequenz, die nur dann sichtbar wird, wenn für ihre Darstellung die (theoretisch) zugehörige Zykluslänge verfügbar ist. Diese muß auf den Tag genau bekannt sein, bereits 1 Tag Abweichung führt zu "chaotischen" Abbildungen (siehe das Schema links).

Zur numerischen Bestimmung der Zykluslänge P (und des Startzeitpunktes E) aus empirischen Datensätzen dient die informationstheoretisch begründete Sequenzanalyse, die eine Serie theoretischer Sequenzen (von verschieden langen Zyklen) gleichsam "kennt" und daraus die am besten passende (nach Optimierung der Phasenlagen) durch positionsweisen Vergleich heraussucht.

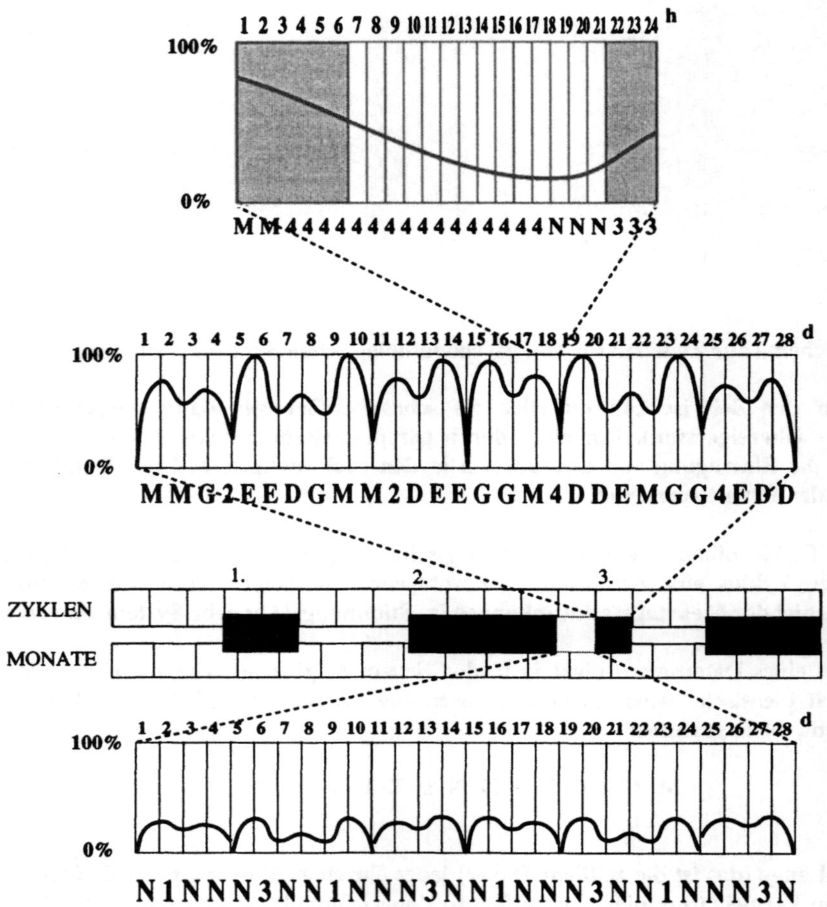

Abb. 24 Schema der Hierarchie von Zeitordnungen phasischer Psychosen.

Ein (in diesem Beispiel fiktiver) Phasenkalender (dargestellt sind vier Phasen mit dunklen, liegenden Balken) kann natürlich im externen Zeitregime (hier metrisch gegliedert mit - mittleren - Monaten) zwar u. U. sogar genau datiert werden, zeigt dabei aber nicht sein eigentliches Baugesetz, Beginn und Ende liegen in solcher Metrik jeweils "irgendwo". Wenn aber die Zykluslänge bekannt ist (in diesem Beispiel beträgt sie 28 Tage), zeigt sich die einfache, "endochrone", interne Ablaufsordnung.
Jeder Zyklus hat während Akuität (oben) und Intervall (unten) eine wohldefinierte Binnenstruktur seiner psychopathologischen Sequenz und der Schweregrade.
Jeder Tag des Zyklus hat an allen 24 Stunden eine wohldefinierte Binnenstruktur der psychopathologischen Tagesschwankung und der Schweregrade.
Die Tagesschwankung, die Sequenz der Tage im Zyklus und die Reihe der Zyklen bilden ein geschlossenes, hierarchisches System. Dessen Ablaufsordnung wird vom äußeren Tag in einer spezifischen, durch Desynchronisation und Resynchronisation bestimmten Fehlordnung regiert, sie ist deswegen <u>präzise, weitreichend und ultrastabil</u>.

5. ÜBER DAS FRAGLICHE SCHIZOPHRENE UND DAS GEWISSE PHASISCHE.

Kurzfassung

In dieser Einzelfall-Studie wird das kompilierte klinische Aufzeichnungsgut des Verlaufs und der psychopathologischen Erscheinungsweisen im Tagesbereich einer schizophrenen Psychose zitiert und in seinen Zeitgestalten analysiert. Es zeigt sich überraschenderweise ein strikter 15-Tage-Zyklus als Hinweis auf die phasische Natur des zugrundeliegenden psychotischen Vorgangs (der in seiner Wohlgeordnetheit bestimmte Gewißheiten einschließt), während die oberflächennahe schizophrene Erscheinungsweise als neuartige Fraglichkeit eine Erklärung verlangt, die sicherlich über die KRAEPELINsche Dichotomie hinausweist.

Schlüsselwörter
Manisch-depressive Psychose, MDE, Zyklothymie, Schizophrenie
Zeitordnung, Periodizität

ON THE UNCERTAIN SCHIZOPHRENICS AND THE UNQUESTIONABLY PHASICS

Summary

The single case study deals with the clinical reports of the course of events and the psychopathologic features of a schizophrenic psychosis. The chronological order is analyzed. Surprisingly there is a strict 15 day cycle. This indicates the phasic nature of the underlying process (which includes some certainty in its good order), while the superficial schizophrenia leads to an uncertain complex of questions that demand an explanation far above that of the dichotomy of KRAEPELIN.

Key words:
Manic-depressive disorder, Affective disorder, Cyclothymia, Schizophrenia
Time structure, Periodicity

Über das fragliche Schizophrene und das gewisse Phasische.

Fast allzuviel schon ist geschrieben worden über das Schizophrene (S) und das Manisch-Depressive (MD) und über die Frage, wie beide als Sachen in der Welt oder wie beide als Namen und Begriffe im Denken wohl zueinander stehen. Recht sicher geht es um nur zwei große Formenkreise (vielleicht aber auch nur um einen), nicht aber um etwa drei, wenn auch in der Nähe von S andere wahnbildende Psychosen liegen, die auch aus dem Lebenskreis der Menschen hinausführen in affektive Isolation und denkerische Verstiegenheit und wenn auch in der Nähe von MD etwa endogene Depressionen liegen, die zwar "phasisch" ablaufen und doch nie Manisches zeigen, nicht einmal "schwanken".

Wenn man positiv wüßte, daß S aus einem limbischen Zelluntergang und MD aus einer circadianen Reglerstörung im N. suprachiasmaticus ätiopathogenetisch hervorgingen (um nur irgendetwas aus der Menge des Denkbaren herauszugreifen), so wäre auch sinnvoll nach Differenzen der Erscheinungsbilder zu fragen. Ohne eine Kenntnis von Mechanismen der kausalen Hintergründe blieben schematisierende Anordnungen der erscheinungsbildlichen Vordergründe im Kern immer beliebig oder doch mit ihren Prinzipien austauschbar (und das wäre das ernsteste aller Denkunglücke, bliebe es unbemerkt).

Viele Psychiater meinen mit beidem (S und MD) nicht allein Verschiedenes, sondern zugleich auch beides auf verschiedene Weise. Die oft sehr ausgeprägte Konturschärfe der Erscheinungen des MD und seine vermeintliche Nähe zu verständlichen Verstimmungen des gesunden Lebens, die begründbare Hoffnung auf ein irgendwann eintretendes Intervall und auf die Lithium-Wirkung erlauben ärztliches Handeln viel eher, als die S-Diagnose, die immer noch eine irrational-thanatologische Aura hat.

Als der betreuenden Oberärztin einer untergebrachten Defektschizophrenen (EM30, deren Psychosen jedoch vor langen Jahren in der Maske des MD begonnen hatten) vorgerechnet wurde, deren gelegentlich (und s- befremdlich) auftretendes Lachen oder (seltener noch) Weinen ereigne sich taggenau an jenen m oder d Zeitpunkten jener psychopathologischen Binnenstruktur, die aus der Zeitordnung eines 28-Tages-Zyklus von vor vielen Jahren bis jetzt unverrückt determiniert sind, rief sie in offener Erregung: "aber es ist eine S!".

Als einer anderen Ärztin, welche die hier zu besprechende Patientin NJ29 aus früheren Jahren kannte, mitgeteilt wurde, es habe sich im psychopathologischen Aufzeichnungsgut inmitten der überwiegenden S-Symptomatik ein 15-Tages-Zyklus zeigen lassen, sagte sie im Sprechgestus eines dictums über Äonen: "es ist aber eine S!". Beides wäre ohne Interesse, wüßte US nicht, daß beide wissen, daß sie nicht wissen, was eine S ist.

Es muß auch als sehr merkwürdig angesehen werden, daß sich in den letzten Jahren ein zensurartig bewachter topos in Denkunfreiheit eingerichtet hat, es gäbe s (Voll-) Remissionen. Die unerschrockene Nachfrage bringt indessen doch diskrete Residualsymptomatik oder Strukturverformung oder auch nur subjektiv erlebte Defizienz (alles mit s Spezifität) zutage, der lediglich eine lebenspraktische Relevanz (sprechweisenpflegerisch) abgesprochen wurde. Die darin verborgene Frage ist delikat, denn Verluste an Lebendigkeit und eine Vermüllung des Geistes mit nichts als Unfug ist schon ohne Psychose gängiges Resultat der gewöhnlichen und überaus weit verbreiteten bürgerlichen Verdummung und behindert die Standards bei der Differentialdiagnose.

Auch eine festgestellte Stabilität des Sozialniveaus nach durchgemachter Psychose kann durch den ebenso allgemein wie unverständlich herrschenden Wohlstand durchaus nur vorgetäuscht sein und muß keineswegs etwa mit erhalten gebliebener Persönlichkeitsverfassung gefüllt und getragen sein. US weiß von einer Frau, die jahrelang von ihren Psychosen getrieben und heruntergebracht wurde, in Universitäkliniken und Unterbringungs-Institutionen war und viel und vielerlei Psychopharmaka aß. Sie erprobte mit Inbrunst und Geschmacklosigkeit religiöse Verstiegenheiten, soziale Abseitigkeiten und Selbstüberforderungen in Pflegeberufen, sexuelle Basteleien mit sehr verkehrten Partnern und missionarische Selbstheiligungen in sektiererischen Gruppen. Schließlich war sie gänzlich verarmt, verelendet, vereinsamt und unrettbar - wie es schien - verbiestert. Dennoch gelang ihr - zwar nicht suo anno - aber eines Tages immerhin doch (und unter Rückgriff auf die gute Familie und die eigene gute Intelligenz) der Abschluß eines Jurastudiums. Sie ist nunmehr seit vielen Jahren als Anwältin in eigener Kanzlei auf einem Spezialgebiet tätig und bleibt damit jedenfalls sozial selbständig und quasi über Wasser. Sie lebt in bitterster Armut und noch größerer Selbstgenügsamkeit, aber nicht ohne jedes Ansehen bei

Gericht und mehr noch bei ihrer Klientel. Ihr Kopf ist angefüllt mit psychotischem Schrott, merkwürdigen Denkungeheuerlichkeiten und zweifelsfrei sowohl uncharakteristischen, als auch charakteristischen Basissymptomen im Sinne von G. HUBER und zeitweise auch Symptomen 1. Ranges im Sinne von K. SCHNEIDER. Das hat dann durchaus nachzeichenbare Relevanz für die praktische Lebensführung, indem Glaubensbrüder oder Fachkollegen erschrocken zurückweichen. Zur Verständlichmachung der frappanten, ebenso begrüßenwerten, wie unerklärlichen Situation kann nur versuchsweise auf den hohen Gehalt (und "Halt") dieses Berufsfeldes an eigenstabilen formalen Regularien hingewiesen werden, die gegen subjektivistische Eskapaden inert sind und die eine unverhoffte Nische bieten.

Das Unternehmen eines Blicks auf die volle Breite möglicher psychotischer und prä- und postpsychotischer Erscheinungen in der Realität findet nicht allein eine Schwierigkeit darin, Begriffs- und Sichtweisen zu finden, welche dieser Breite entsprechen, sondern schwierig ist auch, sich von den prominenten Leitbildern nicht ablenken zu lassen von dem Konturschwachen, das doch auch da ist. So mag es seine Richtigkeit damit haben, die heitere Manie sei der allbekannte Prototyp einer Manie schlechthin, das hebt aber nicht auf, daß sie praktisch nicht vorkommt. Die Manien, die man sieht, sind laut, rededranghaft, prahlerisch-vergröbert, vielleicht witzig, aber distanzgemindert, nahe an der Gereiztheit, unternehmerisch und unbedacht etc., und von der wahren Köstlichkeit der eigentlichen Heiterkeit weit entfernt.
Die Prototypen bilden eine Art von Schwerkraftfeld für das Urteil. Man kann sich im Augenblick nicht vor der Denkmöglichkeit schützen, S und MD seien gravitative Sprechweisen, deren Unterscheidendes überhaupt unaufgedeckt sei.

Die 120 Fälle im Hamburger Zyklothymie Archiv waren allein unter dem Aspekt ihres Phasenreichtums aus dem Klinikarchiv selektiert worden. Das führte dazu, daß sich nebenläufig, aber nicht zufällig klare MDE-Fälle sogar überwiegend aus dem prototypischen Kernbereich dieser alten Krankheitsentität versammelten. Umso überraschender war es, daß sich bei genauer Durchsicht darunter vier Schizophrenien fanden. Auch der in dieser Studie ausgebreitete Fall

NJ29 war in der Klinik und insbesondere bei querschnittshafter Betrachtung seiner Psychopathologie damals als typische Prozeßpsychose angesehen worden. Der Autor dieser Studie (US) erinnert sich, seinerzeit von einer (die 1. Phase behandelnden) Stationsärztin quasi konsiliarisch, jedenfalls als speziell interessierter Psychopathologe zugezogen worden zu sein und in ausführlicher Exploration eine in gewisser Weise komplette Psychopathologie der Schizophrenie gefunden zu haben, wobei mitzudenken ist, daß in der Klinik von BÜRGER-PRINZ mit ihren relativ eng gefaßten Kriterien nicht so schnell etwas als Schizophrenie angesehen wurde. Das betraf ganz besonders das Affekt- und Ausdrucksverhalten und die Denkstörungen der Patientin nach seiner heutigen Erinnerung, sein Explorationsprotokoll ist verlorengegangen, findet sich jedenfalls jetzt nicht in der Akte, obwohl es dort erwähnt wird. US verfügte damals über eine recht breit angelegte Menge von Beurteilungskriterien für Schizophrenes speziell auch aus seiner Dissertation: "Über Geschlechtsdifferenzen bei schizophrenen Psychosen" bei H. J. BOCHNIK, der differenzierte Analysen von rd. 600 Krankengeschichten der Klinik aus den Jahren 45 bis 60 zugrundelagen. Er verfügte zugleich über das damals ziemlich stabile Vorurteil, Phasisches und Schizophrenes sei aus tiefliegenden Gründen zweierlei im Sinne von Entitäten und im Sinne KRAEPELINs.

Über die Zeitstruktur von NJ29 ist bereits in: "Über eine streng periodische ^Schizophrenie^" in: "Zeit und Psychose" berichtet worden. Dabei konnte gezeigt werden, daß die immer wieder üppig erlebte Wahnwelt, die das Erscheinungsbild dieser Psychose oft fast ganz beherrschende Verfangenheit in Fremdartiges und Skurriles und auch das Paranoid-Halluzinatorische genau jene Zeitordnung beachten, welche auch die sonstige, für sich betrachtet vielleicht noch im Begriff des Mischbildhaften unterzubringende Symptomatik einhält (nämlich 15 Tages-Zyklen und ihre spezielle Binnenstruktur). Das wurde jetzt als Argument für die Zugehörigkeit zum "Phasischen Formenkreis" (im Sinne der MDE) genommen trotz der damals vielfältig schizophrenologisch konnotierten Beschreibungen der Erscheinungen und der dokumentierten diagnostischen Auffassungen.

Der in vieler Hinsicht vergleichbare Fall EM30 wurde in: "Lachen und Weinen. Indikatoren der inneren Ordnungsgestalt im Ablauf einer Schizophrenie" in: "Zeit und Psychose" chronopathologisch analysiert (es wurde ein 28-Tage-Zyklus gefunden) und für eine sehr viel weiter gehende Argumentation genutzt. Es wurde als denkbar angesehen, daß es tiefer in das Wesen des Manisch-Depressiven führt, wenn gezeigt werden kann, daß nicht nur Manisches und Depressives in der querschnittlichen Symptomatik überhaupt auftritt, sondern daß es das im Längsschnitt in bestimmten periodischen Zeitgestalten tut. Und wenn es das Letztere tut, muß es nicht notwendig das Manische oder Depressive sein, was dabei als Sichtpsychose erscheint, sondern das kann dann auch schizophrenologisch geprägt sein und dennoch auf das Phasische zeigen. Die schizophrene Verhüllung in der Erscheinung des eigentlich Zugrundeliegenden könnte dann eine Sache des speziellen "schizophren" abgewandelten Ausdrucksgebarens sein, während der psychotische Vorgang für sich selbst phasischen Charakter im Sinne der MDE hat. Das würde den beiden als katogorial gleichrangig tradierten Entitäten eine ganz tiefliegend verschiedene Bedeutung geben: das Phasische wäre in dieser Sicht das eigentlich psychotisch-Produktive im Sinne des Pathophysiologischen und das Schizophrene wäre nur eine Sache der ausdruckskundlichen Erscheinungsoberfläche, allerdings in diachroner Betrachtung prozeßhaft und schließlich derart zerstörerisch, daß das Phasische nicht mehr sichtbar wird.

Das bedenkliche Beliebige im bloß Denkbaren in diesen Überlegungen wird drastisch eingeschränkt, wenn die Zeitgestalten in Konturschärfe und mit objektiven Verfahren gezeigt werden können, was mit der ChTh erreichbar geworden ist. Wegen der sehr grundzätzlichen Bedeutung der angesprochenen Fragen müssen diese Positionen so gut wie möglich sichergestellt werden, weshalb NJ29 in dieser Studie einer Reanalyse unterzogen wird. Dafür wird nicht die bereits in den Papieren des Zyklothymiearchivs vorhandene Datenbasis benutzt, sondern alles Nötige aus der originalen Krankengeschichte ohne alle chronopathologischen Notizen und ohne jede Vorkenntnis neu aufgebaut (nur die 15-Tages-Periodik war erinnerlich, nicht aber die Epoche und nicht die Datierungen für Phasenbeginn und Ende und die psychopathologischen Interpretationen oder ihre rhythmologische Signatur der Verlaufsnotizen). Vielmehr wurde dies alles (die Exzerpierung der Textzitate, die chronopathologischen Datierungen für die Frequenzanalysen und die psychopathologischen Codierungen für die Sequenzanalysen) neu und voraussetzungslos gemacht.

09. 07. 71 **Abschlußdiagnose:** *perakuter Schub einer paranoid-halluzinatorischen Psychose. Verdacht auf bereits länger laufende Hebephrenia simplex mit schon eingetretenem Defekt im affekt. u. Antriebsbereich.*

02. 06. 72 **Abschlußdiagnose:** *erneute, noch eben abgefangene Exazerbation einer Prozeßpsychose.*

18. 08. 74 **Vorläufige Diagnose:** *Präpsychotischer Zustand.*

19. 09. 74 **Beurteilung:** *Hebephrenia simplex (frühere Diagnose), Defektsyndrom, jetzt blande Exazerbation.*

18. 11. 74 **Abschlußdiagnose:** *Prozeßpsychose. Erneute Exazerbation.*

30. 12. 75 **Beurteilung:** *Exazerbation einer Prozeßpsychose*

27. 01. 76 **Abschlußdiagnose:** *Exazerbation einer Prozeßpsychose*

01. 03. 76 **Abschließende Diagnose:** *erneute Exazerbation einer Prozeßpsychose.*

03. 01. 77 **Beurteilung:** *Beginnende akute psychotische Episode, wahrscheinlich im Rahmen einer Prozeßpsychose.*

18. 01. 77 **Abschlußdiagnose:** *Flüchtige paranoide Episode im Rahmen einer bekannten Prozeßpsychose.*

12. 02. 79 **Abschlußdiagnose:** *Erneute Exazerbation einer chronifizierten Psychose.*

11. 04. 79 **Vorläufige Diagnose:** *subakute paranoide Psychose - Rezidiv.*

13. 06. 79 **Diagnose bei der Wiederkehr:** *vorwiegend paranoid-halluzinatorisches psychotisches Bild.*

30. 08. 82 **Abschlußdiagnose:** *Exazerbation einer chronisch mischbildhaften Psychose. Zust. n. Radiusfraktur li.*

16. 10. 85 **Vorläufige Diagnose:** *Beginnende erneute Exazerbation einer chronifizierten Psychose.*

17. 10. 85 **Abschlußdiagnose:** *Krisenhafte Zuspitzung in Konflikt- und Belastungssituation bei chronisch mischbildhafter Psychose.*

27. 05. 86 **Auffassung:** *beginnende Dekompensation eine p-h Psychose, z.Zt keine Halluzinationen.*

23. 06. 86 **Abschlußdiagnose:** *Exazerbation einer bekannten schizophrenen Psychose.*

19. 07. 86 **V. D.:** *affektiv getönte psychotische Episode bei enger familiärer Bindungssituation*

28. 08. 86 **Abschlußdiagnose:** *Zustand nach paranoid-halluzinatorischer Exazerbation einer schizophrenen Psychose.*

15. 12. 86 **Abschlußdiagnose:** *Exazerbation einer paranoid-halluzinatorischen Psychose.*

Abb. 1 Schema zu externer Resynchronisation und interner Desynchronisation des Stimmungs/Antriebs- Systems und zur Rhythmogenese des endogenen Zyklus.

Das Schema zeigt eine Reihe von 15 geophysikalischen Tagen mit senkrechten Feldern (Nachtanteile grau, ihre Psychopathologie ist durch Schlaf verdeckt - kleine Punkte), sie sind in der Zeile A fortlaufend numeriert.

Die Zeile B stellt physiologische (unpsychotische) Verhältnisse im (willkürlich gewählten) Bereich einer Woche dar: die täglichen Schwankungen des Stimmungs/Antriebs-Systems sind täglich extern synchronisiert (Punkte). Es erscheint daher auch nicht sein dyadischer Bau (aus einem autonomen Stimmungssystem und einem gleichfalls autonomen Antriebssystem), er bleibt erscheinungsbildlich latent.

Wenn (pathologisch) Freilaufrhythmen (FLR) im Stimmungssystem von (z. B.) 18 Std. Länge entstehen, so haben vier von ihnen doch nach 3 Tagen eine äußere Resynchronisation (Zeile C) und wenn im Antriebssystem Freilaufrhythmen von 20 Std. Länge entstehen, so haben doch sechs von ihnen nach 5 Tagen gleichfalls eine Resynchronsiation (Zeile D), indessen sind beide Systeme nunmehr intern gegeneinander desynchron. Genau das ist das FATALE der phasischen Psychosen.
Dieser Mechanismus kann nicht in Isolationsexperimenten studiert werden, er setzt die Wirksamkeit des äußeren Zeitgeberregimes, eine Restfunktion des rhythmologischen Wiedereinfangs und die Intaktheit des Stimmungs/Antriebs-Systems voraus.

Man muß des weiteren hypothetisch annehmen, daß die resynchronsierten Freilaufrhythmen mit synchron gebliebenen sonstigen physiologischen Teilfunktionen regulativ interagieren. Dabei sollte sich im Sinne dieser Hypothese eine mehrtägige und infolge der Resynchronisation auch strikt ganztägige Ausgleichsschwankung ausbilden (die sog. MTS). Die Zeile E zeigt das für das Stimmungssystem, die Zeile F für das Antriebssystem. Beide sind intern desynchron gegeneinander. Die Phasendifferenzen verursachen und gestalten die psychotische Symptomatik. Auch diese MTS haben infolge ihrer Ganztägigkeit Koinzidenzen (Zeile G), bei den gewählten Beträgen der FLR alle 15 Tage: das ist der endogene (endochrone) Zyklus. Auch er ist (natürlich) ganztägig.
Die Phasendifferenzen haben im Zyklus einen speziellen Verlauf und bestimmen die Schweregrade (Zeile H) und die psychopathologische Syndromsequenz (Zeile K).

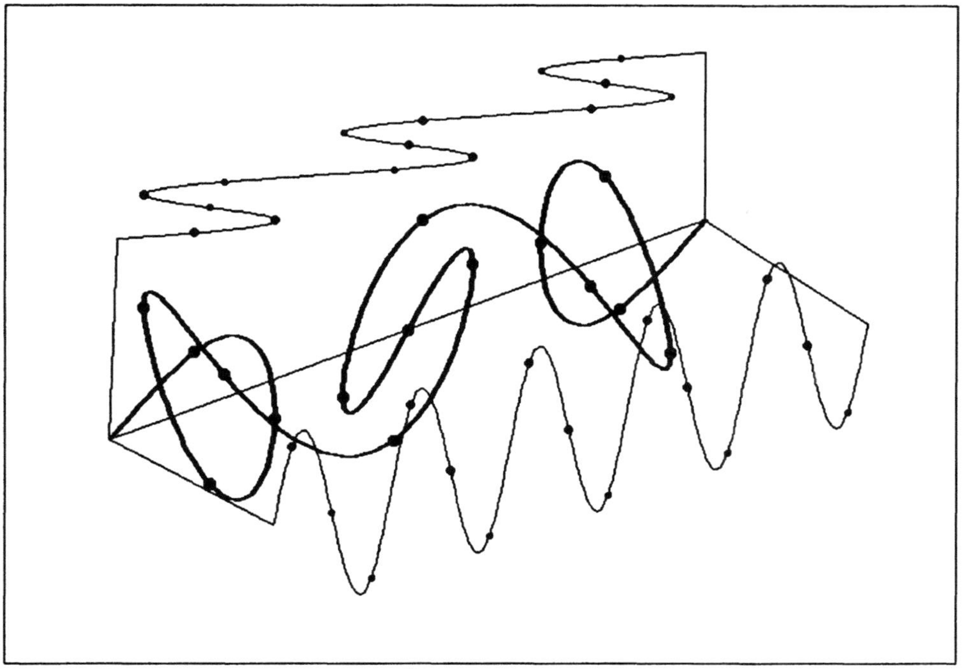

Abb. 2 Perspektivisches Schema zur Überlagerung von Mehrtagesschwankungen.

Die Zeitachse läuft von links vorne nach rechts hinten, der dargestellte Bereich dieses Beispiels ist 15 Tage lang. In einer senkrecht zu denkenden Ebene sind die Mehrtagesschwankungen des Stimmungssystems mit Sinuskurven angegeben. Jede einzelne dieser Schwankungen ist genau 3 Tage lang, weshalb der ganze Bereich von 5 solchen Schwankungen lückenlos erfüllt wird.

In einer (prinzipiell unabhängigen) waagerecht zu denkenden Ebene sind die Mehrtagesschwankungen des Antriebssystems gleichfalls mit Sinuskurven angegeben. Sie haben jedoch (wegen der Systemisolierung) andere rhythmologische Parameter: in diesem Beispiel erfüllen 3 einzelne Schwankungen den Bereich gleichfalls lückenlos, jede ist mithin genau 5 Tage lang .

Durch die senkrechte und die waagerechte Ebene sowie die Zeitachse ist ein (euklidischer) Raum bestimmt, seine Koordinaten sind Stimmung, Antrieb und Zeit. In ihm erscheint (perspektivisch zu sehen) eine Raumkurve (dicker ausgezogen), die durch Überlagerung der beiden bereits genannten Sinuskurvenserien entsteht. Die eingezeichneten Punkte haben jeweils 24 Std. Abstand voneinander (beginnend um 4 Uhr morgens, jeweils um 16 Uhr jedes Tages als repräsentativ für den Tag abgelesen). Jeweils einem Punkte-Paar auf der Stimmungs- und der Antriebskurve entspricht ein Punkt auf der Raumkurve.

Betrachtet man die Raumkurve aus der Richtung der Zeitachse, ergibt sich eine sog. (chronopathol.) Lissajousfigur, da diese mit dem psychopathol. Zustandsraum isomorph ist, kann jedem Kurvenpunkt ein bestimmtes psychopathol. Bild zugeordnet werden, das führt zu einer Sequenz als der Binnenstruktur des Zyklus.

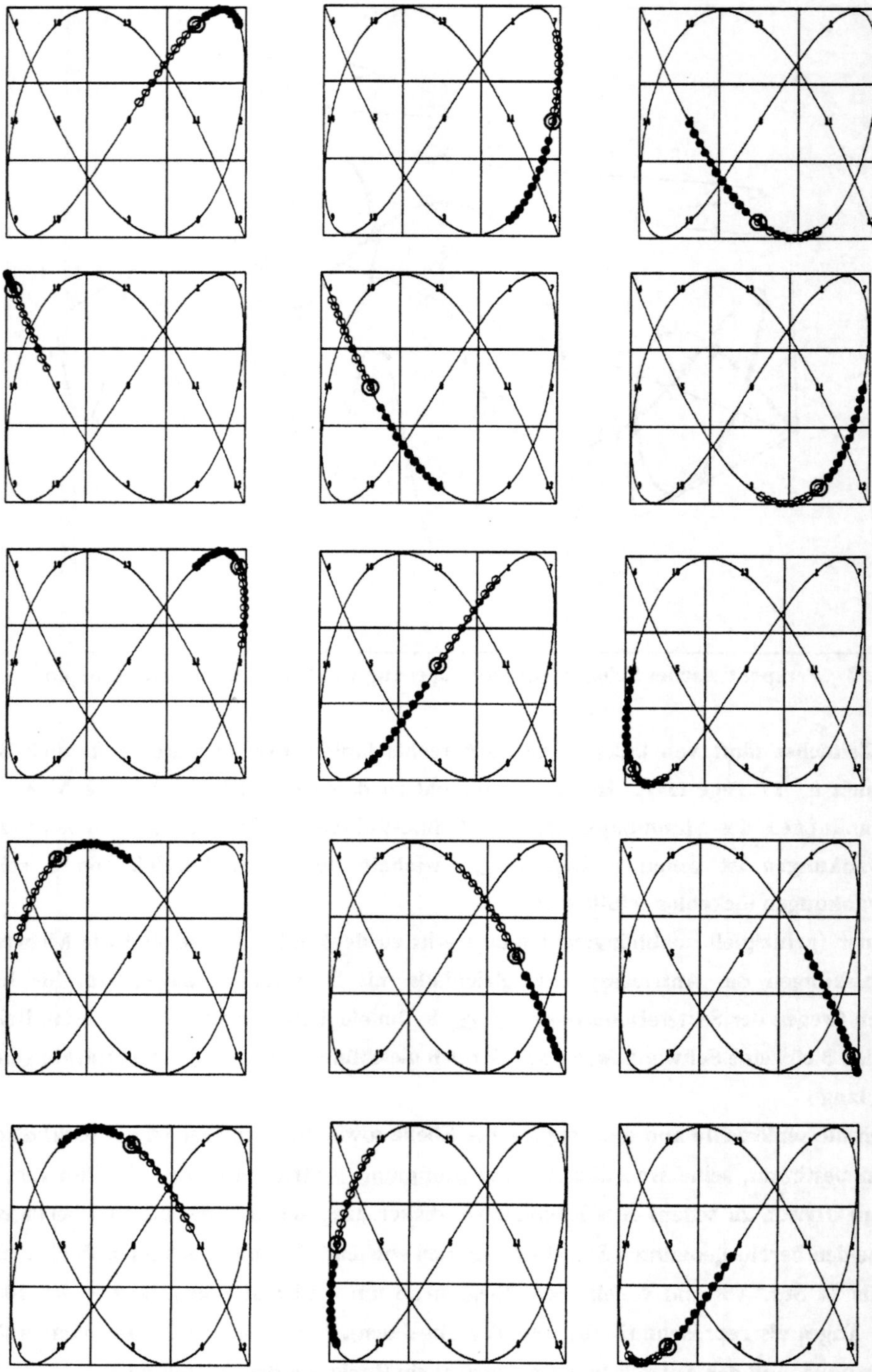

Abb. 3 Tableau mit Lissajousfiguren aller einzelnen Tage des 15-Tage-Zyklus.

Der 16 Uhr-Punkt ist mit einer Kreismarke markiert, 12 Stunden Vorlauf sind hell punktiert, 12 Stunden Nachlauf sind dunkel punktiert (um die Laufrichtung der Zeit anzugeben).

A	B	C	D	E	F	G	H	I	K	L
Nr.	Kalendarische Datierung		Phase	Interv.	Umdatierung		Phase	Interv.	K.-Fakt.	
1.	26. 03. 71	- 23. 05. 71	58	324	-7	-5	60	330	4	22
2.	11. 04. 72	- 10. 05. 72	29	859	1	2	30	855	2	57
3.	16. 09. 74	- 21. 10. 74	35	425	-2	8	45	420	3	28
4.	20. 12. 75	- 08. 01. 76	19	20	3	-1	15	15	1	1
5.	28. 01. 76	- 22. 02. 76	25	315	-6	-1	30	315	2	21
6.	02. 01. 77	- 16. 01. 77	14	646	-1	0	15	645	1	43
7.	24. 10. 78	- 01. 11. 78	8	28	-1	-9	0	30	0	2
8.	29. 11. 78	- 07. 12. 78	8	122	-7	0	15	120	1	8
9.	08. 04. 79	- 24. 05. 79	46	17	-2	-3	45	15	3	1
10.	10. 06. 79	- 08. 07. 79	28	1108	-5	3	60	1080	4	72
11.	20. 07. 82	- 04. 08. 82	15	1169	-1	-1	15	1170	1	78
12.	16. 10. 85	- 17. 10. 85	1	212	0	-1	0	210	0	14
13.	17. 05. 86	- 15. 06. 86	29	30	-3	-2	30	30	2	2
14.	15. 07. 86	- 15. 08. 86	31	27	-2	-3	30	30	2	2
15.	11. 09. 86	- 14. 12. 86	94	-	0	-4	90	-	6	-
	26. 03. 71	- 14. 12. 86 = 5742	440	+ 5302 = 5742	84	2.80 = 18.6%	480	+ 5265 = 5745	32	+ 352 = 383 x 15 = 5745

Abb. 4 Tabelle mit Daten aus einer Textanalyse des Phasenkalenders NJ29 (für die Frequenzanalyse, siehe Abb. 5)

Der Phasenkalender umfaßt in 15.48 Jahren (vom Beginn der Erkrankung im 17. Lebensjahr an) 15 Phasen (lfd. Nr. in Spalte A) von im Mittel 29.33 Tagen Länge. Die kalendarischen Datierungen der wahrscheinlichsten Tage für den Beginn jeder Phase (Spalte B) und ihres Endes (Spalte C) wurden durch sorgfältige Interpretation der Krankenblatt-Texte geschätzt, sie enthalten daher Ungenauigkeiten, die Anlaß zu Umdatierungen geben. Die Spalte D enthält die Phasenlängen und Spalte E die Intervall-Längen in Tagen (berechnet aus den Datierungen aus B und C). Das mittlere Intervall ist 378 Tage lang, d. h. der Phasen/Intervall-Quotient hat den (jedenfalls nicht sehr malignen) Wert von 1 : 13.

Nach Umdatierung mit den hypothetischen Beträgen der Spalten F und G ergeben sich die Phasen- und Intervall-Längen der Spalten H und I. Die Umdatierungen wurden durch die Frequenzanalyse INKA ermittelt, sie werden vom Text im einzelnen gedeckt und sind im Mittel 2. 80 Tage lang, d. h. nur 18% der Periode. Sie addieren sich absolut zu 84 Tagen, vorzeichenrichtig jedoch zu -45 Tagen (!).

Daß die Werte in H teilweise gleichlang sind, könnte noch als trivial angesehen werden (nämlich als Folge der Umdatierung), aber alle (komplementär - und passiv - gleichfalls) umdatierten Intervall-Längen sind ganzzahlige Vielfache (z. T. sogar Einfache) derselben Periode P = 15. Diese Faktoren von 15 sind in den Spalten K und L angegeben.

Bei der Phase Nr. 4 bildet sich eine sog. "schnelle Strecke", indem auf eine simplexe Phase ein simplexes Intervall folgt, was der Person kaum Zeit zur Erholung läßt und - wie die Erfahrung mit vielen Kalenderanalysen zeigt - nicht selten diagnostische Überlegungen in Richtung Schizophrenie veranlaßt.

Bei den Phasen Nr. 7 und Nr. 12 ist als Komplexitätsgrad 0 angegeben, es handelt sich jeweils um einen sog. "frustranen" Beginn, wo eine Phase nicht nur mit den klinischen Zeichen des akuten Beginns auftritt, sondern dabei auch die der Patientin selber vertrauten Anzeichen bietet und in chronopathologischer Hinsicht quasi "pünktlich" ist, aber nicht ins Laufen kommt, vielmehr liegen Beginn und Ende auf demselben Tag.

Das drei Jahre lange Intervall 1979 bis 1982 dürfte auf die soeben begonnene Lithium-Prophylaxe zurückgehen.

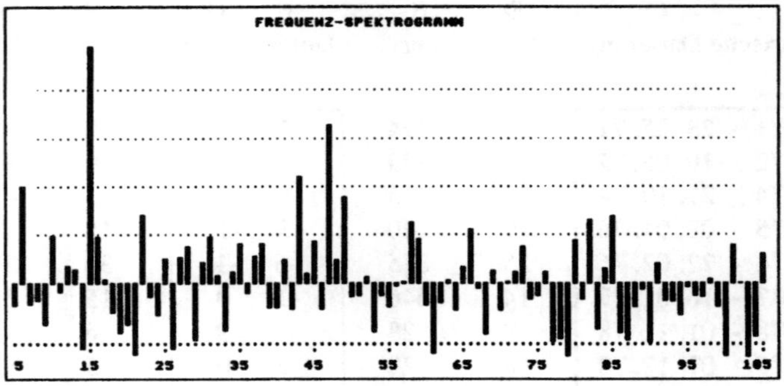

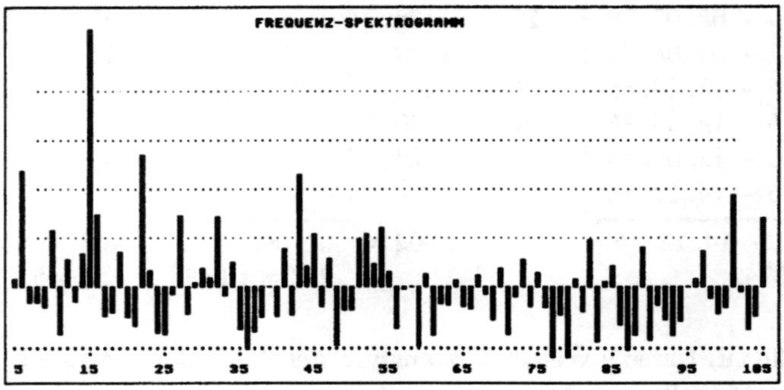

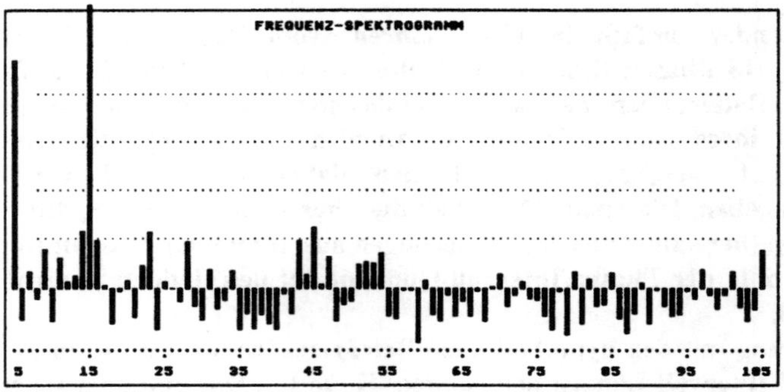

Abb. 5 Frequenzspektrographie (INKA) des Phasenkalenders NJ29.

INKA erzeugt theoretische, streng periodische (abweichungsfreie) Modelle des Phasenkalenders und vergleicht sie schrittweise (und allen Phasenlagen) mit dem empirischen Datensatz. Im Spektrum werden die untersuchten Zykluslängen auf der Abszisse, die jeweils erreichte Anpassungsgüte (reziproke quadrierte z-transformierte Abweichungssumme) auf der Ordinate (Teilung in Standardabweichungen) dargestellt.
Der Datensatz entsteht durch sorgfältige Textinterpretation und Markierung von Beginn und Ende jeder Phase mit einem repräsentativen (wahrscheinlichsten) einzelnen Tag im Sinne eines Rechteckmodells.
Oberes Spektrum: Primäre (chronopathologisch "naive") Textinterpretation.
Mittleres Spektrum: Sekundäre (um die reine Struktur "wissende") Interpretation.
Unteres Spektrum: "Reine", abweichunsfreie Datierungen (theoretische Zeitstruktur).
Ausgezeichnet ist die Zykluslänge 15 (bei der optimalen Phasenlage 04. 03. 71) mit 4.86 (Prim), 5.22 (Sek) bzw. 7.08 (Rein) Standardabweichungen, d. h. jeweils sehr hoher Signifikanz.

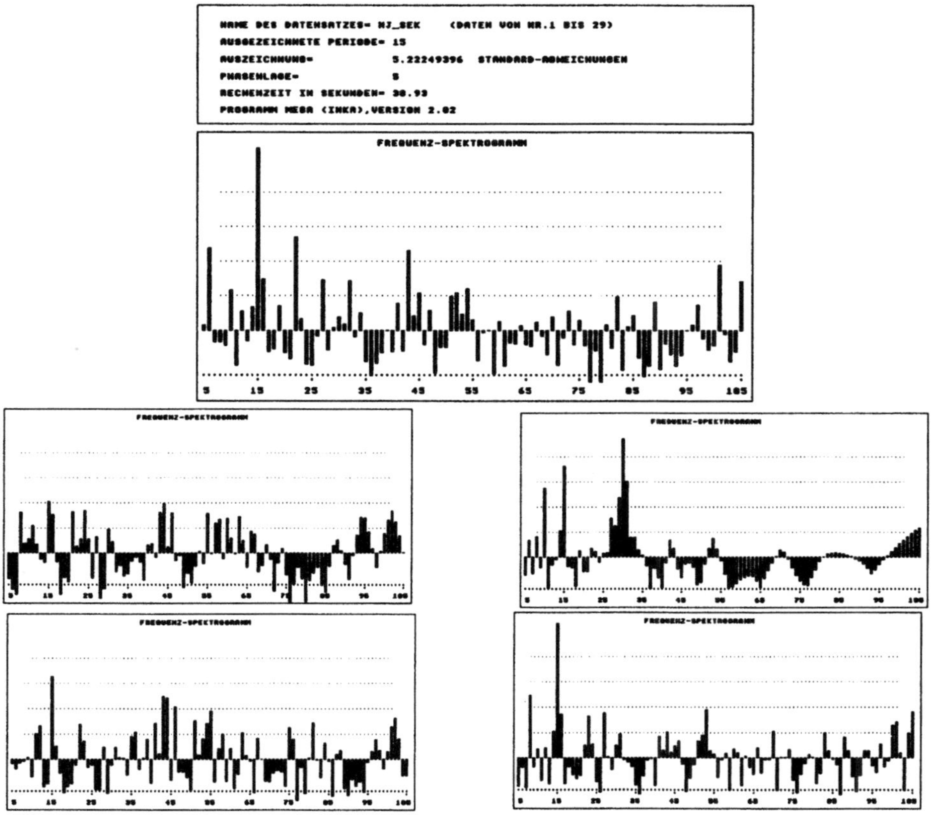

Abb. 6 Tableau mit INKA-Spektren von Abschnitten des Phasenkalenders NJ29.

Die Spektren untersuchen den Bereich der theoretischen Perioden von 5 bis 105 Tagen Länge. Es wird der Datensatz NJ29_SEK studiert.

oben: Spektrum des gesamten Datensatzes (15 Phasen, d. h. Daten von 1 bis 29).
Die Peridoe ˆ15ˆ erreicht den sehr hohen Auszeichnungsgrad von 5.22 Standard-abweichungen (im Kollektiv der - z-transformierten - Gütewerte aller geprüften Modell-Perioden).

mitte: split-half-Experiment mit den beiden langen Intervallen Nr. 10 und Nr. 11 als Trennlinie.
(links: Daten von 14 bis 20. rechts: Daten von 23 bis 29).
Das rechte Spektrum zeichnet ˆ30ˆ aus mit ˆ15ˆ als Harmonischer. Die zugehörigen Phasenlagen differieren um nur 1 Tag.

unten : split-half-Experiment mit günstig gewählter Trennlinie.
(links: Daten von 9 bis 21 (quasi erste Hälfte) unten rechts: Daten von 15 bis 29 (quasi zweite Hälfte). Die Phasenlagen differieren um nur 1 Tag.

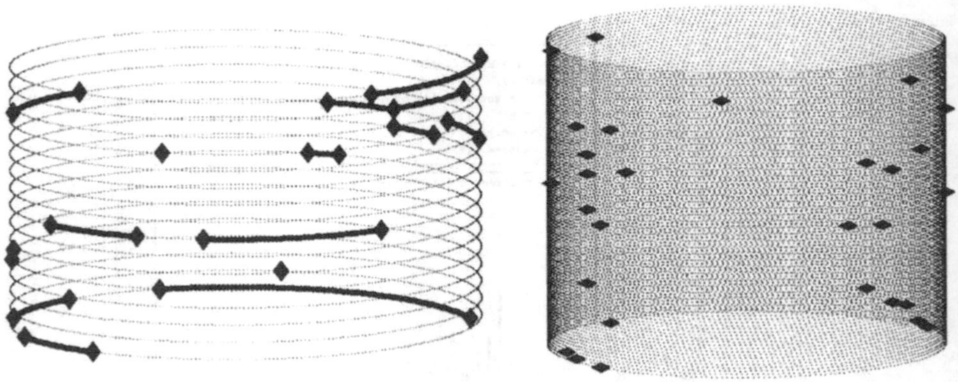

Abb. 7 Schemata zur Zeitstruktur des Phasenkalenders von NJ29 nach der ChTh.

Der Ablauf der Zeit ist als zylindrische Schraubenlinie (im Uhrzeigersinn und absteigend) perspektivisch dargestellt. Ein Umlauf in der linken Figur entspricht einem Jahr. In der rechten Figur dagegen ist ein Umlauf in vier gleiche Abschnitte geteilt, deren jeder die Länge eines Zyklus (in diesem Beispiel von 15 Tagen) hat (ein Umlauf dauert dann 60 Tage, das sind nur etwa 2 Monate). Dies ist nicht die (zwar vertraute, aber unanschauliche) kalendarische, sondern eine "endochrone" (ChTh) Gliederung der Zeit. Beide Figuren stellen alle 15 Phasen von NJ29 dar. Die Intervalle sind dünn ausgezogen dargestellt, die Phasen sind dunkel angelegt, Anfang und Ende jeder Phase sind mit einer rautenförmigen Marke betont. Das Beispiel enthält im ganzen 383 (psychotische oder intervalläre) Zyklen in 15 Jahren. Die Abbildung dient vor allem der Erläuterung des Prizips der Komplexität. Probleme der Datierungsgenauigkeit und fehlertheoretische Erwägungen werden ignoriert. Die linke Figur enthält empirische Daten, die rechte die zugehörigen theoretischen Daten.

Nach der ChTh bildet die Reihe der Phasen und Intervalle NICHT eine Serie von Rezidiven (mit dem Neubeginn einer Phase im rhythmologischen "Irgendwo", d. h. zufälligen Inter-vall-Längen), sondern ein Kontinuum dicht aufeinanderfolgender, jeweils genau gleich-langer (nämlich chronopathologisch determinierter) Zyklen, die in weitgehend zufälliger Verteilung entweder eine akut psychotische oder eine intervalläre Erscheinungsoberfläche haben. Die Verteilung der Anzahl psychotischer Zyklen innerhalb einer Phase ist aber sehr verschieden von der Verteilung der Anzahl von Zyklen, aus denen sich jeweils ein Intervall zusammensetzt: recht genau die Hälfte aller Phasen besteht aus nur einem Zyklus, Inter-valle aus nur einem Zyklus kommen vor, sind aber selten, meist sind sie komplex gebaut. Die Anzahl von Zyklen in einer Phase oder einem Intervall wird als "Komplexitätsgrad" bezeichnet und mit K symbolisiert.
Die Phasen Nr. 4, 6, 8 und 11 umfassen jeweils einen einzigen Zyklus (sie sind "simplex"). Die Phasen Nr. 2, 5 , 13 und 14 umfassen jeweils 2 Zyklen (sie sind "duplex"). Die Phasen Nr. 7 und Nr. 12 sind "frustran" (Beginn und Ende zu gleicher Zeit).
Die Intervalle sind in diesem Beispiel z. T. (Nr. 10 und Nr. 11) hochkomplex (unter Lithium), es gibt 2 simplexe Intervalle (Nr. 4 und Nr. 9).

Nr. der Phase:	**1**	**2**	**3**	**4**	**5**	**6**	**7**	**8**	**9**	**10**	**11**	**12**	**13**	**14**	**15**
K-Grade der Phasen:	**4**	**2**	**3**	**1**	**2**	**1**	**0**	**1**	**3**	**4**	**1**	**0**	**2**	**2**	**6**
K-Grade der Intervalle:	**22**	**57**	**28**	**1**	**21**	**43**	**2**	**8**	**1**	**72**	**78**	**14**	**2**	**2**	**-**

Die kalendarische Anordnung (links) erweckt den Anschein von Regellosigkeit und ist quasi "chaotisch". Wenn aber die Zykluslänge aus der Spektrographie des Phasen-kalenders bekannt ist (für die graphische Organisation der "Zeitspirale"), liegen Anfang UND Ende jeder Phase in der Graphik (rechts) genau unter einer der Marken: es erscheint sinnfällig die (klinisch nicht offenkundige) tatsächliche Geordnetheit des Ablaufs.

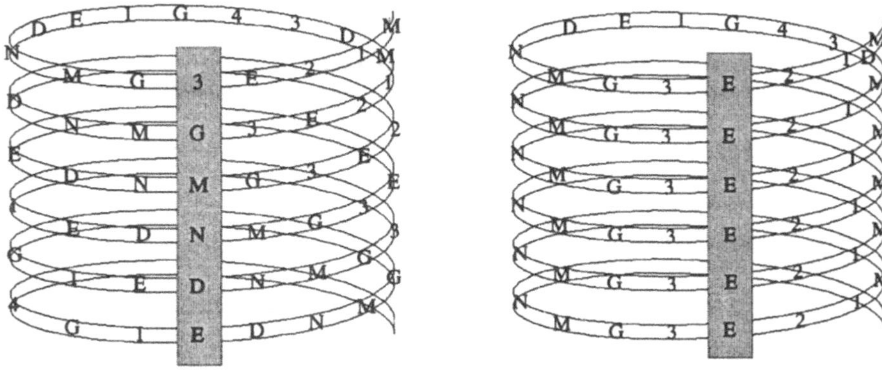

Abb. 8 Schemata zur Zeitstruktur von psychopathologischen Syndromsequenzen.

Der Ablauf der Zeit ist kontinuierlich als schraubenförmiges Band dargestellt (oben beginnend, Uhrzeigersinn). Um nicht durch perspektivische Effekte gestört zu werden, wurde auf die Eintragung von Codezeichen in den rückwärtigen Teil der Umgänge (mit Ausnahme des ersten) verzichtet.

Nach der ChTh bildet die psychopathologische Prägung der Reihe der Tage eines endochronen Zyklus eine deterministisch wohlgeordnete Folge, deren Muster aus dem Zusammenspiel der Mehrtagesschwankungen im Stimmungs/Antriebs-System hervorgeht.

Als Beispiel eines Datensatzes dient in beiden Schemata gleicherweise die lückenlose und sich vielfach identisch wiederholende theoretische Sequenz des 15-Tages-Zyklus in der Codierung des Nonagramms:

M 1 2 E 3 G M N D E 1 G 4 3 D

links: Die Länge (das ist die zeitliche Dauer) jedes einzelnen Umganges wurde (willkürlich - nur um ein Vergleichsbeispiel zu schaffen) so eingerichtet, daß dabei jeweils 16 Plätze für die Aufnahme von Codezeichen der Sequenz entstehen. Das hat die nicht weiter interessante Folge, daß quasi "irgendwelche" Zeichen auf allen Umgängen (es wurden 6 Umgänge dargestellt) jeweils untereinander stehen. Das entspricht (in gewisser Hinsicht) der klinischen Erfahrung, die keine Ordnung stiftenden Denkbilder besitzt, und welche daher nur ein "Chaos" in der syndromatischen Abfolge sehen kann.

rechts: Die Länge jedes einzelnen Umganges wurde so eingerichtet, daß dabei jeweils 15 Plätze für die Aufnahme eines Codezeichens der Sequenz entstehen. Das hat die leicht einsehbare Folge, daß jeweils gleiche Zeichen auf allen Umgängen genau untereinander stehen. Dies ist Ausdruck einer zyklischen Ordnung der Syndromsequenz, die nur dann sichtbar wird, wenn für ihre Darstellung die (theoretisch) zugehörige Zykluslänge verfügbar ist. Diese muß auf den Tag genau bekannt sein, bereits 1 Tag Abweichung führt zu "chaotischen" Abbildungen (siehe das Schema links).

Zur numerischen Bestimmung der Zykluslänge P (und des Startzeitpunktes E) aus empirischen Datensätzen dient die informationstheoretisch begründete Sequenzanalyse, die eine Serie theoretischer Sequenzen (von verschieden langen Zyklen) gleichsam "kennt" und daraus die am besten passende (nach Optimierung der Phasenlagen) durch positionsweisen Vergleich heraussucht.

Phase Nr. 1

Stationäre Behandlung vom 27. 03. 71 bis zum 09. 06. 71 (UKE)
Primär-Datierung aus (chronopathol. "naiver") Textinterpretation bei der Erstlektüre:
D_A = 26. 03. 71 D_E = 18. 05. 71
Sekundär-Datierung aus (chronopathol. "informierter") Textinterpretation bei der Reanalyse:
D_A = 26. 03. 71 D_E = 23. 05. 71
Errechnete Termine (Periode P = 15, Epoche E = 04. 03. 1971):
ET_A = 19. 03. 71 ET_E = 18. 05.71

Textzitate zur Datierung des Beginns:
1. 27. 03. 71 [Sbd 9 - D] (Ref. des Vaters:) Seit drei Wochen sei sie verändert, rede "dummes Zeug". Seit Weihnachten habe sie davon gesprochen, daß ihre Klavierlehrerin in sie verliebt sei. Sie sei völlig unauffällig gewesen bis vor 4 Wochen. Damals plötzlich mit einem Locher eine Tischplatte zerschlagen. Sonst war sie immer so artig. Dann weiter unauffällig bis zum Vortag. Da hat sie einen Kunden so hart angesprochen, sich mit dem Geld vertan, zu hohen Preis genannt, ärgerlich geworden u. behauptet, sie habe einen anderen Preis genannt. Kurze Zeit später, etwa gegen Mittag, aus dem Fenster gestiegen u. weggelaufen, Vater beobachtete, wie Pat. sich in einen Wassergraben gestürzt habe,

Angesichts der ausdrücklichen Angabe: "unauffällig bis zum Vortag" muß der Beginn auf den 26. 03. 71 datiert werden, wenn auch die Situation "seit Weihnachten" bereits Aufmerksamkeit erregte und wohl auch verdiente. Es ist in der Abschlußdiagnose von "perakut" die Rede, was den Beginn bezeichnen könnte, vielleicht aber auch die Akuität der ganzen Episode meint. Noch ist man in der Familie mit psychotischen Erscheinungen nicht vertraut, so könnten einige Dinge in den Tagen vom ET = 19. 3. 71 an unreflektiert geblieben sein.

Textzitate zum Verlauf der akuten Psychose und ihres Endes:

2. 27. 03. 71 [Sbd 9 - D] Ob man Med. habe, mit denen man jemanden sofort einschläfern könne. Ob man sie dort umbringen werde? Deutlich hyperprosektisch, ideenflüchtig, antriebsgesteigert. Der Gedankenablauf ist durch ständig neu einschießende Inhalte bestimmt: " Sagen Sie mir, ob Sie mich auffressen werden? Warum sind hier soviele Stühle? Was ist denn dahinten? Dahinter verbergen sich doch welche. Glauben Sie an Gott?".
Heute morgen beim Aufstehen kollabiert. Liegt still und stumm in ihrem Bett, bis sich die Visite ihrem Bett nähert, dann mit erheblichem Redefluß pausenlos vor sich hin redend und sich dabei immer mehr steigernd, schließlich bis zu lautem und z. T. gellendem Schreien: "Ihr sollt mich nicht schlachten, weg mit den Messern, was seid ihr bloß für Menschen. Ihr seid alle Menschenfresser, weg von meinem Bett! Fassen Sie mich nicht an! Ich will sofort den Doktor haben, wo ist er, ich will ihn heiraten, brauche einen Mann." Zu einem sie festhaltenden Pfleger: " würge mich, so würge mich, würge mich doch bitte. Küß mich, küsse, küsse mich . . ."
Insgesamt schwer erregtes, merkwürdig verworrenes Bild mit gelegentlichen hyperprosektischen Einschüssen. Schwere motorische Unruhe bei eigentlich fehlender Angst bzw. Gequältheit. Halluzinatorisch Erlebnisse zu vermuten, jedoch nicht sicher zu eruieren.

3. 26/27 SR [Sbd 9 - D] Pat. kam gegen 2^{30} verängstigt, laufend Fragen (wirr) stellend. . . . ließ sich willig einbetten, schrie einmal laut auf, schlief ein.

4. 27. 03. 71 SR [Sbd 9 - D] Pat. stellte unentwegt Fragen, störte erheblich die Visite, tobte umher, mußte mit 4 Leuten fixiert werden, konnte sich befreien, stellte sich auf die Fensterbank und warf den Blumentopf ins Fenster. Sie war ängstlich und redete ununterbrochen . . .

5. 27/28 SR Pat. schlief gut, drehte sich oft. Wurde plötzlich gegen 5^{30} vollkommen verängstigt, schreit laut, ganz wiedersprüchig.

6. 28. 03. 71 [So 10 - E] SR Pat. war schon am frühen Morgen sehr unruhig, schrie sehr laut und hatte schreckliche Angst, daß sie umgebracht wird.

7. 28/29 schlief gut, war nach dem Wecken laut unruhig, verängstigt.

8. 29. 03. 71 [Mo 11 - 1] weiter hochgradig erregt, pflegerisch außerordentlich schwierig. Auch am Sonntag sehr unruhig. Bei Annäherung sofort lautes Schreien (Hilfe, Hilfe, würge mich doch).

9. 29. 03. 71 SR [Mo 11 - 1] Pat. war sehr laut und tobte im Bett.

10. 29/30 SR Pat. war bis 21^{30} laut, danach schlief sie gut.

11. 30. 03. 71 SR [Di 12 - G] Pat. war zeitweise wieder sehr unruhig, tobte und schrie. Um 18^{30} ES.

12. 30/31 SR schlief während der ganzen Nacht fest.

13. 31. 03. 71 [Mi 13 - 4] Am Nachmittag dann wieder gellendes Schreien. Nach ES schlagartige Besserung, weich, zugänglich, einsichtig.

14. 31. 03. 71 SR [Mi 13 - 4] Pa.t hatte um 9^{00} ES.
Pat. hatte um 14^{00} ES, war danach gut ansprechbar, freute sich über den Besuch ihrer Eltern, verhielt sich den ganzen Nachmittag geordnet.

15. 31./1.4. SR Pat. hat gut geschlafen, war morgens zugewandt und sehr weich . . . die mißtrauischen Ideen waren noch vorhanden.

16. 02. 04. 71 SR [Fr 15 - D] gut geschlafen, Pat. ist selbständig, sie hat einen guten Kontakt zu den Mitpatienten, fügt sich gut in die Gemeinschaft ein.

17. 03. 04. 71 [Sbd 1 - M] Besserung hat bis jetzt angehalten. Pat. weich, geordnet.

18. 03. 04. 71 SR {Sbd 1 - M] Pat. verhält sich ruhig und geordnet.

19. 3/4 SR schlief

20. 4/5 SR schlief

21. 05. 04. 71 SR [Mo 3 - 2] Pat. fühlt sich nicht krank. Ist ruhig und gut lenkbar.

22. 5/6 SR SR schlief.

23. 06. 04. 71 [Di 4 - E] völlig abgekapselt, für sich, noch diffuses Gefühl der Unheimlichkeit . . . müde, angeschlagen. In der Einzelsituation oberflächlich gut zugewandt, kindl. Lächeln bei im Grunde völligem Bei-sich-Bleiben, es kommt kein eigentlicher Kontakt zustande. Sprichwörtererklären recht vage, unverbindlich, doch wohl erheblich denkgestört. Nach Stimmen gefragt, werden diese zugegeben, als eigenes Gewissen bzw. Unterhaltung mit diesem deklariert. Offensichtlich imperativen Charakter u. auch Dialog. Befehl, von der Brücke zu springen, um sich selbst umzubringen, bevor geschlachtet oder v. Menschenfressern vernichtet.

24. 06. 04. 71 SR [Di 4 - E] Pat. möchte gerne entlassen werden, redet manchmal unverständliche Dinge z. B. alles würde hier atmen.

25. 07. 04. 71 [Mi 5 - 3] Tatsächlich sitzt Pat. meist beziehungslos im Tagesraum herum, gelegentlich auch auf der Fensterbank gesessen, man sieht sie so gut wie nie im Gespräch mit Mitpat. Bei weiterem Befragen stellt sich heraus, daß sie sich gelegentlich mit ihrer Stimme unterhält, was sie tun solle, dann Befehle bekomme. . . . Sie wolle etwas Großes werden, sei vorbestimmt, ein großer Herrscher zu werden, vielleicht auch Gott. das schaffe man am ehesten, wenn man an sich arbeite. (?) "Man darf nicht faulenzen." Auf Befragen, wieweit man es denn bringen könne: "Vielleicht zu einem Traumberuf, ich möchte gern Vögel beringen, Naturforscher werden". Der ganze Beruf sei schön, die frische Luft, sie habe einmal auf Helgoland einen Naturforscher arbeiten sehen.

26. 7/8 SR schlief.

27. 08. 04. 71 [Do 6 - G] unruhiger, gereizt, fordernd. Heute Herrn Supprian vorgestellt: Hebephrenie mit bereits eingetretener affektiver Entleertheit.
US erinnert ein nahezu lehrbuchhaft komplettes Ensemble von "schizophrenen" Denkstörungen und Besonderheiten der Affektivität im Sinne des "schizophrenen" Defektes. Das ausführliche Explorationsprotokoll hat die Stationsärztin verschlampt.

28. 08. 04. 71 SR [Do 6 - G] Pat. morgens ängstlich! Verhielt sich dann ruhig, unauffällig.

29. 8/9 SR schlief gut.

30. 9/10 SR schlief.

31. (es folgen weitere 69 Notizen SR vom Typ: "schlief gut" oder "nichts Neues" oder "sehr für sich", die psychopathologisch und chronopathologisch nicht aufschlüsselbar sind und nicht zitiert werden.)

32. 16. 04. 71 [Fr 14 - 3] völlig zurückgezogen abgekapselt, kontaktlos. OA Hansen vorgestellt, der die diagn. Auffassung bestätigte.

33. 16. 04. 71 [Fr 14 - 3] Über Ostern zweimal Stundenurlaub, der gut toleriert wurde. weiterhin völlig abgeklärt, für sich, nimmt kaum je Kontakt auf.
Ostern war am 11. und 12. 04. 71

34. 22. 04. 71 [Do 5 - 3] Zeichen der Übersedierung.

*35. 26. 04. 71 [Mo 9 - D] zum Wochenende erneut angeschoppt. Äußerte am Freitag (*Freitag war der 23. 04. 71 [6 - G]) *den Verdacht, daß ihre Mutter - ehemalige Krankenschwester - ihr irgendwas ins Essen gemischt habe, denn nur so könne ihre Krankheit entstanden sein. Wenig später schwer gespannt, ängstlich besorgt, die Mutter könne den Vater vergiften.*
Am Sonnabend morgen (7 - M) erneut schwer gequält und beunruhigt . . . mit Vater telefoniert, er solle sich in acht nehmen, der Mutter ausrichten, sie möge ihn nicht umbringen.
36. 30. 04. 71 [Fr 13 - 4] wieder ausgeglichener, liegt allerdings viel im Bett, stets abgesondert, für sich, keinerlei Kontakte. Gel. hypochondr.-psychot. Beschwerden: Jucken auf der Kopfhaut, merkwürdiges Gefühl des Eingeschlafenseins i. d. Händen, Druck auf den Ohren,

Augen . . .

37. In einer Nachexploration (ohne Datum, wohl im April) berichtet die Mutter: Bis zum 10. LJ sehr lebendig, munter, Anführerin unter den anderen Kindern. Bei der OS-Prüfung 2mal durchgefallen, danach in eine andere Klasse gekommen, davon sehr beeindruckt, seither keinerlei Kontakt mehr, zwei, drei Freundinnen kamen noch einigemale zum Geburtstag, dann war alles aus. Dann keinerlei Freundinnen gehabt. Jetzt keinerlei Kontakte zu Gleichaltrigen. Auch auf der Berufsschule keine Freundschaften, ebenso nicht im Tennisklub. . . . In den letzten Jahren, keine genaueren Angaben möglich, sei Pat. zurückgezogener geworden, habe das damit begründet, daß sie mehr Freiheit brauche. Insgesamt sei Ref. sich jedoch sicher, daß Pat. noch vor zwei Jahren nicht so still gewesen sei. Ebenfalls seit zwei Jahren neige sie dazu, alles sehr schnell hinzuwerfen . . . Vor 1 bis 1 1/2 Jahren habe Pat. anläßlich eines Besuchs einer Tante aus Schweden die Eltern recht eindringlich gefragt, ob sie tatsächlich ihre richtigen Eltern seien, sie werde aus der Freundschaft zu der Tante nicht schlau, habe plötzlich das Gefühl gehabt, eine besondere Verbindung bestehe zu dieser Frau. . . . Seit etwa Januar schlafe Pat. schlechter, sei morgens müder, klage darüber, daß ihr eine Stimme befehle, trotz Müdigkeit aufzustehen. Man habe diese Schilderungen nicht so ernst genommen, Pat. habe jedoch auch geäußert, daß diese Stimme ihr häufig sage, was sie tun müsse . . . In den letzten Tagen sei sie ohne Grund sehr gereizt gewesen, habe unvermittelt Besuch aus der Ostzone verbal angegriffen und attackiert, worüber man völlig sprachlos gewesen sei. Zudem sei sie im Gegensatz zu früher recht religiös geworden, davon gesprochen, daß sie der Bibel und den 10 Geboten nachleben wolle. Habe sich philosophische Bücher gekauft, nachts darin gelesen, am Tage darüber geredet.

38. 30. 04. 71 [Fr 13 - 4] klagt immer wieder in vager Weise über multiple körperliche Mißempfindungen bzw. gibt ängstliche Beobachtung an: die Hände seien des Nachts eingeschlafen . .

39. 12. 05. 71 [Mi 10 - E] Immer wieder drängt sich der Verdacht auf, daß die Pat. bezüglich der geschilderten körperlichen Mißempfindungen bzw. Beunruhigungen abdeckt, daß sich möglicherweise doch noch psychotische Leibgefühlveränderungen oder Ähnliches abspielen, über das sie jedoch nichts herausgibt.

40. 24. 05. 71 [Mo 7 - M] vielleicht eine Spur aufgelockerter, weiterhin auch ohne jede Möglichkeit eines längeren Kontaktes. Auch nach Abklingen der psychotischen Symptomatik bleibt eine auffallende Einförmigkeit, Aspontaneität und sicherlich auch affektive Entleerung bestehen.
41. 02. 06. 71 [Mi 1 - M] weiterhin ausgeglichen, einförmig, spielt sich im wesentlichen nichts ab. Entlassung für nächste Woche geplant, da eine weitere affektive Auflockerung oder Antriebssteigerung in der nächsten Zeit wohl kaum zu erhoffen.

09. 06. 71 Entlasssung.

41a. aus der Epikrise vom 24. 06. 71:
. . . zum Primärcharakter: bis zum 10. Lebensjahr recht lebendig, aufgeschlossen, Anführerin unter den Kindern. Seither Temperamentsumschwung: Pat. seither recht still, zurückgezogen, kontaktlos, ungemein häuslich.
. . . zur jetzigen Erkrankung: wie oben angegeben, trat etwa im 10./11. Lj. ein Temperamentsumschwung ein: die bis dahin sehr lebendige Pat. wurde wesentlich stiller, zurückgezogener, kontaktloser. Etwa seit dem 12./13. Lj. hatte sie keinerlei Schulfreundinnen mehr, so gut wie keinen Kontakt zu Gleichaltrigen. Auf Betreiben der Eltern hat die Pat. seit 4 Jahren Klavierunterricht und ist seit 3 Jahren Mitglied eines Tennisvereins, das davon erhoffte Aufleben der Pat. blieb jedoch aus. Insgesamt wirkt sie in den letzten Jahren als ausgesprochen häuslich, wissensdurstig und ehrgeizig, wobei sie jedoch das entsprechende Durchhaltevermögen

vermissen ließ.
Bereits 1968 und 70 wurde ein Ophthalmologe konsultiert, da die Pat. ständig über Sehschwäche und Druck auf den Augen klagte, ohne daß ein pathol. Befund erhoben werden konnte. Eine verordnete Brille blieb ohne Effekt. Da die genannten Beschwerden auch hier mehrfach geäußert wurden, scheinen sie am ehesten mit der Grunderkrankung im Zusammenhang zu stehen. Weiter wurde angegeben, daß die Pat. seit etwa 2 Jahren interesseloser geworden sei, noch stiller als vorher, das abendliche Familienbeisammensein häufig durch Vorschützen von Schularbeiten umgangen habe. Das Mädchen sei in seiner Kontaktschwäche durch nichts zu beeinflussen gewesen. Vor etwa 1 1/2 Jahren habe sie in Zusammenhang mit dem Besuch einer Tante aus Schweden davon gesprochen, daß sie das Gefühl habe, eine besondere Verbindung zu dieser Tante zu haben, später immer wieder eindringlich gefragt, ob sie das leibliche Kind ihrer Eltern bzw. die "die richtigen Eltern" seien. Während der vergangenen Jahre wurden von den Eltern zu keiner Zeit irgendwelche Stimmungsschwankungen beobachtet, die Pat. wird eher als ausgeglichen beschrieben. Wie nachträglich zu erfahren war, traten etwa ab Weihnachten 1970 erstmals Züge auf, die nun eindeutig psychotischen Charakter trugen: Unter dem Einfluß einer teils imperativen, teils Dialogstimme traten Gefühle der Umweltveränderung auf: Frl. J. glaubte sich von der Klavierlehrerin geliebt, war sich nicht sicher, ob diese lesbisch oder gar ein Mann sei, fühlte sich von ihr hypnotisiert und schließlich vergiftet. Dazu traten seit Herbst 70 nächtliche Angstzustände auf, in denen das Mädchen im Elternschlafzimmer erschien. Ende März verdichtete sich die Symptomatik zu einem perakuten Geschehen: Die Mitmenschen sahen in grausamer Weise verändert aus, Frl. J. glaubte sich von Menschenfressern bedroht und kam schließlich am 27. 03. 71 hier zur Aufnahme, nachdem sie in der Nacht mit einem Nachthemd bekleidet auf die Autobahnbrücke gelaufen war, um sich auf Befehl ihrer Stimme von der Brücke zu stürzen, bevor sie von "Menschenfressern geschlachtet" werden würde.

42. 08. 07. 71 [Do 7 - M] Seit etwa 3 bis 4 Wochen fühle sie sich "richtig wohl, munter". Sie habe keine "inneren Fragen". Finde alles, was geschehen sei, merkwürdig, glaube, daß alles krankheitsbedingt sei, auch die geschilderte Angelegenheit mit der Klavierlehrerin, sicherlich sei das ganze harmlos gewesen.

43. 09. 07. 71 [Fr 8 - N] weiter ausgeglichenes einförmiges Verhalten. Entlassung (?).

Abschlußdiagnose: *perakuter Schub einer paranoid-halluzinatorischen Psychose. Verdacht auf bereits länger laufende Hebephrenia simplex mit schon eingetretenem Defekt im affekt. u. Antriebsbereich.*

Unter dem 24. 05. 71 heißt es: "nach Abklingen der psychot. Symptomatk", welches denn schon eingetreten war und somit auf den 23. 05. 71 datiert werden mußte, aber auch noch weitere Tage vor dem 23. 05. 71 bis zum 12. 05. 71 kommen infrage. Die Terminologie "Hebephrenia simplex" verwundert, da man von Schizophrenia simplex oder von Hebephrenie zu sprechen pflegt. Spricht man von Hebephrenie, so ist die Feststellung eines "schon eingetretenen Defekts" fast redundant. Das alles möge auf sich beruhen, interessant ist, daß es keine Erwägungen in Richtung einer affektiven Psychose gegeben hat, aber Symptomatik im Affektbereich bedacht worden ist. Man war sich über die Zugehörigkeit zum schizophrenen Formenkreis von der ersten Episode an sicher. "Sonst immer so artig" ist eine Wesenskennzeichnung, die sich bei Hebephrenien nicht selten findet. Außerdem heißt es an im übrigen nicht weiter zitierter Stelle: " habe keinerlei Erziehungsschwierigkeiten gemacht, sei immer ein sehr braves Kind gewesen".
Vielleicht handelt es sich um eine "echte" erste Phase, in deren Verlauf die pathologische Zeitordnung erworben wird, so daß das Phasenende bereits auf dem bleibenden Takt liegt, (aber noch nicht der Beginn).

Phase Nr. 2
Stationäre Behandlung vom 17. 04. 72 bis zum 02. 06. 72 (UKE)
Primär-Datierung aus (chronopathol. "naiver") Textinterpretation bei der Erstlekture:
D_A = 11. 04. 72 D_E = 13. 05. 72
Sekundär-Datierung aus (chronopathol. "informierter") Textinterpretation bei der Reanalyse:
D_A =11. 04. 72 D_E = 13. 05. 72
Errechnete Termine (Periode P = 15, Epoche E = 04. 03. 1971):
ET_A = 12. 04. 72 ET_E = 12. 05. 72

Textzitate zur Zwischenanamnese:
44. Ref. d. Mutter: Seit der letzten Entlassung Pat. recht still, schwerfällig, habe über Müdigkeit geklagt. Schlagartige Änderung nach Absetzten der Medikamente im Oktober, Pat. "munter, frisch, wunderbar, in bester Verfassung, Schule gut geschafft". Habe "schon mal ein bißchen Unternehmungslust entwickelt. Habe mit ihrem Kofferradio sehr viel Freude gehabt. Habe Büroarbeit exakt erledigt, sei allerdings häufig ein bißchen reizbar gewesen.

Textzitate zur Datierung des Beginns:
45. Ref. d. Mutter: Seit Anfang 72 rapide abgenommen, häufig sehr gereizt gewesen, immer sehr darauf bedacht, allein zu sein. Habe sich ungewöhnlich lange gewaschen, dann in ihr Zimmer zurückgezogen. Ende Februar plötzliche merkwürdige Angstzustände, nachdem sich die Pat. immer schlechter, immer elender gefühlt habe. Ferien im März relativ reibungslos verbracht. Am 10. 04. erstmals wieder zur Schule. Einen Tag später am Abendbrotstisch geäußert, es sei ihr so komisch im Kopf, sie sei so high, habe gefragt, ob man dem Vati was ins Essen getan habe. Drauf bestanden, daß sie unbedingt zum Arzt müsse. Am Wochenende etwas ruhiger, am Montag in der Schule merkwürdige Dinge erlebt, Äußerungen anderer auf sich bezogen. Auf dem Rückweg in der S-Bahn anfallsartige Angstzustände, angerufen, man möge sie abholen. "Sah aus, als ob sie gleich stirbt, fiel fast hin, hatte keine Ruhe, konnte nichts essen". Habe diffuse Suizidandeutungen gemacht, auch von Menschenfressern gesprochen.

Der Beginn liegt nach den Angaben der Mutter zwischen dem 10. und dem 17. (dem Tag der Aufnahme), wahrscheinlich aber am 11., denn es heißt: "einen Tag später". Zu dieser Annahme würde auch passen "sie sei so high" gewesen, denn der erste Tag der Binnenstruktur dieses Zyklus ist manisch geprägt. In der Nachexploration am 18. 05. 72 gibt die Patientin selbst an, "es habe ganz plötzlich am 11. 4., dem Geburtstag des Bruders, begonnen".

Textzitate zum Verlauf der akuten Psychose und ihres Endes:
46. 17. 04. 72 [Mo 6 - G] Sie sei so kaputt, verstehe das alles nicht. Als sie am 11. 04. - dem Geburtstag des Bruders - nach Hause gekommen sei, habe sie beim Abendbrot plötzlich "so ein komisches Gefühl überfallen": das Gefühl, irgendetwas stimme nicht in ihr. Habe solche Angst gehabt . . . unheimlich, das sei ein gutes Wort.

47. Bei mühsamem, brüchigem Rapport u. fehlendem Kontakt im Vordergrund die einförmige, unbeteiligte, farblose Sprechweise und die völlige Unverbindlichkeit und vage Unbestimmtheit aller Äußerungen. An keiner Stelle Anklang einer affektiven Tönung. Pat. erscheint vereinzelt hintergründig leicht gereizt, jedoch keine eigentliche Gespanntheit, keine Gequältheit, eher vermittelt sie das Gefühl einer fast leeren Unbehaglichkeit. Es drängt sich massiv der Eindruck auf, daß Pat. erheblich von Leibgefühlveränderungen u. körperlichen Beeinträchtigungserlebnissen besetzt ist, möglicherweise auch von haptischen Halluzinationen, fragl. auch sexueller Tönung. Sie deckt jedoch massiv ab, weicht aus oder zieht sich auf stereotypes Beteuern zurück, daß sie zu k. o. sei, alles vergessen habe. Fragen nach akustischen

Halluzinationen werden ebenso negiert, wie nach hapt. Erlebnissen. Ganz offensichtlich spielt jedoch das Gefühl eine Rolle, daß der Magen i. Sinne von Fremdbeeinflussung bearbeitet wird. Z. Zt. keine eigentl. Wahnstimmung, eher diffuses Unheimlichkeitsgefühl. Mimik ist auffallend arm, es drängt sich der Begriff "erloschen" auf, das vom vorigen Aufenthalt her bekannte kindl. Lächeln ist vorhanden.

48. 19. 04. 72 [Mi 8 - N] Heute morgen beim Aufstehen kollabiert. Ist ansonsten still, in sich gekehrt, mit sich beschäftigt, liegt meist auf dem Bett.

49. 27. 04. 72 [Do 1 - M (Mi 15 - D)] nimmt keinerlei Kontakt auf, liegt meist grübelnd auf dem Bett, deckt bei Explorationsversuchen massiv ab.

50. 08. 05. 72 [Mo 12 - G] Inzwischen etwas aufgeschlossener, gesprächiger, schläft jetzt ohne Nachtmittel.

51. 18. 05. 72 [Do 7 - M] Nachexploration. Sie habe sich nach der Entlassung wohlgefühlt, alles sei "normal bis tadellos" gewesen. Es habe ganz plötzlich am 11. 4., dem Geburtstag des Bruders, begonnen. Sie habe ganz plötzlich das Gefühl gehabt, daß etwas in ihr nicht stimme, möchte nicht sagen, worum es sich dabei handele. In der S-Bahn haben auf einer Bank fünf Frauen gesessen, zufällig zusammengewürfelt, die sich offenbar nach einer Absprache so merkwürdig verhalten haben, eine von ihnen habe so nervös an ihrer Handtasche herumgefummelt, was sie in panische Angst versetzt habe.

52. 29. 05. 72 [Mo 3 - 2] Wochenendbeurlaubung auch über Nacht bisher reibungslos. Entlassung für die nächsten Tage geplant.
53. 02. 06. 72 [Fr 7 - M] Pat. fühlt sich subjektiv wohl, wirkt aufge-schlossener, zugewandter, die Eltern sind mit dem Zustand ihrer Tochter sehr zufrieden. Entlassung.

Abschlußdiagnose: *erneute, noch eben abgefangene Exazerbation einer Prozeßpsychose.*

Das Ende der akuten Episode dürfte vor dem 18. 05. 72 und wohl nach dem 8. 5. 72 liegen. Wählt man provisorisch und mangels zwischenzeitlicher Notizen die Mitte dieser Strecke, würde die Analyse vom 13. 5. 72 auszugehen haben.
Bereits die zweite Manifestation der Psychose führt nicht zu erneuten diagnostischen Erwägungen, vielmehr wird die einmal gestellte Diagnose einer Prozeßpsychose vom ersten Aufenthalt fortgeschrieben, als offenbar zutreffend, zumindest angesichts der gebotenen q uerschnittlichen Erscheinungen wohl als überzeugend. Die jetzige akute Episode wird als "Exazerbation", will heißen, der fortbestehenden Prozeßpsychose, nicht als erneute Phase aufgefaßt. Epikritisch und speziell aus dem Blickwinkel der Chronopathologie wäre anzumerken, daß im Referat der Mutter von einer "schlagartigen" Änderung die Rede ist und von "plötzlichen" Angstzuständen, sowie von "relativ reibungslosen" Ferien, was zeitgestaltlich in den typischen Verlauf der Hebephrenie viel schlechter paßt, als in ein phasisches Geschehen. Mit noch größerer Deutlichkeit sagt die Patientin selbst (51): "sie habe sich nach der Entlassung wohlgefühlt, alles sei normal bis tadellos gewesen", außerdem berichtet sie von einem plötzlichen Beginn. Ganz klar ist das nicht Exazerbation. Was an dieser "noch eben abgefangen" worden sein könnte, bleibt das Geheimnis eines "therapeutischen Optimisten" (Wörter sind fast so wirklich, wie die Wirklichkeit).

Phase Nr. 3
Stationäre Behandlung vom 18. 09. 74 bis zum 18. 11. 74 (UKE)

Primär-Datierung aus (chronopathol. "naiver") Textinterpretation bei der Erstlektüre:
D_A = 12. 09. 74 D_E = 16. 10. 74
Sekundär-Datierung aus (chronopathol. "informierter") Textinterpretation bei der Reanalyse:
D_A = 16. 09. 74 D_E = 21. 10. 74
Errechnete Termine (Periode P = 15, Epoche E = 04. 03. 1971):
ET_A = 14. 09. 74 ET_E = 29. 10. 74

Textzitate zur Zwischenanamnese:
54. (Ref. d. Mutter) In den letzten zwei Jahren - unter wöchentlichen Imap-Spritzen - sei es ihr eigentlich besser und besser gegangen. Sie habe im Betrieb der Eltern im Büro gearbeitet und nebenbei die Berufsschule besucht und abgeschlossen. Abends musiziere sie manchmal, gehe ansonsten früh ins Bett.

Textzitate zur Datierung des Beginns:
55. Gestern und heute habe sie wieder einen Zusammenbruch bekommen: sie sei erst sehr empfindlich gewesen und dann überlustig, habe über alle und alles gelacht. Sie sei wieder gewesen wie damals vor der ersten Einweisung.

56. (Pat.:) bittet um Aufnahme: "Ich kann in dieser Welt nicht mehr leben".

Das Zitat 55 weist auf den 17. 9. 74, das Zitat 58 spricht von "vor ca. einer Woche", was auf etwa den 12. 9. 74 weist (für den Primärdatensatz wurde der 12. 9. 74 angenommen).

Textzitate zum Verlauf der akuten Psychose und ihres Endes:
57. 18. 09. 74 [Mi 5 - 3] Sie verstehe ihre Eltern nicht und ihre Eltern verstehen sie nicht. Sie komme mit ihnen nicht klar, gefühlsmäßig haue das nicht hin. Ihre Eltern kämen ihr teuflisch vor. "Meinen Vater halte ich für Sigmund Freud und meine Mutter halte ich für Orwell". . . . Sie glaube, daß Hunde nicht sterben können und kein Blut haben. Hunde liefen ihr manchmal nach und guckten sie so komisch an. . . . "In der letzten Nacht habe ich dauernd nachgedacht und meine Uhr festgehalten. Ich habe genau die Theorie von Einstein von der Relativität der Zeit erlebt und gemerkt, daß die Zeit nicht verging." . . . fällt dem Ref. plötzlich um den Hals und flüstert: können wir uns nicht lieben . .
Pat. ist sehr ernst und aufmerksam und stellt einen guten emotionalen Kontakt her. Sie scheint stark beschäftigt mit Theoriesystemen über das Leben und die Welt . . . Gedanken formal und sprachlich sehr geordnet, inhaltlich gelingt es der Pat,, Fast-Wahnsysteme als Theorien kritisch zu betrachten, auch in Wendungen, wie: ich glaube . . .

Vorläufige Diagnose: *Präpsychotischer Zustand.*

58. 19. 09. 74 [Do 6 - G] Psychisch sei es ihr gut gegangen. Beruflich habe sie nach Abschluß der 4 jährigen Bürokaufmannlehre versucht, die Mittlere Reife zu erhalten, sie sei jedoch bei der Prüfung der Berufsaufbauschule im Dez. 73 durchgefallen.
Vor ca. einer Woche habe es angefangen "zu arbeiten", sie habe auf einmal viel nachgedacht über Physik und Chemie, sie habe die Relativitätstheorie von Einstein verstanden. . . . sie habe fremde "zweite" Gedanken gehabt.
Wahrnehmung und Auffassung rasch, adäquate Antworten. Wahrscheinlich guter Intellekt. Gedankengang innerhalb kurzer Strecken kohärent, logisch, jedoch bizarre Verknüpfungen. Pat. antwortet prompt, meist mit monotoner Stimme, bei weitgehend fehlender mimischer Modulation, eine affektive Beteiligung scheint in diesen Momenten zu fehlen. Pat. kann dann bei einem Scherz durchaus noch warm lachen.

Beurteilung: *Hebephrenia simplex (frühere Diagnose), Defektsyndrom, jetzt blande Exazerbation.*

Es gibt im Krankenblatt Angaben zu einer Zwischenanamnese, wenn man so will (nämlich zwischen Phasen) von der Mutter (54) und der Patientin selbst (58). Der darin mitgeteilte Abschluß einer 4 jährigen Bürokaufmannslehre ist - epikritisch - wohl kaum ein Zeichen der Hebephrenie, dennoch wird die jetzige Episode als "Hebephrenia simplex" beurteilt, wenn auch mit einer fast etwas entschuldigend klingenden Anmerkung: "frühere Diagnose", als ob eine jetzige Diagnose anders lauten könnte (es ist aber der Fortschreibungsmechanismus schon ganz starr inkraft). Was die Feststellung eines "Defektsyndroms" inmitten einer "blanden Exazerbation" rechtfertigt, ist nicht ersichtlich. Dies alles erstaunt umso mehr, als seinerzeit die Hamburger Klinik nicht überhaupt noch intakt war und in allem unzerstört (mit 2, oft 3 Chefvisiten in der Woche auf jeder Station), sondern BÜRGER-PRINZ kannte selbstverständlich alle Patienten und hätte eine schlecht begründete Schizophreniediagnose nicht geduldet (in der Tradition KRAEPELIN - P. SCHRÖDER). Man hat sich indessen zu bedenken, daß der klinische Blick dazu tendiert, sich am Synchronen zu orientieren, daß aber diachrone Erscheinungen auf schwierige Weise erinnert werden müssen oder ein technisches Abbild benötigen (z. B. Verlaufskurven, die es für Psychosen nicht gibt).

59. 23. 09. 74 [Mo 10 - E] Pat. fühlt sich besser, zuweilen tritt noch das Gefühl einer Leere im Kopf auf. Zuweilen noch ganz unerwartet skurrile Äußerungen.

60. 26. 09. 74 [Do 13 - 4] in den letzten Tagen etwas aufgelockerter geworden, zieht sich nicht mehr zurück, sondern neigt immer stärker dazu, andere spontan anzusprechen und mit meist ganz skurrilen Fragen zu konfrontieren.

61. 01. 10. 74 [Di 3 - 2] hat in den letzten Tagen wieder vermehrt ängstliche Gedanken entwickelt. . . . sie sei unter Menschenfressern, alle hätten es auf sie abgesehen, sie wisse auch nicht, ob ich ihr nicht ein Stück Fleisch aus dem Handgelenk reißen werde. ist dabei freundlich zugewandt, läßt sich durchaus beruhigen.

62. 04. 10. 74 [Fr 6 - G] hat sich eindeutig beruhigt, keine drängenden, angstgetönten Gedanken mehr.

63. 10. 10. 74 [Do 12 - G] fühlt sich gut. keine psychotischen Symptome mehr.

64. 12. 10. 74 [Sbd 14 - 3] Pat. ist etwas unruhig, klagt wieder über Denkstörungen.

65. 21. 10. 74 [Mo 8 - N] habe in den letzten Tagen wieder über Angst geklagt. fühlt sich heute besser.

66. 04. 11. 74 In den letzten 2 Wochen kontinuierliche Besserung. keine erneute Störung.

67. 12. 11. 74 [Di 15 - D] weiter weitgehend unauffällig, noch etwas verunsichert.
68. 13. 11. 74 Befinden unverändert gut.

69. 18. 11. 74 Die Beurlaubung ist auch nach Meinung der Eltern gut verlaufen. entlassen.

Abschlußdiagnose: *Prozeßpsychose. Erneute Exazerbation.*

Das Ende liegt offenbar zwischen 64 und 65. Nimmt man provisorisch die Mitte dieses Zeitraums, kann der 16. 10. 74 zur Datierung dienen.

Klinisch wird ein nachgerade konturscharf geprägtes Enden psychotischer Produktivität beobachtet (66 bis 69), dennoch wird die alte Diagnostik fortgeschrieben, fast ohne alle Rechtfertigung im niedergelegten Text.

Phase Nr. 4
Stationäre Behandlung vom 30. 12. 75 bis zum 27. 01. 76 (UKE)
Primär-Datierung aus (chronopathol. "naiver") Textinterpretation bei der Erstlekture:
D_A = 20. 12. 75 D_E = 08. 01. 76
Sekundär-Datierung aus (chronopathol. "informierter") Textinterpretation bei der Reanalyse:
D_A = 20. 12. 75 D_E = 08. 01. 76
Errechnete Termine (Periode P = 15, Epoche E = 04. 03. 1971):
ET_A = 23. 12. 75 ET_E = 07. 01. 76

Textzitate zur Zwischenanamnese:
70. Vor 10 Tagen schon einmal hier, Med. erhalten. Kommt jetzt mit den Eltern in die Klinik, weil es zu Hause einfach nicht mehr gehen würde. Lange Zeit habe Pat. in der Fa. des Vaters kaufm. Arbeiten recht oder schlecht verrichtet.

Textzitate zur Datierung des Beginns:
71. In der letzten Zeit (Wochen) wieder auffällig: psychomotorisch unruhig, immer wieder ziellos das Haus verlassen, herumgeirrt, Suizidgedanken oder Anspielungen, war kaum beeinflußbar. Sprach zeitweilig unzusammenhängend.

Beurteilung: *Exazerbation einer Prozeßpsychose*

Der Beginn ist in der vorliegenden Dokumentation nicht gut festzulegen. Wenn man von "vor 10 Tagen" ausgeht, kann mit dem 20. 12. 75 gerechnet werden. Es ist aber auch von "Wochen" die Rede (71). Auch die Notiz 70 läßt zweifeln, ob "recht und schlecht" ein Hinweis auf (hebephrene) Defektuosität oder (phasische) Leistungsschwankungen ist.

Textzitate zum Verlauf der akuten Psychose und ihres Endes:
72. 30. 12. 75 [Di 8 - N] sind Sie sterilisiert? Ich möchte mit Ihnen ins Bett. Später versucht sie, eine Mitpatientin ins Bett zu ziehen.

73. 31. 12. 75 [Mi 9 - D] kindlich-anklammernd. Läßt gelegentlich verwaschene paranoide Ideen anklingen, die aber bei Rückfragen nicht festgehalten, sondern bereitwillig infrage gestellt werden, so die Meinung, ihre Eltern sperrten sie ein, wollten ihr böses tun, sie habe Krebs, sie werde vielleicht gleich blind. Pat. wirkt dabei nicht emotional gespannt, äußert auch, daß sie sich hier geborgen fühle. Eine eindeutige Denkzerfahrenheit ist bei den wenigen verbalen Äußerungen nicht festzustellen.

74. 06. 01. 76 [Di 15 - D] Nach wie vor ängstliche Befürchtungen hinsichtlich des Elternhauses, insbesondere der Vater trachte ihr nach dem Leben, weil sie an Gott glaube, er aber nicht. Irgendwie habe sie herausbekommen, daß der Vater viel Macht habe, "irgendetwas Großes" sei. In längeren Gesprächen Theorien über die Weltordnung. Alles ohne emotionale Füllung, beliebig austauschbar, ohne Nachdruck vertreten.

75. 16. 01. 76 [Fr 10 - E] Am 8. 1. erstmals teilweise Distanzierung. Daß die Eltern nach ihrem Leben trachteten, habe sie sich wohl nur eingebildet. Das komme manchmal so über sie, eine Gedankenflut, da müsse sie immer weiterdenken, könne dann schließlich ihre Gedanken gar nicht mehr ordnen und könne dann auch die Gedanken nicht mehr von der Wirklichkeit unterscheiden. Insgesamt aber doch sehr unsicher und ambivalent, es sei doch alles sehr merkwürdig gewesen.

76. 20. 01. 76 [Di 14 - 3] Nach wie vor von den Inhalten gut distanziert . . . Mit den Eltern inzwischen wieder ein Herz und eine Seele.

77. 27. 01. 76 [Di 6 - G] Urlaub. zu Hause völlig unauffällig. Entlassung.

Abschlußdiagnose: *Exazerbation einer Prozeßpsychose*

Zitat 75 dokumentiert ziemlich eindeutig ein (Phasen-) Ende, (das vielleicht auch schon am Vortag eingetreten sein könnte (nicht aber am 6. 1. 76 (siehe 74))).

Phase Nr. 5
Stationäre Behandlung vom 02. 02. 76 bis zum 01. 03. 76 (UKE)
Primär-Datierung aus (chronopathol. "naiver") Textinterpretation bei der Erstlekture:
D_A = 01. 02. 76 D_E = 20. 02. 76
Sekundär-Datierung aus (chronopathol. "informierter") Textinterpretation bei der Reanalyse:
D_A = 28. 01. 76 D_E = 22. 02. 76
Errechnete Termine (Periode P = 15, Epoche E = 04. 03. 1971):
ET_A = 22. 01. 76 ET_E = 21. 02. 76

Textzitate zur Datierung des Beginns:
78. Vor knapp einer Woche entlassen . . erschien gestern nachmittag und fragte die Schwestern nach der Wirkung von Semap, ist dann nach Auskunft wieder gegangen. Am späten Abend erscheint die Pat. wieder auf Station, wollte nicht nach hause, hatte Angst vor den Eltern, blieb dann hier. Heute Morgen wirkte Pat. wieder ratlos und unsicher, erzählte, es sei so unheimlich zuhause. Sie könne sich der vielen Gedanken, die auf sie einstürmten, nicht erwehren, erzählte zusammenhanglos und denkzerfahren, dabei eher subdepressiv gestimmt.

Das der Aufnahme und der neuen Phase vorangehende (wie die Zeitgestaltanalyse zeigt, simplexe) Intervall liegt fast ganz in der Zeit der stationären Nachbehandlung der Phase Nr. 4. Der mit nur 15 Tagen sehr kurze Zyklus führt zu einem so rasanten Geschehen, daß die Beobachtung einer geordneten oder doch wenigstens klar gegliederten Abfolge aus akutem und intervallärem Verhalten der Psychose aus den aktuellen Verwicklungen der klinischen Behandlung heraus offenbar nicht möglich war.
Der Beginn der Phase Nr. 5 liegt wahrscheinlich zwischen der Entlassung am 27. 1. 76 und "gestern" (das war der 1. 2. 76, dieses Datum wurde für die Primärdatierung notiert).

Textzitate zum Verlauf der akuten Psychose und ihres Endes:
79. 04. 02. 76 [Mi 14 - 3] Eltern waren gestern auf Station, Mutter hat kaum gesprochen, Vater zeigte sich der Pat. gegenüber sehr barsch und äußerte uns gegenüber, seine Tochter sei

nur faul, aber bitte, wenn man meine, man wolle das noch unterstützen, solle man das ruhig tun.

80. Pat. wieder sehr ängstlich und aufgelöst nach dem Gespräch mit dem Vater, Im Gespräch zusammenhanglose Äußerungen, fängt Sätze an, bricht dann wieder ab . . . stellt kurze Fragen, es kommen auch wieder Menschenfresser und die Beschäftigung mit der Bibel vor. Sie fühlt sich als auserkohren (sic), dann wieder den Teufeln zugehörig. Lediglich die Situation nach dem Gespräch mit dem Vater erschien affektiv betont. Sonst wirkt die Pat auch bei den Schilderungen schrecklicher Vorstellungen emotional kaum tangiert, lächelt unmotiviert vor sich hin, nimmt auch im Grunde keinen echten Kontakt auf, nach wie vor scheint dieses Lächeln als etwas läppisch, nicht emotional getönt.

81. 09. 02. 76 [Mo 4 - E] scheint etwas ausgeglichener und ruhiger zu sein, nicht mehr so von paranoiden Inhalten besetzt.

82. 16. 02. 76 [Mo 11 - 1] Pat. sehr unruhig und fahrig, ständig wechselnde Themen, ständig Kichern, dann wieder gereizt, immer wieder mit den alten Themen kommend.

83. 19. 02. 76 [Do 14 - 3] zeigt sich jetzt sehr zufrieden und erleichtert, daß nach einem Gespräch zu Hause alles wieder in Ordnung ist. Jetzt uns gegenüber latent aggressiv.

84. 01. 03. 76 [Mo 10 - E] Längere Beurlaubung zum Wochenende. Pat. wollte zunächst überhaupt nicht wieder herkommen, weil es ihr zu Hause so gut gegangen sei. . . . entlassen.

Abschließende Diagnose: *erneute Exazerbation einer Prozeßpsychose.*

Die Phase endet vor dem 1. 3. 76 (84), sicherlich erst nach dem 16. 2. 76, mit dem Hinweis auf das "latent aggressiv" in 83 vielleicht sogar nach dem 19. 2. 76. Daher wurde mit dem 20. 2. 76 gerechnet.

Phase Nr. 6
Stationäre Behandlung vom 03. 01. 77 bis zum 18. 01. 77 (UKE)
Primär-Datierung aus (chronopathol. "naiver") Textinterpretation bei der Erstlekture:
D_A = 02. 01. 77 D_E = 14. 01. 77
Sekundär-Datierung aus (chronopathol. "informierter") Textinterpretation bei der Reanalyse:
D_A = 02. 01. 77 D_E = 16. 01. 77
Errechnete Termine (Periode P = 15, Epoche E = 04. 03. 1971):
ET_A = 01. 01. 77 ET_E = 16. 01. 77

Textzitate zur Zwischenanamnese:
85. (Ref. des beh. NA:) Seit ihrer letzten Entlassung sei sie bei ihm in Betreuung . . . wie häufiger habe sie gegen die hohe Medikation gemeutert . . . heute aber zunehmend erregter geworden und habe von ihm aggressiv gefordert. . . auf keinen Fall zu ihren Eltern . . .

Beurteilung: *Beginnende akute psychotische Episode, wahrscheinlich im Rahmen einer Prozeßpsychose.*

Textzitate zur Datierung des Beginns:

86. Seit Herbst letzten Jahres mache sie an Wochenenden Ausflüge mit einem Wanderverein. Dort fühle sie sich eigentlich sehr wohl. Allerdings seien die anderen Frauen der Gruppe dazu übergegangen, über sie herzuziehen und zu sticheln. Hier reißt der Faden wieder ab . . . So gebe es in ihr zwei Welten. Einerseits die "normale" Welt - da sei sie normal und die anderen auch, andererseits die "kranke" Welt, wenn sie glaube, nur sie sei normal, während alle anderen verrückt seien. Gestern abend habe die zweite Welt überwiegt (sic).

Der Hinweis "gestern abend" (in 86) gibt Anlaß, den Beginn auf den 2. 1. 77 zu datieren. "Zwei Welten" sind recht eigentlich schizophrenes Erleben, "herziehen und sticheln" deuten vielleicht auf paranoides Erleben (im Intervall).

Textzitate zum Verlauf der akuten Psychose und ihres Endes:

87. 03. 01. 77 [Mo 3 - 2] Pat. ist sehr ernst und beteiligt. Stimme wenig moduliert. Sprechweise etwas einförmig. Nur sehr sparsame affektive Tönung, hintergründig gereizt, ohne dabei gespannt zu sein. Keine Halluzinationen. Mehrfach reißt der Gedankengang ab. Häufig abdeckend-sichernd. Hochgradige Ambivalenz der Mutter gegenüber . . . Im Antrieb etwas reduziert.

88. 06. 01. 77 [Do 6 - G] jetzt wesentlich kooperativer und aufgelockerter. Im Gespräch weniger fahrig und unruhig.

89. 10. 01. 77 [Mo 10 - E] Weitere Stabilisierung. Pat. ist dabei recht antriebsreich, ohne, wie zuvor, immer den Faden zu verlieren.

90. 11.01.77 [Di 11 - 1] Affektiv ist die Pat. immer noch recht steif.

91. 12.01.77 [Mi 12 - G] zunehmend gereizt und zerfahren.

92. 14. 01. 77 [Fr 14 - 3] schnelle Lockerung des Zustandes, subjektiv fühlt sich die Patientin "sehr wohl".

93. 18.01.77 [Di 3 - 2] entlassen.

Abschlußdiagnose: *Flüchtige paranoide Episode im Rahmen einer bekannten Prozeßpsychose.*

Die akute Psychose der Phase Nr. 6 nimmt ein relativ plötzliches Ende: am 12. 1. 77 ist noch die Rede von "zunehmender" Gereiztheit und sogar von Zerfahrenheit (91), bereits 2 Tage später wird eine "schnelle Lockerung" beobachtet (92), schon 4 Tage später erfolgt die Entlassung (93). Es wurde mit dem 14. 1. 77 gerechnet (der ET am 16. 1. 77 ist aber gut textverträglich).

Phase Nr. 7
Stationäre Behandlung vom 27. 10. 78 bis zum 12. 02. 79 (UKE)
Primär-Datierung aus (chronopathol. "naiver") Textinterpretation bei der Erstlekture:
D_A = 24. 10. 78 D_E = 01. 11. 78
Sekundär-Datierung aus (chronopathol. "informierter") Textinterpretation bei der Reanalyse:
D_A = 24. 10. 78 D_E = 01. 11. 78

Errechnete Termine (Periode P = 15, Epoche E = 04. 03. 1971):
ET_A = 23. 10. 78 ET_E = 23. 10.78

Textzitate zur Zwischenanamnese:
94. zur Zwischenanamnese macht die Patientin keine Angaben, bezüglich der letzten Tage berichtet sie, daß sie in G. bei Bekannten gewesen sei.

Textzitate zur Datierung des Beginns:
95. Gestern Abend sei sie in G. im Krankenhaus gewesen, dort habe sie eine Spritze bekommen. Seit Mitte Juli habe sie von sich aus das Fluanxol weggelassen, habe seitdem keine Medikamente mehr genommen. Jetzt war die Pat. vor zwei oder drei Tagen im Nachtdienst bei Frau Dr. W. erschienen und hatte, wie es Frau W. erschien, erpresserisch die Aufnahme verlangt. Am nächsten Tag riefen, wie Frau W berichtete, die Eltern an, Patientin sei nicht nach Hause gekommen. Daraufhin wurde seitens der Klinik den Eltern geraten, eine Suchmeldung aufzugeben. Jetzt erschien die Patientin abermals abends, forderte recht aggressiv und mit Suiziddrohungen ihre sofortige Aufnahme, insbesondere machte sie darauf aufmerksam, daß, je länger man ihr die Aufnahme verweigere, um so eher sie einen Suizid begehen werde. Sie gehe auch nicht mehr nach draußen, draußen seien lauter Leute, die hätten etwas gegen sie, die wollten sie auffressen, ihr Arme und Beine abschneiden.

Wenn man weiß, daß die Patientin im akuten Beginn ihrer Psychosen immer wieder von dem Wahn ergriffen wird, ihre Eltern, insbesondere ihr Vater seien ihr für Leib und Leben gefährlich und sie davor auf die Flucht geht, so muß die Angabe "bezüglich der letzten Tage" (94) zur Datierung herangezogen werden. Mit einer geschätzten Ungenauigkeit von 1 oder 2 Tagen kann der Beginn auf den 24. 10. 78 geschätzt werden (ET wäre der 23. 10. gewesen).
Der Krankenblatt-Text 95 ist in SC (?) bereits kommentiert worden. Ein verbreitetes Rollenverständnis des Psychiaters älterer Art rückte das Kontemplative und darin die Affektlosigkeit (bis zur Emotionslosigkeit und gekühlten Ataraxie) gerne in den Vordergrund (noch milde BÜRGER-PRINZ: "Kühle Güte"). Indessen darf man sich vielleicht fragen, ob nicht etwas Empörung ganz passend wäre, wenn man den Text 95 bedenkt. Sein Autor nimmt denn auch vielleicht wohlbedacht etwas Distanz mit dem "wie es Frau W. erschien". Aber nicht nur Frau W., sondern auch andere, wie sie von sich selbst gerne sagten, "Frauentherapeutinnen" gefielen sich seinerzeit in dem psychologistisch-psychodynamischen Gestus, sich von Patienten "erpreßt" zu wissen, ausgerechnet mit psychotischer Symptomatik! Im übrigen hatte man das zeitgebundene (aber von DÖRNER machtvoll und personalpolitisch einflußreich vertretene) Sozialpsychiatrische im Kopf: die Klinik, sogar die Ärzte selber machten (ätiologisch!) krank und stationäre Aufnahme sei keineswegs durch (spontan oder endogen auftretende) Akuität der Psychose bedingt, sondern im Sinne der Vermeidung einer Ursache von Akuität um alles in der Welt zu vermeiden. Die (psychotische) Patientin versteht das und setzt dagegen, was ihr tauglich erscheint und exprimiert werden kann. Ihre Aufnahme setzt sie so dennoch nicht durch, sondern die Klinik muß sich erst erbärmlich in eine Ecke manövrieren (96) und kann dann die Aufnahme "nicht umgehen".

Textzitate zum Verlauf der akuten Psychose und ihres Endes:
96. 27. 10. 78 [Fr 5 - 3] wiederholt immer wieder dasselbe, hintergründig gereizt und gespannt, aber von all diesen schrecklichen Dingen, wie Arme und Beine abschneiden nicht sonderlich tangiert. Wenig emotional mitschwingungsfähig, wie auch bei früheren Aufnahmen schon beobachtet. Psychotischer Hintergrund da, demonstrativ ausgestaltet. Andrerseits läßt sich eine Aufnahme wohl jetzt nicht mehr umgehen, nachdem von unserer Klinik aus der Rat an die Eltern weitergegangen ist, die Polizei zu benachrichtigen.

97. 27.10.78 SR [Fr 5 - 3] Pat. droht mit Suizid, will unbedingt hierbleiben.

98. 29.10.78 SR [So 7 - M] Pat. fühlt sich wohl.

99. 01.11.78 [Mi 10 - E] wirkt eigentlich . . . nicht akut psychotisch. Hat hier auch schon lächelnd kundgetan, daß die Suiziddrohungen ein Erpressungsmanöver uns gegenüber waren. . . . Berichtet dann von Unruhe in letzter Zeit, von Konzentrationsstörungen, verwirft aber andererseits auch wieder lachend die anfänglich hier geäußerte Vorstellung, ihre Eltern wollten sie ermorden, die anderen Leute wollten ihr Arme und Beine abschneiden. Das habe sie alles nur so gesagt, damit sie aufgenommen werde. Es geht alles etwas sehr durcheinander, psychotische Inhalte lassen sich momentan nicht fassen, d. h. sie berichtet zwar davon, distanziert sich aber auch gleichzeitig. Möglicherweise hat Pat. sich vor der Aufnahme in einem präpsychotischen Zustand befunden, der jetzt bereits aufgefangen ist.

100. 13.11.78 [Mo 7 - M] Psychopath. praktisch keine Änderung, macht alle Aktivitäten mit, fühlt sich sichtlich auf Station wohl.

101. 13.11.78 SR [Mo 7 - M] Pat. hat allerhand Pläne: sie will sich eine Wohnung suchen, dann Arbeit, ins Elternhaus will sie auf keinen Fall zurückkehren.

102. 19.11.78 SR {So 13 - 4] Pat. mischt sich immer in die Angelegenheiten von anderen Patienten ein. Sonst ist sie freundlich und fühlt sich wohl.

103. 23.11.78 [Do 2 - 1] Inzwischen . . . mit den Eltern versöhnt.

104. 25.11.78 SR [Sbd 4 - E] Pat. ist heute unauffällig.

105. 28.11.78 SR [Di 7 - M] Auf einen Vorschlag des Oberarztes reagiert Pat.: "Da kann ich nur lachen drüber!"

Bereits am 27. 10. 78 ist nur noch von einem "psychotischen Hintergrund" die Rede, der als "demonstrativ ausgestaltet" angesehen wird, an den folgenden Tagen (bis zum 30. 11.) wird Psychotisches nicht mehr dokumentiert (aber der verteufelte stationäre Aufenthalt dauert an - in Hinblick auf die sozialpsychiatrische Doktrin ironischerweise während eines Intervalls, wie die chronopathologische Analyse klarzustellen imstande ist).

Phase Nr. 8
Stationäre Behandlung vom 27. 10. 78 bis zum 12. 02. 79 (UKE)
Primär-Datierung aus (chronopathol. "naiver") Textinterpretation bei der Erstlekture:
D_A = 24. 10. 78 D_E = 25. 10. 78
Sekundär-Datierung aus (chronopathol. "informierter") Textinterpretation bei der Reanalyse:
D_A = 29. 11. 78 D_E = 07. 12. 78
Errechnete Termine (Periode P = 15, Epoche E = 04. 03. 1971):
ET_A = 22. 11. 78 ET_E = 07. 12. 78

Der zeitgestaltliche Zusammenhang ist im Lichte der chronopathologischen Analyse vielleicht etwas besser verständlich: Die Phase Nr. 7 ist nicht ins Laufen gekommen, es hat sich hier (genau am ET!) ein sog. "frustraner Beginn" ereignet (zum ersten Mal im Gesamtablauf, siehe Phase Nr. 12). Die wiederum fortdauernde stationäre Behandlung hat vielleicht auch der Stabilisierung des gruppendynamischen Vorurteils gedient, die Pat, habe nur "erpreßt" (man vergleiche dazu den Text 97). Die Behandlung dauert so lange, daß der nächste (endogen determinierte) Beginn noch innerhalb der stationären Zeit auftritt (Phase Nr. 8).

Textzitate zum Verlauf der akuten Psychose und ihres Endes:

106. 30. 11. 78 [Do 9 - D] Pat. seit gestern erheblich unruhig, wirkt ängstlich, getrieben, kommt wiederholt ins Zimmer. Wirkt jetzt wirklich akut psychotisch. Äußert, sie fühle sich eins mit Gott, spricht von der Erbsünde, davon, daß sie bisher in ihrem Leben alles verkehrt gemacht habe, nun aber sich in Gott geborgen fühle. Spricht von Gottes Liebe, dem Haß, den sie am Körper spüre, das innere Erleuchtetsein. Über weite Strecken so denkzerfahren, daß das, was sie sagt, kaum nachvollziehbar ist, geschweige denn wiedergegeben werden kann.

107. 04. 12. 78 SR [Mo 13 - 4] Pat. ist weiterhin läppisch.

108. 07. 12. 78 [Do 1 - M] inzwischen wieder ruhiger geworden. Hat sich auch etwas von ihren Inhalten distanziert.

109. 15. 12. 78 [FR 9 - D] Berichtet von zu Hause, es sei ihr dort sehr gut gegangen.

110. 21. 12. 78 SR [Do 15 - D] Pat. will sich jetzt doch von ihrem Elternhaus trennen (ihr Freund hält das auch für richtig).

111. 27. 12. 78 [Fr 9 - D] überraschte vor Weihnachten damit, daß sie nicht nach Hause wollte.

112. 30. 12. 78 SR [Sbd 9 - D] Pat. geht nicht in Urlaub, obwohl sie die Möglichkeit hätte. Mit ihrer Mutter telefoniert sie nur. Auf Station gibt sie sich heiter und unbeschwert.

113. 03. 01. 79 [Mi 13 - 4] war auch über Sylvester/Neujahr nicht zu Hause. Entwickelt keine oder völlig unrealistische Pläne für sich selbst.

114. 16. 01. 79 [Di 11 - 1] Umgang mit der Pat. wird in letzter Zeit zunehmend schwieriger, auch ihre Mitpatientinnen klagen bisweilen darüber, daß die Pat. sich in alles einmische, andere versucht zu bevormunden, und häufig inadäquat aggressiv reagiert. Dabei haben wir alle nicht den Eindruck, daß es sich bei der Aggressivität und dem Verhalten der Pat. um ein unsteuerbares psychotisches Verhalten handelt, vielmehr sieht es so aus, als ob sie wie ein Kind ausprobiert, wo ihr Grenzen gesetzt werden. Kann sich sofort wieder zurücknehmen, entschuldigt sich dann gelegentlich auch hinterher.

115. 22. 01. 79 [Mo 2 - 1] Verhält sich bei den Telefonaten mit dem Makler ganz erstaunlich zügig gewandt und verhandelt durchaus mit der ausreichenden Übersicht. (interessant)

116. 28. 01. 79 SR [So 8 - N] Pat. hat oft einen unverschämten Ton den Schwestern gegenüber, lenkt dann aber auch wieder ein. Z. Zt. ist sie auf Zimmersuche, weil sie ja "selbständig werden soll".

117. 29. 01. 79 [Mo 9 - D] Zimmersuche. Pat. könnte schon seit längerem ambulant behandelt werden.

118. 04. 02. 79 SR [So 15 - D] Pat. ist immer noch erfolglos auf Zimmersuche. Z. Zt läuft sie ständig mit einem Teddybär auf Station herum.

119. 11. 02. 79 SR [So 7 - M] Pat. will morgen irgendwohin, immer wieder entwickelt sie neue Ideen ohne Realität.

120. 12. 02. 79 [Mo 8 - N] Weder in dieser einen Woche noch in der letzten Woche ist wesentliches passiert.

Abschlußdiagnose: *Erneute Exazerbation einer chronifizierten Psychose.*

Bereits unter dem 7. 12. 78 (108) ist von Distanzierung die Rede, was als Hinweis auf das Ende der psychotischen Episode angesehen werden kann (und was sich dann in der Analyse auch als richtig erweist).

Phase Nr. 9
Stationäre Behandlung vom 11. 04. 79 bis zum 01. 08. 79 UKE
PrimärDatierung aus (chronopathol. "naiver") Textinterpretation bei der Erstlekture:
D_A = 29. 11. 78 D_E = 07. 12. 78
Sekundär-Datierung aus (chronopathol. "informierter") Textinterpretation bei der Reanalyse:
D_A = 08. 04. 79 D_E = 24. 05. 79
Errechnete Termine (Periode P = 15, Epoche E = 04. 03. 1971):
ET_A = 06. 04. 79 ET_E = 21. 05.79

Textzitate zur Zwischenanamnese:
121. 11. 4. 79 Pat. kommt nach Anfrage des Notarztes zur Aufnahme. Zu den Ereignissen, die zur Einweisung führten, kann auf den Polizeibericht verwiesen werden.
Pat. wirkt ängstlich, beunruhigt. Sie hat die Befürchtung, daß ihr hier etwas Schreckliches zustoßen könnte. Sie ringt die Hände, sie wirkt gequält. Sie schwankt zwischen tiefem Mißtrauen und dem Wunsch, anklammernd um Hilfe zu suchen. In manchen Bereichen verhält sie sich sehr situations- und realitätsangemessen.
Zur Vorgeschichte ist zu erfahren, daß sie sich zu Hause bedroht gefühlt hat und offenbar voller Angst aus ihrer Wohnung geflohen ist.
Nach einer Pause sagt sie, daß ihre Angst daher komme, daß sie von ihrem Vater (?) an ihrem Oberschenkel geschnitten worden sei. Darüber könne sie einfach nicht hinwegkommen. Sie klagt, daß sie so kalt sei, sie könne nur noch Angst empfinden. Sie werde sicher bald schweben. Ob ihr wohl bald die Arme abgehackt würden. Ob es ihrem Vater wohl bald gelingen werde, sie alle zu vernichten. Auch ich sei bedroht und werde zugrundegehen. Sie versinkt kurzfristig und spricht wie zu sich selbst, dabei assoziiert sie sehr sprunghaft, dennoch mit nachvollziehbarem roten Faden.
VD: subakute paranoide Psychose - Rezidiv

Die Pat. wurde in das Wohnheim U. entlassen, habe sich dort aber nicht wohl gefühlt und keine Kontakte zu anderen Heimbewohnern gehabt und sich deshalb im März eine kleine eigene Wohnung besorgt. Sie habe als Bürokraft bis 10. 04 gearbeitet.

122. Angaben des Bruders: Ende März zufällig in der Stadt getroffen, dabei schien sie "sehr aufgedreht" und hätte viel erzählt. Zum 11. 4. habe sie ihre Familie in ihre Wohnung eingeladen zu einer Feier, was der Bruder etwas merkwürdig fand, da er heute Geburtstag hat und selber feiern wollte.

Textzitate zur Datierung des Beginns:
123. Sie fürchte sich allein in der Wohnung, habe in der letzten Nacht schlecht geschlafen und sei deshalb auf die Straße gegangen. Zeitweilig habe sie in den letzten Tagen auch fremde Stimmen gehört, zumindest fühle sie sich von fremden Gedanken beeinflußt. Zwischendurch fragt sie, ob ich Gott gesehen hätte und ob man sich verkleinern könnte.

124. Eindruck: ängstlich, grüblerisch versponnen, parranoide Wahnideen sind z. Zt nicht sicher nachweisbar.

Vorläufige Diagnose: *subakute paranoide Psychose - Rezidiv.*

Mit der etwas diffusen Angabe "in den letzten Tagen" (123) kann der Beginn z. B. auf den 8. 4. 79 datiert werden. Der ET = 6. 4. 79 ist gut textverträglich.

Textzitate zum Verlauf der akuten Psychose und ihres Endes:

125. 10/11. 04. 79 SR [Mi 6 - G] Fr. J. wurde um 4^{30} auf unsere Station gebracht, sie ist von der Polizei aufgegriffen worden, die sie in der Nähe D. auf Socken und nur mit einem Bademantel bekleidet auffiel. Sie konnte ihre Adresse nicht angeben, bis jetzt war nichts darüber zu erfahren. Hier wurde sie gebadet und legte sich ruhig ins Bett.

126. 11/12. 04. 79 SR [Do 7 - M] schlief wenig, wirkt sexuell überlagert, fragte viel und alles mögliche.

127. 12. 04. 79 [Do 7 - M] Pat. wirkt aggressiv und redet viel dazwischen.

128. 12/13 SR [Fr 8 - N] ausgeschlafen, hatte dann diverse ausgefallene Wünsche u. wirkte leicht reizbar.

129. 13. 04. 79 SR [Fr 8 - N (7 - M)] Pat. ist weiterhin unterschwellig noch sehr gereizt, oft sucht sie einen Streitpunkt. Pat telefoniert sehr viel.

130. 16. 04. 79 SR [Mo 11 - 1] sie wirkt insgesamt innerlich sehr unruhig und gespannt, beschäftigt sich ständig mit ihren Problemen (Elternhaus, Kontaktarmut) und forscht nach den Ursachen der Krankheit, liegt viel auf dem Bett. Heute vormittag sah ich, daß sie eine Tätigkeit plötzlich unterbrach, sich auf den Boden kniete, die Arme nach oben hob und die Hände faltete. Nach ein paar Sekunden stand sie wieder auf und fuhr mit ihrer Beschäftigung fort. Sie gab an, daß sie das von ihren Problemen erleichtere, näher wollte sie sich dazu nicht äußern.

131. 18. 04. 79 [Mi 13 - 4] Heute zeigt sich die Pat. behandlungs-einsichtiger und auch weniger sprunghaft in ihrem Gedankengang.

132. 19. 04. 79 [Do 14 - 3] wirkt ruhiger, kommt ins Zimmer, um mitzuteilen, daß sie sich hier "glücklich" fühle.

133. 20. 04. 79 SR [Fr 15 - D] Pat. genießt Ausgang mit den Schwestern.

134. 22. 04. 79 SR [So 2 - 1] Sie darf jetzt allein spazierengehen und hat guten Kontakt zu einigen Mitpat.

135. 27. 04. 79 [Fr 7 - M] wirkt seit dem Wochenende nach der Aufnahme immer wie in einem hypomanischen Glückszustand befindlich, sie genießt ihren freien Ausgang. Versuch mit Lithiumprophylaxe begonnen. . . . berichtete sie über Musik die aus einem Antennenstecker gekommen war. Den Einwand der Mitpatientin, daß das nicht möglich und sie wohl halluziniert hätte, wehrt sie gekränkt und verärgert ab.

136. 27. 04. 79 SR [Fr 7 - M] fühlt sich hier sehr wohl, sagt, so gut wie jetzt sei es ihr lange nicht ergangen.

137. 02. 05. 79 SR [Mi 12 - G] fragte bei der Visite nach der Lithium-Therapie. Sie ist ziemlich fixiert auf dieses Medikament. Ansonsten geht es ihr gut. Sie nutzt ihren Ausgang, ist freundlich u. hilfsbereit.

138. 06. 05. 79 SR [So 1 - M] Pat. kam um 7^{30} aus dem Urlaub zurück. Sie habe nicht geschlafen. Irgendwie habe sie das Gefühl, in dem Bett, was ihre Eltern z. Zt. noch in der Wohnung für sie haben, wäre eine Bombe . . . sie ging nach dem Frühstück wieder hin.

139. 08. 05. 79 [Di 3 - 2] weiterhin eingeordnet, aber gleichzeitig unzufrieden mit vielem.

140. 15. 05. 79 [Di 10 - E] Nach einem längeren Gespräch mit Prof. B. wird die Pat. auf Lithium-Behandlung eingestellt. Sowohl die Besprechung der alten Krankengeschichte als auch das Gespräch am 8. 5. ließen den Verdacht auf eine mischbildhafte Erkrankung begründet erscheinen. Im Pat.-klub beteiligte sie sich rege an den Gesprächen, nahm emotional an Mit-Pat. teil, wirkt affektiv insgesamt nicht verflacht, wie es bei einer derart langdauernden Prozeßpsychose zu erwarten gewesen wäre.

141. 18. 05. 79 SR [Fr 13 - 4] Frl. J. wirkt jetzt etwas ruhiger, dabei leicht resignierend kann aber auch schnell in Aggrressivität umschlagen z. B. wenn es um Medikamente geht. . . Pat. möchte nur ungerne ein Depotpräparat nehmen, da sie Nebenwirkungen befürchtet. Pat ist auch unglücklich, wenn jemand ihre Angaben bezweifelt (z. B. Blickkrämpfe), dann reagiert sie besonders verletzbar.

142. 25. 05. 79 [Fr 5 - 3] wesentlich gebessert.

143. 25. 05. 79 SR [Fr 5 - 3] Pat. versucht, durch alle möglichen Beschreibungen ihres Zustandes (z. B. daß sie nicht schnell genug schreiben könne) die Med. zu erniedrigen. Wenn es ihr nicht gelingt, geht sie weg und überlegt sich was Neues.

144. 11. 06. 79 SR [Mo 7 - M] Frl. J. ist nach dem Wochenendurlaub nicht wieder zurückgekommen.

Phase Nr. 10
Stationäre Behandlung vom 11. 04. 79 bis zum 01. 08. 79 (UKE)
Eine Primär-Datierung wurde nicht vorgenommen, da der strukturelle Zusammenhang

erst später verstanden wurde.
Sekundär-Datierung aus (chronopathol. "informierter") Textinterpretation bei der Reanalyse:
D_A = 10. 06. 79 D_E = 08. 07. 79
Errechnete Termine (Periode P = 15, Epoche E = 04. 03. 1971):
ET_A = 05. 06. 79 ET_E = 05. 07. 79

Textzitate zur Zwischenanamnese:
Das Intervall war nur kurz und geht in der fortdauernden stationären Behandlung unter.

Auch dieser Beginn liegt inmitten einer fortdauernden stationären Behandlung, auch er ist durch eine Flucht, diesmal aus dieser stationären Behandlung, gekennzeichnet. Die Datierung ist schwierig: der Beginn erneuter Akuität muß irgendwo zwischen dem 25. 5. 79 (143) und dem 11. 6. 79 gelegen haben. Gerechnet wurde mit dem 10. 6. (ET ist bereits der 5. 6. 79, Kranken-blatteintragungen in diesem Bereich fehlen).

Diagnose bei der Wiederkehr: *vorwiegend paranoid-halluzinatorisches psychotisches Bild.*

Textzitate zum Verlauf der akuten Psychose und ihres Endes:

145. 13. 06. 79 [Mi 9 - D] Bis zum 8. 6. [Fr 4 - E] war der Zustand von Frau J. recht gleichbleibend. Sie irritierte die Mitpatienten zwar hin und wieder durch aggressive und unvorhersehbare Äußerungen, blieb aber dabei stimmungsmäßig auf dem gleichen Niveau, d. h. sie wirkte etwas flach euphorisch, plötzliche Grübeleien kamen vor.
wirkt jetzt sehr in das eigene psychotische Erleben zurückgezogen. Sie antwortet meist nicht auf gestellte Fragen, sondern spricht nur wiederholend über ihre Befürchtungen und Produktionen: "Immer diese Geräusche", "warum quälen Sie mich so?".

146. 13. 06. 79 SR [Mi 9 - D] Fr. J. ist morgens um 6^{15} mit einem Krankentransport, nachdem sie von der Polizei aufgegriffen worden war, auf die Station zurückgekommen. Pat. verweigert jegliche Medikation, halluziniert stark, redet z. B. von Gott, dann zusammenhanglos von einem Mann, den sie lieben und mit dem sie schlafen will, usw. Pat. ist sexuell stark überlagert.

147. 15. 06. 79 [Fr 11 - 1] Inhaltlich weiter so verschroben, wie bei der Wiederaufnahme, Phantasien gehen hauptsächlich in körperlich-masochistische Richtung: möchte zum Chirurgen gebracht werden, damit man ihr Kopf und Beine abschneide, man solle ihr den Bauch öffnen, um hineinzuschauen, sie fragt, was sie hinter ihren Pupillen habe u. ä. Während sie ein derartiges Symptom nach dem nächsten bot, versuchte ich sie zurückzuführen, ihr klar zu machen, daß sie Unsinn rede und mitzuteilen, auf welcher Ebene meine Gesprächsbereitschaft liegt.

148. 16. 06. 79 [Sbd 12 - G] wieder unruhig und getrieben, äußert fortlaufend schlimmste Befürchtungen, das Bein müßte ihr abgeschnitten werden. . . . Kurze Zeit später gelang es der Pat. von der Station zu entweichen. die Polizei wurde benachrichtigt . . . und wieder hierher zurückgebracht.

149. 16. 06. 79 SR [Sbd 12 - G] Pat ist heute vormittag von der Station entwichen und mußte von der Polizei aus ihrer Wohnung geholt werden. Danach war sie recht drängend, versuchte immer wieder, die Station zu verlassen und mußte mit Gewalt zurückgeholt werden.

150. 18. 06. 79 [Mo 14 - 3] wieder wesentlich ruhiger, weniger getrieben.

151. 19. 06. 79 SR [Di 15 - D] N. geht es sehr schlecht: sie hat sehr verworrene, paranoide

Ideen (ihre Venen seien durch Lithium versalzen) man sollte ihr das Gehirn rausnehmen und leidet sehr darunter.
Sie versucht, ihre Bekannten anzurufen, die sich angeblich von ihr zurückziehen ("Telefonitis"):, ruft wildfremde Leute an und bittet sie um Besuch.
Durch den Sturz vom Balkon vor ca 1 Woche ist eine Fraktur am Schambein heute durch Röntgen festgestellt worden.

152. 25. 06. 79 [Mo 6 - G] Nachdem in der vergangenen Woche noch völlig die düsteren "Verstümmelungsideen" das Bild bestimmten, wirkt die Pat. noch sehr viel aufgelockerter, lacht ab und zu , kann Sinnzusammenhänge auch wieder besser deuten. . . . wirkt trotz der deutlichen Besserung noch immer etwas ratlos.

153. 26. 06. 79 SR [Mi 7 - M] Frl. J. ist mit den hohen Medikation sehr gut eingestellt. Pat. hat kaum Nebenwirkungen, zumindest keine äußerlichen. Frl. J. lacht jetzt wieder viel, kann auch sehr viel Humor zeigen, kann auch über sich selbst lachen. Pat. hat jedoch kaum ihre Wahnideen verloren, sie hat auch Schwierigkeiten, nicht sofort alles auf sich selbst zu beziehen, verhält sich dann sehr unsicher und kommt meistens zu einer Schwester, um über diese Ängste zu sprechen.

154. 04. 07. 79 SR [Mi 15 - D] Frl. J. fühlt sich mit der hohen Medikation rel. wohl, hatte gestern [14 - 3] einen kleinen Schwindelanfall, als sie in Urlaub gehen wollte, kam daraufhin zurück zur Station. Heute hat Pat. wieder einen Tagesurlaub, ist morgens schon gegangen. Frl J. vermittelt den Eindruck, als ob sie in ihrer eigenen Welt lebt, erscheint daraufhin sehr isoliert und vereinsamt. Häufig reagiert sie gar nicht auf ein Gespräch, sondern fängt ein völlig neues Thema an, daß sie gerade zu beschäftigen scheint.

155. 13. 07. 79 SR [Fr 9 - D] Pat verhält sich recht ruhig auf Station, nimmt regelmäßig Urlaube, in denen sie ihre Wohnung genießt, bei ihren Eltern weilt oder einfach im Freien sich tummelt.

Abschlußdiagnose: *(weitere Eintragungen und ein Abschluß fehlen)*

Das Phasenende mag an einem der Tage zwischen dem 4. und 13. 7. 79 gelegen haben, gerechnet wurde mit dem 8. 7. 79 (die Analyse erbibt ET = 5. 7. 79, was gut textverträglich ist).

156. 14. 07. 79 TB [Sbd 10 - E] morgens bei den Eltern, mit meinen Eltern gefrühstückt. Im Garten gewesen. Mittagessen etwas geholfen. Nachmittags in meiner Wohnung gewesen. AOK Brief gefunden in meiner Box. Am Samstag habe ich mich nicht sehr für eine Aktion-Tätigkeit begeistern können. Antriebsschwäche. Lust hatte ich schon, nur konnte ich nicht. Dagegen der Sonntag war anders. Mein Vater gab mir einen Schild welches ich nachgravierte. Mit einem älteren befreundeten Ehepaar den Nachmittag verbracht. Ich fühlte mich sehr wohl am Sonntag.

157. 17. 07. 79 TB [Di 13 - 4] Im Bus fühlte ich mich etwas unsicher (Benehmen). Als ich zu Hause ankam, haben wir uns riesig gefreut. Dann habe ich mit mein~m Vater Botengänge durch die Stadt gefahren. Ich hatte ein gleichmäßiges Gefühl. Um 12^{30} aß ich mit meiner Mutti, meinen Bruder, Papa Mittagessen. Abwasch, 1/2 Std Mittagsruhe gehalten. Schreibmaschine. Tätigkeitssinn war kaum ein treffendes Aktionsfeld (wie meine Wohnung) gehabt. Etwas faul bin ich vielleicht auch. Nur weiß ich, daß ich auch häufig anders bin. Woran liegt es, daß man manchmal fauler und fräßiger ist? Im Krankenhaus fühle ich mich etwas beliebter. Ich bekam gestern abend den Gedanken selbst ein Messer in der Hand zu haben und dachte mit Schrecken, wie hilflos z. B. meine Eltern sind. Bitte um Besprechung des Themas. Danke sehr.

Phase Nr. 11
Stationäre Behandlung vom 21. 07. 82 bis zum 03. 09. 82 (UKE)
Primär-Datierung aus (chronopathol. "naiver") Textinterpretation bei der Erstlektüre:
D_A = 20. 07. 82 D_E = 05. 08. 82
Sekundär-Datierung aus (chronopathol. "informierter") Textinterpretation bei der Reanalyse:
D_A = 20. 07. 82 D_E = 04. 08. 82
Errechnete Termine (Periode P = 15, Epoche E = 04. 03. 1971):
ET_A = 19. 07. 82 ET_E = 03. 08. 82

Textzitate zur Zwischenanamnese: fehlen

Textzitate zur Datierung des Beginns:
158. Jetzt war Frau J. beim Überspringen eines Baches gestürzt und bei dem Versuch einer adäquaten Versorgung der Fraktur aggressiv und tätlich gegenüber Mitpatienten und dem Pflegepersonal geworden . . . durch das Ordnungsamt zugewiesen.
Bei der Aufnahme hier war die Patientin zunächst schläfrig, die sie bereits im AK B. wegen zunehmender Aggressivität mit dem Versuch, sich zu strangulieren, zwangssediert worden war.

Das "Überspringen eines Baches" führte zu einer Fraktur (im Sinne einer Ursache). Diese Fraktur sollte in einem auswärtigen Krankenhaus versorgt werden, aber die akute Psychose machte das unmöglich. Aus chronopathologischer Sicht läßt sich erläutern (nachgerade "erklären"), daß dieses Überspringen Ausdruck genau jener Art von Flucht war, wie sie für den manischen Beginn eines neuen psychotischen Zyklus bei dieser Patientin (im Sinne einer Ursache tieferliegender Art) typisch ist.

Textzitate zum Verlauf der akuten Psychose und ihres Endes:

159. 21. 07. 82 [Mi 3 - 2] sehr unruhig, auf der Station ständig unterwegs. Trotz . . . wirkt sie zerfahren, zum Teil gehobener Stimmung, reagiert völlig inadäquat. Äußert paranoide Gedanken, wirkt dabei ängstlich.

160. 24. 07. 82 [Sbd 6 - G] weiter stark antriebsgesteigert, indolent, stimmungsmäßig gehoben, zwischenzeitlich äußert sie immer paranoide Gedanken.

161. 29. 07. 82 [Do 11 - 1] inzwischen etwas ausgeglichener und umgänglicher, in den Gedanken nicht mehr so verworren, wie anfangs.

162. 05. 08. 82 [Do 3 - 2] soweit wieder geordnet, daß sie auch allein im Gelände spazieren gehen kann.

163. 13. 08. 82 [Fr 11 - 1] Weiterhin gute Stabilisierung. Die Pat. ist frei von paranoiden Ideen, stimmungsmäßig noch etwas schwankend, eher manische Züge.

164. 20. 08. 82 [Fr 3 - 2] Die häufigen stundenweisen Beurlaubungen nach Hause verliefen sehr gut. Wiederholt kommt Frau J. auf ein zurückliegendes Ereignis zu sprechen und zwar habe ihre ganze Krankheit begonnen mit einer Verstauchung des li. Sprunggelenkes. Die anfangs geäußerten Ängste, sich bei dem Sturz in den Graben eine Infektion mit div. Bakterien u. Ungeziefern zugezogen zu haben, äußert Frau J. jedoch nicht mehr. Insgesamt keine Anzeichen für eine Produktivsymptomatik.

165. 30. 08. 82 [Mo 13 - 4] Entlassung.

(aus dem Arztbericht:) . . . ebenso klangen die anfangs sehr starken Stimmungsschwankungen zwischen manisch-aufgedreht und depressiv-verstummend bald ab . . .

Abschlußdiagnose: *Exazerbation einer chronisch mischbildhaften Psychose. Zust. n. Radiusfraktur li.*

Das Ende liegt zwischen den Notizen vom 29. 7. 82 und 5. 8. 82 und wurde für die Rechnung auf den 5. 8. 82 datiert.
Eigentlich hätte das Konsil vom 15. 5. 79 (mit einem von den Mitarbeitern ziemlich einmütig abgelehnten Oberarzt) mit der Auffassung der Psychopathologie (und etwas auch des Verlaufs) als mischbildhaft, der Verordnung von Lithium (und der damit impliziten Auffassung des Mischbildhaften als der MDE zugehörig) und der Feststellung fehlender affektiver Verflachung (als Argument gegen die Auffassung als Prozeßpsychose) zu einem entschiedeneren diagnostischen Urteil führen müssen, denn es bleibt bei der festgeschriebenen Sprechweise "Exazerbation" (was in der damaligen Denkart der Klinik die Prozeßhaftigkeit einschloß) und es bleibt bei einem "chronisch" (über dessen Bedeutung man sich allerdings auch bei einer MDE Gedanken machen könnte). Jedenfalls entschließt man sich nicht zur Diagnose etwa MDE (es folgt unter Lithium aber ein auffallend langes Intervall (das längste im ganzen Ablauf)).

Phase Nr. 12 (Frustraner Beginn)
Stationäre Behandlung vom 16. 10. 85 bis zum 17. 10. 85 (UKE)
Primär-Datierung aus (chronopathol. "naiver") Textinterpretation bei der Erstlekture:
D_A = 16. 10. 85 D_E = 17. 10. 85
Sekundär-Datierung aus (chronopathol. "informierter") Textinterpretation bei der Reanalyse:
D_A = 16. 10. 85 D_E = 17. 10. 85
Errechnete Termine (Periode P = 15, Epoche E = 04. 03. 1971):
ET_A = 16. 10. 85 ET_E = 16. 10. 85

Textzitate zur Zwischenanamnese: fehlen

Textzitate zur Datierung des Beginns:
166. kommt aus eigenem Antrieb in die Klinik. Letzte Nacht habe sie nicht richtig schlafen können, sie habe um 12.00 Uhr noch Radio gehört und es sei plötzlich die Nationalhymne gespielt worden. Daraufhin habe sie gedacht, daß die Nazis wiedergekommen seien und sie komme von diesem Gedanken überhaupt nicht mehr los. Außerdem denke sie, daß sie eine jüdische Nase habe, weswegen man sie verfolgen könnte. . . Gestern sei sie mindestens 8 km gelaufen. Weil das Wetter so schön gewesen sei, sei sie die doppelte Strecke gejoggt, die sie sonst normalerweise mache.
Heute nacht habe sie auch große Angst vor den Eltern bekommen, . . . Auf die Frage, wie denn ihre Stimmung so sei (die Patientin wirkt doch sehr ruhig und dabei stimmungsmäßig depressiv), meint Frau J., sie sei unsicher, erklärt dann, daß sie immer wieder denke, eine jüdische Nase zu haben, was sie sehr beunruhige. Sie habe Angst, daß man sie deswegen verfolgen würde, außerdem fange ihre Krankheit immer so an.

Wollte man - wie die Patientin selbst - dieses plötzliche Aufblühen psychotischer Symptome (Bewegungsdrang, Schlafstörung, abnormes Bedeutungsbewußtsein, Verfolgungswahn, Dysmorphophobie, Angst, Depressivität, Krankheitsgefühl und der für

die Patientin geradezu typischen Angst vor den eigenen Eltern, sowie der Flucht vor ihnen in die Klinik) als Beginn einer neuen Phase interpretieren, so müßte dieser ganz eindeutig auf den 16. 10. 85 datiert werden. Es ist das aber genau der 1. Tag eines neuen Zyklus (mit seiner manischen Prägung. Auf eine weitere Kommentierung psychopatho-logischer Aspekte kommt es hier indessen nicht an, es kann aber angemerkt werden, daß das geschilderte Syndrom in allen Einzelheiten dem manischen Zustand zugeordnet werden kann mit der einen Ausnahme der bei der Exploration beobachteten Depressivität und Ruhe, die aber bereits als aktuell dem nächsten Zyklustag angehört: die Syndrombahn wendet sich hier bereits der agitierten Depression zu).

Man kann sich fragen, was ein Kommen "aus eigenem Antrieb" bedeutet, wenn es dabei um eine Art von Flucht geht und eine akute Psychose im Spiel ist. Der aufnehmende Arzt gehörte bereits zu jener indoktrinierten Generation, die nicht weiß, für wieviele Kranke die Psychiatrische Klinik ein Schutz ist (und nicht eine krankmachende Schlangengrube).

Besonderes Interesse verdient die Bemerkung der Patientin, sie habe Angst, "außerdem fange ihre Krankheit immer so an". Darin steckt eine gewisse Krankheitseinsicht mit der nötigen Distanz zum krankhaften Erleben, einem kritischen Hiatus inmitten der Psychose, vor allem steckt darin das Wissen um ein rekurrierendes Krankheitsgeschehen in Phasen und Intervallen mit einer charakteristischen, gleichförmig wiederkehrenden und darin wiedererkennbaren erscheinungsbildlichen Gestaltung (auf der Erlebnisseite) des jeweiligen Beginns (wenn man die Patientin als eine authentische Kennerin beim Wort nimmt und warum sollte man das nicht tun?). Ganz klar und eigentlich nicht überhörbar spricht hier nicht eine Hebephrene, sondern eine erfahrene Manisch-Depressive.

Textzitate zum Verlauf der akuten Psychose und ihres Endes:

167. 16. 10. 85 [Mi 1 - M] wirkt insgesamt recht ruhig, geordnet, spricht von paranoiden Inhalten, kann sich jedoch noch von diesen distanzieren und beschreibt so, als könne sie von den Gedanken und Zweifeln immer nur sehr schwer loskommen. Die Gedanken daran machen ihr große Angst, wobei im Gespräch davon nicht direkt etwas zu spüren ist. Die Patientin wirkt eher ruhig und subdepressiv, ist in keiner Weise angespannt. . . . insgesamt jedoch emotional ansprechbar und ein Kontakt ließ sich sehr gut herstellen.

Vorläufige Diagnose: *Beginnende erneute Exazerbation einer chronifizierten Psychose.*

168. 17. 10. 85 [Do 2 - 1] Pat. denkt, zuhause wieder zurechtzukommen, hat sich gut gefangen, von paranoiden Gedanken distanziert.

Abschlußdiagnose: *Krisenhafte Zuspitzung in Konflikt- und Belastungssituation bei chronisch mischbildhafter Psychose.*

Angesichts der vorläufigen Aufnahmediagnose, in welcher von einer "chronifizierten Psychose" die Rede ist, überrascht es, nach wie kurzer Beobachtunsgszeit von gerade einem Tag man sich offenbar ganz zureichend davon überzeugt hat, die Patientin habe "sich gut gefangen". Es fällt etwas leichter, dieses mit dem Beginn zeitlich effektiv zusammenfallende Phasenende als sog. "frustranen Beginn" zu deuten, als diese in größerem Material relativ eher seltene (aber z. T. sehr gut dokumentierte und nicht weiter zu bezweifende) Ereignis innerhalb des hier analysierten und epikritisch kommentierten Falles bereits einmal (als Phase Nr. 7) aufgetreten war.

Für das Besondere der Ablaufsgestalt hat vielleicht auch die Abschlußdiagnose eine Wahrnehmung und eine Bezeichnung mit dem Begriff der "krisenhaften Zuspitzung". Über die dabei genannte "Konflikt- und Belastungssituation" sind im Vorangehenden Krankenblatt-Text keine erklärenden Einzelheiten niedergelegt worden (wie überhaupt

"das Neurotische" sich allzuoft ohne Details sozusagen von selbst versteht. Man hat sich darauf eingerichtet, es zwar ubiquitär als Erklärung, aber nicht weiter als befundpflichtig anzusehen. Das befördert die beliebige Verwendbarkeit des Begriffs und der Sache, wenn es denn die Sache gibt. Daß die Eröffnung von Beliebigkeit denktechnisch (und im weiteren auch forschungstechnisch) ein Maleur ist, wird in den gemeinten Kreisen dank wissenschaftstheoretischer Unbedarftheit nicht bemerkt). Die Behauptung einer bestehenden Konfliktsituation würde geradezu freischwebend sein, wüßte der Autor (US) nicht aus persönlicher Erinnerung, was man damals in der Klinik dachte: der Vater und seine berufliche Leistungsforderung war die Wurzel des Übels, sowohl für den Konflikt, wie auch für die Belastungssituation.

Daß diese Zuspitzung der psychologisch und neurosentheoretisch verständlichen Zusammenhänge "bei chronisch mischbildhafter Psychose" auftritt, war für die erläuterte Denkart nicht ungereimt. Man könnte das Gemeinte nachzeichnen mit der Paraphrase: Chronische, vom Vater ausgehende Konflikt- und Belastungssituation mit krisenhafter Zuspitzung und daraus erwachsender mischbildhafter Psychose.

Die chronopathologische Analyse benötigt derlei Künsteleien nicht: es ist ohne alle weiteren Zutaten das Endogene am Werk mit der Pünktlichkeit des Deterministischen. Allein das Frustrane ist eine temporäre Besonderheit, aber nichts Singuläres (siehe Zitat Nr. 169).

Phase Nr. 13
Stationäre Behandlung vom 27. 05. 86 bis zum 23. 06. 86 (UKE)
Primär-Datierung aus (chronopathol. "naiver") Textinterpretation bei der Erstlekture:
D_A = 27. 05. 86 D_E = 15. 06. 86
Sekundär-Datierung aus (chronopathol. "informierter") Textinterpretation bei der Reanalyse:
D_A = 17. 05. 86 D_E = 15. 06. 86
Errechnete Termine (Periode P = 15, Epoche E = 04. 03. 1971):
ET_A = 14. 05. 86 ET_E = 13. 06. 86

Textzitate zur Zwischenanamnese:

169. Seit 72 sei sie (bis 82) fast jährlich in der UKE-Psych gewesen, dann seltener. Zuletzt 1 Tag im Okt 85. Warum so kurz, weiß Frau J. nicht. sie sei damals nicht so klar beieinander gewesen wie jetzt.

Textzitate zur Datierung des Beginns:

170. Frau J. kommt schutzsuchend in die Klinik, da sie unter Angst leidet und sich seit Tagen nicht gegen "diese Gedanken" wehren kann. Es folgt ein sprunghafter Monolog über Jesus, der gehaßt werde, der aber verkündet habe, daß dereinst ein Tröster kommen werde (eine Frau) die ebenfalls gehaßt würde.
Seit Tagen weiß Pat., daß sie gemeint ist, befürchtet nun auch, daß ich sie evtl. etwas hassen könnte . . .
Nach sonstigen Personen befragt, nennt Frau J. ihre Eltern, die Adam und Eva seien . . . diese seien nie gestorben. . . ihr Vater sei auch eigentlich ihr Bruder, obwohl der Vater den Bruder ermordet habe . . . genauer gesagt habe der Bruder sich erschossen, am selben Abend, an dem die Pat. erstmals in die Psychiatrie kam (1971).
Diese "Zusammenhänge" erklärt die Pat. mit der Relativität der Zeit. Die Zeit sei "für sie", darum sei sie auch hier.

Der Beginn liegt nahezu im "Irgendwo" der fehlenden Dokumentation, es heißt lediglich an zwei Stellen "seit Tagen" bestehe psychotisches Erleben. Nimmt man mit einer gewissen Sprachüblichkeit (aber doch ziemlich willkürlich) dafür 10 Tage an, wäre der Beginn auf

den 17. 5. 86 zu datieren. Die Analyse zeigt, daß diese Vordatierung noch etwas zu kurz greift.
An der diagnostischen Auffassung (171f) ist nahezu alles falsch, was darin formuliert wurde: weder geht es um eine "beginnende" Dekompensation (vielmehr ist fast ein kompletter Zyklus bereits abgelaufen), noch geht es um "Dekompensation" (sondern um akute Psychose), es geht auch nicht um eine "p-h Psychose" (sondern um eine phasische Psychose mit paranoiden und halluzinatorischen Zügen. Man könnte das auch noch genauer sagen, um diese Genauigkeit geht es hier im gesamten Text), auch ist eine "paranoid-halluzinatorische Psychose ohne Halluzinationen" eben eine paranoide Psychose (oder ein Unfug). Letztlich darf bezweifelt werden, daß die Patientin "z. Zt. keine Halluzinationen" hat (bereits in 173 ist von einer Stimme die Rede).
Man kann sich bis auf den Tag als ein Fachmann in der Psychiatrie bewegen, wenn man nur irgendwelche Vokabeln der Psychiatrie als gängige Münze einfach ausspricht, quasi als eine zauberische Handlung, ein kontrollierbarer Sinn muß damit nicht notwendig verbunden sein, das Fach hat eben überhaupt keinen wissenschaftlichen Status. Der Psychiater darf sich trösten, in der Soziologie steht es kaum besser. Wollte aber etwa ein Physiker derart grundlos daherreden, wie es die Psychiater tun, würde er von seinem Fach schleunigst sequestriert werden (und er würde das Fach nicht darstellen).

Textzitate zum Verlauf der akuten Psychose und ihres Endes:
171. 27. 05. 86 [Di 14 - 3] bewußtseinsklare Pat. . . . die drängend die religiösen Wahninhalte vorbringt . . . Stimmenhören wird verneint, . . suizidale Tendenzen werden nicht faßbar. Affektiv ist Pat. erst leicht gespannt, öffnet sich aber im Gesprächskontakt, wird vertrauensvoll und fast heiter. (Entlastet durch Aufnahme). Der Gedankengang ist beim Bericht der Wahninhalte sehr sprunghaft, ordnet sich bei realen Themen.

Auffassung: *beginnende Dekompensation einer p-h Psychose, z. Z.t keine Halluzinationen.*

172. 27. 05. 86 23^{45} SR [Di 14 - 3] Pat kommt in Begleitung der dienst-habenden Ärztin auf die Station zur Aufnahme. Ist zeitlich und örtlich voll orientiert. Ist ruhig und geht willig ins Bett.

173. 28. 05. 86 [Mi 15 - D] sie fühle sich nervös, müde, könne sich nicht konzentrieren, unruhig.
Sie identifiziere sich völlig mit der 3.ten Person, mit dem Hl. Geist. Spricht dann von den Verdammten, von einem, der zu büßen hat. Meint damit Vater und Mutter, denn einer falle nicht allein. Sie sei ein Findelkind, von den Eltern angenommen. Als sie angefangen habe zu leben, habe eine Stimme zu ihr gesagt, geh dorthin zu diesen Eltern. Adam und Eva, das seien ihre Eltern. Die hätten alles auf dem Gewissen, ihr Vater sei u. a. auch Hitler gewesen. Die Eltern würden sie mit einem Messer umbringen aus Angst, daß ihnen selber was passieren könnte. Die Zeit sei relativ, ihr Bruder sei praktisch ihr Vater.
Eindruck: Die Pat. wirkt müde, verlangsamt, spricht mit recht monotoner Stimme, im Affekt stumpf. Der Gedankengang ist nach wie vor sehr sprunghaft,

174. 28. 05. 86 SR [Mi 15 - D] ruhig und unauffällig.

175. 29. 05. 86 SR [Do 1 - M] Pat. ist stimmungsmäßig etwas angehoben, fühlt sich gut und nicht mehr krank, um nicht zu sagen gesund.
176. 30. 05. 86 SR [Fr 2 - 1] ist heute vormittag ziemlich gereizt gewesen. Hat bei der Visite mit dem Arzt eine Auseinandersetzung gehabt . . . reagiert teilweise auf Fragen oder Aussagen sehr "merkwürdig". Entweder interpretiert sie falsch oder wird aggressiv. Hat heute nachm Truxal genommen, meint dadurch zieht alles nach unten auch die Gefühle. [3 - 2]

177. 01. 06. 86 SR [So 4 - E] Zeitweise gereizter Stimmung. Pat. dekompensiert leicht, als sie sehr lange auf ihren heiß ersehnten Besuch warten mußte. wirkte noch länger ambivalent, lachte relativ unmotiviert.

178. 03. 06. 86 [Di 6 - G] Pat. distanziert sich von ihren religiösen Wahninhalten, die habe sie aber immer noch im Hinterkopf, könne sie hervorholen, wenn sie sie brauche.
Wirkt meist recht apathisch-leer, Stimmung eher dysphorisch, zumindest unterschwellig gereizt. Gelegtl. auch offen aggressiv-vorwurfsvoll, dabei äußert sie vor allem Mißtrauen, ihr werde was vorgespielt, vorgegaukelt, beschimpft den Ref. wegen seines ungebügelten Hemdes . . . Fühlt sich subjektiv besser, die Angst, die sie gequält habe, sei weg.

179. 03. 06. 86 SR [Di 6 - G] fühlt sich besser, aber müde.

180. 04. 06. 86 SR [Mi 7 - M] Pat. würde gerne entlassen werden, da sie sich draußen viel wohler fühle und ihrer Meinung nach unauffällig wäre.

181. 05. 06. 86 SR [Do 8 - N] Pat. fühlt sich sehr viel besser, macht sich nur Gedanken um ihr Röntgenbild, weil da angeblich eine Verschattung (thorax) sein soll. . . . der Befund ist aber noch nicht da. Ansonsten ist sie nicht mehr gereizt u. aggressiv, nimmt jetzt auch Kontakt zu Frauen auf. . . . Stimmungsmäßig gut.

182. 06. 06. 86 SR [Fr 9 - D] Ist gut aus dem Tagesurl. zurückgekommen.

(weitere Notizen ohne Interesse)

183. 10. 06. 86 [Di 13 - 4] Pat. ist jetzt frei von Wahngedanken und paranoiden Befürchtungen. Stimmung jetzt eher etwas unangemessen subeuphorisch. Pat. kleidet sich oft auffallend hübsch. In ihren Wünschen sehr sprunghaft, ohne intentionalen Bogen.

184. 19. 06. 86 TB [Sbd 7 - M] Ich erwarte Treue. Gerd hat sie mir bis jetzt gegeben. Aber ich habe die Befürchtung, er ist ein Falschspieler. Natur: ein gegenseitiges Auffressen. Bis auf die Intelligenz. Soll ich an die Liebe der Menschen glauben? Das wird mir doch nur vorgespielt! Das sind hier doch alles Kannibalen.

185. 20. 06. 86 [Fr 8 - N] geordnet, freundlich-zugewandt.

186. 23. 06. 86 [Mo 11 -1] entlassen.

Abschlußdiagnose: *Exazerbation einer bekannten schizophrenen Psychose.*

Das Phasenende dürfte zwischen 183 und 185 eingetreten sein, es wurde für die Rechnung (mit erträglicher Willkür) mit dem 15. 6. 86 angenommen (wie die Analyse zeigt, 2 Tage zu spät).
Die Psychopathologie dieser Phase ist bunt und befremdlich: religiöser Wahn, Denkstörungen, Ichstörungen, Zeiterlebnisstörungen, Sprunghaftigkeit, Konzentrationsstörungen, Identifikation mit dem Hl. Geist, imperatives Stimmenhören (siehe 191), stumpfer Affekt, Gereiztheit, unmotiviertes Lachen, heitere, gereizte, gehobene, subeuphorische und dysphorische Verstimmungen, innere Unruhe, Angst, "merkwürdige Äußerungen", Ambivalenz und das wahnhafte Wissen, nicht Kind ihrer Eltern zu sein ergeben inbegriffhaft ein Bild, das als "schizophrene" Psychose angesprochen wurde, vielleicht nicht ganz ohne Berechtigung, jedenfalls aus dem Blickwinkel tradierter und etablierter Sprechweisen.

Phase Nr. 14
Stationäre Behandlung vom 19. 07. 86 bis zum 28. 08. 86 (UKE)
Primär-Datierung aus (chronopathol. "naiver") Textinterpretation bei der Erstlekture:
D_A = 18. 07. 86 D_E = 28. 07. 86
Sekundär-Datierung aus (chronopathol. "informierter") Textinterpretation bei der Reanalyse:
D_A = 15. 07. 86 D_E = 15. 08. 86
Errechnete Termine (Periode P = 15, Epoche E = 04. 03. 1971):
ET_A = 13. 07. 86 ET_E = 12. 08. 86

Textzitate zur Zwischenanamnese:

Textzitate zur Datierung des Beginns:
187. [Sbd 7 - M] Fr. J. kommt in Begleitung ihrer Eltern mit dem festen Vorsatz in die Klinik, aufgenommen zu werden.
Pat. sagt, daß sie unter der fixen Idee leidet, ihre Eltern würden sie "schlachten" wollen, die Eltern würden auf sie lauern und auf eine günstige Gelegenheit warten, um sie auszunehmen.
Die Pat. scheint körperliche Entfremdungsideen zu haben, so zeigt sie ihre Verwunderung darüber, daß andere Menschen ein eigenes Herz haben könnten und nicht auf ihres angewiesen seien.
Eindruck: Pat. wirkt von den o. g. Entfremdungsideen recht vereinnahmt, äußert jedoch keine selbstaggressiven Tendenzen und verneint ausdrücklich jedwede ScGedanken. Von der Intensität, wie sie ihre Situation schildert, entsteht der Eindruck, als ob sie die eigenen aggressiven Fantasien auf die Eltern umkehrt und sodann auf sich selber projiziert, ohne jedoch dabei sonstigen Realitätssinn einzubüßen.

V. D.: *affektiv getönte psychotische Episode bei enger familiärer Bindungssituation*

Die seinerzeitige Klinikleitung (Prof. J. G., 1971 - 1994) war ausdrücklich damit einverstanden, daß nicht allein Ärzte, sondern auch Psychologen Aufnahmedienst an der Klinik tun und Aufnahmeberichte ins Krankenblatt schreiben (die ärztlichen Mitarbeiter waren es zufrieden. Ordnungs- und rechtsbewußte Oberärzte widersprachen und wurden nicht weiter angehört). Das Zitat 187 ist ein Produkt solcher Modernismen und epikritisch durchaus nicht ohne Köstlichkeit. Nur leider steht kein Wort zur Zwischenanamnese und zur Datierung des Beginns in diesem Text. (Das Interesse an der Dokumentation von Zeitgestalten des Ablaufs war ein vornehmes Erbe der Ära BÜRGER-PRINZ). Für die Zwecke der Analyse des Ablaufs (und wegen der rechentechnischen Notwendigkeit, über einen vollständigen Datensatz zu verfügen) wurde der Beginn notdürftig mit dem Tag vor der stationären Aufnahme angenommen.
Da der "diensttuende" Psychologe von seinem standesrechtlichen Status her nicht gut eine medizinische Diagnose stellen kann, so begnügt er sich ausweichend mit einer "vorläufigen Diagnose" und das auch noch mit der kryptischen oder kryptisierenden Abkürzung "V. D.". Der verwendete Terminus "psychotische Episode" verhält sich noch bedeckt und neutral zu der im Krankenblatt-Text nachzulesenden Diskrepanz der Auffassungen im Bereich: hebephrene Prozeßpsychose / mischbildhafte (MDE)-Psychose. Daß diese Episode "affektiv getönt" sei, hat keine dokumentierten Einzelheiten hinter sich und geht sicherlich nicht in die Richtung Affektpsychose, weil ausdrücklich eine "enge familiäre Bindungssituation" angesprochen wird (in 219 ist ganz offen von einer "typischen Double-Bind-Situation" die Rede).
Es kann aber (leider!) gar kein Zweifel daran bestehen, daß die Meinung in diesen Worten

dahingeht, das Psychotische selber gehe kausalgenetisch aus der Enge der Bindung hervor. Logisch richtig (aber falsch) folgt daraus das therapeutische Bemühen, die Patientin aus dem Elternhaus herauszubringen, was das Krankenblatt an vielen Stellen belegt (199, 204, 206, 208, 234, 243, 245, 249, 253, 259 . . .) und was man nach entsprechender Indoktrinierung des Pflegepersonals durch dieses betreiben läßt.

Textzitate zum Verlauf der akuten Psychose und ihres Endes:

188. 19/20. 07 SR [Sbd 7 - M] Pat. ist um 21^{30} aufgenommen. Spricht davon, ob sie Sterbehilfe bekommen kann, denn sie kann doch selbst entscheiden, wann sie sterben will. Als ich es verneine, meint sie nun dann muß ich es eben allein tun. Pat. nimmt ihre 50 mg Truxal und geht wieder ins Bett. Da sie aber immer wieder rauskommt und Suizidgedanken äußert wurde sie auf den Flur geschoben. Gegen 1^{30} griff die Pat. mich an und versuchte mir den Arm umzudrehen. Danach war sie für ca 20 min ruhig. Als um 2^{00} H. K. zur Aufnahme kam griff sie den Pat. an und trat ihn mit Füßen. Pat. wurde überwältigt und mit großer Anstrengung ins Bett "gelegt".

189. 20. 07. 86 TB [So 8 - N] Schmerztötende Medikamente - Todesspritze! Gibt es denn keinen Tod? Ich bin RhO. Kann man mein Blut austauschen und mich zu einem normalen Menschen operieren? Auf der Erde sind die Menschen grausamer geht es es schon gar nicht. Haben Sie nicht ein bißchen Liebe für mich, mir zu helfen? Ich paß vielleicht nicht in Ihre Gesellschaft. Aber überdenken Sie das einmal. Es gibt keinen Gott, es gibt aber Juden, mit denen Sie machen, was sie wollen. Ich bitte Sie in höchster Not, bitte helfen Sie mir. Mit Worten und mit Taten. Vorgegeben die Hölle. (Pistole erschießen?)

190. 20.07.86 SR [So 8 - N] Um 12^{00} wurde Pat. unruhig, sie könne nicht mehr liegen, wollte rumlaufen u. erklärte, daß sie die Stat. nicht verlassen würde.

191. 21. 07. 86 [Mo 9 - D] in den vergangenen 2 Tagen insoweit stabilisiert, als bisher keine weiteren aggressiven Durchbrüche aufgetreten sind.
Sie hat ausgeprägte körperliche Zerstückelungsängste, ihr Vater wolle sie aufschneiden, ihr solle die Hand abgehackt werden, etc. Die Patientin hatte auch imperative halluzinatorische Stimmen, sie möchte darüber noch nichts erzählen.

192. 20/21 SR Pat. ist ruhiger aber voller Ideen.

193. 22. 07. 86 SR [Di 10 - E] wirkt lockerer klagt aber über Schwere in den Beinen.

194. 23. 07. 86 SR [Mi 11 - 1] lehnte das Röntgen ab, wurde vor ca 1 Monat geröntgt, das reicht ihr.

195. 24. 07. 86 SR [Do 12 - G] heute sehr einsichtig gewesen, kann mit ihrem Freund stundenweise rausgehen, es geht ihr besser.

196. 25. 07. 86 SR [Fr 13 - 4] fühlt sich als Mensch 2ter Klasse und hat jüdisches Blut, hat Angst ins KZ zu kommen, war in einer "Dofenschule", will es nicht verstehen, daß sie jüdischer Abstammung ist, fing dann vom Krieg mit Hitler an zu erzählen.

197. 27. 07. 86 [So 15 - D] Stundenurlaub.

198 28. 07. 86 [Mo 1 - M] produktive Symptomatik in den Hintergrund getreten. Zeitweise sind wahnhafte Beziehungsideen, jüdisches Blut zu haben und ins KZ zu müssen.

199. 28. 07. 86 SR [Mo 1 - M] Sie hat ein gutes Wochenende mit ihrem Freund gehabt. Wenn sie mit dem zusammen ist, fühlt sie sich sehr wohl.
Hat Schwierigkeiten mit ihrem Vater, der versucht ständig, sie zu verletzen.

200. 30. 07. 86 SR [Mi 3 - 2] Fr. J. sagt, sie habe sich von ihren religiösen Ideen distanziert und sei nun wieder ganz in der Realität.

201. 31. 07. 86 SR [Do 4 - E] Fühlt sich gut!

202. 01. 08. 86 SR [Fr 5 - 3] Heute früh wieder Gedanken über den Tod gehabt, die aber wieder weg sind, und bereut den Termin mit der Psychologin abgesagt zu haben.

203. 04. 08. 86 [Mo 8 - N] Die Pat. hat sich von ihren religiösen Größenvorstellungen inzwischen weitgehend gelöst und distanziert. Es bestehen noch deutliche Stimmungsschwankungen und Ängste, davor wieder allein zurechtkommen zu müssen.

204. 05. 08. 86 SR [Di 9 - D] noch ziemlich wechselhaft. Heute wurde abgemacht, daß Fr. J. heute hierbleibt und erst Freitag in Stundenurlaub geht, damit unser Kontakt zu ihr besser wird.

205. 08. 08. 86 SR [Fr 12 - G] Fr. J. ist allein zu Hause, hat etwas Angst davor, kommt evtl. am Sa. zum Mittag.
Fr. J. kam am frühen Abend in Begleitung ihrer Mutter auf Station zurück und beendete ihren WE-Urlaub vorzeitig. Fühlt sich schlecht, hatte zu Hause eine Auseinandersetzung mit dem Bruder. Fängt sich stimmungsmäßig jedoch im Laufe des Abends wieder.

206. 09. 08. 86 SR [Sbd 13 - 4] Pat war heute Vormittag in Stundenurlaub, ist gut zurückgekommen, geht jetzt bis heute Abend 21^{00} in Urlaub zu ihrem Freund.
Pat. ist total ambivalent. Weiß nicht, ob sie hierbleiben soll oder doch nach Hause gehen soll. Will zu Hause ausziehen u. sucht schon in der Zeitung nach einer Wohnung und im nächsten Moment sagt sie, es ist ja gar nicht so schlimm zu Hause. Es geht ständig hin und her.

207. 11. 08. 86 [Mo 15 - D] schlechtes Wochenende, am Freitag [12 - G] vorzeitig aus dem Urlaub zurück.

208. 12. 08. 86 SR [Di 1 - M] Allg. gehts ihr besser, bis auf die Differenzen mit ihrem Vater.

209. 14. 08. 86 SR [Do 3 - 2] Entl. ist für nächste Woche geplant.

210. 15. 08. 86 SR [Fr 4 - E] ist stimmungsmäßig noch sehr schwankend.

211. 17. 08. 86 SR [So 6 - G] kam freudestrahlend aus dem Urlaub zurück.

212. 18. 08. 86 [Mo 7 - M] Pat. kam gestern freudestrahlend aus dem Wochenendurlaub zurück. Vergangene Woche immer noch Stimmungsschwankungen.

213. 19. 08. 86 SR [Di 8 - N] fühlt sich unter dieser Med. sehr gut.

214. 25. 08. 86 [Mo 14 - 3] Erfreulicher Verlauf. Stimmungsmäßg gut stabilisiert. Entlassung geplant.

215. 25. 08. 86 SR Mo 14 - 3] noch 1 Woche abwarten, falls so gut bleibt, dann entl.

216. 28. 08. 86 [Do 2 - 1] in psychisch guter Verfassung. Entlassung.

217. (ohne Datum, August 86) TB Der Beginn meiner Psychose. Jede Nacht kann ich etwas schlechter schlafen. Bis ich gar nicht mehr schlafen kann. Ich lese Bücher die Bibel, Aufklärungsbuch. Bücher die mir Stoff geben um mich weiter von der Wirklichkeit wegschaukelt. Ich bau mir eine neue Welt auf. Ich bin dort Mittelpunkt. Die heilige Dreieinigkeit ist: Gott, Jesus und ich. Ich denke dann, die anderen haben kein Herz. Ich bin der Leib, der immer wiederkommt, wenn er zuvor mörderisch zerfleischt wurde.

Abschlußdiagnose: *Zustand nach paranoid-halluzinatorischer Exazerbation einer schizophrenen Psychose.*

Das Ende dieser Phase wurde nach dem Krankenblatt-Text auf den 15. 8. 86 datiert.
Die einigermaßen wunderliche Diagnose meint ihrem Wortlaut nach wohl eine andauernd bestehende schizophrene Psychose, die eine Episode erhöhter Akuität (im Sinne der Exazerbation) durchlaufen hat, in welcher die psychopathologische Stilbildung vorübergehend paranoid-halluzinatorische Züge angenommen hatte.
Dokumentiert wurden zuvor aber: Suizidalität, Depressivität, Zerstückelungsängste, imperative Stimmen, Gefühl der Schwere in den Beinen, wahnhafte Beziehungsideen, Gedanken über den Tod, religiöse Größenvorstellungen, Stimmungsschwankungen, Ängste, Wechselhaftigkeit, kurzfristige Verstimmungen, Ambivalenz, stimmungsmäßiges Schwanken, Stimmungsschwankungen und stimmungsmäßige Stabilisierung, gute psychische Verfassung und freudestrahlende Rückkehr aus dem Urlaub.
Das ist fast schon lehrbuchhaft ein manisch-depressives Ensemble von Symptomen und in so gut wie gar nichts eine p-h Psychose (auch wenn Wahnhaftes und Stimmen darin vorkommen).

Phase Nr. 15
Stationäre Behandlung vom 12. 09. 86 bis zum 15. 12. 86 (UKE)
Primär-Datierung aus (chronopathol. "naiver") Textinterpretation bei der Erstlektüre:
D_A = 11. 09. 86 D_E = 14. 12. 86
Sekundär-Datierung aus (chronopathol. "informierter") Textinterpretation bei der Reanalyse:
D_A = 11. 09. 86 D_E = 14. 12. 86
Errechnete Termine (Periode P = 15, Epoche E = 04. 03. 1971):
ET_A = 11. 09. 86 ET_E = 10. 12. 86

Textzitate zur Zwischenanamnese:
218. (Ref. d. Mutter:) . . . sie wäre doch 3 Jahre lang beschwerdefrei gewesen, von einigen kürzeren "Verstimmungen", wo sie ein bißchen "schlapp" gewesen wäre, einmal abgesehen.

219. Auffallend ist, daß die Pat. in diesem Gespräch auffallend klar denkt, ihrer Mutter auch einigemale widerspricht und teilweise versucht, das häufig wenig strukturierte mütterliche Argumentieren zu strukturieren. Die Mutter wendet sich auffallend wenig direkt an ihre Tochter, sondern versucht teilweise durch uns mit ihr zu kommunizieren. Es besteht unserer Ansicht nach eine typische Double-Bind-Situation.

Textzitate zur Datierung des Beginns:
220. Pat. berichtet, daß sich gestern abend ihr Freund von ihr getrennt habe, mit dem sie mehrere Monate zusammen war, weil sie "mit Negern geschlafen" habe. Weiterhin berichtet sie, die ganze Welt, auch sie würde von Männern bestimmt . . . und die ganze Welt werde chemisch

gelenkt. Sie möchte keine Medikamente nehmen. Auch das Gespräch zwischen uns sei chemisch gelenkt. Männer würden ewig leben und wenn es einen Gott gebe, würde sie nicht sterben. "Ich kann Sie unheimlich gut leiden, aber Sie nehmen mich ja doch nicht zur Frau".

Der Beginn wird (psychologistisch-erklärend) damit in Zusammenhang gebracht, "daß sich gestern abend ihr Freund von ihr getrennt habe", das erlaubt (nicht gerade mit guten Gründen) seine Datierung auf den 11. 9. 86 (was sich aber in der Analyse als treffend erweist. So sind denn "gute Gründe" gelegentlich aus unguten Gründen treffend).

Textzitate zum Verlauf der akuten Psychose und ihres Endes:

221. 12. 09. 86 [Fr 2 - 1] keine Halluzinationen, oft guter Kontakt möglich, denkzerfahren, paranoide Inhalte. Sie klagt über Schlaflosigkeit.

222. 12. 09. 86 9^{30} SR [Fr 2 - 1] kommt über die Poliklinik, fraglich suizidal, hat sich gestern von ihrem Freund getrennt.
Fr. J. denkt sehr viel über den Tod nach, wirkt sehr bedrückt/traurig. Spricht über den Tod durch Übergießen mit Benzin, dann über Suizid mit Tabeletten. Der Tod sei grausam, aber für sie eine Erlösung. Hier wolle sie sterben, "hier sind alle so freundlich zu mir". Sie hat das Gefühl, ihr Vater wolle sie ersticken. Kommt immer wider ins Dienstzimmer um weiter über den Tod zu sprechen, macht aber keinen akut suizidalen Eindruck, sondern ist eher betroffen weil ihr Freund sich von ihr getrennt hat.

223. 13. 09. 86 SR [Sbd 3 - 2] kam auch heute öfter zu kurzen Gesprächen zu uns, heute ging es um Männer und darum, wie sie bisher gelebt hat und was sie anders machen kann. Sie hat ihren Freund angerufen und ihn gebeten, sie morgen hier zu besuchen.

224. 13/14 SR war öfter auf, redete ziemlich verworren und konfus, schlief erst ab 2 Uhr

225. 14. 09. 86 SR [So 4 - E] Fr J. geht es heute schlecht. Sie weinte viel und mochte nicht reden. Sie sagte nur, sie sei heute vormittag so verzweifelt gewesen, daß sie sich am liebsten am Baum erhängt hätte.

226. 15. 09. 86 SR [Mo 5 - 3] will kein Band oder Strick in ihrer Wohnung haben, wenn es ihr dann schlechter geht, kann sie sich evtl. dann umbringen damit man denkt, daß die ganze Welt aus Chemie besteht, in der Psychose denkt sie immer nur an den Tod, momentan denkt sie an nichts schlechtes.
227. 17. 09. 86 SR [Mi 7 - M] Pat. liegt bei der Visite noch im Bett, wirkt verängstigt, erzählte von ihrem Wahn, schlechter.
Weiterhin nicht gut, steht oft irgendwo auf dem Flur, z. Teil in Gedanken versunken, z. Teil beobachtend. kommt öfter ins Dienstzimmer und redet mit uns.

228. 18. 09. 86 SR [Do 8 - N] ebenso, fragt, ob sie krank wäre, sie will aber nicht krank sein, sie hält es nicht mehr aus, hierzusein.

229. 19. 09. 86 SR [Fr 9 - D] Hofft, daß ihr Freund sie am Wochenende besucht.

230. 21. 09. 86 SR [So 11 - 1] sehr traurig, zwischendurch leichte psychot. Inhalte, die aber von ihr und uns noch abzustoppen waren. Sehr klebrig im Kontakt.

231. 23. 09. 86 SR [Di 13 - 4] bei Visite sehr redselig, macht sich viel Gedanken um den Tod u. was mit dem Körper danach geschieht.

232. 28.09.86 SR [So 3 - 2] Denkt wieder sehr viel an den Tod, hat vormittags versucht, sich mit einem Wollfaden zu strangulieren, ist gerissen, hat nur roten Streifen am Hals. Inhalte wie am Anfang der Aufn. Glaubt, wir seien Männer, da wir die Macht haben.

233. 29.09.86 SR [Mo 4 - E] Geht es heute wieder besser, meint aber, daß es das nächste Mal klappen würde. Sie kann nicht anders, wenn sie diese dunklen Gedanken hat.

234. 05.10.86 SR [So 10 - E] Ist nach dem Frühstück in Std.-Urlaub gegangen, kam nach 2 Std. zurück, ging nicht so gut. Wollte eigtl. nicht in Urlaub gehen, hat dann ihre Mutter angerufen, die sie überredet hat, zu kommen. Hat deshalb mit dem Vater Streit gehabt. Kam nachmittags zu uns und erzählte, daß sie sich jetzt von ihren Eltern trennen möchte "aber nicht in der Krankheit. Wenn sie wieder gesund ist, braucht sie die Eltern und will es dann eigentlich nicht mehr".

235. 06.10.86 SR [Mo 11 - 1] Stimmung wieder besser. Nicht mehr von den Gedanken gequält.

236. 07.10.86 [Di 12 - G] (Gespräch mit der Pat. und ihrer Mutter) . . . (ich habe die Pat. noch nie so wütend erlebt. Weiterhin erscheint mir bemerkenswert, daß sie während sie ihre Beschwerden vorbrachte, kaum Denkstörungen hatte).

237. 09.10.86 [Do 14 - 3] Nachdem sie ihrer Aggression in Form des Angriffs auf Frau U. abbauen konnte, zeigt sie ihre Traurigkeit über die Außenseiterrolle hier auf Station.

238. 09.10.86 SR [Do 14 - 3] Beschwerte sich bei der Vollversammlung sehr aggressiv bis bösartig über Mitpatientin C., die gestern Randale gemacht hatte. . . Wurde von den anderen Patienten daraufhin angegriffen.

239. 10.10.86 SR [Fr 15 - D] Hat sich nach den gestrigen Auseinandersetzungen mit den Mitpat. wieder arrangiert.

240. 12.10.86 SR [So 2 - 1] sprach mich nachmittags mehrmals an. Tod, Ängste u. Zustandsverschlechterungen waren Thema.

241. 13.10.86 SR [Mo 3 - 2] "sehr" heute besser.

243. 15.10.86 SR [Mi 5 - 3] Std.-Url. kommt z. Abendbrot wieder. Ich fragte sie, was sie denn zu Hause mache. Sie arbeitet beim Vater. Als ich ihr sagte, daß das nicht der Sinn der Sache sei, meinte sie nur, sie wüßte nicht, was sie sonst machen solle.

244. 16.10.86 [Do 6 - G] Frau J. hat inwischen wieder Kontakt zu ihrem Freund, einem 47-jährigen Mann aufgenommen. Sie erwartet ihn gut zurechtgemacht, freudig erregt.

245. 16.10.86 SR [Do 6 - G] Sie will sich von ihren Eltern trennen 11^{30} u. sich evtl. die Fähre ansehen. 12^{30} will sie das nicht mehr. Ihre Zerrissenheit ist doch sehr deutlich.
Pat. redet wieder unzusammenhängende Sachen, kommt auch wieder gehäuft zu uns. Hat sich auch wieder abgeschminkt.

246. 19.10.86 SR [So 9 - D] Gut aus dem Urlaub zurück. Fragte lachend: "was hab ich da letztens für einen Quatsch geredet mit den Fernsehkameras auf Station und so?"

247. 27.10.86 [Mo 2 - 1] seit einiger Zeit deutlich stabiler, morgens hätte sie noch manchmal dunkle Gedanken . . . in ihrem Denken sehr geordnet und bietet keinen Anhalt für eine akute Produktivsymptomatik. Sie ist (wie immer) freundlich zugewandt.

*248. 28. 10. 86 . . . (*Referate von "psychologischen" Gesprächen, keine Psychopathologie*)*

249. 28. 10. 86 SR [Di 3 - 2] Soll sich für eine Einrichtung entscheiden, damit wir gezielt die notwendigen Maßnahmen ergreifen können. Falls sie sich dann wieder für zu Hause entscheidet, soll sie entlassen werden.
. . . redete traurig, aber treffend über ihre Beziehung zu ihren Eltern.

250. 29. 10. 86 . . .

251. 02. 11. 86 [So 8 - N (Sbd 7 - M)] Am Sonntag erschien Frau J. dem Pflegepersonal aufgedreht, fröhlich, fast manisch. Am Mo. [9 - D] bei Visite wirke sie immer noch hypomanisch. . . . Bei der heutigen Chefvisite brach sie ohne erkennbaren Grund in Tränen aus. Sie müßte jetzt an all das denken, was ihr Vater ihr in all den Jahren angetan habe, das mache sie so traurig.

252. 03. 11. 86 SR [Mo 9 - D] hat abends viel geweint.

253. 04. 11. 86 SR Di 10 - E] bei Chefvisite wieder geweint. Erstmal soll sie nicht das KPH anschauen, da sie dieses Hin und Her zwischen den Heimen z. Zt. wohl schlecht ertragen kann.

254. 05. 11. 86 SR [Mi 11 - 1] war sehr aufgeregt, schimpfte über ihre Eltern u. reagierte fast paranoid.

255. 12. 11. 86 [Mi 3 - 2] (Gespräch mit den Eltern) . . . der Vater erklärt . . . er würde ja nun die Krankheit seiner Tochter seit 17 Jahren kennen, wir wären ja noch sehr jung und hätten das nicht so verfolgen können . . . aber, na ja, er wolle ja nichts sagen. . . . (mit einer wegwischenden Geste): Ja, ja. Er verstehe nur nicht, warum seine Tochter diese Krankheit bekommen hätte, sie habe doch immer alles gehabt, er habe sie zum Tennisspielen gefahren . . .
Die Pat. kommt und möchte auch teilnehmen. Sie ist sehr aufgebracht und beginnt sofort, ihren Vater heftig zu attackieren. "Wahrscheinlich hat er Ihnen erzählt, daß er mich immer zum Tennis gefahren hat und so. Dabei stimmt das gar nicht . . ."

256. 05. 11. 86 [Mi 11 - 1] Ihr Befinden ist bis auf kleine Stimmungs-schwankungen stabil.

257. 06. 11. 86 SR [Do 12 - G] Geht sich heute das KPH ansehen.

258. 07. 11. 86 SR [Fr 13 - 4] Pat. fühlt sich heute wieder bedroht, meint, sie habe Elektronen in sich.

259. 08. 11. 86 SR [Sbd 14 - 3] Fr. J. Mutter wollte am frühen Nachmittag ihre Tochter besuchen. Pat. J. fand das gar nicht gut und hat es tatsächlich geschafft, ihrer Mutter das zu sagen und sie wieder wegzuschicken.

260. 09. 11. 86 SR [So 15 - D] seit 2 Tagen wieder Schlafstörungen. Von uns wollte sie wissen, ob es schon Geist- oder Seelentransplantationen gibt.

261. 12. 11. 86 [Mi 3 - 2] ist häufig noch recht verletzend anderen gegenüber.

262. 13. 11. 86 SR [Do 14 - E] nachmittags zwischenzeitl. leicht paranoid, aber schnell wieder realitätsbezogen.

263. 19. 11. 86 [Mi 10 - E] ... setzt sich sehr kritisch mit ihren Eltern auseinander, schafft es jetzt schon sehr viel besser, sich abzugrenzen, ohne gleich wütend zu werden. Sie kann die Mechanismen, mit denen ihre Eltern immer wieder versuchen, sie an sich zu binden, gut durchschauen und sich auch teilweise davon freizumachen.

264. 24. 11. 86 SR [Mo 15 - D] Fühlt sich um ihre Jugend betrogen, ist wütend auf die Eltern.

265. 25. 11. 86 SR [Di 1 - M] schimpfte bei der OA Visite über die Männer auf dieser Station. Die einen seien schwul, die anderen zu alt usw. Die Höhe sei aber, daß der, den sie mochte, sie zurückgewiesen hätte. Das sei ihr noch nicht passiert.

266. 26. 11. 86 [Mi 2 - 1] ... Der Entschluß zu Hause auszuziehen scheint sehr gefestigt zu sein.

267. 28. 11. 86 SR [Fr 4 - E] Hatte Auseinandersetzung mit Bettnachbarin, die sie beschimpfte. 3 Std. später mit Herrn P, dem sie sagte, daß es sie stört, wenn er ihr so kommt. Daraufhin schrie er sie an. Fr. J sagt selbst, daß sie d. Leben in der Gemeinschaft lernen muß.

268. 04. 12. 86 SR [Do 10 - E] etwas aufgeregt, da Vorstellungsgespräch in der Fähre.

269. 05. 12. 86 [Fr 11 - 1] Frau J. kann am 15. 12. in die Fähre [psychiatrisch betreute Übergangseinrichtung. US] ziehen. Sie ist ganz aufgelöst und zufrieden.

270. 05. 12. 86 SR [Fr 11 - 1] wird in der Fähre am 15. genommen. Ist nachmittags nach Hause gefahren und hat den halben Hausstand mitgebracht.

271. 07. 12. 86 SR [So 13 - 4] Erzählt wieder vermehrt ihre Ideen, fragte zwischendurch auch mal wieder nach Akineton.
Gegen 2^{45} kommt sie kichernd und will sich entschuldigen, weil sie so genervt hat und uneinsichtig war, legt sich kichernd schlafen.
272. 08. 12. 86 SR Mo 14 - 3] Versucht, sich von ihren Ideen zu distanzieren, sieht ein, daß sie im Moment zuviel auf sich bezieht.

273. 11. 12. 86 SR [Do 2 - 1] macht sich viele Gedanken über Beziehungen zwischen Mann und Frau, deutlich wird ihr Wunsch nach Zuwendung.

274. 12. 12. 86 SR [Fr 3 - 2] Fühlt sich am Abend "sehr nervös" und hat zu Hause nicht alles geschafft, was sie wollte.

275. 15. 12. 86 [Mo 6 - G] ... kann heute in psychopathol. fast unauffälligem Zustand in die Fähre entlassen werden.

Abschlußdiagnose: *Exazerbation einer paranoid-halluzinatorischen Psychose.*

Kommentare zur Datierung des Phasenendes und zur Diagnostik:
Die dokumentierten Texte enthalten nicht eben viel fachkundige Psycho-pathologie. Vielleicht kann das Phasenende auf den 14. 12. 86 datiert werden.

276 Brief, wohl an die Stationsärztin, ohne Datum, wohl 1986

Ich (sehe) nehme das Leben anders als es in der Zeitung steht. Ich komme von woher "Gott weiß woher". Meine Eltern sind nicht meine wahren.

Mein Vater ist schwer krank. Er hat die Krankheit geerbt die die Paradissünde heißt. Er ist der Wolf, der zwischen den Menschen läuft. Ich habe deshalb Angst vor ihm. Bitte schicken Sie mich nicht mehr in die O. . . . Straße. Bitte, mein Bruder hat am 11. April Geburtstag, er hat diese Sünde nicht mehr geerbt. (Aprilscherz zweimal 1). Deshalb auch immer der Streit zwischen Vater + Sohn. Ihm wurde nicht viel gestattet. Schwere Arbeit. Beinahe wäre mein Bruder gestorben. Ein Heilpraktiker könnte mit Naturheilmitteln meinem Vater, so nehme ich an, helfen. + Chierugie der Gehne. Bitte um Stellungnahme. N. J.

6. HÜLLE UND KERN. ÜBER PSYCHOPATHOLOGISCH "SCHIZOPHRENE" MOMENTAN-GEFÜGE BEI CHRONOPATHOLOGISCH "MANISCH-DEPRESSIVEN" ABLAUFS-GESTALTEN.

Kurzfassung

Auch bei diesem Einzelfall (dessen Dokumentation mit vollständigen Zitaten ausgebreitet wird), wird eine schizophrene Psychose untersucht, es zeigt sich ein 18-Tage-Zyklus. Wenn das analytische Resultat umgewendet wird und den einzelnen psychopathologischen Beschreibungen dasjenige Bild des Zustandsraums der ChTh unterlegt wird, welches sich aus der Ablaufsordnung ergibt, so zeigt sich an nicht wenigen Stellen der Dokumentation, daß an rhythmologisch "manischen" Tagen manische Bilder zugrundeliegen, denen jedoch der "manische", z. B. heitere Ausdruck fehlt bzw. der in andere Erscheinungen eingehüllt ist (was das Schizophrene ausmacht), während im Kern doch ein manisch-depressiver Schwankungsvorgang abläuft.

Schlüsselwörter
Manisch-depressive Psychose, MDE, Zyklothymie
Zeitordnung, Periodizität

SHELL AND CORE. ON PSYCHOPATHOLOGIC "SCHIZOPHRENIC" MOMENTARY TEXTURE WITH A CHRONOPATHOLOGIC "MANIC-DEPRESSIVE" TIME STRUCTURE.

Summary

This single case study (the database is dealt with completely) also analyzes a schizophrenic psychosis, in this study with an 18 day cycle. When the analytic result is turned around and the clinical descriptions are underlayed by that theoretical image, which follows out of the time order, it can be shown, that there is a "manic" image, when a manic day is underlying, but the manic expression is lacking, resp. it is enveloped (i. e. schizophrenic), while in the core a manic-depressive fluctuating process occurs.

Key words:
Manic-depressive disorder, Affective disorder, Cyclothymia, Schizophrenia
Time structure, Periodicity

ÜBER DIE SCHIZOPHRENE UMHÜLLUNG EINES MANISCH-DEPRESSIVEN KERNS

U. Supprian

Eine in den psychopathologischen Erscheinungsoberflächen ihrer Momentangefüge offenkundig und nach allem "schizophrene" Psychose zeigt bei eindringlichen Analysen des für einen Gesamtüberblick angesammelten klinischen Aufzeichnungsgutes überraschenderweise eine chronopathologische Struktur ihrer Ablaufsgestalten mit Eigenarten, wie sie zum Wesen des Manisch-Depressiven gehören.

Die Chronopathologische Theorie phasischer Psychosen (ChTh) stellt die Werkzeuge zur Strukturdarstellung bereit. Es konnte eine strenge 18-Tages-Periodik im Aufbau des Episodenkalenders und in der Binnenstruktur der Zyklen nachgewiesen werden.

Mit dieser Kenntnis kann in einem weiteren Schritt der Textinterpretation in der schizophrenen Umhüllung der Einzelerscheinungen jeweils ein manisch-depressiver Kern dargestellt werden, von dem aus gegenläufig das Schizophrene eine neuartige Erläuterung findet.

Es stellt sich als ein spezifisches Ausdrucksgebaren und Verhaltensensemble der Person in der Bedrängnis durch eine (manisch-depressive) Psychose dar, nicht als ein psychotisches (schizophrenes) Geschehen mit seinem eigenen Gesicht.

Vorbemerkungen

Die berühmte 4.te Frage der Philosophie (nach I. KANT): "Was ist der Mensch?" wird in ihrer Unbeantwortbarkeit (da sie vom Menschen selbst gestellt wird) vielleicht noch übertroffen von der - noch menschlicheren - Frage: "Was ist die Schizophrenie?". Zweifellos ist das Einbrechen einer schizophrenen Psychose in ein bis dahin offenes Geistesleben (und ein gemütvolles Seelenleben) die denkbar größte Katastrophe und bedeutet für die Offenheit des Geistes und die Gemüthaftigkeit der Seele den Tod bei lebendigem Leibe.

Aber was ist für den offenen Geist dabei zu denken?

Hat der Neurotransmitterchemismus einen Fehler? Läuft der Selbstorganisationsprozeß des personal geführten Hirns mit Kulturgut und Geistesgut in die Irre? Verträgt das Gehirn als (psycho)somatische Endstrecke den psycho(somatischen) Umgang seines selbstbewußten Geistes mit ihm nicht? usf.

Aus epistemologischer Sicht könnte man anmerken, daß die Lage (wohl wegen des Mangels an bewährten Vorkenntnissen) so ist, daß eigentlich noch nicht einmal die notwendigen wissenschaftlichen Fragen gestellt werden können, jedenfalls nicht solche, die einen in der Sache verstandenen Entfaltungskeim zu ihrer Antwort bereits enthalten.

In jahrzehntelanger Arbeit sind in immer erneuter Bemühung an die Erscheinungen des Feldes Namen vergeben worden. Dabei wurde dennoch nicht eigentlich klar - was aber DEMOKRIT schon wußte - daß Namen, wie Wörter überhaupt in ihrer Tiefe "unbezeichnend, umbezeichnend und vieldeutig" sind, also zutiefst konventionell und damit nichts als Realisationen der Kategorie der Beliebigkeit. Natürlich benötigt man aus technischen Gründen für eine Verständigung die Bindung an eine Konvention der Sprechweisen (deskriptiver, diagnostischer, taxonomischer Art). Aber von irgendeiner, auch von der gescheiten Transformationsarbeit zwischen verschiedenen Konventionen kann man sich keine Einsichten versprechen und dem Wesen einer Sache ist nicht näherzukommen durch Reflexion oder Änderung der Sprechweisen.

Fast ist es gleichgültig, ob die Sache als "Dementia praecox" gerufen wird, oder ob von einer "Gruppe der Schizophrenien" (E. BLEULER) oder der "Gruppe der manisch-depressiven Psychosen" (KRAEPELIN) gesprochen wird. Die Autoren müssen sich aber (mit ARISTOTELES, der das Definieren definiert hat), fragen lassen, welches **genus proximum** die Gruppe bestimmt und durch welche **differentia specifica** die Gruppenmitglieder voneinander unterschieden sind (damit erweist sich die Rede von der Gruppe als "unbezeichnend").

Es wird auch das für das Schizophrene nahezu konstitutionelle Paranoide nicht - in wirklicher Strenge - auf den Begriff zu bringen sein. Die vordergründige Unterscheidung verschiedener Wahnformen nimmt deren Namen aus der bloßen Erscheinung der Sache selbst und die anscheinend tiefer greifende Rückführung auf eine "Beziehungssetzung ohne Anlaß" (GRUHLE) verschweigt mit der Verwendung des Begriffs der Beziehungssetzung, daß diese als wahnhaft zuvor bereits gewußt werden muß, die Definition also zirkulär und somit vitiös ist. Wie Bojen treiben Wortmarken auf der Denksee und scheinen Bahnen zu markieren, auch wenn über ihre Verankerung Ungewißheit herrscht. Das verfügbare Wortgut für die Bezeichnung der Erscheinungen ist durch Tradition stabilisiert. Es kann auch beim primären Schreiben einer beschreibenden Krankengeschichte durch Lektüre der vorauslaufenden Krankengeschichte und sekundäres Abschreiben (und sei es des Sprachgebrauchs) einheitlicher (und damit entlastend) gehalten werden, als die Vielfalt der Erscheinungen verlangt. Eine wissenschaftlich brauchbare Beschreibung muß ins Detail gehen (nicht ins allzu verehrte Ganze) und ihr Instrumentarium geduldig solange verfeinern, wie die beschriebene Sache Details hergibt. Dieser Anspruch ist bei der Beschreibung endogener Psychosen (und ihres jahrzehntelangen Verlaufs) noch nie eingelöst worden. Viele Krankengeschichtstexte enthalten dennoch eine Fülle an Einzelfeststellungen, die nur schwer mit einem Blick zu umgreifen und auf den Begriff zu bringen sind. Da ist z. B. diagnostisch einfach (und vereinfacht) von "Manie" die Rede, aber im einzelnen ist eine große Menge eingesprengter, flüchtiger, sogar tiefreichender, immer wieder von der Manie quasi überspülter (und überspielter - wenn das Wortspiel erlaubt ist), fraglos depressiver Erlebnisse dokumentiert. Viele manisch-depressive Krankengeschichten enthalten sogar neben dem Manischen und dem Depressiven als prototypisch leicht greifbare Gestaltungen noch eine erdrückende Vielzahl von Merkwürdigkeiten, deren Erdrückendes dadurch reduziert wird, daß es **nolens volens** unter das Leitbild des Manischen oder des Depressiven, oder - notdürftig - des Mischbildhaften gebracht wird, wobei die Autoren nicht ausreichend genau wissen, was sie mit dem Mischbildhaften meinen, aber sie wissen von der Überfrachtung des Beschreibungspotentials des Manischen und des Depressiven.

Zur Datenbasis und ihrer Dokumentation

M. STRAUCH hat das Archiv der Psychiatrischen Uniklinik Hamburg im Bereich der Jahrgänge 63 - 81 nach manisch-depressiven Fällen mit mindestens 8 Phasen als Auswahlkriterium für ein Studium der Zeitstruktur zyklothymer Phasenkalender durchmustert und sekundär einige der aufgefundenen Fälle wieder ausschließen müssen, weil diese zwar viele stationäre Aufenthalte umfaßten, aber in diagnostischer Hinsicht - zweifelsfrei - Schizophrenien waren.

Darunter befindet sich der hier bearbeitete Casus IB118, er umfaßt auf den ersten Blick 18 stationäre Aufenthalte, (was gegenläufig bereits geeignet sein könnte, Zweifel an der Diagnose "Schizophrenie" zu begründen). M. BLEULER hat den terminus "phasisch verlaufende Schizophrenie" eingeführt, für dessen Berechtigung man sich zwar auf nicht allzu seltene klinische Erfahrung stützen könnte, der aber doch beträchtliche begriffliche Schwierigkeiten enthält, wenn man nicht überhaupt eine **contradictio in adiecto** darin sehen muß. Da aber ohnehin niemand weiß, was eine Schizophrenie "eigentlich" ist, so wäre es müßig, dem weiter nachzugehen. Im vorliegenden Falle ist die Lage insofern relativ übersichtlich, als die dokumentierte Diagnostik in sich einheitlich, frei von Zweifeln und mit vielen Einzelheiten belegt ist. Auf einer tieferliegenden Ebene des Prinzipiellen liegt aber die inzwischen mit der ChTh erreichte Verfügung über zwei instrumentell handhabbare Aspekte des Endogenen, nämlich die strikte Zeitordnung im modulartigen Aufbau der Phasenkalender und die gleichermaßen strikte Zeitordnung in geordneten Mustern der Syndromsequenzen. Beide Aspekte sind theoretisch eng verbunden, parametrisch identisch und in der Datenbasis und der analytischen Technik sauber getrennt, wie bereits vielfach dargestellt und in vielen empirischen Analysen im Bereich der Zyklothymie und in Einzelfällen überraschenderweise auch im Bereich der Schizophrenie bewährt (30EM, 29NJ).

Die hier mitgeteilte Analyse der "inneren" (endogenen) Ablaufsgestalt einer Schizophrenie (118IB) nutzt in einem ersten Schritt als Datenbasis den gesamten relevanten und erreichbaren Textbestand aller Krankengeschichten, der Arztbriefe und Pflegeberichte (SR), sowie einiger Notizen. Er wird in wörtlichen Zitaten (*in kursiver Schrift*) vollständig mitgeteilt. Nach Erarbeitung der formalen Ablaufsparameter durch Frequenzanalysen des Phasenkalenders und durch Sequenzanalysen der Syndromsequenz wurde aus Gründen der Ökonomie der Darstellung in dieses Textcorpus das Analyseresultat eingearbeitet, indem zu jedem Datum die rhythmologische Signatur [in eckigen Klammern] gesetzt wurde. Das erlaubt dem Leser (in einer Art der Lektüre) eine vollständige Kontrolle der Ausgangsbasis und ihrer Interpretation, wie auch der Zeitgestaltanalyse und ihrer Schlußfolgerungen. Das erlaubt aber auch (in einer anderen Art der Lektüre), die Texte im Lichte jener Psychopathologie zu lesen, wie sie aus der chronopathologischen Analyse unterlegt werden kann. Dieser Bemühung dienen die Kommentare (**die in fetter Schrift gesetzt wurden**). Auch sie sind vollständig.

Bemerkungen zur Diagnostik

Eine Liste der klinischen Diagnosen ist in Abb. 1 enthalten (die Tabelle enthält auch die Kürzel, welche in der Tabelle 4 benutzt werden). Dabei kommt nicht eigentlich soetwas wie eine diagnostische Karriere zum Ausdruck, wie sie doch ansonsten oft beobachtet werden kann, wenn viele Neuaufnahmen notwendig werden. Vielmehr wird die Angelegenheit fast von Beginn an als Schizophrenie angesehen und neuartige Aspekte treten im weiteren nicht auf, auch nicht Zweifel an der Diagnose, der immerhin mit der schließlich doch recht lang werdenden Reihe von Neuaufnahmen, oft in kurzen Abständen, vielleicht im Sinne des Phasischen, denkbar erscheinen könnte. Offenbar war das querschnittsmäßige Erscheinungbild so typisch ausgeprägt, daß andere Deutungen gar nicht infrage kamen. Zur operationalen Skizzierung des Erscheinungsbildes mögen die Tabellen der Abb. 2 und Abb. 3 dienen (Tabelle 2 enthält eine Auswahl von wörtlichen Zitaten von Textstellen aus den Verlaufsdokumenten, Tabelle 3 ist systematisch gegliedert und referiert gleichfalls Wendungen aus den Dokumenten).

Anmerkungen zu technischen Aspekten der Analyse

Ein erster Ansatzpunkt für die hier mitgeteilte Analyse war die Feststellung von insgesamt 18 stationären Aufnahmen in 10.4 Jahren, das sind im Mittel 1.73 Psychosen pro Jahr, was für eine Schizophrenie ein recht auffallender Wert ist, der vor 100 Jahren wahrscheinlich zu der Bezeichnung als "periodische" Psychose geführt hätte und bei einer Zyklothymie (in der Sicht der ChTh) einen kurzen Zyklus (in der Größenordnung von 12 bis 28 Tagen) vermuten ließe. Eine Frequenzanalyse der Datierungen der ersten 26 Aufnahme- und Entlassungdaten (die Datierungen sind im Corpus angegeben. Spätere Datierungen sind nicht so zuverläßig "endogen" bestimmt, sondern z. B. durch Alkoholgebrauch veranlaßt) führt auf eine Zykluslänge von 18 Tagen mit einer Auszeichnung von immerhin 2.49 Standardabweichungen.

Als nächster Schritt wurden Textstellen aufgesucht, deren Psychopathologie im Sinne des manisch-depressiven Zustandsraumes (Nonagramm) der ChTh interpretiert werden konnte (und die sauber datiert waren). Das waren zwar nur wenige Daten, sie genügten aber für eine Sequenzanalyse. Diese führte gleichfalls auf die Zykluslänge P = 18 und die Epoche E = 09. 10. 64.

Mit dieser Kenntnis konnte der gesamte Text einer erneuten Interpretation, nunmehr im Lichte einer durch diese Parameter bestimmten Zeitordnung (chronopathologisch "wissend") unterzogen werden. Die dabei bestimmten Datierungen für Beginn und Ende der akut psychotischen Strecken, bzw. der dazwischen liegenden Intervalle (wenn man diese Sprechweise schon anwenden will), werden im Corpus mitgeteilt und in den Kommentaren begründet. Sie sind in der Tabelle der Abb. 4 in den Spalten B und C enthalten. Die daraus zu errechnenden Phasen- und Intervall-Längen (in Tagen) sind im Mittel durch die Zahl 18 mit kleineren Resten dividierbar, als durch jede andere Zahl (Abb. 5 zeigt ein sog. AZTEK-Spektrogramm). Das Frequenzspektrogramm (das diese Datierungen in ihrer natürlichen zeitlichen Verknüpfung beläßt und insofern das strengere Verfahren ist) zeichnet ^18^ mit der sehr hohen Signifikanz von 4.19 SD aus, im Bereich der zweiten Hälfte der Daten (sog. split-half-Technik) werden sogar 5.74 SD erreicht (siehe Abb. 6). Eine ebenfalls erneuerte Interpretation (gleichfalls "wissend", d. h. im Lichte der Zeitordnung gelesen) des gesamten Textes auf der Suche nach einer "manisch-depressiven" Syndromsequenz führte auf die Daten, die in Abb. 7 mitgeteilt werden (damit ist die denkbare, jedenfalls als kritischer Einwand zu bedenkende subjektive Voreingenommenheit im

Sinne der zu bestimmenden Zeitordnung jedenfalls soweit kontrollierbar, als sie offengelegt wird), ihre Sequenzspektrographie zeichnet P = 18 mit E = 09. 10. 64 aus (Abb. 7).

Bei der Bewertung dieser Resultate ist zu beachten, daß beide Datensätze (Phasenkalender und Syndromsequenz) und beide Analyseverfahren (INKA und SEQ) völlig unabhängig voneinander sind. Es kommt im hiesigen Zusammenhang jedoch nicht auf eine Beweisführung für die Richtigkeit der Bestimmung der Zeitordnung an, sondern es soll untersucht werden, welche Schlüsse sich ergeben, wenn diese Zeitordnung (ihre Richtigkeit postuliert) dem Text unterlegt wird (Abb. 8 zeigt die Lage aller Phasen in kalendarischer und zum Vergleich in periodischer Anordnung).

Die psychopathologische Binnenstruktur eines 18-Tage-Zyklus

Der 18-Tage-Zyklus ergibt sich als Koinzidenzperiode zwischen 9 jeweils 2 Tage langen Schwankungen des Stimmungssystems und 2 jeweils 9 Tage langen Schwankungen des Antriebssystems. Aus den innerhalb der Koinzidenzpunkte ständig wechselnden Phasenrelationen zwischen den beiden Schwankungsvorgängen ergibt sich die Abfolge der einzelnen Stimmungs/ Antriebs-Syndrome von Tag zu Tag. Der Umbauprozeß ist stetig, führt aber dennoch zu charakteristischen Prägungen einzelner Tage, die in erster Näherung mit den um 16°° herrschenden Zuständen repräsentiert werden können:

M G M G 4 D E D E G M G M 2 E D E D

In diesem sequentiellen Muster herrscht ein relativ überschaubares Prinzip (das aus der Zweitägigkeit der Schwankungen des Stimmungssystems folgt). Wenn man die Codierung vereinfacht und die agitierte Depression G als D (und auch die Melancholie Typ 2 als D) schreibt und die Ekstase E als M (und auch die Euphorie Typ 4 als M), ergibt sich:

M D M D M D M D M D M D M D M D M D

d. h. die bekannte 48-Std-Psychose mit dem unablässigen Alternieren eines manischen und eines depressiven Tages. Man könnte sagen, daß auch die Struktur des 18-Tage-Zyklus mit einem ständigen Alternieren manischer und depressiver Tage gegeben ist, wobei die manischen Tage teilweise euphorisch oder ekstatisch abgewandelt sind, während die depressiven Tage teilweise in Richtung auf das Melancholische oder Agitierte abgewandelt sind.

Genauen Einblick geben die Abb. 9 und 10. Der theoretische Hintergrund (und die Programme zur Errechnung dieser Darstellungen) sind in 1) enthalten.

Um einen einzelnen Tag der theoretischen Sequenz zu kennzeichnen, wird die sog. Signatur benutzt, die aus der lfd. Nummer des Tages im Zyklus und dem zugehörigen Codezeichen in eckigen Klammern besteht, z. B. [13 - M] für die Manie des 13.ten Tages, gerechnet mit der Epoche E beginnend. Solche Signaturen wurden nach der Bestimmung der Parameter P und E den Textzitaten beigeschrieben (Abb. 11 enthält eine Auswahl von Zitaten aus dem Corpus der Verlaufsdokumentation, für jeden Tag des 18-Tage-Zyklus eines. Abb. 12 versammelt Leitwörter aus dem Corpus in systematischer Anordnung).

Präparatorische Bemühungen um psychopathologische Einzelheiten. Kontakt

Es gibt 24 Textstellen (datiert und codiert), die etwas zur emotionalen Zugewandtheit und zum Kontaktverhalten (bzw. dem korrespondierenden Empfinden des Untersuchers) sagen, 16 beurteilen das negativ, diese Stellen sind im Nonagramm statistisch gleichverteilt (mit einer gewissen Häufung bei der gehemmten Depression), 8 Stellen beurteilen das positiv, alle sind chronopathologisch gesehen ekstatisch (bzw. 2 manisch), was eine auffallende Chi^2-Verteilung hat.

Keineswegs werden die emotionalen Möglichkeiten zu Kontakt und freundlicher Zugewandtheit in den momentanen Notizen (nicht im überblickshaften Gesamturteil) im Sinne der Schizophreniediagnose durchgehend als eingeschränkt (oder gar defektuös verändert) beurteilt, sondern in dieser Hinsicht gibt es genau jene Schwankungen, die sich an das endogene Baugesetz, d. h. an die Binnenstruktur des 18-Tage-Zyklus halten.

Die Rückführung des Ekstatischen auf eine Stimmungs/Antriebs-Verfassung mit einer gesteigerten Stimmungs- und Emotionalitätsfüllung (bei gleichzeitigem Antriebsdiminue) mag die beobachtete Verbesserung der Kontaktmöglichkeiten erklären.

Distanz

Es gibt 17 Textstellen, die etwas von der augenblicklich gelingenden oder aber fehlenden Distanzierung zu paranoiden Inhalten aussagen, 12 beurteilen das negativ, diese Stellen sind im Nonagramm in etwa gleichverteilt (mit einer gewissen Häufung im Feld der Ekstase (bzw. auch der Manie), 5 beurteilen das positiv, alle sind chronopathologisch agitiert-depressiv.

Keineswegs werden Möglichkeiten zur Distanzierung im Sinne der Schizophreniediagnostik durchgehend als eingeschränkt oder aufgehoben beurteilt, sondern in dieser Hinsicht gibt es genau jene Schwankungen in der Reihe der Tage, die sich aus dem endogenen Baugesetz ergeben.

Dieses Resultat verdient trotz der kleinen Zahlen, mit welchen es dargestellt wurde, vielleicht doch Beachtung, denn in: LACHEN UND WEINEN (in: ZEIT UND PSYCHOSE) war es bei einem schizophrenen Parallelfall mit einer 28-Tage-Psychose in derselben Weise gefunden worden.

Man kann daran denken, daß das Wissen von Wahn ohne kritischen Hiatus mit der ekstatischen Abwandlung des Erlebens mit seiner Verfallenheit an das Eine einhergeht, während in der agitierten Depression die Abwandlung des Erlebens mit seiner tiefen Zerstücktheit eine Distanz quasi nicht vermeiden kann (um es in der gehörigen Weise kontradiktorisch-bipolar zu formulieren). Das aber eröffnet eine kritische Position zur Verwendung des Begriffs "Distanz zum Wahninhalt", denn so gesehen geht es um ihrerseits psychotische Erscheinungen, die Distanzierung ist in dieser Sicht nicht Zeichen der Besserung der Psychose (wie die Stellungnahmen der Klinik annehmen) und fehlende Distanzierung Zeichen der Akuität, sondern beides sind Indikatoren für die jeweils aktuellen Bilder in der inneren Dynamik der Psychose, speziell auf der Achse E / G (Abb. 13 erläutert diese Achse).

Was im letzten die primordiale Quelle eines wahnhaften Einfalls und seines Gewißhaltens einer bestimmten Angelegenheit (sei es eine Verfolgungsvermutung durch den amerikanischen Geheimdienst mithilfe von Lampen, oder was immer) ist, das liegt ganz im Dunkel und interessiert hier (nur hier) nicht. Manchmal sieht man, wie ein derartiger Gedanke vom vage schwebenden ersten Verdacht bis zu schließlich unbezweifelbarer Realitätsgewißheit hochgebaut wird und dann quasi gesichertes Wissen darstellt. Nun erst stellt sich die Frage, ob und wie es der personalen Instanz gelingt, zu dem konfliktuösen Faktum Stellung zu beziehen, daß für dieses Wissen eine Bestätigung von Außen nicht und auf keine Weise erreichbar ist (was aber ansonsten doch überhaupt erst zur Gewißheit führt). Daß manche Kranke es lernen, dem beharrlich (oder taktlos-töricht) fragenden Arzt den Gefallen zu tun, sich loszusagen mit halbherzigen oder glatten Relativierungen, ist nicht Distanzierung und mag als Problem eigener Art beiseitebleiben.

Man sieht aber (bei phasischen Psychosen), daß das wahnhafte Wissen in sehr wechselnden Graden Gewißheit besitzt und handlungs- und verhaltensrelevant ist. Dieses Wechseln verdient Interesse, es ist nicht Maßstab der Akuität, sondern Indikator für das jeweils endogen unterlegte Bild.

Wahnformen

An 19 Stellen werden zwar "paranoide Inhalte" angesprochen, aber nicht inhaltlich genannt, die eigentlichen Inhalte sind nur an 9 weiteren Stellen wenigstens in Umrissen erkennbar. Zweimal geht es um Verfolgung ("Gestalten am Gitter","Männer hinter dem Fenster"), in beiden Fällen geht es chronopathologisch um manische Tage M. Dreimal ist von Gift die Rede ("es roch nach Gift", "vermutet Gift", "vermutet Gift"), in allen Fällen geht es um depressive Tage D. Das folgt zwar den Vorstellungen in: ÜBER EINE STRENG PERIODISCHE SCHIZOPHRENIE in: ZEIT UND PSYCHOSE, dort heißt es: "daß die Wahnthematik in ihrer unterschiedlichen inhaltlichen Füllung dem jeweiligen psychopathologischen Grundzustand zugeordnet ist und daß der Wechsel in ihrem Auftreten chronopathologisch von der Ablaufsdynamik regiert wird", insbesondere gehört Verfolgung zur Manie und Vergiftung zur Depression, die Anzahlen sind aber zu klein, als daß sich der Schluß irgendwie sichern ließe.

Affektivität und Emotionalität

Es gibt 31 Textstellen, die etwas über die aktuelle Verfassung von Affektivität und Emotionalität sagen, 7 davon gebrauchen offen die Terminologie "affektiv-emotional", den übrigen kann dieser Sinn interpretierend entnommen werden. Die positiven Urteile gehören ganz überwiegend zu manischen (und ekstatischen) Zeitpunkten, die negativen zu depressiven (und agitiert-depressiven), wobei die Verteilung (bei vorsichtiger Bewertung der kleinen Zahlen) andeutet, daß die Aufteilung dominant von den Lagen des Stimmungssystems regiert wird.

Bei positiven Dysregulationen des Stimmungssystems heißt es: "weicher, zugänglicher, zugewandt, aufgelockert, freundlich, frisch, aufgeschlossener" (z. T. in mehrfacher Nennung), bei negativer Dysregulation findet sich in den Texten: "unnahbar, kühl, unbeteiligt, emotional ohne Tiefgang, unzugänglich, abweisend, distanziert, affektiv-emotionale Schwingungsbreite extrem gering, undurchdringlich, starr".

Die Kontexte legen die Überlegung nahe, daß positive Urteile als Zeichen der Besserung der Psychose (nicht etwa als Hinweis auf Manisches) verstanden worden sind, während negative Urteile als Zeichen der schizophrenen Defektbildung aufgefaßt worden sind und keineswegs als Hinweis auf Depressives. Zugleich kann bemerkt werden, daß Depressives bei der Beurteilung der Affektivität auch im textuellen Umfeld der Fundstellen nicht erscheint.

Wollte man diese "schizophrene" Psychose ihrer Zeitgestalten wegen eine "phasische" Psychose nennen (was man nach den vorgelegten Analysen muß) und erinnert man sich, wie weitgehend phasische Psychosen nach herrschender Lehre zu den "Affektpsychosen" gehören, so zeichnet sich das hier mitgeteilte Erscheinungsbild dadurch aus, daß depressive Affekte, wenn man so sagen darf, durchgehend und in aller Deutlichkeit nicht exprimiert werden. Das ist ein wesentlicher Zug im Gesamtbild dessen, was "Umhüllung" genannt worden ist (ein Überblick über diese Präparationen ist in Abb. 14 enthalten).

Suizidalität

In den Aufzeichnungen ist viermal von suizidalen Situationen die Rede, sie gehören zu verschiedenen Tagen des Zyklus, alle zeichnen sich jedoch dadurch aus, daß ein Zusammenbruch oder ein Absturz des Stimmungsystems erfolgt. Das war zuvor bereits an größerem Material nachgewiesen worden (2), in diesem Zusammenhang verdient die Beobachtung trotz der kleinen Zahl vielleicht doch Beachtung. Das vollständige Bedingungsgefüge für das Eintreten einer suizidalen Situation oder die Motivation für eine suizidale Handlung ist gewiß komplex und oft wohl auch nicht eng lokal determiniert (im temporären Sinne). Es geht bei diesen Betrachtungen (und Kommentaren) jedoch vorwiegend um die Aufdeckung der endogenen Unterlegung, also weder um Text noch Melodie, aber den Takt (siehe Abb. 15).

Der Menstruationszyklus.

An 13 Stellen der Aufzeichnungen, ganz vorwiegend in den sog. "Kurven", sind Menstruationstermine vermerkt. Deren Frequenzanalyse weist auf eine 36-Tage-Periodik. Dieses Ergebnis beruht zwar auf einer recht kleinen Fallzahl, erreicht aber immerhin 3.80 Standardabweichungen der Auszeichnung im Spektrum und ist bedenkenswert, weil sich damit die hormonelle Periodik dieses Falles in harmonischer Resonanz 2 : 1 mit der endogenen Periodik befindet, worin ein stabilisierendes Moment gesehen werden kann, d. h. ein Faktor der Chronifizierung, wie er auch in dem auffallend niedrigen Phasen/Intervall-Qoutienten erscheint. Das war bei anderen Psychosen, insbesondere einer hochgradig chronifizierten, auch schon so befunden worden (allerdings ging es um andere Zykluslängen). Die große Zykluslänge von 36 Tagen ist nicht allzu verwunderlich, die tatsächliche Varianz der hormonellen Zyklen ist offenbar erheblich größer, als Lehrbuchwissen will und nicht in dem Maße erforscht, wie man das wünschen möchte.

Bemerkungen zu Umhüllung und Kern.

Die Sprechweise von einer "Verhüllung" schizophrener Symptomatik und von einem "manisch-depressiven Kern" war in: "LACHEN UND WEINEN" zuerst aufgebracht und verwendet worden. Auch dort ging es um eine offenkundig schizophrene (sogar defektschizophrene) Patientin (30EM), bei welcher ein 28-Tage-Zyklus gezeigt werden konnte, dessen Binnenstruktur das Vorkommen von (schizophren "unmotiviertem") Lachen und an anderen Tagen von Weinen regierte bis tief in die Defektverfassung der (schließlich daueruntergebrachten) Patientin. Dort war "die schizophrene Verhüllung des Zugrundeliegenden als eine Sache des Ausdrucksgebarens der Patientin und ihrer Persönlichkeit und nicht sozusagen ihrer Psychose" angesehen worden (2). In der Schlußbemerkung war die Rede davon, es sei das Ausdrucksvermögen, welches "schizophren zerstört" sei. Das schizophren Defiziente des Ausdrucksgesamts erkläre sich aus einem Verlust "der seelischen Feinform" und der "genauen Kontur des Ausdrucks" und nur Ausdrucksformen mit "tiefliegenden Schablonen" (wie Lachen und Weinen) blieben funktionstüchtig.

H. J. BOCHNIK hat in einer Rezension von "CHRONOBIOLOGISCHE GESTALTEN . . . " (1) den Erkenntniswert der ChTh infrage gestellt. Er wünscht einen sichtbaren "Werkzeugwert einer Erkenntnis", was bei Grundlagenforschung ein fragwürdiger Wunsch ist, indem deren Folgen erst beurteilbar werden, wenn sie eintreten, aber die chronopathologische Analyse besitzt tatsächlich eine werkzeughafte Entscheidungsfähigkeit gerade dort, wo die Psychopathologie bislang auf Plausibilitäten angewiesen war.

Man könnte vielleicht gegen die hiesige Analyse einwenden, sie sei ein unter listig ausgelesenen Sonderbedingungen ausgeführtes, unwiederholbares Kunststück (tatsächlich ist dieser Einwand aus Tübingen vorgetragen worden, wenn auch gegen einen anderen Einzelfall (AT31)), aber IB118 zeigt einen 18-Tage-Zyklus, EM30 einen 28-Tage-Zyklus und NJ29 einen 15-Tage-Zyklus, alle drei erschienen der Klinik schizophren. Es ist mit drei Fällen nicht Massenstatistik zu betreiben, wenn man einen Casus (fälschlich) als statistischen Fall zählt. Tatsächlich beruhen die Frequenzanalysen auf insgesamt 84 Datierungen, die Sequenzanalysen auf einigen Hundert Codierungen.

Nimmt man das Resultat ernst, so fragt sich, was es besagt. Dabei ist von zwei Prämissen auszugehen:

1. Das bei manisch-mischbildhaft-depressiven Psychosen mit der ChTh aufgedeckte Baugesetz

des Phasischen dürfte ganz nahe an die innere Natur des Phasischen führen. Seine Formalien erlauben die Ansammlung wirklich homogenen Materials, das nicht allein (wie bisher) diagnostisch einheitlich ist, sondern - wichtiger noch - auch rhythmologisch synchron ist. Das gibt der Suche nach metabolischen Parametern (der synchronisierenden cerebralen Instanz, nicht des Stimmungs/Antriebs-Systems) eine grundsätzlich neue Chance und vielleicht kann von daher eines Tages der Mechanismus dieser Psychosen vollständig erklärt werden.

2. Ob die Schizophrenie eine in sich einheitlich bestimmte Krankheit ist, bleibt vorerst unbeantwortbar. Aber der wahrnehmungsbegabte Beobachter des Schizophrenen meint doch - auch mit wachsender Erfahrung noch - im Anblick des Schizophrenen darin die jeweilige schizophrene Anmutung immer wieder als dieselbe ausmachen zu müssen, selbst inmitten ganz individuell verfaßter Umstände.

1. Eine befremdliche Kühle des Emotionalen bis hin zu eisiger Verschlossenheit,
2. die erschreckende Ferne im Kontaktverhalten bis zu vollständiger Unerreichbarkeit,
3. die merkwürdige Verstiegenheit der Gedanken, für sich keine objektivierenden Korrespondenzen und verständigen Erwägungen und vernünftigen Einreden aus der Welt gelten lassen kann,
4. die uneinfühlbare Fehlerhaftigkeit der Wahrnehmung,
5. die Atmosphäre der Unheimlichkeit - in der Welt (aus Sicht des Kranken) und in seiner personalen Aura (aus der Sicht seines Gegenübers).
6. die Unaufschließbarkeit der privaten Welt,
7. der Verlust von Natürlichkeit und Selbstverständlichkeit des Sichgebens,
8. der Verlust des Erfreulichen und zutraulich-Stimmenden in der Erscheinung,
9. die Schwierigkeiten beim Löschen der Leibwahrnehmungen,
10. der Rückzug aus den Bereicherungs-Beziehungen des täglichen Umgangs,
11. die Problembeladenheit von banalen Vollzügen, die in Routine einfach sein könnten,
12. die Aufkündigung von Gemütslagen der Dankbarkeit und Behaglichkeit,
13. der Verlust der Möglichkeit zu spielerischen oder auch ernsthaften Zweifeln und an freibestimmten Interessen in geistiger Freiheit und offenbleibender Geistigkeit,

(und manches mehr und das Genannte vielleicht auch anders) liegen - auf eine begrifflich zwar nicht greifbare Weise - doch sehr fühlbar auf ein und derselben inneren Linie, durch die das Ahnen und Wissen um Schizophrenes sich seiner selbst immer wieder vergewissert. Es zeigt sich auch, daß es für diese Dinge eine Lehrbarkeit gibt und eine interkulturelle Verständigungsmöglichkeit.

Die Sprechweise, jene von KRAEPELIN inaugurierte Dichotomie zwischen dem Zyklothymen und dem Schizophrenen sei tradiert worden bis auf den Tag, bedarf einer ergänzenden Richtigstellung, weil sie aus den skizzierten Erfahrungen heraus ständig bestätigenden Zustrom erhalten hat und erhält.

Es gibt aus der jahrzehntelangen Sichtung klinischer Empirie und der begriffskritischen Besinnung eine Fülle von Gedanken zum wechselseitigen Verhältnis von zyklothymen und schizophrenen Psychosen, ihrer Abgrenzung voneinander und zu diagnostischen Nachbarschaften, wenn man das Mischbildhafte und das Schizoaffektive und vielleicht auch weiteres noch hinzunimmt. Alle folgen dem implizit unterlegten Denkbild eines durch Schranken eingeteilten Feldes, wobei die Feldgrößen, ihre Topographie, aber auch die Schranken (etwa als Symptome ersten Ranges, z. B.) neu- und umdefiniert werden.

Die hier mitgeteilte Analyse folgt einem derartigen Denkbild mit seinem horizontalen Nebeneinander kategorial gleichrangiger Entitäten <u>nicht</u>, vielmehr unterliegt ein Schichtgedanke mit einem vertikalen Übereinander, wie z. B. unterirdisches Wurzelwerk und überirdisches Astwerk eines Baumes in kategorialer Unvergleichlichkeit.

Es begegnet in der hier ausgeführten Sicht zunächst (und quasi offen am Tage wie Ast- und Laubwerk) das Schizophrene, sowohl in Querschnitten, wie auch in Längsschnitten mit der allmählichen und erscheinungsbildlich typischen Ausprägung von schizophrenen Defizienzen. Mit den Werkzeugen der Zeitgestaltanalyse gelingt jedoch in diesen Erscheinungen die Präparation genau jener endochronen Zeitordnung, welche das Wesen des Manisch-Depressiven ausmacht. Nunmehr zeigt sich das Manisch-Depressive als verborgene Wurzel und als Unterbau und als der eigentlich psychotisch-produktive Prozeß, der im Kern die Erscheinungen des Oberbaus hervorbringt, wenn diese auch nicht manisch-depressives Aussehen haben, sondern verhüllt sind.

Literatur-Verzeichnis

1. Bochnik, H. J.: Chronobiologische Gestalten endogener Psychosen. Rezension. psycho 21 (1995), 7 S. 41

2. Strauch, M.: UNTERSUCHUNG DER CHRONOPATHOLOGISCHEN STRUKTUR LANGER PHASENKALENDER BEI MANISCH-DEPRESSIVER ERKRANKUNG.
Diss. Hamburg 1983

3. Supprian, U. : CHRONOBIOLOGISCHE GESTALTEN ENDOGENER PSYCHOSEN.
Beltz Psychologie Verlags Union, Weinheim 1993 ISBN 3 - 621 - 27183 -X

4. ders. LACHEN UND WEINEN. INDIKATOREN DER INNEREN ORDNUNGSGESTALT IM ABLAUF EINER SCHIZOPHRENIE. in: ZEIT UDN PSYCHOSE.
Dr. R. Krämer, Hamburg 1992
ISBN3 - 926952 - 63 - 6

5. ders.: VERRÜCKT UND VERLASSEN. Über die "ganze Wirklichkeit" einer phasischen Psychose. Ein psychiatrisches Lesebuch zu Wesen und Begriff des Endogenen mit chronopathologischen Analysen und epikritischen Kommentaren einer manisch - depressiven Psychose.
Verlag Dr. R. Krämer, Hamburg 1992.
ISBN 3 - 92 69 52 - 58 - X

6. ders.: ZEIT UND PSYCHOSE. Studien zur inneren Ablaufsgestalt des Manisch - Depressiven. Verlag Dr. R. Krämer, Hamburg 1992.
ISBN 3 - 92 69 52 - 63 - 6

7. ders.: ENDOGENE DETERMINATION UND PERSONALE SELBSTBESTIMMUNG BEI SUIZIDEN IM ABLAUF MANISCH-DEPRESSIVER PSYCHOSEN.
Fortschr. Neurol. Psychiat. 58 (1990) 270 - 281

1. endogene mischbildhafte Psychose paranoider Prägung	MI PAR
2. blander schizophrener Defektzustand	BLAND DEF
3. akuter paranoid gefärbter depressiver Versagenszustand	VERSAG
4. Paranoide Exazerbation im Rahmen einer Prozeßpsychose	EXAZ PROZ
5. Erneuter psychotischer Schub paranoider Prägung. Prozeßpsychose	PAR PROZ
6. blandes psychotisches Bild	BLAND PS
7. Suizidversuch. Dringender Verdacht auf Prozeßpsychose	SV VERD PR
8. Wiederholter Schub einer schizophrenen Prozeßpsychose	PROZ
9. Paranoide Schizophrenie	PAR SCHIZO
10. Versagensreaktion im Rahmen einer Prozeßpsychose	VERSAG R
11. Alkoholabusus. Deliranter Zustand. Prozeßpsychose	DELIR PR
12. Exazerbation einer Defektschizophrenie	DEF SCHIZO
13. Blande Dekompensation bei Prozeßpsychose	DEKOMP PR
14. Exazerbation einer Prozeßpsychose	EXAZ PROZ
15. Exazerbation einer Prozeßpsychose. Defektbildung. Sek. Alkoholmißbrauch	DEF ALK
16. Akute Psychose	AKUT PS
17. Akute Psychose	AKUT PS
18. Praedeliranter Zustand (keine akute endogene Psychose)	PRAEDELIR

Abb. 1 Tabelle mit den klinischen Diagnosen aller stationären Aufenthalte von IB118.

Die diagnostischen Formulierungen wurden den Aufnahmebefunden oder den Abschlußdiagnosen in den Krankengeschichten, teilweise auch den Arztbriefen oder den Epikrisen entnommen.
Die Kürzel werden in der Tabelle der Abb. 4 benutzt.
Die Reihe beginnt mit einer recht vorsichtigen Formulierung, welche die offene Bezeichnung "schizophren" (noch) vermeidet, aber den terminus "mischbildhaft" um die "paranoide Prägung" erweitert, damit Schizophrenes für den Kenner Hamburger Sprachgebrauchs signalisierend.
Interessant ist die sehr frühe Nennung eines Defektzustandes (bei Nr. 2).
Der Alkoholabusus wird ab Nr. 11 in den Diagnosen benannt, hier sogar an erster Stelle.
Die Reihe kulminiert semantisch bei der 12. Aufnahme mit dem Gebrauch des Namens "Defektschizophrenie".
Auch in den Texten der Krankengeschichten gibt es keine auch nur andeutungsweise zweifelnde Erörterung der Diagnose Schizophrenie und nirgendwo wird ein phasisches oder zyklothymes Geschehen als diagnostische Alternative erwogen, obwohl an gar nicht so wenigen Stellen das Wort "manisch" oder "depressiv" vorkommt. Bei insgesamt 126 Zitaten finden sich die Ausdrücke "manisch, hypomanisch, maniform" an drei Stellen (Nr. 37, 58, 120), die Ausdrücke "depressiv, subdepressiv" an vier Stellen (Nr. 17, 26, 45, 46). Dazu gibt es noch ganz wenige Erwähnungen von Antriebsstörungen und Verstimmungen, diese stehen aber in Kontexten, die nicht Anlaß zu Zweifeln an der Diagnose Schizophrenie geben.

"Das Verhältnis zu ihr sei seit einem Jahr nicht mehr so herzlich wie früher, die Pat. weniger zugewandt, insgesamt **kühler, flacher**.
Seit Anfang August glaubt sie, daß er ihr seit längerem **Drogen** (hauptsächlich Mescalin) verabreichte, heimlich in Getränke mischte usw, um sie erotisch zu beeinflussen. Er stelle ihr nach, **verfolge** sie, wolle sie möglicherweise umbringen.
Schließlich äußerte sie die Vermutung, der Polizeibeamte sei ein Beauftragter des amerikanischen **Geheimdienstes**.
Daneben habe sie gesehen, daß die Gesichter der anderen sich in eigentümlicher Weise veränderten, **maskenhaft** wurden.
penetrant süßlicher **Geruch** in der Wohnung.
Aus den gegenüberliegenden Häusern sei Licht auf ihre Wohnung gerichtet gewesen. Sie wohne **mitten in** einem Spionagezentrum.
unverändert unnahbar, kühl, ihre Antworten sind kurz, meist nichtssagend, häufig quasi-überlegen, neuerlich erscheint die **Sprache etwas gedrechselt.**
Eigentlicher **Kontakt zu ihr ist nicht möglich.**
daß Pat. beim Gehen und allen anderen Bewegungen, beim Gehen fällt es aber am stärksten auf, eine **eckige, linkische** Motorik zeigt. Kaum Mitbewegungen.
über einige konventionelle Redewendungen hinaus ist an sie nicht heranzukommen. Ihre morgendliche Zuwendung bei der Visite mutet gewollt an, das Lächeln ist verkrampft, starr, als müsse sie sich Mühe geben. Äußerste Kühle im Kontakt und Untangierbarkeit sind nach wie vor vorhanden. . . immer noch **inkohärente** Züge . . . völlig fehlende emotionale Füllung.
es **roch nach Gift**
in ihren Bewegungen **steif, fast marionettenhaft.**
durch diese Haltung teilt sich dem Untersucher etwas **Unheimliches und Unnahbares** in ihrem Wesen mit. Gelegentlich vermeint man, auf einer Sprengladung zu sitzen,
hintergründige Gespanntheit, **affektive Kühle und Unbeteiligtheit.**
Man bleibt immer im Unverbindlichen. Die Pat. wirkt auch sonst etwas **maskenhaft und leer**, man weiß gar nicht, warum sie eigentlich redet. Auch die **Stimmungslage ist eigentümlich indifferent.**
hintergründig leer, **ohne rechtes emotionales Engagement**. Stimmungsmäßig indifferent,
habe auch nicht getrunken, da sie **Gift vermutet** habe.
Leute in den Häusern der gegenüberliegenden Straßenseite **stellen Lampen auf sie ein**, leuchten in das Zimmer der Pat. Das Auto sei elektrisch geladen, in der Wohnung habe sie weiße Flocken gefunden und habe geäußert, daß das mit ABC-Gasen zusammenhänge.
im Essen vermutet sie Gift. Dann gibt Frau Dr. B. plötzlich Bell-Laute von sich, schnauft, **läppisch-unernst.** Hält sich in oberflächlicher Distanz. Emotional ohne Tiefgang,
Gelegentlich wird ihr Bericht durch ein **inadäquates Lachen** unterbrochen.
Vereinzelt **Wortneubildungen**, die dann aber meistens in einem Gemurmel untergehen und sofort durch andere Formulierungen zurückgenommen werden. Auch heute wirkt die Pat. hektisch, zerfahren, getrieben, dabei immer bemüht, sich zu kontrollieren.
Auffallend eine zuvorkommende **Ausgeleertheit und Verflachung**. Sämtl. Affektäußerungen wirken gekünstelt und leer.
unzusammenhängende Reden, offenbar auch **Halluzinationen, fraglich optisch, sicherlich akustisch,** Pat. lauscht angestrengt, telefoniert dann intensiv, scheint auch bisweilen von irgendwas geängstigt, kriecht ins Bett, zieht die Decke über den Kopf, springt dann plötzlich hoch, müsse sofort weg, müsse "das" (?) erledigen
verhält sich weiterhin unzugänglich, abweisend, ist unnahbar und erscheint immer noch **unheimlich, explosibel**. Sie erscheint ständig in merkwürdiger Garderobe, die bisher an der immer tadellos und elegant-geschmackvoll gekleideten Frau nicht beobachtet wurde, ein Tuch ist tags und nachts um die unfrisierten Haare geschlungen.

Abb. 2 Tabelle mit Beispielen "schizophrener" Textstellen

Die Auswahl ist kursorisch und keineswegs vollständig. Zitate wörtlich, aber gekürzt.

"Schizophrene" Symptomatik

1. Paranoid-halluzintorisches Syndrom

Vergiftungswahn, Verfolgungswahn, Geheimdienst, Spionagezentrum, "inmitten" fragl. optische, sicherlich akustische Halluzinationen, lauscht angestrengt, ABC-Gase

2. Affektivität und Gestimmtheit

kühl. unnahbar, Gespanntheit, Unbeteiligtheit, indifferent, läppisch-unerst, inadäquates Lachen, Atmosphäre der Unheimlichkeit, indifferente Stimmungslage, fassadenhaft

3. Wahrnehmung

Gesichter erschienen in eigentümlicher Weise verändert, maskenhaft, penetrant süßlicher Geruch in der Wohnung, es roch nach Gift, Lampen sind auf sie eingestellt, Auto elektrisch

4. Antrieb

Leistungsversagen im Beruf, konventionelle Redewendungen, Unruhe, Getriebenheit

5. Motorik

starr, eckig, linkisch, steif, fehlende Mitbewegungen beim Gehen, plötzlich steif am ganzen Körper

6. Psychomotorik

marionettenhaft, verkrampft, gekünstelt, gezwungen ,wachspuppenhaft

7. Sprache

gedrechselt, unverbindlich, vereinzelt Wortneubildungen, Gemurmel, unzusammenhängende Reden,

8. Denken

logische Brüche, Inkohärenz, Zerfahrenheit, Monotonie, automatenhafter Redefluß

9. Bizarres

Bell-Laute, merkwürdige Garderobe, Tuch um die unfrisierten Haare

10. Defektuöses

emotionaler Kontakt nicht mehr möglich, nicht mehr so herzlich wie früher, weniger zugewandt, kühler, flacher, oberflächlich, leer, gekünstelt, ohne Tiefgang, Ausgeleertheit

Abb. 3 Tabelle mit "schizophrener" Symptomatik.

Die Tabelle ist in konventioneller Weise und mit einem gewissen Vollständigkeitsanspruch gegliedert. Sie enthält teilweise stark gekürzte Textzitate aus der Krankengeschichte 118 IB ohne Rücksicht auf die zeitliche Anordnung ihrer Fundstellen. Sie belegt die Zugehörigkeit des Casus zum schizophrenen Formenkreis in einer wohl relativ großen Unabhängigkeit von differierenden Schulmeinungen.

Identifikation: 118 IB (B_4) Zyklus: 18 Epoche: 09. 10. 64

A Nr.	B Beginn	C Ende	D Phase	E Intervall	F Diagnosen	G	H	I	K
						Differenzen		Komplexität	
1.	01.08.64	22.10.64	82	61	MI PAR	-3	5	1	3
2.	22.12.64	14.05.65	143	143	BLAND DEF	-2	-1	9	9
3.	04.10.65	14.12.65	71	73	VERSAG	0	1	4	5
4.	25.02.66	08.05.66	72	252	EXAZ PROZ	0	0	1	14
5.	15.01.67	30.01.67	15	136	PAR PROZ	0	3	1	14
6.	15.06.67	15.11.67	153	10	BLAND PS	-7	2	1	1
7.	25.11.67	27.11.67	2	495	SV VERD PR	-8	8	1	27
8.	05.04.69	14.06.69	70	176	PROZ	-1	1	4	9
9.	07.12.69	08.01.70	32	20	PAR SCHIZO	-13	9	3	0
10.	28.01.70	02.02.70	5	40	VERSAG R	-11	2	1	2
11.	14.03.70	30.03.70	16	107	DELIR PR	-2	0	1	5
12.	15.07.70	01.08.70	17	290	DEF SCHIZO	-17	2	2	16
13.	18.05.71	03.06.71	16	450	DEKOMP PR	0	2	2	25
14.	26.08.72	09.11.72	75	17	EXAZ PROZ	20	-1	3	1
15.	26.11.72	13.12.72	17	233	DEF ALK	0	1	2	12
16.	03.08.73	21.08.73	18	125	AKUT PS	-16	2	1	7
17.	24.12.73	14.01.74	21	339	AKUT PS	-15	0	3	17
18.	19.12.74	23.12.74	4	0	PRAEDELIR	0	0	1	.
	01.08.64	23.12.74	829	2967		115	40	53 + 158 =	
	3796		46.04 +- 46.20			12.0 +- 3.7		211 x 18 =	
			174.53 +- 148.94			4.5 +- 2.8		3798	
			1 : 3.5						

Abb. 4 **Phasenkalender von 118 IB**

1. Der Phasenkalender von 118 IB umfaßt 18 Phasen (Spalte A) im Gesamtumfang von 3796 Tagen (10.4 Jahre), die Psychose blieb im weiteren wohl noch aktiv, war aber ab 1970 durch Alkoholmißbrauch weitgehend überdeckt.

2. Der Beginn der jeweils akuten Psychosen (Spalte B) und ihr klinisches Ende (C) wurden in dieser Tabelle ("chronopathologisch wissend") nach sorgfältiger Interpretation der Krankengeschichtstexte mit einem einzelnen Tag datiert.

3. Diagnostisch handelt es sich (in erster Näherung) durchgehend um eine schizophrene Psychose mit frühzeitig sich ausbildendem schizophrenen Defekt (Spalte F, Erklärung der Kürzel im Text).

4. Aus den Datierungen B und C ergeben sich die Phasenlängen D (Mittelwert 46.04 Tage) und die Intervall-Längen E (Mittelwert 148.94 Tage). Der Phasen / Intervallquotient hat den für phasische Psychosen untypisch niedrigen Wert 1 : 3.5

5. Der chronologisch geschlossenen Reihe der Werte in D und E kann mit der Frequenzanalyse INKA ein streng periodisches Modell mit der Periode ˆ18ˆ und der recht hohen Distanz von 4.19 Standardabweichungen angepaßt werden, ausgehend von der Epoche E am 09. 10. 1964.

6. Das 18-Tage-Modell weicht um die Beträge in G und H von den Datierungen in D und E ab, die Differenzen betragen im Mittel 12.0 (bei den Intervallen 4.5) Tage. Die Differenzen können als Fehlinterpretation bei der Textanalyse angesehen werden, was durch Reanalyse des Textes ("chronopathologisch wissend") kontrolliert werden kann.

7. 9 Phasen sind simplex gebaut (wie auch die Intervalle Nr. 6 und Nr. 14), die Phasen Nr. 12, 13 und Nr. 15 sind duplex. Die Komplexitätsgrade K sind in den Spalten I und K angegeben. Das sich daraus ergebende Ablaufsmodell differiert um nur 2 Tage gegen den Gesamtumfang.

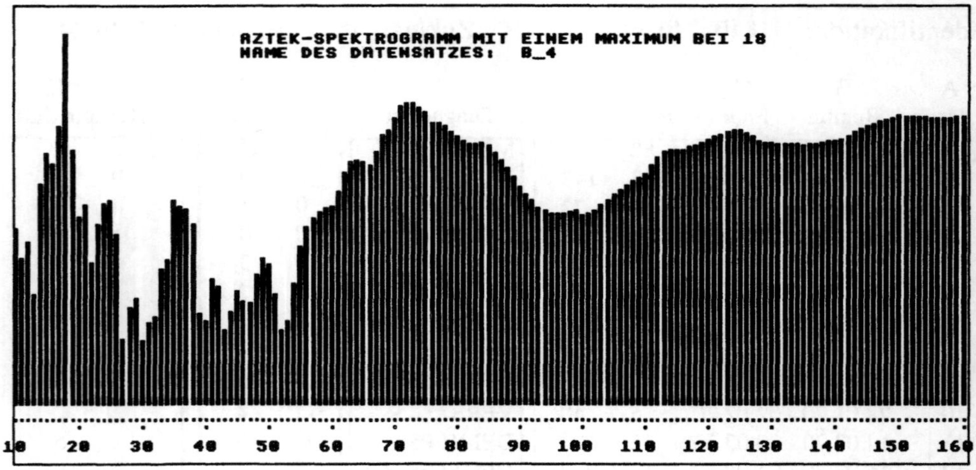

Abb. 5 AZTEK-Spektrogramm von IB118.

Das AZTEK-Verfahren untersucht das Kollektiv der Phasen- und Intervall-Längen eines Falles (oder einer periodenreinen Gruppe von Fällen) hinsichtlich ihrer Dividierbarkeit durch ganze Zahlen (Prüfperioden).

Die Ausgangsdaten werden als Menge behandelt, in welcher die Elemente ihre Reihenfolge frei vertauschen können (während INKA die chronologische Stellung aller Einzelwerte strikt beachtet und insofern mehr Information des Rohdatensatzes ausbeutet), von dieser Vertauschbarkeit wird allerdings kein Gebrauch gemacht.

Alle Einzelwerte des Rohdatensatzes werden der Reihe der Phasen nach durch je eine Prüfperiode (der Reihe nach, hier im Bereich von 10 bis 160 Tagen) dividiert und sodann das arithmetische Mittel der Reste dieser Divisionen gebildet (Reste größer als 0.5 werden zuvor von 1.0 subtrahiert). Der Mittelwert ist um so kleiner, je besser die Einzelwerte in der Größenordnung der Prüfperiode liegen. Die Mittelwerte verschiedener Prüfperioden lassen sich vergleichbar machen, indem sie auf die Prüfperiode normalisiert werden. Aus den Mittelwerten lassen sich Gütewerte bestimmen, die um so größer sind, je kleiner die Mittelwerte sind.

Die Gütewerte werden auf der Ordinate (dimensionslos) über den Prüfperioden auf der Abszisse als Spektrum dargestellt.

```
NAME DES DATENSATZES= B_4        (DATEN VON NR.18 BIS 35)
AUSGEZEICHNETE PERIODE= 18        IM BEREICH VON 10 bis 100
AUSZEICHNUNG=                5.74496294  STANDARD-ABWEICHUNGEN
PHASENLAGE=                  4
RECHENZEIT IN SEKUNDEN= 27.1
PROGRAMM MEGA (INKA),VERSION 3.10. GEAENDERT 10. 04. 95
```

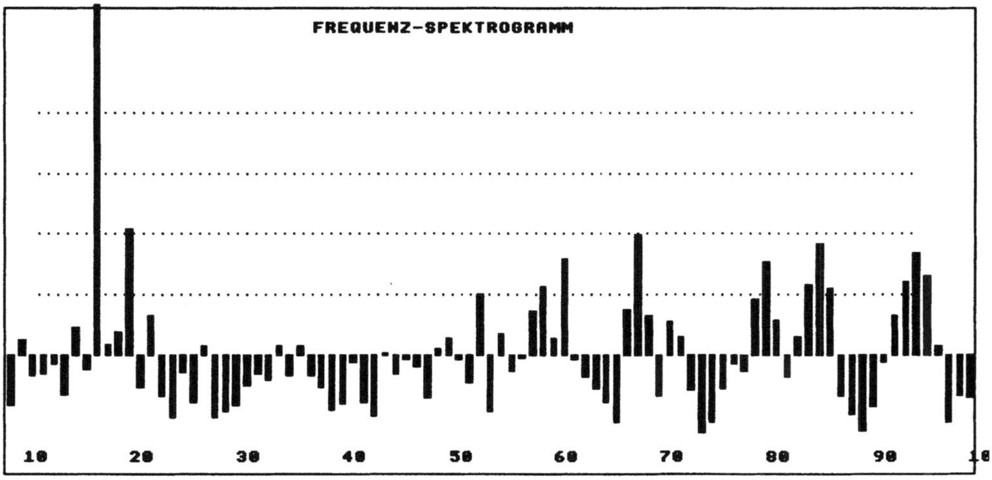

Abb. 6 Frequenzspektrogramm der Daten aus den Spalten D und E der Tabelle IB118

Das Programmsystem INKA verknüpft zunächst die Ausgangsdaten (d. h. die Phasen- und Intervall-Längen) in ihrer natürlichen Reihenfolge zu einer Kette von lfd. Tagesnummern, alternierend jeweils für Beginn und Ende jeder Phase. Diesem geschlossenen Datensatz wird sukzessive eine Reihe streng periodischer, theoretischer Modelle (im Bereich von P = 10 bis P = 100 und welche die gegebene Kalenderstruktur jeweils in ihren Umrissen berücksichtigen) dadurch angepaßt, daß nach der Methode der Minimierung der Summe quadrierter Abweichungen (C. F. GAUSS) eine optimale Phasenlage für jedes Modell aufgesucht wird. Das Kollektiv der so für jede Modellperiode (Abszisse) ermittelten Abweichungssummen wird z-transformiert und als Spektrum dargestellt, in ihm ist P = 18 mit dem (hochsignifikanten) Wert von 5.74 Standardabweichungen (Ordinate) vor allen übrigen geprüften Perioden ausgezeichnet. Neben der Periode P wird von INKA auch die optimale Phasenlage E ("Epoche") bestimmt (E = 09. 10. 1964), allerdings ist diese Bestimmung nicht auf +- 1 Tag genau (wie etwa die Sequenzanalyse SEQ).
Die Auszeichnungsgrade sind in erster Linie von den Ungenauigkeiten der Datierung und ihrer Verteilung abhängig, etwas aber auch von der untersuchten Phasenzahl und der Länge der Prüfperiode, allerdings in systematischer Weise. Die Verhältnisse können übersichtlich gemacht werden mit synthetischen Datensätzen, die aus "reinen" Perioden in den Umrissen eines repräsentativen Phasenkalenders konstruiert wurden und dann sukzessive mit aus Zufallszahlen ermittelten Abweichungen von bekannter Größe und Verteilung "verunreinigt" wurden. Auf diese Weise ist eine Eichung von INKA möglich.
Eine Split-half-Technik mit isolierter Spektrographie von einzelnen Abschnitten des Datensatzes liefert bei IB118 vergleichbare Ergebnisse.

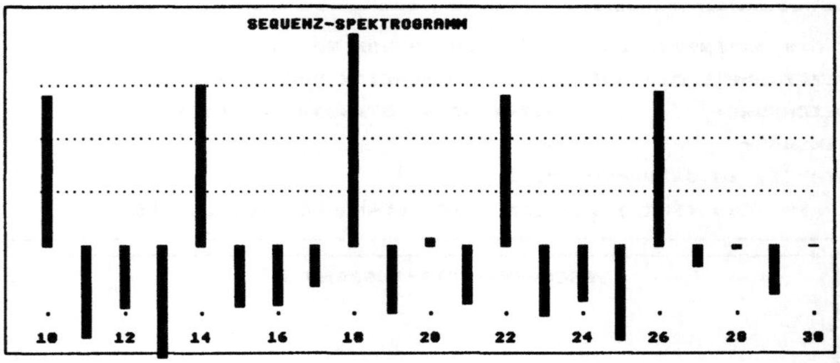

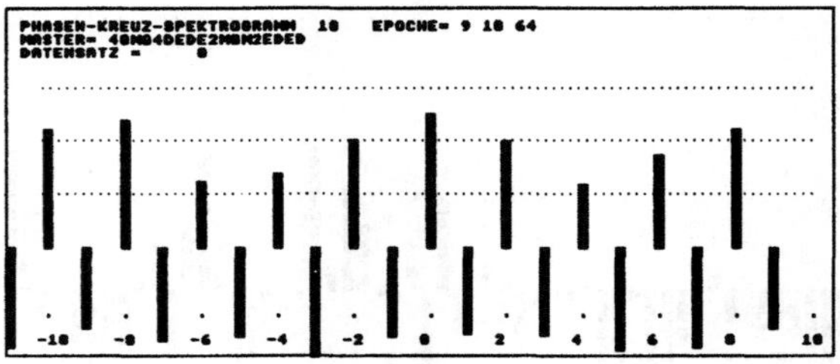

Abb. 7 Sequenzanalyse des Datensatzes IB118 und Bestimmung der Epoche

Die Sequenzanalyse SEQ (oberes Spektrum) untersucht eine Serie (Abszisse) von theoretischen Mastersequenzen, die aus ihren Lissajousfiguren errechnet wurden (unter Annahme von Standardbedingungen, d. h. maximalen Schwankungsweiten) im Bereich der Zykluslängen von 10 bis 30 (und in allen denkbaren Phasenlagen) auf den Grad ihrer musterartigen Ähnlichkeit hin (Ordinate) mit dem empirischen Datensatz IB118_1, indem die einzelnen Positionen in zeitlich korrekter Lage miteinander verglichen werden, wobei die psychopathologische Ähnlichkeit gewichtet wird mit einer Matrix geschätzter Gewichtungsfaktoren (denn Manie und Euphorie können leichter verwechselt werden - bei der klinischen Beschreibung und bei der Textinterpretation - als etwa Manie und Depression).
Im Spektrum sind jene Zykluslängen ausgezeichnet, an deren Nexus eine 2 Tage-Stimmungsschwankung beteiligt ist, am meisten jedoch ^18^.

Für die Mastersequenz ^18^ ergibt sich eine optimale Phasenlage (unteres Spektrum) mit der Epoche E = 9. 10. 64

Der Datensatz IB118_1 umfaßt 21 Textinterpretationen, bei welchen Datierung und Codierung in einer gekoppelten Signatur erfaßbar erschienen:

1.	19. 10. 64	M	8.	23. 01. 77	E	15.	22. 07. 70	D
2.	18. 01. 65	G	9.	24. 11. 67	D	16.	24. 07. 7ß	E
3.	15. 02. 65	D	10.	27. 11. 67	M	17.	26. 07. 70	M
4.	19. 11. 65	M	11.	22. 03. 70	M	18.	25. 05. 71	D
5.	20. 11. 65	G	12.	24. 03. 70	M	19.	26. 09. 72	G
6.	21. 11. 65	M	13.	11. 07. 70	D	20.	21. 08. 73	E
7.	06. 05. 66	E	14.	16. 07. 70	4	21.	24. 12. 73	D

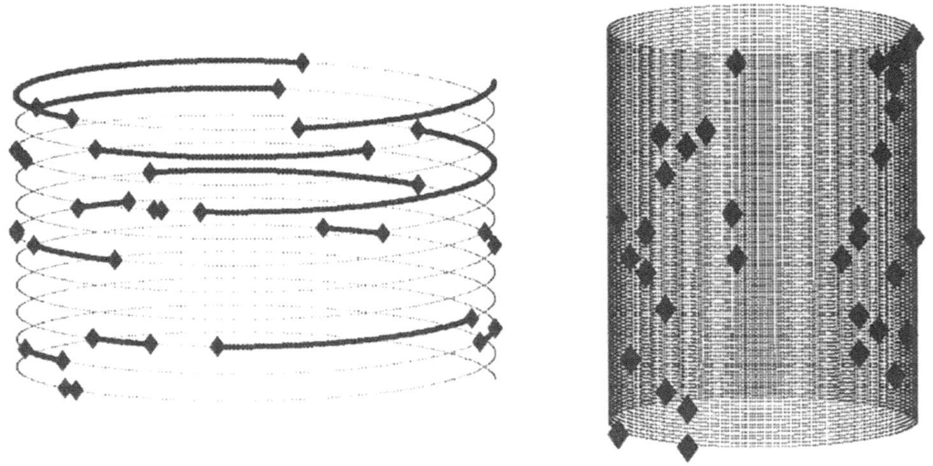

Abb. 8 Schema zur Zeitstruktur des Phasenkalenders von IB118 nach der ChTh.

Der Ablauf der Zeit ist als zylindrische Schraubenlinie (im Uhrzeigersinn und absteigend) perspektivisch dargestellt. Ein Umlauf in der linken Figur entspricht einem Jahr. In der rechten Figur dagegen ist ein Umlauf in zwei gleiche Abschnitte geteilt, deren jeder die Länge eines Zyklus (in diesem Beispiel von 18 Tagen) hat (ein Umlauf dauert dann 36 Tage, das ist etwa 1 Monat). Dies ist nicht die (zwar vertraute, aber unanschauliche) kalendarische, sondern eine "endochrone" (ChTh) Gliederung der Zeit. Beide Figuren stellen alle 18 Phasen von IB118 dar. Anfang und Ende jeder Phase sind mit einer rautenförmigen Marke datiert. Das Beispiel enthält im ganzen 211 (psychotische oder intervalläre) Zyklen in 10 Jahren. Die Abbildung dient vor allem der Erläuterung des Prinzips der <u>Komplexität</u>. Probleme der Datierungsgenauigkeit und fehlertheoretische Erwägungen werden ignoriert. Die linke Figur enthält die empirischen Daten (kalendarisch), die rechte zeigt dieselben Daten in denselben Abständen (in ihrer endochronen Ordnung).

Nach der ChTh bildet die Reihe der Phasen und Intervalle NICHT eine Serie von <u>Rezidiven</u> (mit dem Neubeginn einer Phase im rhythmologischen "Irgendwo", d. h. zufälligen Intervall-Längen), sondern ein Kontinuum dicht aufeinanderfolgender, jeweils genau gleichlanger (nämlich chronopathologisch determinierter) Zyklen, die in weitgehend zufälliger Verteilung entweder eine akut psychotische oder eine intervalläre Erscheinungsoberfläche haben. Die Verteilung der Anzahl psychotischer Zyklen innerhalb einer Phase ist aber sehr verschieden von der Verteilung der Anzahl von Zyklen, aus denen sich jeweils ein Intervall zusammensetzt: recht genau die Hälfte aller <u>Phasen</u> besteht aus nur einem Zyklus, <u>Intervalle</u> aus nur einem Zyklus kommen vor, sind aber selten, meist sind sie komplex gebaut. Die Anzahl von Zyklen in einer Phase oder einem Intervall wird als "Komplexitätsgrad" bezeichnet und mit K symbolisiert.
Die kalendarische Anordnung (links) erweckt den Anschein von Regellosigkeit und ist quasi "chaotisch". <u>Wenn</u> aber die Zykluslänge aus der Spektrographie des Phasenkalenders bekannt ist (für die graphische Organisation der "Zeitspirale"), liegen Anfang UND Ende jeder Phase in der Graphik (rechts) genau unter einer der Marken: es erscheint sinnfällig die (klinisch nicht offenkundige) tatsächliche Geordnetheit des Ablaufs.

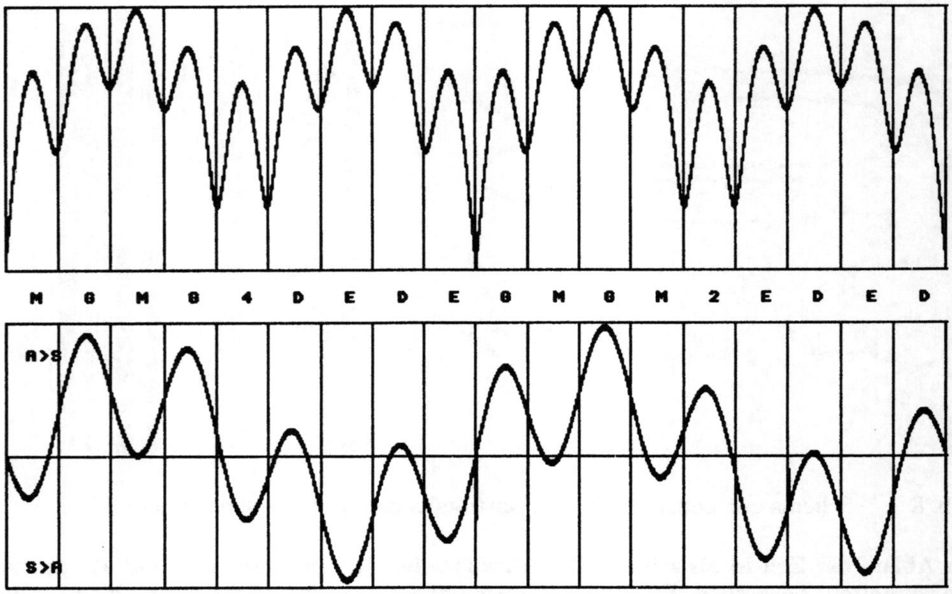

Abb. 9 Verlauf unspezifischer Schweregrade r und der Mischbildhaftigkeit χ, P = 18

Jeder chronopathologische Zyklus ist einerseits (in quantitativer Hinsicht) durch seine Länge bestimmt, andrerseits durch drei qualitative Aspekte:

1. die psychopathologische Binnenstruktur in Gestalt einer Syndromsequenz mit bestimmtem Muster, dieses wird hier mit den Codezeichen angeschrieben
2. durch den Verlauf der Schweregrade der Psychose und
3. durch den Verlauf der Grade von Mischbildhaftigkeit. Am Beispiel eines 18-Tage-Zyklus wird das veranschaulicht.

(Obere Kurve) Schweregradverlauf r im 18-Tage-Zyklus. Die ChTh benutzt einen Schweregradsbegriff, der vom jeweiligen Bildcharakter der Psychose abstrahiert. Der Kurvenzug wird aus der Lissajousfigur errechnet. Es fällt eine mittelständige Nullstelle auf (die übrigens auch manchmal in klinischer Beobachtung bemerkt werden kann). Sie kommt auch im 63-Tage-Zyklus vor und kann hier vielleicht auch ein Phasenende herbeiführen (in früheren Arbeiten als "Halbperiodenproblem" angesprochen).

(Untere Kurve) Verlauf der Mischbildhaftigkeit χ im 18-Tage-Zyklus, auch dieser Kurvenzug wird aus der Lissajousfigur errechnet. Beide Kurven (r und χ) sind (kreuz-) korreliert: Mischbilder sind nach alter Kenntnis schwere Psychosen.

	FRUEH	MORGENS	MITTAGS	NACHM	ABENDS	NACHTS
1.00	N 9.36	4 35.93	4 62.74	M 73.99	M 68.28	M 52.01
2.00	1 47.43	G 61.79	G 82.63	G 92.61	G 88.36	G 75.65
3.00	1 69.87	M 78.16	M 92.52	M 98.25	M 90.40	M 73.19
4.00	1 60.28	G 66.17	G 79.17	G 83.22	G 71.80	G 47.03
5.00	N 23.84	4 38.55	4 61.17	4 70.00	4 61.17	4 38.55
6.00	3 27.41	D 47.03	D 71.80	D 83.22	D 79.17	D 66.17
7.00	3 62.29	E 73.19	E 90.40	E 98.25	E 92.52	E 78.16
8.00	3 69.16	D 75.65	D 88.36	D 92.61	D 82.63	D 61.79
9.00	3 44.37	E 52.01	E 68.28	E 73.99	4 62.74	4 35.93
10.00	N 9.36	2 35.93	2 62.74	G 73.99	G 68.28	G 52.01
11.00	1 47.43	M 61.79	M 82.63	M 92.61	M 88.36	M 75.65
12.00	1 69.87	G 78.16	G 92.52	G 98.25	G 90.40	G 73.19
13.00	1 60.28	M 66.17	M 79.17	M 83.22	M 71.80	M 47.03
14.00	N 23.84	2 38.55	2 61.17	2 70.00	2 61.17	2 38.55
15.00	3 27.41	E 47.03	E 71.80	E 83.22	E 79.17	E 66.17
16.00	3 62.29	D 73.19	D 90.40	D 98.25	D 92.52	D 78.16
17.00	3 69.16	E 75.65	E 88.36	E 92.61	E 82.63	E 61.79
18.00	3 44.37	D 52.01	D 68.28	D 73.99	2 62.74	2 35.93

Abb. 10 Tabellarische Darstellung der Binnenstruktur eines 18-Tages-Zyklus

Die Chronopathologische Theorie phasischer Psychosen lehrt, daß die einzelnen Phasen aus gleichartigen Bausteinen, den Zyklen, aufgebaut sind, die eine wohldefinierte, in Tagen abzählbare Länge haben, die individuell über alle Phasen hin konstant bleibt und die einen in der Reihe der Tage wohldefinierten Verlauf in der sequentiellen Abfolge der psychopathologischen Bilder, der Schweregrade und der Grade der Mischbildhaftigkeit haben.
Der Umbau der Bilder von Tag zu Tag geschieht als Tagesschwankung.
Wenn die rhythmologischen Parameter bekannt sind, kann dieser Umbau rechnerisch (aus der Gestalt der Lissajousfigur) bestimmt werden.
Die Mehrtagesschwankungen des Stimmungssystems wurden bei IB118 mit 2 Tagen bestimmt, die des Antriebssystems mit 9 Tagen (das ergibt eine Zykluslänge von 18 Tagen. Praktisch wurde allerdings die Zykluslänge bestimmt und daraus auf die Mehrtagesschwankungen geschlossen, diese werden für die Lissajousfigur benötigt). Für die Amplituden wurden maximale Schwankungsweiten, für die Gleichlagen keine Auslenkung und für den Beginnzeitpunkt des Ablaufs $4^{\circ\circ}$ morgens (hypothetisch) angenommen (das wird als Standarbedingung bezeichnet).
Die Tabelle ist zeilenweise in die Zyklustage, spaltenweise in die Tageszeiten in 4-stündigem Abstand gegliedert. Jede Zelle nennt das psychopathologische Bild und seinen momentanen Schweregrad in Prozent der maximal möglichen Ausprägung.
Damit wird eine Verfolgung des psychotischen Geschehen "rund um die Uhr" möglich. Im Falle eines 18-Tages-Zyklus sind die nächtlichen Schweregrade allerdings durchgehend niedriger, als die über Tage erreichten (anders z. B. im 28-Tage-Zyklus, wo es Intensitätsspitzen der Psychotizität in der Nacht gibt).

[1 - M] Pat. war sehr umständlich, **wollte immer anderes, als sie sollte,** hat ein paar Löffel Essen verschlungen, ließ sich willig einbetten, **hält es aber nicht lange im Bett aus.**

[2 - G] wirkt **antriebsgesteigert**, mühsam beherrscht

[3 - M] berichtet heute bei der Visite, daß sie am Morgen zwei Gestalten am Gitter gesehen habe, die ihr verdächtig erschienen. Auch habe sie einen Schuß gehört. Jetzt wieder **stärker beunruhigt.**

[4 - G] Im übrigen aber unverändert **unnahbar, kühl,** ihre Antworten sind kurz, meist nichtssagend, häufig quasi-überlegen, neuerlich erscheint die Sprache etwas gedrechselt. Dabei stets gute, überkorrekte Haltung. sieht aber **elend und hinfällig** aus, stimmungsmäßig gleichbleibend **subdepressiv,**

[5 - 4] berichtet bereitwillig ausführlich bis ins Detail über ihr sie z. Zt. stark beherrschendes paranoides System. **Mitteilungsdrang kaum zu bremsen**. Ein warmer Kontakt zu ihr ist jedoch z. Zt. nicht möglich.

[6 - D] Wenn man sie hinsichtlich ihrer Ziele präzise befragt, wird es ihr ungemütlich, sie hat bei solchen Gesprächen die deutliche **Tendenz, im Vagen zu bleiben** und **beläßt es am liebsten mit einer knappen Andeutung,**

[7 - E] Pat. nimmt keinen Kontakt mit ihren Mitpatienten auf. Sie ist **merklich ruhiger** geworden.

[8 - D] hintergründige Gespanntheit, **affektive Kühle und Unbeteiligtheit.**

[9 - E] Erfreuliche Besserung insofern, als die Pat. **aufgeschlossener, freundlicher, zugewandter** ist. Sie wirkt irgendwie gelöst, ohne daß der etwas unheimliche und kühle Zug gewichen ist.

[10 - G] Stimmungsmäßig indifferent und **starr.**

[11 - M] Wirkt höchst **gereizt** und teilweise auch verbal **aggressiv** - dann streckenweise beißend ironisch, **motorisch unruhig**, dabei stimmungsmäßig indifferent, überwiegend gereizt. Überlegen **lächelnd.**

[12 - G] Die Affektlage ist **starr,** die Pat. erscheint emotional unbeteiligt. Ruhig und nicht tangierbar, quasi unbeteiligt . . . in ihrem **automatenhaften Redefluß** unbeeinflußbar.

[13 - M] Prof. A. wird wieder mit einer **Flut von Drohungen** empfangen. Pat. hochpsychotisch, **erregt und unruhig** . . . auch die Hand der Oberschwester wegschlägt . . .

[14 - 2] hintergründig auch deutlich noch gespannte **ängstliche Unruhe,** die mit Mühe hektisch überspielt wird

[15 - E] Die Pat. wirkt auch sonst etwas **maskenhaft** und leer, man weiß gar nicht, warum sie eigentlich redet. Auch die Stimmungslage ist eigentümlich indifferent.

[16 - D] Patientin wirkt ausgesprochen **kühl, abweisend, undurchdringlich.**

[17 - E] Berichtet angeregt und in amüsiertem Tone von ihren Beobachtungen. **Stimmungslage fast hypomanisch.** Äußerlich recht gut zugewandt. Wirkt wesentlich jünger. noch gespannte ängstliche Unruhe, die mit Mühe hektisch überspielt wird.

[18 - D] Im Gesamtverhalten läppisch-unernst. Hält sich in oberflächlicher Distanz. Emotional ohne Tiefgang, dabei insgesamt höflich, eher überhöflich, konventionell und unkritisch.

Abb. 11 Tabelle mit Textbeispielen für die einzelnen der 18 Zyklustage, teilweise gekürzt.

Bei der Auswahl der Beispiele für die Psychopathologie der Binnenstruktur wurde die Zeitordnung eines Zyklus mit P = 18 und der Epoche E = 09. 10. 64 zugrundegelegt.

MANIE, EKSTASE, TYP 4		DEPRESSION, AGITIERT D, TYP 2	

1. Gestimmtheit und Stimmbarkeit

zugewandt, freundlich	fast hypomanisch	unzugänglich	hilfloser
volle Zuwendung	manische Komponente	abweisend	subdepressiv
höchst gereizt	aufgelockert	abwehrend	ängstlich

2. Aktivität und Aktivierbarkeit

läuft pausenlos auf und ab	hilfsbereit	sehr viel ruhiger	starr
fragt viel	attent	gesperrt	etwas aufgekratzt
regt sich schnell auf	Sprengladung	nicht mehr beunruhigt	antriebsgesteigert

3. Modulierbarkeit und Emotionalität

regt sich schnell auf	guter Kontakt	schwierig	verkriecht sich
überangepaßt	zugewandter	unbeteiligt	sehr kühl,

4. Psychomotorik

straff	Grimassieren	verlegen	eckig
überlegen lächelnd	maskenhaft	kühl, abweisend	gekünstelt, leer

5. Lachen und Weinen

Lächeln verkrampft	gelöst	inadäquates Lachen	
immer lächelnd		vordergründig lächelnd	

6. Denkstil

Drohungen	logische Brüche	klarer im Denken	nichtssagend
inkohärent, gewandt	Unheimliches	Suizidales	fahrig
beißend ironisch	gewandt	abgedeckt	

7. Worteinfälle

Nebensächliches	angeregt	Gemurmel	automatenhafter
Telegrammstil	amüsierter Ton	knappe Andeutungen	Redefluß
erheblicher Sprechantrieb	unverbindlich	blass	gedrechselt
Gedanken sind zugeflogen			

8. Körpergefühle

ausgezeichnetes Befinden	wirkt wesentlich jünger	vergiftet	elend und hinfällig
fühlt sich wohler	frischer, lebendiger	unheimlich	Abgeschlagenheit
leicht und schwebend	intoxiziert	müde	
körperliche Frische			

Abb. 12 Tabelle mit manischen und depressiven Leitwörtern aus dem Textcorpus 118 IB

Die formale (zeilenweise) Giederung der Tabelle lehnt sich an die Tabellen in: "Chronobiologische Gestalten endogener Psychosen" an. Die Zeilen nennen (ausschnitts-weise) acht Bereiche von psychopathologischen Grundstörungen.
Die spaltenweise Gliederung berücksichtigt das sequentielle Muster der Binnenstruktur eines 18-Tages-Zyklus: die Tage Nr. 1, 3, 11 und 13 sind darin manisch geprägt, die Tage Nr. 6, 8, 16 und 18 sind depressiv, usw. Das wurde für alle Fundstellen der Leitwörter im Text bestimmt und mit der Einordnung in die vier Spalten der Tabelle dargestellt.

Durch die chronopathologische Determiniertheit ergeben sich in den Spalten semantisch konsistente , psychopathologisch-syndromatologisch einheitlicheWortbestände.

Ekstatische Zustände	agitiert-depressive Zustände
1. Lichterleben	
lichtdurchflutet	dunkelumfangen
2. Raumerleben	
Weite	Enge
3. Zeiterleben	
Zeitfülle	Zeitverlust
4. Innen/Außenwelt-Relation	
Innenwelt (glückhaft) in Außenwelt ergossen	Außenwelt (schmerzhaft) eingedrungen
5. Einzelding-Erleben	
integriert in das Eine	desintegriert in Stücke
6. Icherleben	
uferlos	eingekerkert
7. Leiberleben	
Elevation	Niedergeworfenheit
8. Wahrnehmungsverarbeitung	
selbstvergessene Schau	verwickelt in Details
9. Wörter und Gedanken	
Bedeutungsschwere	Sinnentleertheit
10. Schuld und Gewissen	
Generalentlastung des Ich	Schuldvorwürfe an Andere
11. Motorik und Psychomotorik	
gestisch überladen	entstaltete Hektik
12. Lachen und Weinen	
Lachen UND Weinen	Weinen UND Lachen
13. Himmel und Hölle	
Himmel	Hölle
14. Hörerleben	
Rauschen, Donnern	Hallen der Stille

Abb. 13 Tabelle mit Kennzeichnungen von einigen Grundleistungen des Erlebens und seiner psychotischen Abwandlungen in ekstatischen und agitiert-depressiven Zuständen.

Die Tabelle folgt den ausführlicheren Darstellungen in: Chronobiologische Gestalten endogener Psychosen, sie ist ein Extrakt aus den dortigen Abb. 12 bis 25 und ignoriert die im hiesigen Kontext nicht relevanten manischen und die gehemmt-depressiven Zustände. Mit der Gliederung in zwei Spalten soll das (bipolar) Kontradiktorische zwischen Ekstase und Agitiertheit dargestellt werden.

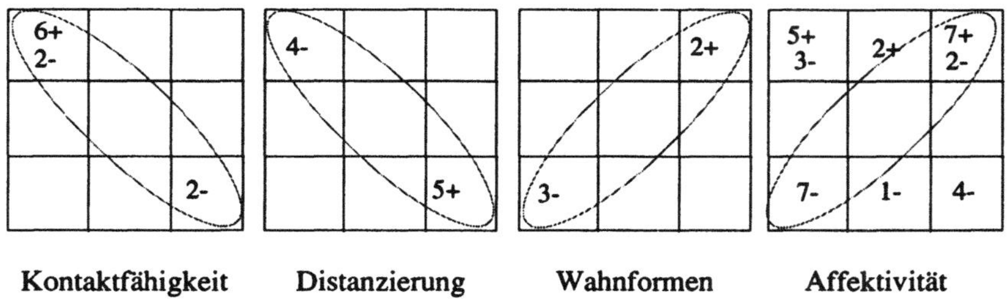

Abb. 14 Häufungen psychopathologischer Einzelheiten im Verlauf.

Eine Besonderheit der ChTh besteht darin, daß die psychopathologisch interpretierbaren Textstellen in der Regel datiert sind, d. h. zu einem bekannten Zeitpunkt gehören, der innerhalb der (bekannten) Zeitordnung in seiner chronopathologischen Determiniertheit aufgedeckt werden kann: aus der Theorie heraus (und ohne hermeneutische Implikationen) kann bestimmt werden, was der Autor einer Textstelle quasi "in Wirklichkeit" zu beschreiben hatte.
Eine Besonderheit phasischer Psychosen besteht darin, daß in sich wohldefinierte Erlebnislagen nicht nur einen einzigen (historisch-) biographischen Ort haben, sondern oft im Verlauf (nach einiger Zeit) immer wieder auftreten, was in (langen)Verlaufsdokumenten viel deutlicher erscheint, als in direkter Beobachtung.

In einer Reihe von Tagen wird die Fähigkeit der Patientin IB118 zu emotionalem Kontakt in anscheinend bunter Folge entweder als vorhanden (+), an anderen aber als fehlend (-) beurteilt. Das verteilt sich indessen auf die Zustände des Nonagramms (links), so wie es sich aus der unterlegten Zeitordnung ergibt, mit Häufungen wie gezeigt. Die Hypothese (Ellipse) sagt, daß die Kontaktfähigkeit in ekstatischen Lagen gut, in agitiert-depressiven Lagen schlecht erscheint.
Eine weitere Hypothese (Mitte links) sagt, daß die Distanzierung von paranoiden Inhalten in ekstatischen Bildern (d. h. zum Zeitpunkt ihres determinierten Eintretens) mißlingt (-), in agitiert-depressiven Bildern jedoch möglich ist (+), und eine weitere Hypothese (Mitte rechts) sieht unter verschiedenen Wahnformen den Vergiftungswahn mit gehemmt-depressiven Zuständen, den Verfolgungswahn mit manischen Zuständen assiziiert.
Die affektiv-emotionalen Möglichkeiten (rechts) erscheinen den Untersuchern in relativ positivem Lichte (nämlich im Sinne von Besserung der Psychose), wenn das Stimmungssystem positiv dysreguliert ist, sie werden negativ beurteilt (und zwar im Sinne der schizophrenen Defektbildung), wenn es negativ dysreguliert ist. Eine gewisse Häufung ist über der manisch-depressiven Achse zu erkennen.

Zählt man das (wegen der im einzelnen nur recht kleinen Zahlen) gemeinsam aus (was numerisch möglich, begrifflich aber wohl heikel ist), ergibt sich ein Chi², das diese Hypothesen immerhin bedenkenswert erscheinen läßt.

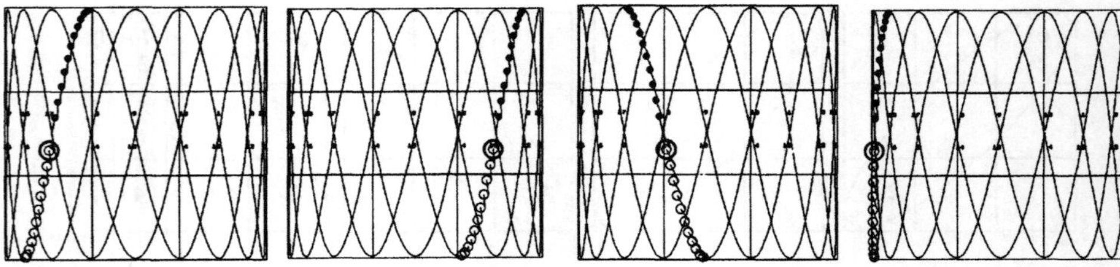

Abb. 15 Dynamikfiguren der vier Suizidsituationen von IB118

An vier Tagen (24. 11. 67, 26. 1. 70, 11. 9. 70 und 24. 12. 73) des insgesamt mehr als 10 Jahre langen Verlaufs werden Suizidhandlungen oder zumindest suizidale Situationen geschildert.

Stellt man diese Tage in ihrem dynamischen Kontext mithilfe der Lissajousfiguren dar (Dysregulationen des Stimmungssystems auf der Ordinate, Dysregulationen des Antriebssystems auf der Abszisse) und markiert den für den Tag repräsentativen Zeitpunkt von 16 Uhr mit einer Kreismarke, die vorhergehenden 12 Stunden mit Punkten, die nachfolgenden mit kleinen Kreisen, so zeigt sich, daß die Suizidalität zumindest zeitlich koinzidiert mit dem Zusammenbruch der Gestimmtheiten (bei durchaus unterschiedlichen Antriebsverfassungen).
Damit dürfte sicherlich nicht der gesamte kausale Hintergrund erhellt sein. Aber dieses Resultat war bereits an größerem Material dargestellt worden (Zitat im Text). Dabei war gezeigt worden, daß die verschiedenen Modalitäten der Suizidalität (wie etwa Ankündigung, Probehandeln, Distanzierung) eine feste Koppelung an die verschiedenen Zustände des Manisch-Depressiven haben, womit die endogene Determination dieser Krisen aufgezeigt ist.

Phase Nr. 1
Stationäre Behandlung vom 13.10. 64 bis zum 22. 10 64 (UKE)
Primär-Datierung aus (chronopathol. "wissender") Erstlekture: D_A = 01. 08. 64 D_E = 22. 10. 64
Errechnete Termine (Periode P = 18, Epoche E = 09. 10. 64):
ET_A = 29. 07. 64 ET_E = 27. 10. 64

Textzitate zur weiteren Vorgeschichte:
1. Referat des Bruders: *Mutter war "geistesgestört", habe die meiste Zeit in Nervenkliniken zugebracht. Pat. primär immer etwas schwächlich und empfindlich gewesen, häufig kränklich, habe sich immer sehr viel beobachtet. Nett, liebenswürdig, überall sehr beliebt, elegant, dabei bescheiden.*
Im Laufe des letzten Jahres sei dem Ref. aufgefallen, daß sie geltungssüchtiger, hektischer, auch in dem Bemühen um neue Freundschaften geworden sei, so als ob sie Minderwertigkeitsgefühle kompensiere. In der Wahl ihrer Freunde sei sie weniger wählerisch als früher, hatte häufig mehrere nebeneinander, dabei auch wesentlich jüngere als sie. Das Verhältnis zu ihr sei seit einem Jahr nicht mehr so herzlich wie früher, die Pat. weniger zugewandt, insgesamt kühler, flacher.

Textzitate zur Datierung des Beginns:
2. *Seit August vermutet die Pat., in einen Rauschgiftring verstrickt zu sein. Und zwar kenne sie seit längerem einen amerikanischen Konsul R., einen "Frauenheld", mit dem sie auch ein Verhältnis hatte. Seit Anfang August glaubt sie, daß er ihr seit längerem Drogen (hauptsächlich Mescalin) verabreichte, heimlich in Getränke mischte usw, um sie erotisch zu beeinflussen. Er stelle ihr nach, verfolge sie, wolle sie möglicherweise umbringen. Im Zusammenhang mit dieser Befürchtung Angst- und Unruhezustände. Äußerungen, Telefon werde abgehört usw. Ende August sei es zu einer gewissen Beruhigung gekommen, Pat. habe sich gut gefühlt, gearbeitet. In der Nacht vom 4. zum 5. Oktober habe sie plötzlich die Polizei angerufen, gebeten, sofort ihre Wohnung zu durchsuchen, es rieche nach Mescalin. Danach habe sie sich tagelang eingeschlossen, auch den Telefonhörer nicht abgenommen, alles verriegelt, auf dem Fußboden geschlafen aus Angst, R. könne vom Fenster aus auf sie schießen. Schließlich äußerte sie die Vermutung, der Polizeibeamte sei ein Beauftragter des amerikanischen Geheimdienstes. Sie riegelte sich erneut ein, wurde nun ausgesprochen abweisend, gereizt und immer ängstlicher.*

Eigene Angaben der Pat.: *Studium der Politischen Wissenschaften und Geschichte, Promotion 1960.*
Bereits seit Frühjahr vorigen Jahres gelegentlich Konzentrations- und Leistungsschwäche, oft nur tageweise, als hätte man Grippe gehabt. Am 16. August [1 - M] sei sie auf einer Party auf versteckte Weise gewarnt worden . . . es sei alles so leicht und schwebend vorgekommen. Daneben habe sie gesehen, daß die Gesichter der anderen sich in eigentümlicher Weise veränderten, maskenhaft wurden. Ihre Bewegungen wurden starr, wie die von Marionetten. Am folgenden Tage wieder körperliche Mißempfindungen, Durst, Übelkeit, Krämpfe im Leib, immer noch "wie im Trancezustand".
. . . eigentümliche Pfiffe, wie von Käuzchen . . . Schritte auf dem Dach . . . plötzlich R.s Gesicht in einem Busch im Garten. Ihre Stimmung sei wechselnd gewesen, unausgeglichener als sonst . . . penetrant süßlicher Geruch in der Wohnung.
Am 16. August begann der (erste) psychotische Zyklus mit dem dafür determinierten manischen Tag, wohl erkennbar im Text: "es sei alles so leicht und schwebend vorgekommen". Auch die versteckte Warnung kann so aufgefaßt werden.
Für den folgenden Tag ist [2 - G], ein agitiert depressives Bild, endogen bestimmt, auch das erscheint erkennbar angedeutet im Referat mit den "körperlichen Mißempfindungen".
Der Bericht von wechselnden Stimmungen, auch von Konzentrations- und Leistungs-

schwächen deutet ein manisch-depressives Geschehen an, aber die sehr merkwürdigen Wahrnehmungsstörungen gehören kaum dazu.

3. 13. 10. 64 [5 - 4] Eindruck: *berichtet bereitwillig ausführlich bis ins Detail über ihr sie z. Zt. stark beherrschendes paranoides System. Mitteilungsdrang kaum zu bremsen. Ein warmer Kontakt zu ihr ist jedoch z. Zt. nicht herstellbar. gut gehalten, gewandt und ansprechend. Die Stimmungslage ist indifferent, aber nicht mit letzter Sicherheit zu beurteilen, da die Pat. sich mit Erfolg um eine fast heitere-unbekümmerte Fassade zu bemühen scheint.*
Determiniert ist für diesen 5. Tag des 18-Tages-Zyklus das Bild der Euphorie Typ 4 . Mit dieser Kenntnis ist dessen Psychopathologie auch in den Notizen durchaus zu lesen, jedenfalls in dem "nicht zu bremsenden Mitteilungsdrang" und dem Unbekümmerten im Heiteren. Dennoch sind die Züge der (schizophrenen) Verhüllung zugleich stark ausgeprägt im als fehlend beurteilten Kontakt und dessen fehlender Wärme, in der als indifferent beurteilten Stimmungslage und vor allem dem Eindruck, vor allem stehe eine Fassade. Es wird sogar formuliert, das beobachtete Heitere stehe im Dienst der Fassadenbildung. Aus chronopathologischer Sicht ist es aber direkter Ausdruck des endogen zugrundeliegenden Bildes. Gerade das Direkte kommt indessen nicht zum Ausdruck. Darin besteht die Verhüllung.

Kommentare zur Datierung des Beginns:
Für die diagnostische Einordnung der Psychose, aber auch für die Datierung ihres Beginns ist ein grundlegendes Faktum darin zu sehen, daß der dokumentierte Text mit einem Referat beginnt, das eine allmähliche Veränderung der Persönlichkeit beschreibt, die ihren Textpartikeln nach, vor allem aber im Lichte der Psychopathologie der später auftretenden Psychose kaum anders, denn als schizophrene Defektbildung angesehen werden kann, fast im Sinne der Schizophrenia simplex, jedenfalls wird eine ziemlich spezifische Wesensänderung bereits für eine Zeit beschrieben, aus der zunächst keine offen psychotische Symptomatik benannt wird. Es geht um einen schleichenden Verlauf ohne markante initiale Ereignisse. Allenfalls könnte hinter der Angabe "seit August" und "seit Anfang August" ein Akzent der Verlaufsgestalt vermutet werden. Nur um überhaupt ein technisch bearbeitbares Datum zu erhalten, wird der Beginn auf den 01. 08. 64 gelegt.

V-Diagnose: Endogene mischbildhafte Psychose paranoider Prägung

Textzitate zum Verlauf der akuten Psychose und ihres Endes:
4. 13. 10. 64 (5 - 4) *Zeitweise wirkt sie ausgesprochen gereizt, besonders den Schwestern gegenüber.*
Es ist mit der Gereiztheit interpretatorisch nicht eben viel zu beginnen. Sie gehört zwar als ein häufiges Leitwort vor allem in das Bild der Hyperaktivität Typ 1, kann aber nahezu überall, selten einmal sogar bei gehemmter Depression auftreten.

5. 14. 10. 64 [6 - D] weiterhin schwierig.
Eine solche Notiz muß im hiesigen Zusammenhang als indifferent angesehen werden. Es ist ihr vielleicht noch ein Hinweis auf das Fortbestehen akut-psychotischer Symptomatik zu entnehmen, nicht aber auf den speziellen Bildcharakter.

6. 19. 10. 64 [11 - M] *jetzt wesentlich weicher, zugänglicher, die überspielt hektische Note ist verschwunden. Während der Visite versucht sie sofort, ihr ausgezeichnetes Befinden, ihre körperliche Frische in den Vordergrund zu bringen, steuert gezielt auf nebensächliche Fragestellungen los . . . nicht im mindesten von ihren paranoiden Inhalten distanziert.*
Geht man von der analytischen Bestimmung der rhythmologischen Parameter des Gesamtablaufs aus (d. h. von der Zykluslänge P = 18 und dem rechnerischen Beginn der Sequenzstruktur E = 09. 10. 1964), so ist dieser Tag als manisch determiniert. Das Manische ist im

dokumentierten Text auch leicht zu lesen: "ausgezeichnetes Befinden", mehr noch "körperliche Frische" sind typische Leitwörter für das Manische. Aber auch der "sofortige" Versuch, die "nebensächlichen Fragestellungen" und das Lossteuern enthält Manisches.

Was das Paranoide angeht, so ist bei der seinerzeitigen Behandlung dieser Problematik nicht in vollem Umfang mit der gehörigen Differenzierung vorgegangen worden, die zumindest die Inhaltsebene (die Themenwahl, das Kognitive) als eine Sache ansieht, die Produktivität (das Einfallsartige) als eine andere und die Distanzierung (als gegenläufigem Vorgang) als eine dritte. Dabei ist zu unterscheiden zwischen dem bloßen weiterhin-Wissen um eine bestimmte Thematik (quasi im Sinne des Mnestischen oder des Kognitiven) und dem aktiv (psychotisch) Ergriffensein und dem Fürwahrhalten oder dem (wahnhaften) Realitätswissen. Offenbar vermag es der menschliche Geist nicht so leicht, eine Sache, die er einmal wußte, als ungültig zu verabschieden, er kann sie oft nur ungebraucht beiseitelegen, da bleibt sie aber - jedenfalls ihrem Thema nach - was sie war. Nach diesem Unterschied ist nicht so leicht zu fragen, schon gar nicht in einer Lage, in der die bloße Frage geeignet sein könnte, einem eventuellen Distanzierungsbemühen in die Quere zu laufen.

7. 22. 10. 64 [14 - 2] *Keinerlei Distanzierung von den massiven paranoiden Inhalten, hintergründig auch deutlich noch gespannte ängstliche Unruhe, die mit Mühe hektisch überspielt wird. Heute beurlaubt.*

Hier würde man sich wünschen, der Text ließe erkennen, was an den Inhalten "massiv" war: das Inhaltliche in sich oder vielleicht auch das Ausmaß der Ergriffenheit dadurch.

Der Tag ist seiner Determinationsstruktur nach depressiv im Sinne der Melancholie Typ 2. Dazu gehört die "hintergründig gespannte ängstliche Unruhe".

In dem "mit Mühe hektisch überspielen" steckt bereits etwas von der besonderen Manier, mit welcher diese Patientin eine Stellung zu ihren Erlebnissen sucht und auch bereits etwas von der besonderen Organisation mehrerer Ebenen, die nicht einfach naiv dem Ausdruck geben, was erlebt wird, sondern abwandeln, vorschützen, Mühe aufbieten, überspielen.

22. 10. 64 M

Mit dem Kürzel M werden die Tage markiert, an welchen die Schwestern in der "Kurve" den Eintritt der Menstruation vermerkt haben. Die Daten werden für eine eigene Frequenzanalyse benötigt, um der Frage nach einer eventuellen Interaktion von hormoneller und endogener Periodik nachzugehen. Diese stellt sich mit größerer Dringlichkeit bei der häufigen endogenen 28-Tage-Periodik, ist aber auch im vorliegenden Fall (mit seiner 18-Tages-Periodik) interessant.

Kommentare zur Datierung des Phasenendes und zur Diagnostik:

Es ist ein klinisch sichtbares Ende einer in sich geschlossenen psychotischen Strecke nicht dokumentiert, möglicherweise zum Zeitpunkt der Beurlaubung auch noch nicht erreicht, jedenfalls bleibt für die Datierung nichts anderes übrig, als das Ende mit dem Tage der Beurlaubung anzusetzen.

In der Diagnose ist die Kennzeichnung "endogen" überflüssig, denn das ist im Hamburger Sprachgebrauch bereits mit dem (im übrigen unklaren) terminus "mischbildhaft" gesagt, dessen Unklarheit wohl nicht ganz unabsichtlich im Spiel ist, weil eine "paranoide Prägung" hinzugesetzt wird. Vielleicht könnte eine (zu diesem Zeitpunkt noch nicht zu verantwortende) Verdeutlichung heißen: "paranoide Psychose", die vorerst mischbildhaft und noch nicht schizophren genannt wird.

Das Intervall umfaßt 2 Zyklen

Phase Nr. 2
Stationäre Behandlung vom 5. 01. 65 bis zum 1. 6. 65 (UKE)
Primär-Datierung aus (chronopathol. "wissender") Erstlektüre: D_A =22. 12. 64 D_E = 14. 05. 65
Errechnete Termine (Periode P = 18, Epoche E = 09. 10. 64):
ET_A = 20. 12. 64 ET_E = 13. 05. 65

Textzitate zur Zwischenanamnese:
8. *Seit 8. 11. 65 [18 - D] arbeite sie wieder im W.-Archiv, "so gut und konzentriert wie lange nicht". Etwa seit Weihnachten fühle sie sich in ihrer Wohnung beunruhigt, es sei ihr unheimlich gewesen: nachts und auch mitunter während ihrer Abwesenheit tagsüber habe jemand kleine Papierschnipsel auf den dunkelblauen Teppich im Flur ihrer Wohnung gestreut, immer wieder... sie habe ein neues Sicherheitsschloß anbringen lassen, dieses habe jemand ausgewechselt. Aus den gegenüberliegenden Häusern sei Licht auf ihre Wohnung gerichtet gewesen. Sie wohne mitten in einem Spionagezentrum. Am Tage vor der Aufnahme habe sie abends von ihrem Zimmer aus gesehen, "ich hatte noch dunkel, weil ich beobachten wollte", wie in der Kaserne in einem Raum irgendwelche Leute eine überlebensgroße Figur anzogen, die ganz wie ein Ku-Klux-Klan-Mann aussah.*
Mit der Formulierung "mitten in" ist der paranoide Erlebnismodus in einer zentralen Weise bezeichnet. Er bestimmt vordergründig und weithin das Erscheinungsbild dieser Psychose, deren manisch-depressive Züge eigentlich nur mit dem Wissen um die Sequenzstruktur und dem weiten Überblick herauspräpariert werden können. Dieser Überblick findet dann immer wieder Vergleichbares wegen des periodischen Baus des Manisch-Depressiven

Kommentare zur Datierung des Beginns (und zum voraufgehenden Intervall):
Wenn man von der Angabe "etwa seit Weihnachten" ausgeht und berücksichtigt, daß der Austausch des Sicherheitsschlosses wohl noch vor den Festtagen ausgeführt wurde, erscheint eine Datierung des Beginns mit dem 22. 12. 64 vertretbar, wenn auch nicht zwingend begründet.
Immerhin scheint für diese Phase die Annahme eines konturschärferen Beginns möglich, denn man hört von guter und konzentrierter Arbeit zuvor.

VD: blander schizophrener Defektzustand

Textzitate zum Verlauf der akuten Psychose und ihres Endes:
9. *05. 01. 65 [17 - E] Berichtet angeregt und in amüsiertem Tone von ihren Beobachtungen. Stimmungslage fast hypomanisch. Äußerlich recht gut zugewandt. Wirkt wesentlich jünger.*
Es ist ein ekstatischer Tag E determiniert. Das Ekstatische, wie es im Zustandsraum der ChTh gefaßt ist, war bei der Abfassung der KG nicht als Leitbild verfügbar, daher ist die Psychopathologie dieses Tages unter dem Leitbild des Manischen beschrieben worden. Es ist einigermaßen bemerkenswert, daß kurz nach der Etikettierung des ganzen als "blander schizophrener Defektzustand" eine Stimmungslage "fast hypomanisch" genannt wird (und die übrigen Festellungen dem sehr nahe sind). Dadurch wird die Größe der richtunggebenden Kraft einer übergreifenden (diagnostischen) Sprechweise illustriert.

06. 01. 65 [18 - D] M

10. 09. 01. 65 [3 - M] *berichtet heute bei der Visite, daß sie am Morgen zwei Gestalten am Gitter gesehen habe, die ihr verdächtig erschienen. Auch habe sie einen Schuß gehört. Jetzt wieder stärker beunruhigt.*
Die "stärkere" Beunruhigung mag zum heutigen manischen Tag gehören, wie auch zum inzwischen eröffneten neuen Zyklus (einer komplex gebauten Phase). Für diagnostische Überlegungen (die aber offenbar so gut wie nicht mehr stattfinden, da die Sache geklärt

erscheint) wäre das "jetzt wieder" als Hinweis auf einen doch ganz erheblichen und schnell ablaufenden inneren Schwankungsreichtum des psychotischen Geschehens und damit als Hinweis auf die manisch-depressive Natur des ganzen interessant gewesen. Indessen ist innerer Schwankungsreichtum quasi summarisch als Signum des Psychotischen überhaupt, nicht in seinen Einzelheiten dokumentarisch beim Wort genommen worden. Daß solche Dokumentation lohnend ist, lehrt erst die ChTh.

11. 11. 01. 65 [5 - 4] *Pat. verlangt heute die Entlassung . . . läßt sich verbal beruhigen und lenken. Insulin wurde abgesetzt, da Pat. von geometrischen Figuren berichtet, die sie bei geschlossenen Augen sehe.*
Dies ist eine indifferente Notiz, was endogene Syndromatik angeht.

12. 13. 01. 65 [7 - E] *verlangt jetzt nachdrücklich ihre Entlassung. Zwangsunterbringung.*
Es ist nicht viel mehr zu erschließen, als daß man sich sosehr inmitten psychotischen Geschehens weiß, daß eine Zwangsunterbringung durchgesetzt wird. Ein 7. Tag liegt mitten im Zyklus.

13. 18. 01. 65 [12 - G] *paranoide Symptomatik abgeschwächt, sie wisse nicht, was es bedeute, "vielleicht nur, daß man mich ärgern will".*
Das agitiert Depressive G ist in seinem Zentrum durch die Kategorie der Zerstücktheit bestimmt, in der nur schwer ein konsistentes Wissen durchzuhalten ist (das wird hier als "Abschwächung" aufgefaßt). Eigenartigerweise ist es ganz typisch das Bild G, das Distanzierungen von wahnhaftem Erleben erlaubt (gegenläufig ist es E, das die Verfangenheit in Paranoides begünstigt. E und G bilden die "zweite Bipolare").
Daß alles, was geschieht (und sei es, daß es wahnhaft geschieht), nur dazu da ist, den Kranken zu "ärgern", ist typisch G.

14. 20. 01. 65 [14 - 2] SR *Pat. macht einen gespannten Eindruck, überdeckt von einer leeren Höflichkeit.*
Die Sprechweise der Ärzte, die Höflichkeit der Patientin sei "leer" (und überdeckend), erreicht die Schwesternberichte (SR).

15. 21. 01. 65 [15 - E] *Insgesamt wirkt die Pat. weicher und aufgelockert.*
Man vergleiche dazu die (gleichfalls aus ekstatischen Tagen stammenden) Notizen Nr. 29, 37, 95 und 100.

16. 28. 01. 65 [4 - G] *hilfloser, auch ängstlicher. Auffällig ist, daß die geistigen Ansprüche der Pat. doch sehr niedrig sind.*
Es ist für das Verständnis der Angelegenheit nützlich zu wissen (was aber seinerzeit nicht bekannt war), daß die Patientin einer (adligen) Großindustriellenfamilie entstammt. Sie führt zwar ihren Doktortitel, tritt aber im übrigen nicht offen mit jenen Ansprüchen auf, die sie doch hat. Zu diesen Ansprüchen gehört auch, daß sie sich nicht auseinandersetzt, insbesondere nicht mit Psychiatern. Was allerdings die hier genannten "geistigen Ansprüche" angeht, so erscheint doch denkbar, daß sie ganz einfach unter der akuten Psychose leiden.

31. 01. 65 [7 - E] M

17. 15. 02. 65 [4 - G] *Die paranoiden Inhalte stehen jetzt weniger im Vordergrund, sind aber in unvermindertem Maße vorhanden. . . . bisweilen freundlich aufgelockert. Im übrigen aber unverändert unnahbar, kühl, ihre Antworten sind kurz, meist nichtssagend, häufig quasi-überlegen, neuerlich erscheint die Sprache etwas gedrechselt. Dabei stets gute, überkorrekte Haltung. Die Pat. beschäftigt sich im Grunde nicht, blättert nur gelegentlich in zahlreichen*

mitgebrachten Büchern, sitzt, betritt man unverhofft das Zimmer, fast immer untätig herum, macht sich dann schnell an irgendetwas zu schaffen, deutlich die Antriebsstörung zu kaschieren versuchend. Bei der an den Tag gelegten Haltung und der sicher auch jetzt noch vorhandenen hohen Formalintelligenz ist es erstaunlich, mit welcher Kritiklosigkeit die Pat. darüberhinweggeht, daß sie in sämtlichen zuletzt innegehabten Positionen leistungsmäßig versagt hat und fraglos einer Arbeitsbelastung in absehbarer Zeit nicht gewachsen wäre, zumal ihr eigener Anspruch sehr hoch ist. Sie hat an Gewicht zugenommen, sieht aber elend und hinfällig aus, stimmungsmäßig gleichbleibend subdepressiv, am Nachmittag nur selten aufgelockert, immer eine Spur unbeteiligt wirkend. Eigentlicher Kontakt zu ihr ist nicht möglich.
Der Schweregradverlauf (Abb. 9) zeigt für alle Tage des Zyklus eine nachmittägliche "Auflockerung".
Das (agitiert) Depressive erscheint in "elend und hinfällig", "stimmungsmäßig subdepressiv". In Nr. 34 heißt es im Gegenteil (wenn man so will "bipolar"): "sieht glänzend aus", "frisch und munter". Der mit ChTh eröffnete Standpunkt gestattet, nicht nur beides nebeneinander zu stellen (über die zeitliche Distanz von genau einem Jahr hinweg und auf dem Hintergrund der postulierten durchlaufenden Ordnung), sondern den beiden Zitaten das Depressive von [4 - G] und das Manische von [5 - 4] zuzuordnen.

18. 02. 03. 65 [1 - M] *Von den paranoiden Inhalten in keiner Weise distanziert, dies zumeist mit einer straffen, fast überkorrekten und überangepassten Haltung überspielend. Auf Grund der familiären Belastung, der wahrscheinlich doch schon länger andauernden eigenen Krankheitsanamnese und des hier nach längerer Beobachtung vorherrschenden querschnittsmäßigen Eindrucks gewinnt der Verdacht auf das Vorliegen einer Prozeßpsychose an Wahrscheinlichkeit.*
"Straff" und "überspielen" sind manische Leitwörter. Die vorhandenen ärztlichen Papiere lassen keine andere Möglichkeit, als die Psychose der Mutter als schizophren anzusprechen. Der Rückgriff auf das Querschnittliche beschreibt die Sache diagnostisch wohl nicht falsch. Die hier durchgeführte Studie operiert konsequent mit dem Längsschnittlichen, das führt zu einem ganz anderen diagnostischen Urteil.

07. 03. 65 [6 - D] M

19. 09. 03. 65 [8 - D] *In einer Nachexploration ist erkennbar, daß Frau Dr. B. die paranoiden Inhalte "ad acta" gelegt hat, sich jedoch nicht von ihnen distanziert, sondern sie lediglich insofern umdeutet, als sie sie nicht mehr auf sich bezieht.*
Ob das eine Distanzierung ist, oder vielleicht nur Ausdruck der fehlenden Antriebsfüllung an einem gehemmt-depressiven Tag, kann nicht entschieden werden.

20. 12. 03. 65 [11 - M] *Von Distanzierung heute keine Spur. Pat. sitzt aufrecht, starr, ohne sich zu bewegen, im Stuhl. Kaum mimische Regung, maskenhaft (Chef: "wachspuppenhaft"). Sagt von sich aus kaum etwas, wirkt hintergründig gespannt.*
Interessant ist, daß auch in diesen wechselnden Distanzierungsverhältnissen (man vergleiche Nr. 19) der fortdauernde innere Schwankungsreichtum erscheint, der in gewisser Weise sogar bemerkt wird. Von der Manie ist lediglich "hintergründige Gespanntheit" zu sehen, im übrigen steckt der Antriebsreichtum in der Starre.

21. 30. 03. 65 [11 - M] *(Pat. wird auf ihre Haut angesprochen) Sie berichtet dazu, daß ihre Haut früher untadelig gewesen sei. Lediglich etwas blass sei sie immer schon gewesen. Pat. weist dann das Paßfoto vor. Das Foto stammt aus dem Jahre 1960 und zeigt eine sehr gut aussehende junge Frau. Mit dem heutigen Aussehen der Pat. weist dieses Foto fast nur eine entfernte Ähnlichkeit auf. Von dem jetzt vorliegenden Salbengesicht keine Spur. Vor allem aber ist der Ausdruck des Gesichts ein vollständig anderer - damals war Ausdruck drin, jetzt nicht mehr.*
Die Notiz stammt von einem gescheiten Mann. Was er vergleicht, ist Gesundheit und Krankheit, nicht, wie er wohl meint, Unschizophrenes und Schizophrenes.

22. 31. 03. 65 [12 - G] *Zu erwähnen wäre vielleicht noch, daß Pat. beim Gehen und allen anderen Bewegungen, beim Gehen fällt es aber am stärksten auf, eine eckige, linkische Motorik zeigt. Kaum Mitbewegungen. z. T. Medikamenteneffekt?*
"Eckig, linkisch" sind Epitheta der Motorik, die schizophrenologische Konnotation tragen (und mit diesem Gehalt hier wohl auch notiert worden sind), wenn sie aber im Rahmen der MDE zu bemerken sind, dann sicherlich am ehesten im heute determinierten Bild G. (Es sind aber die motorischen Auffälligkeiten der MDE vergleichsweise viel weniger beschrieben und beachtet worden, als jene bei der Schizophrenie).

23. 18. 05. 65 [6 - D] *Über das letzte Wochenende (Sbd 15. 05. 65 [3 - M]) haben wir die Pat. probebeurlaubt, nachdem sie auf der Station weitgehend unauffällig war. Sie ging mit anderen Patienten zusammen ins Badehaus, hatte anscheinend auch Kontakt zu ihnen, lebte aber doch meist zurückgezogen in ihrem Zimmer. Sie war freundlich, aber darin doch merkwürdig stereotyp, sie zeigte immer das gleiche Lächeln, immer diegleiche Tonart, "ungleich sind die Tage", das traf auf sie nicht zu. Man kann sie im Gespräch auch gar nicht modulieren, sie geht zwar auf jeden Themenwechsel und jede Tonart ein, aber sie geht nicht mit, ja sie geht sogar zusehr auf alles ein, um natürlich zu wirken. Man hat dadurch das Gefühl, daß sie abdeckt und sich nicht in die Karten kucken lassen will, greift man sie direkt an, kann als Ausnahme in der Mimik für Momente doch ein verlegener Ausdruck vorkommen, aber dann erfogt doch prompt eine gewandte, stets etwas blasse und weitläufige, im Effekt abwehrende Antwort, der innere Bereich bleibt verschlossen. Formal ist die Pat. sehr gut von ihren psychotischen Erlebnissen distanziert:"das war Blödsinn, ich habe mir das alles bloss eingebildet, das habe ich gesponnen". (Es sei geschossen worden?) "War ja auch". Hier wagt sie sich tatsächlich einmal heraus und braucht keine diffusen Auskünfte, sondern bezieht Stellung, es war tatsächlich geschossen worden. (Sie waren bewaffnet, als Sie ankamen?) "Ja, mein Bruder hatte mir vor längerer Zeit zu einer Gaspistole geraten, ich hatte sie zufällig bei mir, ich war selbst ganz erstaunt, sie hier bei der Aufnahme zu finden" "ich hatte sie schon vor meinen Zuständen". (Papierschnipsel?) "Ich sah immer etwas auf dem Teppich rum, ich dachte, daß da jemand eingedrungen sei, vielleicht waren die Schnippel noch von Weihnachten" (Wo sind die Schnippel jetzt?) "Weiß nicht, aufgelöst!" Pat. lacht dabei, erklärt dann spontan: "ich muß damals sehr durcheinander gewesen sein, ich habe mir viel zusammenkombiniert" (Haben Sie auch mal was Verdächtiges gehört?) "Nein niemals!".*
Die erwähnte, vor der Beurlaubung erreichte "weitgehende Unauffälligkeit" mag mit dem zu dieser Zeit erreichten Zyklusende zusammenhängen.
Der Verlust der "Natürlichkeit" ist - nach der Erinnerung des Autors - notiert worden in der Meinung, einen wesentlichen, tiefliegenden (und besonders rätselhaften) Zug des Schizophrenen bei der Patientin gesehen zu haben.

01. 06. 65 [2 - G] enlassen.

Kommentare zur Datierung des Phasenendes und zur Diagnostik:
Es wird bereits vor der Beurlaubung (18. 05. 65) eine weitgehende Unauffälligkeit festgestellt. Das erlaubt, ein Phasenende spätestens auf den 14. 05. 65 zu legen.
Eine Abschlußdiagnose ist nicht formuliert. Es ist aber vom Verdacht des Vorliegens einer Prozeßpsychose die Rede (02. 03. 65). Worauf sich die Aufnahmediagnose ("blander schizophrener Defektzustand") gestützt hat, ist zum Zeitpunkt der Aufnahme nicht recht sichtbar, nach Ablauf der klinischen Beobachtung aber schon eher nachvollziehbar.

Das Intervall umfaßt 9 Zyklen

Phase Nr. 3
Stationäre Behandlung vom 19. 11. 65 bis zum 12. 1. 66 (UKE)
Primär-Datierung aus (chronopathol. "wissender") Erstlekture: D_A = 04. 10. 65 D_E = 14. 12. 65
Errechnete Termine (Periode P = 18, Epoche E = 09. 10. 64):
ET_A = 04. 10. 65 ET_E = 15. 12. 65

Textzitate zur Zwischenanamnese:
24. *Nach ihrer Entlassung sei es ihr zuhause gut gegangen. Wieder in ihrer Wohnung gewohnt. Keine besonderen Vorkommnisse, die sie hätten beunruhigen können.*

Textzitate zur Datierung des Beginns:
25. *Seit Anfang Oktober Magenbeschwerden, Leberdruck. Seit dem 18. 11. arbeitsunfähig geschrieben.*

26. 19. 11. 65 [11 - M] Eindruck: *Elegant gekleidet, gepflegt. Wirkt höchst gereizt und teilweise auch verbal aggressiv - dann streckenweise beißend ironisch, motorisch unruhig, dabei stimmungsmäßig indifferent, überwiegend gereizt. Überlegen lächelnd.*
Nachts halluziniert die Pat. lebhaft, bemerkt Männer hinter dem Fenster und auch unter ihrem Bett.
Dies ist von der Determinationsstruktur her gesehen ein manischer Tag. Das ist in der notierten Psychopathologie auch recht deutlich dargestellt. Es fehlt im Bild jedoch das Heitere, das so notwendig in das Leitbild des Manischen zu gehören scheint. Ausdrücklich wird die Gestimmtheit als "indifferent" beurteilt. Vielleicht könnte gesagt werden, das Ausdrucksverhalten sei derart abgewandelt, daß die Gestimmtheit nicht erscheint. Das wäre dann Indifferenz in dem einen Beschreibungssystem und Verhüllung in dem anderen. Das Paranoid-Halluzinatorische ist seinem Inhaltsstil nach nicht selten im Bild der Manie. Man vergleiche Nr. 10 und Nr. 51

Diagnose: akuter paranoid gefärbter depressiver Versagenszustand

Kommentare zur Datierung des Beginns (und zum voraufgehenden Intervall):
Die Angabe "seit Anfang Oktober" kann durchaus, jedenfalls aus der Sicht von Mitte November, noch mit dem 04. 10. 65 datiert werden, wenngleich im einzelnen des Textes nichts auf einen einzelnen, bzw. diesen Tag hindeutet.
Für das vorangehende Intervall wird Wohlbefinden behauptet.

Textzitate zum Verlauf der akuten Psychose und ihres Endes:
19. 11. 65 [11 - M] M

27. 20. 11. 65 [12 - G] SR *Pat. kriecht unter die Bettdecke, weil sie sich auch in ihrem Bett bedroht und verfolgt fühlt.*
Das Agitiert-Depressive ist in seinem Erscheinungsbild nicht selten dadurch ausgezeichnet, daß die Kranken sich nicht zu lassen wissen und von dem unerträglichen Empfinden durchdrungen sind, sich am falschen Ort zu befinden. Das Bett ist dann ein quasi magischer Zufluchtsort.

28. 21. 11. 65 [13 - M] *Prof. A. wird wieder mit einer Flut von Drohungen empfangen. Pat. hochpsychotisch, erregt und unruhig . . . auch die Hand der Oberschwester wegschlägt . . . Verlegung auf die geschlossene Aufnahmestation.*
Die "Flut von Drohungen" ist sehr typisch manisch, wie es für diesen Tag determiniert ist. Prof. A. war mit seiner sprudelnden Lebendigkeit und nie versagenden Liebenswürdigkeit jedenfalls kein geeigneter Adressat dafür.

29. 13. 12. 65 [17 - E] *sehr unruhig, wirkte äußerst gespannt, ängstlich, erregt. Glaubte sich auch hier nicht sicher. Erzählte in hektischem Redefluß die Geschichte ihrer Verfolgung. Vor einer Woche beginnende deutliche Auflockerung. Pat. ist zugewandter, man hat auch etwas Kontakt zu ihr. Hat auch Kontakt zu andern Pat. aufgenommen, ist hilfsbereit, macht Spiele mit. Fühlt sich jetzt nicht mehr verfolgt, hat sich jedoch von den anfänglichen massiven paranoiden Inhalten in keiner Weise distanziert. Pat. wirkt frischer und lebendiger.*
Zu diesem Eindruck des Frischen und Lebendigen muß aus der hiesigen Perspektive als Kontrastbild hinzugedacht werden, daß die Patientin immer wieder auch depressiv, gehemmt, ruhig, unauffällig, verkrochen gewirkt hat (zuletzt z. B. erst noch in Nr. 27).

30. 15. 12. 65 [1 - M] *Die Besserung hält an: Pat ist vordergründig zugewandt, freundlich. Aber über einige konventionelle Redewendungen hinaus ist an sie nicht heranzukommen. Ihre morgendliche Zuwendung bei der Visite mutet gewollt an, das Lächeln ist verkrampft, starr, als müsse sie sich Mühe geben. Äußerste Kühle im Kontakt und Untangierbarkeit sind nach wie vor vorhanden. . . immer noch inkohärente Züge . . . völlig fehlende emotionale Füllung.*
Für das Verständnis dieser Notiz ist zunächst wichtig zu wissen, daß der endogene Zyklus soeben abgelaufen und das Intervall erreicht ist, das erklärt "die Besserung". Im übrigen können die Feststellungen sehr wohl auf jener Linie interpretiert werden, wie sie bei Nr. 26 skizziert worden ist. Sie stehen aber auch im Dienste der Befestigung der Ansicht, es handele sich um eine Schizophrenie. Man könnte ja durchaus quasi direkt beschreiben und sagen: "zugewandt, freundlich", "Lächeln", "Inkohärenz" und wäre dann dem (determinierten) Bild der Manie nahe. Es tritt aber die (schizophrene) Verhüllung hinzu und nun erscheint das Zugewandte "vordergründig", die morgendliche Zuwendung "gewollt", das Lächeln "verkrampft, starr", im Kontakt sind "Kühle und Untangierbarkeit", sogar "äußerste Kühle" vorhanden.

31. 20. 12. 65 [6 - D] *unverändert.*
Eine indifferente Notiz.

32. 30. 12. 65 [16 - D] *untadelig eingeordnet, probeweise beurlaubt.*
Der Zyklus geht zuende, es ist aber auch das angesagte gehemmt-depressive Bild nicht dazu angetan, ein Verhalten zu produzieren, an welchem etwas zu "tadeln" wäre.

33. 03. 01. 66 [2 - G] *sehr elegant, etwas aufgekratzt, jedoch ausgezeichnet gehalten, tadellos durchgespielte Fassade.*
Inzwischen ist der akut-psychotische Zyklus zuende gegangen, was allerdings gewisse Auffälligkeiten im Sinne einer Nachschwankung nicht ausschließt. So könnte die beobachtete Aufgekratztheit sehr wohl zu der Angetriebenheit des angesagten Agitierten gehören, wenngleich der Ausdruck in affektiver Hinsicht wohl positiver gemeint ist. Die Erscheinung wird als fassadär aufgefaßt, als ob etwas anderes dahinter läge, das nicht benannt werden kann. Die doch wohl auch gegebene Möglichkeit, daß gar nichts weiter verborgen gehalten wird, wird nicht erwogen. Es gibt zu ihrer Erwägung indessen auch nicht irgendein Material, die Patientin selber müßte es denn herausgeben. Tut sie es nicht, schon allein, weil nichts da ist, so bleibt der Eindruck und seine Deutung bestehen.

Diagnose: Blander schizophrener Defektzustand (des Antriebs und der Affektivität).

Kommentare zur Datierung des Phasenendes und zur Diagnostik:
Am 13. 12. 65 wird erstmals eine Besserung konstatiert, von der es am 15. 12. 65 heißt, sie halte an, demnach kann das Phasenende auf den 14. 12. 65 datiert werden.

34. 11. 02. 66 [5 - 4] Sprechstunden-Notiz Prof. Bürger-Prinz: *Lange Wochen Teneriffa. Sieht glänzend aus. Wirkt frisch und munter - aber oberflächlich, ohne Tiefgang, leere Fassade. versuchsweise: arbeitsfähig.*
Der endogenen Determination nach herrscht ein Bild der Euphorie Typ 4, möglicherweise in intervallärer Abschwächung, jedenfalls passen die Notizen gut dazu.

Das Intervall umfaßt 4 Zyklen

Phase Nr. 4
Stationäre Behandlung vom 6. 5. 66 bis zum 14. 5. 66 (UKE)
Primär-Datierung aus (chronopathol. "wissender") Erstlekture: D_A = 25. 02. 66 D_E = 08. 05. 66
Errechnete Termine (Periode P = 18, Epoche E = 09. 10. 64):
ET_A = 25. 02. 66 ET_E = 08. 05. 66

Textzitate zur Zwischenanamnese:
35. *Nach der Entlassung Reise nach Teneriffa, sich ausgezeichnet erholt. Seit dem 15. 02. als Sachbearbeiterin für Dokumentation eingestellt, die Arbeit mache ihr ausgesprochene Freude.*

Textzitate zur Datierung des Beginns:
36. *Seit Ende Februar könne sie schlecht schlafen. Zu Beginn der letzten Woche seien ihr die Gedanken zugeflogen, habe die Gedanken nicht fassen können, war dabei angenehm errregt. Am 5. Mai [16 - D] hörte sie das Wasser im Bad rauschen, es roch nach Gift, eine große Angst überkam sie.*
Vielleicht kann man "Ende Februar" noch ansetzen als [25. 02. 66 = 1 - M]. Der Beginn der letzten Woche war [13 - M] . Auch das wäre ein manischer Tag, dazu paßt die Angabe, es "seien ihr die Gedanken zugeflogen, habe die Gedanken nicht fassen können, war dabei angenehm errregt."
Der 5. Mai war ein Tag [16 - D]. Zu dieser gehemmt-depressiven Verfassung gehört stimmig die besondere Hör-Wahrnehmung, zusammengesetzt aus depressiver Lärmempfindlichkeit und depressiv-wahnhafter Bedeutungshaltigkeit von Geräuschen, insbesondere in Gestalt des Rauschens, das eigentlich banale Rauschen des Wassers im Bad sei gefährlich, es roch sogar nach Gift und eine (depressive) "große Angst überkam sie".
Diese Phase beginnt (nach einem freien Intervall mit beruflicher Leistungsfähigkeit) mit einer (für die MDE typischen) Schlafstörung. Die beiden je für sich mit psychotischen Erlebnissen geschilderten Tage stellen das Manische und das Depressive (der MDE) dar.

37. 06. 05. 66 [17 - E] Eindruck: *Pat. ist attent, gute Rapportsituation, guter Kontakt! Auffallend gut im beruflichen und menschlichen Bereich eingepaßt. Manische Komponente im Stimmungsverhalten unübersehbar. Nach außen hin reibungsloses, höfliches, allerdings auch wesensarmes Verhalten, das die Funktion einer abdeckenden Maßnahme hat.*
Die etwas gezwungene Formulierung: "manische Komponente im Stimmungsverhalten" vermeidet die schlichte Feststellung: ˆStimmung manischˆ (die an einem ekstatischen Tag durchaus zutreffend sein kann, wenn das Leitbild der Ekstase nicht verfügbar ist) und erlaubt so, bei der einmal gestellten Diagnose einer Prozeßpsychose zu bleiben. Dazu muß eine besondere Bahnung aus vorauslaufenden Beurteilungslinien (oder was immer) genötigt haben, denn in derselben Notiz ist sogar von "gutem Kontakt" die Rede, was noch schlechter mit der Diagnose zusammengeht. Offenbar wundert sich der Autor über seine Feststellungen selber sogar ein wenig, denn er hält die gute Eingepaßtheit im beruflichen

und menschlichen Bereich für "auffallend".
Das "höfliche Verhalten" erscheint natürlicherweise "nach außen hin". Wenn es quasi technisch gelungen ist, darf es auch "reibunslos" sein und vielleicht sogar "wesensarm", ohne daß das irgendetwas für das Vorliegen von Schizophrenem besagt (so ist die Feststellung hier aber wohl gemeint). Daß Höflichkeit "die Funktion einer abdeckenden Maßnahme" haben kann, könnte auch noch geläufig sein und besagt für die Diagnostik recht eigentlich nichts. Die Patientin hat nun einmal (man kann sie so kennen) die Art, nicht ohne weiteres (und einem jungen Psychiater gegenüber schon gar nicht), sich über persönliche Dinge auszusprechen. Das ist nicht schizophren. Im Kontext einer Psychose kann es aber so aussehen.

Diagnose: paranoide Exazerbation im Rahmen einer Prozeßpsychose

Kommentare zur Datierung des Beginns (und zum voraufgehenden Intervall):
Der Beginn einer Schlafstörung ist oft ein präziser Indikator für den Beginn einer Phase (wie umgekehrt der Eintritt spontanen, erholsamen Schlafs das Ende der Phase markiert, beides ganz außerhalb der sonstigen psychopathologischen Symptomatik). Man kann "Ende Februar" mit dem 25. 02. 66 datieren.

Textzitate zum Verlauf der akuten Psychose und ihres Endes:
38. 12. 05. 66 [5 - 4] *Die Unruhe und Angstzustände der Pat. sind zurückgegangen. Sie ist jetzt wesentlich antriebsreicher, als im Herbst vergangenen Jahres, im Umgangston von vollendeter Höflichkeit, Gewandtheit, auch zugetan, dabei hat man jedoch den Eindruck, daß der Kontakt nicht sehr tief reicht. Formale Denkstörungen zumindest gröberer Art sind zur Zeit nicht faßbar.*
Die beiden Einschränkungen, Denkstörungen "zumindest gröberer Art" seien "zur Zeit" nicht faßbar, sind bei genauer Betrachtung nicht ganz korrekt, denn wirklich faßbar waren sie zu anderer Zeit auch nicht.
Interessant ist der sehr große Zeitraum des angestellten Vergleichs der verschiedenen Antriebsstörungen: "jetzt / im Herbst", denn solche Gegenüberstellungen sind alle Tage, sogar bei direkt benachbarten Tagen möglich (und auch im Krankenblatt-Text so dokumentiert, z. B. bei Nr. 64 / 65). Eine Besonderheit der Ablaufsgestalten des psychotischen Geschehens liegt aber wohl darin, daß nicht nur eine (Pseudo-)Kontinuität und Verdeckung der tatsächlichen Wechselhaftigkeit durch das Beschreibungssystem in die Verhältnisse getragen wird, sondern die Patientin selbst bietet eine uniforme Schauseite und egalisierte Vordergrunds-Haltung über alle dramatische Turbulenz des Endogenen hinweg. Das mag sogar eine Rolle bei der Entstehung des Eindrucks des Schizophrenen gespielt haben.
Darin liegt ein allgemeineres Schema: ärztliche Verlaufsnotizen haben sehr oft eine zu weit greifende Überblickshaftigkeit und verfehlen damit die tatsächliche Kleinformigkeit der Ablaufsgestalten mit ihren oft tiefreichenden Veränderungen in der Reihe der Tage, die sehr wohl einzeln der Kennzeichnung bedürfen und auch fähig sind. Es ist wahrscheinlich dennoch so, daß etliches von der Wechselhaftigkeit gesehen wird, es wird aber zum Erscheinungsbild des Psychotischen im ganzen gerechnet und nicht genau in seine Einzelheiten aufgelöst.

14. 05. 66 [7 - E] Entlassung.

Abschl. Diagnose: Paranoide Exazerbation im Rahmen einer Prozeßpsychose

Kommentare zur Datierung des Phasenendes und zur Diagnostik:
Den Notizen vom 06. 05. 66 und 12. 05. 66 nach ist es nahegelegt, das Ende auf einen Tag dazwischen zu legen, man kann den 08. 05. 66 wählen.

Das Intervall umfaßt 14 Zyklen

Phase Nr. 5
Stationäre Behandlung vom 23. 1. 67 bis zum 9. 2. 67 (UKE)
Primär-Datierung aus (chronopathol. "wissender") Erstlekture: D_A = 15. 01. 67 D_E = 30. 01. 67
Errechnete Termine (Periode P = 18, Epoche E = 09. 10. 64):
ET_A = 15. 01. 67 ET_E = 02. 02. 67

Textzitate zur Datierung des Beginns:
39. *hatte am Nachmittag telefoniert, sie müsse sofort aus der Wohnung, sonst passiere ein Unglück.*

Kommentar zur Datierung des Beginns:
Irgendwelche Anhaltspunkte zur genauen Datierung des Beginns gibt es im Text nicht, der Beginn muß irgendwo vor dem 23. 01. 67 gelegen haben. Man ahnt, daß es vielleicht um ein relativ akutes Geschehen gegangen ist. Nichts verbietet, dafür den 15. 01. 67 anzunehmen.

40. 23. 01. 67 [9 - E] *Bei der Aufnahme nach außen hin ruhig, beherrscht, untangierbare formale Höflichkeit, dabei auffallend starrer Gesichtsausdruck . . . diskretes aber deutliches Grimassieren, in ihren Bewegungen steif, fast marionettenhaft. . . . immer noch von derselben politischen Organisation beschattet und verfolgt. Eine emotionale Beteiligung wird nicht erkennbar, sie schildert, ohne zu bewerten und eigene Stellungnahmen zu geben. Vornehmlich durch diese Haltung teilt sich dem Untersucher etwas Unheimliches und Unnahbares in ihrem Wesen mit. Gelegentlich vermeint man, auf einer Sprengladung zu sitzen, eine in die Pat. eindringende Frage weiter und sie wird explodieren.*
Dies ist eine der wichtigsten klinisch-psychopathologischen Feststellungen im gesamten Aufzeichnungsgut, sie enthält fast so etwas wie einen Schlüssel zum Verständnis der überaus komplexen Angelegenheit. Es heißt nämlich: "Vornehmlich durch diese Haltung", womit das (Nicht-)Ausdrucksensemble mit seinen diversen Zügen (der Starre, Steifheit, des Marionettenhaften, der fehlenden emotionalen Beteiligung etc.) ausdrücklich als eine Haltung bezeichnet wird. Mit sehr guten Gründen wird auch angesprochen, daß der Ausdruck nicht allein in sich besteht, sondern sich dem Untersucher dabei etwas mitteilt. Das Erscheinen von etwas Schizophrenem (mit der Aura des "Unheimlichen und Unnahbaren") wird dadurch in einer sehr verständigen Weise nicht als ein spezifisches Symptom einer Krankheitsentität aufgefaßt, sondern als ein Interaktionspiel zwischen einer psychotisch abgewandelten Ausdruckswelt der Kranken und dem emotional erlebnisbereiten Ausdruckdeuten des unpsychotischen Untersuchers.
Daß in dem Text das Leitwort "explodieren" auftritt, verwundert nicht so sehr, wenn man weiß, daß es typisch in den Zustand ^4^ gehört, welcher dem herrschenden ^E^ benachbart ist und am Abend in der Syndrombahn sogar vollends erreicht wird (siehe Tabelle der Abb. 10). Man müßte wissen, zu welcher Uhrzeit die Notiz angelegt worden ist (überhaupt müßte die Meßgenauigkeit der Deskription des Ablaufs endogener Psychosen erheblich verbessert werden. Man braucht sich über fehlende wissenschaftliche Aufklärungen solange nicht zu beklagen, wie die Beschreibungsarbeit nicht getan ist).

Diagnose: Erneuter psychotischer Schub paranoider Prägung im Rahmen einer Prozeßpsychose. Verdacht auf Prozeßpsychose. Akute paranoide Symptomatik.

Textzitate zum Verlauf der akuten Psychose und ihres Endes:
41. 30. 01. 67 [16 - D] *Es . . . ist zu einer schnellen Rückbildung der etwas akuteren Symptomatik (wohl ein Schub) gekommen. Die Pat. fühlt sich jetzt nicht mehr beunruhigt . . . . deckt ganz erheblich ab.*
Es geht um einen kurzen, d. h. rasch ablaufenden Zyklus, was allein schon für die "schnelle Rückbildung" ausreicht. Die festgestellte Beruhigung dürfte von der für heute angesagten gehemmten Depression getragen sein, die auch hier, wie an etlichen Parallelstellen, nicht mit dem Affekt des Depressiven erscheint (im Sinne dessen, was hier "Umhüllung" genannt worden ist und was vielleicht zugleich den Eindruck trägt, die Patientin decke ab).

30. 01. 67 [16 - D] M

42. 09. 02. 67 [8 - D] *hintergründige Gespanntheit, affektive Kühle und Unbeteiligtheit. Entlassen.*
Der Eindruck "hintergründiger Gespanntheit", aber auch der "affektiven Kühle und Unbeteiligtheit" ist gehemmt-depressive Symptomatik (man vergleiche die Notizen Nr. 94, 103 und 111), allerdings in der spezifischen Umhüllung und ohne daß das Depressive selbst Ausdruck findet.

Kommentar zur Datierung des Phasenendes und zur Diagnostik:
Die unter dem 30. 01. dokumentierte "schnelle Rückbildung" kann zur Datierung des Phasenendes benutzt werden. Die Terminologie "Schub" impliziert die geklärte Anschauung, es handele sich um eine schizophrene Psychose. Warum danach noch von einem "Verdacht" die Rede ist, bleibt unklar, während die weitere Zufügung des Akuten und des Paranoiden Spezifika beiträgt, die allerdings auch geeignet sein könnten, Zweifel am Schizophrenen zu wecken, wenn nicht zu begründen.

---

43. 1. 02. 67 [2 - G] *Pat. wurde mit dem Unfallwagen in die Klinik gebracht, da sie in einer Drogerie kollabiert war . . . lediglich leicht angetrunken . . . wirkt antriebsgesteigert, mühsam beherrscht, sie wolle nach Haus.*
Wahrscheinlich liegt dieses Ereignis im Intervall. Es hat aber das Intervall nach der ChTh dieselbe Binnenstruktur seiner Zyklen, wie die akute Episode mit ihren Schwankungen, wenn auch mit kleineren Amplitiden.
Die Trunkenheit mag das Agitiert-Depressive des heutigen Tages verdeckt haben, aber die dazugehörige Antriebssteigerung kommt doch zur Erscheinung.
Mit dieser Notiz wird die tragische Karriere der Patientin aus einer (nicht diagnostizierten) manisch-depressiven Psychose mit (stattdessen diagnostizierten) schizophrenem Erscheinungsbildern in eine alkoholische Verwahrlosung bis hin zu deliranten Dekompensationen eröffnet.

Das Intervall umfaßt 7 Zyklen

Phase Nr. 6
Stationäre Behandlung vom 24. 10. 67 bis zum 4. 11. 67 (UKE)
Primär-Datierung aus (chronopathol. "wissender") Erstlektüre: D_A = 15. 06. 67 D_E = 15. 11. 67
Errechnete Termine (Periode P = 18, Epoche E = 09. 10. 64):
ET_A = 08. 06. 67 ET_E = 17. 11. 67

Textzitate zur Zwischenanamnese:
44. *Nach der Behandlung bei uns sei sie arbeitslos gewesen und habe sich schließlich entschlossen, Pädagogik zu studieren. Regelmäßig habe sie die Arbeiten dafür leisten können, bis sie sich im Juni dann für ein oder zwei Wochen wiederum innerlich beunruhigt, schlaflos und zappelig fühlte und mehr Medikamente einnehmen musste. Dieser Zustand sei bis heute nicht gewichen. Dann aber sei es ab Ende August zunehmend schlechter geworden, sie habe sich im September nur noch so herumgequält, vorwiegend unter schlechter Konzentration, aber vor allem einer kaum beherrschbaren inneren, gelegentlich auch motorischen Unruhe gelitten.*

Kommentare zur Datierung des Beginns:
Die sehr vagen Angaben erlauben die Datierung des Beginns irgendwo "im Juni", weitgehend willkürlich wird, da nun einmal für die Rechentechnik ein einzelner Tag erforderlich ist, der 15. 06. 67 gewählt. Immerhin scheint ein "freies Intervall" vorhergegangen zu sein.

Diagnose: blandes psychotisches Bild

Textzitate zum Verlauf der akuten Psychose und ihres Endes:
45. 24. 10. 67 [13 - M] *Das psychopathologische Bild ist relativ symptomarm, die Pat. klagt, wenn man sie gezielt nach Einzelsymptomen fragt, über eine geringgradige Erschöpftheit, eine stärkere Lustlosigkeit, über Niedergeschlagenheit und das Erlebnis der Bedrücktheit ohne jede Angst und ein unerträgliches Gefühl der inneren Getriebenheit. Dabei wirkt sie äußerlich gesehen leicht depressiv, etwas ausdrucksarm, es mangelt ihr ein wenig an Spontaneität des Sprechens, sie ist jedoch ganz gut auflockerbar bei entsprechender Zuwendung, man hat auch einen gewissen Kontakt, jedenfalls spürt man den hilfesuchenden Impuls der Pat. Deutlich ausgeprägt ist noch eine Schlafstörung, eine Tagesschwankung ist der Pat. nicht deutlich. Insgesamt handelt es sich um ein blandes psychotisches Bild, führend ist die Antriebsstörung. Irgendwelche Produktivsymptomatik läßt sich nicht finden, wir kennen die Pat. von früher her und glauben, daß sie etwaige halluzinatorische Erlebnisse jetzt wohl nicht verbirgt.*
Diese Notiz verdient ein gewisses Interesse, als sie (nach der Erinnerung des Autors) durch systematisches Abfragen einer diagnostisch neutralen Symptomliste zustandegekommen ist und eher etwas (phasisch) Depressives, als etwa Schizophrenes zeigt.

46. 01. 11. 67 [3 - M] *Psychopathologisch status idem: subdepressives Bild. Vielleicht bahnt sich doch eine Milderung der inneren Unruhe an.*
Äußerlich sehr gut gehalten, stabile Fassade. Auch unter der Auflockerung im Insulin kommt man der Pat. nicht näher.
Der "status idem" ist nicht recht verständlich, denn diese Psychose zeigt in nachgerade dramatischer Turbulenz alle Tage ein anderes Gesicht, was auch dokumentiert wird, jedenfalls in sehr lückenhaften Stichproben, für deren inneren Zusammenhalt es seinerzeit jedoch den verbindenden Leitgedanken (der ChTh) nicht gab. Das momentane Erscheinungsbild mag auch durch die Insulinkur überdeckt gewesen sein. Es wird ein "subdepressives Bild" beobachtet (gestern?), jedenfalls wird das heute angesagte manische Bild nicht gesehen.

47. 04. 11. 67 [6 - D] *Die Pat. drängt in den letzten Tagen vermehrt auf Entlassung, sie müsse ihrem Studium weiter nachgehen. Wenn man sie hinsichtlich ihrer Ziele präzise befragt, wird es*

ihr ungemütlich, sie hat bei solchen Gesprächen die deutliche Tendenz, im Vagen zu bleiben und beläßt es am liebsten mit einer knappen Andeutung, wobei es zu stark wäre, von Verblasenheit zu sprechen, aber Details, die dem Frager eine Vorstellung vermitteln, liefert sie nicht, sondern man sieht sich früh veranlaßt, in diese Ebene der Vorinformation miteinzusteigen und verbindlich aha zu sagen. Man kann sich nicht davon überzeugen, daß in dieses "Studium" irgendeine nennenswerte Fülle eingebracht wird. Dem Entlassungswunsch muß heute stattgegeben werden.
Das Gehemmt-Depressive, das für diesen Tag determiniert ist, dürfte allerdings auch nicht die rechte endogene Unterlegung sein, mit der irgendeine "nennenswerte Fülle" erscheinen könnte. Allerdings erscheint das Depressive (mit seinem inexpressiven Gesicht) seinerseits auch nicht. Man sieht es aber doch, jedenfalls mit dem Vorwissen um die Ablaufsstruktur, in seiner Verhüllung im Ungemütlichen, Vagen, Knappen, Verblasenen.

48. 13. 11. 67 [15 - E] *Wiedervorstellung. Noch immer sei sie etwas unruhig und unkonzentriert beim Lesen, insgesamt aber doch ruhiger, als vor der Behandlung. Sie nimmt 3 x 10 Tropfen Haloperidol. Ob das wirklich stimmt, kann überhaupt nicht beurteilt werden, es läßt sich gar nicht der Kontakt herstellen, auf welchem als Hintergrund diese Frage zu beurteilen wäre. Hier wird die Veränderung doch deutlich. Man bleibt immer im Unverbindlichen. Die Pat. wirkt auch sonst etwas maskenhaft und leer, man weiß gar nicht, warum sie eigentlich redet. Auch die Stimmungslage ist eigentümlich indifferent. Sie lese, so sagt sie auf direkte Frage, "Allgemeine Literatur". Schlaf sei gut, Appetit nicht doll.*
Zu der Feststellung von etwas Maskenhaften gehört vielleicht auch der Eindruck des Marionettenhaften (in der Notiz Nr. 40), auch das stammt aus einem ekstatischen Tag.

Kommentare zur Datierung des Phasenendes und zur Diagnostik:
Es klingt im Text so, als ob am 13. 11. 67 die Phase noch akut war. Daher wird das Phasenende auf einen Tag danach gelegt, gewählt wurde der 15. 11. 67. Diese Phase hat ganz unscharfe Konturen (und auch ein subdepressives Gepräge).

Das Intervall umfaßt 0 Zyklen
d. h. die stationären Aufenthalte Nr. 6 und Nr. 7 gehören zu einer komplexen Phase

Phase Nr. 7
Stationäre Behandlung vom 25. 11. 67 bis zum 27. 11. 67 (UKE)
Primär-Datierung aus (chronopathol. "wissender") Erstlekture: D_A = 25. 11. 67 D_E = 27. 11. 67
Errechnete Termine (Periode P = 18, Epoche E = 09. 10. 64):
ET_A = 17. 11. 67 ET_E = 05. 12. 67

Textzitate zur Zwischenanamnese:
49. *Pat berichtet mit lallender Sprache, daß es ihr seit Ende Okt. wieder schlechter gehe, daß die Behandlung hier gar nichts genützt habe diesmal, daß sie dieses Wochenende allein nun vollends verzweifelt sei und dezidiert sich habe suizidieren wollen, deshalb heute 29 Tabletten Phanodorm genommen habe.*

Diagnose: Suizidversuch. Dringender Verdacht auf Prozeßpsychose

Textzitate zum Verlauf der akuten Psychose und ihres Endes:
50. 25. 11. 67 [9 - E] SR *schlief wenig, unterhielt sich ruhig. Weiß nicht so recht, warum sie die Tabletten nahm. Bedauert, daß dieser Selbstmordversuch nicht gelungen ist. Meinte sie täte das aber nicht noch einmal, weil man es mit Tabletten doch nicht erreichen könnte.*
Pat. erzählte heute, daß sie sich im Tag geirrt hätte und also die Tabl. am Freitag um 14 Uhr genommen hätte .

Diese Richtigstellung des Datums erfolgt den Schwestern gegenüber (und illustriert damit den - gerade wegen der in der Regel sehr sorgfältigen Datierungen - hoch einzuschätzenden Wert der Pflegeberichte) und ist insofern wichtig, weil das auf Freitag, 24. 11. 67 [8 - D] führt und damit die Sache aus dem Endogenen erklärlich macht (ohne daß man die Psychologie der folgenden Notiz Nr. 51 benötigte): der Suizidversuch erfolgt genau im Zeitpunkt des determinierten Absturzes aus einem ekstatischen Zustand in das Gehemmt-Depressive im Sinne des Zusammenbruchs der Gestimmtheiten mit jener Dynamik, die bereits an einer Vielzahl von Fällen in:
ENDOGENE DETERMINATION UND PERSONALE SELBSTBESTIMMTHEIT BEI SUIZIDEN IM ABLAUF MANISCH-DEPRESSIVER PSYCHOSEN
Fortschr. Neurol. Psychiat. 58 (1990) 270 - 281
dargestellt worden ist. Dieselbe Argumentation wie dort kann auch innerhalb dieser Fallanalyse geführt werden, denn es gibt drei weitere suizidale Situationen (Notizen Nr. 73, 87 und 126), alle sind in ihrer Dynamik vergleichbar.

51. 27. 11. 67 [11 - M] *Die Pat. wendet sich in der Einzelsituation sogleich voll zu und kommt von sich aus auf ihren SV zu sprechen. Sie berichtet, daß sie . . . bemerkt habe, daß sie dieses Studium nicht durchhalten könne. Sie habe deshalb einsehen müssen, einen verfehlten Entschluß gefaßt zu haben und habe deshalb, es sei relativ plötzlich über sie gekommen, eine Überdosis Phanodorm, 29 Stück, am Freitagmittag geschluckt. Sie habe zu diesem Zeitpunkt wohl gewiß sterben wollen, jetzt könne sie dazu nur sagen, daß es Unsinn gewesen sei. Bei aller freundlichen Zuwendung wirkt die Pat. hintergründig leer, ohne rechtes emotionales Engagement. Stimmungsmäßig indifferent, von Suizidideen glaubhaft distanziert.*
Entlassung.
Nach der Erfahrung mit etlichen praktisch ausgeführten Zeitgestaltanalysen kommt Suizidales ganz bevorzugt in manischen Verfassungen (wie hier auch) zur Sprache. Dabei drückt sich das Manische bereits darin aus, daß sich die Patientin "sogleich voll zuwendet". Es ist ja oft genug vermerkt worden, wie sehr sie sich verschlossen und abgewendet hält, so sehr, daß es ihr als schizophren ausgelegt worden ist. Umsomehr könnte man sich wundern, daß sie ausgerechnet diese Thematik von sich aus zur Sprache bringt. Aus der Sicht der chronopathologischen Analyse braucht man sich aber nicht zu wundern, die Sprechbereitschaft ist von der endogen determinierten Manie getragen. Das Manische ist allerdings verhüllt, von der Gestimmtheit heißt es ausdrücklich, sie sei "indifferent"

52. 27. 11. 67 [11 - M] SR *Pat. war sehr unruhig, kam oft wegen irgendwelcher Wünsche aus dem Zimmer, fragte viel, möchte schnell entlassen werden. Äußerte den Wunsch, Lehrerin zu werden und ein neues Studium aufzunehmen.*
Viele Wünsche sind (hier, vielleicht auch sonst noch manchmal) manische Symptomatik und manisch ist auch die Rede von einem "neuen Studium", das fast so etwas ist wie ein Neues Leben.

Diagnose: SV. Dringender Verdacht auf Prozeßpsychose.

Kommentare zur Datierung des Phasenendes und zur Diagnostik:
Legt man die im übrigen Verlauf dokumentierte akute Symptomatik zugrunde, so hat man jetzt den Eindruck, daß die Entlassung inmitten einer "laufenden" Phase erfolgt. Offenbar war die Suizidalität Zielsymptomatik für die stationäre Behandlung gewesen. Für die Datierung eines Phasenendes bleibt nichts anderes übrig, als einen Tag nach dem 27. 11. 67 zu wählen, eine sehr konservative Schätzung kann dafür den 28. 11. 67 wählen (gegen die Annahme des 05. 12. 67 spricht nichts im Text, es wäre das der "theoretische Tag").

Das Intervall umfaßt 27 Zyklen

Phase Nr. 8
Stationäre Behandlung vom 19. 4. 69 bis zum 10. 6. 69 (UKE)
Primär-Datierung aus (chronopathol. "wissender") Erstlekture: D_A = 05. 04. 69 D_E = 14. 06. 69
Errechnete Termine (Periode P = 18, Epoche E = 09. 10. 64):
ET_A = 04. 04. 69 ET_E = 15. 06. 69

Textzitate zur Datierung des Beginns:
53. 19. 04. 69 [16 - D] (Tel. Angabe von Frau Dr. K., AKO:)
Gestern sei die Pat. gegen 18 Uhr von der Polizei vom Flughafen ins AKO gebracht worden. Sie habe vor dem Eingang des Flughafens gestanden, gebellt und sei nicht ausreichend gekleidet gewesen.
(Das AKO ist das Psychiatrische Landenkrankenhaus Hamburgs). Gestern war die Patientin in der Verfassung der Ekstase [15 - E], was eine auch psychopathologische Nachbarschaft zur Euphorie Typ 4 hat, dazu würde Entkleidung als Symptomatik passen. Zum Bellen kann auch von da aus nichts gesagt werden (es gehört aber Skurriles ins Leitbild).

54. *Bei der Aufnahme wirkte die Pat. gesperrt, getrieben, sperrte sich gegen jede Behandlung. Sie sei nicht zu bewegen gewesen, ins Bett zu gehen, habe auch nicht getrunken, da sie Gift vermutet habe. Offensichtlich sei sie zu ihrem Arzt Dr. K. gegangen, da dieser z. Zt. einen Vertreter habe, sei sie wieder von dort weggegangen. Es sei ganz plötzlich über sie gekommen, wie ein schrecklicher Traum, sei wie ein Zwang gewesen, zum Flughafen zu fahren.*
Am Aufnahmetag herrscht [16 - D]. Die beobachtete Antriebslosigkeit, in der die Patientin nicht einmal mit Fremdantrieb zu bewegen ist, wird aber als Gesperrtheit gedeutet. Das Gesperrte ist so gesehen die Verhüllung des Gehemmten. Gift hat sie schon mehrfach in depressiven Lagen D vermutet (z. B. Notizen Nr. 36 und 58). Vielleicht deutet sich die ekstatische Erlebnislage auch in der Bemerkung an, es sei "wie ein schrecklicher Traum" über sie gekommen.

55. Angaben von Herrn H. (Bademeister im Tennisklub): *Vor 14 Tagen sei die Pat. völlig unauffällig, frisch und munter gewesen. Dann habe sie beim Ref. angerufen, habe den Wunsch geäußert, abgeholt zu werden aus ihrer Wohnung, da sie Angst habe und verfolgt werde. Leute in den Häusern der gegenüberliegenden Straßenseite stellen Lampen auf sie ein, leuchten in das Zimmer der Pat. Das Auto sei elektrisch geladen, in der Wohnung habe sie weiße Flocken gefunden und habe geäußert, daß das mit ABC-Gasen zusammenhänge. Sie habe dann von sich aus am Freitag letzter Woche zu ihrem Arzt gehen wollen.*
Der "Freitag letzter Woche" war [8 - D] mit seiner depressiv-ambivalenten Entscheidungsschwäche.

56. Angaben von Frau V., Freundin der Pat.: *Nach der letzten Entlassung sei die Pat. weiterhin sprunghaft, albern, unkontrolliert gewesen. Seit Ende Sommer 1968 habe sich das noch wesentlich verschlechtert. Jetzt sei der Alkoholgenuß exzessiv gesteigert. Pat. sei sehr hektisch, rede zusammenhangslos daher, immens gesteigerter Sprachantrieb. Fremdwörter bringe sie schon häufiger durcheinander oder könne sie nicht mehr richtig artikulieren.*

57. Angaben von Frau S., Freundin der Pat.: *Sie habe alle für das Examen erforderlichen Vorlesungen regelmäßig besucht, die Seminare belegt, das Schulpraktikum belegt, das anschließend angefertigte Referat sei mit "gut" bewertet worden. Sie sei Protokollführerin in Seminaren an der Uni gewesen und habe dort die beste Protokollarbeit geliefert.*
Zur Kritik an der Diagnose Defektschizophrenie hätte auch die Kenntnis vom Vorhandensein gut informierter Freundinnen (und von deren Kenntnissen) beitragen können. Das Querschnittliche war aber doch wohl so überzeugend, daß Kritik nicht mehr stattfand.

Kommentare zur Datierung des Beginns (und zum voraufgehenden Intervall):
Geht man vom Aufnahmedatum um jene mitgeteilten 14 Tage zurück, vor denen die Pat. noch "frisch und munter" erschienen war, würde sich der 05. 04. 69 als Beginn ergeben, indessen sind "14 Tage" sicherlich keine abgezählte Menge.

Diagnose: Wiederholter Schub einer schizophrenen Prozeßpsychose

Textzitate zum Verlauf der akuten Psychose und ihres Endes:
58. 21. 04. 69 [18 - D] *Pat. bietet weiterhin ein schwer gereizt-maniformes Bild. Dahinter steht ein paranoides System. So zieht sie z. B. die Hände in die Ärmel des Nachthemdes, wenn sie eine Tür öffnen will, da sie glaubt, sie könne sich die Hände infizieren. Den Trinkbecher greift sie mit einem Zellstofftuch, um ihn nicht anfassen zu müssen. Auch im Essen vermutet sie Gift. Dann gibt Frau Dr. B. plötzlich Bell-Laute von sich, schnauft, ruft um Hilfe, versucht, nach den Mahlzeiten und der Medikamenteneinnahme diese wieder zu erbrechen. Explorativ ist von der Pat. fast nichts zu erfahren.*
Das "weiterhin" signalisiert einen nicht im einzelnen datierbaren Überblick.

59. 23. 04. 69 [2 - G] *Die Pat. hat in den letzten Semestern Pädagogik studiert und sich jetzt zur Prüfung für das Lehramt an Volks- und Realschulen angemeldet.*
Eine psychopathologisch indifferente Notiz.

60. 25. 04. 69 [4 - G] Pat. im UZ.: *Nach der letzten Klinikentlassung habe sie noch eine deutliche Abgeschlagenheit empfunden. Sie sei zunächst nicht fähig gewesen, sich zu konzentrieren, insbesondere beim Arbeiten in der Bibliothek. Seit Weihnachten 1968 gehe es ihr sehr gut. Im Februar und März ds. Jahres habe sie ein 4-wöch. Praktikum in einer Volksschule absolviert. Sie habe dabei z. T. selbst unterrichtet in den Fächern Geschichte und Gemeinschaftskunde . . . Seit Ostern fühle sie sich müde, "da war so etwas Eigenartiges in der Wohnung".*
Mit dem im hiesigen Zusammenhang führenden Interesse an exakten Datierungen ist diese Notiz nicht verwertbar. Im übrigen lassen sich die Details im epikritischen Rückblick leicht im Bild einer manisch-depressiven Psychose unterbringen.

61. 04. 05. 69 [13 - M] *Psychopathologisch keine wesentliche Änderung.*
Eine indifferente Notiz. Es ist auch nicht bekannt, welcher Betrachtungszeitraum dem Urteil zugrunde liegt, er ist wahrscheinlich klein oder sehr klein, noch am 21. 04. (vor 13 Tagen) war die Rede von einem "schwer gereizt-maniformen Bild".

62. 12. 05. 69 [3 - M] *Pat. ist freundlich-zugewandt, mühelos kann man mit ihr über belanglose Themen plaudern. Bei dem Versuch einer eingehenderen Exploration deckt sie ab. Im übrigen ist die Pat. nicht schwingungsfähig, im Umgang mit anderen Menschen benutzt sie einige wenige unverbindliche Formeln.*
Freundliche Zugewandtheit und müheloses Plaudern ist (hier) manische Symptomatik. Der berichtete Mangel an Schwingungsfähigkeit spricht nicht dagegen, denn die emotionalen Verfassungen der Manie sind nicht eigentlich reich, auch wenn manche Leitbilder des Manischen die Lage euphemistisch darstellen.

63. 27. 05. 69 [18 - D] *Im Gesamtverhalten läppisch-unernst. Hält sich in oberflächlicher Distanz. Emotional ohne Tiefgang, dabei insgesamt höflich, eher überhöflich, konventionell und unkritisch.*
Mit der Bezeichnung "Gesamtverhalten" wird wohl ein eher überblickshaftes, als etwa ein momentanes Urteil angesprochen, insofern ist die Notiz nicht recht verwertbar. Es kann aber nicht übersehen werden, daß die Bezeichnung "läppisch-unernst" im seinerzeitigen Sprachgebrauch der Klinik ganz klar schizophrenologische Konnotation besaß.

31. 05. 69 [4 - G] M

64. 09. 06. 69 [13 - M] *Heute doch ein wenig angetrieben, läuft viel auf und ab.*
Auch das ist manische Symptomatik, sogar relativ unverhüllt.

65. 10. 06. 69 [14 - 2] *heute in leidlich kompensiertem Zustand für eine Woche beurlaubt.*
Das ziemlich ruhige Bild der Melancholie Typ 2 mag den Eindruck leidlicher Kompensation getragen haben, insbesondere im Kontrast zum Vortag.

66. 16. 06. 69 [2 - G] *Stellt sich vor: sehr gepflegt, konventionell höflich. Entlassung.*
Inzwischen war das Zyklusende erreicht, die Entlassung also "endogen gerechtfertigt".

Diagnose: Prozeßpsychose

Kommentare zur Datierung des Phasenendes und zur Diagnostik:
Das eigentliche Phasenende wurde offenbar außerhalb der klinischen Beobachtung, inmitten des Urlaubs erreicht, das kann man mit dem 14. 06. 69 datieren.

Das Intervall umfaßt 9 Zyklen

Phase Nr. 9
Stationäre Behandlung vom 7. 12. 69 bis zum 8. 1. 70 (UKE)
Primär-Datierung aus (chronopathol. "wissender") Erstlekture: D_A = 07. 12. 69 D_E = 08. 01. 70
Errechnete Termine (Periode P = 18, Epoche E = 09. 10. 64):
ET_A = 24. 11. 69 ET_E = 17. 01. 70

Textzitate zur Zwischenanamnese:
67. Eigene Angaben: *Sie sei Anfang Juni entlassen worden. Gleich nach der Entlassung habe sie ihre Studien (Pädagogik) wieder aufgenommen.*

Textzitate zur Datierung des Beginns:
68. *Mitte November mit dem Semesterbeginn habe sie sich nicht mehr richtig wohlgefühlt. Es seien körperliche Störungen aufgetreten, die sich immer abgewechselt haben: Übelkeit, Erbrechen, Heißhunger, Schüttelfröste, Muskelschmerzen, Gliederschmerzen. Am 2. 12. [9 - E] seien erstmals Konzentrationsschwierigkeiten in Erscheinung getreten. In den folgenden Tagen sei sie "völlig durcheinander" gewesen. Es seien Schlafstörungen hinzugekommen, der Schlafrhythmus habe sich umgekehrt. Sie sei erst gegen 1/2 2 h eingeschlafen, nach 3 - 4 Std. wieder aufgewacht. In den letzten Tagen sei ihr in der Wohnung einiges "auf die Nerven gegangen". Sie sei überaus geräuschempfindlich. Seit 2 Tagen auch innerlich unruhig . . . Am Morgen habe sie geglaubt, eine Kieferklemme zu haben.*

69. 07. 12. 69 [14 - 2] Eindruck: . . . *die Fassade ist glatt, recht gut gehalten. Gelegentlich wird ihr Bericht durch ein inadäquates Lachen unterbrochen.*
"Inadäquates Lachen" ist im Bild der Melancholie untypisch. Aber das Ausdrucksverhalten der Patientin ist ohnehin nicht sehr verbindlich.
VD: Erneuter Schub einer Prozeßpsychose. Paranoide Schizophrenie

Kommentare zur Datierung des Beginns (und zum voraufgehenden Intervall):
Zwar wird eine gestaffelte Fülle von Initialsymptomatik, teilweise auch mit genauen Datierungen, angegeben, aber ein zeitgestaltlich ausgeprägter Beginn ist darin nicht

auszumachen, zumal Dinge wie Erbrechen und Schüttelfröste nicht so recht zum Endogenen gehören und schon gar nicht zur Symptomatik dieser Patientin. Notdürftig wird der Beginn mit dem Tag der stationären Aufnahme datiert. Bemerkenswert ist die offenbar spontane Schilderung der "Umkehr des Schlafrhythmus", was immerhin an ein phasisches Geschehen hätte denken lassen können.

07. 12. 69 [14 - 2] M

Textzitate zum Verlauf der akuten Psychose und ihres Endes:
70. 09. 12. 69 [16 - D] *Auffallend zugenommen haben gegenüber dem letzten Klinikaufenthalt die Artikulationsschwierigkeiten. Vereinzelt Wortneubildungen, die dann aber meistens in einem Gemurmel untergehen und sofort durch andere Formulierungen zurückgenommen werden. Auch heute wirkt die Pat. hektisch, zerfahren, getrieben, dabei immer bemüht, sich zu kontrollieren.*
Diesem Zustand D ist in den Morgenstunden eine Verfassung der Passivität Typ 3 vorausgegangen, zu diesem gehören Artikulationsschwierigkeiten im Sinne der (vitalen) Hypotonie.

71. 23. 12. 69 [12 - G] *im äußeren Eindruck gegenüber Abschlußbefund unverändert.*
Auch diese Notiz muß als indifferent betrachtet werden.

72. 08. 01. 70 [10 - G] *Inzwischen leichte allg. Beruhigung. Keine Inhalte mehr eruierbar. . . . bei Pat. durchaus vorhandene Erkenntnis der Minderung des eigenen Niveaus. Entlassung.*
Ob es eine "Erkenntnis der Minderung des eigenen Niveaus" im Rahmen einer Prozeßpsychose geben kann, ist eine Frage, eine andere Frage wäre, ob eine derartige "Erkenntnis" nicht depressives Gepräge hat, z. B. im Rahmen eines phasischen (hier agitiert-depressiven) Geschehens.
Diagnose: erneuter Schub einer Prozeßpsychose

Kommentar zur Datierung des Phasenendes und zur Diagnostik:
Auch ein Phasenende kann nicht datiert werden, es könnte irgendwo zwischen den Notizen 71 und 72 gelegen haben, gegen die (in sich willkürliche) Annahme des 30. 12. 69 spricht nichts.

Das Intervall umfaßt 0 Zyklen
Die stationären Aufenthalte Nr. 9 und Nr.10 gehören zu einer komplex gebauten Phase

Phase Nr. 10
Stationäre Behandlung vom 28. 1. 70 bis zum 2. 2. 70 (UKE)
Primär-Datierung aus (chronopathol. "wissender") Erstlekture: D_A = 28. 01. 70 D_E = 02. 02. 70
Errechnete Termine (Periode P = 18, Epoche E = 09. 10. 64):
ET_A = 17. 01. 70 ET_E = 04. 02. 70

Textzitate zur Zwischenanamnese und zur Datierung des Beginns:
73. *Jetzt stand die 6-Wochenarbeit in Aussicht. Pat. meint, sie habe Angst vor der Arbeit. Nach der Entlassung habe sie sich nach Hause begeben, sie habe gut geschlafen, der Appetit sei ebenfalls gut gewesen. Jetzt, als die Arbeit auf sie zukam, sei sie schlaflos geworden. Sie selbst meint, ihr Erscheinen hier sei eine Ausweichreaktion, eine Panikhandlung gewesen.*
Die Pat. hatte gestern mit dem Gedanken gespielt, sich durch Pulsaderschnitt zu verletzen (26. 01. 70 [10 - G]).
Pat. ist überhöflich, fahrig und zappelig, affektiv entleert. Augenblicklich kein Anhalt für einen Schub der Prozeßpsychose. Keine Produktivsymptomatik oder sonst. schweren psychotischen Anzeichen.

Eine nur geringfügige Weiterführung des diagnostisch-kritischen Gedankens hätte von "kein Anhalt für einen Schub der Prozeßpsychose" führen können zu: "kein Anhalt für eine Prozeßpsychose" oder vielleicht doch auch nicht, denn eines der Rätsel im Begriff des Schizophrenen liegt in dem Charakter des fatums, das nicht leicht aufzuheben ist, wenn es erst einmal ein dictum geworden ist.

Textzitate zum Verlauf:
74. 28. 01. 70 [12 - G] *Sie selbst scheint heiter und gelassen, deutet ihr Erscheinen als Ausweichen vor der Prüfungssituation und äußert den Wunsch, recht bald wieder entlassen zu werden. Ihr Kommen sei unüberlegt und in Panik erfolgt.*
Gestern war ein endogen determinierter heiterer Tag.

75. 02. 02. 70 [17 - E] *Auffallend eine zuvorkommende Ausgeleertheit und Verflachung. Sämtl. Affektäußerungen wirken gekünstelt und leer. Entlassung.*
Die Entlassung koinzidiert befriedigend mit dem endogenen Zyklusende. Vielleicht wäre es nicht falsch gewesen, die affektiven Möglichkeiten außerhalb der akuten Psychose zu betrachten.

AD: Versagensreaktion im Rahmen einer Prozeßpsychose.

Kommentar zur Datierung des Phasenendes und zur Diagnostik:
Man wird die diagnostische Auffassung (als einer psychologisch verständlichen Sache) und die (psychologische) Selbstdeutung der Patientin auf der Basis des dokumentierten Materials nicht kritisieren können. Aus chronopathologischer Sicht könnte aber angemerkt werden, daß immerhin die Entlassung gerade mit einem Zyklusende erfolgt. Leider ist der Beginn der Schlaflosigkeit nicht datiert, vielleicht war er der Phasenbeginn, was bedeuten würde, daß die Selbstzweifel und die wahrgenommene Leistungslosigkeit endogen unterlegt waren. Der suizidale Gedanke koinzidiert mit einem endogenen Stimmungsabsturz.

Das Intervall umfaßt 2 Zyklen

Phase Nr. 11
Stationäre Behandlung vom 22. 3. 70 bis zum 31. 3. 70 (UKE)
Primär-Datierung aus (chronopathol. "wissender") Erstlekture: D_A = 14. 03. 70 D_E = 30. 03. 70
Errechnete Termine (Periode P = 18, Epoche E = 09. 10. 64):
ET_A = 12. 03. 70 ET_E = 30. 03. 70

Textzitate zur Zwischenanamnese:
76. *Im Februar sei es viel schlimmer gewesen, da habe sie eine Panikreaktion gehabt, aber auch jetzt sei sie so unruhig, daß sie sich nicht helfen könne. Sie schreibe weiterhin an einer päd. Examensarbeit (über Inhalte des israel. Unterrichts, wobei sie die Texte selbst übersetze).*

Textzitate zur Datierung des Beginns:
77. *Seit einer Woche sei es wieder schlechter gegangen, war sie unkonzentriert, sie sei in der Arbeit nicht weitergekommen. Seit gestern habe sie wieder die innere Unruhe in sich, die sie schon kenne.*
Kommentare zur Datierung des Beginns (und zum voraufgehenden Intervall):
Rechnet man "seit einer Woche" zu 8 Tagen, läge der Beginn auf dem 14. 03. 70

Diagnose: Alkoholabusus. Delirantes Zustandsbild. Prozeßpsychose

Textzitate zum Verlauf der akuten Psychose und ihres Endes:
78. 22. 03. 70 [11 - M] *getrieben von innerer Unruhe, ständiges Vibrieren in Mimik und Gestik, tritt von einem Bein auf das andere, Bewegungen übernachdrücklich, abgehackt, Sprechen ähnlich überschießend, im Telegrammstil.*
In dem "überschießenden Sprechen" (und allen übrigen Feststellungen dieses Textets) erscheint, wenn auch verhüllt, doch wohlerkennbar das Manische diesen Tages.

VD: Unruhezustand bei Prozeßpsychose

79. 22. 03. 70 [11 - M] SR *klagte über große Unruhe.*
Mit der knappen Notiz ist nicht eben viel zu beginnen. Wollte man die berichtete "Unruhe" zur angesagten Manie rechnen, bliebe unverständlich, was die Patientin selber dabei zu klagen hätte. Es gibt aber durchaus manische Verfassungen, die dem Kranken ein Leidwesen sind.

80. 23. 03. 70 [12 - G] SR *Pat. wollte am Morgen ihre Tabletten nicht einnehmen.*
Auch dies ist eine recht knappe Notiz. Immerhin gehört die sperrige Weigerung, von der die Rede ist, stimmig zur agitierten Depression.

81. 24. 03. 70 [13 - M] SR *Pat. regt sich schnell auf, wenn ihr etwas gesagt wird, sie zittert vor Aufregung, läuft dann ziellos hin und her.*
Das ziellose Hinundherlaufen ist bereits aus den Notizen Nr. 64, 83 und 88 bekannt, auch das waren manische Tage.

82. 24. 03. 70 [13 - M] *Pat. gestern abend und heute früh ruhiger und zugänglicher. Schon Versuch, sich zu distanzieren, habe sich doch wohl zu sehr aufgeregt. Rechne damit, wie das letzte Mal in ein paar Tagen entlassen zu werden.*
(siehe die Tabelle der Abb. 10 und die folgende Notiz samt Kommentar:)

83. *Am frühen Nachmittag Anschoppung, extreme Unruhe, unzusammenhängende Reden, offenbar auch Halluzinationen, fraglich optisch, sicherlich akustisch, Pat. lauscht angestrengt, telefoniert dann intensiv, scheint auch bisweilen von irgendwas geängstigt, kriecht ins Bett, zieht die Decke über den Kopf, springt dann plötzlich hoch, müsse sofort weg, müsse "das" (?) erledigen. Pat. ist im Bett nicht zu halten, taumelt in alle Zimmer, fällt Pat. um den Hals, versucht, Gegenstände auf dem Nachttisch wegzunehmen und umherzuwerfen, dabei ständig vor sich hinredend, flatterig unruhig, agitiert. . . . unmotiviert wieder kurzes Auflachen.*
Die Schweregradsverteilung zeigt einen Höhepunkt der psychotischen Intensität an diesem Tag am Nachmittag um 16 Uhr (unter der nicht weiter zu prüfenden Annahme des Beginns der Zeitordnung morgens um 4 Uhr). Bei einem derart kurzen Zyklus mit P = 18 geht der Umbau der einzelnen Syndrome so rasant vor sich, daß es sehr wohl lohnend wäre, die einzelnen Stunden des Tages in der Dokumentationsarbeit dabei durchgehend und nicht nur, wie hier, ausnahmsweise zu beachten.
Es geht um einen manischen Tag [13 - M]. Lachen ist Symptomatik der Manie. Da aber nicht ein manisch-depressives, sondern ein schizophrenes Leitbild unterlegt worden ist, wird das kurze Auflachen leitbild-konsistent als "unmotiviert" apostrophiert.

84. 25. 03. 70 [14 - 2] SR *Pat ist heute viel ruhiger, sie läßt sich besser leiten und sie ist auch viel klarer in ihrem Denken.*
Sehr klar kommt in diesem Verlaufsabschnitt (mit wenigstens täglichen Notizen) der endogen determinierte syndromatische Umbau zur Darstellung, denn die Patientin ist "heute viel ruhiger": weil sie melancholisch im Sinne des Mischbilds Typ 2 ist.

85. 26. 03. 70 [15 - E] SR *Pat. schlief vormittags, war wieder geordnet und klar.*

Der syndromatische Umbau geht weiter, wie die determinierte Syndrombahn es vorschreibt, denn der antriebsarmen ekstatischen Verfassung dieses Tages geht in den Morgenstunden Passivität Typ 3 mit ihrer (hypotonen) Schlafnähe voraus.

86. 31. 03. 70 [2 - G] *Auf Kraepelin entwickelt sich bei der Pat. schnell ein delirantes Zustandsbild . . . unter Distraneurin gibt sich dieser Zustand in einigen Tagen. Offenbar ist der Alkoholabusus erheblicher, als bisher bekannt. Pat. stabilisiert sich zunehmend. Entlassung heute.*
(Kraepelin war der Name der Aufnahmestation, bis die Neuerer das nicht mehr mochten)

Diagnose: Alkoholabusus. delirantes Zustandsbild. Prozeßpsychose

Kommentare zur Datierung des Phasenendes und zur Diagnostik:
Das Entlassungsdatum und die davor konstatierte "zunehmende Stabilisierung" erlaubt die Datierung des Phasenendes auf den 30. 03. 70

Das Intervall umfaßt 5 Zyklen

Phase Nr. 12
Stationäre Behandlung vom 16. 7. 70 bis zum 1. 8. 70 (UKE)
Primär-Datierung aus (chronopathol. "wissender") Erstlektüre: D_A = 15. 07. 70 D_E = 01. 08. 70
Errechnete Termine (Periode P = 18, Epoche E = 09. 10. 64):
ET_A = 28. 06. 70 ET_E = 03. 08. 70

Textzitate zur Zwischenanamnese:
87. (Ref. des behandelnden Arztes:) *Bestätigt die Interruptio am 16. 06. 70. Am 29. 06. 70 habe die Pat. das Lehrerexamen bestanden. Am 11. 07. 70 [14 - 2] offenbar Suizidversuch durch Intoxikation mit Phanodorm 10 Tabl. und Dominal 15 Tabl. Vorher Testament gemacht. In den letzten Tagen mehrfach von ihm gesehen, Beeinträchtigungsideen geäußert. Heute morgen habe sie nicht in die Taxe steigen wollen.*
Auch dieser Suizidversuch gehört zu einem depressiven Tag, dem ein manischer Tag voraufgegangen ist, was den Absturz der Gestimmtheiten mit sich brachte samt der damit vermachten Suizidalität. Man vergleiche Notiz Nr. 50.

Textzitate zur Datierung des Beginns:
88. 16. 07. 70 [1 - M] Pat. im Saal: *Sie sei total überarbeitet, am 29. 6. 70 habe sie die letzte mündliche Prüfung bestanden, Note insgesamt "gut" . . . Sie habe erstmals wieder eine Monatsblutung, sehr stark ("Blutsturz" heute Nacht.) Bemerkenswert ist, daß die Pat. während dieser "Exploration" pausenlos im Saal auf und ab läuft, sie setzt sich nach Aufforderung nur kurz hin, . . . innerlich hochgradig gespannt, getrieben und sicher paranoid. Immer wieder blickt sie sich mißtrauisch um, betrachtet alle Dinge in der Umgebung abschätzend, unsicher. Sie ist äußerst gereizt, beantwortet die an sie gestellten Fragen knapp und offensichtlich ungern, ausgesprochen moros-dysphorisch. . . . sie droht jeden Augenblick zu explodieren.*
Es ist interessant, wie in dieser psychopathologischen Schilderung das determinierte manische Bild sogar mit etlichen Einzelheiten ganz leidlich als manisch erkennbar ist, daß aber ausgerechnet das Stimmungsverhalten als "ausgesprochen moros-dysphorisch" beurteilt wird, was die Spannweite illustriert, über die hinweg die Patientin ihr Ausdrucksverhalten in Verhüllungen transformiert.

16. 07. 70 [1 - M] M

89. Ref. Herr H. am 29. 7. 70: *Pat. habe die schriftliche Prüfung mit sehr gut, die mündliche mit sehr gut bis gut bestanden. Etwa 14 Tage danach habe sie einen Empfang für 20 Leute im Clubhaus an der Alster gegeben. Das sei wohl ein bißchen anstrengend für sie gewesen. Etwa 1 Woche später sei sie recht plötzlich nervös, fahrig und gespannt erschienen. 2 Tage vor der Aufnahme bei uns habe sie einen ängstlichen Eindruck gemacht.*

VD: Exazerbation einer Defektschizophrenie.

Kommentare zur Datierung des Beginns (und zum voraufgehenden Intervall):
Es gibt zwar etliche Angaben zur Vorgeschichte, sie geben aber nicht recht ein Bild der Ablaufsgestalten, so daß es sich wohl empfiehlt, den Beginn in konservativer Weise mit der stationären Aufnahme, bzw. dem Vortag zu datieren. Indessen läuft die Psychose wohl schon einen Zyklus länger (und trägt einen Suizidversuch an dem melancholisch-depressiven Tag [14 - 2]), es gab aber prominente äußere Ereignisse (Interruptio, Examen, Examensfeier), welche die Patientin noch getragen haben dürften.
Wie angesichts der sozialen Situation der Patientin mit barscher Apodiktik von einer "Defektschizophrenie" gesprochen werden kann, wird durch das eingangs erwähnte Abschreiben nur teilweise entschuldigt.

Textzitate zum Verlauf der akuten Psychose und ihres Endes:
90. 16. 07. 70 [1 - M] SR *Pat. war sehr umständlich, wollte immer anderes, als sie sollte, hat ein paar Löffel Essen verschlungen, ließ sich willig einbetten, hält es aber nicht lange im Bett aus.*
Das alles paßt Stück um Stück gut und genau zur unterlegten Manie. Es fehlt aber hier (wie an etlichen systematisch vergleichbaren Stellen) das Urteil über die (manische) Gestimmtheit und es liegt nahe, das nicht als ein Versäumnis des Beschreibers anzusehen, sondern als eine Besonderheit im Erscheinungsbild der Psychose, die wahrscheinlich sogar eine führende Rolle bei der diagnostischen Einordnung gespielt hat. Insofern ist das Manische "verhüllt".

91. 18. 07. 70 [3 - M] SR *Pat ist verwirrt und umtriebig.*
Auch hier erscheint nicht das Manische (so wie es determiniert ist und wie es seinem Prototyp nach bekannt ist). Aber als "verhüllt" ist es erkennbar, sowohl in der Umtriebigkeit, als auch der Verwirrtheit.

92. 21. 07. 70 [6 - D] *Pat. verhält sich weiterhin unzugänglich, abweisend, ist unnahbar und erscheint immer noch unheimlich, explosibel. Sie erscheint ständig in merkwürdiger Garderobe, die bisher an der immer tadellos und elegant-geschmackvoll gekleideten Frau nicht beobachtet wurde, ein Tuch ist tags und nachts um die unfrisierten Haare geschlungen. Insgesamt jedoch Besserung insofern, als sich an ihrer Haltung nicht mehr diese starke innere Spannung und Getriebenheit zeigt.*
Nein, für "starke innere Spannung und Getriebenheit" bietet die gehemmte Depression D nicht die endogene Unterlegung. Insofern geht es hier auch nicht um "Besserung".

93. 21. 07. 70 [6 - D] SR *Pat. etwas durcheinander, aber sehr viel ruhiger.*
"sehr viel ruhiger" ist, insbesondere in den Notizen der Schwestern, ein häufiger gebrauchtes Leitwort für gehemmt- depressives Verhalten.

94. 22. 07. 70 [7 - E] SR *Pat. nimmt keinen Kontakt mit ihren Mitpatienten auf. Sie ist merklich ruhiger geworden.*

Wenn diese Notiz sich auf den heutigen Tag bezieht (der als ekstatisch angesagt ist), so wäre sie unstimmig, denn die ekstatische Erlebnislage scheint die Kontakmöglichkeiten eher zu verbessern.

95. 24. 07. 70 [9 - E] *Erfreuliche Besserung insofern, als die Pat. aufgeschlossener, freundlicher, zugewandter ist. Sie wirkt irgendwie gelöst, ohne daß der etwas unheimliche und kühle Zug gewichen ist.*
Die (endogen determinierte) Wendung vom Gehemmt-Depressiven der Vortage ins Ekstatische (das im Text mit dem sehr spezifischen Leitwort "gelöst" signalisiert wird) wird als "Besserung" aufgefaßt, es geht aber nur um die Wendung in ein Bild E, das oft nicht so alarmierend wirkt, wie etwa M oder G.

96. 26. 07. 70 [11 - M] *Die Pat. verfügt über einen erheblichen Sprechantrieb, sie versucht, U. nicht zu Wort kommen zu lassen und damit unangenehmen Gesprächsthemen aus dem Wege zu gehen.*
Diese Deutung, der erhebliche Rededrang habe eine psychologisch bzw. "psychodynamisch" verständliche Vermeidungsfunktion, tritt in den Notizen mehrfach auf (z. B. in Nr. 127). Wenn man aber über das Leitbild der Manie (im Zusammenhang mit diesem Ablauf) verfügt hätte, oder besser noch, wenn man die rhythmologischen Parameter des Ablaufs aktuell gekannt hätte, wäre der "erhebliche Sprechantrieb" als manisch erklärlich gewesen und hätte nicht einer psychologistischen Auslegung bedurft.

97. 27. 07. 70 [12 - G] *Sie ist jetzt wesentlich frischer, einigermaßen vernünftig und einsichtsfähig, ausgeglichen, sehr kühl und distanziert.*
Wann ist "jetzt"? Für den heutigen (agitiert-depressiven) Tag wären "vernünftig und einsichtsfähig" nicht gerade passende Leitwärter.

98. 31. 07. 70 [16 - D] *Im Vergleich zu früher muß man feststellen, daß die Pat. sich selbst gegenüber nachlässiger geworden ist, sie ist nicht mehr die sehr elegante, gepflegte Frau. Die Gesichtszüge sind vergröbert.. . . . Die affektiv-emotionale Schwingungsbreite scheint extrem gering zu sein.*
Das dürfte Ausdruck der depressiven Verfassung D sein. Es vergehen nur wenige Tage und es ist davon die Rede, die Patientin sei "wieder sehr gepflegt und elegant" (Nr. 100). Auch in diesen Beurteilungswechseln erscheint das Schwanken des Manisch-Depressiven als dessen kardinales Charakteristikum.

99. 31. 07. 70 [16 - D] SR *Pat. kontaktarm*
Die Kontaktarmut und der Rückzug in die Isoliertheit ist gehemmt-depressive Symptomatik, wenn man so will, Symptomatik "ersten Ranges" des Manisch-Depressiven.

100. 01. 08. 70 [17 - E] *Die Pat. gibt sich charmant und aufgekratzt, etwas stimmungsgehoben und freundlich zugewandt. Wieder sehr gepflegt und elegant in der Erscheinung.*
Entlassung.
Es vergeht nur ein Tag und das Kontaktverhalten wird kontradiktorisch beurteilt. Auch das ist in gewissem Sinne Symptomatik ersten Ranges (nämlich Bipolares).

Diagnose: Exazerbation einer Prozeßpsychose

Kommentare zur Datierung des Phasenendes und zur Diagnostik:
Auch das Phasenende wird mit der Entlassung datiert.

Das Intervall umfaßt 16 Zyklen

Phase Nr. 13
Stationäre Behandlung vom 27. 5. 71 bis zum 14. 6. 71 (UKE)
Primär-Datierung aus (chronopathol. "wissender") Erstlekture: D_A = 18. 05. 71 D_E = 03. 06. 71
Errechnete Termine (Periode P = 18, Epoche E = 09. 10. 64):
ET_A = 18. 05. 71 ET_E = 05. 06. 71

Textzitate zur Zwischenanamnese:
101. Pat. im UZ.: *Seit der Entlassung gut gefühlt, eine Reihe von Reisen unternommen. Keine genauen Angaben zu erhalten, was Pat. im Herbst und Winter getrieben hat.*

Textzitate zur Datierung des Beginns:
102. *In den letzten 14 Tagen mehrere Plomben verloren, unter starkem Haarausfall gelitten. Aus relativem Wohlbefinden heraus in der Nacht von Di auf Mi (Di 18. 05. 71 [1 - M]) plötzlich völlig steif am ganzen Körper, "wie zur Salzsäule erstarrt" . . . sie wache in der letzten Zeit ungewöhnlich früh auf.*

Kommentare zur Datierung des Beginns (und zum voraufgehenden Intervall):
"In der Nacht von Dienstag auf Mittwoch" ereignete sich auf der endogenen Syndrombahn der Übergang von dem initialen manischen Bild in ein agitiert-depressives mit seiner charakteristischen Starre, die auch einmal ein, wenn man so will, katatoniformes Aussehen ("von innen gesehen") haben kann. Damit läßt sich der Beginn dieser Phase auf den 18. 05. 71 datieren. Auf ein phasisches Geschehen deutet auch der (erneute) Hinweis auf die Schlafstörung. Die übrigen Erscheinungen haben weder manisch-depressives, noch überhaupt endogenens Gepräge (Plomben, Haarausfall), sie sprechen dennoch von der tiefen Alarmiertheit der Patientin.

Diagnose: Blande Dekompensation bei Prozeßpsychose

28. 05. 71 [11 - M] M

Textzitate zum Verlauf der akuten Psychose und ihres Endes:

103. 02. 06. 71 [16 - D] *Patientin wirkt ausgesprochen kühl, abweisend, undurchdringlich.*
Genau in dieser Weise war das Depressive bereits früher geschildert worden (Nr. 42). Wieder geht es um eine Erscheinungsweise im Bereich der Haltungen und des Ausdrucks, das dahinterliegende Depressive bleibt verhüllt.

104. 09. 06. 71 [5 - 4] *keine Veränderung.*
Diese Feststellung sollte vielleicht nicht zu wörtlich genommen werden, sie sagt bei verständiger Interpretation nicht mehr, als daß die Psychose andauert, über das momentane Bild soll damit nichts gesagt werden.

11. 06. 71 [7 - E] M

105. 14. 06. 71 [10 - G] *Schlaf auch ohne Nachtmittel gut. Entlassung.*

Kommentare zur Datierung des Phasenendes und zur Diagnostik:
Wenn man darum weiß, daß es sich um eine manisch-depressive Psychose handelt (zumindest in chronopathologischer Sicht), so berichtet die Notiz 103 zuletzt von psychotischen Erscheinungen, denn "kühl, abweisend, undurchdringlich" ist Symptomatik eines depressiven Tages (das ist allerdings im Leitbild der Prozeßpsychose zugleich Defektsymptomatik). Damit könnte das Phasenende frühestens auf den folgenden Tag datiert werden. Mit der Notiz 104 ist nicht viel zu beginnen und bei 105 ist die Phase

sicherlich vorüber und zwar mit einem Argument aus dem Erfahrungsgut manisch-depressiver Psychosen, das seinerzeit allerdings wegen anderer Leitbilder nicht bedacht (aber notiert) worden ist.

Das Intervall umfaßt 26 Zyklen

Phase Nr. 14
Stationäre Behandlung vom 26. 9. 72 bis zum 10. 11. 72 (UKE)
Primär-Datierung aus (chronopathol. "naiver") Erstlekture: D_A = 26. 08. 72 D_E = 09. 11. 72
Errechnete Termine (Periode P = 18, Epoche E = 09. 10. 64):
ET_A = 15. 09. 72 ET_E = 08. 11. 72

Textzitate zur Zwischenanamnese:
106. *In ihrem Beruf als Lehrerin sei sie ohne Unterbrechung tätig gewesen. Sie habe die oberen Volksschulklassen unterrichtet und zwar vorwiegend in den Fächern Deutsch, Erdkunde und Sport. Jetzt sei für Mitte Oktober eine Übersiedlung nach B. geplant, sie könne in der dortigen Volksschule arbeiten.*

Textzitate zur Datierung des Beginns:
107. *Sie sei am So, den 26. 08. 72 [17 - E] mit der Bahn nach Paris gefahren. Unterwegs habe sie bereits der Schaffner belästig, sie sei aber noch heil auf dem gare de l'est angekommen. Auf dem Bahnsteig habe sie der Schaffner mit zwei Kommissaren in Zivil angehalten . . . sie hätten ihr ihren gesamten Schmuck, der sehr wertvoll sei, abgenommen . . . man habe versucht, sie zu vergewaltigen . . . schließlich habe man sie ins Saint-Anne überführt . . . sie habe einen Brief an Herrn H. herausschmuggeln können, der habe sie nach Hamburg zurückgebracht.*

Kommentare zur Datierung des Beginns (und zum voraufgehenden Intervall):
Die Parisreise könnte als "Reisemanie" angesehen werden (es geht dabei allerdings nicht um einen manischen, sondern einen ekstatischen Tag), aber das (sicherlich psychotische) Ereignis muß zur Datierung des Beginns herangezogen werden.

Diagnose: Exazerbation einer Prozeßpsychose

Textzitate zum Verlauf der akuten Psychose und ihres Endes:
108. 26. 09. 72 [12 - G] *Die Affektlage ist starr, die Pat. erscheint emotional unbeteiligt. Ruhig und nicht tangierbar, quasi unbeteiligt . . . in ihrem automatenhaften Redefluß unbeeinflußbar.*
Affektive Starre und "automatenhafter Redefluß" sind recht typische Syndromatik der agitierten Depression G.

109. 23. 10. 72 [3 - M] *weiterhin ruhig. Stimmungsmäßig völlig indifferent, mimisch starr, affektiv leer stereotyp, inhaltlich monoton. Verbaler Eigenantrieb minimal, willig und leitbar. Abundanter Laxantienabusus (Liquidepur).*
Vielleicht ist die Psychose bereits abgelaufen und die geschilderte psychopathologische Erscheinungsweise gehört zum folgenden Intervall (und zum Defekt), zu einer akuten Manie gehört sie jedenfalls nicht und zwar in keiner Einzelheit.

110. 02. 11. 72 [13 - M] *weiterhin ruhig, betont, daß es ihr gutgehe. Gegenwärtig keine halluzinatorischen Gedankeninhalte erkennbar. Affektiv-emotional starr und kaum modellierbar.*
Von dem determinierten Manischen wäre allenfalls nur insofern etwas sichtbar, als es heißt, die Patientin betone, daß es ihr gutgehe, das kann aber auch den sehr oft, fast durchgehend

bestehenden Entlassungswunsch unterstreichen.

111. 07. 11. 72 [18 - D] *weiterhin korrekt, überaus vordergründig freundlich, lächelnd, mit glatter Fassade.*
Zu dieser Erscheinungsweise sind bereits Anmerkungen gemacht worden, hier liegt es nahe, an die sog. "Lächeldepression" zu erinnern.

112. 09. 11. 72 [2 - G] *Heute spricht Herr H. vor, der von einer Schiffsreise zurückgekehrt ist. Auf jeden Fall werde man gemeinsam in den nächsten Tagen reisen.*
Diese Verabredung mag die Entlassung hinausgezögert haben. Denkbar erscheint auch, daß die geschilderten Besonderheiten der Affektivität und der Fassadenhaftigkeit ein Urteil über die Verlaufsgestalten der Psychose erschwert haben.

113. 10. 11. 72 [3 - M] Entlassung.

Diagnose: Exazerbation einer Prozeßpsychose.

Kommentare zur Datierung des Phasenendes und zur Diagnostik:
Der "automatenhafte Redefluß" ist sicherlich noch psychotische Symptomatik, dann (und weiterhin) heißt es "ruhig", demnach mag das Phasenende zwischen dem 26. 09. 72 und dem 23. 10. 72 eingetreten sein. Die Mitte (als konservative Schätzung) dieses langen Zeitraums (der für eine Schätzung angesichts des recht raschen Zyklus allzu lang ist) würde auf den 09. 10. 72 führen. Der Tag vor der Entlassung wurde für eine Datierung des Phasenendes gewählt, obwohl der vorangehende Zyklus kaum noch erkennbare psychotische Symptomatik enthält.

Das Intervall umfaßt 1 Zyklus

Phase Nr. 15
Stationäre Behandlung vom 5. 12. 72 bis zum 29. 12. 72 (UKE)
Primär-Datierung aus (chronopathol. "naiver") Erstlekture: D_A = 26. 11. 72 D_E = 13. 12. 72
Errechnete Termine (Periode P = 18, Epoche E = 09. 10. 64):
ET_A = 26. 11. 72 ET_E = 14. 12. 72

Textzitate zur Datierung des Beginns:
114. 05. 12. 72 [10 - G] *Am Wochenende (Sbd, 2.12. 72 [7 - E]) sei es wieder losgegangen, sie habe unter starker innerer Unruhe und Unsicherheit anderen Leuten gegenüber gelitten, Beunruhigung über viele Dinge. Paranoide Inhalte und halluzinatorische Erlebnisse werden auf Befragen verneint. Ein spontaner Kontakt ist nicht möglich. Vordergründig und höflich angepaßt, lächelt freundlich-maskenhaft. Stimmungsmäßig indifferent und starr.*

Kommentare zur Datierung des Beginns (und zum voraufgehenden Intervall):
Der vorangehende Sonntag war [8 - D], vielleicht ist aber doch der vorhergehende Sonntag [1 - M] gemeint, denn es ist von "starker innerer Unruhe" und "Beunruhigung über viele Dinge" die Rede, dieser Tag wird zur Datierung des Beginns herangezogen.

Diagnose: Exazerbation einer Prozeßpsychose. Defektbildung. Sekundärer Alkoholmißbrauch

Textzitate zum Verlauf der akuten Psychose und ihres Endes:
115. 06. 12. 72 [11 - M] *deutlich weniger unruhig und getrieben, besser fixierbar, hält auch*

ein Gespräch besser durch. Immer lächelnd, fassadenhaft bestehend.
Die Durchhaltefähigkeit in Gesprächssituationen (inmitten einer die Erscheinungen rasch wechselnden Psychose) ist wohl in Zusammenhang mit (Gesprächs-)therapeutischen Bemühungen zur Leitung der Psychose (wie man an der Klinik damals meinte) beurteilt worden und offenbar zuvor zu bemängeln gewesen. Jedenfalls gibt es jetzt Anlaß, die Verbesserung zu bemerken. Das Manische mag dafür die endogene Unterlegung gewesen sein.

116. 08. 12. 72 [13 - M] *Fühlt sich heute wohler.*
Auch diese Notiz läßt anklingen, daß es zuvor nicht so gut war und nunmehr besser, was mit dem Manischen des heutigen Tages erklärlich wäre.

117. 15. 12. 72 [2 - G] *Pat. hat sich gefangen, sie wirkt gut gehalten, stets vordergründig höflich, freundlich lächelnd, distanziert. Mißtrauen und Ablehnung sind nicht mehr zu beobachten, unternimmt Tagesbeurlaubungen in Begleitung von Herrn H.*
Das endogen determinierte Zyklusende war soeben erreicht.

18. 12. 72 [5 - 4] M

118. 29. 12. 72 [16 - D] *Wegen des geplanten Umzugs Entlassung bis heute hinausgezögert.*

Kommentare zur Datierung des Phasenendes und zur Diagnostik:
Das klinische Ende dieser akuten Episode mag in den Tagen vor dem 15. 12. 72 erreicht worden sein, für die Datierung wurde der 13. 12. 72 benutzt.

Das Intervall umfaßt 12 Zyklen

Phase Nr. 16
Stationäre Behandlung vom 03. 08. 73 bis zum 10. 08. 73 (LKH Emmendingen)
Primär-Datierung aus (chronopathol. "wissender") Erstlekture: D_A = 03. 08. 73 D_E = 21. 08. 73
Errechnete Termine (Periode P = 18, Epoche E = 09. 10. 64):
ET_A = 18. 07. 73 ET_E = 23. 08. 73

Textzitate zur Zwischenanamnese:
116. 03. 08. 73 [17 - E] *Von der Patientin selbst war nichts zu erfahren, da sie eine äußerst ablehnende Haltung uns gegenüber einnahm.*
Also gibt es auch nichts zu kommentieren. Es könnte allenfalls bemerkt werden, daß wieder von Haltungen die Rede ist.

Textzitate zur Datierung des Beginns:
119. (Aus dem Arztbrief:) *Sie überwiesen die Patientin zu uns, da sie Mitbewohner verängstigte, indem sie aggressiv ihnen gegenüber wurde, Verfolgungsideen äußerte und meinte, Fieber zu haben, weil der Fußboden geheizt sei. Sie habe deswegen im ganzen Haus den Strom abgestellt.*

Kommentare zur Datierung des Beginns:
Man darf wohl annehmen, daß die angedeuteten Auseinandersetzungen einige oder etliche Tage in Anspruch genommen haben, eine Abschätzung ist jedoch nicht möglich, weswegen

die Datierung des Beginns mit dem Tage der stationären Aufnahme geschieht.

Diagnose: Akute Psychose

Textzitate zum Verlauf der akuten Psychose und ihres Endes:
120. *Ein Bekannter der Patientin drängte auf Verlegung in die Nervenklinik Eppendorf*

121. 21. 08. 73 [17 - E] (Notiz des diensthabenden Arztes Psychiatr. Klinik des UKE)
Pat. wohnt und arbeitet seit 1 Jahr in Badenweiler, unterrichtet in der dortigen Volksschule. Jetzt in den Ferien habe sie mittags im Bett gelegen, es klingelte, die Polizei kam, sie habe nicht geöffnet. Nach einer Stunde habe man die Haustür aufgebohrt. Sie habe auf die Polizei mit Tränengas geschossen. Dennoch habe man sie mit dem Amtsarzt abgeholt und ins LKH gebracht. Von dort habe ihr Bekannter sie abgeholt und hierhergebracht.
Jetzt wolle sie nicht im UKE bleiben, sie wolle den Dienst in der Schule kündigen und von Zinsen leben.

122. Eindruck: *flach hypomanisch, intoxiziert. Logische Brüche in den Reden, voller Ausreden, mühsam erhaltene Fassade, gut verborgen, gespannt, rasch erschöpft. Im Zentrum aller Gedanken: "meine Eigentumswohnung".*
Pat. verweigert eine Aufnahme. Eine stationäre Aufnahme ist auch kaum indiziert.
Die Notiz stammt, wie die rhythmologische Analyse zeigt, aus einem ekstatisch geprägten Tag E, dazu stimmen gut die Textpartikel "flach hypomanisch", "logische Brüche" und "rasch erschöpft" und - nach den Ergebnissen etlicher Zeitgestaltanalysen - merkwürdigerweise auch "intoxiziert". Nun ist die Patientin zu diesem Zeitpunkt schon recht tief in Alkoholmißbrauch verstrickt und eine nicht bemerkte aktuelle Trunkenheit könnte den Eindruck des Intoxizierten getragen haben, so klingt aber der Text nicht, vielmehr heißt es: "flach hypomanisch, intoxiziert" und das wäre genau das angesagte Ekstatische mit seinem Antriebsdiminue.

Kommentare zur Datierung des Phasenendes und zur Diagnostik:
Es mag etwas weit hergeholt erscheinen, wenn angenommen wird, daß die akute Phase bereits abgelaufen war und sich eine stationäre Aufnahme auch deshalb erübrigt. Dann müßte das Phasenende mit dem 21. 08. 73 datiert werden.

Das Intervall umfaßt 6 Zyklen

Phase Nr. 17
Stationäre Behandlung vom 24. 12. 73 bis zum 14. 01. 74 (LKH Emmendingen)
Primär-Datierung aus (chronopathol. "wissender") Erstlekture: D_A = 24. 12. 73 D_E = 14. 01. 74
Errechnete Termine (Periode P = 18, Epoche E = 09. 10. 64):
ET_A = 09. 12. 73 ET_E = 14. 01. 74

Textzitate zur Zwischenanamnese (aus einem Arztbrief):
123. *Im Laufe der Monate erhielten wir immer wieder Schreiben von verschiedenen Mitbewohnern und auch von dem seinerzeit von der Patientin hinzugezogenen Rechtsanwalt hinsichtlich der Erkrankung. Offensichtlich litt die Patientin wieder unter Beeinträchtigungsideen verschiedenster Art.*

Textzitate zur Datierung des Beginns (aus dem Arztbrief vom 14. 1. 74):
124. *Die jetzige Einweisung erfolgte, da die Patientin sich am 24. 12. 73 in das Sportbad in Oberweiler begab, dieses jedoch ohne Wasser vorfand und durch ihr allgemeines Verhalten derartig auffiel, daß man die am Heilg. Abend diensthabende Ärztin hinzuzog. Diese fand die Patientin in ihrer eleganten Wohnung mit verhängten Spiegeln und einer brennenden Kerze vor. Die Heizung war abgestellt, da die Patientin meinte, Gas zu riechen, so daß sie völlig unterkühlt war. Außerdem war sie offensichtlich auch unterernährt.*
Die Patientin verhielt sich hier lange Zeit äußerst abweisend. Im Laufe der Zeit stellte sie jedoch den Kontakt zu einigen Patientinnen her.

Kommentar zur Datierung des Beginns und zur Zwischenanamnese:
Der Beginn muß vor dem 24. 12. 73 gelegen haben, dafür kommt aber ein Bereich in der Größenordnung von "Monaten" infrage, sodaß für die Datierung das Aufnahmedatum (und das Entlassung- bzw. Verlegungsdatum) benutzt wurde.

Textzitate zum Verlauf der akuten Psychose und ihres Endes:
125. (nicht datiert) *seit einigen Tagen ist sie auch uns gegenüber sehr freundlich und aufgeschlossen. Von ihren paranoiden Ideen hinsichtlich Belästigung durch die Heizung (Gasgeruch, eigenartiges Geräusch) distanziert sie sich jedoch keineswegs.*

126. (nicht datiert) *Gestern berichtete die Patientin übrigens, daß sie am 24. 12. 73 die Absicht hatte, sich zu suizidieren, das Schwimmbecken jedoch leer vorfand. Zur Zeit werden suizidale Tendenzen lebhaft negiert.*
Verlegung in die Psychiatr. Uni.-Klinik Freiburg
Der 24. 12. 73 war ein Tag [16 - D]. Es hatte sich aus ekstatischer Verfassung heraus ein endogen determinierter Absturz der Gestimmtheiten ereignet. Das dürfte die Suizidalität heraufgeführt haben - unbeschadet aller verständlichen Zusammenhänge, die sich aus dem vielleicht ohnehin vorhandenen Bilanziellen und vielleicht auch den besonderen Anmutungen des Weihnachtsfestes ergeben könnten. Man vergleiche Nr. 50, 68 und 82.

Diagnose: Akute Psychose

Stationäre Behandlung vom 14. 01. 74 bis zum 22. 02. 74 (Psych. Uni.-Klinik Freiburg)
Primär-Datierung aus (chronopathol. "wissender") Erstlekture: D_A = 14. 01. 74 D_E = 22. 02. 74
Errechnete Termine (Periode P = 18, Epoche E = 09. 10. 64):
ET_A =14. 01. 74 ET_E = 19. 02. 74

Textzitate zum Verlauf der akuten Psychose und ihres Endes:
127. 14. 01. 74 [1 - M] *Bei der Aufnahme war sie hochgespannt, getrieben und ängstlich-mißtrauisch. Obwohl ihr gesamtes Verhalten darauf hindeutete, waren halluzinatorische oder paranoide Vorstellungen nicht sicher eruierbar.*
Unter intensiver Gesprächstherapie zeigte sie sich zunehmend einsichtig. Sie war dann weiterhin allerdings gleichförmig-stereotyp und versuchte immer wieder, durch demonstrativen und gewandten Redefluß gezielte Fragen abzuwehren.
Nachdem . . . keinerlei psychotische oder suizidale Impulse erfaßbar waren, entließen wir sie.
(22. 02. 74 [4 - G])

Das genannte Hochgespannte, Getriebene und Ängstliche mag zur Manie des Aufnahmetages gehört haben. Bemerkenswert ist, daß man auch in der Freiburger Klinik den Eindruck gehabt hat, die gewandten Redeweisen der Patientin hätten einen demonstrativen Zug und stünden im Dienste der Abwehr. Leider fehlen hier Datierungen, um den zu vermutenden Zusammenhang mit dem Manischen zu zeigen (wie bei Nr. 37 und 96).

Diagnose: schizophrener Defektzustand

Kommentare zur Datierung und zur Diagnostik:
Weil brauchbare Angaben fehlen, wurden Beginn und Ende mit den Daten der stationären Behandlung datiert.

Das Intervall umfaßt 16 Zyklen

Phase Nr. 18
Stationäre Behandlung vom 19. 12. 74 bis zum 23. 12. 74 (LKH Emmendingen)
Primär-Datierung aus (chronopathol. "wissender") Erstlektüre: D_A = 19. 12. 74 D_E = 23. 12. 74
Errechnete Termine (Periode P = 18, Epoche E = 09. 10. 64):
ET_A = 04. 12. 74 ET_E = 22. 12. 74

Textzitate (aus dem Arztbrief vom 21. 1. 75):
128. *Bei der Aufnahme bot die Patientin hier keinerlei Symptomatik einer akuten Psychose, es lag vielmehr ein praedeliranter Zustand vor infolge ihres regelmäßigen Alkoholabuses . . . es kam nicht zur Entwicklung eines Delirs, die Patientin war nach drei Tagen völlig frei von der intoxikationsbedingten Symptomatik.*

Diagnose: praedeliranter Zustand

Kommentare zur Datierung des Phasenendes und zur Diagnostik:
Der Aufnahmetag war ein Tag [16 - D], "drei Tage" später ist mithin das endogen determinierte Zyklusende erreicht. An der klaren seinerzeitigen Beurteilung ist nichts auszusetzen. Man darf sich aber erinnern, daß hirnorganische Symptomatik (wie hier etwa praedelirante Erscheinungen) nicht selten gleichzeitig vorhandene endogene Symptomatik kaschieren kann, jedenfalls fällt auf, daß die beschriebene völlige Freiheit von Symptomatik auf den Tag genau mit einem Zyklusende koinzidiert, wie es auch endogene Symptomatik getan haben könnte. Aus chronopathologischer Sicht ist an eine endogene Unterlegung des exogenen Geschehens zu denken, jedenfalls was dessen Zeitgestalten angeht.

7. ÜBER DIE STRENGE ZYKLISCHE GEORDNETHEIT DER PSYCHOPATHOLOGISCHEN SYNDROMSEQUENZEN EINER MANISCH-DEPRESSIVEN PSYCHOSE

Kurzfassung

In dieser Einzelfallstudie wird das klinische Aufzeichnungsgut einer phasischen Psychose mit 8 akuten Episoden und zwei Intervallen aus 28 Jahren mit 181 datierten und psychopathologisch aussagefähigen Zitaten (vollständig, wörtlich und gekürzt) mitgeteilt, im Sinne jeweils eines der neun Bilder des psychopathologischen Zustandsraumes der Chronopathologischen Theorie sekundär interpretiert und mit Zeichen codiert (sowie datiert) unter Bildung eines Datensatzes solcher aus einem psychopathologischen Bild und einem chronopathologischen Zeitpunkt gekoppelten Signaturen. In der informationstheoretischen Sequenzanalyse zeigt der empirische Datenstrom eine periodische Zeitstruktur mit einer Zykluslänge von 28 Tagen, welche auch dem Phasenkalender zwanglos unterlegt werden kann.

Das Chaotische des in klinischer Sicht Entordneten im täglichen Wechseln der manischen, depressiven oder mischbildhaften Erscheinungsbilder erweist sich als streng geordnet und zeigt in der empirischen Abfolge der Syndromsequenzen genau jenes Muster, wie es theoretisch nach der ChTh für einen 28-Tages-Zyklus errechnet werden kann.

Schlüsselwörter

Manisch-depressive Psychose, MDE, Zyklothymie

ON THE STRICTLY CYCLICAL ORDER OF PSYCHOPATHOLOGICAL SYNDROM SEQUENCES OF A MANIC-DEPRESSIVE PSYCHOSIS

Summary

This single case study deals with the clinical reports of a phasic psychosis with eight acute episodes and two intervals within 28 years. It is based on 181 dated quotations (all records are included completely, some are shortened to the essentials, but all are reproduced word for word).

Each clinical description is interpreted according to one of the nine images of the Chronopathological Theory of manic-depressive psychoses to indicate the manic, depressive or mixed states (and exactly dated). This forms a data stream of signatures, each coupled by an image character and a point of time.

After sequence analysis this data stream displays a periodical time structure with a cycle length of 28 days, which also agrees well with the phase calendar.

The changing process of manic, depressive or mixed states, which seems clinically to be disordered and chaotic is in the light of ChTh strictly organized and displays exactly that pattern of daily syndrom sequences, that can be computed for a 28 day cycle.

Key words:

Manic-depressive disorder, Affective disorder, Cyclothymia

ÜBER DIE STRENG ZYKLISCHE GEORDNETHEIT DER PSYCHOPATHOLOGISCHEN SYNDROMSEQUENZEN EINER MANISCH-DEPRESSIVEN PSYCHOSE

Einleitung

Der erfahrene Kliniker kennt die verschiedenen Verlaufsformen des Manisch-Depressiven und darunter auch jene unverkennbare Erscheinungsweise des Endogenen, die an einem Tag das Vollbild des Manischen und bereits am nächsten Tag schon das einer gehemmten oder agitierten Depression zeigt und so fort in täglichem (oder auch mehrtägigem) Wechsel in völlig regellos erscheinender bunter Reihe durch die vielfältigen Gestaltungsmöglichkeiten der Bildoberflächen, der Akuitäten und der Grade von Mischbildhaftigkeit (das sind die Dimensionen des Verlaufs der MDE). Er sieht darin eine chaotische Entordnung der selbstvertrauten und verständlichen, schicklichen, verantwortlichen und tunlichen Seelenlagen, aber er ahnt mit intuitiver Gestaltwahrnehmung zugleich eine darin herrschende ebenso mächtige wie verborgene Eigengesetzlichkeit, welche offensichtlich und unüberwindlich dem Streben des Kranken wie auch den therapeutischen Bemühungen seines Arztes solange entgegensteht, bis das Endogene aus eigenen inneren Maßen in eine Latenz zurücktritt.

Die Chronopathologische Theorie phasischer Psychosen (ChTh, Hamburg 1988 [35]) unternimmt es, diese "biologischen Ablaufsgesetze" explizit zu formulieren. Der Gesamtablauf ist demzufolge modulartig und lückenlos in Zyklen gleicher Länge gegliedert. Für die Zykluslängen gibt es eine zahlentheoretisch begründete Mannigfaltigkeit, aus welcher mit der ersten Phase eine bestimmte ausgewählt und lebenslang im psychophysiologischen Wechselspiel mit dem äußeren Tagesrhythmus festgehalten wird. Im systematischen Überblick gehören zu den vielbesprochenen "rapid cycles" (mit Zyklen in der Größenordnung von 4 bis 18 Tagen) noch die Verläufe mit mittleren Zykluslängen (in der Größenordnung von 20 bis 80 Tagen) und letztlich solche mit langen und sehr langen Zyklen (in der Größenordnung von 90 bis 160 Tagen).

Die Zykluslänge (hinsichtlich der Frequenzdimension der sie aufbauenden Schwankungsvorgänge im Stimmungs / Antriebs-System) ist durch die Ankoppelung an das Circadiansystem konstant, präzise, weiträumig und ultrastabil (um damit Anschluß an die tradierten Vorstellungen vom Endogenen zu gewinnen) und sie ist ganzzahlig in Tagen abzählbar (um eine Basis für die technische Analysierbarkeit anzudeuten). Dieser Zyklus ist der formale Baustein für die Zeitstruktur von Phasenkalendern. Die Varianz in der Amplitudendimension entscheidet, ob ein Zyklus zu einer akuten Psychose oder einem erscheinungsarmen Intervall gehört. Die Hälfte aller Phasen besteht zeitgestaltlich aus einem einzigen Zyklus, nur ein Viertel aller Phasen besteht aus zwei Zyklen ("Doppelanfall" nach KRAEPELIN), hochkomplexe Strukturen kommen vor, sind aber selten.

Der Aufbau der Intervalle aus denselben Zyklen (mit kleinen Schwankungsamplituden) zeigt fast eine Gleichverteilung der Komplexitätsgrade und ist damit sehr weitgehend vom Zufall bestimmt. Die von der ChTh benannten Zeitstrukturen des Endogenen stellen sich demnach als eine Verschränkung von deterministischen (gleichsam naturgesetzlichen) und kontingenten (gleichsam zufälligen) Zügen dar, was für die prognostischen Möglichkeiten eine bestimmte Einschränkung bedeutet [50].

Der chronopathologische Zyklus der ChTh entsteht durch eine rhythmologische Interaktion von (gleichfalls ganztägigen - und mehrtägigen) Schwankungen eines postulierten sog. Stimmungssystems (das psychophysiologisch die Aktivität der Informationsverarbeitung darstellt) mit den (ganztägigen und mehrtägigen) Schwankungen eines postulierten sog. Antriebsystems (das psychophysiologisch die Aktivität der energetischen Versorgung beiträgt), erst deren Überlagerung führt zu erlebnisfähigen (und unter besonderen qualitativen Relationen) psychotischen Integraten (das Stimmungs/Antriebssystem wird ausführlicher diskutiert in der Studie: "Über Mischbilder . . . ", der chronobiologische Ansatz wird in: "Grundlinien . . . " dargestellt).

Der Kern des Ansatzes liegt in der Annahme, daß bei phasischen Psychosen beide System je eigene formale Parameter einhalten (und durch die Koppelung an den Tagesrhythmus einhalten müssen), also gegeneinander desynchron sind.

Aus diesem Ansatz folgt einerseits (und ohne weitere hypothetische Annahmen) eine Lehre von den manisch-depressiven Mischbildern und andererseits eine Lehre von den psychopathologischen Binnenstrukturen der Zyklen. Diese zeigen sich in wohldefinierten Syndrom-

sequenzen, deren gestaltliche Muster von den formalen numerischen Parametern der Stimmungs/ Antriebs-Schwankungen diktiert werden, mithin der jeweiligen Zykluslänge inhärent sind. Es kann daher ein bestimmtes Sequenzmuster (das ist eine Gestalt) mit seiner Zykluslänge (das ist ein Numerus) bezeichnet werden (mit Konventionen der ChTh in Häkchen geschrieben, z. B. ^28^ oder ^63^). Dabei ergibt sich z. B. ^28^ aus der Überlagerung von 4-Tagesschwankungen der Stimmung mit 7-Tagesschwankungen des Antriebs, der Ablauf hat dadurch ständig wechselnde Phasenrelationen und infolgedessen ständig wechselnde, aber in einem Muster deterministisch festgelegte psychopathologische Bilder.
Es ist dies eine Theorie von <u>großer gedanklicher Einfachheit</u> und innerer Einheitlichkeit und relativ leicht zugänglicher empirischer Überprüfbarkeit.

Material

In dieser Studie wird das gesamte heute noch erreichbare klinische Aufzeichnungsgut der Patientin MP116 aus dem Hamburger-Zyklothymie-Archiv (ergänzt um Daten aus der Kieler Universitätsklinik) über 8 Phasen im Bereich von 28 Jahren chronopathologisch durchgearbeitet. Aus den Verlaufsnotizen der Ärzte, den Pflegeberichten der Schwestern und Briefschaften der Patientin sowie in bestimmten Abschnitten auch aus den handschriftlichen Notizen von Prof. J. G. über ambulante Wiedervorstellungen, werden <u>vollständig alle</u> Texte zitiert, die zwei Kriterien erfüllen: erstens muß der momentane Bildcharakter der Psychose bezeichnet werden und zweitens muß der betreffende Tag erkennbar sein. In der Vereinigung der beiden Forderungen drückt sich die Grundposition der ChTh aus, daß die <u>psychopathologischen Momentangefüge eine Funktion der chronopathologischen Ablaufsgestalt</u> sind. Alle Zitate werden kommentiert.
Alle übrigen Informationen - über das therapeutische Regime, seine Veränderungen und vermeintlichen Wirkungen, das Tun und Lassen der Patientin, soweit es nicht die psychopathologische und nosographische Stilbildung ihrer Psychose beleuchtet, ihre Beurlaubungen, die somatische Diagnostik etc. - werden entschlossen ignoriert. Das rechtfertigt sich dadurch, daß der Gang der Psychose im ganzen - bis in das jeweils nächste Intervall - und im einzelnen - durch die tageweise verschiedenen Erscheinungsbilder des Manischen und des Depressiven und des Mischbildhaften hindurch - völlig autonom ist und nicht durch irgendeine Therapie gestaltet

oder auch nur mitgestaltet wird. Es kann allerdings manches durch Pharmakotherapie - intensitativ, nicht typologisch - abgemildert werden, wenn diese gekonnt, d. h. in den gehörigen Dosierungen durchgeführt wird, daran fehlt es aber oft, und die Therapie ist dann gleichsam nur "erscheinungs-begleitend", was in diesem Fall auch kaum anders sein kann wegen des zeitlichen Mißverhältnisses zwischen den hohen Geschwindigkeiten des Syndrom-Umbaus und des immer um einige Tage verzögerten Wirkungseinstritts. Diese Bemerkung gilt nicht für die Lithiumprophylaxe, diese war durchweg unterdosiert, was in diesem Fall mitbedingt war durch die heikle Einstellung der Patientin wegen angeblicher Nebenwirkungen und wegen der Einflüsterungen ihres Heilpraktikers.

Die Gesamtheit der Zitate wird in einem Corpus mitgeteilt. Darin sind die Quellen der Information mit Kürzeln bezeichnet (s. später). Eingearbeitet ist auch die sekundäre psychopathologische Textinterpretation mit jeweils einem Codezeichen (siehe Abb. 1) samt einem begründenden Kommentar, so daß belegt ist (und damit kritisch nachvollziehbar), von welchem Datensatz die Strukturanalysen ausgehen. Nach Bestimmung der rhythmologischen Parameter (Zykluslänge P = 28 und Startzeitpunkt (Epoche) E = 10. 01. 66) konnte für das Datum eines jeden Zitats errechnet werden, welches psychopathologische Bild aus dieser theoretischen Sicht geherrscht haben sollte und was der Beschreiber gleichsam "in Wirklichkeit" zu beschreiben hatte [34]. Das wurde - nach Abschluß der Analysen - mit den Signaturen der theoretischen Binnenstruktur des 28-Tage-Zyklus jedem Zitat beigeschrieben und sodann in jedem Fall und aus dieser Perspektive kommentiert. Darin ist eine wissenschaftstheoretisch bemerkenswerte Position enthalten, denn es wird hier eine <u>Psychopathologie ohne irgendeine Hermeneutik</u> betrieben. Die erste Kommentierung ist chronopathologisch "naiv", die zweite Kommentierung ist chronopathologisch "wissend", um bereits früher verwendeten Sprachgebrauch fortzuführen.

Für die Erfassung der Erscheinungsbilder der Psychose wird ein geschlossenes System von neun Zuständen benutzt, die jeweils mit einem Buchstaben (M, D, E, G, N) oder einer Ziffer (1, 2, 3, 4) als Codezeichen bezeichnet werden, aus welchen sich Zeichenketten bilden lassen, die einen Syndromwandel schriftartig ausdrücken können und der Datenverarbeitung entgegenkommen. Neben der klassischen Manie M gibt es in diesem System die Euphorie Typ 4, die Ekstase Typ

Manie (S+ A+) M
Hochgestimmtheit. (motor. u. psychomot.) Erregung. Rededrang. Ideenflucht. Hyperprosexie. Größenwahn. Schlaflosigkeit. Optimismus. Vielgeschäftigkeit. Schmuck. Lachen. Kraftgefühle. Reiselust. Entschlußfreude. Unordnung und Lärm. Verjüngung. Schimpfen. Sprunghaftigkeit.

Depression (S- A-) D
Entstimmtheit. Desaktivierung. Inneres Verstummen. Einfallsarmut. Konzentrationsstörung. Verarmungswahn. Isolation. Ambivalenz. Starre. Negativismus. Teilnahmslosigkeit. Tränenlosigkeit. Innere Leere. Freudlosigkeit. Lärmempfindlichkeit. Voralterung. Unerreichbarkeit.

Normalität (S+- A+-) N
Ausgeglichenheit. Tätigkeit. Vernünftigkeit. Sachlichkeit. Spontaneität. Selbstbestimmtheit. Beständigkeit. Belastbarkeit. Kompetenz. Verantwortung. Luxusfunktionen. Funktionslust.

Ekstase (S+ A-) E
Erlebnisreichtum. (motor. u. psychomot.) Gebundenheit. Angst UND Glück. Paranoid-halluzinatorisches Syndrom. Wechselhaftigkeit. Lachen UND Weinen. "Gott". Entrücktheit. Inkohärenz. Trance. Erleuchtetheit. Elevation. "Das Eine". Zeitstillstand. "Schizoaffektives".

Agitierte Depression (S- A+) G
Verzweiflung. Aktionismus. Stereotypie. Hypochondrie. Gequältheit. Innere Unruhe. Wechselhaftigkeit. Gespanntheit. Jammern. Grübelei. Vorwürfe. Unleidlichkeit. Verstimmbarkeit.

Hyperaktivität (S+- A+) 1
Reizoffenheit. Gereiztheit. Schroffheit. Anregbarkeit. Distanzlosigkeit. Streitsucht. Irritierbarkeit. Hektik. Zorn. Bewegungsdrang. Abwechslungsbedürfnis. Konflikthaftigkeit. Rücksichtslosigkeit.

Melancholie (S- A+-) 2
Traurigkeit. Schuldgefühl. Angst. Suizidalität. Selbstanklagen. Ausweglosigkeit. Trostsuche. Ratlosigkeit. Ernst. Tränen. Bedrücktheit. Skrupelhaftigkeit. Klagsamkeit.

Passivität (S+- A-) 3
Freundlichkeit. Untätigkeit. Schlaffheit. Müdigkeit. Indifferenz. Verlangsamung. Farblosigkeit. Desinteresse. muskuläre Hypotonie. Unauffälligkeit. Altruismus. "Intoxikation". "Hirnorganisch".

Euphorie (S+- A+) 4
Überdrehtheit. Heftigkeit. Skurrilität. Nacktheit. Tanz. Heißhunger. Gewalttätigkeit. Unüberlegtheit. Schwung. Überschwenglichkeit. Eingebungen. Unlenkbarkeit. Unvorhersehbarkeit.

Abb. 1 Psychopathologie manisch-depressiver und mischbildhafter Zustände.

Die Gliederung der Tabelle entspricht dem Zustandsraum der ChTh (sie findet sich im wesentlichen bereits bei KRAEPELIN). Die Syndrome sind mit konventionellen Namen bezeichnet, der jeweilige Begriffsinhalt ergibt sich durch operationale Definition mit den tabellierten psychopathologischen Begriffen. S und A (und ihre Vorzeichen +, - und +-) benennen die Richtungen der Dysregulationen im Stimmungs/Antriebs-System. Die am rechten Rand aufgeführten Codezeichen dienen der Schreibung und der informationstheoretischen Verrechnung von Syndromsequenzen.

E und die Hyperaktivität Typ 1, neben der entstimmt-desaktivierten Depression D gibt es die Melancholie Typ 2, die aGitierte Depression G (das Zeichen A ist in der ChTh bereits für Antrieb vergeben) und die Passivität Typ 3. In bestimmten Zyklen (z. B. ˆ33ˆ) tritt inmitten der Psychose auch die passagere Normalität N als gleichsam exotische Erscheinung auf (weitere Einzelheiten können der Tabelle in Abb. 1 entnommen werden, mit ihnen wird die Codierungsarbeit erläutert. Genaue Fassungen der Details sind in [35] nachzulesen).

Codezeichen und kalendarischer Zeitpunkt bilden eine gekoppelte Signatur. Aus dem Kalenderdatum kann die numerische Tagesnummer berechnet werden, das bestimmt evtl. vorhandene Dokumentationslücken. Die Reihe der Signaturen bildet einen Datenstrom, der den Verlauf abbildet in einer objektivierenden Weise, welche die Anmutungen einer Herkunft aus der Seelenwelt abgestreift hat (die wissenschaftstheoretische Begründung ist in [22] ausgeführt).

Ein besonderes Problem liegt darin, daß die Dokumente, die der klinische Erstbeschreiber textiert hat, indem er die aktuell (vom Patienten oder seinem Betreuer) erlebten Erscheinungen der Psychose auf treffende psychopathologische Begriffe und diagnostische Konventionen reduzierte, bei der sekundären Textinterpretation dieser Dokumente in ein erweitertes Beschreibungssystem transformiert werden müssen (das bei der Erstbeschreibung - noch - nicht zur Verfügung stand). Das gilt besonders für die par.-hall. Zustände vom Typ E, die im Begriffsraster des Manisch-Depressiven nicht gut unterzubringen zu sein scheinen. Die Schwierigkeit drückt sich darin aus, daß die nicht ohne weiteres kritisch-reflektiv zu sehenden und nomenklatorisch und begrifflich zu beschreibenden Zustände E (mit ihrer Befremdlichkeit), G (mit ihrem konkreten Konflikt-material) und auch D (mit ihrer Erscheinungsarmut) um rd. 10% seltener beschrieben werden, als der theoretischen Erwartung entspricht, während die vergleichsweise einfach erkennbare Manie um rd. 1/3 häufiger vorkommt. Der Beschreiber weicht eben auf das Beschreibbare aus. Mit dieser nachfühlbaren Tendenz dokumentiert er auch weniger Wechselhaftigkeit, als sich effektiv ereignet, und er synthetisiert sogar eine Ablaufs-Kontinuität, die gar nicht vorliegt.

Der Nachweis einer inneren Geordnetheit des Endogenen (und die damit eröffnete Erforsch-barkeit des Bereichs) könnte eine neue Arbeit initiieren. Die klinische Beschreibungsarbeit sollte primär die neu gefaßten Bildbegriffe benutzen, sorgfältig und eindeutig datieren und nach

Möglichkeit lückenlos sein.

Durch die hier ausgeführte Art der Darstellung des Verlaufs wird das Autonome des Endogenen unverhüllt bis zur Skelettierung deutlich und deutlicher, als es je dargestellt werden konnte. Zugleich wird allerdings eine profunde Geordnetheit sichtbar. So mag der Leser seinem Schrecken über das tiefgreifend Deterministische gegensteuern durch das Optimistische, das eine explizit benannte Ordnung für die Forschung verspricht.

Methoden

Der Datensatz ist für weiterführende Analysen interessant, weil er nicht allein zählbare Sachverhalte (wie Übereinstimmungsgrade zwischen empirischen und theoretischen Beschreibungen), sondern als seine spezifische Information auch ein gestalthaftes Muster enthält, das mit verfeinerten Techniken und in größerer Schärfe der Distinktion dargestellt werden kann.

Der chronopathologische Zyklus mit der Länge P = 28 geht nach der ChTh aus der Überlagerung von 7 Schwankungen von je 4 Tagen Länge mit 4 Schwankungen des Antriebssystems von je 7 Tagen Länge hervor (hat daher alle 28 Tage eine Koinzidenz mit der Phasendifferenz Null - und das heißt Symptomproduktivität Null, d. h. Normalität). (s. Abb. 2 und Abb. 3)

Die Binnenstruktur hat diese konturscharfe Gestalt, wenn die erwähnten Schwankungen maximale Amplituden haben. In der klinischen Wirklichkeit kommen jedoch auch - sogar instabile - Gleichlagenschwankungen vor mit submaximalen Amplituden. Die Binnenstruktur verschleiert sich dann in Richtung auf abwechslungsarme Sequenzen, etwa mit dem Aussehen: M M M M 4 M M ... wobei das Auftreten der Euphorie Typ 4 wohl klinisch unbemerkt bleiben dürfte, es geht sehr wahrscheinlich in der typologisch und zugleich chronologisch benachbarten Manie unter und in der Vermutung eines stetigen Verlaufs (Kontinuitäts-Synthese).

Eine struktursuchende Forschung hat bei monopolaren Verläufen nur geringe Chancen (und müßte technisch (vor allem psychopathometrisch) virtuos gemacht werden), sie benötigt mischbildhafte und polymorphe Sequenzen. Genau das ist bei MP 116 in vielen Abschnitten des Verlaufs gegeben.

Man kann sich vorstellen, daß die Codezeichen für die Erscheinungsbilder eines jeden Tages auf einen (in diesem Fall 10325 Tage langen) Papierstreifen geschrieben sind, und zwar zeitlich lagerichtig, d. h. mit proportional taggenau ausgezählten Dokumentationslücken (faktisch das meiste sind Lücken, schon wegen der Intervalle). Man wird das praktisch nicht tun (und diese Überlegung ist auch nur eine freundliche hommage an den Erdenker der TURING-Maschine), sondern die Sache läßt sich besser als Speicherorganisation eines Computers realisieren (wie auch A. TURING sie gedacht hatte).

Dann könnte man mit einem Zirkel - zunächst beim ersten Tag des Streifens beginnend - immer z. B. 22 Tage weiterschreiten und das dort evtl. aufgefundene Codezeichen in eine Sammlung schreiben. Nach Abzirkelung des ganzen Streifens kann dann in der Sammlung nachgesehen werden, welches Zeichen am häufigsten darin vertreten ist (gleich welchen Typs) und diese Anzahl vermerkt werden. Das muß dann mit dem zweiten Tag beginnend wiederholt werden (bis zum 22. Tag) und schließlich festgehalten werden, welches die größte Anzahl gleichartiger Zeichen bei der Schrittweite 22 war. Dann ist der Vorgang mit der nächstgrößeren Schrittweite 23 auszuführen. Wenn eine Periodizität in der Datenreihe enthalten ist, zeigt sie sich dadurch, daß bei einer bestimmten Schrittweite und an einem bestimmten Tag des Beginns im (statistischen) Vergleich viel mehr gleichartige Zeichen auftreten, als der bloße Zufall erklären könnte (siehe Abb. 4, dazu auch [35]).

Es besteht der bemerkenswerte Sachverhalt, daß die tatsächliche zeitgestaltliche Geordnetheit dort am klarsten zutagetritt, wo der Kliniker am überzeugendsten das vermeintliche Chaos sieht.

Der hinter diesen Dingen liegende theoretische Ansatz erlaubt es, die Binnenstrukturen für eine Serie von Zykluslängen, z. B. im Bereich von 10 bis 60 Tagen als Zeichenketten zu errechnen, in eine Datenbank zu legen und mit einem Analyseprogramm (SEQ) zu nutzen, indem der empirische Datensatz (MP, n = 162) schrittweise (d. h. für alle betrachteten Zykluslängen in allen ihren Phasenlagen) mit den theoretischen Mastersequenzen (informationstheoretisch) verglichen wird (s. Abb. 5).

Das Analyseprogramm SEQ geht so vor, enthält aber noch die (bei A. TURING abgeschaute) Feinheit, die Ähnlichkeit zwischen einem empirischen und einem damit zu vergleichenden theoretischen Zustand im einzelnen mit einer (aus analytischer Erfahrung geschätzten)

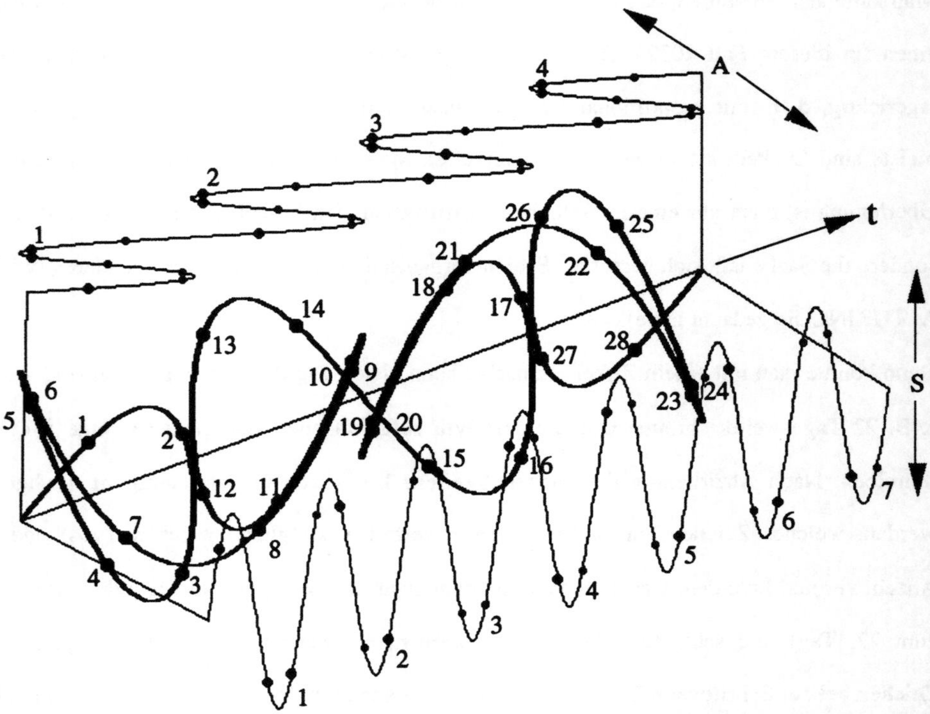

Abb. 2 Perspektivisches Schema zur Überlagerung von Mehrtagesschwankungen.

Die Zeitachse läuft von links vorne nach rechts hinten, der dargestellte Bereich dieses Beispiels ist 28 Tage lang.

In einer senkrecht zu denkenden Ebene sind die Mehrtagesschwankungen des Stimmungssystems mit Sinuskurven angegeben. Jede einzelne dieser Schwankungen ist genau 4 Tage lang (und mit Nummern fortlaufend jeweils von 1 bis 7 beziffert), weshalb der ganze Bereich von 7 solchen Schwankungen lückenlos erfüllt wird.

In einer (prinzipiell unabhängigen) waagerecht zu denkenden Ebene sind die Mehrtagesschwankungen des Antriebssystems gleichfalls mit Sinuskurven angegeben. Sie haben jedoch (wegen der Systemisolierung) <u>andere</u> rhythmologische Parameter: in diesem Beispiel erfüllen 4 einzelne Schwankungen den Bereich gleichfalls lückenlos, jede ist mithin genau 7 Tage lang (mit Nummern fortlaufend von 1 bis 4 beziffert).

Durch die senkrechte und die waagerechte Ebene sowie die Zeitachse ist ein (euklidischer) Raum bestimmt, seine Koordinaten sind <u>Stimmung, Antrieb und Zeit</u>. In ihm erscheint (perspektivisch zu sehen) eine Raumkurve (dicker ausgezogen und mit Tagesnummern fortlaufend von 1 bis 28 beziffert), die durch Überlagerung der beiden bereits genannten Sinuskurvenserien entsteht. Die eingezeichneten Punkte haben jeweils 24 Std. Abstand voneinander (beginnend um 4 Uhr morgens, jeweils um 16 Uhr jedes Tages als repräsentativ für den Tag abgelesen). Jeweils einem Punkte-Paar auf der Stimmungs- und der Antriebskurve entspricht ein Punkt auf der Raumkurve. (s. Abb. 3)

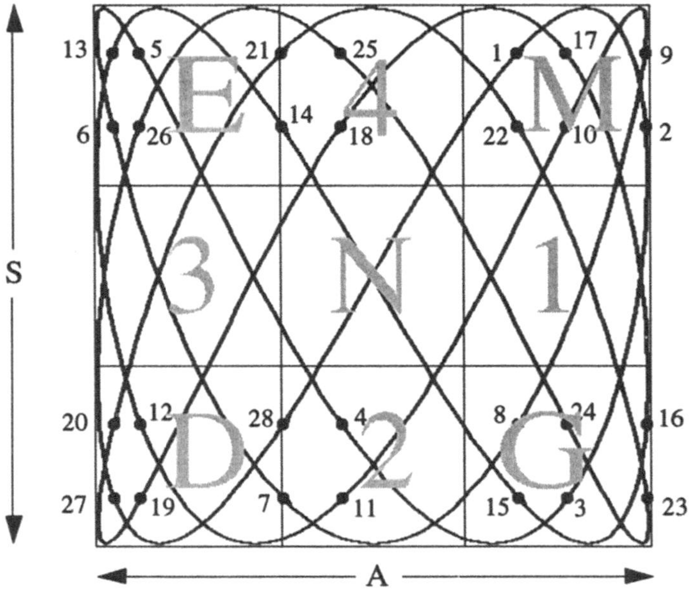

Abb. 3 Lissajousfigur im (rationalen) Frequenzverhältnis 4 : 7 (als Beispiel).

In dieser Abbildung wird eine Raumkurve, die aus der Überlagerung von 7 jeweils 4 Tage langen Mehrtagesschwankungen des Stimmungssystems S mit 4 jeweils 7 Tage langen Mehrtagesschwankungen des Antriebssystems A hervorging, aus der Richtung der Zeitachse gesehen und in einer Ebene (d. h. unter Verzicht auf Perspektive) dargestellt. Ihre einzelnen Tage sind fortlaufend numeriert (der Kurvenzug beginnt um 4 Uhr morgens. Der den ersten Tag repräsentierende Punkt wurde - wie alle weiteren - um 16 Uhr abgelesen). In dieser Numerierung steckt die Information über das Fortschreiten der Zeit.
Da der (psychopathologische) Zustandsraum (das Nonagramm) und der (chronopathologische) Dynamikraum (die Lissajousfigur) in topologischer Sicht isomorph sind, kann der Lissajousfigur das Nonagramm unterlegt werden. Da das Frequenz-verhältnis ganzzahlig ist, so ist die Lissajousfigur zyklisch geschlossen.
Damit kann die Syndromsequenz gelesen werden: der Syndrompfad wendet sich aus der Normalität (in der Mitte) nach rechts oben und durchmißt innerhalb von zwei Tagen das Feld der Manie, erreicht am 3. Tag das Feld der agitierten Depression, wendet sich über einen melancholischen Zustand Typ 2 am 4. Tag und benötigt zwei weitere Tage (Nr. 5 und Nr. 6), um ekstatische Bilder zu passieren (usw.). Die Syndromsequenz ist gleichfalls zyklisch geschlossen ("Zyklothymie"):

M M G 2 E E D G M M 2 D E E G G M 4 D D E M G G 4 E D D

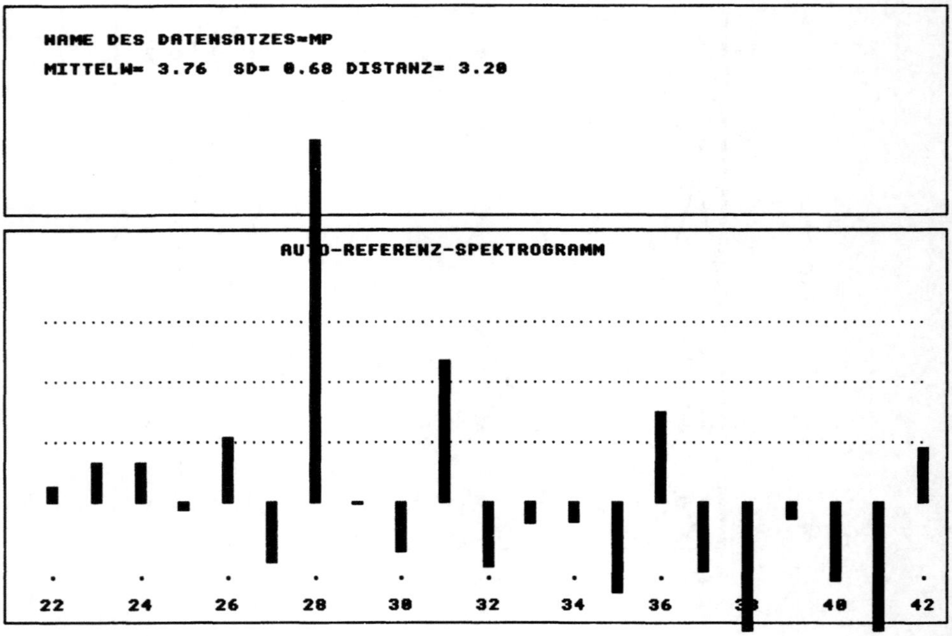

Abb. 4 Auto-Referenz-Spektrographie.

Dieses analytische Verfahren zur Bestimmung der Zykluslänge in einem fraglich periodischen Datenstrom ist in ausgeprägter Weise voraussetzungsarm: es muß weder das Muster der Binnenstruktur noch seine Phasenlage bekannt sein. Das Verfahren hat den Nachteil, nur auf relativ lange Datensätze mit Aussicht auf Erfolg anwendbar zu sein. Es muß ein klares Mißverhältnis zwischen verfügbarer Datenanzahl und aufzufindender Periodenlänge bestehen.

Der Datenstrom samt seinen naturgemäß äquidistanten Lücken wird in einer Schleife mit festgelegtem Umfang (von z. B. zunächst 22 Tagen) geführt. Dort, wo der beim Durchlauf aktuelle Punkt des Stroms infolge der Schleifenbildung einen um den jeweiligen Schleifenumfang zurückliegenden früheren Punkt überkreuzt, wird schrittweise an allen Positionen des Stroms, die ein Datenpaar enthalten, verglichen, ob zwei gleichartige oder aber verschiedenartige Codezeichen vorliegen, das Faktum wird aufsummiert. Nach Durchlauf aller Daten wird die Schleifenweite (in einem vorgegebenen Bereich) um einen Tag erweitert und der Vergleichsvorgang wiederholt. Die bei jedem Durchlauf aufsummierten Maßzahlen für innere Ähnlichkeit werden in einem Spektrum dargestellt (nach Normierung der Übereinstimmungssummen auf die Schleifenweite). Hohe Ähnlichkeitsmaße ergeben sich, wenn bestimmte Codezeichen sich innerhalb des Stroms in einem festen Abstand (d. h. periodisch) wiederholen, also z. B. M alle 28 Tage auftritt, aber auch G usw., was naturgemäß sofort verfehlt wird, wenn die Schleifenweite auch nur um einen Tag abweicht.

Die Abbildung zeigt das Auto-Referenz-Spektrum des Datensatzes MP mit n = 120 Codezeichen. Es zeichnet die Zykluslänge P = 28 ausreißerhaft und signifikant aus.

Gewichtungsmatrix zu bewerten, denn es gibt gleichsam unverzeihliche Nicht-Übereinstimmungen, etwa zwischen M und D und gleichsam läßliche, wie etwa zwischen D und 2 oder auch 4 und E.

Die Ausdeutung der so bestimmten Sequenzspektrogramme (ein Beispiel in Abb. 5) erfordert einige Erfahrung (die mit Aichexperimenten an synthetischen Datensätzen angereichert und kontrolliert werden kann), denn es gibt zwischen den Binnenstrukturen bestimmter Zykluslängen vorgegebene strukturelle Ähnlichkeiten, wie etwa zwischen ^16^, ^20^ und ^28^, die man kennen muß.

Diese Darlegung ist nicht in erster Linie methodologisch angelegt, deshalb müssen hier wenige Hinweise genügen (alles ist ausführlich entwickelt in [35]).

Das aus beobachtungstheoretischen Gründen im hiesigen Material vorliegende Überwiegen des Vorkommens von M und D im Corpus läßt im Spektrum ^16^ ansprechen, eine Binnenstruktur, die ausschließlich aus M und D aufgebaut ist.

Es gibt im Hamburger-Zyklothymie-Archiv ^20^ (s. HP03 in [50]), und ^20^ war auch das anfängliche Resultat der ersten Analysen von MP116, als überhaupt nur relativ wenige Daten aus 1989 vorlagen, allerdings war hier ^28^ zunächst als Nebengipfel des Spektrums bereits ausgeprägt. Mit Anwachsen des Materialumfangs klärte sich schließlich ^28^ als Hauptgipfel mit hoher Signifikanz und einer auch in Unterabschnitten stabilen Epoche.

^44^ hat gleichfalls (zufällige) strukturelle Ähnlichkeiten mit ^28^, ist aber als Zyklus ohnehin deutlich zu lang, wie die Zeitstruktur des Phasenkalenders lehrt (die in dieser Studie nicht näher dargestellt wird wegen der mangelnden Dokumentationsqualität von Beginn und Ende der Phasen).

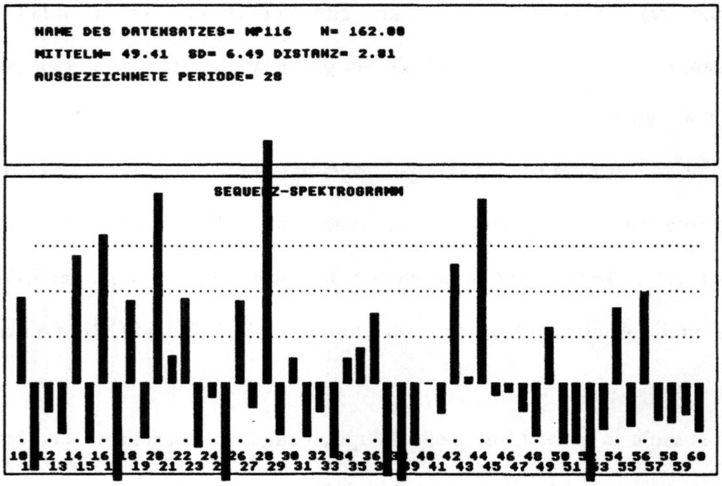

Abb. 5 Sequenzspektrogramm SEQ des Datensatzes MP116

Das Programmsystem SEQ vergleicht das Muster des empirischen Datensatzes mit einer Reihe von theoretischen Sequenzmustern (hier im Bereich der Zykluslängen P = 10 bis P = 60). Diese theoretischen Muster werden aus den jeweiligen Lissajousfiguren errechnet.

Der Vergleich erfolgt positionsweise unter Einschaltung einer Bewertungsmatrix, mit der die Verwechslungswahrscheinlichkeiten für die verschiedenen psychopathologischen Bilder berücksichtigt bzw. gewichtet werden. Sowohl in der primären klinischen Deskription wie auch bei der sekundären (philologisch-psychopathologischen) Textinterpration von klinischen Aufzeichnungen wird wohl kaum etwa das Bild der Manie (M) mit dem der Depression (D) verwechselt, dagegen dürfte (z. B.) der Zustand der Passivität Typ 3 in der Klinik leicht als depressiv verkannt werden, auch D und Melancholie Typ 2 (sowie E und Euphorie Typ 4) sind traditionell nicht differenziert worden (erst die ChTh führt hier eine Konvention ein).

Die derart gewichteten Bewertungen für den Vergleich zwischen Empirie und Theorie werden aufsummiert und als Maßzahl für die Paßgenauigkeit jedes Modells benutzt. Allerdings müssen diese Vergleiche bei jeder Modellperiode (d. h. jeder Mustersequenz) in all ihren Phasenlagen durchgerechnet werden, denn nur bei einem einzigen als Startzeitpunkt geeigneten Tag kann es zu einer optimalen Passung kommen.

Die Gütewerte (Ordinate) <u>bei optimaler Phasenlage</u> werden über der Reihe der geprüften Muster (mit ihrer Zykluslänge auf der Abszisse repräsentiert) als Spektrum dargestellt. Dabei erscheinen Strukturähnlichkeiten zwischen den verschiedenen Mastersequenzen insbesondere dann, wenn die geprüften empirischen Datenreihen nur kurz sind.

Die SEQ-Spektrographie führt zur Bestimmung der Zykluslänge P und der Epoche E (das sind die beiden fundamentalen rhythmologischen Parameter, sie werden auch durch INKA bestimmt, was eine Kontrollmöglichkeit darstellt, wenn Daten verfügbar sind).

Im Spektrum ist P = 28 mit SD = 2.81 signifikant ausgezeichnet.

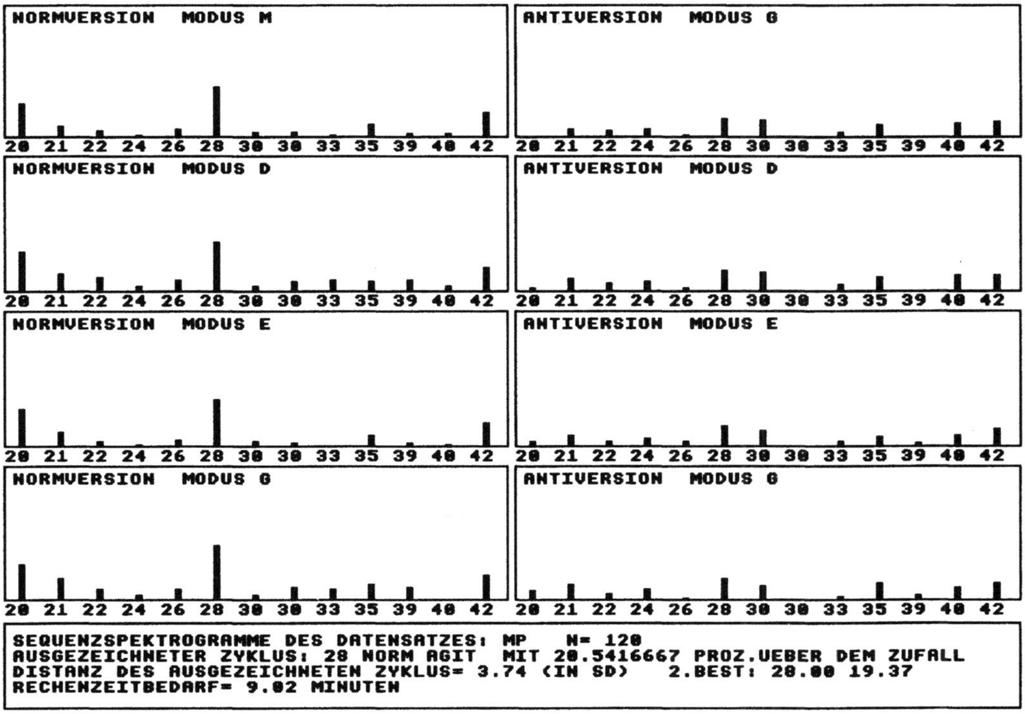

Abb. 5a **Sequenzspektrogramme vom MP116**

Wenn ein vollständiger Überblick über die theoretisch denkbaren Zeitstrukturen erforderlich ist, muß bedacht werden, daß es für jede Zykluslänge P Binnenstrukturen in zwei Versionen gibt (indem sich die Mehrtagesschwankungen m und n in einer sog. Normversion als P = m * n oder in einer sog. Antiversion als P = n * m überlagern können), wovon jede Version in vier Modalitäten (M, D, E, G) auftreten kann (indem sich die Lissajousfigur vom Feld der Normalität ausgehend entweder zunächst in Richtung auf das Feld der Manie entwickelt (Modus M), oder in Richtung auf die agitierte Depression (Modus G) usw.).
Für diese 8 Möglichkeiten können aus den entsprechenden Lissajousfiguren die Mastersequenzen berechnet werden. Sie weisen untereinander recht erhebliche strukturelle Ähnlichkeiten auf, die in der Regel, wie die Erfahrung lehrt, innerhalb der Modalitäten deutlich größer sind, als es etwa die Ähnlichkeiten zwischen den Binnenstrukturen von verschiedenen Zykluslängen sind (mit gewissen Ausnahmen).

Anders als in Abb. 5 (in welcher "verbotene" Sequenzen aus Zufallszahlen synthetisiert worden waren) werden in Abb. 5a lediglich die 13 erlaubten Zykluslängen im Bereich von 20 bis 42 untersucht (bei der Zykluslänge ˆ30ˆ werden die beiden Möglichkeiten 3 / 10 und 5 / 6 untersucht).

Im Datensatz MP (n = 120) wird der Zyklus ˆ28ˆ ausgezeichnet mit 3.74 Standardabweichungen vom Mittelwert des Spektrums (d. h. hochsignifikant) in der Normversion im Modus M und (mit nahezu gleichgroßen Gütewerten) im Modus G.

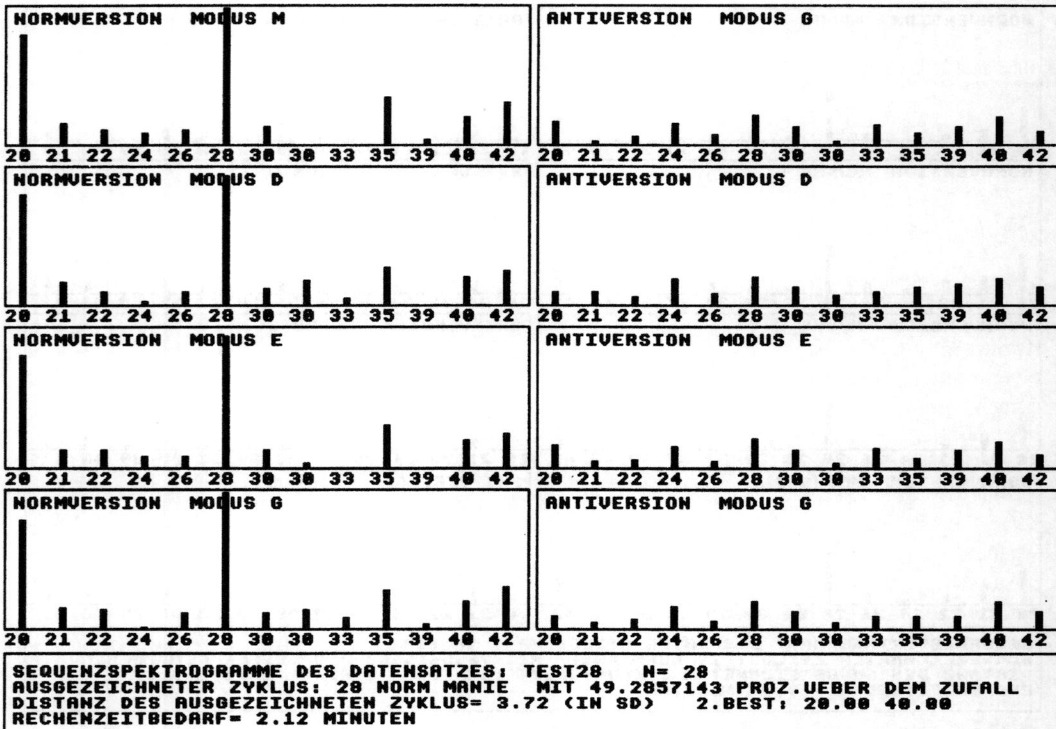

Abb. 5b **Sequenzspektrogramme eines Test-Datensatzes ^28^**

Im Sinne eines Aich-Experiments wurde ein Datensatz (TEST_28) aus der theoretischen Binnenstruktur eines 28-Tage-Zyklus (unter rhythmologischen Standardbedingungen, in der Normversion im Modus M) und künstlichen Kalenderdaten synthetisiert und sodann mit dem SEQ-Programm analysiert mit den 13 Mastersequenzen aller "erlaubten" Zyklen im Bereich zwischen den Zykluslängen 20 bis 42, darunter den Mastersequenzen für ^28^ (in den beiden Versionen, jeweils in den vier Modalitäten), die hier als ein Beispiel mitgeteilt werden:

28NM	MMG2EEDGMM2DEEGGM4DDEMGG4EDD
28ND	DDE4GGMEDD4MGGEED2MMGDEE2GMM
28NE	EED2MMGDEE2GMMDDE4GGMEDD4MGG
28NG	GGM4DDEMGG4EDDMMG2EEDGMM2DEE
28AM	MME3GGDEMM3DGGEEM1DDGMEE1GDD
28AD	DDG1EEMGDD1MEEGGD3MMEDGG3EMM
28AE	EEM1DDGMEE1GDDMME3GGDEMM3DGG
28AG	GGD3MMEDGG3EMMDDG1EEMGDD1MEE

Neben der zu erwartenden Zykluslänge ^28^ werden auch ^20^, sowie ^35^ und ^42^ ausgezeichnet (ohne daß dafür signifikante Gütewerte erreicht würden), darin drückt sich eine strukturelle Ähnlichkeit dieser Binnenstrukturen aus, die bekannt sein muß (aus solcherlei Aich-Experimenten), um die Spektren empirischer Datensätze bewerten zu können

1. 18.04.89 G
2. 23.04.89 E
3. 30.04.89 D
4. 02.05.89 M
5. 03.05.89 G
6. 05.05.89 M
7. 19.05.89 D
8. 23.05.89 M
9. 01.06.89 G
10. 20.06.89 G
11. 27.06.89 M
12. 03.07.89 G
13. 08.07.89 D
14. 15.07.89 G
15. 24.07.89 M
16. 11.08.89 D
17. 18.12.89 G
18. 11.01.90 2
19. 29.03.90 G
20. 09.04.90 G
21. 06.07.90 D
22. 12.11.90 M
23. 10.12.90 E
24. 07.01.91 M
25. 29.03.91 G
26. 21.05.91 G
27. 27.05.91 M
28. 28.05.91 M
29. 28.05.91 M
30. 29.05.91 M
31. 29.05.91 G
32. 31.05.91 E
33. 01.06.91 E
34. 03.06.91 M
35. 07.06.91 M
36. 08.06.91 D
37. 09.06.91 D
38. 10.06.91 E
39. 14.06.91 M
40. 16.06.91 3
41. 21.06.91 D
42. 26.06.91 D
43. 01.07.91 E
44. 03.07.91 G
45. 05.07.91 D
46. 06.07.91 D
47. 10.07.91 D
48. 16.07.91 D
49. 11.09.91 D
50. 04.11.91 D
51. 09.12.91 M
52. 06.01.92 M
53. 20.01.92 D
54. 24.04.92 E
55. 15.05.92 D
56. 18.05.92 G
57. 25.05.92 G
58. 14.08.92 M
59. 27.08.92 G
60. 10.09.92 G
61. 26.11.92 D
62. 22.12.92 M
63. 26.12.92 M
64. 12.03.93 M
65. 30.07.93 G
66. 13.08.93 M
67. 17.08.93 M
68. 17.08.93 M
69. 25.08.93 M
70. 12.10.93 D
71. 20.11.93 2
72. 29.11.93 2
73. 29.11.93 2
74. 17.12.93 D
75. 04.01.94 D
76. 18.01.94 G
77. 28.01.94 E
78. 07.03.94 G
79. 17.08.93 M
80. 18.08.93 M
81. 19.08.93 E
82. 21.08.93 E
83. 24.08.93 M
84. 28.08.93 D
85. 30.08.93 G
86. 01.09.93 M
87. 04.09.93 M
88. 05.09.93 E
89. 11.09.93 D
90. 12.09.93 D
91. 13.09.93 M
92. 29.09.93 M
93. 01.10.93 D
94. 06.10.93 G
95. 09.10.93 D
96. 10.10.93 E
97. 11.10.93 M
98. 12.10.93 M
99. 13.10.93 D
100. 14.10.93 D
101. 15.10.93 G
102. 16.10.93 M
103. 17.10.93 D
104. 18.10.93 G
105. 20.10.93 M
106. 22.10.93 D
107. 24.10.93 D
108. 25.10.93 G
109. 26.10.93 2
110. 30.10.93 D
111. 31.10.93 D
112. 01.11.93 D
113. 03.11.93 G
114. 06.11.93 D
115. 07.11.93 D
116. 09.11.93 M
117. 11.11.93 2
118. 15.11.93 G
119. 18.11.93 D
120. 23.11.93 G

Abb. 5c Datensatz MP für die Sequenzanalyse.

Durch psychopathologische (und chronopathologische) Interpretation von klinischem Aufzeichnungsgut über den Verlauf und die wechselnden Erscheinungsbilder einer Psychose können sog. Signaturen gewonnen werden, die jeweils aus einem Kalenderdatum und einem der 9 Codezeichen des Nonagramms gekoppelt sind. Es bedeutet demnach die Nummer 1 dieser Liste (die den Datensatz von MP116 mitteilt), daß nach dieser Interpretation am 18. 04. 1989 nach der Meinung der Kliniker und der Meinung des den Text Interpretierenden ein agitiert depressives Bild als repräsentativ für diesen Tag geherrscht hat. Wegen der Lückentoleranz des Analyseprogramms dürfen bei der Textinterpretation undeutbare Bilder übergangen werden.

```
60NM   4M1GG443DDE44GGMMM2DEE322MM1G24E3DD441GGM44DDEEE2GMM122EE3D2
60ND   2D3EE221MMG22EEDDD4MGG144DD3E42G1MM223EED22MMGGG4EDD344GG1M4
60NE   4E3DD441GGM44DDEEE2GMM122EE3D24M1GG443DDE44GGMMM2DEE322MM1G2
60NG   2G1MM223EED22MMGGG4EDD344GG1M42D3EE221MMG22EEDDD4MGG144DD3E4
60AM   1M4EE112DDG11EEMMM3DGG233MM4E31G2DD114EEM11DDGGG3EMM433GG2D3
60AD   3D2GG334MME33GGDDD1MEE411DD2G13E4MM332GGD33MMEEE1GDD211EE4M1
60AE   3E4MM332GGD33MMEEE1GDD211EE4M13D2GG334MME33GGDDD1MEE411DD2G1
60AG   1G2DD114EEM11DDGGG3EMM433GG2D31M4EE112DDG11EEMMM3DGG233MM4E3

63NM   4MM12DDEE41GG2EEE32GGM4E3DD2MMMMDDDE4M1G2DEEEEGGG4EE3D2GMM43DDD
63ND   2DD34MMGG23EE4GGG14EED2G1MM4DDDDMMMG2D3E4MGGGGEEE2GG1M4EDD21MMM
63NE   4EE32GGMM43DD2MMM12DDE4M1GG2EEEEGGGM4E3D2GMMMMDDD4MM1G2DEE41GGG
63NG   2GG14EEDD21MM4DDD34MMG2D3EE4GGGGEEED2G1M4EDDDDMMM2DD3E4MGG23EEE
63AM   1MM43DDGG14EE3GGG23EEM1G2DD3MMMMDDDG1M4E3DGGGGEEE1GG2D3EMM12DDD
63AD   3DD21MMEE32GG1EEE41GGD3E4MM1DDDDMMME3D2G1MEEEEGGG3EE4M1GDD34MMM
63AE   3EE41GGDD34MM1DDD21MME3D2GG1EEEEGGGD3E4M1GDDDDMMM3DD2G1MEE32GGG
63AG   1GG23EEMM12DD3MMM43DDG1M4EE3GGGGEEEM1G2D3EMMMMDDD1MM4E3DGG14EEE

64NM   MMMMDDDDMMMMDDDDMMMMDDDDMMMMDDDDMMMMDDDDMMMMDDDDMMMMDDDDMMMMDDDD
64ND   DDDDMMMMDDDDMMMMDDDDMMMMDDDDMMMMDDDDMMMMDDDDMMMMDDDDMMMMDDDDMMMM
64NE   EEEEGGGGEEEEGGGGEEEEGGGGEEEEGGGGEEEEGGGGEEEEGGGGEEEEGGGGEEEEGGGG
64NG   GGGGEEEEGGGGEEEEGGGGEEEEGGGGEEEEGGGGEEEEGGGGEEEEGGGGEEEEGGGGEEEE
64AM   MMMMDDDDMMMMDDDDMMMMDDDDMMMMDDDDMMMMDDDDMMMMDDDDMMMMDDDDMMMMDDDD
64AD   DDDDMMMMDDDDMMMMDDDDMMMMDDDDMMMMDDDDMMMMDDDDMMMMDDDDMMMMDDDDMMMM
64AE   EEEEGGGGEEEEGGGGEEEEGGGGEEEEGGGGEEEEGGGGEEEEGGGGEEEEGGGGEEEEGGGG
64AG   GGGGEEEEGGGGEEEEGGGGEEEEGGGGEEEEGGGGEEEEGGGGEEEEGGGGEEEEGGGGEEEE

65NM   4M1GGM43DDEEE2GMM1G2EE3DD441GGMMMDDEE322MM1GG4E3DDE44GGMM12DEE3D2
65ND   2D3EED21MMGGG4EDD3E4GG1MM223EEDDDMMGG144DD3EE2G1MMG22EEDD34MGG1M4
65NE   4E3DDE41GGMMM2DEE3D2MM1GG443DDEEEGGMM122EE3DD4M1GGM44DDEE32GMM1G2
65NG   2G1MMG23EEDDD4MGG1M4DD3EE221MMGGGEEDD344GG1MM2D3EED22MMGG14EDD3E4
65AM   1M4EEM12DDGGG3EMM4E3GG2DD114EEMMMDDGG233MM4EE1G2DDG11EEMM43DGG2D3
65AD   3D2GGD34MMEEE1GDD2G1EE4MM332GGDDDMMEE411DD2GG3E4MME33GGDD21MEE4M1
65AE   3E4MME32GGDDD1MEE4M1DD2GG334MMEEEGGDD211EE4MM3D2GGD33MMEE41GDD2G1
65AG   1G2DDG14EEMMM3DGG2D3MM4EE112DDGGGEEMM433GG2DD1M4EEM11DDGG23EMM4E3

66NM   4MMGG2EEED22MMMG2DEEE22GMMM2DDEE42GGMM4DDDE44GGGM4EDDD44MGGG4EEDD2
66ND   2DDEE4GGGM44DDDE4MGGG44EDDD4MMGG24EEDD2MMMG22EEED2GMMM22DEEE2GGMM4
66NE   4EEDD2MMMG22EEED2GMMM22DEEE2GGMM42DDEE4GGGM44DDDE4MGGG44EDDD4MMGG2
66NG   2GGMM4DDDE44GGGM4EDDD44MGGG4EEDD24MMGG2EEED22MMMG2DEEE22GMMM2DDEE4
66AM   1MMEE3GGGD33MMME3DGGG33EMMM3DDGG13EEMM1DDDG11EEEM1GDDD11MEEE1GGDD3
66AD   3DDGG1EEEM11DDDG1MEEE11GDDD1MMEE31GGDD3MMME33GGGD3EMMM33DGGG3EEMM1
66AE   3EEMM1DDDG11EEEM1GDDD11MEEE1GGDD31MMEE3GGGD33MMME3DGGG33EMMM3DDGG1
66AG   1GGDD3MMME33GGGD3EMMM33DGGG3EEMM13DDGG1EEEM11DDDG1MEEE11GDDD1MMEE3

70NM   4MM122DEE44GGG44E3D22MMMM2DDE441GG24EE322GMM44DDD44M1G22EEEE2GGM443DD2
70ND   2DD344MGG22EEE22G1M44DDDD4MMG223EE42GG144EDD22MMM22D3E44GGGG4EED221MM4
70NE   4EE322GMM44DDD44M1G22EEEE2GGM443DD24MM122DEE44GGG44E3D22MMMM2DDE441GG2
70NG   2GG144EDD22MMM22D3E44GGGG4EED221MM42DD344MGG22EEE22G1M44DDDD4MMG223EE4
70AM   1MM433DGG11EEE11G2D33MMMM3DDG114EE31GG233EMM11DDD11M4E33GGGG3EEM112DD3
70AD   3DD211MEE33GGG33E4M11DDDD1MME332GG13EE411GDD33MMM33D2G11EEEE1GGD334MM1
70AE   3EE411GDD33MMM33D2G11EEEE1GGD334MM13DD211MEE33GGG33E4M11DDDD1MME332GG1
70AG   1GG233EMM11DDD11M4E33GGGG3EEM112DD31MM433DGG11EEE11G2D33MMMM3DDG114EE3
```

Abb. 5d **Ausschnitt aus den Mastersequenzen.**

Die Sequenzanalyse SEQ vergleicht das Muster in einer <u>empirischen</u> syndromatischen Abfolge psychopathologischer Bilder (die jeweils taggenau datiert sein müssen, auch - und gerade - wenn Datenlücken vorhanden sind) mit einer Reihe von <u>theoretischen</u> Sequenzmustern, die in einer Hilfsdatei bereitliegen, nachdem sie mit dem Programm MASTER_GEN aus den verschiedenen Lissajousfiguren erzeugt worden sind. Dieses Programm erzeugt die Muster von lediglich sog. "erlaubten" Zykluslängen, nicht jene, die zu Zykluslängen gehören, die "verboten" sind (wie etwa ˆ61ˆ als einer Primzahl, weil diese nicht in zwei Faktoren zerlegt werden kann, die sich als die Längen von Mehrtagesschwankungen überlagern können). Solche Muster könnten aus Zufallszahlen synthetisiert werden, wie es andere Sequenzanalyseprogramme auch tun.

SEQ benutzt die 38 Muster im Bereich der Zykluslängen P = 4 bis P = 70, daraus zeigt diese Abbildung einen Ausschnitt der 6 langen Muster im Bereich der Zykluslängen P = 60 bis P = 70.

Die jeweilige Zykluslänge ist am Anfang jeder Zeile angeschrieben, ergänzt um ein Kürzel, das die Version (N für Normversion, A für Antiversion) und die Modalität (M für Manie, D für Depression, E für Ekstase und G für Agitierte Depression).

Die 8 Muster innerhalb einer Zyklusgruppe haben relativ enge strukturelle Verwandschaftsbeziehungen, die aus Symmetrien hervorgehen und sich als Phasenverschiebungen und Spiegelungen ausdrücken. Sie sind erheblich enger, als etwaige Ähnlichkeiten zwischen Mustern verschiedener Zykluslängen (solche treten nur selten und ausnahmsweise auf).

```
10REM>SEQ_DATEN
20MODE 23:GCOL 0,135:CLG:GCOL 0,0:DIM D$(300),C$(300)
30 REPEAT
40 C=C+1
50 PRINT:PRINT"DATENPAAR NR.";C;" EINGABE-ENDE MIT VIERMAL '0'"
60 PRINT"KALENDERDATUM"
70 INPUT T,M,J:PROC_STR:D$(C)=X$
80 PRINT"PSYCHOPATHOLOGISCHE CODIERUNG"
90 INPUT C$(C)
100 UNTIL T=0
110N=C-1:D$(0)=STR$(N):C$(0)=STR$(N)
120INPUT"NAME DER DATEI IN 'SEQ_DAT'";NAME$
130NA$="SCSI::4.SEQ_DAT."+NAME$
140A=OPENOUT NA$
150PRINT #A,D$(0):PRINT #A,C$(0):REM Datei-Laenge
160 FOR I=1 TO N
170 PRINT #A,D$(I)
180 PRINT #A,C$(I)
190 NEXT I
200CLOSE #A:END
210DEF PROC_STR:X$=STR$(J+100*M+T*10000+10^6):ENDPROC
220END
```

```
10REM>MASTER_GEN
20REM Erzeugung der Mastersequenzen fuer das Programm SEQ in der Hilfsdatei MASTER im
Bereich der Zykluslaengen von 4 bis 70 Tagen Laenge
30REM Gruppenweise in beiden Versionen und den vier Modalitaeten
40MODE 23:GCOL 0,135:CLG:GCOL 0,0
50T1=TIME
60N=38:DIM NPS$(N),NPA$(N),APS$(N),APA$(N)
70DIM CC$(8,N)
80DATA 2,2,2,3,2,3,4,2,3,4,3,2, 3,5, 2,3,4,5, 3, 3,5,6, 3,5,6, 4,5,7, 4,6, 5,7, 5,7,8, 5, 6, 7:REM
MTS Stimmung Normversion
90DATA
2,3,5,4,7,5,4,9,6,5,7,11,8,5,13,9,7,6,10,11,7,6,13,8,7,11,9,7,13,9,11,8,12,9,8,13,11,10:REM MTS
Antrieb Normversion
100DATA
2,3,5,4,7,5,4,9,6,5,7,11,8,5,13,9,7,6,10,11,7,6,13,8,7,11,9,7,13,9,11,8,12,9,8,13,11,10:REM MTS
Stimmung Antiversion
110DATA 2,2,2,3,2,3,4,2,3,4,3,2, 3,5, 2,3,4,5, 3, 3,5,6, 3,5,6, 4,5,7, 4,6, 5,7, 5,7,8, 5, 6, 7:REM
MTS Antrieb Antiversion
120FOR I=1 TO N:READ NPS$(I):NEXT I
130FOR I=1 TO N:READ NPA$(I):NEXT I
140FOR I=1 TO N:READ APS$(I):NEXT I
150FOR I=1 TO N:READ APA$(I):NEXT I
160FOR UU=1 TO N
170NPS=VAL(NPS$(UU)):NPA=VAL(NPA$(UU))
180APS=VAL(APS$(UU)):APA=VAL(APA$(UU))
190AMS=99:REM INPUT"STIMMUNGS-AMPLITUDE IN PROZENT MAX";AMS
200AMA=99:REM INPUT"ANTRIEBS-AMPLITUDE IN PROZENT MAX";AMA
210EXS=0:REM  INPUT"EXZENTRIZITAET STIMMUNG";EXS
```

```
220EXA=0:REM  INPUT"EXZENTRIZITAET ANTRIEB";EXA
230HORA=12:REM INPUT"LESESTUNDE";HORA
240NP=NPS*NPA:NPE$=STR$(NP)
250AP=APS*APA:APE$=STR$(AP)
260E=600:F=500:RA=850:LL=RA/6
270UE=E-3*LL:O=F+LL:U=F-LL:L=E-LL:R=E+LL:UF=F-3*LL
280KL=24:LS=HORA:REM Beginn der Lissajousfigur morgens um 4 Uhr
290NSP=NPS*NPA*24:NSW=KL/NSP
300ASP=APS*APA*24:ASW=KL/ASP
310E=E+RA/2*EXA/100:F=F+RA/2*EXS/100
320AMPLS=RA/2*AMS/100
330AMPLA=RA/2*AMA/100
340NPX=KL/NPS:NPY=KL/NPA
350APX=KL/APS:APY=KL/APA
360:
370REM MODUS NM
380MM=0:DD=0:EE=0:GG=0:CN=0:C1=0:C2=0:C3=0:C4=0:CN=0
390H=0:SH=0:W=0:CC$=" "
400FOR I=1 TO NSP
410H=H+1:SH=SH+1:SK=(SH+LS)/24
420IF H=LS THEN PROCMARKEN
430IF H=24 THEN H=0
440W=W+NSW
450X=AMPLA*SIN(W*360/NPX*PI/180):XX=X+E
460Y=AMPLS*SIN(W*360/NPY*PI/180):YY=Y+F
470NEXT I
480PRINT NPE$+"NM  "+CC$+" "
490CC$(1,UU)=CC$
500:
510REM MODUS ND
520MM=0:DD=0:EE=0:GG=0:CN=0:C1=0:C2=0:C3=0:C4=0:CN=0
530H=0:SH=0:W=0:CC$=" "
540FOR I=1 TO NSP
550H=H+1:SH=SH+1:SK=(SH+LS)/24
560IF H=LS THEN PROCMARKEN
570IF H=24 THEN H=0
580W=W+NSW
590X=AMPLA*COS(W*360/NPX*PI/180+PI/2):XX=X+E
600Y=AMPLS*COS(W*360/NPY*PI/180+PI/2):YY=Y+F
610NEXT I
620PRINT NPE$+"ND  "+CC$
630CC$(2,UU)=CC$
640:
650REM MODUS NE
660MM=0:DD=0:EE=0:GG=0:CN=0:C1=0:C2=0:C3=0:C4=0:CN=0
670H=0:SH=0:W=0:CC$=" "
680FOR I=1 TO NSP
690H=H+1:SH=SH+1:SK=(SH+LS)/24
700IF H=LS THEN PROCMARKEN
710IF H=24 THEN H=0
720W=W+NSW
730X=AMPLA*COS(W*360/NPX*PI/180+PI/2):XX=X+E
740Y=AMPLS*SIN(W*360/NPY*PI/180):YY=Y+F
```

```
750NEXT I
760PRINT NPE$+"NE  "+CC$
770CC$(3,UU)=CC$
780:
790REM MODUS NG
800MM=0:DD=0:EE=0:GG=0:CN=0:C1=0:C2=0:C3=0:C4=0:CN=0
810H=0:SH=0:W=0:CC$=" "
820FOR I=1 TO NSP
830H=H+1:SH=SH+1:SK=(SH+LS)/24
840IF H=LS THEN PROCMARKEN
850IF H=24 THEN H=0
860W=W+NSW
870X=AMPLA*SIN(W*360/NPX*PI/180):XX=X+E
880Y=AMPLS*COS(W*360/NPY*PI/180+PI/2):YY=Y+F
890NEXT I
900PRINT NPE$+"NG  "+CC$
910CC$(4,UU)=CC$
920:
930REM MODUS AM
940MM=0:DD=0:EE=0:GG=0:CN=0:C1=0:C2=0:C3=0:C4=0:CN=0
950H=0:SH=0:W=0:CC$=" "
960FOR I=1 TO ASP
970H=H+1:SH=SH+1:SK=(SH+LS)/24
980IF H=LS THEN PROCMARKEN
990IF H=24 THEN H=0
1000W=W+ASW
1010X=AMPLA*SIN(W*360/APX*PI/180):XX=X+E
1020Y=AMPLS*SIN(W*360/APY*PI/180):YY=Y+F
1030NEXT I
1040PRINT NPE$+"AM  "+CC$+" "
1050CC$(5,UU)=CC$
1060:
1070REM MODUS AD
1080MM=0:DD=0:EE=0:GG=0:CN=0:C1=0:C2=0:C3=0:C4=0:CN=0
1090H=0:SH=0:W=0:CC$=" "
1100FOR I=1 TO ASP
1110H=H+1:SH=SH+1:SK=(SH+LS)/24
1120IF H=LS THEN PROCMARKEN
1130IF H=24 THEN H=0
1140W=W+ASW
1150X=AMPLA*COS(W*360/APX*PI/180+PI/2):XX=X+E
1160Y=AMPLS*COS(W*360/APY*PI/180+PI/2):YY=Y+F
1170NEXT I
1180PRINT NPE$+"AD  "+CC$
1190CC$(6,UU)=CC$
1200:
1210REM MODUS AE
1220MM=0:DD=0:EE=0:GG=0:CN=0:C1=0:C2=0:C3=0:C4=0:CN=0
1230H=0:SH=0:W=0:CC$=" "
1240FOR I=1 TO ASP
1250H=H+1:SH=SH+1:SK=(SH+LS)/24
1260IF H=LS THEN PROCMARKEN
1270IF H=24 THEN H=0
```

```
1280W=W+ASW
1290X=AMPLA*COS(W*360/APX*PI/180+PI/2):XX=X+E
1300Y=AMPLS*SIN(W*360/APY*PI/180):YY=Y+F
1310NEXT I
1320PRINT NPE$+"AE  "+CC$
1330CC$(7,UU)=CC$
1340:
1350REM MODUS AG
1360MM=0:DD=0:EE=0:GG=0:CN=0:C1=0:C2=0:C3=0:C4=0:CN=0
1370H=0:SH=0:W=0:CC$=" "
1380FOR I=1 TO ASP
1390H=H+1:SH=SH+1:SK=(SH+LS)/24
1400IF H=LS THEN PROCMARKEN
1410IF H=24 THEN H=0
1420W=W+ASW
1430X=AMPLA*SIN(W*360/APX*PI/180):XX=X+E
1440Y=AMPLS*COS(W*360/APY*PI/180+PI/2):YY=Y+F
1450NEXT I
1460PRINT NPE$+"AG  "+CC$
1470CC$(8,UU)=CC$
1480PRINT" "
1490NEXT UU
1500T2=TIME:PRINT"ZEITBEDARF=",(T2-T1)/100
1510:
1520NA$="SCSI::4.MASTER"
1530A=OPENOUT NA$
1540FOR J=1 TO N
1550FOR I=1 TO 8
1560PRINT#A,CC$(I,J)
1570PRINT CC$(I,J)
1580NEXT I
1590NEXT J
1600CLOSE #A
1610END
1620:
1630DEF PROCMARKEN
1631REM Ablesung der Nonagrammfelder, welche die Lissajousfigur durchlaeuft
1640IFXX>R AND YY>O THEN C$="M"
1650IFXX<L AND YY>O THEN C$="E"
1660IFXX>R AND YY<U THEN C$="G"
1670IFXX<L AND YY<U THEN C$="D"
1680IFXX>R AND YY<O AND YY>U THEN C$="1"
1690IFXX<L AND YY<O AND YY>U THEN C$="3"
1700IFYY<U AND XX>L AND XX<R THEN C$="2"
1710IFYY>O AND XX>L AND XX<R THEN C$="4"
1720IFXX>L AND XX<R AND YY>U AND YY<O THEN C$="N"
1730CC$=CC$+C$:REM Aufsummieren der jeweiligen Felder zur Mastersequenz
1740ENDPROC
```

```
10REM>SEQ
20REM Informationstheoretische Mustererkennung in datierten psychopathologischen
Syndromsequenzen. Empfohlenes n=30 bis n=300
30REM Weiterschalten mit der Leertaste
40REM Datenformat: siehe Programm SEQ_DATEN
50REM Es wird eine Hilfsdatei mit den Mastersequenzen benoetigt,diese muß mit den
LISSAJOUSfiguren zuvor berechnet werden (Programm MASTER_GEN)
60:
70MODE 23:COLOUR 1,0,0,0:CLG:COLOUR 0,255,255,255:REM Bildschirmfarben
80DIM MON(12):FOR I=1 TO 12:READ MON(I):NEXT I:REM Kalender
90DIM MSJ(12):FOR I=1 TO 12:READ MSJ(I):NEXT I:REM Kalender
100DIM G(9,9):REM Gewichtungsmatrix zur Bewertung von Fehleinschaetzungen
110FOR I=1 TO 9:FOR J=1 TO 9:READ G(I,J):NEXT J:NEXT I
120DATA 0,31,59,90,120,151,181,212,243,273,304,334:REM Tagesanzahlen
130DATA 0,31,60,91,121,152,182,213,244,274,305,335:REM Tagesanzahlen
140DATA 100,0,40,20,0,85,0,5,90:REM Geschaetzte Prozentwerte zur Gewichtung
150DATA 0,100,25,85,5,0,95,70,0
160DATA 75,30,100,30,0,30,0,95,95
170DATA 12,80,35,100,0,80,95,15,5
180DATA 5,0,0,0,100,0,0,55,0
190DATA 70,0,0,60,0,100,0,0,30
200DATA 0,90,0,95,0,5,100,15,0
210DATA 10,50,45,15,10,0,25,100,5
220DATA 80,0,90,5,0,50,0,5,100
230H=38:REM Anzahl der zu bearbeitenden Mastersequenzen
240DIM CC$(8,H),F(8,H),FFF(8,H),F1(400),E(8,H),ZT(8,H),BEST(8,H),FEHL(8*H)
250REM INPUT"EPOCHE";T,M,J:REM Rechentechnisches Ausgangsdatum
260T=10:M=4:J=65
270AP1=0:AP2=0:PER1=0:PER2=0
280PROC_KAL:TX=TZ:REM PRINT "TX=";TX
290:
300DIM D$(400),C$(400)
310INPUT"NAME DER DATEN-DATEI";NAME$
320NA$="SCSI::4."+NAME$
330A=OPENIN NA$:INPUT #A,D$(0):INPUT #A,C$(0):N=VAL(D$(0)):REMDatensatzlaenge
340FOR I=1 TO N:INPUT #A,D$(I):INPUT #A,C$(I):NEXT I:CLOSE #A
350FOR I=1 TO N:PRINT I;" ";D$(I);" ";C$(I):NEXT I
360REPEAT UNTIL GET$=" ":REM Stop zur Datenkontrolle
370:
380T1=TIME
390NA$="SCSI::4.MASTER"
400A=OPENIN NA$
410ZAHL=0
420:
430FOR Q=1 TO H:REM Hauptprogramm
440FOR R=1 TO 8
450C=0
460INPUT #A,CC$(R,Q):REM Mastersequenz
470P=LEN(CC$(R,Q))-1:REM PRINT"TESTSEQUENZ  P= ";P;" ";CC$(R,Q)
480FOR AA=-INT(P/2) TO +INT(P/2):REM Phasenverschiebung im Bereich d.Periode
490C=C+1
500:
510FOR I=1 TO N:REM Abarbeiten des Datensatzes
```

```
520PROC_TAG:REM PRINT T;" ";M;" ";J;" ";C$(I)
530PROC_KAL:REM PRINT"TZ=";TZ
540PROC_HEL:REM PRINT"HZ=";HZ;" ";TX$
550PROC_WERT:REM Positionsweise Hamming-Bewertung
560FF=FF+G(TH,EM):REM Aufsummieren der Bewertungen
570NEXT I
580:
590F(R,Q)=(FF/N)-50
600F1(C)=(FF/N)-50:REM Werte kleiner als 50% werden in Graphik unterdrueckt
610IF (FF/N)-50>AP1 THEN AP2=AP1:PER2=PER1:AP1=(FF/N)-50:PER1=P:TYP=R:REM
Umsetzen des zweitbesten Wertes
620FF=0
630NEXT AA:REM Ende Phasenverschiebung
640:
650MA1=-10000:REM Maximum-Vorgabe zur Bestimmung der opt.Phasenlage
660FOR I=1 TO P
670IF F1(I)>MA1 THEN MA1=F1(I):REM Aufsuchen des Optimums
680NEXT I
690FFF(R,Q)=MA1
700IF FFF(R,Q)<0 THEN FFF(R,Q)=0
710PRINT CC$(R,Q);" ";P;" ";FFF(R,Q);" ";AP1
720NEXT R
730PRINT:REM Erzeugung der Luecke im Bildschirmausdruck
740NEXT Q
750CLOSE #A:REM Ende Hauptprogramm
760:
770REM Umwandlung des zweidim. Arrays FFF in ein eindim. FEHL
780FOR J=1 TO H
790FOR I=1 TO 8
800Z=Z+1
810FEHL(Z)=FFF(I,J)
820NEXT I
830NEXT J
840REPEAT UNTIL GET$=" "
850
860REM Mittelwert u. Streuung in den Fehlern
870FOR I=1 TO 8*H
880A7=A7+(FEHL(I)^2)
890B7=B7+FEHL(I)
900C7=(B7^2)/I
910NEXT I
920MITTEL=B7/(8*H)
930STANDARD=SQR((A7-C7)/((8*H)-1))
940PRINT"M,SD    ";MITTEL;" ";STANDARD
950REPEAT UNTIL GET$=" "
960T2=TIME
970:
980 CLS
990 X=40:Y=160:V=3.45:REM Hoehenfaktor im Histogramm
1000 B=592:REM Breite
1010 HH=175:REM Hoehe
1020 dX=600:dY=200
1030 FOR I=1 TO H
```

```
1040 RECTANGLE FILL X+I*15,Y+0*dY,6,V*FFF(4,I):REM 1L
1050 RECTANGLE FILL X+I*15,Y+1*dY,6,V*FFF(3,I):REM 2L
1060 RECTANGLE FILL X+I*15,Y+2*dY,6,V*FFF(2,I):REM 3L
1070 RECTANGLE FILL X+I*15,Y+3*dY,6,V*FFF(1,I):REM 4L
1080 RECTANGLE FILL X+dX+I*15,Y+0*dY,6,V*FFF(8,I):REM 1R
1090 RECTANGLE FILL X+dX+I*15,Y+1*dY,6,V*FFF(7,I):REM 2R
1100 RECTANGLE FILL X+dX+I*15,Y+2*dY,6,V*FFF(6,I):REM 3R
1110 RECTANGLE FILL X+dX+I*15,Y+3*dY,6,V*FFF(5,I):REM 4R
1120 NEXT I
1130
1140 VDU 5:MOVE 40,155+0*dY:PRINT "NORMVERSION  MODUS G":VDU 4
1150 VDU 5:MOVE 40,155+1*dY:PRINT "NORMVERSION  MODUS E":VDU 4
1160 VDU 5:MOVE 40,155+2*dY:PRINT "NORMVERSION  MODUS D":VDU 4
1170 VDU 5:MOVE 40,155+3*dY:PRINT "NORMVERSION  MODUS M":VDU 4
1180 VDU 5:MOVE 40+dX,155+0*dY:PRINT "ANTIVERSION  MODUS G":VDU 4
1190 VDU 5:MOVE 40+dX,155+1*dY:PRINT "ANTIVERSION  MODUS E":VDU 4
1200 VDU 5:MOVE 40+dX,155+2*dY:PRINT "ANTIVERSION  MODUS D":VDU 4
1210 VDU 5:MOVE 40+dX,155+3*dY:PRINT "ANTIVERSION  MODUS M":VDU 4
1220
1230 RECTANGLE X,20,1198,110
1240 IF TYP=1 THEN RR$="NORM MANIE"
1250 IF TYP=2 THEN RR$="NORM DEPR"
1260 IF TYP=3 THEN RR$="NORM EKSTASE"
1270 IF TYP=4 THEN RR$="NORM AGIT"
1280 IF TYP=5 THEN RR$="ANTI MANIE"
1290 IF TYP=6 THEN RR$="ANTI DEPR"
1300 IF TYP=7 THEN RR$="ANTI EKSTASE"
1310 IF TYP=8 THEN RR$="ANTI AGIT"
1320 :
1330 VDU 5:MOVE X+10,115:PRINT "SEQUENZSPEKTROGRAMME DES
DATENSATZES: ";NAME$;"   N= ";N:REM MOVE X+10,100:PRINT "AUSGEZEICHNETE
ZYKLUSLAENGE: ";AP1;" BEI ";PER;" ";RR$
1340 MOVE X+10,95:PRINT "AUSGEZEICHNETER ZYKLUS: ";PER1;" ";RR$;"  MIT
";AP1; " PROZ.UEBER DEM ZUFALL"
1350@%=&0102020A:REM Beschraenkung der Nachkommastellen auf 2
1360 MOVE X+10,75:PRINT"DISTANZ DES AUSGEZEICHNETEN ZYKLUS=
";ABS(MITTEL-AP1)/STANDARD;" (IN SD)";"   2.BEST: ";PER2;" ";AP2
1370 MOVE X+10,55:PRINT"RECHENZEITBEDARF= ";(T2-T1)/6000;" MINUTEN":VDU 4
1380 :
1390 RECTANGLE X,Y+0*dY,B,HH:REM 1L
1400 RECTANGLE X,Y+1*dY,B,HH:REM 2L
1410 RECTANGLE X,Y+2*dY,B,HH:REM 3L
1420 RECTANGLE X,Y+3*dY,B,HH:REM 4L
1430 RECTANGLE X+dX,Y+0*dY,B,HH:REM 1R
1440 RECTANGLE X+dX,Y+1*dY,B,HH:REM 2R
1450 RECTANGLE X+dX,Y+2*dY,B,HH:REM 3R
1460 RECTANGLE X+dX,Y+3*dY,B,HH:REM 4R
1470
1480 REPEAT   UNTIL  GET$=" "
1490 SYS &2E,2,,"TEST_IKON",0:REM Abspeichern des Bildschirmbildes
1500 END
1510:
1520DEF PROC_HEL:TY=TZ:REST=0:REM Bestimmung der Tagesnummer
```

```
1530DI=TY-TX:REST=DI/P-INT(DI/P):REST=P*REST
1540F=REST-(INT(REST)):IF F>0.5 THEN REST=REST+1
1550HZ=INT(REST)+1
1560HZ=HZ+AA-1
1570IF HZ>P THEN HZ=HZ-P
1580IF HZ<1 THEN HZ=HZ+P
1590TX$=MID$(CC$(R,Q),HZ,1)
1600ENDPROC
1610:
1620DEF PROC_KAL:REM Kalenderprogramm
1630IF J/4=INT(J/4) AND M>=2 THEN PROC_SCHALT ELSE PROC_NORM
1640ENDPROC
1650:
1660DEF PROC_STR:X$=STR$(J+100*M+T*10000+10^6):ENDPROC
1670:
1680DEF PROC_DAT
1690Y$=MID$(X$,2,2)+"."+MID$(X$,4,2)+"."+RIGHT$(X$,2):ENDPROC
1700:
1710DEF PROC_TAG:T=VAL(MID$(D$(I),2,2)):M=VAL(MID$(D$(I),4,2)):
J=VAL(RIGHT$(D$(I),2)):ENDPROC
1720:
1730DEF PROC_SCHALT:REM Schaltjahre
1740Z=Z+(J-1)*365+INT((J-1)/4):TZ=Z+MSJ(M)+T:Z=0:ENDPROC
1750:
1760DEF PROC_NORM:REM Normaljahre
1770Z=Z+(J-1)*365+INT((J-1)/4):TZ=Z+MON(M)+T:Z=0:ENDPROC
1780:
1790DEF PROC_WERT:REM Hamming-Bewertung
1800IF TX$="M" THEN TH=1
1810IF TX$="D" THEN TH=2
1820IF TX$="E" THEN TH=3
1830IF TX$="G" THEN TH=4
1840IF TX$="N" THEN TH=5
1850IF TX$="1" THEN TH=6
1860IF TX$="2" THEN TH=7
1870IF TX$="3" THEN TH=8
1880IF TX$="4" THEN TH=9
1890IF C$(I)="M" THEN EM=1
1900IF C$(I)="D" THEN EM=2
1910IF C$(I)="E" THEN EM=3
1920IF C$(I)="G" THEN EM=4
1930IF C$(I)="N" THEN EM=5
1940IF C$(I)="1" THEN EM=6
1950IF C$(I)="2" THEN EM=7
1960IF C$(I)="3" THEN EM=8
1970IF C$(I)="4" THEN EM=9
1980ENDPROC
```

BASIC-Programme zur Datenerfassung von Syndromsequenzen (SEQ_DATEN), zur Erzeugung der zu prüfenden Mastersequenzen (MASTER_GEN) und zur Sequenzanalyse mit Ausgabe der Spektren (SEQ).

ARM BBC BASIC V Version 1.04 (C) 1988 auf einem ARCHIMEDES 540 von ACORN.

Ergebnisse.

Vergleicht man - in denkbar konservativer Manier - ohne ein Wort der verständigen Erläuterung in einer ersten Annäherung die Codezeichen der primären Textinterpretation mit den theoretischen Signaturen (n = 157), so finden sich 7.6% deletäre Verwechslungen (vom Typ M/D, n = 6 und vom Typ D/M, n = 9), dagegen 31.2% direkte Übereinstimmungen (vom Typ M/M, n = 23 und vom Typ D/D, n = 19). Betrachtet man die Gesamtheit aller Typen und bewertet das Gewicht der jeweiligen Verwechslung (z. B. G/D und D/G als nicht sehr gravierend) und nimmt bei rein zufälliger Gleichverteilung (d. h. ohne die ordnende Kraft eines determinierten Musters) jeweils 6 gleichartige Codes innerhalb eines 28-Tage-Zyklus (21.4%), so finden sich empirisch mit 77.0% weit mehr als dreimal soviele Übereinstimmungen gegenüber der Erwartung (die Einzelheiten können der Abb. 6 entnommen werden).

Differenziert man bei der Auszählung nach psychopathologischen Zuständen (ohne Abb.), zeigt sich klar, daß hohe Übereinstimmunsgrade insbesondere durch die manischen Zustände verursacht werden (schon weil diese relativ häufig sind), und gegenläufig sind die Mischbilder nicht nur im ganzen seltener, sondern sie werden auch unsicherer beurteilt (wie man es erwarten kann, wenn man die behauptete Zeitstruktur als gegeben unterstellt).

Die Proportionalstruktur des Phasenkalenders ist trotzdem leidlich gut bestimmbar gewesen, d. h. die Bestimmung der (ganzen) Anzahlen (Komplexitätsgrade K) von 28-Tages-Zyklen, aus denen sich jeweils eine Phase und das folgende Intervall aufbauen (Abb. 7):

1.	1	9
2.	4	28
3.	1	15
4.	2	240
5.	3	25
6.	1	19
7.	2	7
8.	3	-

Abb. 7 Proportionalstruktur des Phasenkalenders von MP116

Die erste Spalte enthält die lfd. Nr. der Phase, die zweite Spalte nennt die Komplexitätsgrade der Phasen, die dritte die der Intervalle. Multipliziert man diese Zahlen mit 28 und beginnt am 10. 01. 1966, so läßt sich der gesamte Ablauf rekonstruieren. Nimmt man die Kenntnis der Binnenstruktur eines 28-Tages-Zyklus hinzu, so kann die Rekonstruktion bis auf die Ebene des psychopathologischen Bildes eines jedes Tages geführt werden.

In dieser Zeitstruktur des Phasenkalenders (mit insgesamt 360 Zyklen zu 28 Tagen, d. h. 10080 Tagen = 27.6 Jahren Gesamtumfang) fällt zunächst auf, daß 50% der Phasen simplex sind (wie aus anderen Analysen als Regel bekannt ist), sodann, daß das auffallend lange Intervall Nr. 4 die innere Ablaufsordnung nicht unterbrochen oder auch nur um einen Tag gestört hat (für diesen frappanten Sachverhalt verfügen wir über eine Reihe von Beispielen aus anderweitigen Analysen [35] [46]). Letztlich muß erwähnt werden, daß von diesem Intervall aus ein rasanter Kürzungsprozeß der Intervalle abläuft. Dazu heißt es in einer früheren Analyse ([34], auch dort verkürzten sich die Intervalle nahezu gegen Null, der Verlauf endete gleichfalls mit einem Suizid): "*Das ist es, was das Leben nimmt, und nicht das in psychologisch-inhaltliche Bezüge Verstrickte, sondern das Chronopathologisch-Formale*" (siehe Zitat und Kommentar Nr. 181).

Die Tabelle der K-Struktur, die Zykluslänge (und damit inhärent mitgegeben das Muster der Binnenstruktur) und die Epoche sind die drei formalen Bestimmungsstücke, aus denen der gesamte Verlauf mit dem psychopathologischen Erscheinungsbild jedes seiner (über 10000) Tage rekonstruiert werden kann. Das ist eine informationstheoretische Minimaldeskription von einigermaßen mächtiger Kompression. Sie wird ermöglicht durch den in der Sicht der Überlieferung in hohem Grade unwahrscheinlichen Sachverhalt, daß die klinisch gesehen offenkundig chaotisch entordneten psychotischen Verläufe nicht allein eine strenge zyklische Ordnung einhalten (in der Sichtweise der ChTh), sondern in deren ätiopathogenetischen Vorstellungen überhaupt aus einem (Fehl-) Ordnungsvorgang hervorgehen (s. "Ordnung und Psychose" [19]). Siehe Abb. 8.

Das klinische Aufzeichnungsgut von MP116 verdient besonderes Interesse, weil unter den 181 Notizen, die das Corpus bilden (und welche datierbar waren und die etwas zum Erscheinungsbild der Psychose aussagten - und sei es in Andeutungen), immerhin 43 sind, die Erscheinungen in einem Intervall betreffen, wie die Zeitgestaltanalysen des Gesamtmaterials ausweisen. Das ist im Material des Hamburger-Zyklothymie-Archivs selten. Überhaupt gibt es auch in der Literatur nur wenige psychopathologische Dokumentationsvorhaben aus Intervallen. Man weiß aber, daß in vielen Intervallen trotz des mehr oder weniger klar ausgeprägten Intervall-Charakters dennoch

```
NAME DES DATENSATZES= MP_MAN      (DATEN VON NR.1 BIS 19)
AUSGEZEICHNETE PERIODE= 28     IM BEREICH VON 10 bis 100
AUSZEICHNUNG=              6.04914247  STANDARD-ABWEICHUNGEN
PHASENLAGE=                9
RECHENZEIT IN SEKUNDEN= 28.53
PROGRAMM MEGA (INKA),VERSION 3.10. GEAENDERT 10. 04. 95
```

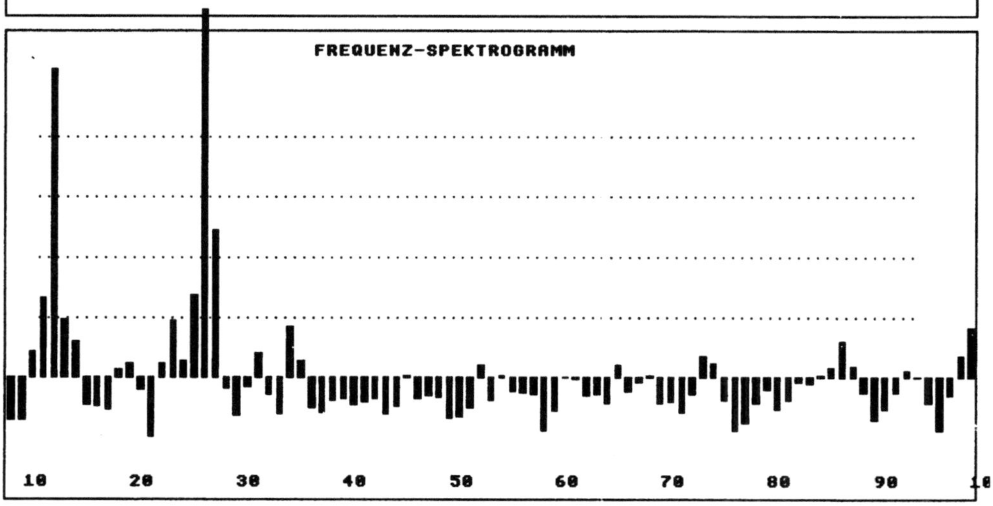

Abb. 8 Frequenzspektrographie ausgewählter Textstellen von MP116.

Für diesen "Phasenkalender" wurden die Datierungen jener Textstellen herangezogen, die Manisches ansprechen und an einem Phasenanfang (oder einer Zyklusgrenze) liegen. Die Kenntnis einer Zyklusgrenze ist in diesem Fall nur aus der Zeitgestaltanalyse heraus bestimmbar, insofern ist der Gedanke zu gewissen Anteilen zirkulär, im übrigen ist im Text auch ansonsten Manisches enthalten, nämlich an Zyklustagen mit den Nr. 9, 10 und 17. Würden diesen Stellen in den Datensatz aufgenommen, würde sich die Struktur verwischen.
Der erste peak im Spektrum ist die Harmonische von ^28^ bei ^14^.

eine Fülle von gleichsam psychotischer Symptomatik auftritt, als kurzdauernde Störung, in der Form einzelner "schlechter Tage", als flachwellige Verstimmungsepisode oder auch als ein typisch ausgeprägter vermeintlicher Phasenbeginn, dem aber eine dann "laufende" Phase nicht folgt, sie zündet gleichsam nicht (was in früheren Arbeiten als "frustraner Beginn" bezeichnet worden ist, was sehr selten ist, aber zweifelsfrei vorkommt, und seinerseits besonderes Interesse verdient, weil die frustranen Beginne doch sehr sauber den endochronen Takt einhalten [45]).

Nach den chronopathologischen Vorstellungen der ChTh ist das Intervall dadurch bezeichnet, daß in der Frequenzdimension (und den Phasenlagen) exakt die parametrisch-numerischen Verhältnisse der akuten Psychosen herrschen, aber die Schwankungsamplituden (in der Intensitätsdimension) niedriger sind (oder durch die Wirkung des Lithiums niedrig gehalten werden). Damit verlieren die Bildcharaktere (welche das Muster der Syndromsequenz aufbauen) genau jene formale Randbedingung, mit der sie ihre charakteristische Prägung gewinnen können, denn die Schärfe der Ausprägung ist eben doch an den Schweregrad gekoppelt, auch wenn die beiden Begriffe voneinander getrennt werden können. Aus diesen Gründen ist die Störsymptomatik des Intervalls in gewissem Grade "uncharakteristisch", und nur wenn größere Schwankungen in den Parametern auftreten, erscheinen die typischen Züge des Manisch-Depressiven. Sie sind in den Notizen nicht selten gut erkennbar, insbesondere die manische Symptomatik.

Es wurde daher der Versuch unternommen, das Datenmaterial der Intervalle sequenzanalytisch zu studieren (obwohl die relativ niedrige Datenanzahl von n = 43 eigentlich konturscharfe Bilder verlangt). Der Versuch gelang insofern, als sich im Spektrum als bestausgezeichnetes Muster P = ^14^ zeigt, was eine Harmonische von ^28^ ist. es gibt sogar einen Hinweis auf die richtige Epoche (ohne Abb.).

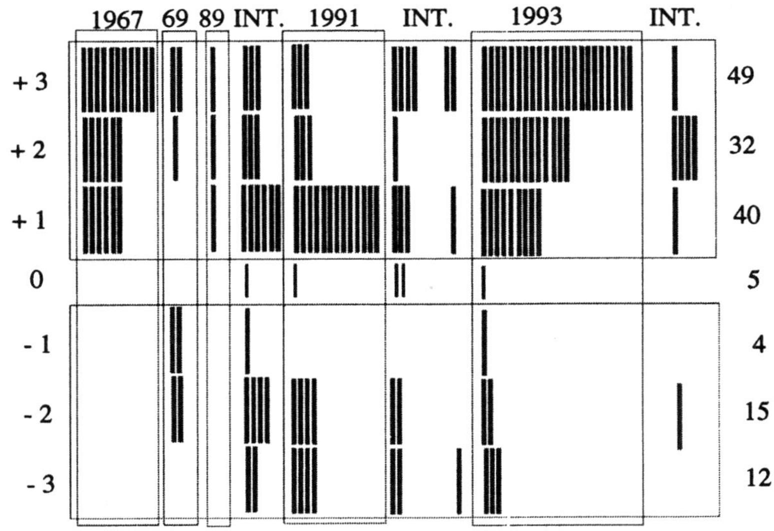

Abb. 6 Verteilung der Übereinstimmungsgrade auf Phasen und Intervalle.

Wenn der Grad der Übereinstimmung zwischen den empirischen Codierungen (n = 157) und den theoretischen Vorhersagen, so wie sie sich aus der Zeitordnung errechnen lassen, mit der angegebenen siebenstufigen Schätzskala (Zeilen) eingeschätzt wird (wobei ein konservatives Vorgehen bevorzugt wurde) und das nach Phasen und Intervallen getrennt tut (Spalten), so zeigt sich im ganzen ein kräftiges Überwiegen der positiven Übereinstimmungen.

Bei Zusammenfassung der drei positiven Übereinstimmungsgrade (+3, +2 und +1) zu einer Klasse (n = 121) und Zusammenfassung der drei (negativen) Nicht-Übereinstimmungsgrade zu einer anderen Klasse (n = 31), so überwiegen die positiven Beurteilungen wie 3.90 : 1.

Vergleicht man lediglich die Phasen (n = 109, und schließt die Intervalle von der Betrachtung aus), so steigt das Verhältnis auf 5. 01 : 1.

Bei den Intervallen allein (n = 43) beträgt das Verhältnis (des Überwiegens übereinstimmender Beurteilungen) immer noch 2.31 : 1.

In der (hochpsychotischen) Phase Nr. 8 (n = 45) beträgt das Verhältnis 6.50 : 1.

Es zeigt sich demnach, daß nicht allein die theoretischen Vorhersagen aus der Zeitordnung heraus weit überwiegend zutreffend sind, sondern daß auch der gleichsam höhere Psychotizitätsgrad der akuten Phasen gegenüber den lediglich "psychotisch" gestörten Intervallen in der zu erwartenden Weise in den Zahlenverhältnissen zum Ausdruck kommt. Nur 7.6% aller Bewertungen stellen "volle Nicht-Übereinstimmung" fest, das bedarf dennoch der Aufklärung im einzelnen, wofür im Rahmen dieser Studie jedoch keine Methoden verfügbar sind. Der Frage ließe sich allenfalls in einer Direkterhebung nachgehen.

Chronopathologische Anmerkungen zum Suizid

Nach Abschluß der Arbeiten zur Bestimmung der rhythmologischen Parameter P und E wurden noch wesentliche weitere Informationen zugänglich: Das Aufnahmedatum der Chir. Klinik wurde kontrolliert und ist zutreffend. Ein Abschiedsbrief hat den Text (vollständig):

Ich kann nicht mehr. Ich liebe Dich.

Dazu ist in der Darstellungsart der Friedenstaube ein fliegender Vogel gezeichnet. Der Sturz ereignete sich um 11^{00}, d. h. aus der Sicht der endochronen Determinierung nach zwei depressiven Tagen D im gerade beginnenden Übergang zu einem ekstatischen Bild E.

Man wird davon ausgehen müssen, daß der Gedanke an eine Selbsttötung die Patientin sicherlich zumindest seit 1966 immer wieder begleitet hat (siehe Zitat Nr. 1: . . . *Balkon* . . . *herunterspringen* . . .), aufgedeckt in depressiven Zeiten und zugedeckt durch das gelebte Leben in guten Zeiten (oder durch andere endogene Verfassungen [20]). Der Gedanke liegt nahe, die schließliche definitive Entschlußbildung den beiden depressiven Tagen Nr. 19 und Nr. 20 zuzuweisen, die wegen der Desaktivierung des Antriebssystem zur Handlungsausführung relativ ungeeignet sind. Das "*ich kann nicht mehr*" ist in einer ganz zentralen Weise depressive Kognition der Verfassung D. Das Wort hat zugleich einen mitklingenden bilanziellen Ton, zu dem die Inhalte im einzelnen allerdings nicht bekannt sind. Aber das depressive Denken und Urteilen hat allein verneinende, nihilierende und negative Inhalte infolge der (nicht-) tragenden Gestimmtheiten und Anmutungen und der Antriebsmangel erlaubt es überdies nicht, Einzelheiten in sich zu konturieren und gegeneinander zu kontrastieren. So kommt es zu dem weit umgreifenden, wie zugleich leeren: "*Ich kann nicht mehr*".

Es ist wohl geläufig, daß Denkinhalte zunächst aus ihrer endogenen Unterlegung heraus erwachsen, mit der evtl. ausformenden kognitiven Bearbeitung jedoch gewinnen sie eine gleichsam geistige Eigengeltung, die bei wechselhafter Dynamik in die nächste endogene Verfassung mitgenommen werden können, etwa als suizidale Thematik aus D nach M, wo dann die Distanzierung gelingen kann, oder wenigstens doch nur, daß verschwiegenes Suizidales zum Thema wird (siehe Nr. 1, 101, 118, 141, 151 und 168. Das sind jene Stellen im Corpus, die suizidale Thematik ansprechen, ihre endochronen Unterlegungen sind: [2 - M] [1 - M] [2 - M] [2 - M] [12 - D] und [13 - E]). Das mag auch hier so gewesen sein, wenn auch der Übergang der Determinierung der Sequenz D D E folgte (Typ III, siehe später). So gibt es den gleichsam "feststehenden" Entschluß noch in einer inneren Lage, die ihn nicht hervorgebracht hatte, in der er aber auch nicht kritisch aufgelöst werden konnte und in welcher vor allem eine Distanzierung nicht gelingen kann. Denn das ist aus der Dynamik der Wahneinfälle bekannt: Sie sind den Sinn erfüllend da in E und sie gehen in Stücke und rücken in Distanz in G [33] [48]. Hier jedoch sind sie da in D und können in E nicht in Distanz gebracht werden.

Die Textpassage *"Ich liebe Dich"* kann als ein Denkinhalt betrachtet werden, welcher ein topos der Abschiedsbriefe ist, auf seine rückversichernde und rechtfertigende Funktion soll nicht eingegangen werden, er weist aber auch viel eher auf die Lage E als D. So gesehen hat der inhaltliche Aufbau des Briefes im ganzen, so kurz er auch ist, doch eine strukturelle Abfolge wie die endochrone Unterlegung.

Das Textäquivalent des gezeichneten Vogels als ein dritter Bestandteil des Abschiedsbriefes antizipiert, imaginiert und glorifiziert den Fall als Flug und den Tod als Freiheit (und ist so auch von den Angehörigen aufgefaßt worden). Die mit dem Tod, der mit dem Sturz erwartet wird (und dann nicht eintritt, jedenfalls nicht in zeitlichem Konnex) erwartete Freiheit wird als Erlösung und Entlastung von depressiver Bedrückung (und vielleicht auch Löschung der in langen Jahren der Krankheit aufgesammelten Erfahrung von Bedrückung und anderem Leid) entworfen. Das ist seinem Stil nach weit eher ekstatisches, als etwa depressives Erleben, wenn auch in großer Nähe zum Depressiven, wie es ja auch die Dynamikfigur (im Sinne der Erklärung) zu verstehen nahelegt (s. Abb. 10).

Übergänge aus depressiver Lage D heraus in andere Zustände gibt es im 28-Tages-Zyklus in drei Formen:

Typ I [28 - D] --------- [1 - M] (bei komplexen Phasen)

Typ II [7 - D] --------- [8 - G]

Typ III [12 - D] --------- [13 - E], sowie [20 - D] --------- [21 - E]

Der hier vorliegende Typ III führt nicht wie Typ I zu wenigstens passagerer Normalisierung, sondern aus der Verfangenheit in depressives Nicht-Erleben unmittelbar in die Verfangenheit der Verrücktheiten in E. Auf diesem Hintergrund kann die Vertauschung oder genauer die Vereinheitlichung von Fall und Flug als psychotisch alteriertes Denken erläutert werden.

Während der chirurgisch-intensivmedizinischen Versuche, das Leben der schwer polytraumatisierten Patientin zu retten war eine Verständigung mit ihr nur über den Blickkontakt möglich wegen der maschinellen Notwendigkeiten.

Sie starb am 17. 05. 92 - nach einem Monat - um 23 Uhr auf dem Tiefpunkt des Übergangs eines agitiert-depressiven Tages [23 - G] in den folgenden Tag [24 - G], wenn man die endochronen Unterlegungen als fortlaufend betrachten mag, denn auch schwerergradige endogene Verfassungen werden von schweren somatischen Prozessen verdrängt. Im Kommentar zu Nr. 1 war die agitiert-depressive Verfassung als "final" charakterisiert worden. Aus wenigen anderen Fallanalysen ist bekannt, daß der Tod an den endochron depressiven Tagen eintritt, meist sind es jedoch die antriebsschwachen Bilder. Im übrigen bleibt noch zu erwägen, ob dieser letzte Zeitabschnitt als Intervall, oder nicht doch als nicht diagnostizierte akute Phase (Nr. 9) betrachtet werden muß, es gibt indessen kaum Entscheidungsmöglichkeiten. Wollte man den erwähnten bilanziellen Anteil in der Motivation als führend betrachten, wäre auch an ein Intervall zu denken (die Ablaufsfiguren der einzelnen Zyklustage - P = 28 - sind in Abb. 9 enthalten und erleichtern die Lektüre des Textcorpus und der Kommentare).

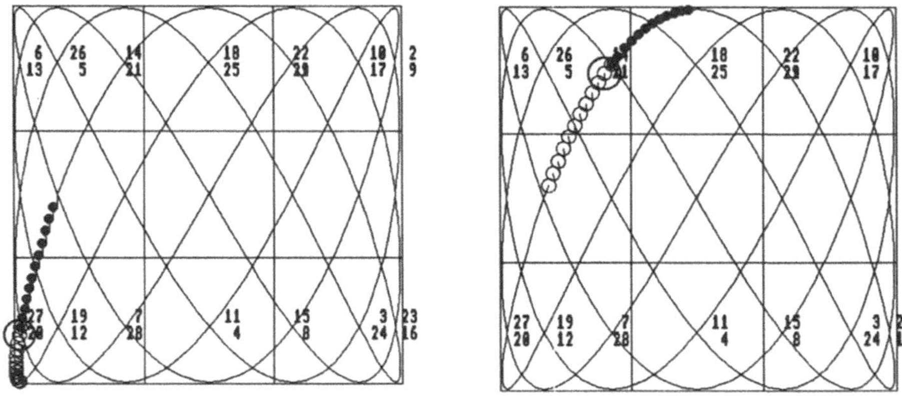

Abb. 10 Dynamikfiguren der Tage Nr. 20 und Nr. 21 eines 28-Tages-Zyklus.

Unter rhythmologischen Standardbedingungen (maximale Amplituden, nicht verschobene Gleichlagen, sinusförmige Schwankungsgestalt, Beginn des Ablaufs $4^{\circ\circ}$ morgens, Ablesung um $16^{\circ\circ}$) ergibt sich aus den Periodenlängen des Stimmungssystems (MTS_S = 4 Tage) und des Antriebssystems (MTS_A = 7 Tage) die gezeigte Dynamikfigur (Lissajousfigur) von insgesamt 28 Tagen Länge (die in den Abbildungen durchnummeriert sind) mit einem Beginn des Ablaufs in der Mitte (im Feld der Normalität) sowie Rückkehr dorthin nach 28 Tagen (d. h. zyklischer Geschlossenheit, die sich aus dem rationalen Frequenzverhältnis 4 : 7 ergibt).

In diese (vollständigen) Dynamikfiguren sind (ausgehend von P = 28 und E = 10. 01. 1966) die Abschnitte des 20. (linke Figur) und des 21. Tages (rechte Figur) mit großen Ringmarken eingetragen, sowie 12 vorhergehende Stunden (mit offenen kleinen Marken) und 12 nachfolgende (mit kleinen schwarzen Punkten), um den zeitlichen Kontext und die Richtung des Ablaufs der Zeit zu kennzeichnen.

Bereits am 19. Tag erreicht die Ablaufsfigur das Feld der entstimmt-desaktivierten Depression Typ D, der gesamte 20. Tag hat auch diese psychopathologische Prägung und selbst am 21. Tag bleiben die (langsamer schwankenden) Antriebsverhältnisse noch nahezu unverändert, wenn sich auch die Dysregulation des Stimmungssystems in Richtung auf die Entwicklung eines ekstatischen Bildes Typ E hin geändert hat.

In diesen endogen determinierten Ablauf der Psychose ist das suizidale Ereignis vom 17. 04. 94 einzuordnen. Dazu müßte man auch wissen, ob die Standardbedingungen zutreffen, zur Entscheidung dieser Frage gibt es im verfügbaren Datensatz keinen Hinweis.

Klar wird jedenfalls, daß die Patientin tief in die sogar länger als einen Tag ausgeprägte Depression verfangen war, als sie sich zu dem Fenstersturz entschloß (und damit einen suizidalen Modus wählte, bei welchem die Übergabe an die Schwerkraft die eigentlich zu einer Handlung erforderliche, in dieser Lage aber nicht verfügbare Antriebsspeisung für eine gewaltsame Handlung substituierte).

Der Suizid ereignete sich zu einem Zeitpunkt, der ganz eindeutig endochron determiniert war.

Schlußbemerkungen

1. Mit dem Nachweis einer Ordnung in einem Phänomenbereich wird die Erforschbarkeit dieses Bereichs eröffnet. Darin liegt die Bedeutung der (hier und andernorts, s. Lit.-Verz.) mitgeteilten Resultate als Grundlagenforschung.

Auf einer ersten Ebene von phänomenaler Gegebenheit sind die endogenen Psychosen Zustandsänderungen einer personalen seelischen Innenwelt und damit subjektiv, aber nicht nichts als subjektiv (wie das Private), sondern es gibt zu ihnen verbindliche Außenglieder in Handlung, Sprache und Ausdruck. In besonderer methodischer Zubereitung [22] gelingt es, Abbilder dieses psychotischen Geschehens in Datensätzen zu erarbeiten, die es erlauben, die Sache als Naturvorgang zu fassen und sie zu einem Objekt der Naturforschung zu machen.

Das wäre solange ein vergebliches Beginnen, wie man das hinter den Phänomenen vermutete Wesen als eine Sache von Entordnung (Chaos) auffassen wollte, (wie es der theoretischen Psychiatrie der endogenen Psychosen seit langem naheliegt), denn die strukturaufdeckenden Techniken der Naturforschung haben die implizite und unabdingbare Voraussetzung, die beforschte Sache habe überhaupt Struktur und das heißt in einem allgemeinen Sinn: Ordnung.

Umgekehrt findet die Forschung genau da einen Zugang zu ihrem Objekt, wo dieses seine innere Geordnetheit zu erkennen gibt. Bei den Psychosen ist das ihr Zeitverhalten [19].

2. Von einer phasischen Psychose muß <u>vor allem weiteren</u> die Minimaldeskription erarbeitet werden. Mit dieser Kenntnis wird ein Casus überhaupt erst kollektiv-fähig (diagnostische Kriterien machen ein Kollektiv nicht homogen, wohl aber die rhythmologischen). Die sehr große Spielbreite der psychotischen Erscheinungen in den nicht allein subjektiven, sondern vor allem <u>individuellen</u> und damit varianzreichen Innenwelten zwingt zu statistischen Betrachtungen, bei welchen die Anhäufung größerer Fallzahlen aber solange vergeblich sein wird, wie Unvergleichbares in ein Kollektiv versammelt wird.

Da niemand weiß, was z. B. eine Schizophrenie eigentlich ist (etwa im Vergleich zu einer MDE), von den nomenklatorischen Konventionen abgesehen, weil diese nichts über die Sache sagen, so sind die Kollektive notwendig heterogen, wenn sie an diagnostischen Kriterien orientiert worden sind.

Man darf sich ein Weiterkommen versprechen, wenn sacheigene Ordnungsgesichtspunkte die Kollektivbildung steuern, wenn also eine Reihe von Fällen aus z. B. 28-Tage-Psychosen gebildet wird, deren Startzeitpunkte E bekannt sind und für eine rechnerische Synchronisierung benutzt werden können, so daß alle weiterverarbeiteten Proben z. B. aus einem Tag [7 - D] oder [12 - D] stammen, nicht aber aus dem, was summarisch etwa eine "Depression" heißt [51]. Natürlich sind solche synchronisierten Kollektive quasi nebenläufig, nun aber mit guten Gründen auch diagnostisch homogen.

3. Die Knüpfung des Verlaufs an den Tagesgang, die in den Studien aus dem Hamburger-Zyklothymie-Archiv lediglich als numerisch-technische Basis für die Analysen ausgebeutet wurde (wegen der mit der Ganztägigkeit gegebenen Ganzzahligkeit), ist unter der ätio-pathogenetischen Fragestellung ein Hinweis auf jenes cerebrale System, welches die Knüpfung bewirkt (Nucl. suprachiasmaticus), und das könnte der Psychoseforschung eine neue Richtung geben.

Es wäre denkbar (und um einiges genauer und sprechender), die affektiven Psychosen als "manisch-mischbildhaft-depressiv" oder auch als "Stimmungs/Antriebs-Psychosen" zu bezeichnen. Auf den zweiten Blick sieht es danach aus, als sei das Stimmungs/Antriebs-System jenes Spielfeld, auf welchem sich die psychopathologische Symptomatik ebenso entfaltet, wie die Effekte der Psychopharmakotherapie.

Aus der Sicht der ChTh stellt sich das jedoch als nur sekundär dar, während die primäre Störung (im Sinne der Pathophysiologie des Hirns) dort vermutet werden muß, von wo aus dem Stimmungs/Antriebs-System die Zeitgestalten seiner Abläufe aufgeprägt werden. Ein erster Hinweis auf einen solchen Ansatz war in den Erfahrungen mit der Schlafentzugstherapie verborgen, ein etwas weiter ausgefalteter Ansatz war in [8] mitgeteilt und von TELLENBACH als adäquat beurteilt worden.

4. Es erscheint denkbar, daß viele Enttäuschungen der bisherigen Forschung darauf zurückzuführen sind, daß ein Grundzug endogener Psychosen, ihre Zeitordnung, unbeachtet (weil unentdeckt) geblieben ist. Diese Nichtbeachtung würde in Meßwerten zu

verwischten, d. h. kleinen Mittelwertdifferenzen und zu großen Varianzen führen (wie es allzuoft der Fall gewesen ist).

Wie unter Ziffer 2 angedeutet, benötigt man synchronisierte Kollektive. Wenn diese jedoch verfügbar sind, würde es sich vielleicht lohnen (um es in erschreckender Deutlichkeit zu sagen) bereits beiseitegelegte Studien der biochemischen Forschung erneut zu beginnen.

5. Diese Forschung wurde mit einem formulierten Programm 1968 begonnen, führte 1973 zu ersten Einsichten [6], 1975 zu einem theoretischen Entwurf [8], zu einer grundsätzlichen Positionsbestimmung 1988 [19] und zur ausgereiften ChTh 1993 [35]. Sie war unter dem Eindruck der Vorstellungen von BÜRGER-PRINZ ganz auf die phasischen Psychosen konzentriert worden, und das hieß zunächst auf die MDE, und zwar ohne wenn und aber. Um so einschneidender muß es nunmehr empfunden werden, daß es zumindest vier Schizophrenien gibt [31] [33] [45] [48], die im Sinne der ChTh <u>geordnet</u> sind, ein Befund, der Fragen bis in die Ebene der Fundamente aufwirft, die KRAEPELIN gelegt hat.

Man weiß, daß einige Zyklothymien (im eigenen Untersuchungsgut sind es 6%) mit der typischen Erscheinungsoberfläche der Zyklothymie beginnen (eine oder auch mehrere Phasen hindurch), die nichts Schizophrenologisches enthalten (auch in der kritischen Rückschau nicht), dann aber doch ihr Gesicht ändern und gleichsam Schizophrenien werden bis in den schizophrenen Defekt hinein, vielleicht schließlich sogar typisch ausgeprägt, so daß man an ihren Beginn nicht mehr erinnert wird. Das bereits stellt eine tieferliegende Alternative infrage.

Unter den erwähnten Fällen ist einer ([48]), der sofort eine typische Schizophrenie war und doch läuft er, wie die chronopathologische Analyse zeigt, nach den formalen Regeln der MDE auf einem 18-Tage-Zyklus und IST demnach eine MDE, was immer das bedeuten mag. Auch dies verlangt ein fortführendes Forschungsprogramm.

6. Wenn die rhythmologischen Parameter schon während der laufenden Behandlung verfügbar sind, kann der Kliniker u. U. so gravierende Dinge wie das Suizid-Risiko besser abschätzen [20]. Insofern hat der vorgetragene Gedanke nicht nur Bedeutung für die Grundlagenforschung, sondern auch <u>praktisch-klinische Relevanz</u>.

Mit psychopathometrischen Verfahren (THYMIKON [35]) sollte es möglich sein, den syndromatischen Umbau in täglichen Sequenzen so konturscharf zu dokumentieren, daß relativ kurze Sequenzfragmente technisch ausreichen, um das darin realisierte Muster zu erkennen und damit die rhythmologischen Parameter zu bestimmen.

Dann ist innerhalb des laufenden Zyklus eine tageweise Prognose erreichbar und auch von Wert. Denn es erleichtert dem Kliniker z. B. die ablehnende Entscheidung über den Urlaubswunsch zum Wochenende eines hypomanisch-wohlgestimmten Patienten am Donnerstag, wenn er weiß, daß für Sonnabend G und für Sonntag D bevorsteht (mit der Bedrohtheit durch Suizidales).

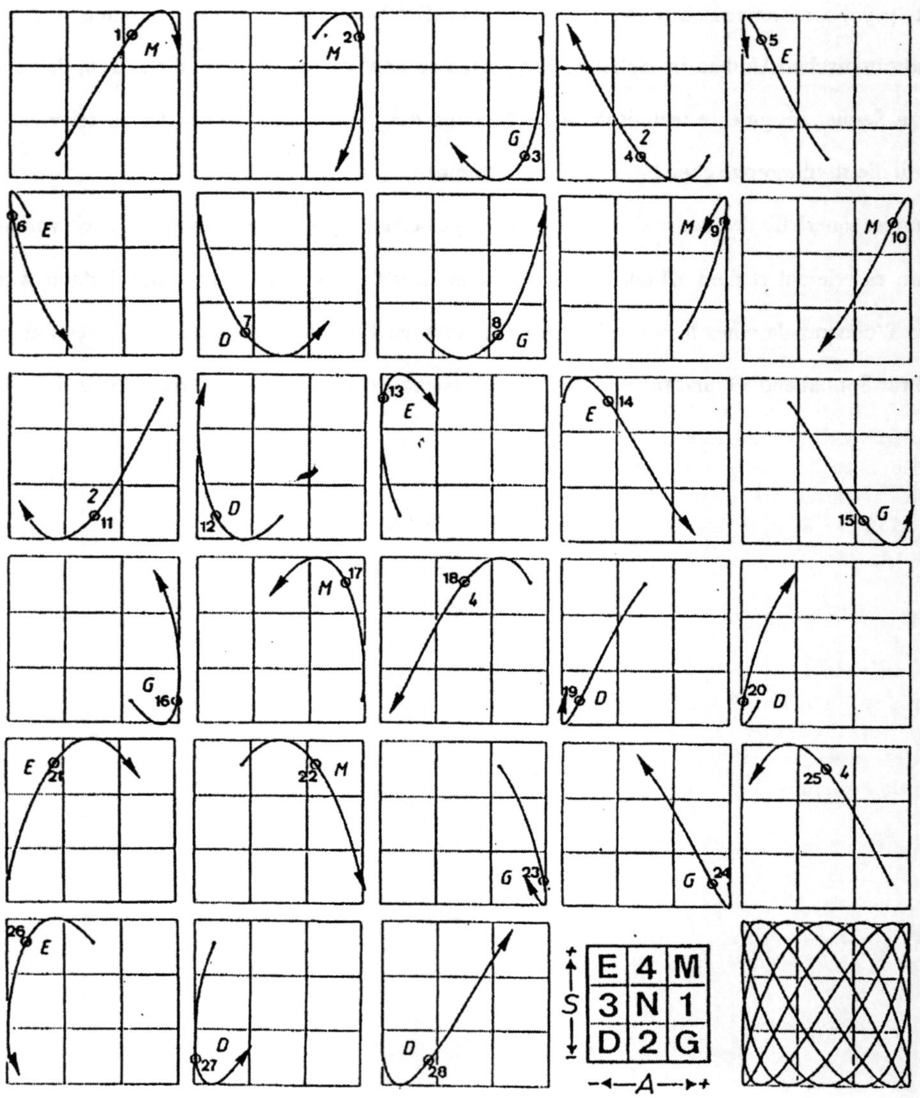

Abb. 9 **Zeitstruktur eines 28-Tage-Zyklus.**

Das Tableau zeigt die tageweisen Auseinanderlegungen von Abschnitten der Dynamikfigur des 28-Tages-Zykus. Diese chronopathologische Figur ist unten rechts angegeben in einer Gestalt, die aus der Überlagerung von 4-Tages-Schwankungen des Stimmungssystems S mit 7-Tages-Schwankungen des Antriebssystems A hervorgeht (die psychopathologische Bedeutung ist links daneben mit den Codezeichen dargestellt (Nonagramm).
Jedes Schema enthält das Nonagramm (ohne Codezeichen) und darin einen jeweils drei Tage langen Kurvenabschnitt der Ablaufsfigur (mit einem Tag Vorlauf, einem Tag Nachlauf, um Kontext anzudeuten). Der mittlere Tag ist mit einer Kreismarke, der lfd. Nr. des Tages und dem psychopathologischen Codezeichen bezeichnet, ein Pfeil gibt die Richtung der Zeit an.

MP116
P = 28 E = 10. 01. 1966

Vorbemerkung

Eine Theorie erklärt Beobachtungen eines reduktionistisch definierten Ausschnitts der Wirklichkeit und kann dessen Erscheinungen (im Maße der Richtigkeit der Theorie) vorhersagen, sie wird als ein formalisiertes Schema zubereitet nach Anhäufung, Sichtung und begrifflicher Durchdringung von Beobachtungen aus diesem Ausschnitt.

W. HEISENBERG wollte ausschließlich solche Begriffe (und zugeordnete mathematische Terme) in einem Theorieentwurf dulden, die auch beobachtet werden können (und nicht nur das Schema zur formalen Geschlossenheit und zum mathematischen Funktionieren bringen). A. EINSTEIN hielt in einem berühmten Apercu dagegen, daß es doch erst die vollendete Theorie sei, die darüber entscheidet, was überhaupt beobachtet werden kann.

Es ist bemerkenswert, daß diese diametralen Positionen so in ein dialektisches, iteratives Wechselspiel gebracht werden können, daß die Theorie sich letztlich der Wirklichkeit gegenüber angemessen zeigt und bewährt (K. POPPER).

Die Arbeit zur Entwicklung einer Theorie beginnt mit der Deskription des Wirklichkeitsausschnitts, soviel davon (beim momentanen Stand der Theorie) gesehen werden kann. Die deskriptive Arbeit ist so lange zu intensivieren, wie das Objekt Details hergibt. Das ist bei den endogenen Psychosen (in ihrer uferlos erscheinenden Detailfülle und ihrer ein ganzes Leben überdeckenden Verlaufslänge) noch nie auch nur versucht worden, immer hat man in Abstraktives, Summarisches und Abgekürztes ausweichen müssen.

Die ChTh trennt scharf zwischen den Begriffen Bildcharakter, Schweregrad und Grad der Mischbildhaftigkeit (sowie Zeitpunkt), die sich nicht wechselseitig implizieren und demnach je für sich beobachtet werden müssen. Wenn es in einem Protokoll heißt: "*Vollbild einer Manie*" so spricht das von einem typisch ausgeprägten Bildcharakter (der Manie) und meint wohl - bei verständiger Auslegung des Textes - auch einen zumindest höheren Schweregrad und schließt vielleicht auch höhere Grade von Mischbildhaftigkeit aus, tut das aber in implikativer Unklarheit und nicht expressis verbis, denn ein Vollbild (als Reflektion auf den Bildcharakter allein) könnte auch einen geringeren Schweregrad haben etc. (hier sind noch weitere Probleme verborgen, die an dieser Stelle nicht ausgeführt werden, denn tatsächlich kommt es zu Vollbildern nur bei gewissen Schweregraden).

Die Analyse der Zeitgestalten in den psychotischen Abläufen bei MP116 steht vor der Aufgabe, ein klinisches Aufzeichnungsgut verarbeiten zu müssen, das mit nur wenig entwickelten beobachtungstheoretischen Vorentscheidungen protokolliert worden ist, und damit eine Theorie prüfen zu wollen, deren begriffliche Durcharbeitung auf einer anderen Ebene liegt. Wissenschaftstheoretisch gesehen ist das eine normale Situation. Es wäre

dennoch wünschenswert gewesen, wenn genau immer dann, wenn der psychotische Vorgang gegenüber dem bereits Festgestellten nunmehr etwas anderes zeigt, auch eine neue Beschreibung festgehalten worden wäre (und sei es stündlich!).

Das vorliegende Aufzeichnungsgut ist lückenhaft. Es verfehlt wichtige Einzelheiten des Verlaufs (in geradezu entstellender Weise) auch dadurch, daß ein bestimmtes Bild, z. B. eine Manie am Montag beschrieben wird und eine gleichartige Manie am Donnerstag mit der Bemerkung "*weiterhin manisch*", obwohl am Dienstag und Mittwoch das (gegenüber der Manie allerdings unaufdringlichere) Bild der gehemmten oder melancholischen Depression zu beobachten (und zu protokollieren) gewesen wäre.

Technisch ist mit dieser Lückenhaftigkeit (und einigen anderen Mängeln) dennoch fertig zu werden, weil der zu beschreibende und zu analysierende Prozeß (im Lichte der ChTh) periodisch und damit geordnet ist, so daß in ausreichend langen Datenreihen gleichsam wiedergutzumachen ist, was im einzelnen versäumt und verdorben wurde, denn nach immer 28 Tagen (in diesem Falle) ist die endochrone Lage identisch (und für die Deskription bestehen neue Chancen, richtig und genau zu sein).

Um eine volle Durchsichtigkeit und Kontrollierbarkeit des Vorgehens zu erreichen, muß daher nicht allein das Aufzeichnungsgut zitiert werden, sondern seine beobachtungstheoretische und analytische Verarbeitung auch kommentiert werden, beides wird hier vollständig getan.

Die strenge Geordnetheit des Ablaufs manisch-depressiver Psychosen kann mit der Strukturhypothese der ChTh (und den daraus entwickelten analytischen Methoden) auf zwei empirischen Feldern dargestellt werden:

1. im zyklischen Aufbau des Phasenkalenders, in dem etwa 50% der Phasen aus einem einzigen Zyklus streng determinierter Länge bestehen, die übrigen aus zweien, selten auch aus mehr, und die Intervalle aus demselben Zyklus komponiert sind (selten einem einzigen, oft aus vielen oder auch sehr vielen) und

2. in den psychopathologischen Syndromsequenzen bei täglichem Wechsel der Erscheinungsbilder (wenn die Psychose so abläuft und nicht "monopolar" ist), die ein streng determiniertes Muster zeigen, das der Zykluslänge inhärent ist.

Beide, Zykluslänge im Phasenkalender und Muster in der Syndromsequenz sind durch dieselben rhythmologischen Parameter bestimmt: Periodenlänge P und Startzeitpunkt (Epoche) E. Diese beiden Parameter können im Phasenkalender durch (statistisch begründete) Frequenzanalyse (INKA) und in der Syndromsequenz durch (informationstheoretisch begründete) Sequenzanalyse (SEQ) numerisch bestimmt werden (bei MP116 P = 28, E = 10. 01. 1966). Das primäre klinische Aufzeichnungsgut muß für diese Analysen chronopathologisch und psychopathologisch sekundär interpretiert werden.

Es muß der eigentliche Beginn der psychotischen Dekompensation (natürlich noch vor der stationären Aufnahme) und das klinische Ende der psychotischen Akuität (während der stationären Behandlung oder evtl. auch erst nach der Entlassung) jeder Phase mit einem dafür repräsentativen einzelnen Tag (aus rechentechnischen Gründen) datiert werden, und es müssen die einzelne Tage betreffenden Notizen über das momentane Erscheinungsbild der Psychose im Sinne der psychopathologischen Lehre der ChTh einem von neun Bildern zugeordnet werden. Da bei MP116 in schroffem Wechsel manische und depressive und auch andere (mischbildhafte) Gestaltungen oft klar erkennbar und häufig genug beschrieben worden sind, ließ sich die zweite Aufgabe gut lösen. Es fehlen aber in den Dokumenten an vielen Stellen die wünschenswerten anamnestischen Angaben zum Beginn der Psychosen. Bei den späteren Phasen sind überdies die Intervalle so sehr durch psychotische Symptomatik gestört, daß der Verlauf in abgrenzbaren Phasen verwischt und verunklart erscheint. Die interpretative Datierung eines analysierbaren Phasenkalenders (das ist in der Regel der erste Einstieg in das Verständnis der Zeitstruktur einer Psychose) gelang bei MP116 nicht (die Bestimmung der Parameter P und E mußte durch SEQ ausgeführt werden). Mit der Kenntnis dieser Parameter wurde indessen der Verlauf in Phasen und Intervallen ex post sehr gut verständlich und daher auch kommentierbar. Etwa die Hälfte der Datierungen von Beginn oder Ende liegt sogar genau auf der endochronen Zeitordnung (das genügt aber für die technischen Ansprüche von INKA nicht).
Bei einem 28-Tage-Zyklus liegt der Beginn auf dem Tag Nr. 1 und das Ende auf Nr. 28, zum Beginn gehören evtl. noch - + 7 Tage (28 / 4) (also Nr. 21 bis Nr. 28 des vorherigen Zyklus des Intervalls - mit zunehmender Wahrscheinlichkeit - und Nr. 1 bis Nr. 7 mit abnehmender Wahrscheinlichkeit), die Tage Nr. 8 bis Nr. 20 sind indifferente Zyklusmitte und taugen nicht zur Datierung von Beginn und Ende.

Typographische Organisation des Corpus

Die Zitate aus den klinischen Dokumenten sind *kursiv* **gesetzt. Sie sind fortlaufend numeriert und werden mit dieser Nummer zitiert, sie sind (schon infolge der Auswahlkriterien) datiert. Zitate aus ärztlichen Aufzeichnungen in Krankengeschichten sind mit dem Kürzel KG bezeichnet, Notizen der Schwestern aus den Pflegeberichten sind mit SR markiert, Notizen von Prof. J. G. aus ambulanten Wiedervorstellungen in der Privatsprechstunde tragen das Kürzel WV, sie sind handschriftlich und schwer lesbar, unleserliche Stellen sind mit Fragezeichen markiert, längere Passagen mit mehreren Fragezeichen. Alle Zitate sind (ohne besondere Auszeichnung mit " ") wörtlich, wenn auch gelegentlich stark gekürzt, jedoch immer so, daß nichts Psychopathologisches verloren geht, was immer es sei.**

Bei der sekundären Textinterpretation wurden die Zitate im Sinne des Nonagramms mit einem von dessen neun Codezeichen bezeichnet, diese Auffassung wurde in runden Klammern ( ) beigeschrieben. Die psychopathologische Auffassung wurde begründet und kommentiert (alle Kommentare sind durch Fettdruck kenntlich).

Nach Aufklärung der Zeitstruktur und numerischer Bestimmung der rhythmologischen Parameter konnte der zyklische Aufbau des Phasenkalenders verstanden werden, die taktstrichartige Gliederung des Zeitablaufs wurde mit datierten Linien in das Corpus eingetragen. Am Beginn jeder der 8 Phasen steht ein Kommentar zu dieser Zeitgestalt.

Aus dem Datum einer Notiz konnte mit jener Kenntnis errechnet werden, welche Signatur (Nummer des Zyklustages und theoretisches Erscheinungsbild im Sequenzmuster) diesem Tag zugrundeliegt, diese Signatur wurde in eckigen Klammern [ ] beigeschrieben und gleichfalls kommentiert.

Für den Vergleich zwischen empirischer Auffassung ( ) und theoretischer Vorhersage [ ] wurde eine siebenstufige Schätzskala ÜG (Übereinstimmungs-Grad) benutzt:

+3 volle Übereinstimmung
+2 gute Übereinstimmung
+1 eher Übereinstimmung
+ - 0 nicht entscheidbar
-1 eher Nicht-Übereinstimmung
-2 nicht gute Übereinstimmung
-3 volle Nicht-Übereinstimmung

Auf eine Kommentierung dieser (konservativ durchgeführten) Beurteilung wurde verzichtet.

Zur Anamnese

geb. 1939
Ein Zwillingsbruder ist gesund. Pharmareferent. Eine 12 Jahre jüngere Schwester, PTA.
MDE nicht in der Familie bekannt, aber Suizide.
Phase Nr. 1: Beginn der Erkrankung während des Staatsexamens mit einer depressiven Phase und einem SV durch Handgelenksschnitte. "3 Tage" (recte: 15 Tage) Uni-Klinik Bonn (1966).
2.) Ende Nov 1966 erstmalig eine manische Phase gehabt. Damals auch stationäre Behandlung, Juli 1969 Uni-Klinik Kiel bei Prof. Störring. Seit 1969 Lithium.
3.) 1969 habe sie eine leichte hypomanische Schwankung gehabt und sei dann bis 1987 unauffällig gewesen bis auf leichte melancholische Phasen (keine näheren Angaben):
4.) 1969
5.) 1975
6.) 1985
7.) 1986
8.) 1987
Von 75 bis 85 eigene Apotheke in Hamburg geschäftlich erfolgreich geführt, diese dann wegen ständiger Apothekeneinbrüche verkauft.
14. 07. 88 Heirat. Ehemann Architekt, bequem, begabter Maler, lebt von Mieteinnahmen, trinkt 2 Flaschen Wein / d und mehr.
Okt. 89 Haus auf Capri gekauft.
Pat. wegen MDE seit 1990 berentet.

--04. 04. 66

Phase Nr. 1 Stat. Aufenthalt 20. 04. 66 - 05. 05. 66 Psychiatrische Universitätsklinik Bonn Prof. Weitbrecht

Diese Phase unfaßt 1 Zyklus

Geht man von P = 28 und E = 10. 01. 66 aus, so ergeben sich für diese erste Phase theoretische Datierungen 04. 04. 66 - 02. 05. 66.
Ein Krankenblatt liegt jetzt nicht vor (und lag auch der Kieler Klinik nicht vor).

Kommentar zur Zeitstruktur des Phasenkalenders
Über den Beginn der ersten Phase ist in der Regel anamnestisch (und lehrbuchmäßig) nicht viel bekannt, so auch hier. Wenn man von der Zeitordnung (mit P = 28 und E = 10. 01. 1966) ausgeht und (ohne konkreten Hinweis) annimmt, daß die erste Phase simplex gebaut war, so liegt ihr Beginn 16 Tage vor der stationären Aufnahme (im rhythmologischen Irgendwo). Wo man einmal genaueren Aufschluß findet, sieht man, daß dem Beginn der Reihe der Psychosen nicht selten jahrelange, u. U. von der frühen Kindheit an bestehende Prodromalsymptomatik vorausgelaufen ist mit einzelnen Verstimmungseinbrüchen, allgemeiner charakteropathischer Verstimmbarkeit, gleichsam psychopathischer Unausgeglichenheit der Thymopsyche, langwelligen thymopathischen Auslenkungen des Biotonus in die eine oder auch die andere Richtung, "unmotivierter" Suizidalität und unverständlichen Pausen im Fortschritt des Lebensganges (das ist fast schon eine schizophrenologische Formulierung) oder auch ebenso unverständlichen stürmischen Episoden der Lebendigkeitsentfaltung, um es einmal so zu sagen. Bei alledem ist aktuell nicht so leicht an eine zugrundeliegende MDE zu denken (es sei denn, der Gedanke liegt aus familienanamnestischen Gründen nahe), erst in der Perspektive der schließlich offen ausbrechenden Psychose werden die Dinge rückläufig in ihrer Natur erläutert (soweit eine geklärte Natur mit ihren Begriffen überhaupt verfügbar ist). Während Vergleichbares bei der Schizophrenie insbesondere durch die Forschungen von HUBER und GROSS gut bekannt geworden ist, liegt dies alles bei der MDE nahezu unerfragt noch ganz im Dunkel (und sei hier nachdrücklich als Forschungsproblem herausgestellt).

--02. 05. 66

Das Intervall umfaßt 9 Zyklen

--09. 01. 67

Phase Nr. 2 Stat. Aufenthalt 10. 01. 67 - 27. 04. 67 Psychiatrische Universitätsklinik Kiel Prof. Störring

Diese Phase umfaßt 4 Zyklen

Theoretische Datierung: 09. 01. 67 - 01. 05. 67

Kommentar zur Zeitstruktur des Phasenkalenders
Die vorausgegangene Phase Nr. 1 hatte einen zeitgestaltlich unklaren Beginn, endete aber doch in verständlicher Nähe zum endochronen Takt, nämlich drei Tage vor der Entlassung aus stationärer Behandlung (Vergleichbares wird sich bei den Phasenenden Nr. 2, 5, 6 und 7 ereignen). Im Denkhintergrund der ChTh wird gemeint, daß zum Zeitpunkt des Beginns der ersten Phase zwar bereits eine Desynchronisation zwischen dem Stimmungssystem und dem Antriebssystem besteht, daß es aber erst während der ersten Phase zur Resynchronisation mit Bildung ganztägiger Mehrtagesschwankungen (und zu deren Koinzidenz mit Bildung eines geschlossenen Zyklus) kommt, was ein Phasenende in geordneter Weise auf dem (späteren) Takt ermöglicht.
Von dieser Vorstellung ausgehend überrascht der überaus "pünktliche" Beginn der 2. Phase nicht: am 2. Tag des Zyklus ist die Patientin schon in der Klinik (und genau so auch bei den Phasen Nr. 3, 6 und 8, was wohl einigermaßen sicherstellt, daß es sich hier nicht um bloßen Zufall handelt, sondern um einen streng geordneten Vorgang). Auch das Ende dieser Phase erfolgt "genau": nur drei Tage später endet die stationäre Behandlung mit der Entlassung.
Daß hier ein Baugesetz befolgt wird, sieht man durch Vergleich der Längen der 1. und 2. Phase (und des Intervalls dazwischen) so leicht nicht, sie verhalten sich aber sehr genau wie 1 : 9 : 4. Daraus entwickelt sich mit dem Fortgang der Reihe der Psychosen als eine sog. fortlaufende Proportion die in der ChTh sogenannte Komplexitätsstruktur, siehe Abb. 8.

1. 10. 01. 67 Aufnahmebericht *Die Pat. erscheint alleine per Taxe in der Klinik, geht zunächst in den Hörsaal, dann ins Chefvorzimmer, wo sie die Sekretärin mit einem durch nichts zu unterbrechenden Redeschwall überfällt. Sie erklärt wiederholt, daß sie wegen eines "exogen ausgelösten Erschöpfungszustandes" "freiwillig" komme und verlange, den Studenten demonstriert zu werden. Für die Unterbringung stelle sie aber die Bedingung, daß sie ein Einzelzimmer mit Radio und verschiedenen Bädern bekomme.*

(M) **Dieses Verhalten ist geradezu unverkennbar manisch.**

[2 - M] **Man muß annehmen, daß die Patientin die Situation der Lehrveranstaltung aus ihrer Bonner Zeit kennt, daß sie dies "verlangt", illustriert ihr (manisch) gehobenes Selbstgefühl.**
Die fachlich gesehen fehlerhafte Verwendung des terminus "exogen" kann ihr nicht angerechnet werden (nicht nur der Manie wegen), sondern sie kann auch sonst im Lande gehört werden. Der farbig beschriebene "Redeschwall" ist unverkennbar manisch. Dem chronopathologisch determinierten Verlauf nach ist sie auch gestern schon manisch gewesen. Es ist denkbar, daß sich ihre Feststellung vom Vorliegen eines "Erschöpfungszustandes" darauf bezieht. Manisch zu sein, ist keine heitere Angelegenheit. Aber es mag auch eine weiter zurückliegende Zeit angesprochen sein.

ÜG= +3

(Wie kam es zu dem Selbstmordversuch?) *Ich war ja auch verlobt mit J., ein Volksschullehrer, der damals gerade in Freiburg war. Er ist klug, faul und degeneriert. Ich war hin und hergerissen. Ich wollte es Mutti recht machen und auch J. Ich hab mich dann für Mutti entschieden. Ich hab es ihm gesagt, er hat auf den Knien vor mir gelegen und geweint. Außerdem bin ich sehr ehrgeizig und mit einem Volksschullehrer in irgendeinem franz. Dorf zu leben, wir wären ja niemals ausgekommen, bei unserem Lebensstandard.*
Am 11. 04. 66 machte ich Schluß mit ihm. Es kam alles auf mich zu. Es war wie ein Berg, es schnürte sich über der Brust alles zusammen. Ich konnte keine Karte mehr schreiben, es war alles zuviel. Nicht nur das Examen, ich hatte vor allem Angst. Der Familie habe ich Kummer gemacht, mit J. ging es nicht mehr und ich fühlte mich so verwerflich. Ich wollte Tabletten nehmen, aber Mutti hatte sie verschlossen. Sie wußten ja alle, daß ich Schluß machen wollte.
Am 12. 04. morgens habe ich mir mit zwei Rasierklingen die Pulsadern aufgeschnitten, sie sind dabei zerbrochen.
Vom 12. - 20. 4 habe ich im Krankenhaus wegen der Wunden gelegen, dort gab es einen Balkon und eigentlich wollte ich herunterspringen, aber dann habe ich wieder an Mutti gedacht und ich wollte ihr keinen Kummer mehr machen. . . . auf eigenen Wunsch bin ich dann in die Nervenklinik zu Prof. Weitbrecht gegangen. Meine Depression dauerte vom 8. 1. - 10. 8. 1966.
An dem erwähnten 11. 4 66 hat dem chronopathologisch determinierten Verlauf nach eine agitierte Depression, jedenfalls dem Bildtyp nach (und damit auch dem Erlebnisstil nach), vorgelegen. Ob auch eine akute Psychose herrschte, ist nicht bekannt (die Annahme liegt aber der folgenden Schilderung nach nahe). Aber dieser Erlebnismodus prädestiniert zu schroffen Auseinandersetzungen, er macht unfähig zu Plänen und Zukunftsaussichten, er hat in sich etwas "Finales".
Auch die weiterhin geschilderten Züge bezeichnen bis in Einzelheiten hinein mit großer Genauigkeit das Agitierte. Die Psychopathologie der verschiedenen formal möglichen Zustände des Manisch-Depressiven sind in der grundlegenden Darstellung der Chronopathologischen Theorie (Beltz, 1993) ausführlich dargestellt worden.
"Es kam alles auf mich zu".
Darin steckt eine spezielle psychotische Umorganisation der als quasi räumlich gedachten Relation zwischen dem Ich und seiner Welt, die normalerweise dem Ich die Welt als erreichbar und ruhig in erträglicher Ferne liegend zeigt. Innerhalb des agitierten Erlebens ist das Ich bedrängt, und die Welt rückt dagegen vor.
"Es war wie ein Berg"
Die normale Betretbarkeit der Welt durch das Ich (wie in einer Ebene) erscheint aufgehoben und schwierig geworden, was mit der Metapher des Berges ausgedrückt wird, eine Denkart, die auch in der Sprechweise von der Bedrückung liegt.
"Es schnürte sich über der Brust alles zusammen"
Im Leiberleben erscheinen Angst (Enge) und Bedrückung in direkt fühlbarer, geradezu in "leiblicher" Gestalt, sehr oft im Brustbereich, wo auch das Herz als Sitz der Seele spürbar werden kann.
"Es war alles zuviel"
Zwar herrscht in der agitierten Depression der Theorie nach Antriebserregung, das ist aber nicht frei verfügbarer Antrieb. Wie in allen Typen von Depressionen wird nicht gewußt, wie etwas zu beginnen wäre, wie die Aufgaben angepackt werden könnten und wie man sie durch Erledigung hinter sich bringen könnte.
"Ich hatte vor allem Angst"
Das soll wohl heißen: vor allem, was begegnet. Darin steckt die Meinung, daß es der Erfahrung nach angstauslösende und auch neutrale Dinge gibt, welche nicht Angst auslösen. In dieser besonderen Verfassung aber fehlen die neutralen Dinge.
"Der Familie habe ich Kummer gemacht"
Kummer wird erlebt und hier nach außen und ins Nahfeld projiziert.

"Mit J. ging es nicht mehr"
Daß nichts mehr "geht", ist ganz zentral depressives Erleben, hier am derzeit wichtigsten Thema der Lebensführung exemplifiziert.
"Ich fühlte mich so verwerflich"
Verworfen zu sein ist der Kern des agitiert-depressiven Erlebens (von der idiomatischen oder syntaktischen Unklarheit einmal abgesehen).
"Ich wollte schlußmachen"
In keinem der formal möglichen Zustände des Manisch-Depressiven steht die Suizidankündigung so im Vordergrund, wie im Agitierten.
Der Suizidversuch wird dann, folgt man der determinierten Stimmungs/Antriebs-Struktur, mit dem Antriebszuwachs und der Handlungserleichterung des manischen nächsten Tages ausgeführt, untypischerweise. Die ernstgemeinten manisch-depressiven Suizide geschehen in der Regel im Gegenteil mit dem depressiven Stimmungszusammenbruch. Man weiß über evtl. auch demonstrative Züge (wie immer gesagt wird, es gibt auch appellative etc.) aus Kenntnis der vorliegenden Dokumente nichts.

2. 10. 01. 67 Epikrise Prof. Störring *Die Patientin wurde hier im Zustande manischer Erregung aufgenommen. Es bestand ein ideenflüchtiger Redefluß. Ein Einfall jagte den anderen, ständig wechselte die Patientin das Thema. Stimmung und Selbstbewußtsein waren manisch gehoben, wenn auch eine gewisse Erstarrung über den Bewegungen der Patientin lag. Eine geordnete Exploration war am Anfang überhaupt nicht möglich. Zwischendurch schrieb sie viel, vor allem chemische Formeln, gab hochfliegende Erklärungen, war überaus kontaktfreudig und wußte bereits nach wenigen Stunden über die meisten Mitpatientinnen ihrer Station Bescheid. Auch bestand eine manische Triebsteigerung. Die Patientin aß große Mengen und wünschte mit allen Männern ihrer Umgebung näheren Kontakt. Auf Station onanierte sie ungehemmt.*

[M - 2] In dieser Notiz (eines hocherfahrenen Beobachters) ist der Hinweis auf motorische Eigenarten besonders interessant. Denn am Vorliegen einer sogar fast prototypisch ausgeprägten Manie kann kein Zweifel sein, das Manische drückt sich aber in der Regel doch als Bewegungserleichterung, Ausgiebigkeit und besonders gute Koordiniertheit aus. Man muß das als Merkwürdigkeit so stehen lassen. Überhaupt ist vor einer allzufrühen Festschreibung eines erscheinungsbildlichen Kanons der Psychosen und ihrer einzelnen Typen zu warnen, die tatsächliche Variationsbreite des Wirklichen ist doch immer größer als die herausdestillierten Denkbilder.
ÜG= +3

3. 17. 01. 67 KG *Es handelt sich um eine maniforme Psychose . . . immer noch deutlich überaktiv, umtriebig und redselig.*

(M) Man kann sich fragen, warum der Zustand abschwächend als "maniform" und nicht rundheraus als manisch angesprochen worden ist.

[9 - M] Die empirische Beschreibung trifft auf das theoretisch determinierte Bild dieses Tages zu. Die Partikel "immer noch" schließt diese Beobachtung auch richtig an den Zustand vom Tag der Aufnahme an. Über die psychopathologische Gestaltung der Zwischenzeit ist damit jedoch nicht zuverlässig ausgesagt, sie sei gleichfalls manisch geprägt gewesen, denn derartige Feststellungen gehen, wie die Erfahrung mit Zeitgestaltanalysen lehrt, oft stillschweigend über eingeschobene andere Bilder hinweg im Dienste der Schaffung von Kontinuität des Urteils, die dadurch nahegelegt zu werden scheint, daß ein bereits bekanntes Bild bei seinem Wiederauftreten wiedererkannt wird und so ein Kontinuum illusioniert.
ÜG= +3

4. 20. 01. 67 KG *nur wenig geschlafen. In der letzten Nacht war sie ruhiger.*

(D) Von dem Leitwort "ruhig" muß für die Einordnung des Bildes aus anderer Quelle gewußt werden, daß es auf D weist.

[12 - D] **Das Wort "ruhig" als Kennzeichnung eines psychopathologischen Erscheinungsbildes, insbesondere im zeitlichen Kontrast zu turbulenten Zuständen vorher, scheint nicht viel auszusagen und signalisiert doch das Vorliegen einer gehemmten Depression, die allerdings mit ihrer Erscheinungs- und Erlebnisarmut auch nicht recht Anlaß geben kann für eine detailliertere Schilderung.**

Ref. der Tante der Pat. *Auf dem 90. Geburtstag des Großvaters fiel sie auf (1963) durch reichliches Reden, ich-betontes Verhalten, spielte sich stark in den Vordergrund.*
Es gibt weitere anamnestische Angaben, welche die Annahme nahelegen, daß der Beginn der Erkrankung noch vor dem 24. LJ gelegen hat.
ÜG= +3

5. 20. 01. 67 KG *Versuche, sie zu einer Wirklichkeitszuwendung hinzuführen beantwortet sie mit Widerständen, aggressiven Äußerungen.*

(G) Widerstand und aggressive Äußerungen sind ein Hinweis auf G.

[12 - D] **Die sogenannte "gehemmte" Depression führt diesen konventionellen Namen durchaus zu unrecht, denn der für eine eigentliche Hemmung erforderliche Antrieb steht gerade nicht zur Verfügung. Die Erlebnislage ist dennoch sehr durch die Anmutungsqualitäten der Widerständigkeit bezeichnet, für den Kranken selbst, dem die Welt besonderen Widerstand zu bieten, scheint einfach nur infolge seiner Antriebsarmut, aber auch für den Außenbeobachter, der den Antrieb bzw. dessen Fehlen ja nicht sehen kann. Die gehemmte Depression würde besser als entstimmt-desaktiviert bezeichnet werden. Indessen ist das vielleicht auch eine Überzeichnung, denn hier ist wohl ein Psychotherapeut am Werk, und der hat einen anderen Begriff von Widerstand. Er hat überhaupt andere Begriffe, sonst würde er eine akute Psychose nicht "in die Wirklichkeit führen" wollen.**
ÜG= +1

6. 21. 01. 67 SR Am 21. 1 führte sie mehrmals einen Schlundkrampf vor. Sie hatte die Truxaltabletten noch nicht ganz heruntergeschluckt, dann fing sie an, ließ sich aber ganz leicht ablenken.

(E) Psychogene Verhaltensweisen treten bevorzugt in ekstatischen Erlebnislagen E auf.

[13 - E] **Das Pflegepersonal hat oft einen treffsicheren Blick für Theater und ein wohlbegründetes Interesse, solche Szenen nicht überhand nehmen zu lassen.**
ÜG= +1

7. 21. 01. 67 KG *Äußert spontan, daß sie das Gefühl habe, Prof. St., die Ärzte und das Pflegepersonal ständen mit Leuten außerhalb der Klinik in Verbindung und empfängen von dort nicht nur falsche Informationen, sondern würden von außerhalb in ihren Entscheidungen beeinflußt. Sie selbst werde "durch Fernheilung einer Heilpraktikerin beeinflußt", einer Dame, die sie im letzten Jahr in der Bonner Gegend aufgesucht habe und die sie schnell geheilt habe.*

Nach kurzer Zeit gibt sie an, sie habe jetzt das Gefühl, sie werde augenblicklich "fernhypnotisiert", denn sie wolle etwas erzählen, das ihr sehr schwer falle. In Sekunden kommt es zu einer stammelnden Sprachartikulation, die "Zunge wird schwer", "sie läßt sich nicht mehr bewegen, sehen Sie nicht, ich kann doch nicht mehr reden". Sie führt das auf die "Fernhypnose" zurück, es kommt ihr aber kurz danach der Einfall, es müsse das mit dem Truxal zusammenhängen, das sie vor 10 min erhalten habe, verlangt Akineton. "Ich glaube, ich darf das doch nicht erzählen", verlangt dann Abbruch des Gespräches und verläßt weinend das Zimmer.

(E) Diese kennerschaftlich angelegte Notiz führt zwar eine Sprache, die nicht eigentlich in das Repertoire der Beschreibung des Manisch-Depressiven gehört, dafür macht sie prima vista den Eindruck des genauen Hinsehens, und der Kenner der Mischbilder erkennt darin unschwer die merkwürdige Bildgestaltung des Ekstatischen.

[13 - E] **Paranoid-halluzinatorische Erlebnisse gehören sehr wohl in den Kanon der möglichen Bildgestaltungen das Manisch-Depressiven, man muß den Begriff noch nicht einmal in Richtung auf das Schizoaffektive erweitern, vielmehr treten diese dann auf, wenn eine Aktivitätssteigerung des Stimmungssystems von einer Aktivitätsminderung des Antriebssystem begleitet ist. Es resultieren dann ekstatische Erlebnisse, zu ihnen gehört erfahrungsgemäß und ohne irgendeine Verstehensmöglichkeit auch das Paranoid-Halluzinatorische. Die Schranke zwischen Innen- und Außenwelt wird durchlässig, und Beeinflussungen kommen von "außerhalb". Eher verständlich (als Antriebs-Diminue) erscheint die bei Bildern vom Typ E nicht selten gemachte Beobachtung von hypotonen Zuständen der Muskulatur. Sie werden allerdings nur selten als psychopathologisches Phänomen aufgefaßt, sondern eher als Überdosierungzeichen (hier durch die Patientin selbst). Mit guter Genauigkeit spricht der Beobachter von einer "stammelnden Sprachartikulation". Des weiteren gehört in typischer Weise in das Bild E die beschriebene Affektlabilität ("verläßt weinend das Zimmer"), auch das läßt sich nicht irgendwie verständlich aus der Psychophysiologie (der Aktiviertheit des Stimmungssystems) herleiten, sondern muß als Erfahrungstatsache hingenommen werden.**
ÜG= +3

8. 23. 01. 67 KG *Erscheint etwas betrübt, daß sie "nur im Bett liegt und faul" sei. Sie müsse sich "doch gut betragen, da ich sonst rausgeschmissen werde . . . hier ist meine einzige Bleibe". Versuche, ihre Weitschweifigkeit und Ablenkbarkeit zu unterbrechen beantwortet sie mit offener Aggressivität".*

(G) Wieder leitet die "offene Aggressivität", aber auch die Betrübnis und die Furcht um den Aufenthaltsort ohne viel Zweifel auf das Vorliegen einer agitierten Depression.

[15 - G] **In der agitierten Depression ist das Erleben der Situiertheit oft sehr heikel ("Bleibe"), eine Zuflucht inmitten der Auflösung der stabilen Gelagertheit ist das Bett. Die Patientin rationalisiert sich das mit angeblicher "Faulheit", ihr Beobachter rationalisiert sich damit die (depressive) Betrübtheit. Daß dies alles (auch die Weitscheifigkeit und die Ablenkbarkeit) zur Agitiertheit gehören, kommt klar zutage mit der "offenen Aggressivität". Im Bett liegen und sich "faul" vorkommen - für sich besehen - würde eher nach D gehören.**
ÜG= +3

9. 23. 01. 67 KG *etwas ruhiger. Ist oft ungeduldig, wenn ihre Wünsche nicht gleich in Erfüllung gehen.*

(G) Die hier geschilderte Ungeduld könnte auch eine Manie, sogar die Hyperaktivität Typ 1

anzeigen. Zusammen mit dem Hinweis "ruhiger" als Indikator depressiver Gestimmtheit kann auf G geschlossen werden.

[15 - G] **Die tiefreichende Störung des Zeiterlebens in der (hier vorliegenden) agitierten Depression mit dem Zerfall der Kontinuität und der darin liegenden Zutrauen schaffenden Verläßlichkeit des Strömens der Zeit erlaubt gar nicht die Haltung der Geduld.**
ÜG= +2

10. 28. 01. 67 KG *Sie ist viel im Saal, tritt als Wortführerin auf, stellt häufig Forderungen und benimmt sich wie ein ungezogenes Kind, wenn sie nicht erfüllt werden. Heute ist sie recht gereizt.*

(M) Man kann bei diesem Text an die Manie, aber auch an die Hyperaktivität Typ 1 denken. Indessen liegt die Hyperaktivität auf der Syndrombahn der Manie voraus im erweiterten Sinne der Tagesschwankung, (der "manischen" Tagesschwankung im Sinne der ChTh). Ob das hier erklärend zutrifft, wäre nur entscheidbar, wenn die Notizen nicht nur taggenau, sondern auf die Stunde genau angelegt worden wären.

[17 - M] **Das Auftreten wird ein wenig persönlichkeitskundlich psychologisiert ("Kind"), ist aber Ausdruck der heute (und nur für diesen einen Tag) herrschenden Manie.**
ÜG= +3

11. 01. 02. 67 SR *Die Unruhe hat sich in den letzten Tagen weiter gesteigert. Ab 5°° ist Pat. schon laut, die Mitpat. leiden sehr unter der Unruhe und klagen immer wieder.*

(G) "Unruhe" ist ein Leitwort für G

[24 - G] **Die getroffene Feststellung über den Verlauf "der letzten Tage" ist aus der Sicht der chronopathologischen Analyse insofern ganz zutreffend, als das heute herrschende agitierte Bild auch gestern vorlag (vorgestern herrschte Manie). Da wird vorwurfsvoll geklagt, und derlei steckt an.**
ÜG= +2

12. 03. 02. 67 SR *Pat. wirkt heute etwas ruhiger als an den Vortagen. "Die Tabletten haben mich umgehauen. Ich gehe schon ins Bett, wenn ich merke, daß ich nicht mehr kann.*

(E) Die von der Patientin geschilderte Schwäche kann in das Bild der Passivität Typ 3 und auch nach E gehören, dazu paßt auch das "ruhiger", ohne zwischen beidem zu differenzieren.

[26 - E] **Wieder gibt sich die Antriebsschwäche des Bildes E mit (muskulärer) Hypotonie zu erkennen. Die Bezugnahme auf die Tabletten ist ein Erklärungsversuch der Patientin sozusagen über das Endogene hinweg. Wenn hier E gewählt wurde, dann war das zufällig richtig.**
ÜG= +2

---*06. 02. 67*

13. 06. 02. 67 SR *Pat. kommt nach dem Frühstück in den Saal und redet drauflos.*
(M) Sie redet manisch drauflos.
[1 - M]

ÜG= +3

14. 13. 02. 67 SR *Nach dem Mittagessen kommt Pat. zur Schwester, sie möchte so schnell wie möglich bei ihr die Leukos zählen lassen, sie hätte Blinddarmentzündung. Pat. geht dann ins Zimmer. Als eine andere Schwester zu ihr geht, ist sie recht munter u. sagt: "Ich habe Cognac-Kirschen gegessen. - Vielleicht sind es auch die Eierstöcke". Kurz danach zieht sich Pat. an u. geht in Begleitung ins Gelände spazieren.*

(G) Das ist ganz einfach unverkennbar das Verhalten der agitierten Depression.

[8 - G] **Der Wunsch nach sofortiger somatischer Diagnostik ohne eine stabile Thematik ist sehr charakteristisch für die agitierte Depression. Sehr oft gehören auch massive Vorwürfe dazu, wenn die geforderte Diagnostik unterbleibt. Weite Teile der Diskussion mit Patienten in der Verfassung G drehen sich um diesen Themenkreis und bieten wohl aus dadurch angestoßenen diagnostischen Erwägungen, aber auch aus haftungsrechtlichen Gründen Anlaß für ärztliche Notizen und erklären so deren relative Häufigkeit.**
ÜG= +3

15.· 14. 02. 67 KG *Pat. berichtet auch stolz, sie hätte nun selbst in der Veranda mit Gymnastik angefangen.*

(M) Manischer Bewegungsdrang.
[9 - M]
ÜG= +2

16. 15. 02. 67 KG *Erzählt dann ihre ganze Geschichte . . . kommt von einem Thema auf das nächste und springt dabei sehr.*

(M) Weitschweifigkeit und Sprunghaftigkeit können zwar sogar in G auftreten, sprechen aber doch zuerst für M.

[10 - M] **Hier wird ein zentraler Zug der manischen Gedankenfügung mit einem bezeichnenden Wort unverkennbar als manisch festgemacht: "Springen".**
ÜG= +3

17. 24. 02. 67 SR *Verhielt sich relativ unauffällig.*

(D) Hier auf das Vorliegen einer Depression D zu schließen, hat etwas Gewagtes und begründet sich eigentlich nur durch den auffallenden Kontrast zu sonstigem Verhalten an den Tagen vorher.

[19 - D] **Neben dem Wort "ruhig" ist es das Wort "unauffällig", hinter welchem sich insbesondere in turbulenten Verläufen das Vorliegen eines (gehemmt) depressiven Zustandes verbirgt. Daß nicht die unpsychotische Unauffälligkeit gemeint ist, deutet sich im Text mit der Partikel "relativ" an.**
ÜG= +1

18. 25. 02. 67 SR *Pat. in Verhalten unauffällig, fügt sich in den Stationsbetrieb ein.*
(D)
[20 - D] **Siehe voranstehende Bemerkung. Der Verlauf zeigt hier eine "Dublette" aus zwei**

depressiven Tagen. Das Vorkommen von Dubletten (1/2, 5/6, 9/10, 13/14, 15/16, 19/20, 27/28 - mit immer anderem Gesicht) macht die Beurteilung des Verlaufs besonders schwierig, denn wenn es prominente Bilder sind, scheint sich damit Stetigkeit des Ablaufs anzukündigen.
ÜG= +1

---*06. 03. 67*

19. 06. 03. 67 SR *Pat. wartet auf ein Telefongespräch ihrer Mutter, ungehalten als vorerst nichts erfolgt. "Na, die kriegen eine Abreibung, erst anmelden und dann nicht anrufen". Hat hunderterlei Wünsche, die sie schnell hintereinander vorbringt.*

(M) Viele Wünsche, aber auch der distanzarme Ton sprechen für das Vorliegen von Manie.

[1 - M] **Ungeduld und viele Forderungen sind manische (evtl. auch agitierte) Symptomatik.**
ÜG= +2

20. 21. 03. 67 SR *Pat. äußert sich auch heute der Mutter gegenüber in einem Telefongespräch, daß sie hier unbedingt fort wolle, da sie zuwenig Freizeit habe.*

(G) Es ist nur eine schwach begründete Vermutung, daß das Fortwollen und ein ungelegenes Verhältnis zur Zeit auf agitierte Depression hindeuten.

[16 - G] **Die Vermutung hat sich aber als zutreffend erwiesen. Sich nicht am rechten Platz wissen und sich nicht in den Ablauf der Zeit geben können ist eben agitiert-depressive Symptomatik.**
ÜG= +2

21. 28. 03. 67 SR *Pat. ordnete Sachen in ihrer Tasche, kommt dann etwas bedrückt an: "Ich sehe jetzt erst wie krank ich gewesen bin".*

(G) Zwar weist die Partikel "bedrückt" auf das Vorliegen einer Depression hin, daß es jedoch eine agitierte ist, kann nur vermutungsweise aus der Zuwendung und dem spontanen Vorbringen erschlossen werden.
ÜG= +1

[23 - G] **Nachdem gestern ein manischer Tag ablief (über den es keine Notizen gibt), wird heute die (endogene) Bedrücktheit bemerkt, welche die Patientin selbst noch zu rationalisieren vermag. Die Vermutung hat sich als zutreffend erwiesen, vielleicht zufällig?**
ÜG= +1

22. 29. 03. 67 SR Gibt am Morgen ein leises Zittern in der Brust an, das habe sie schon mal gehabt, als die Depression begonnen habe.

(G) Es ist von Depression schon die Rede, die Einzelsymptomatik ist leibnahe, das könnte in die Richtung der agitierten Depression deuten, der Hinweis ist allerdings schwach.

[24 - G] **Solche Hinweise (hier erweist er sich wiederum als zutreffend) sind nicht so selten von großer Genauigkeit. Viele Patienten haben ihre intim gekannten Anzeichen, hier wohl mehr für Depression als für Beginn.**

ÜG= +2

--*03. 04. 67*

23. 21. 04. 67 KG *Die neue Stimmungsphase geht jetzt bis zur Mutlosigkeit, übertriebene Selbstkritik, verlangsamtes Tempo, kann nicht malen.*

(D) Das beschriebene Bild ist unverkennbar.

[19 - D] **Mit großer Genauigkeit, Knappheit und Treffsicherheit wird hier die "neue Stimmungsphase" inmitten einer psychotischen Verstimmung, die doch als ganzes (wenn auch etwas pauschal) als Manie angesehen worden war, in ihrer Natur mit vier kardinalen und hochspezifischen Zügen der Depression festgehalten. Die klare Feststellung steht im übrigen in frappantem Kontrast mit der durchgehend favorisierten Diagnose einer Manie. ÜG= +3**

--*01. 05. 67*

Das Intervall umfaßt 28 Zyklen

--23. 06. 69

Phase Nr. 3 Stat. Aufenthalt 25. 06. 69 - 01. 07. 69 Psychiatrische Universitätsklinik Kiel Prof. Störring

07. 07. 69 Universitäts-Frauenklinik Kiel. Genehmigte interruptio mens III

Theoretische Datierung: 23. 06. 69 - 21. 07. 69

Die Phase umfaßt 1 Zyklus

Kommentar zur Zeitstruktur des Phasenkalenders

Auch diese stationäre Aufnahme fällt genau mit einem Zyklusbeginn in dem Sinne zusammen, daß die Patientin nicht mehr als die Alarmierung durch nur zwei manische Tage benötigt, um zur Behandlung motiviert zu sein (es wurde schon erwähnt, daß diese Situation im gesamten Phasenkalender viermal auftritt).

Es ist zum Verständnis der Angelegenheit nützlich, eigens darauf zu reflektieren, daß <u>alle</u> stationären Aufnahmen <u>nach</u> dem theoretischen Termin erfolgen. Bei einem Zufallsprozeß wäre auch die gleichsam falsche Reihenfolge zu erwarten: Aufnahme noch vor dem Termin, das kommt jedoch empirisch nicht vor (hier und in anderen Fällen).

Die Behandlung wird bereits nach 6 Tagen abgebrochen, nähere Einzelheiten sind nicht bekannt. Der Entlassungstag ist von der endochronen Struktur her als [9 - M] determiniert. In keinem der neun Zustände des Nonagramms wird so häufig eine Entlassung verlangt wie bei M. Über das Ende dieser Phase ist nichts bekannt. Sie wurde hier als simplex angesehen. Vielleicht schließt sich jedoch noch ein weiterer Zyklus an (siehe Notiz Nr. 24) der ja der Zeitstruktur nach manisch zu beginnen hätte.

--21. 07. 69

24. 21. 07. 69 Brief *Am 21. 7. 69 flog ich nach Berlin. Nach 1 1/2 Tagen hatte ich glücklich 22 Koffer + Pakete gepackt und zur Spedition, Post und Bahnhof Zoo gebracht.*

(M) Das geradezu zügellose Reisen (wie der weitere Kontext ausweist) und das ebenso ungezügelte Herumpacken spricht für eine akute Manie.

[1 - M] **Dies ist ein typischer Fall einer Reisemanie und der manischen Objektbedürftigkeit.**
ÜG= +3

Das Intervall umfaßt 15 Zyklen

--14. 09. 70

Phase Nr. 4 Stat. Aufenthalt 25. 09. 70 - 13. 11. 70 Psychiatrische Universitätsklinik Kiel Prof. Störring
Theoretische Datierung: 14. 09. 70 - 09. 11. 70

Die Phase umfaßt 2 Zyklen

Verlaufs-Notizen sind nicht mehr vorhanden.

Kommentar zur Zeitstruktur des Phasenkalenders
Man kann vielleicht das Phasenende, das theoretisch für den 9. 11. 70 zu erwarten war, noch darin erkennen, daß die stationäre Behandlung 4 Tage später beendet wird bzw. klinisch bereits nach 4 Tagen sichtbar ist, daß die akute Episode vorüber ist (der plötzliche Phasenbeginn ist der Wissenschaft gut bekannt, er ist auch häufig, das plötzliche Phasenende kennt eher der Kliniker).

--12. 10. 70

--09. 11. 70

Das Intervall umfaßt 240 Zyklen

____ 03. 04. 89

Phase Nr. 5 18. 04. 89 stat. Aufnahme UKE Entlassung 22. 06. 89
Theoretische Datierung: 03. 04. 89 - 26. 06. 89

Diese Phase umfaßt 3 Zyklen

Kommentar zur Zeitstruktur des Phasenkalenders
Dieser stationären Aufnahme geht ein Intervall von 18.4 Jahren Länge voraus, von dem anamnestisch bekannt ist, daß eine Lithiumprophylaxe stationäre Behandlungen zwar bis jetzt unnötig machte, daß aber eine Fülle von episodischen Verstimmungen meist melancholischer Art darin vorgekommen ist.

Die jetzige Aufnahme erfolgte am 16. Tag des laufenden Zyklus, die Entlassung drei Tage vor Zyklusende. Diese Phase ist triplex gebaut und sie ist in ihrem Verlauf mit 12 klinischen Notizen dokumentiert, in welchen die Syndromsequenz des endogenen Baugesetzes erkannt werden kann, da sie polychrom verläuft (G E 4 G E 2 D G 2 G G 4). Die Dokumentationslücken richtig eingerechnet, ergibt das die psychopathologische Struktur des 28-Tage-Zyklus. Vom Zyklus Nr. 1 dieser Phase Nr. 5 sind die Tage 16, 21 und 25 geschildert (siehe die Notizen Nr. 25 bis 36), vom Zyklus Nr. 2 die Tage 3, 5, 11, 19 und 23 und vom dritten Zyklus die Tage Nr. 4, 16, 23 und 25. Schon dadurch schließt sich diese Phase chronopathologisch an die bekannte Zeitstruktur der ersten vier Phasen an.
Hierüber darf man sich wundern.
Zwar weiß der erfahrene Kliniker um die rätselhafte und verborgene und übergroße Macht des Endogenen, die auch in langen und sehr langen Zeiträumen wirkt und aus eigener Gesetzlichkeit das Auftreten (oder Zurücktreten) psychotischer Erscheinungen bestimmt, aber die Vorstellung, ein in akuten Psychosen ablesbarer Zeittakt laufe in der Latenz des Intervalls (und sei es psychotisch gestört - aber darin liegt eine starke Einschränkung) über eine so lange Zeit und auch noch zeitgestaltlich ungestört, das strapaziert vernünftiges Denken. Nun kann man sich fragen, ob die Phänomene der endogenen Psychosen dieses Denken nicht ohnehin strapazieren, Nachrechnen ist besser:
Wendet man den methodologischen Gedanken der Split-half-Technik an und teilt den Datensatz mit Hilfe der zeitlichen Lage dieses Intervalls in zwei Partien (I: Phasen Nr. 1 bis 4, II: Phasen Nr. 5 bis 8), so bestimmt SEQ in I P = 28 (SD = 3.34) E = 10. 1. 66 und in II: P = 28 (SD = 2.63) E = 10. 1. 66. Das bedeutet, daß der Zeittakt (der nach der ChTh von außen, vom geophysikalischen Tag getriggert wird) um nicht einen Tag verschoben durch das Intervall hindurchgelaufen ist.

25. 18. 04. 89 KG *Aktuell stehe eine Auseinandersetzung mit ihrem Ehemann im Vordergrund. Angetrieben, Gedanken locker assoziierend, extrem weitschweifig.*

(G) Man könnte Angetriebenheit, Lockerheit und Weitschweifigkeit sehr gut für das Vorliegen von Manie verwerten (wenn G dadurch nicht ausgeschlossen wird), aber Auseinandersetzungen mit ernsten Folgen (wie hier) gehören doch mehr noch zu G.

[16 - G] **Diese Bewertung erweist sich als richtig. Unter allen Zustandsbildern der MDE ist es die agitierte Depression G, die am meisten dazu prädestiniert, "Auseinandersetzngen" zu haben, insbesondere mit den Personen der persönlichen Nähe. Von der erwähnten Weitschweifigkeit würde man gerne den genaueren Typus kennen, wirkliche Einfallsfülle gehört nicht zu G (wie auch Auseinandersetzungen per se nicht in die Klinik führen).**
ÜG= +2

26. 23. 04. 89 KG *Angetrieben, erregt und erneut Vergiftungsängste. Staffiert ihr Zimmer mit auffällig roten Utensilien aus, seit frühem Morgen pausenlos in Aktion. Distanzlos.*

(M) Distanzlosigkeit und Ausstaffieren sind recht eigentlich manisch, auch der frühe Beginn der Tagesaktivität spricht für M.

[21 - E] **Die ekstatischen Zustandsbilder können eine erhebliche erscheinungsbildliche Nähe zur Manie haben, wie hier vor allem der frühe morgendliche Beginn der Aktivität. Paranoides Erleben ("Vergiftungsängste") gehört dennoch mehr zu E als zu M und hätte so richtig leiten können. Es kann aber vielleicht auch daran gedacht werden, daß ein zurückliegender Tag [17 - M] mit prominenten Merkmalen ("rote Utensilien")**

abgeschildert worden ist (gleichsam im Schutze der Kontinuitätsvermutung), das ist allerdings eine Erwägung zur "Rettung der Erscheinungen".
ÜG= +1

27. 27. 04. 89 KG *weniger angetrieben. Richtig sei, daß er (der Ehemann) und der Heilpraktiker (Eugen Pilger) die Pat. im Glauben an eine Li-Vergiftung bestärkt hätten und sie so zu dem der Manie vorausgehenden Li- Absetzen ermuntert haben.*

(Die Notiz ist so unspezifisch, daß sie nicht verwertet wurde.)

[25 - 4] **Die Pat. hat gewisse Nebenwirkungen der Lithiumprophylaxe in falsch verstandenem professionellen Selbstverständnis als Apothekerin übermäßig ernst genommen und wohl auch zumindest ansatzweise im Rahmen ihrer ohnehin leicht mitklingenden Vergiftungsängste paranoid verarbeitet. Zwischen 1989 und 1993 finden sich in den Dokumenten 19 Li-Bestimmungen im Serum mit einem arithmetischen Mittelwert von 0.48 mmol/l, was ein nicht gerade auffallend hoher oder gar Nebenwirkungen erklärender Wert ist. Die Beratungstätigkeit des Ehemannes wird man bedauern müssen, aber noch tolerieren können (er ist Künstler).**
Vielleicht ist es nicht zufällig, daß ein Mischbild Typ 4 vorliegt, es ist besonders schwer einzuschätzen, wenn seine oft nur isoliert eingesprengten charakteristischen Einzelzüge fehlen oder nicht beobachtet worden sind (wie das Abrupte etc.)
--01. 05. 89

28. 03. 05. 89 KG *Bei der Visite am Sonntag Stimmungsumschwung ins Depressive, gestern eher hypomanisch, heute ausgeglichen, etwas überaktiv.*

(Für die Interpretation dieser Notiz wurde der erwähnte Sonntag herangezogen, das war der 30. 04. 89, er wurde als D angesehen.)

[3 - G] **Diese zwar nicht eben ausführliche, aber sowohl genau datierte als auch psychopathologisch klar differenzierende Notiz ist wertvoll und schildert einen Ablauf, welcher in allen Einzelheiten genau der theoretischen Vorhersage entspricht. Für Sonntag, den 30. 4. 89 war ein depressives Bild [28 - D] avisiert, für gestern das manische Bild [2 - M]. Das heutige agitiert-depressive Bild [3 - G] zeigt seine Stimmungskomponente mit "ausgeglichen" und seine Antriebskomponente mit "etwas überaktiv". Solche zweifelsfrei dokumentierten Sequenzfragmente mit markanter Gestalt könnten vielleicht die Möglichkeit eröffnen, auch schon aus kurzen Verlaufsbeobachtungen auf die rhythmologischen Parameter stoßen zu können. Solche Möglichkeiten sind erst ansatzweise erkundet, sehen allerdings vielversprechend aus, immer Polymorphie vorausgesetzt.**
ÜG= +3

29. 05. 05. 89 KG *heiter, leicht angetrieben, hyperthym, wahrscheinlich sehr ihrer Primärpersönlichkeit entsprechend. Nicht mehr so reizoffen.*

(Hier wird die Beschreibung der Psychose von persönlichkeitkundlichen Erwägungen durchkreuzt, was die Notiz nicht recht brauchbar erscheinen läßt)

[5 - E] **Ob während einer akuten endogenen Psychose über eine primäre Temperamentsartung geurteilt werden kann - schon aus technischen Gründen - , mag auf sich beruhen. Aus der Sicht der Ablaufsordnung gehört jedenfalls "heiter, angetrieben" viel eher zu E als zu einer etwaigen Hyperthymie, von der immer noch zu fragen gewesen wäre, wieweit**

sie nicht chronifizierte Hypomanie o. ä. sein könnte.

30. 11. 05. 89 KG *weniger angetrieben, aber noch ungeduldig und voller Tatendrang. Stimmung weniger schwankend. Nicht mehr so reizoffen.*

(M) Für diese Einschätzung war der "Tatendrang" und die Ungeduld leitend.

[11 - 2] **Die Notiz enthält keinen verwertbaren Hinweis auf das determinierte melancholische Bild Typ 2, es ist indessen mit einer solchen Annahme einigermaßen gut verträglich, weil von "weniger angetrieben" und geringerer Reizoffenheit die Rede ist. Vielleicht hat der Textautor zwei verschiedene Tage gleichsam kontaminiert, denn die darin enthaltene Manie herrschte gestern und vorgestern.**
ÜG= -1

31. 19. 05. 89 KG *Erhebliche Stimmungsschwankungen. Jetzt wieder ausgeglichener, in den Tagen davor eher depressiv-agitiert.*

(Die Notiz wurde nicht verwertet, weil über die Datierung Zweifel bestehen blieben)

[19 - D] **Man muß zum Verständnis dieses Textes wissen, daß gehemmt-depressive Zustände innerhalb einer polychromen Sequenz - hier heißt es ausdrücklich "depressiv - agitiert" - (und das trifft auf die Tage [15 - G] und [16 - G] zu) als Entlastung erlebt werden. Sie werden daher in solchem Kontrast oft nur als ruhig und ausgeglichen beschrieben, ihr eigentlich depressiver Bildcharakter findet nicht eigens Erwähnung.**

32. 23. 05. 89 KG *jetzt eher hypomanisch.*

(M)

[23 - G] **Gestern war ein manischer Tag [22 - M]. Das kann aber dem "jetzt" nicht entnommen werden. Vielmehr mußte der Tag als manisch angesehen werden. Insofern herrscht hier ziemlich klare Nichtübereinstimmung.**
ÜG= -2

--29. 05. 89

33. 01. 06. 89 KG *Stimmung agitiert-depressiv. zittrig, weinerlich, großes Schlafbedürfnis am Tag.*

(G)

[4 - 2] **Auch das trifft den Vortag [3 - G]. Als "Schlafbedürfnis" wird hier die häufig bei agitierten Zuständen zu beobachtende Rückzugstendenz ins Bett als einer quasi konfliktarmen Zone aufgefaßt. Die gegebene Nichtübereinstimmung ist für das Sequenzspektrum wegen der niedrigen Bewertung mit der Gewichtungsmatrix für die Verwechslung von G / 2 nicht so schwerwiegend.**
ÜG= -1

34. 13.06.89 KG *Im Verlauf der letzten Tage geringer ausgeprägte Schwankungen.*

(Die Notiz wurde wegen fehlender Datierungsmöglichkeit nicht verwertet (und hätte bei den gesetzten Konventionen auch ignoriert werden können), sie ist dennoch interessant:

[16 - G] **Die Tage [13 - E] und [14 - E] sind zwar endogen erlebnisreich, aber von außen gesehen eher ereignisarm, sie könnten hier gemeint sein. Die hier ausgeübte Auslegungstechnik von dokumentarischen Texten lebt von ihrer Datierbarkeit auf den Tag. Die Notwendigkeit dafür war bei Abfassung der Texte noch nicht bekannt. Die Ärzte neigen zu überblickhaften und kontinuitätstiftenden Formulierungen und machen sich damit im Sinne der Entlastung von der bedrängenden Erscheinungfülle los.**

35. 20. 06. 89 KG *Persistieren oben erwähnter Schwankungen. Es überwiegen leicht depressive Zustandbilder (meist agitiert). Zieht sich etwas zurück. Bei Ansprache endloser Redeschwall mit Gedankensprung von Thema zu Thema. Entlassung geplant.*

(M) Es wird ein agitiertes und ein manisches Bild beschrieben. Die auf gut Glück getroffene Entscheidung für das manische war falsch.

[23 - G] Gestern herrschte eine Manie. Dazu gehören die Beschreibungen des Redeschwalls und der Sprunghaftigkeit. Heute hat sich daraus eine agitierte Depression entwickelt, die in den Beschreibungen als "depressives Zustandsbild" erscheint, das ausdrücklich als agitiert gekennzeichnet wird. Man könnte das als genau ansehen, wenn beides nicht durcheinandergebracht worden wäre. Vielleicht wußte der Textautor, was er tat, denn er spricht von Schwankungen und dem Überwiegen, sortiert die Dinge aber nicht chronopathologisch sorgfältig, was er durfte, denn er wußte - noch - nichts von Ablaufsordnung.
ÜG= -2

36. 22. 06. 89 KG *Wir entlassen Fr. P. stabilisiert, nur noch gering schwankend, andeutungsweise ideenflüchtig*

[25 - 4] Die Notiz wurde nicht in den Datensatz übernommen. Mit dem 25. Tag eines 28-Tages-Zyklus kann sich durchaus schon eine Stabilisierung zeigen, insofern ist die Entlassung (rhythmologisch) vertretbar.

Diagnose: phasisch verlaufende bipolare affektive Psychose ICD 296.2
Entlassung.

____ 26. 06. 89

Das Intervall umfaßt 25 Zyklen

37. 27. 06. 89 WV *Um die Alster gegangen - inneres Zittern - Schlaf gut . . . sonst idem*

(M) Der Fußmarsch der ansonsten nicht sportlich (sondern künstlerisch) orientierten Patientin kann als manischer Bewegungsdrang interpretiert werden.

[2 - M] Das erweist sich in der chronopathologischen Analyse auch als zutreffend.
ÜG= +2

38. 03. 07. 89 KG *Befinden gegenüber Vorwoche unverändert, Stimmung schwankt, heute eher agitiert-depressiv . . .*

(G) Die ausdrückliche Feststellung muß beim Wort genommen werden.

[8 - G] Das ist auch richtig. Mit den nicht seltenen Notizen über "unverändertes" Befinden ist nicht viel zu beginnen, sie haben auch im längeren Überblick nicht viel für sich, denn überall wird der dramatischste Wechsel beschrieben.
ÜG= +3

39. 08. 07. 89 KG *Pat. schwankt geringer, fühlt sich im Wochenvergleich besser, etwas gedrückte Grundstimmung.*

(D) Das muß als aktuell angesehen werden.

[13 - E] Gestern war mit [12 - D] aus chronopathologischer Sicht die beschriebene "gedrückte Grundstimmung" angesagt. Sie ist hinsichtlich ihrer Erkennbarkeit und Beschreibbarkeit gegenüber der aktuellen ekstatischen Verfassung sicherlich das zugänglichere Bild.
ÜG= -2

40. 15. 07. 89 KG *Pat. erregt wegen am 19. 7. bevorstehender Dickdarmpolypen-entfernung. Jetzt überwiegt agitiert-depr. Zustandsbild.*

(G) Anders kann man sich nicht entscheiden.

[20 - D] Tatsächlich liegen die Dinge etwas anders. Heute (und auch gestern) ist zwar ein depressives Bild angesagt, ihm fehlen aber in der chronopathologischen Determinierung die beschriebenen agitierten Züge. Diese mögen durch die Sorge vor der Operation hineingeraten sein im Sinne eines Realzuflusses.
ÜG= +1

41. 17.07.89 [22 - M] KG *heute weniger ängstlich, sediert. wieder ausgeglichener.*
(Die Notiz wurde nicht verarbeitet wegen der Verdeckung des Bildes durch Sedierung)

42. 24. 07. 89 KG Wartet auf Ergebnis der Polypektomie. Eher depressive Grundstimmung mit Schwankungen ins Hypomanische.

(D)

[1 - M] Auch hier konnte man sich zwischen konträren Andeutungen im Text entscheiden (D / M), wie man sieht: falsch. Dabei lagen die Dinge nahe, denn gestern noch herrschte Depression (und auch vorgestern). Es geht um eine Zyklusgrenze innerhalb eines komplexen Verlaufs. Der vorherige Zyklus endet mit [28 - D] depressiv ("eher depressive Grundstimmung"), der neue beginnt mit [1 - M] manisch ("mit Schwankungen ins

Hypomanische")
ÜG= 0

43. 31.07.89 ? **(Die handschriftliche Notiz konnte nicht entziffert werden)**

44. 11.08.89 KG *Ehemann kocht - nicht so sehr aktiv - ? - status idem*
Die Notiz wurde nicht verwendet, es ist zu vordergründig vom Ehemann die Rede. Die Analyse zeigt indessen, daß die Feststellung "nicht so sehr aktiv" doch sehr wohl auf die Patientin gemünzt gewesen sein kann, denn sie ist von der Determinierung her heute gehemmt depressiv.
[19 - D]

45. 11.09.89 KG *wechselt sehr - orofaciale Dyskinese ? Schlaf zufrieden . Appetit . . . Stimmung depressiv nicht sehr belastbar . . . ? . . . fehlt Antrieb.*

(E) Wenn man von "fehlendem Antrieb" ausgeht, so wären die Bilder D, 3 und E naheliegend, besonders D wegen "Stimmung depressiv". Wegen der nicht zu D, aber zu E gehörenden Wechselhaftigkeit wurde der Text als E interpretiert.

[22 - M] Das war durchaus falsch. Die depressiven Tage liegen bereits zwei Tage zurück. Die Dyskinesien werden an verschiedenen Stellen beschrieben und auf die Medikation mit Leponex zurückgeführt, was ausdrücklich als unverständlich bezeichnet wird.
ÜG= -3

46. 27.09.89 KG *Zungen-Dyskinesien besser - wenig belastbar - ? nicht abschalten 7. 10 - 4. 11. Urlaub. Stimmung relativ positiv morgens. Für die Reise ? fehlt Antrieb.*

(Die Notiz wurde nicht verwendet)

[10 - M] Dazu paßt die "positive" Stimmung.

47. 13.11.89 KG *Etwas depressiv, besorgt,*

(D) Anders kann man den Text nicht auslegen.

[1 - M] Wieder (wie bei Nr. 42) geht es um eine Zyklusgrenze und tatsächlich wird der Vortag beschrieben.
ÜG= -2

48. 18.12.89 KG *Antriebsschwäche, Obstipation. Stimmung depressiv - Schlaf gut. Obj. depr. (Jammerdepression) hohe ? Kontrolle*

(D) Zwar ist ausdrücklich von einer "Jammerdepression" die Rede und man könnte an G denken, zugleich heißt es aber "Antriebsschwäche, so daß D interpretiert werden mußte.

[8 - G] Der vorhergehende Tag war antriebsschwach depressiv.
ÜG= +1

49. 11.01.90 KG *verunsichert, subdepressiv, wenig belastbar*

(D)

[4 - 2] Die sichtbare Verunsicherung hätte vielleicht in einer mehr ahnungsvollen Interpretation tatsächlich auf die Melancholie Typ 2 führen können, denn in der gehemmten Depression herrscht auch Unsicherheit, aber in einem totaleren Sinne, nicht mit der offenen Fraglichkeit.
ÜG= +1

50. 29.03.90 WV *Wechselhaft - ? - triebhaft - Antriebsplus - Stimmung depr. - SG*

(G) Drei spezifische Feststellungen betreffen die agitierte Depression

[25 - 4] **Der Ablaufsstruktur nach ist wieder der Vortag beschrieben. Es geht aber um eine ambulante Wiedervorstellung, in welcher der Vortag nur von der Patientin geschildert und nicht vom Untersucher beobachtet worden sein kann.**
ÜG= -1

51. 09.04.90 Tel *fühlt sich morgens "rappelig"*

(G) Mit dem Wort "rappelig" ist in psychopathologischer Interpretation nicht eben viel zu beginnen, es mag auf vagabundierende Antriebe hindeuten. Da es geklagt wird, geschah das vielleicht im Rahmen einer agitierten Depression.

[8 - G] **Das war eine sehr vage Vermutung, die sich als zutreffend erweist.**
ÜG= +2

52. 12.04.90 WV *Stimmung besser, Antrieb wenig*

(E) Die Notiz ist so knapp gefaßt, daß nichts bleibt, als sie wörtlich zu nehmen, dann spricht sie für E.
[11 - 2]

53. 26.04.90 WV *Es geht besser -*
( )
[25 - 4]

54. 21.05.90 WV *Ganz gut - Ängste und Unruhe weniger . . . Soziale Kontakte wenig, Antrieb wenig- zuhause macht weniger - lesen - Stephan Zweig . . . Witze verträgt nicht, Gedächtnis nicht gut - getrennte Schlafzimmer - Sorgen um finanzielle Absicherung. Attest: Keine Einwände gegen Italienurlaub.*

(D) Die Patientin möchte nach Capri reisen. Diese Tatsache hätte ihre Verfassung richtig angezeigt (Reisemanie), was sie indessen berichtet, ist depressives Material, zurückliegend, nicht exakt datiert.

[22 - M] **Diese klare Nicht-Übereinstimmung muß nicht als gravierend bewertet werden.**
ÜG= -2

55. 06. 07. 90 WV *finanzielle Sorgen - keine Aufträge - Capri nicht vermietbar*

(2) **Die immerhin mit drei eigenständigen Themen homogen benannte nihilistische bzw. negativistische Empfindungsweise konnte als melancholisch interpretiert werden (der Zustand D ist eher monothematisch). D wäre richtiger gewesen. Man weiß nicht, ob die mißleitende Themenvielfalt exploratorische Vorgabe war, jedenfalls sind gerade diese Themen Fragematerial des Untersuchers.**
[12 - D]
ÜG= +1

56. 08. 08. 90 WV *Einiges passiert - Tage wo sie sich zurückziehen muss - Gedächtnisstörung Kurzzeitgedächtnis ? Autoverkauf Konflikt ? ?*

( ) **Die wenigen Bemerkungen sind kaum qualifizierbar und werden nicht für den Primärdatensatz interpretiert.**

[17 - M] **Ex post könnten sie vielleicht als etwas rededranghaft im Sinne von M verstanden werden. Das Verständnis ex post ist allerdings so eine Sache.**

57. 04. 10. 90 WV *Antrieb wechselhaft - Stimmung gelähmt - Capri haben die div M ? mit hervorgerufen - ? - sonst zufrieden. Übermorgen nach Capri - lernt nicht Italienisch. MKH gebessert. Obj. Antriebs? - Stimmung ausgeglichen etwas depr. Fin. Sorgen fast wahnhafte Züge.*

(D) **Die Angabe "Stimmung gelähmt" und "ausgeglichen etwas depressiv" und der ausdrückliche erwähnte Verarmungswahn zwingen zur Interpreation D.**

[18 - 4] **Es hätte die Bemerkung "Antrieb wechselhaft" dagegen sprechen müssen. Auf die tatsächlich vorliegende Euphorie Typ 4 wäre man auch so nicht gekommen.**
ÜG= -2

58. 12. 11. 90 WV *Italien fast täglich Gewitter - Capri täglich Haushalt gemanaged . . . Antrieb Stimmung ganz gut. obj: lebendiger ? ? ?*

(M) **"Antrieb Stimmung ganz gut" ist zwar ein schwacher Hinweis auf M, etwas verstärkt durch "lebendiger". Dabei ist der Kontext ganz anderer Zustände mitzubedenken. Dennoch bleibt die Begründung schwach.**

[1 - M] **Aber zutreffend.**
ÜG= +2

59. 10. 12. 90 WV *. . . Unruhe Ängste Verarmungswahn, Schlaf nur mit Leponex - Stimmung ganz gut - manchmal ? (Kleiderkauf) SG- Stimmung ganz gut - mnestische Störung ++ Antriebsminus.*

(E) **Gute Stimmung bei Antriebsminus zeigt auf E.**

[1 - M] **Der Kleiderkauf hätte auf M weisen können.**
ÜG= +1

60. 07.01.91 WV *Aktiver - ... Finanzen machen Sorgen, Verarmungswahn Obj: deutlich Antrieb u. Stimmungsplus, ? Vergeßlichkeit.*

(M) Die "obj" Beobachtung von "deutl. Antrieb u. Stimmungsplus" kann nur als M aufgefaßt werden.

[1 - M] **Und das erweist sich auch als zutreffend.**
ÜG= +3

61. 29.03.91 WV *Auf Capri 8 Tage gut, dann Schmerzen in der mal links mehr Schulter ... Angst vor finanzieller Misere, Konzentrationsschwäche, Aggressiv, besser sich nicht freuen ... volles Bild depressiver Psychose.*

(D) Mit der Angabe "volles Bild depr. Psychose" ist die Codierung D fraglos gegeben.

[26 - E] **Nicht so fraglos ist die Datierung. Die Notiz blickt offenbar zurück.**
ÜG= -3

62. 21.05.91 WV *Pat eindeutig manisch mit depr. Durchbrüchen ? ? ? Will steuerliche Trennung vom Ehemann / Gütertrennung.*

(M) Man kommt mit "eindeutig manisch" um eine Codierung M nicht herum, wenn auch die "depr. Durchbrüche" zu denken geben. Nicht selten werden in den klinischen Beschreibungen verschiedene Bilder für einen Zustand reklamiert, die doch voneinander getrennt sind und eine Zeitfolge darstellen (Kontinuitätssynthese).

[23 - G] **Diese Deutung liegt sehr nahe: gestern herrschte mit [22 - M] die Manie, heute die agitierte Depression, deren Themen ("Trennung") auch zur Sprache kommen und wahrscheinlich die "depressiven Durchbrüche" darstellen.**
ÜG= +1

63. 27.05.91 WV *Pat. Antriebsplus + heitere Manie -*
(M) Kommentare erübrigen sich.
[1 - M]
ÜG= +3

____ 27.05.91

Phase Nr. 6.
Stationäre Behandlung UKE 28. 05. 91 - 16. 07. 91
Theoretische Datierung: 27. 05. 91 - 24. 06. 91

Die Phase umfaßt 1 Zyklus

Kommentar zur Zeitstruktur des Phasenkalenders
Die stationäre Aufnahme erfolgt (in der aus diesem Verlauf bekannten Weise) am 2. Tag des laufenden Zyklus, dem möglicherweise ein bereits akut psychotisch geprägter Zyklus vorausgegangen ist. Man sieht nicht selten, daß an der Zyklusgrenze nicht - in der denkbar einfachsten Art (als ein Grundtypus) - ein unpsychotisches Intervall in eine psychotische Episode umspringt, sondern daß (als ein komplizierterer Typus) eine vom Schweregrad her weniger psychotische in eine höhergradig psychotische Strecke übergeht, was in früheren Arbeiten als "terrassierter Verlauf" bezeichnet worden war. Auf derlei weist in der Notiz Nr. 64 die Bemerkung "Heitere Manie mäßigen Grades".

64. 28. 05. 91 stat. Aufnahme UKE.

KG *Angeblich seither durchgängig depressiv, "viel gelitten". Seit drei Wochen wieder manisch. Heitere Manie mäßigen Grades.*

(M) **Das ist ebenso kundig wie skeptisch gesprochen, das Durchgängige paßt nicht in die ansonsten überall, wo man sie sieht, überaus wechselvolle Bilderfolge. Hier ist es die Patientin, die an der Kontinuitätssynthese arbeitet. Der Beobachter sieht Manie.**

[2 - M] **Die chronopathologische Analyse kennt die Manie als determiniert.**
ÜG= +3

65. 28. 05. 91 SR *Sie war sehr aufgeregt.*

(M) **Diese Notiz der Schwestern kann eigentlich nur als Hinweis auf M verwertet werden, wenn man deren Ausdrucksweise - und die Wechselhaftigkeit der Bilder bereits kennt. Auch dann ist es eine schwach begründete Vermutung.**

[2 - M] **Sie ist allerdings zutreffend.**
ÜG= +2

66. 29. 05. 91 KG *Jetzt Vollbild einer Manie mit bunter Symptomatik: paranoide Anklänge mit Ängsten "schizophren" zu sein, mischbildhaften Einschlägen (Weinen, Klagen) und hysteriformen Verhalten (läßt sich auf den Boden gleiten), leichte Verworrenheit mit Schwierigkeiten, Zimmer zu finden, bemächtigt sich völlig unbegrenzt der Sachen der Mitpatienten, bringt alles durcheinander.*

(M) **Einem sorgfältigen Interpretierer der gegebenen Texte bleibt hier kaum Spielraum, wenn es heißt: "Jetzt Vollbild einer Manie", daher die Codierung M. Was dann allerdings an Einzelheiten beschrieben wird, könnte sehr gut auf G hinweisen.**

[3 - G] **Der Zustand G wäre auch zutreffend gewesen. Die chronopathologische Analyse klärt die Sache einfach auf: gestern und vorgestern herrschte die benannte Manie. Die Dublette M - M führt auch zur Ausformung eines "Vollbildes", denn der Zustand geht**

auch durch die Nacht und in der Nacht ist die Manie besonders eindrucksvoll. Das, was als "bunte Symptomatik" (mit 10 einzelnen Zügen) angesprochen worden ist und im Sinne der Kontinuität noch der Manie zugeschrieben wird, geht allerdings in genau jener Weise daraus hervor, welche der determinierte Syndromwandel vorschreibt, und ist seinem Bildcharakter nach ganz klar agitierte Depression. So gesehen könnte die Nicht-Übereinstimmung M / G als durchaus stimmig angesehen werden.
ÜG= +1

67. 29. 05. 91 SR *Pat. ist recht aufgedreht und durcheinander, teilweise schwer in ihren Aktivitäten zu bremsen, nimmt das gesamte Zimmer und Inventar in Beschlag.*
19 Uhr Pat. aufgedreht und kaum zu bremsen und auch leicht gereizt. Pat. liegt allein im Zimmer, denn die Mitpat. hält es nicht aus.

(M) **Siehe voranstehenden Kommentar.**
[3 - G]
ÜG= +1

68. 30. 05. 91 KG *Nächtlich unruhig, urinierte in einem anderen Zimmer, zunehmend verworren, müllt mit ihren Sachen im Zimmer herum, nicht vereinbarungsfähig.*

(DEL) **Sehr akute Psychosen, auch solche, die sehr stark psychopharmakon-beeinflußt sind, können ein delirantes Aussehen (im Sinne der Mischpsychose) annehmen. Mit dieser Erwägung (die in der Klinik jedenfalls dokumentierterweise nicht angestellt worden ist) wurde die Notiz nicht codiert.**
[4 - 2]

69. 30. 05. 91 SR *war sehr angetrieben und schwankend in ihren Stimmungen.*
Später: Pat. ist weiterhin sehr angetrieben, drapiert ständig irgendwelche Pflanzen und Bilder, geht in alle Zimmer und benutzt fremdes Eigentum, ist dabei freundlich und läßt sich gut leiten, ist jedoch völlig denkzerfahren.

(G) **Vielleicht ist auch dieser Zustand noch subdelirant, seine Codierung als G erfolgt sehr vermutungsweise.**

[4 - 2] **Diese Deutung wäre für den gestrigen Tag zutreffend gewesen.**
ÜG= +1

70. 31. 05. 91 KG *Seit gestern auf der geschlossenen Station. Unverändert manisch, vorwiegend heiter, geschäftig, puzzelt herum, arrangiert Dinge in ihrer Reichweite zu "Vinetas", dies bedeutet für sie eine symbolische Darstellung von Venedig, was sie dann auch unter Wasser untertaucht. Daneben auch megalomane Inhalte, z. B. mit Carl Lagerfeld ein riesiges Konzerngebäude von der Größe der Kampnagelfabrik zu bauen etc.*

(E) **Das beschriebene Bild könnte tatsächlich - wie auch geschehen - als "manisch" aufgefaßt werden. Die beschriebene Beschäftigung mit einer "symbolischen" Welt gab Anlaß, E zu codieren.**

[5 - E] **Das ist richtig. Dennoch liegen E und M oft sehr nahe beieinander und die alte Terminologie beschreibt die ekstatischen Verfassungen ja auch als z. B. "stille Manie".**
ÜG= +3

71. 31.05.91 SR *gegen Abend wird sie zunehmend agierend und auch leicht aggressiv.*

(G) **Dies mit dem "Agieren" ist psychodynamische und nicht eigentlich psychopathologische Ausdrucks- und Denkweise, nicht beschreibend, sondern ausdeutend und nicht viel mehr, als einfach nur eine ebenso plausible wie oberflächliche Unterstellung, aber besonders für die Schwestern überzeugend und leicht zugänglich. Auch "leicht aggressiv" meint oft kaum mehr, als Schwierigkeiten in der Auseinandersetzung. Die Codierung als G ist schwach begründet.**

[5 - E] **Und verkehrt. Die in ekstatischen Verfassungen nicht seltenen recht merkwürdigen Verhaltensweisen, etwa das unverständliche hoheitsvolle Herumstolzieren (nur um ein Beispiel zu sagen) mögen ein Anlaß für den Vorwurf des Agierens gewesen sein.**
ÜG= -2

72. 01. 06. 91 SR *Pat. ist sehr verwirrt, im Gespräch kaum zugänglich, motorisch angetrieben. Im Laufe des Vormittags wurde sie zusehends ruhiger und nach dem Mittagessen fiel sie vom Stuhl, wonach sie freiwillig ins Bett ging.*

(E) **Schon die Unzugänglichkeit im Gespräch kann als ein Hinweis auf E aufgefaßt werden, denn die völlige Umgriffenheit durch neuartige Erlebnisse in der Ekstase ist ein unbrauchbares** planum **für ein Gespräch, das doch allzuoft nur Abstimmung von Gemeinsamkeiten ist. Die E - Codierung orientierte sich an dem Tonusverlust.**

[6 - E] **Das hat das merkwürdige Bild, das hier von der Antriebsschwäche dominiert wird, richtig erfaßt.**
ÜG= +3

73. 02. 06. 91 SR *Umtriebig, bei Ansprache anfangs noch etwas wahnhaft. Immer wieder Phasen von Abgleiten von Verkennungen der Wirklichkeit (Krümel werden für Tiere, gekachelte Schränke für Duschen gehalten usw.). Wollte im Laufe des Vormittags ständig raus um Eis essen zu gehen, drängte auf Entlassung.*

(DEL) **Das endogene Bild (D) ist wieder subdelirant kaschiert und wurde nicht im Sinne des Nonagramms codiert**
[7 - D]

74. 03. 06. 91 SR *Pat. war frühmorgens schon sehr angetrieben, verlangte ihren Koffer zum Zusammenpacken, wollte baden und telefonieren - alles gleichzeitig. Pat. wirkt weiterhin gedanklich ungeordnet. Pat. immer noch sehr umtriebig und wuselig und unklar in ihren Aussagen. Insgesamt unverändert zum Vormittag.*

(M) **Wollte man sich von der Feststellung "unverändert zum Vormittag" leiten lassen, müßte man bei der Deutung als subdelirant bleiben. Solche Feststellungen sind erfahrungsgemäß oft unbegründet (sie planieren die Wechselhaftigkeit). Daher wurde das "alles gleichzeitig" als Hinweis auf M angesehen.**

[8 - G] **Aus distanzierter Perspektive ist wohl DEL am richtigsten und M wie G nicht zutreffend.**
ÜG= -2

75. 04.06.91 SR *wirkt nicht mehr ganz so angetrieben wie am Vortag.*

(M) Der benannte Vortag war als M angesehen worden, dem folgt die heutige Codierung (mit wirklich sehr schwacher Begründung).

[9 - M] Daß sich das als zutreffend erweist, muß als zufällig angesehen werden.
ÜG= +1

76. 05.06.91 SR *Pat. geht es besser, muß sich zwar noch stark konzentrieren, hat aber einen viel geordneteren Bezug zur Realität.*

(N) Es tritt offenbar die subdelirante Verschleierung der endogenen Bilder zurück, die dabei aber nicht deutlicher werden, daher wurde nur die Normalisierung codiert.

[10 - M] Diese Zurückhaltung erweist sich insofern als begründet, als das in Wirklichkeit vorliegende Bild der Manie nicht erscheint, wenn man so will, ist es doch noch kaschiert.
ÜG= +1

77. 06.06.91 SR *Pat. wirkt voll geordnet und reagiert auf sich, ihre Krankheit und ihr Umfeld adäquat. Erzählt viel von sich und der Einweisungssituation.*

(N) Nimmt man diese vielleicht etwas zu weit greifende Notiz des Pflegepersonals beim Wort, bleibt nur die Codierung N. Das erfahrene Personal weiß nicht selten die Sprache der Psychopathologie nüchtern und treffsicher zu gebrauchen. Manchmal aber profiliert man sich auch mit klugen Wörtern.

[11 - 2] Die Psychose aber wendet sich in das oft wenig aufdringliche Bild der Melancholie.
ÜG= 0

78. 07.06.91 KG *wieder geordnet, eher heiter manisch.*

(M) Man muß diesen Text bei den gegebenen Regularien als M codieren, wenn auch die angebliche Geordnetheit nicht gerade zur Manie gehört.

[12 - D] Das ist - jedenfalls heute - ganz verkehrt. Das heutige Bild ist auch nicht sehr prägnant. Vielleicht greift die Schwester auf das letzte prägnante Bild zurück, um etwas Feststellbares und Zutreffendes zu sagen (denn eine Notiz muß sie formulieren). Das war das manische Bild [10 - M] vorgestern. Das ist aber eine "rettende" Erwägung. Sie wird hier angestellt, um auf die (für diese Forschung unabdingbare) Notwendigkeit expliziter Datierung hinzuweisen. Wer eine psychopathologische Notiz anlegt, sollte ausdrücklich dazu anmerken, für welchen Zeitabschnitt sie gelten soll.
ÜG= -3

79. 08.06.91 SR *ruhig und angepaßt und liegt morgens noch gern im Bett.*

(D) Diese Notiz nennt nur einen Verhaltenszug, der den Bildern D, 3 und E gemeinsam ist (wegen der Antriebsschwäche), innerhalb dieser drei Bilder wurde D geraten (E wäre gleich gut begründet gewesen. Eigentlich benötigt die sekundäre Textinterpretation immer wenigstens zwei Hinweise - im Sinne des Dyadischen).

[13 - E]
ÜG= +1

80. 09. 06. 91 SR *Pat. ging es am Morgen recht schlecht, klagte über Taumel und Bauchschmerzen.*

(E) **Der Taumel wurde als Zeichen der Hypotonie verstanden.**

[14 - E] **Er weist richtig auf E.**
ÜG= +2

81. 10. 06. 91 SR *Pat. ruhig und lieb und nett und angepaßt. Pat. war allein zur Bank. Wirkte abgespannt bei der Rückkehr.*

(E) **Auf eine Deutung G würde man nicht kommen bei der Notiz "lieb und nett", sondern zusammen mit "abgespannt" ließe sich am ehesten E vermuten.**

[15 - G] **E herrschte gestern auch. Für heute ist es unzutreffend.**
ÜG= -2

82. 11. 06. 91 SR *Pat. wirkt freundlich, etwas angetrieben*

(G) **Nimmt man "freundlich" für depressiv und "angetrieben" für agitiert, käme man vermutungsweise zu G**

[16 - G] **So dünn die Begründung auch sein mag, sie trifft das vorliegende Bild.**
ÜG= +2

83. 12. 06. 91 SR *wieder ruhiger und angepaßt.*

(D) **Nach den Interpretationsregeln, wie sie sich in der Erfahrung herausgebildet haben, nämlich "ruhig" für depressiv zu nehmen, sollte D codiert werden.**

[17 - M] **Es ist ganz falsch. Vielleicht hat sich die Psychose im ganzen in ein ruhigeres Fahrwasser begeben und die Schwestern entledigen sich ihrer Dokumkentationspflicht mit unverfänglicher Tradition (siehe auch Nr. 81 und Nr. 84)**
ÜG= -3

84. 13. 06. 91 SR *ruhiger und angepaßter.*
(N) **Siehe Nr. 83**
[18 - 4]

85. 14. 06. 91 KG *Immer noch ist das Antriebsniveau deutlich gesteigert, durchgängig submanisch heiter ohne Ängste.*

(M) **Die Codierung macht keine Probleme.**

[18 - 4] **Aber die Differenzierung der Erscheinungsbilder M und 4 bleibt doch schwierig und wird hier verfehlt, zumal der Typus 4 als Leitbild überhaupt nicht zur Verfügung stand.**
ÜG= +1

86. 14. 06. 91 SR *gut gehalten, freundlich.*
(D)
[19 - D] **Die erwähnte Tradition (s. Nr. 83) bewährt sich.**
ÜG= +2

87. 15. 06. 91 SR *leicht angetrieben, aber gut zu führen.*

( ) **Die Notiz ist in sich widersprüchlich und wird nicht codiert.**
[20 - D]

88. 16. 06. 91 SR *Bietet auf der Station ihre Hilfe an, ist aber sonst distanziert.*

(3) **Die Angabe, es werde Hilfe angeboten, "aber . . . " ist recht spezifisch für das merkwürdige und in der Beschreibung sehr oft verfehlte Bild vom Typ 3.**

[21 - E] **Chronopathologisch liegt ein vom Bildtyp her recht ähnlicher Nachbar vor in noch leidlicher Übereinstimmung von Theorie und Empirie.**
ÜG= +1

89. 21. 06. 91 SR *still.*

(D) Spärlicher kann in Sprache dokumentierte Psychopathologie kaum formuliert werden, es bleibt nur die Interpretation D.

[26 - E] **Das Wort wäre für das vorliegende Bildd E auch nicht falsch, jedenfalls als Außenansicht.**
ÜG= +1

____ 24. 06. 91

90. 26. 06. 91 KG *Manisches Syndrom ist kontinuierlich abgeklungen, stimmungsmäßig schon eher depressive Anklänge.*

(D) Diese Notiz muß als D codiert werden.

[3 - G] **Man hätte gewünscht, der Autor wäre nicht nur in der denkbar einfachsten Manier vom Manischen weg pauschal ins Depressive gekommen, sondern hätte innerhalb des Depressiven die Bilder D, 2 und G differenziert.**
ÜG= +1

91. 01. 07. 91 SR *ist etwas erschöpft, aber freundlich und guter Stimmung.*

(3) Das ist als Schilderung fast schon spezifisch für die Passivität Typ 3.

[8 - G] **Dieses Bild liegt indessen nicht vor (es kommt auch im 28-Tages-Zyklus nicht über Tage vor).**
ÜG= -3

---24. 06. 91

92. 03. 07. 91 KG *immer noch eine Spur antriebsgehoben, dabei gut gehalten, sehr freundlich, teilweise rührend im Gespräch, vielleicht eine Spur stimmungsmäßig eher depressiv - insofern mischbildhaft.*

(G) **Für die Codierung G gibt es genügend Anhaltspunkte im Text.**

[10 - M] **Man kann sich auf ein durchdachtes Verständnis des Begriffs des Mischbildhaften nicht recht verlassen. Es mag eine häufig anzutreffende Situation vorgelegen haben, indem der Antriebsreichtum (der augenblicklich vorliegenden Manie) die Gesprächs- und Sprechbereitschaft gespeist hat, deren Thematik dann von zurückliegenden depressiven Inhalten dargestellt wird. Das Manische führt zum Reden, nahezu egal was, und sei es das Depressive von gestern.**
ÜG= +1

93. 05. 07. 91 KG *Heute morgen nun deutlich depressive Symptomatik. Pat. empfängt mich in der Tür mit melancholisch-trauigen Augen und berichtet mir, daß sie die Depression herannahen spürt und daß sie große Angst davor habe.*

(2) **Wenn schon so spezifische Leitwörter wie "melancholisch" und "traurig" auftreten, sollte man 2 codieren.**

[12 - D] **Die Differenz bis D ist nicht groß.**
ÜG= +1

94. 06. 07. 91 SR *Pat. wirkt bedrückt, hat Angst, nach der Manie zu tief ins Depressive abzurutschen.*

(D) **Mit dieser Angst ist nicht gesagt, daß D auch als Zustand vorliegt, insofern ist die Codierung fragwürdig.**

[13 - E] **Und erweist sich auch als verkehrt. Die erwähnte Manie könnte die des Tages [10 - M] gewesen sein.**
ÜG= -2

95. 10. 07. 91 SR *Pat wirkt etwas bedrückt, zieht sich zurück.*

(D) **Der soziale Rückzug allein hätte die Codierung D gerechtfertigt, die Patientin wirkt aber auch offen "bedrückt".**

[17 - M] **Das trifft zwar den Vortag, ist aber für den heutigen Tag gänzlich verkehrt, zumal es um eine Notiz des Pflegepersonals geht, das selten am Vortag orientiert ist.**
ÜG= -3

96. 16. 07. 91 KG *Die Stimmungslage hat sich auf ein subdepressives Niveau eingependelt. Nach der abgeklungenen Manie hat sich jetzt ein Erschöpfungssyndrom verdeutlicht. Die Pat.*

leidet darunter und fühlt sich deutlich erholungsbedürftig. Verlegung zu Dr. Barner, Barnerstr. 1, 3389 Braunlage.
(2)
[23 - G] **Vielleicht ist in die Schilderung der Psychopathologie etwas an rechtfertigender Argumentation hinsichtlich der Verlegung eingeflossen.**
ÜG= +1
Entlassung.

Das Intervall umfaßt 19 Zyklen

97. 23. 08. 91 WV *Seit 12. 8. aus Sanatorium Dr. Barner zurück (dort gut, jetzt in HH wieder kleiner Knick nach unten, wirkt Spur subdepressiv, hatte einmal morgens innere Unruhe, Ängste. Capriaufenthalt im Sept. geplant.*

(2) **Hier fehlt die präzise Datierung, man hätte vielleicht auf eine Codierung verzichten sollen.**
[5 - E]
ÜG= 0

98. 11. 09. 91 WV *Stimmung fast ausgeglichen- eher etwas depr. Fährt Ende Okt. für 4 W nach Capri.*

(D) **Der erfahrene Untersucher (J.G.) sieht das Depressive.**

[24 - D] **Richtig.**
ÜG= +3

99. 04. 11. 91 WV *Mittelmäßig - Stimmung eher gedrückt - depressiv - Vorwürfe: nicht gewarnt vor Folgen der Manie - deutliches Antriebsminus - Subj. die depr. Phase merkt Pat nicht.*

(D) **Derselbe Untersucher stellt die immerhin etwas merkwürdige Überlegung an, daß die Pat. eine Depression hat, sie aber angeblich nicht merkt. Nun gibt es zwar die bekannte "depressio sine depressione", aber die wird natürlich subjektiv bemerkt, nur von außen und im Ausdrucksfeld nicht gesehen.**

[22 - M] **Vielleicht wäre er zu anderen Schlüssen gekommen mit dem chronopathologischen Wissen, daß eine Manie vorliegt.**
ÜG= -2

100. 09. 12. 91 WV *Spur besser - Stimmung etwas besser - Antrieb + -.*

(M) **Stimmung und Antrieb werden als "besser" beurteilt, das kann man insbesondere im**

gegebenen Kontext als M codiern.

[1 - M] **Und man hat damit recht.**
ÜG= +2

101. 06. 01. 92 WV *Auffälliges Antriebsplus - Logorrhoe - Ideenflucht . Hypo- bis manisches Vollbild mit depressiven Einbrüchen (suizidal, weinerlich) - Mischbild ??*

(M) Man wird wohl die ersten Feststellungen (Antriebsplus, Logorrhoe . . .) als Beschreibungen des aktuellen Bildes auffassen müssen und M codieren.

[1 - M] **Wahrscheinlich sind die "depressiven Einbrüche", insbesondere die Suizidalität Gesprächsinhalte dieser manischen Verfassung, sie beziehen sich auf die beiden depressiven Vortage [27 - D] und [28 - D] des (komplex) vorangehenden Zyklus. Dieses unmittelbare und durch nichts vermittelte, schroffe Nebeneinanderstehen von D und M kennzeichnet den Übergang von einem in den nächsten Zyklus, wenn beide hier mit großen Amplituden schwanken. Mit Mischbildhaftigkeit, jedenfalls im Sinne der ChTh, hat das nichts zu tun.**
ÜG= +3

102. 20. 01. 92 WV *zusammen mit Ehemann - Bedeutung des Bemerkens von Anfangs-Signalen - das Wesen der endogenen Erkrankung erklärt - obj. eher depressiver.*

(D) Ob - auch rechtzeitig - bemerkte "Anfangssignale" irgendetwas am Verlauf zu ändern gestatten, ist eine Frage, die hier beiseitebleiben kann. Im übrigen befindet man sich aus chronopathologischer Sicht mitten in einem Zyklus, so daß von einem Anfang so und so nicht die Rede sein kann. Der "objektive" Eindruck "eher depressiv" kann nur als D codiert werden.

[15 - G] **Bei der Bewertung ist zu bedenken, daß momentan ein Intervall mit seiner mehr oder weniger klar ausgeprägten Stör-Symptomatik abläuft. Vielleicht ist das vorliegende depressive Syndrom unter diesen Umständen ohnehin nicht hinsichtlich seiner Subtypen D, 2 und G weiter zu differenzieren.**
ÜG= +1

103. 24. 04. 92 WV *obj. mischbildhaft - Antrieb angedeutet minus - Stimmung fast ausgeglichen. angedeutet manische Gedanken - ? - will für längere Zeit nach Capri - in Hamburg wollen sie Haus verkaufen .*

(E) Eine Diskussion darüber, was man als wohlreflektierender Psychopathologe unter ^Stimmung^ und ^Antrieb^ verstehen sollte oder könnte, hat an der Hamburger Klinik seit intensiven Gesprächen zwischen dem Autor und St. MENTZOS Mitte der 60er Jahre zuerst und dann immer wieder stattgefunden, er hat seine Meinung darüber im Laufe der Jahre verändert, immer aber gemeint, es seien das an ihrem Grunde isolierte Entitäten (im Sinne der Systemisolierung nach BÜRGER-PRINZ). Diesem radikalen Standpunkt hat MENTZOS sich nie anschließen mögen, sondern ist bei der vorsichtigen und heuristisch wenig aufschließbaren Formulierung von "den Stimmungs-Antriebs-Systemen" geblieben. Der Autor hat dennoch bis heute das Gefühl, am Ende nicht ausreichend klar gesagt zu haben, was er meint: Beide, Stimmung wie Antrieb, sind in seiner Vorstellung begriffliche Abstraktionen in weitgehender Abgetrenntheit von jener Ebene, auf der die erlebbaren, psychologisch und psychopathologisch qualifizierbaren seelischen, hier psychotischen Erscheinungen stattfinden. Diese alle haben jeweils Stimmung und Antrieb als zwei ihrer

grundlegenden Aspekte, die durch Wechsel der Blickeinstellung reflektiv isoliert werden müssen (was umso leichter gelingt, je tiefreichender beide durch psychotische Entmischung ihre Systemisolierung klarlegen). Da es um regulativ bewachte Systeme geht, haben beide jeweils eine bestimmte, evtl. dysregulativ entartete Aktivitätslage und demnach eine quantitative Relation. Diese bestimmt den psychotischen Bildcharakter. Der Blick des Untersuchers geht z. B. angesichts einer psychotischen Denkwelt einerseits auf die Lage eines Aktivitätspegels in informationeller Hinsicht (wieviele Themata, Einfälle, Wahnideen, welche Geschwindigkeit des Wechsels, welche semantischen Entfernungen zwischen den Denkobjekten etc ?), er geht andererseits auf die Lage des Aktivitätspegels in energetischer Hinsicht (welche Spannkraft, Erholungstempo, Konzentration, Expressivität der Psychomotorik etc.?). Vergleichbar zu behandeln ist die Reflektion auf andere Erlebnisse, Ausdrucksformen etc. Schließlich - in einer Art Summe, nein, als zwei Summen wird daraus ein synthetisches Urteil über die beiden Regulationslagen im Stimmungs/Antriebs-System. Die darin zugrundeliegende Isolation zweier Systeme erlaubt dann eine so hochverdichtete und formal einigermaßen erstaunliche Notiz, wie die hier vorliegende Nr. 103, deren frappante Genauigkeit nur noch dadurch zu steigern gewesen wäre, daß bei der einleitenden Feststellung "mischbildhaft" zusätzlich gesagt worden wäre, welcher der zwei Mischbildtypen vorliegt (S+ A- oder S- A+, dazu müßte allerdings die Mischbildlehre der ChTh rezipiert worden sein). Der Autor der Notiz holt das in extenso nach und sagt ausdrücklich "Antrieb minus - Stimmung manisch" (statt manisch könnte es ^Stimmung plus^ heißen).
Der außerordentliche Grad von Merkwürdigkeit des hier vorliegenden psychopathologischen Bildes ist überhaupt nur mit dem Bild der Systemisolierung greifbar. Für die Codierung gibt es nur die eine Möglichkeit E.

[26 - E] **Die Binnenstruktur des 28-Tages-Zyklus schreibt für diesen Tag im Sinne endogener Determinierung das ekstatische Bild E vor, wenn jene Phasenlage eingenommen wird, welche das Muster aller übrigen Bilder vorschreibt.**
Legt man die Fremdartigkeit und Unzugänglichkeit des heutigen Bildes als Maßstab zugrunde, kann der Grad der Übereinstimmung zwischen theoretischer Erwartung und empirischer Bestätigung als sehr hoch angesehen werden.
ÜG= +3

104. 15. 05. 92 Tel *Phase rollt an - Veramungswahn - Antrieb minus -*

(D) **Der Verarmungswahn kommt mit der entstimmt-desaktivierten Depression Typ D hervor, wird aber ganz wesentlich von der Herabregulierung des Stimmungssystems getragen. Es sieht so aus, als ob der Beobachter das auch so sieht, denn die Desaktivierung notiert er (im Sinne der S/A-Lehre der ChTh) extra. Das nötigt zur Codierung D.**

[19 D] **Das entspricht genau der Determinierung. Nicht bestätigt wird der Eindruck "Phase rollt an", nach der Determinierung befindet sich die Patientin mit dem Tag Nr. 19 inmitten des 28-Tage-Zyklus. Indessen schwanken die Amplituden auch inmitten eines Zyklus, auch im Intervall (die sog. Standardbedingungen sind eine Idealisierung der Theorie).**
ÜG= +3

105. 18. 05. 92 WV *Finanzielle Sorgen - erlebt als bedrohlich - Ehemann stur - Pat. interpretiert - Angst vor finanziellem Ruin - Antriebsplus, fast agitiert, Stimmung eher depressiv. noch nicht psychotisch.*

(G) **Zunächst kommt in dieser Notiz Konfliktmaterial zur Sprache, das auch sachlich**

gegeben ist. Dann wird ein Antriebsplus benannt sogar mit dem relativ spezifischen Epitheton "agitiert", und da die Stimmung mit der in Nr 104 erläuterten Systemisolierung als "eher depressiv" bewertet wird, muß G codiert werden.

[22 - M] **Das erweist sich als falsch. Richtig getroffen ist die Regulationslage des ("manisch dysregulierten" Antriebssystems, der Determinierung nach sollte auch das Stimmungs-system "manisch" gewesen sein. Seine Sprechbereitschaft hat vielleicht die negativ markierte Thematik zur Sprache gebracht und so das Urteil über die Gestimmtheit verfälscht.**
ÜG= -2

106. 25. 05. 92 WV *Psychosenahe - Mischbild - getrieben, aber weinerlich - depressive Grundstimmung - der Verarmungswahn etwas weniger intensiv - gute Compliance, aber überlegt Li absetzen - angedeutet wegen Carbamacepinunverträglichkeit - Versuch mit Valproinsäure.*

(G) **Was im hier referierten Sprachgebrauch "psychotisch" und "psychosenahe" genannt wird, ist unklar. Insbesondere der Ausdruck "psychosenahe" impliziert wahrscheinlich Psychodynamisches und vielleicht sogar Psychoanalytisches, dem nicht gefolgt werden kann. Vielleicht schwebt darin ein Intensitätsbegriff, gleichsam potenziert mit dem Grad der Mischbildhaftigkeit. Die ChTh sieht das viel einfacher und bezeichnet mit psychotisch alles, was auf eine MDE zurückgeht ohne Rücksicht auf Schweregrad und Grad der Mischbildhaftigkeit.**
Die Codierung als G ist gut begründet.

[1 - M] **Es beginnt ein neuer Zyklus mit einem manischen Bild, dem gestern und vorgestern Depressives vorangegangen ist.**
ÜG= 0

107. 14. 08. 92 WV *Subj. gut - obj. angedeutet hypomanisch. ??*

(M) **Etliches an dieser Notiz war nicht zu entziffern (??).**

[1 - M] **Die benannte "hypomanische" Verfassung wird durch die initiale Manie [1 - M] des neuen Zyklus erklärt.**
ÜG= +3

108. 27. 08. 92 WV *Subj. schlecht. obj. agitiert depr. SG - aggressiv - mischbildhaft. nicht empfohlen nach Capri zu reisen.*

(G) **Die Codierung G hat angesichts dieses Textes keine Alternativen.**

[11 - 2] Der Determinierung nach liegt das zwar benachbarte depressive Bild der Melancholie Typ 2 vor, dessen Prototyp hat aber eigentlich nicht Aggressives. (Aber alle Bilder haben eine vielleicht nicht unerhebliche Spielbreite der konkreten Ausprägung um den Prototyp herum).
ÜG= +1

109. 28. 08. 92 Tel *Ehemann überrascht durch den Ratschlag - er beobachtete bei der Pat. keine drohende Zeichen einer Manie - sie ist weniger aggressiv auch agitiert, was der Ehemann dem Li zuschreibt - den Flug nach Capri haben sie storniert - obwohl Ehemann glaubt, daß der Aufenthalt auf der Insel mit dem Klima tue ihnen sehr gut.*

(?) Die Notiz wurde nicht codiert, man hätte allenfalls "Nicht-M" sagen können.

[12 - D] Das kann man in gewissem Sinne als zutreffend ansehen. Man hat den Eindruck, als ob alle Beteiligten bei der Beurteilung der Lage von einer größeren Kontinuität ausgehen, als von der Psychose realisiert wird, zumindest scheinen sie alle nicht in gehörigem Umfang zu bemerken, wie tiefreichend und rasch der Umbau der Bilder vorsichgeht. Dabei muß man bedenken, daß zwei gleichartig geprägte Tage in der klinischen Beurteilungswirklichkeit schon nachgerade wie ein Kontinuum aussehen, und zwei gleichartig geprägte Tage kommen als sog. Dubletten im 28-Tages-Zyklus mehrfach vor.

110. 10. 09. 92 WV *Subj. gut - obj. mischbildhaft - Antriebsplus - Stimmung eher gedrückt subdepressiver. Sozial immer noch isoliert . . . Capiraufenthalt gut überstanden.*

(G) Es muß G codiert werden.

[25 - 4] Das ist durchaus unzutreffend. Es ist jedoch die Psychopathologie der Euphorie Typ 4 schwierig und hat eine nicht unerhebliche Spielbreite als Bild und eine erhebliche zeitliche Varianz, indem gewisse Charakteristika keineswegs dauerhaft ausgeprägt sind, sondern abrupt und unverhersehbar eintreten (anders als z. B. das Depressive, das dauerhaft immer nach Depression aussieht).
ÜG= -3

111. 26. 11. 92 WV *Kommt besorgt, mit depr. Verstimmung (unleserlich)*
(D)
[18 - 4] Die Dinge liegen ähnlich, wie bei Nr. 110.
ÜG= -3

112. 22. 12. 92 WV *Deutlich manisch (Antriebsplus) Ideenflucht. Plötzliche Idee sie sei schwanger. (53 LJ) wenn die Manie bleiben würde - Aufnahme notwendig.*

(M) Wenn so klare Worte wie "manisch" verwendet werden und "Antriebsplus" und "Ideenflucht" hinzugefügt werden, muß M codiert werden.

[16 - G] Im Lichte des determinierten Bildes G kann man sich daran erinnern, daß Ideenflucht von den klinischen Beobachtern nicht sehr selten bei der agitierten Depression beschrieben wird, oft wohl fälschlich, es geht nämlich um eine ideenfluchtartige Zerstücktheit des Gedankenganges und nicht um einen eigentlichen Reichtum der Einfälle. Da die Einzelheiten in der Notiz fehlen, kann die Sache hier nicht entschieden werden.
Aber eine Andeutung in Richtung G ist doch mitgeteilt worden mit dem sicherlich nicht absichtslosen Hinweis auf das 53. Lebensjahr, er markiert die Idee (oder das Leibgefühl) der Schwangerschaft als wahnhaft, und das würde doch eher auf G als auf M deuten.
ÜG= +1

____07. 12. 92

Phase Nr. 7
113. 26. 12. 92 stat. Aufnahme UKE. Entlassung 28. 01. 93
Theoretische Datierung: 07. 12. 92 - 01. 02. 93

Die Phase umfaßt 2 Zyklen

Kommentar zur Zeitstruktur des Phasenkalenders
Es fällt trotz der weithin fehlenden Dokumentation dennoch auf, daß die Entlassung aus stationärer Behandlung in größerer zeitlicher Nähe zum Zyklusende erfolgt.

KG *Sie merke wie sie manisch anschoppe. Vergiftungsvorstellungen. Sie nehme seit 1969 Lithium. Angetrieben, gespannt, in der Stimmung nur wenig gehoben, Logorrhoe.*
(M)
[20 - D] **Hier besteht kein Krankenbaltt, es ist auch fraglich, ob die Notiz überhaupt zu dem genannten Datum gehört.**

(in der Akte befindet sich kein Verlauf, kein Abschlußbericht)
---04. ß1. 93
28. 01. 93 [25 - 4] Entlassung
____ ___ 01. 02. 93

Das Intervalll umfaßt 7 Zyklen

114. 12. 03. 93 WV *Zurück von der Nachbehandlung in Braunlage - Ergebnis ambivalent - Stimmung ausgeglichen - eher etwas hypomanisch (trägt auffällige Handtasche -)*

(M) **Zwar ist "ambivalent" ein Leitwort für D, aber "eher etwas hypomanisch" nötigt zur Codierung M.**

[12 - D] **Das ist völlig falsch, ohne daß etwas Aufklärendes greifbar wäre. Es ist sogar in besonderem Maße unerklärlich, daß in der Verfassung D eine "auffällige Handtasche" getragen wird. Zwar wird in der drohenden Lage D manchmal etwas zum Trost gekauft, aber hier schaut man durch die spärlichen Notizen nicht hindurch: auf das Intervall.**
ÜG= -3

115. 30. 07. 93 WV *Berichtet über den Urlaub auf Capri - Sie hatte eine milde Art von Manie erlebt. Will nicht das nächste Mal mit Ehemann mitfahren - z. Zt. obj. Antriebsplus - psychomotorisch agitiert.*

(G) **Die Codierung hat sich - notdürftig - an "agitiert" orientiert, was ja auch mit dem Antriebsplus konstistent ist.**

[12 - D] **Auch hier kommt mit dem Intervall das Charakteristische der Bilder nicht recht zur Ausprägung, wenn auch überhaupt Depressives richtig angesprochen ist.**
ÜG= +1

116. 13. 08. 93 WV *Es geht sehr gut - Ehemann ist alleine nach Capri geflogen - sie meint sich unmittelbar eingebettet in "große Pläne für die Zukunft" - grell grünes Kleid -*

(E) Die "großen Pläne" und das "grüne Kleid" hätten für M sprechen können. Die Interpretation hat sich jedoch mit ahnungsvoller Erfahrenheit von der "unmittelbaren" Einbettung leiten lassen und darin ein Spezifikum ekstatischen Erlebens gesehen, das sich ganzheitlich im "Einen" aufgehoben und eingelagert weiß.

[26 - E] **Das erweist sich als zutreffend.**
ÜG= +3

117. 17. 08. 93 WV *Kommt etwas weniger auffällig gekleidet - Im Gespräch deutliches Antriebsplus - leichte paranoide Interpretationen - der Mann alles so vorbereiten, daß die Pat. ihn verläßt - Pat. glaubt, daß das Malen ihr am besten hilft - für Medikamente ist sie kritisch, die nehmen ihr ihre ganze Kreativität.*

(M) Das benannte Antriebsplus und die sich in der Bewertung des (nicht von einer Begabung getragenen) Malens vermittelnde Selbstüberschätzung (auch wenn das Wort "Kreativität" inflationär heruntergewirtschaftet ist) sprechen für eine Codierung M.

[2 - M] **Das erweist sich als zutreffend.**
ÜG= +3

---

16. 08. 93

Phase Nr. 8
118. 17. 08. 93 stat. Aufnahme UKE Entlassung 23. 11. 93
Theoretische Datierung: 16. 08. 93 - 08. 11. 93

Die Phase umfaßt 3 Zyklen

Kommentar zur Zeitstruktur des Phasenkalenders
Abermals folgt der Beginn stationärer Behandlung mit großer Genauigkeit (der "Genauigkeit" des Endogenen) dem Beginn eines neuen Zyklus.

KG *Sie sei dann eine längere Zeit auf Capri gewesen . . . die Stimmung würde zwar schwanken, manchmal sei sie auch etwas depressiv gewesen, insgesamt jedoch habe sie vorwiegend eine recht gute Stimmung, Lebenswillen, vielleicht etwas "über dem Strich", somit habe man sich zur Aufnahme entschlossen.*
Vom Antriebsniveau her leicht gesteigert, logorrhoisch, aber durchaus bremsbar und im Gespräch führbar.

(M) Die Codierung M ist nicht zwingend geboten wegen der offenbar nur relativ leicht ausgeprägten Manie, aber doch mit "logorrhoisch" naheliegend.

[2 - M] **Und so auch zutreffend.**
ÜG= +2

119. 17. 8. 93 SR *freundlich aufgeschlossen, aber etwas über dem Strich. freundlich und sehr kontaktfreudig, erzählt gerne. Pat. zeigt sich aufgeschlossen und kooperativ.*

(M) Die Schwestern beschreiben den voranstehend kommentierten Tag in größerer Differenziertheit.

[2 - M] **Und so auch zutreffend.**
ÜG= +3

120. 18. 8. 93 SR *Pat. ist freundlich und offen im Kontakt. Hat sich ihr Zimmer mit Bildern und Staffelei eingerichtet. 20°° wirkt etwas überdreht.*

(M) Überdrehtheit ist nicht notwendig ein manisches Symptom, aber ohne weitere Hinweise muß man doch wohl M codieren.

[3 - G] **M ist auch vorangegangen, daraus hat sich jedoch für heute ein G-Bild entwickelt.**
ÜG= +1

121. 19. 08. 93 SR *Pat heute etwas müde und schläfrig, aber von der Stimmung gut.*

(E) Gute Stimmung bei gleichzeitigem Antriebsminus, wie es sich in "müde und schläfrig" mitteilt, führt auf die Codierung E.

[4 - 2] **Das für den Tag determinierte Bild 2 geht gegen Abend in E über, das könnte als gut übereinstimmend angesehen werden, wenn man wüßte, wann die Notiz angelegt wurde und für welche Stunden des Tages sie gelten soll.**
ÜG= +1

122. 21. 08. 93 SR *Pat. berichtete, daß ihr nach dem Frühstück taumelich wäre. 20°° leicht erhöht von der Stimmungslage, war aber trotzdem distanziert und freundlich im Kontakt.*

(E) Die Taumeligkeit allein (wenn sie nur einzelne Tage auszeichnet) könnte auf E hinweisen, sie ist Anzeichen der Antriebsschwäche. Zusammen mit der Angabe einer "leicht erhöhten Stimmungslage" und vor allem dem, was hier Distanziertheit heißt (und vielleicht nicht mehr als Besetzung des Innenfeldes mit Erlebnisreichtum ist), läßt E als gute Interpretation erscheinen.

[6 - E] **Was es auch ist.**
ÜG= +3

123. 22. 08. 93 SR *Pat. ist aktiv u. erzählt gerne.*

(M) Die kurze Notiz deutet nur ungenau auf die Codierung M

[7 - D] **Das paßt nun keineswegs und kann durch nichts erläutert werden (wenn es nicht einfach ein Irrtum ist).**
ÜG= -3

124. 24. 08. 93 SR *Pat. ist weiterhin gehobener Stimmung, sehr geschäftig, malt.*
(M)

[9 - M] In diesem (stimmigen) Zusammenhang ist eigentlich nur die Bemerkung "weiterhin" von Interesse, denn gestern war ein agitiert depressiver Tag, vorgestern ein gehemmt depressiver und daher kann eigentlich nicht von "weiterhin" die Rede sein. Das Depressive ist jedoch erscheinungsarm und läßt sich leichter in den Hintergrund der Unbemerktheit drängen, während im Vordergrund des Bemerkens die Staffage mit Bildern, das Gerede etc. für eine erwünschte Kontinuität mit früheren manischen Zuständen sorgt.
ÜG= +3

125. 25. 08. 93 KG *nach wie vor hypomanisch.*
(M)
[10 - M] Hier wäre derselbe Kommentar anzubringen, wie in Nr. 124
ÜG= +3

126. 28. 08. 93 SR *wirkt etwas gedrückter in der Stimmung*
(D)
[13 - E] Dem heutigen Zustand E (mit all den Schwierigkeiten seiner besonderen Psychopathologie, die eigentlich nur beschreibbar sind, wenn gut gefaßte Denkbilder dafür schon greifbar sind) ist auf der determinierten Dynamikfigur das Bild D voraufgegangen.
ÜG= 0

127. 30. 08. 93 SR *Pat. wirkt zeitweise bedrückt (Tränen in den Augen). Zeigt sich etwas gedämpfter in der Stimmung.*

(G) Man wird eines der depressiven Bilder zu codieren haben und darunter jedenfalls nicht D, wegen seiner nachgerade pathognomonischen Tränenlosigkeit. Man könnte sich für Typ 2 entscheiden, wenn das nicht doch erfahrungsgemäß außerhalb der kritisch-deskriptiven Kompetenz der Schwestern läge (bei allem Respekt für deren Arbeit) und wenn nicht in dem "zeitweise" doch ein gewisser Hinweis auf eine Wechselhaftigkeit enthalten wäre, und das weist auf G.

[15 - G] Die Begründung der Codierung ist schwach, aber zutreffend.
ÜG= +2

128. 01. 09. 93 SR *Pat. heute deutlich euphorischer, redseliger als die Tage zuvor. Sehr aktiv, geht viel spazieren, malt alles was sie sieht und schreibt viel auf. Ist sehr redselig und gehobener Stimmung.*

(M) Hier kommt bei der klinischen Beurteilung der Kontrast zu den Vortagen zum Tragen. Die Beschreibung ist ganz eindeutig M.

[17 - M] Das trifft die endogene Dynamikfigur exakt.
ÜG= +3

129. 04. 09. 93 SR *Pat. deutlich über dem Strich. Weiterhin im Antrieb gesteigert, erzählt viel und gerne.*

(M)
[20 - D] **Ob hier (im Vertrauen auf eine Kontinuität) auf die Vortage zurückgegriffen worden ist?**
ÜG= -2

130. 05. 09. 93 SR *übermäßig gut drauf.*

(E) **Das ist eine Ausdrucksweise, die man so bei manischen Bildern eigentlich nicht hört, es wurde daher das Vorliegen des Bildes E vermutet. Das Manische hat mehr quasi Launenhaft-Natürliches an sich. Die "Übermäßigkeit" könnte ein Hinweis auf die Fremdartigkeit der Hochgestimmtheit sein, wie sie E kennzeichnet. Indessen ist diese Erwägung mehr eine Ahnung ohne vorweisbare Begründung.**

[21 - E] **Sie ist aber zutreffend.**
ÜG= +2

131. 11. 09. 93 SR *Pat. klagt über Schwindel und Obstipation. Pat. ist ruhiger und gedämpfter Stimmung, leidet sehr darunter u. möchte aktiver sein.*
War ziemlich genervt am Abend. Sie war sauer, daß . . . (Med.)

(D) **Entstimmtheit und Desaktivierung des Bildes D werden beide genannt und bestimmen die Codierung. Gerade wegen der Antriebsschwäche gibt es in D auch manchmal etwas gereizte Züge ("genervt", "sauer").**

[27 - D] **Genau.**
ÜG= +3

132. 12. 09. 93 SR *Pat. beklagt sich über die müdemachende Wirkung von Leponex, lag morgens im Bett, wirkt kaum belastbar. Möchte aktiver sein als sie körperlich kann, ansonsten etwas schwankend in der Stimmung u. in der Aktivität.*

(D) **Müde zu sein gehört in das depressive Bild, wird von der Patientin allerdings auf die Medikation geschoben, vielleicht sogar nicht einmal zu unrecht. Auch der Mangel an Aktivität (der doch wohl auf die Antriebsschwäche zurückgeht) wird "körperlich" begründet.**

[28 - D] **Hier geht es um die depressive Dublette, welche den 28-Tages-Zyklus abschließt und die Züge des Depressiven voll zur Ausprägung bringt, denn das depressive Bild besteht auch über Nacht.**
ÜG= +3

--13. 09. 93

133. 13. 09. 93 SR *Pat. distanzlos und überaktiv. Sehr umtriebig und aktiv.*

(M) **Den Text der Notiz muß man mit M codieren, ohne Frage.**

[1 - M] **Als distanzierter Betrachter des Ablaufs muß man sich aber auch sehr wundern, denn klar ausgeprägtes Depressives ist unmittelbar vorhergegangen. Im Jargon der ChTh werden solche scharfen Bildkontraste, insbesondere die zwischen M / D und D / M, als**

"Schroffen" bezeichnet (es gibt sie auch zwischen G / E und E / G, was allerdings nur in Verläufen mit deutlicheren Zügen der alten Angst / Glücks-Psychose zur Erscheinung und zur Expression kommt).
Hier geht es um den Übergang eines soeben abgelaufenen Zyklus in den nächsten bei einer komplex gebauten Phase, ohne daß eine passagere Abmilderung der Schweregrade (in früheren Arbeiten als "Interims-Mitigierung" bezeichnet) beobachtet worden ist. Das ist eine Vorbedingung für die Ausprägung einer Schroffe.
ÜG= +3

134. 17. 09. 93 SR *nutzte ihren freien Ausgang nicht.*
(?) **Hierzu kann nichts gesagt werden.**
[5 - E] **Immerhin wird deutlich, daß die Lage von Antriebsschwäche bestimmt ist.**

135. 29. 09. 93 SR *Pat ist wieder sehr gehobener Stimmung.*

(M) **Über die momentanen Antriebsverhältnisse, die bei der Manie ja auch aktiviert sein sollten, wird in der Notiz der Schwestern nichts ausdrücklich gesagt. Die Schwestern machen aber die begriffliche Differenzierung der ChTh (und der alten Psychiatrie) nur manchmal mit und meinen mit "sehr gehobener Stimmung" gleichsam ganzheitlich die sichtbare und hörbare Wirtschaft des Manischen, also (auch) Antriebshaftes.**

[17 - M] **Es sind zwei agitiert-depressive Tage voraufgegangen, auch dies ist ein schroffer Wechsel der Erscheinungen.**
ÜG= +3

136. 01. 10. 93 SR *Pat. etwas ruhiger u. hat gut geschlafen und nimmt an Gewicht ab*
.

(D) **Hier kann man sich bei der Codierung am Leitwort "ruhiger" orientieren. Die Gewichtsabnahme gehört (sogar mit klar quantitativem Verhalten, wie schon KRAEPELIN wußte und wie in der modernen Klinik nicht recht genutzt) zur Depression, aber wohl kaum bemerkt innerhalb eines Tages.**

[19 - D] **Auch der vorhergehende Tag war depressiv.**
ÜG= +3

137. 06. 10. 93 SR *Macht immer noch einen unruhigen, fast gehetzten Eindruck.*

(G) **"Unruhig" und "gehetzt" sind sehr typische und spezifische Leitwörter des Agitierten.**

[24 - G] **Sie treffen den endogenen Verlauf genau.**
ÜG= +3

138. 09. 10. 93 SR *Pat. zeigt sich in der Stimmung gedämpfter.*
Wirkte auf mich unruhig und traurig. Im Gespräch wirkte sie den Tränen nahe.

(D) **Gerne hätte man gewußt, ob der Eindruck der Tränennähe doch mit effektiver Tränenlosigkeit verbunden war, aber auch so kann man D codieren.**
[27 - D] **Die Dynamikfigur wendet sich aus dem Feld D in eine Richtung, in welcher die Melancholie Typ 2 (mit "Traurigkeit") liegt (durchläuft aber noch einen weiteren**

depressiven Tag).
ÜG= +3

139. 10. 10. 93 SR *Pat. bietet stimmungsmäßig ein Mischbild mal traurig mal fröhlich, ist nicht gut einzuschätzen.*

(G) **Diese Einschätzung hat eigentlich keine guten Gründe und ruht ganz auf dem Gebrauch des Begriffs "Mischbild".**

[28 - D] **Dieser Gebrauch ist aber doch wohl fehlerhaft (wie sehr oft, auch in ärztlichen Texten, nicht jedoch bei J. G.) und meint wahrscheinlich nicht die Entmischung des Stimmungs/Antriebs-Systems, sondern das dichte Aufeinanderfolgen von Manischem und Depressivem. Ob das so war, ließe sich allenfalls explorativ klären, der Autor hat aber keine guten Erfahrungen bei seinen Nachfragen, was man denn genau unter Mischbild verstanden hat.**
ÜG= +1

--11. 10. 93

140. 11. 10. 93 SR *recht guter Dinge und aktiv. bis 1°° durchgeschlafen, das ist genug. Pat. hat sich dann noch beschäftigt und konnte bis morgens nur noch wenig schlafen.*

(M) **Der frühe Beginn der Tagesaktivität noch in den letzten Nachtstunden ist sehr charakteristisch für die Manie, auch für die einzelnen manischen Tage in einem bunt ablaufenden Zyklus.**

[1 - M] In der Tat beginnt abermals ein neuer Zyklus (der dritte im komplexen Bau dieser Phase) mit einer wohldokumentierten Schroffe.
ÜG= +3

141. 12. 10. 93 KG *wesentlich ruhiger, wesentlich depressiver. Insgesamt müder, legt sich öfter zum Schlafen aufs Bett. Latente Suizidalität. Intensivere Beobachtung.*

(D) **Diese Codierung ist sehr naheliegend.**

[2 - M] **Sie gehört aber erst zum morgigen Tag und ist an dieser Stelle gänzlich verkehrt.**
ÜG= -2

142. 12. 10. 93 SR *Pat. war wieder zeitig auf. Hat sich mittags aufgeregt.*

(M) **Das ist zwar nur wenig spezifisch, aber doch wohl mit M richtig codiert.**

[2 - M] **Es gehört so auch verständlich in den dynamischen Ablauf.**
ÜG= +2

143. 13. 10. 92 SR *Pat. doch sehr schnell müde u. zieht sich auch zurück.*

(D) **Müdigkeit und Rückzug sind Leitwörter für D.**

[3 - G] **Der Rückzug (ins Bett) kommt allerdings auch bei G vor, wie es der Dynamikfigur nach heute vorliegt und nebenbei auch wahrscheinlich macht, daß bei der Notiz Nr. 141 ein technischer Fehler vorliegt (Versehen im Datum).**
ÜG= +1

144. 14. 10. 93 SR *Pat. fühlt sich immer noch nicht so gut, hat Angst, daß ihr Kreislauf zusammenbricht. Wirkt sehr ruhig.*
Weiterhin ruhiger in der Stimmung.

(D) **Nach der sich vordrängenden Manie der Tage 1 und 2 kann das Leitwort "ruhiger" für ein depressives Bild genommen werden, ohne daß unter den depressiven Bildern eine Differenzierung möglich wäre.**

[4 - 2] **Tatsächlich geht es um die Melancholie Typ 2.**
ÜG= +2

145. 15. 10. 93 SR *Pat. weiterhin gedämpfter in der Stimmung aber aktiver und wieder belastbarer im Tagesablauf.*

(2) **Wenn man in Nr. 144 von D ausgegangen ist, könnte das "weiterhin" depressive Bild mit mehr Aktivität (d. h. weniger Gehemmtheit) als 2 aufgefaßt werden.**

[5 - E] **Diese Überlegung ist indessen verkehrt, wie schon ihre Voraussetzung verkehrt war. Das vorliegende Bild E wird auch als Mischbild mit "gedämpfter Stimmung" "aber aktiver" in seiner Stimmungs/Antriebs-Speisung sozusagen falschherum beschrieben. Das Bild E wird aber leicht deskriptiv verfehlt.**
ÜG= -2

146. 16. 10. 93 SR *Pat. ist wieder aktiver: hat morgens gemalt.*

(M) **Die erwähnte Morgenaktivität kann für M genommen werden.**

[6 - E] **M ist gegenüber E das für eine psychopathologische Kennzeichnung (inmitten des lebhaften, geradezu turbulenten Umbaus der Bilder) bequem zugängliche Bild.**
ÜG= +1

147. 17. 10. 93 SR *fühlt sich etwas depressiv. Kam eher aus dem Stundenurlaub wieder, weil sie Angstzustände hatte, unterhielt sich länger mit uns, um sich nicht alleine zu fühlen.*

(D) **Die Angst ist Ausdruck der Depression D, sowohl der depressiven Gestimmtheit, wie auch der Lähmung der Zugänglichkeit von Aktivität.**

[7 - D] **Der tägliche Syndromumbau geht mit großer Prägnanz vor sich. Man kann es als eine Anschauung von natürlicher Plausibilität ansehen, wenn darin mit der Denkart der Klinik das Chaotische des Endogenen erblickt wird, denn ein verständlicher Hintergrund ist nicht vorhanden. Der Hintergrund ist in völlig anderer Weise mit dem Erklärlichen des Geordneten gegeben, die Abfolge der Bilder wird durch die deterministische Dynamikfigur**

vorgeschrieben.
ÜG= +3

148. 18. 10. 93 SR *im Gespräch leicht vorwurfsvoll.*

(G) **Die Codierung G ist nicht stringent begründet. Zwar hört man Vorwürfe am meisten bei G, aber auch 1 und 4 können damit zügig umgehen.**

[8 - G] **Die Vermutung war richtig.**
ÜG= +2

149. 20. 10. 93 SR *schlief dann bis 3°°, beschäftigte sich dann mit Musikhören u. Malen.*

(M) **Wieder ist der allzufrühe Aufbruch in den Tag leitend für die Codierung.**
[10 - M]
ÜG= +3

150. 21. 10. 93 SR *Pat. war vormittags in der Gärtnerei und hat ein Bild gemalt. Pat. ist also relativ aktiv.*

(M) **Die "relative" Aktivität könnte als Weiterklingen der gestrigen Verfassung M (vom Beobachter und bei der Interpretation) aufgefaßt worden sein und führt dann zu M.**

[11 - 2] **Vielleicht war die Malerei ein Rettungsversuch, die (Hoch-) Gestimmtheit zu erhalten, denn auf der Dynamikfigur ist der Stimmungszusammenbruch angesagt.**
ÜG= -3

151. 22. 10. 93 SR *Pat. ging es heute sehr schlecht, ängstlich, unruhig, angespannt. Nach der Visite dekompensiert, klingelt, hat Angst allein zu sein, sich selbst zu zerstören, in Ohnmacht zu fallen, nicht mehr aufzuwachen. Hatte Suizidgedanken, trank pausenlos Wasser.*

(D) **Jetzt ist das Vollbild der Depression ausgeprägt.**

[12 - D] **Damit realisiert sich mit der weiter oben erwähnten Prägnanz weiterhin die Bildfolge der Dynamikfigur in ihrer ganzen Schroffheit.**
ÜG= +3

152. 24. 10. 93 SR *war am Nachmittag viel im Zimmer. In der Stimmung etwas ruhiger, erzählt weniger.*

(D) **Die Orientierung an "ruhiger" führt auf D, wenn man sich auch fragen muß, ob das nicht eine Antriebslage beschreibt, wofür ja auch "war viel im Zimmer" sprechen würde.**

[14 - E] **Ohne eine Angabe über gleichzeitige Erregung des Stimmungssystems würde man nicht auf E gekommen sein.**
ÜG= -1
153. 25. 10. 93 SR *Pat. ruhig u. zieht sich zurück u. wirkt auch bedrückt.*

(D) Mit dieser Beschreibung ist ziemlich eindeutig D bezeichnet.

[15 - G] Es zeigt sich, daß die depressiven Bilder nicht differenziert wurden. Bei G sieht man sehr wohl den Rückzug, aber nicht Ruhe, sondern Unruhe.
ÜG= +1

154. 26. 10. 93 SR *Pat. etwas ausgeglichener und sonst aber mehr auf Station und zieht sich zurück, freundlich, aber wieder distanzierter.*
12°° Pat. macht einen nachdenklichen und leicht traurigen Eindruck.

(G) Der Rückzug wurde als depressiv interpretiert und die Distanziertheit als (schwacher) Hinweis auf G.

[16 - G] Die Übereinstimmung ergibt sich in gewisser Weise zufällig, man hätte den Text auch als D, vielleicht sogar als 2 auslegen können.
ÜG= +2

155. 27. 10. 93 SR *Pat. heute besser, war spazieren u. hat auch etwas Tischtennis gespielt u. wieder mehr Kontakt zu den Mitpat.*

(M) Das beschreibt für sich genommen noch nicht ein manisches Bild, im Kontext der Wechselhaftigkeit und im Kontrast zu den depressiven Zuständen vorher kann es dennoch so aufgefaßt werden.

[17 - M] Daß sich voll ausgeprägte manische und voll ausgeprägte depressive Bilder folgen, hat in der ChTh die formale Voraussetzung, daß die Schwankungen im Stimmungs/ Antriebs-System mit gleichen Amplituden um nicht ausgelenkte Gleichlagen erfolgen (das wird als "Standardbedingung" bezeichnet und führt zu den am leichtesten überschaubaren Verhältnissen). In der klinischen Wirklichkeit sind diese Bedingungen nur mehr oder weniger erfüllt, und es kommt z. B. bei Verlagerung der Gleichlagen in depressiver Richtung zwar zu tief depressiven Zuständen, bei der Gegenbewegung der Dynamikfigur aber nicht zur vollen Ausbildung einer Manie, sondern nur zu ". . . *besser, . . . mehr Kontakt*", was als "relative Manie" bezeichnet werden kann.
ÜG= +2

156. 30. 10. 93 SR *Will heute auf Station bleiben, sie sagt, sie fühlt sich müde.*
20°° Pat. wirkt ruhig und etwas bedeckt.

(D) Nicht selten wird die Depressivität nicht als depressive Gestimmtheit, sondern als Müdigkeit erlebt. Zusammen mit dem Leitwort "ruhig", auch der Rückzugstendenz ("will auf Station bleiben") muß D codiert werden.
[20 - D]
ÜG= +3

157. 31. 10. 93 SR *wirkt zurückgezogen und traurig.*

(D) Das ist zwar knapp formuliert, spricht aber doch für D, vielleicht auch für 2, jedenfalls ein depressives Bild (wie es auch gestern vorlag, die Schwester mag sich auch daran orientiert haben).

[21 - E] **Es hat sich indessen daraus ein E-Bild entwickelt, das auch antriebsarm ist und unterschiedlichste Affektgestaltungen zuläßt, sogar den Eindruck des Traurigen.**
ÜG= +1

158. 01. 11. 93 *Pat. wirkt still u. angepaßt.*

(D) Der Eindruck der Angepaßtheit entsteht manchmal bei Patienten, die in besser antriebsgefüllten Verfassungen pflegerische Schwierigkeiten machen, wenn sich ein Antriebs-diminue einstellt, daher wurde hier D codiert (zusammen mit "still"), es hätte auch an E gedacht werden können (wie es gestern herrschte).

[22 - M] **"Still" gehört durchaus nicht in das Bild der Manie.**
ÜG= -3

159. 03. 11. 93 SR *Pat. hatte Besuch vom Ehemann, möchte von ihm getrennt leben. Kommt mit dem Ehemann zu keiner Einigung, die ihren Wünschen entsprechen. Darüber ist sie betrübt.*

(G) Die Betrübtheit wird in psychologisch verständlicher Weise aus dem Ehekonflikt hergeleitet. Da im Augenblick eine akute Psychose abläuft, hätte man auch an die endogene Unterlegung nicht nur der Betrübtheit denken können, sondern auch den Trennungswunsch als Hinweis auf die Bildgestaltung ansehen können und wäre dann auf G gekommen.

[24 - G] **Diese psychopathologisch distanzierte Betrachtungsweise erweist sich richtig.**
ÜG= +3

160. 06. 11. 93 SR *Pat. ruhig u. angepaßt u. war kurz allein spazieren. Obwohl die Begegnung mit ihrem Mann gut verlief, wirkt sie bedrückt.*

(D) Hier meldet sich (in vollendeter professioneller Distanz) ein erstes skeptisches Bewußtsein gegen die vorherige psychologische Deutung, denn die beobachtete Bedrückung kann ausdrücklich nicht aus den Inhalten der Begegnung mit dem Ehemann hergeleitet werden. Daß die Patientin ihren Spaziergang "allein" tut, wurde als Hinweis auf D gewertet

[27 - D] **Und genau so war der endogene Hintergrund auch determiniert.**
ÜG= +3

161. 07. 11. 93 SR *Pat. ruhig u. geht allein im Gelände spazieren.*

(D) Auf die Wiederholung des vorigen Kommentars kann verzichtet werden.
[28 - D]
ÜG= +3

--08. 11. 93

162. 09. 11. 93 SR *Pat. wirkt ausgeglichener und besserer Stimmung. Gut im Kontakt zu Mitpatienten.*

(M) Die Codierung orientiert sich an den erwähnten sozialen Kontaktmöglichkeiten, die depressive Zurückgezogenheit ist vorüber, das wird als (relative) M angesehen.

[2 - M] **Es beginnt ein neuer Zyklus.**
ÜG= +3

163. 11. 11. 93 SR *Pat. wirkt ruhig und ausgeglichen. Bedauert, daß sie z. Z. wenig Anschluß zu Mitpat. hat. Pat. berichtet, daß sie öfters das Gefühlt hätte, es andern recht machen zu müssen bzw. niemanden verletzen zu wollen.*

(2) Diese skrupulöse Vorsicht kommt innerhalb der depressiven Bilder eigentlich nur in der Melancholie Typ 2 vor.

[4 - 2] **Das liegt auch vor.**
ÜG= +3

164. 14. 11. 93 SR *Wirkt leicht angespannt und aufgesetzt in ihrer Zufriedenheit.*

(G) Diese Notiz ist nur schwer zu bewerten wegen der raffinierten Ausdruckspsychologie, die sich darin kundtut. Die zur Schau getragene "Zufriedenheit" nimmt man der Patientin nicht ab, sie wirkt "aufgesetzt". Tatsächlich kann man einen selten reflektierten Zug innerhalb der depressiven Symptomatik darin sehen, daß die Psychomotorik ihre schlichte Glaubhaftigkeit und ihre natürliche Überzeugungskraft verliert und die Kranken nicht ein Gesicht machen, daß man von ihnen kennt. Zusammen mit der erwähnten leichten Angespanntheit könnte man auf G kommen.

[7 - D] **Die Angespanntheit gehört nicht in das Ausdrucksensemble der antriebsschwachen Depression D, der Eindruck mag durch den veränderten Ausdruck zustandegekommen sein.**
ÜG= +1

165. 15. 11. 93 SR *Pat. war morgens aktiv und hat gemalt. Danach wurde sie ein wenig ruhiger für den Rest des Tages. Pat. wirkt unruhiger als die Tage zuvor.*

(G) Mit dem Hinweis auf die Unruhe kann vermutungsweise auf G geschlossen werden.

[8 - G] **Das Leitwort "unruhig" erweist sich wiederum als recht spezifisch.**
ÜG= +2

166. 18. 11. 93 SR *Pat. wirkt ruhig.*

(D) Für einen Codierungsversuch kann nur die Erfahrung mit dem Leitwort "ruhig" benutzt werden.
[11 - 2] **Abermals mißlingt die Differenzierung innerhalb der Gruppe der depressiven Bilder.**
ÜG= +1
167. 19. 11. 93 SR *Pat. wirkt ruhig und unauffällig.*

(D) Man könnte hier sehr wohl N codieren, wegen der ausdrücklich vermerkten Unauffälligkeit, wenn man sich nicht an der Leitwortqualität von "ruhig" festmachen will.

[12 - D] **Offenbar läuft die Psychose auch in diesem Zyklus doch noch mit einer gewissen Akuität.**
ÜG= +2

168. 20. 11. 93 KG *Bekommt zeitweise Angstzustände mit paranoiden Erlebnisinhalten. Panik, sich selbst zu beschädigen mit einer zerbrochenen Flasche, sucht den Schutz des Krankenhauses.*

(E) Hier macht der Arzt eine Anmerkung über einen besonderen Zug im manisch-depressiven Ablauf, nämlich über Paranoides, was als Hinweis auf E aufgefaßt werden kann, auch wenn die Inhalte eher depressiven Charakter haben. Bei paranoidem Erleben innerhalb der dynamischen Abläufe der MDE muß es jedoch getrennt betrachtet werden: daß Paranoides überhaupt (formal) auftritt und was es (inhaltlich) besagt.

[13 - E] **Die Feststellung "zeitweise" ist eine Relativierung, die nicht recht brauchbar ist, vielleicht heißt sie nicht viel mehr als etwa: bisher jedenfalls nicht. Für den heutigen Tag ist Paranoides jedenfalls endogen avisiert.**
ÜG= +2

169. 23. 11. 93 SR *Nach Hinterfragen, ob die Stabilität wirklich konstant ist, gibt sie an, das das nicht so ist, Kleinigkeiten sie aus der Bahn werfen.*

(G) Diese damit angedeutete affektive Labilität kann als ein Hinweis auf G verstanden werden, wenn auch nicht mit größerer Spezifität.

[16 - G] **Auch die Zustände E haben eine größere Bereitschaft, äußere Anstöße zum Umkippen der affektiven Lage auszubauen. Hier war die Vermutung G aber richtig, vielleicht geleitet durch den pejorativen und insofern depressiven Ton in "Kleinigkeit", wenn man denn so hellhörig sein will.**
ÜG= +2

Entlassung?

170. 29. 11. 93 WV *Geht ganz gut - Geburtstagsfeier gut überstanden - Stimmung fast ? etwas depr. sehr labil - sonst ?*

(G) Leider war das Wort, das die Stimmung bezeichnet (?) nicht lesbar. "etwas depr." und "sehr labil" führt auf G.

[22 - M] **Das ist falsch. Wenn man wüßte, daß die WV am Abend stattfand, könnte man darauf hinweisen, daß die Dynamikfigur einen Übergang aus einem manischen in ein agitiertes Bild determiniert.**
ÜG= 0

171. 29. 11. 93 WV *Etwas ? ? Stimmung eher subdepressiv . . . sich einsperren lassen in der Ehe auch abgefunden - ?*

(G) Angesichts der Schwerlesbarkeit der Notizen bzw. der vielen unentzifferten Stellen wäre die Codierung vielleicht besser ausgelassen worden. Im übrigen kann auf Nr. 170 verwiesen werden. Warum an diesem Tag zwei Notizen angelegt wurden, ist unbekannt.
[22 - M]
ÜG= -2

172. 07. 12. 93 WV *Zustand stabilisiert - subj. geht es gut. ???*

(M) Bei den oft das Erscheinungsbild beherrschenden depressiven Zügen kann es als M aufgefaßt werden, jedenfalls als "relative" M (s. Nr. 155), wenn es heißt: "subj. geht es gut".
[2 - M] **Dazu kommt noch, daß ein wohl doch noch psychotisch geprägter Zyklus soeben zuende gegangen ist.**
ÜG= +2

173. 14. 12. 93 WV *Es geht ganz gut ???*

(M) Auch hier ist vieles nicht lesbar. Daß es "ganz gut" geht, kann nur deswegen als M codiert werden, weil auch im Intervall noch Schwankungen und damit einzelne Tage unterschiedlichen Gesichts auftreten.
[9 - M]
ÜG= +2

174. 17. 12. 93 WV *Stimmung ausgeglichen . . . Vorbereitung der Reise nach Capri . . . Objektiv depressiv und psychomotorisch gehemmt.*

(D) Der erfahrene Beobachter (J. G.) läßt sich nichts vormachen: es wird ausgeglichene Stimmung behauptet (vielleicht um sich die Reisevorbereitungen durch ärztlichen Rat nicht stören zu lassen) und eine depressive Verfassung gesehen: D.

[12 - D] **Das entspricht auch der endogenen Determinierung.**
ÜG= +3

175. 04. 01. 94 Tel *Subj. mittelprächtig - viel Aufregungen - Teil des Gesprächs fehlgeleitet worden - schlechtes Wetter - Sturm macht Angst - Stimmung doch depr. - Antrieb fehlt*
(D) Man weiß als sekundärer Interpretierer nicht, von welchem Zeitabschnitt in diesem telefonischen Reisebericht die Rede ist. Nimmt man das Benannte als aktuell, wäre D anzusetzen.
[2 - M] **Ein Eindruck von Angesicht zu Angesicht lag nicht vor (Depressives hört man auch ganz gut am Telefon).**
ÜG= -2

176. 18. 01. 94 Tel. *Es geht unverändert - Stimmung wechselhaft - Antrieb deutlicher ? ?*

(G) Die Wechselhaftigkeit kennzeichnet G (und E).

[16 - G] **Daß G richtig getroffen wurde, ist Zufall.**
ÜG= +1

177. 28. 01. 94 Postkarte aus Capri *". . . Ziemlich selten ließ sich die Sonne sehen. Für meinen Antrieb leider nicht gut, sonst herrscht aber Harmonie . . .".*

(E) Ein Antriebsminus kommt zur Sprache und ein Kontrast dazu mit der "Harmonie", was auf die eheliche Situation, vielleicht auch auf die Gestimmtheit bezogen sein könnte, jedenfalls den Gedanken nahelegt, es könne um E gehen. Auch die Erscheinung "Harmonie" hat einen gewissen ekstatischen Ton an sich.

[26 - E] **So schwach diese Begründungen klingen, so zutreffend sind sie doch im Lichte der Dynamikfigur.**
ÜG= +2

178. 17. 02. 94 . . .

179. 07. 03. 94 WV *Auf Capri keine Psychose, nach Rückkehr 2 - 3 x Anflug von Psychose (Angst, ?, Gift im Trinkwasser - sonst subj. etwas aufgeregt - Compliance hoch - Vorsichtig bei Rezidiv-signalen.*

(G) Zwar ist das nahezu paranoide Giftthema vielleicht doch eher ein Hinweis auf D, aber die erwähnte Aufgeregtheit wurde für G verwertet.

[8 - G] **Und richtig gesehen.**
ÜG= +2

180. 21. 03. 94 WV *Unverändert - eine Spur mehr Paranoidität (Gift im Wasser) - Affektivität wechselhaft M / D - sonst St u A idem (es lohnt sich ein neues ?)*
(?)
[22 - M]

181. 18. 04. 94 Vermerk *Ref. der zutiefst ger . . . Ehemann berichtet, daß seine Frau (Pat.) gestern vom Dach in suizidaler Absicht ihres Hauses auf Betonplatten gesprungen ist - viele zum Teil offene Frakturen - ?, Knöchel ?, Handgelenke - berichtet?, wahrscheinlich raptus (aufgenommen ihr ? ? ? Unfall Chirurgie -*

Literatur-Verzeichnis

1. Gottschalk A, Bauer M, Whybrow P: Evidence of chaotic mood variation in bipolar disorder. Arch. Gen. Psychiatry 51, 1995, 947 - 959

2. Mauz F: Die Prognostik der endogenen Psychosen. Thieme Stuttgart 1930

3. Mizukawa R, Ishiguro S, Takada H, Kishimoto A, Ogura Ch, Hazama H: Long-Term Observation of a Manic-Depressive Patient With Rapid Cycles. Biol. Psychiatry 1991 29 671 - 678

4. Mizukawa R, Iitsuka M,Hazama H, Ueda K, Tsushima J, Sugihara T, Kaneda W: Periodicity of Episode Occurrences in Rapid Cycling Affective Disorders. Biol Psychiatry 1992 32 652 - 667

5. Mizukawa R, Tsushima J, Takada T, Nagabuchi T, Watanabe K, Hazama H: Periodicity and prediction of mania onsets in bipolar I affective disorders. Psychiatry and Clinical Neurosciences 1996 50 251 - 255

6. Supprian U: Untersuchungen zur Verlaufsgestalt der Zyklothymie. Zeitreihenanalysen psychopathologischer Merkmale eines Einzelfalles. Habilitationsschrift Hamburg 1973 (unpubliziert)

7. Supprian U: Perioden im Ablauf phasischer Psychosen. Therapiewoche 23, 46, 4451 (1973)

8. Supprian U.: Ein theoretisches Modell für den Gesamtablauf der phasischen Psychosen. Fortschr. Neurol. Psychiat. 43 358 - 379 (1975)

9. Supprian U.: Die Eppendorfer Stimmungs-Antriebs-Skala (ESTA). Ein Instrument zur Abbildung des Verlaufs manisch-depressiver Psychosen. Pharmakopsychiat. 1 8 - 25 (1975)

10. Supprian U.: Zur chronopathologischen Struktur der depressiven Tagesschwankung. Arch. Psychiat. Nervenkr. 220 9 - 22 (1975)

11. Supprian U.: Über die chronopathologische Struktur einiger langer Katamnesen bei manisch-depressiver Erkrankung. Fortschr. Neurol. Psychiat. 43 575 - 601 (1975)

12. Supprian U.: Über eine strenge Periodizität im Ablauf einer manisch-depressiven Psychose. Nervenarzt 46, 440 - 446 (1975)

13. Supprian U.: Ausgewählte Probleme der Chronopathologie der Zyklothymie. Psychopathometrie 2 19 - 27 (1976)

14. Supprian U.: Verlaufsstudien an einer phasischen Psychose. Fortschr. Neurol. Psychiat. 45 596 - 614 (1977)

15. Supprian U.: Bemerkungen zum Effekt von Thyreotropin-releasing-hormon (TRH) auf das depressive Syndrom. Pharmakopsychiat. 10 15 - 20 (1977)

16. Supprian U.: Über einen sequentiellen Umbau der Profilgestalt tagesrhythmischer Schwankungen von spektralanalytischen EEG-Parametern bei einer phasischen Psychose. Psychopathometrie 3,1 8 - 20 (1977)

17. Supprian U.: Stimmung und Antrieb. Interne Desynchronisation bei einer zyklothymen Tagesschwankung. Thieme Stuttgart 1978

18. Supprian U.: Über eine 28-Tage-Periodik bei einer manisch-depressiven Psychose. in: Psychopathologie. Neue Beiträge zu Klinik und Praxis. Ed.: Burchard J M. Schattauer Stuttgart 1981

19. Supprian U.: Ordnung und Psychose. Über Ordnungen manisch-depressiver Syndromsequenzen als Funktion der Zeit.
Verlag Dr. R. Krämer, Hamburg 1988. ISBN 3 - 92 69 52 - 07 - 5

20. Supprian U.: Endogene Determination und personale Selbstbestimmung bei Suiziden im Ablauf manisch-depressiver Psychosen. Fortschr. Neurol. Psychiat. 58 (1990) 270 - 281

21. Supprian U.: Zeit und Psychose. Studien zur inneren Ablaufsgestalt des Manisch - Depressiven. Verlag Dr. R. Krämer, Hamburg 1992. ISBN 3 - 92 69 52 - 63 - 6

22. Supprian U.: Über die Seele und die Natur, über manisch-depressive Psychosen und die Naturwissenschaften. in: 21

23. Supprian U.: Ablaufsbilder manisch-depressiver Psychosen. in: 21

24. Supprian U.: Ordnung im Ablauf phasischer Psychosen. in: 21

25. Supprian U.: Über eine systematische Differentialsyndromatik phasischer Psychosen. Bilder für eine Dynamik. in: 21

26. Supprian U.: Über systematische Ablaufsordnungen phasischer Psychosen. Deterministische Dynamik psychotischer Bilder. in: 21

27. Supprian U.: Zum Aufbau einer chronopathologischen Theorie manisch-depressiver Psychosen und ihrer systematischen Strukturen. in: 21

28. Supprian U.: Über die Langzeitstruktur einiger manisch-depressiver Verläufe. in: 21

29. Supprian U.: Über geordnete Syndromsequenzen einiger manisch-depressiver Verläufe in: 21

30. Supprian U.: Über zyklische Ordnungen im Ablauf manisch-depressiver Psychosen. in: 21

31. Supprian U.: Über eine streng periodische "Schizophrenie". in: 21

32. Supprian U.: Über "ungewöhnliche periodische Psychosen" - in memoriam Paul Schröder (19. 5. 1873 - 7. 6. 1941). in: 21

33. Supprian U.: Lachen und Weinen. Indikatoren der inneren Ordnungsgestalt im Ablauf einer Schizophrenie in: 21

34. Supprian U.: Verrückt und Verlassen. Über die "ganze Wirklichkeit" einer phasischen Psychose. Ein psychiatrisches Lesebuch zu Wesen und Begriff des Endogenen mit chronopathologischen Analysen und epikritischen Kommentaren einer manisch-depressiven Psychose. Verlag Dr. R. Krämer, Hamburg 1992. ISBN 3 - 92 69 52 - 58 - X

35. Supprian U.: Chronopathologische Gestalten endogener Psychosen.
BELTZ Psychologie Verlags Union, Weinheim 1993. ISBN 3 - 621 - 27183 -X

36. Supprian U.: Chaos und Ordnung bei endogenen Psychosen.
in: Emotionspsychopathologie und zykloide Psychosen. Ed.: Bräunig P, Schattauer 1995

37. Supprian U.: Grundlinien einer chronopathologischen Theorie phasischer Psychosen. fundamenta psychiatrica 1997, im Druck

38. Supprian U.: Zeitordnungen endogener Psychosen
Springer Wien (1997), in Vorbereitung

39. Supprian U.: Über Zeitstrukturen des Endogenen. in: 38

40. Supprian U.: Über die Wissenschaft, die Psychiatrie und Dike, die Göttin der Redlichkeit des Denkens. in: 38

41. Supprian U: Ordnung und Chaos bei endogenen Psychosen. in: 38

42. Supprian U: Anmerkungen zu den manisch-depressiven Mischzuständen. in: 38

43. Supprian U: Grundlinien der chronopathologischen Theorie phasischer Psychosen. in: 38

44. Supprian U: Schriften zu Problemen der Zeitordnung phasischer Psychosen. Autoreferate, biographische Kommentare und Graphiken. in: 38

45. Supprian U: Über das gewisse Phasische und das Fragliche der Schizophrenie. Eine chronopathologische Analyse einer 15-Tages-Psychose (NJ29) in: 38

46. Supprian U.: Chronopathologische Analyse einer 63-Tages-Psychose (EH01) in: 38

47. Supprian U.: Chronopathologische Analyse einer 88-Tages-Psychose (EF15) in: 38

48. Supprian U: Über die schizophrene Umhüllung eines manisch-depressiven Kerns (118IB) in: 38

49. Supprian U.: On a Cyclic (Time) Order in Affective (Cyclothymic) Disorder. Neurology, Psychiatry and Brain Research (1996) 4 29 - 36

50. Supprian U.: Über geordnete Abläufe phasischer Psychosen. Neuropsychiatrie (1997, im Druck)

8. CHRONOPATHOLOGISCHE UND EPIKRITISCHE STUDIEN ZUR ABLAUFSORDNUNG EINER MANISCH-DEPRESSIVEN PSYCHOSE

Kurzfassung

Die Nachweisbarkeit eines Zyklus als theoretischem Zeitbaustein eines empirischen Episodenkalenders ist von der Dokumentationsqualität des Datensatzes abhängig, aber auch von der Zykluslänge, denn besonders lange Zyklen sind von vornherein unwahrscheinlich. Deshalb wurde dieser Casus ausgewählt und dargestellt, denn bei ihm findet sich ein 63-Tage-Zyklus, dessen Länge weit oberhalb der mittleren Datierungsunsicherheit (gemessen in Tagen) liegt. Überdies kann seine Binnenstruktur auch in den Syndromsequenzen gesehen werden (streckenweise überdeckt von psychotischen Entstaltungen durch febrile Hyperkinesen).

Schlüsselwörter
Manisch-depressive Psychose, MDE, Zyklothymie
Zeitordnung, Periodizität

CHRONOPATHOLOGIC AND EPICRITICAL INVESTIGATIONS OF THE LONG-TERM COURSE OF EVENTS IN A MANIC-DEPRESSIVE DISORDER

Summary

The determination of a cycle as a theoretical time building block not only depends on the quality of documentation, but also, because very long cycles are unlikely, on the length of the cycle. This case was chosen and presented for this reasons. The cycle length in this case was 63-days, which is much longer than the average uncertainty of dating (measured in days). Moreover, the inner structure of the cycle can be shown by sequence analysis (partly covered by febrile hyperkinesis).

Key words:
Manic-depressive disorder, Affective disorder, Cyclothymia
Time structure, Periodicity

CHRONOPATHOLOGISCHE EPIKRISE EINER 63-TAGE-PSYCHOSE.

Vorbemerkung

Manisch-depressive Psychosen verlaufen oft phasisch, d. h. aber nach der ChTh (Chronopatho-logische Theorie phasischer Psychosen) geordnet (nicht, wie die alte Lehre will, chaotisch im Sinne des Psychotischen). Die Ordnung ist in der Tat (wie früher schon vermutet) streng periodisch, allerdings in einem komplexen Gefüge und in einer Vielzahl (systematisch bestimmter) numerischer Möglichkeiten, wenn auch der Einzelfall jeweils nur eine davon realisiert.

Skizze des theoretischen Hintergrundes

In: "Perioden der Zyklothymie" (Habilschrift 1973, unpubliziert) war an einer 381 Tage langen Serie täglicher psychopathologischer Querschnitte eines geeigneten Einzelfalles faktoren-analytisch und frequenzanalytisch (an den Faktoren-scores) eine 7-Tages-Periodik eines hypothetischen Stimmungssystems und eine 9-Tages-Periodik eines Antriebssystems gefunden worden. Es zeigte sich, daß die daraus gebildete Koinzidenzperiodik von 63 Tagen Länge den gesamten Phasenkalender organisierte. Daraus war die verallgemeinernde Hypothese abgeleitet worden, in der langfristigen Ablaufsgestalt der Zyklothymie gebe es modulartige, streng periodische Bausteine von 63 Tagen Länge

Die Suche nach vergleichbaren weiteren Fällen führte als erstes auf den hier re-analysierten Fall EH01, der gleichfalls eine 63-Tages-Periodik im Aufbau seines Phasenkalenders zeigte. Weiterhin fanden sich IR02, HS12, JF13 und AM93 sowie zahlreiche Fälle mit anderen Zykluslängen (siehe: Determinismus und Kontingenz, wo Fallserien mitgeteilt werden).

Der theoretische Gedanke wurde 1975 weiter ausgebaut (zunächst in: "Ein theoretisches Modell für den Gesamtablauf der phasischen Psychosen") mit einem Ausblick auf eine determinierte psychopathologische Binnenstruktur der Zyklen, die jedoch erst 1987 empirisch faßbar wurde und 1993 in: "Chronobiologische Gestalten endogener Psychosen" theoretisch bündig und einfach beschrieben werden konnte, nachdem die analytischen Techniken (der Frequenzanalyse von Phasenkalendern und der Sequenzanalyse von Syndromfolgen) entwickelt worden waren.

Der Grundgedanke der ChTh ist, daß reflektierbares und exprimierbares Erleben dyadisch aus zwei systemisolierten psychophysiologischen Quellen gespeist wird (dem sog. Stimmungs/ Antriebssystem mit einem informationellen und einem energetisierenden Halbzentrum), dessen dyadische Natur unter normologischen Verhältnissen latent bleibt wegen der kleinen Amplituden seiner Schwankungen und der intakten Synchronisation seiner Tagesschwankungen mit dem Führungsregime des äußeren Tages und der daraus folgenden internen Synchronisation zwischen Stimmung und Antrieb.

Unter pathologischen Bedingungen (durch Insuffizienz der beiden Synchronisatoren) lösen sich die Teilfunktionen in einem ersten Schritt aus der äußeren Führung (und werden dadurch sowohl extern gegen den Tag als auch intern gegeneinander desynchron) und schließen sich in einem zweiten Schritt (im Sinne der Restablisierung und im Sinne der relativen Koordination als einer Art von Fehlresonanz) dem Tagesregime wieder an, nun jedoch systemisoliert mit je eigenen rhythmologischen Parametern (und großen Amplituden), was sowohl die psychotische

Symptomatik (infolge der Desynchronisation) als auch deren Ablaufsordnung (infolge der Ankoppelung an den Tagesgang) und letztlich auch die großen Amplituden der akuten Psychose (infolge der Kreuzreafferenz zwischen Stimmung und Antrieb) hervorbringt.

Dieser Ansatz führt zu der Annahme mehrtägiger und ganztägiger Schwankungen im Stimmungssystem und im Antriebssystem. Deren Desynchronisation erklärt die wechselnden Mischbilder in der psychopathologischen Binnenstruktur der Zyklen und zugleich (d. h. ohne weitere hypothetische Annahmen) die periodische Gliederung des chronopathologischen Gesamtablaufs in strengen Zyklen determinierter Länge. Die einzelne Phase (und gleichermaßen das Intervall) sind aus jeweils einem oder mehreren (evtl. vielen) solcher Zyklen komplex aufgebaut.

Die Vielzahl von Komplexitätsgraden im Aufbau der Phasen und Intervalle schon beim Einzelfall und die Vielzahl diverser Zykluslängen verschiedener Fälle macht diese simple Struktur klinisch soweit unsichtbar, daß nicht viel mehr als der allerdings bestimmte Eindruck des Endogenen (mit "biologischen Ablaufsgesetzen") davon übrigbleibt (wenn man von dem systematisch gesehen einfachsten Fall der sog. 48-Std-Psychosen absieht).

Anmerkungen zum bearbeiteten Material

Es wird der gesamte Bestand klinischer Dokumente über den Verlauf und die Erscheinungsbilder der Psychose EH01 in 131 wörtlichen Zitaten vollständig mitgeteilt. Notizen zum therapeutischen Regime und alles übrige, was nicht Verlauf oder Bild bezeichnet, wurde weithin ignoriert, da der endogene Ablauf dagegen (ultra-)stabil ist. Die Textzitate wurden *kursiv* gedruckt. In dieses Textcorpus, das die Grundlage und Ausgangsbasis für die Analyse der Ablaufsordnung darstellt, wurde in einem späteren Arbeitsgang das Analyseresultat in drucktechnisch leicht kenntlicher Weise eingearbeitet, so daß der Text im Lichte der zuvor verborgenen Ordnung gelesen werden kann (aber auch kontrolliert werden kann, von welcher Datenbasis die Analyse ausging). Jedes Zitat trägt eine laufende Nummer und sein Datum, gefolgt von der rhythmologischen Signatur, die sich aus dem Datum und der inneren (endochronen) Ablaufsordnung errechnen läßt und welche das psychopathologische Bild der determinierten Binnenstruktur benennt. An prominenten Stellen des Ablaufs wurde auch die vollständie Normsequenz eines 63-Tages-Zyklus eingefügt mit einer Marke, welche die jeweilige Tagesnummer nennt. Die Zyklusgrenzen wurden mit einer datierten strichlierten Linie markiert. Alle Textpassagen - und Einzelheiten daraus - wurden kommentiert (die Kommentare wurden **fett** gedruckt), teilweise geht die Kommentierung bis auf die elementare Ebene des einzelnen Wortes ins Einzelne.

Bemerkungen zu den verwendeten Methoden

Das analytische Vorgehen begann mit einer Interpretation der Texte zur Datierung von Beginn und Ende der einzelnen Phasen ohne irgendein Vorwissen (chronopathologisch "naiv"), die dabei gewonnenen Datierungen (jeweils mit einem einzelnen, für den Ablauf repräsentativen Tag) werden bei jeder Phase vor den Zitaten mitgeteilt.

Es können aus den klinischen Dokumenten über den Verlauf manisch-depressiver Psychosen zwei prinzipiell verschiedene Datensätze durch chronopathologische und psychopathologische Textinterpretation extrahiert werden: der eine terminiert jeweils Beginn und Ende der akut psychotischen Strecke mit einem für den Übergang repräsentativen Tag (Phasenkalender) z. B.:

"1. 11. 10. 41 - 15. 12. 41" , der andere besteht aus einer Serie von Feststellungen über einzelne Tage der akuten Episoden, bei welchen jeweils ein Kalenderdatum und ein Codezeichen für das psychopathologische Erscheinungsbild dieses Tages gekoppelt sind (Syndromsequenz), z. B. "12. 03. 75 M" für einen manisch geprägten Tag am 12. 03.75.

Ein glücklicher Umstand im Konzept der ChTh liegt darin, daß die Frequenzanalyse eines Phasenkalenders (INKA) zwei rhythmologische Parameter (Periode P und Epoche E) bestimmt, die genauso auch durch die Sequenzanalyse der Syndromsequenz (SEQ) aufgefunden werden, obwohl deren Datenbasis und deren analytisches Rationale gänzlich unabhängig sind. Damit ergibt sich eine logische Kontrollmöglichkeit des Analyseresultats innerhalb nur eines Falles (der in statistischer Sicht allerdings eine Vielzahl von Fällen - in einem anderen Sinn - umfassen muß, um analysierbar zu sein). Letztlich jedoch muß sich das Analyseresultat sowohl in psychopathologischem wie chronopathologischem Verständnis am zugrundegelegten Text bewähren, deshalb wird es in dieser Studie mitsamt dem vollständigen Text mitgeteilt.

In technischer Hinsicht ergibt sich die Analysierbarkeit aus der Dokumentationsqualität der Klinik und der Introspektions- und Expressionsfähigkeit des Patienten, der Konturschärfe der Psychose, der Länge ihrer Laufzeit und der Länge des konstitutiven Zyklus, sowie den Schwankungsweiten der Dysregulationen im Stimmungs / Antriebs - System, d. h. dem Grad der Mischbildhaftigkeit (und der Stabilität der Gleichlagen dieser Schwankungen). Es müssen mithin für das Gelingen der Analyse viele günstige Eigenschaften zusammentreffen. Ein Forschungsfeld kann jedoch als eröffnet gelten, wenn auch nur ein Objekt in diesem Feld seine innere Struktur zu erkennen gibt.

Wegen der Einzelheiten des theoretischen Hintergrundes wird verwiesen auf:

GRUNDLINIEN DER CHRONOPATHOLOGISCHEN THEORIE PHASISCHER PSYCHOSEN. (in diesem Band)

und wegen der Methoden (auch den verwendeten Comuterprogrammen) auf :

CHRONOBIOLOGISCHE GESTALTEN ENDOGENER PSYCHOSEN
Beltz Psychologie Verlags Union 1993

Resultate

Die Frequenzanalyse INKA führte auf eine 63-Tages-Periodik mit Beginn bei der Epoche 11. 10. 41. (siehe Abb. 1 bis 4). Sodann wurde eine Serie psychopathologisch klar ansprechbarer einzelner Tage (mit Datenpaaren aus einem Datum und einem Bild) sequenzanalysiert (d. h. mit theoretischen Syndromsequenzen verglichen, deren Periodik bekannt war), dabei wurde P = 63 bestätigt, aber die Epoche auf den 06. 10. 41 korrigiert (ohne Abb.). Weitere Sequenzanalysen SEQ zeigten die Lage zweier Schalttage, das führte auf die Epochen 07. 10. 41 ab 1949 und 08. 10. 41 ab 1964. Die damit errechnete Binnenstruktur ist als Signatur den Zitaten in eckigen Klammern beigeschrieben (z. B. *[3 - M]* für die Manie des 3. Zyklustages).

Besondere Schwierigkeiten für das Verständnis der Ablaufsstruktur ergeben sich durch die außerordentlich hohen Grade von Akuität dieser Psychose, die sich mehrfach bis zu febrilen Hyperkinesen steigerte und dann ihr klassisches (manisch-depressives) Gesicht verlor, insbesondere in initialen Stadien.

Die Psychosen wurden in der Klinik im abschließenden Überblick allesamt und geradezu rundum als Manien bezeichnet, es könnte insofern der Fall auch als "monoplar" manisch beschrieben werden. Demgegenüber ist sehr beachtlich, daß die Verlaufsnotizen im einzelnen (nicht selten mit Formulierungen sogar desselben Autors) ganz andere Gestaltungen, meist depressiver Art, enthalten. Auch halluzinatorische und agitiert-depressive Symptomatik wird immer wieder beschrieben. Alles tritt offenbar recht kurzfristig auf, wenn auch die klinischen Beschreiber bemüht bleiben, mit Wendungen wie "in den letzten Tagen" o. ä. Kontinuität zu sehen. Die Abbildung der klinischen Beschreibungen (mit ihren dahinterstehenden Leitbildern lediglich des Manischen und allenfalls noch des Depressiven, vielleicht auch noch des Mischbildhaften, wenn auch ohne weitere Differenzierung) auf den viel höher differenzierten Zustandsraum psychopathologischer Bilder der ChTh ist nicht einfach, im einzelnen aber sehr interessant, besonders wenn gezeigt werden kann, daß Halluzinatorisches, das der Kliniker sieht, zwanglos zum Ekstatischen gerechnet werden kann (wie die ChTh es als Zustand der MDE kennt).

Für den Vergleich zwischen empirischer Auffassung in den Dokumenten und theoretischer Vorhersage aus der Ablaufsordnung wurde eine siebenstufige Schätzskala ÜG (Übereinstimmungs-Grad) benutzt:

+3	volle Übereinstimmung
+2	gute Übereinstimmung
+1	eher Übereinstimmung
+ - 0	nicht entscheidbar
-1	eher Nicht-Übereinstimmung
-2	nicht gute Übereinstimmung
-3	volle Nicht-Übereinstimmung

Die Einschätzungen wurden den Kommentaren beigeschrieben (Ü=) und phasenweise ausgezählt (siehe Abb. 5). Der Gesamt-Übereinstimmungs-Grad kann als befriedigend angesehen werden, insbesondere, wenn man die große Unwahrscheinlichkeit einer Geordnetheit, die recht fragliche Qualität der Datendasis und die psychopathologischen Besonderheiten dieser Psychose bedenkt.

EH01 geb. 1922		19.17 LJ		Zyklus P = 63		Epoche E = 11. 10. 41			
A	B	C	D	E	F	G	H	I	K
Nr.	Beginn	Ende	Diagnose	Phase	Intervall	Differenzen		Komplexität	
1.	11. 10. 41	- 15. 12. 41	M	65	2767	0	- 2	1	44
2.	13. 07. 49	- 15. 09. 49	M	64	1135	3	2	1	18
3.	24. 10. 52	- 22. 12. 52	M	59	5	1	5	1	0
4.	27. 12. 52	- 02. 05. 53	M	126	4044	0	0	2	64
5.	28. 05. 64	- 16. 09. 64	M	111	1204	- 12	3	2	19
6.	03. 01. 68	- 02. 03. 68	M	59	312	- 4	0	1	5
7.	08. 01. 69	- 11. 03. 69	M	62	82	3	4	1	1
8.	01. 06. 69	- 22. 07. 69	D	51	0	- 15	- 3	1	-
	11. 10. 41 - 22. 07. 69 = 10146			597 + 9549 = 10146		57 3.56 = 5.65%		10 + 151 = 161 x 63 = 10143	

Abb. 1 Chronopathologische Struktur des Phasenkalenders von EH01.

1. Der Phasenkalender von EH01 umfaßt 8 Phasen (Spalte A) im Gesamtumfang von 10146 Tagen, die Psychose blieb im weiteren zwar aktiv, war aber ab 1969 unter Lithium soweit mitigiert, daß es (zumindest in den folgenden 10 Jahren) nicht mehr zu stationären Behandlungen kam.
2. Der Beginn der jeweils akuten Psychosen (Spalte B) und ihr klinisches Ende (C) wurden nach sorgfältiger Textinterpretation der Krankengeschichte (aber "chronopathologisch naiv") mit einem dafür als repräsentativ angesehenen einzelnen Tag datiert.
3. Diagnostisch handelt es sich (in erster Näherung) um "monopolare" Manien (M), die 8. Phase ist gehemmt-ängstlich depressiv (D).
4. Aus den Datierungen B und C ergeben sich die Phasenlängen E (Mittelwert 74.6 Tge) und die Intervall-Längen F (Mittelwert 1364 Tage 3.7 Jahre) in Tagen. Der Phasen / Intervallquotient hat den benignen Wert 1 : 16, dennoch handelt es sich klinisch um sehr schwere (maligne) Psychosen (mit 5 febrilen Hyperkinesen in den Phasen Nr. 1 und Nr. 5).
5. Der chronologisch geschlossenen Reihe der Werte in E und F kann mit der Frequenzanalyse INKA ein streng periodisches Modell mit der Periode ˆ63ˆ und der sehr hohen Distanz von 4.7 Standardabweichungen angepaßt werden, ausgehend von der Epoche E am 11. 10. 1941. Die Frequenzanalysen des Abschnitts A (mit den Phasen Nr. 1 bis Nr. 4) und des Abschnitts B (mit den Phasen Nr. 5 bis 8) ergeben identische Werte für P und E, die Zeitordnung ist ungestört durch das 11 Jahre lange Intervall hindurchgelaufen (welches möglicherweise weitere Phasen enthalten hat, die nicht stationär behandelt wurden). Auch der (experimentelle) Ausschluß der Phase Nr. 1 (sie war seinerzeit als "symptomatische Psychose bei postanginöser Sepsis" aufgefaßt worden) ergibt identische Werte: die Phase Nr. 1 muß als endogene Manie angesehen werden.
6. Das 63-Tage-Modell weicht um die Beträge in G und H von den Datierungen in E und F ab, die Differenzen betragen im Mittel 3.56 Tage, das sind nur 5.65% der Periode. Die Differenzen können als Fehlinterpretation bei der Textanalyse angesehen werden, was durch Reanalyse des Textes ("chronopathologisch wissend") kontrolliert werden kann.
7. Die Phasen sind simplex gebaut (wie auch das Intervall Nr. 7), nur die Phasen Nr. 4 und Nr. 5 sind duplex. Die Komplexitätsgrade K sind in den Spalten I und K angegeben. Das sich daraus ergebende Ablaufsmodell differiert um nur 3 Tage gegen den Gesamtumfang. Das Intervall Nr. 3 (von 5 Tagen Länge) hat den K-Grad Null, es handelt sich um eine sog. "Interimsmitigierung" (mit Entlassung und sofort folgender Wiederaufnahme), das schließt die Phasen Nr. 3 und Nr. 4 zu einer triplexen Phase zusammen (so gesehen hat umfaßt der Phasenkalender nur 7 Phasen).

NAME DES DATENSATZES= EH01 (DATEN VON NR.1 BIS 15)
AUSGEZEICHNETE PERIODE= 63 IM BEREICH VON 10 bis 100
AUSZEICHNUNG= 4.72176823 STANDARD-ABWEICHUNGEN
PHASENLAGE= -17
RECHENZEIT IN SEKUNDEN= 22.72
PROGRAMM MEGA (INKA),VERSION 3.10. GEAENDERT 10. 04. 95

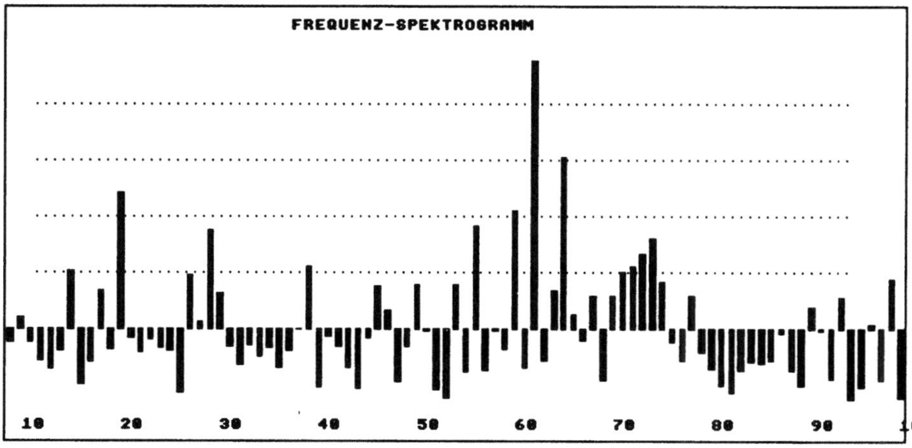

Abb. 2 Frequenzspektrogramm INKA der Daten aus den Spalten E und F der Tabelle 1

Das Programmsystem INKA verknüpft zunächst die Ausgangsdaten (d. h. die Phasen- und Intervall-Längen) in ihrer natürlichen Reihenfolge zu einer Kette von lfd. Tagesnummern, alternierend jeweils für Beginn und Ende jeder Phase. Diesem geschlossenen Datensatz wird sukzessive eine Reihe streng periodischer, theoretischer Modelle (im Bereich von P = 10 bis P = 100 und welche die gegebene Kalenderstruktur jeweils in ihren Umrissen berücksichtigen) dadurch angepaßt, daß nach der Methode der Minimierung der Summe quadrierter Abweichungen (C. F. GAUSS) eine optimale Phasenlage für jedes Modell aufgesucht wird. Das Kollektiv der so für jede Modellperiode (Abszisse) ermittelten Abweichungssummen wird z-transformiert und als Spektrum dargestellt, in ihm ist P = 63 mit dem (hochsignifikanten) Wert von 4.72 Standardabweichungen (Ordinate) vor allen übrigen geprüften Perioden ausgezeichnet. Neben der Periode P wird von INKA auch die optimale Phasenlage E ("Epoche") bestimmt (E = 11. 10. 1941), allerdings ist diese Bestimmung nicht auf +- 1 Tag genau (wie etwa die Sequenzanalyse SEQ).

Die Auszeichnungsgrade sind in erster Linie von den Ungenauigkeiten der Datierung und ihrer Verteilung abhängig, etwas aber auch von der untersuchten Phasenzahl und der Länge der Prüfperiode, allerdings in systematischer Weise. Die Verhältnisse können übersichtlich gemacht werden mit synthetischen Datensätzen, die aus "reinen" Perioden in den Umrissen eines repräsentativen Phasenkalenders konstruiert wurden und dann sukzessive mit aus Zufallszahlen ermittelten Abweichungen von bekannter Größe und Verteilung "verunreinigt" wurden. Auf diese Weise ist eine Eichung von INKA möglich.

Eine Split-half-Technik mit isolierter Spektrographie von einzelnen Abschnitten des Datensatzes liefert bei EH01 vergleichbare Ergebnisse. Auch der experimentelle Ausschluß des auffallend langen Intervalls zwischen den Phasen Nr. 4 und Nr. 5 (es ist 11 Jahre lang - unter Lithium-Prophylaxe) bestätigt die Analyse (und damit auch das erstaunliche, ungestörte Durchlaufen der Ordnung durch dieses Intervall, denn die zugehörigen Phasenlagen differieren nur um wenige Tage).

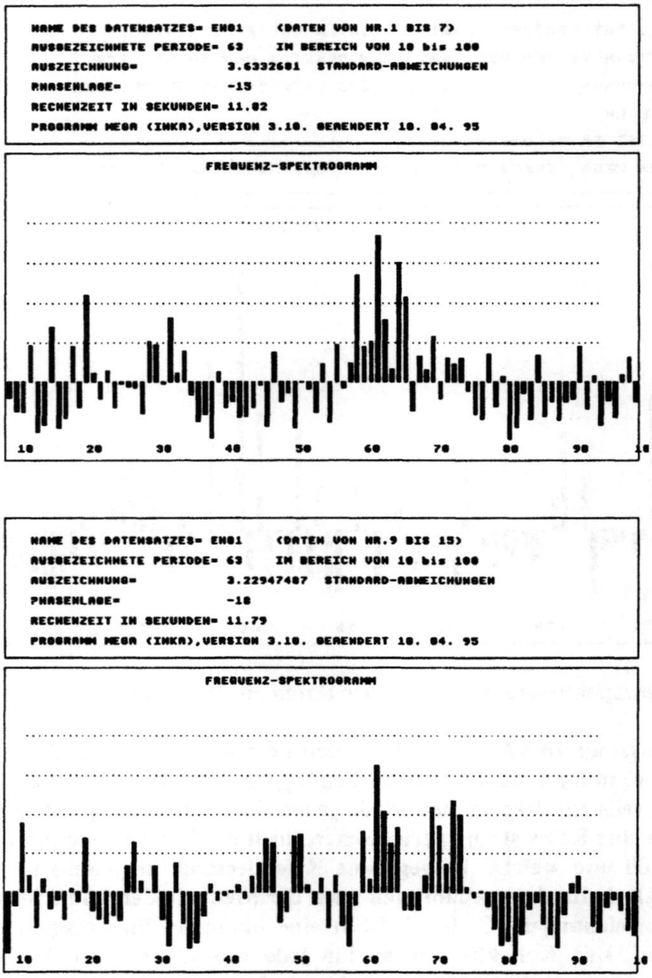

Abb. 3 **Split-half-Experiment des Phasenkalenders EH01.**

Der Datensatz enthält nach der 4.ten Phase ein auffallend langes Intervall (Daten Nr. 8). Es kann dazu benutzt werden, den Datensatz experimentell in zwei Hälften zu splitten.

Das obere Spektrum zeigt die Ergebnisse bei Verarbeitung der Daten Nr. 1 bis 7. Es ist die Periode ˆ63ˆ mit 3.63 Standarabweichungen ausgezeichnet bei einer optimalen Phasenlage von -15.

Das untere Spektrum zeigt die Ergebnisse bei Verarbeitung der Daten Nr. 9 bis 15. Es ist die Periode ˆ63ˆ ausgezeichnet mit 3.22 Standardabweichungen bei einer optimalen Phasenlage von -18.

Dieses Ergebnis ist sehr zufriedenstellend. Die ˆ63ˆ-Periode ist derart penetrant, daß sie auch in den sehr kurzen Datensätzen gefunden werden kann und zwar mit einer nahezu identischen Phasenlage, was ein Argument dafür ist, daß der Zyklus durch das lange Intervall Nr. 4 so gut wie ungestört hindurchgelaufen ist.

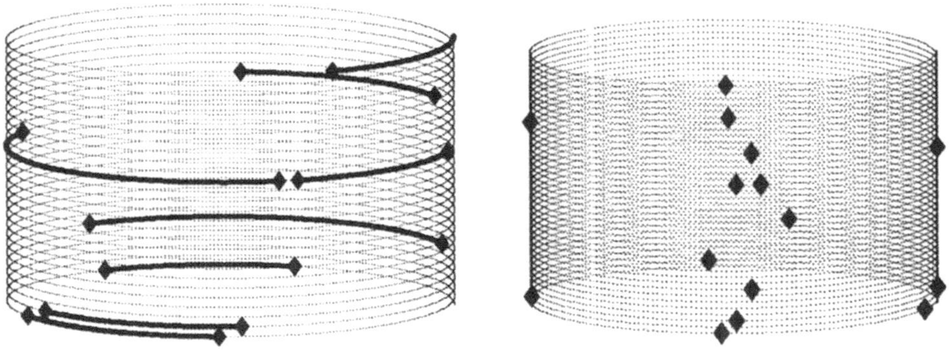

Abb. 4 Schema zur Zeitstruktur des Phasenkalenders von EH01 nach der ChTh.

Der Ablauf der Zeit ist als zylindrische Schraubenlinie (im Uhrzeigersinn und absteigend) perspektivisch dargestellt. Ein Umlauf in der linken Figur entspricht einem Jahr. In der rechten Figur dagegen ist ein Umlauf in vier gleiche Abschnitte geteilt, deren jeder die Länge eines Zyklus (in diesem Beispiel von 63 Tagen) hat (ein Umlauf dauert dann 252 Tage, das sind etwa 8 Monate). Dies ist nicht die (zwar vertraute, aber unanschauliche) kalendarische, sondern eine "endochrone" (ChTh) Gliederung der Zeit. Beide Figuren stellen alle 8 Phasen von EH01 dar. Anfang und Ende jeder Phase sind mit einer rautenförmigen Marke datiert. Das Beispiel enthält im ganzen 161 (psychotische oder intervalläre) Zyklen in 28 Jahren. Die Abbildung dient vor allem der Erläuterung des Prizips der Komplexität. Probleme der Datierungsgenauigkeit und fehlertheoretische Erwägungen werden ignoriert. Die linke Figur enthält die empirische Daten (kalendarisch), die rechte zeigt dieselben Daten in denselben Abständen (in ihrer endochronen Ordnung).

Nach der ChTh bildet die Reihe der Phasen und Intervalle NICHT eine Serie von Rezidiven (mit dem Neubeginn einer Phase im rhythmologischen "Irgendwo", d. h. zufälligen Intervall-Längen), sondern ein Kontinuum dicht aufeinanderfolgender, jeweils genau gleichlanger (nämlich chronopathologisch determinierter) Zyklen, die in weitgehend zufälliger Verteilung entweder eine akut psychotische oder eine intervalläre Erscheinungsoberfläche haben. Die Verteilung der Anzahl psychotischer Zyklen innerhalb einer Phase ist aber sehr verschieden von der Verteilung der Anzahl von Zyklen, aus denen sich jeweils ein Intervall zusammensetzt: recht genau die Hälfte aller Phasen besteht aus nur einem Zyklus, Intervalle aus nur einem Zyklus kommen vor, sind aber selten, meist sind sie komplex gebaut. Die Anzahl von Zyklen in einer Phase oder einem Intervall wird als "Komplexitätsgrad" bezeichnet und mit K symbolisiert.
Die Phasen Nr. 1, 2, 3 und 6, 7, 8 umfassen jeweils einen einzigen Zyklus (sie sind "simplex"). Die Phasen Nr. 4 und 5 umfassen jeweils 2 Zyklen (sie sind "duplex").
Die Intervalle sind in diesem Beispiel z. T. (Nr. 1 und Nr. 4) hochkomplex (unter Lithium), es gibt 1 simplexes Intervall (Nr. 7). Das Intervall Nr. 3 ist ein "Null-Intervall", d. h. die Phasen Nr. 3 und Nr. 4 bilden eigentl. ein einzige triplexe Phase.

Nr. der Phase:	**1**	**2**	**3**	**4**	**5**	**6**	**7**	**8**
K-Grade der Phasen:	**1**	**1**	**1**	**2**	**2**	**1**	**1**	**1**
K-Grade der Intervalle:	**44**	**18**	**0**	**64**	**19**	**5**	**1**	**-**

Die kalendarische Anordnung (links) erweckt den Anschein von Regellosigkeit und ist quasi "chaotisch". Wenn aber die Zykluslänge aus der Spektrographie des Phasenkalenders bekannt ist (für die graphische Organisation der "Zeitspirale"), liegen Anfang UND Ende jeder Phase in der Graphik (rechts) genau unter einer der Marken: es erscheint sinnfällig die (klinisch nicht offenkundige) tatsächliche Geordnetheit des Ablaufs.

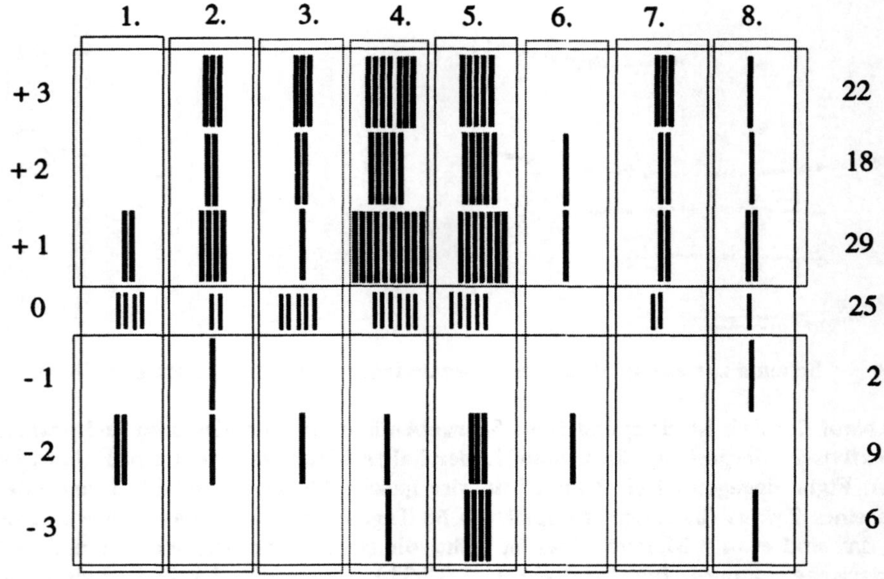

Abb. 5 **Verteilung der Übereinstimmungsgrade auf die 8 Phasen.**

Wenn der Grad der Übereinstimmung zwischen den empirischen Codierungen (n = 131) und den theoretischen Vorhersagen, so wie sie sich aus der Zeitordnung errechnen lassen, mit einer siebenstufigen Schätzskala (Zeilen) eingeschätzt wird (wobei ein konservatives Vorgehen bevorzugt wurde) und das nach Phasen getrennt tut (Spalten), so zeigt sich im ganzen ein kräftiges Überwiegen der positiven Übereinstimmungen.

Bei Zusammenfassung der drei positiven Übereinstimmungsgrade (+3, +2 und +1) zu einer Klasse (n = 69) und Zusammenfassung der drei (negativen) Nicht-Übereinstimmungsgrade zu einer anderen Klasse (n = 17) überwiegen die positiven Beurteilungen wie 4.06 : 1.

In der (hochpsychotischen) Phase Nr. 4 (n = 30) beträgt das Verhältnis 11 : 1.

Nur 4.58% aller Bewertungen stellen "volle Nicht-Übereinstimmung" fest, das bedarf dennoch der Aufklärung im einzelnen, wofür im Rahmen dieser Studie jedoch keine Methoden verfügbar sind. Der Frage ließe sich allenfalls in einer Direkterhebung nachgehen.

Literaturverzeichnis

Mizukawa R, Ishiguro S, Takada H, Kishimoto A, Ogura Ch, Hazama H: Long-Term Observation of a Manic-Depressive Patient With Rapid Cycles. Biol. Psychiatry 1991 29 671 - 678

Mizukawa R, Iitsuka M,Hazama H, Ueda K, Tsushima J, Sugihara T, Kaneda W: Periodicity of Episode Occurrences in Rapid Cycling Affective Disorders. Biol Psychiatry 1992 32 652 - 667

Mizukawa R, Tsushima J, Takada T, Nagabuchi T, Watanabe K, Hazama H: Periodicity and prediction of mania onsets in bipolar I affective disorders. Psychiatry and Clinical Neurosciences 1996 50 251 - 255

Petrilowitsch, N.: Beitrag zur Frage der Provokation endogener Psychosen durch exogene Schäden. Arch. Psychiat. Nervenkr. 198 (1959) 399 - 404

Supprian, U.: Über die chronopathologische Struktur einiger langer Katamnesen bei manisch-depressiver Erkrankung.
Fortschr. Neurol. Psychiat. 43 575 - 601 (1975)

Supprian, U.: Zeit und Psychose. Studien zur inneren Ablaufsgestalt des Manisch - Depressiven. Verlag Dr. R. Krämer, Hamburg 1992. ISBN 3 - 92 69 52 - 63 - 6

Supprian, U.: Verrückt und Verlssen. Über die "ganze Wirklichkeit" einer phasischen Psychose. Ein psychiatrisches Lesebuch zu Wesen und Begriff des Endogenen mit chronopathologischen Analysen und epikritischen Kommentaren einer manisch - depressiven Psychose.
Verlag Dr. R. Krämer, Hamburg 1992. ISBN 3 - 92 69 52 - 58 - X

Supprian, U.: Chronobiologische Gestalten endogener Psychosen. Beltz Psychologie Verlags Union, Weinheim 1993. ISBN 3 - 621 - 27183 -X

Phase Nr. 1
Stationäre Behandlung vom 07. 10. 41 - 19. 12. 41 (AK Barmbeck, HNO-Abtlg., Neurol. Abtlg.)
Primär-Datierung der (chronopathol. naiven) Erstlekture: D_A = 11. 10. 41 D_E = 15. 12. 41
Errechnete Termine (mit der Periode P = 63 und der Epoche E = 06. 10. 41):
ET_A = 06. 10. 41 ET_E = 08. 12. 41

Textzitate zur Datierung des Beginns:

1. 09. 10. 41 [4 - 1] Tonsillektomie li.

Die noch heute sichtbare große Operationsnarbe am Hals und gewisse Einzelheiten der Epikrise (wie "Sepsis" und "schwere Infektion", siehe Nr. 9) weisen auf eine hochakute und gravierende Allgemeinerkrankung (und vielleicht auch eine Notoperation) hin (über die keine weiteren Unterlagen zugänglich sind), von der denkbar ist, daß diese mit ihren Erscheinungen und Auswirkungen eine zu der Zeit bereits bestehende (bzw. soeben frisch ausgebrochene) endogene Symptomatik überdeckt haben könnte, wie man auch ansonsten sieht, daß schwere organische Krankheiten die Bilder des Endogenen verdrängen können. Die chronopathologische Analyse des weiteren Verlaufs legt es nahe, den Beginn der (endogen) psychotischen Symptomatik bereits auf den 06. 10. 41 zu datieren, d. h. schon 3 Tage vor der Operation.

4
4MM(1)2DDEE41GG2EEE32GGM4E3DD2MMMNDDDE4M1G2DEEENGGG4EE3D2GMM43DDD

2. 13. 10. 41 [8 - E] Pat. wurde psychisch auffällig, machte einen verwirrten Eindruck.

Man darf sich vielleicht vorstellen, daß an den Tagen vom 9. bis zum 13. ein Übergang von postnarkotischer und febriler, exogener Symptomatik (wie er für den Operateur noch tolerabel sein kann) in "psychische Auffälligkeit" anderer Art stattgefunden hat, der ersteinmal ein gewisses Ausmaß erreichen muß, um reflektierbar zu sein und sei es als Eindruck von Verrwirrtheit, was in diesem Kontext psychopathologisch nicht näher ausgelegt werden kann.
Ü= 0

3. 16. 10. 41 [11 - 1] In der Nacht trotz Luminal und Pantopon äußerst unruhig und kaum im Bett zu halten. Verlegung auf die neurol. Abtlg. Psychotisches Zustandsbild. Kein Befund für Encephalitis oder Meningitis.

Die Verlegung erfolgt auf die Neurolog. Abtlg., da das AK Barmbeck nicht über eine Psychiatrische Abtlg. verfügte. Man darf sich des weiteren vielleicht auch vorstellen, daß die

möglicherweise durch den Konsiliarius der Neurologie ausgeschlossene hirnorganische Symptomatik (jedenfalls im diagnostischen Bereich Encephalitis oder Meningitis - als Komplikation der Tonsillitis) dem "psychotischen Zustandsbild" das Epitheton des Endogenen nahelegt, wenngleich der Terminus im ganzen Verlauf dieser Phase in den Dokumenten nicht auftaucht.

Ü= 0

Textzitate zum weiteren Verlauf der akuten Psychose und ihres Endes:

4. 18. 10. 41 [13 - G] Hochgradig motorisch unruhig, desorientiert.

Die endogene Determination der psychopathogischen Binnenstruktur dieses Zyklus benennt für diesen Tag ein agitiert-depressives Bild mit seiner motorischen Unruhe und dem häufig dabei kräftig ausgeprägten Wissen (im Sinne angstvoller Wahngewißheit), sich am durchaus falschen Ort zu befinden, was die Feststellung von Desorientiertheit erläutern könnte. Indessen ist der ganze Verlauf so spärlich dokumentiert und vor allem so unübersichtlich in seiner exogen-endogenen Psychopathologie (im Sinne der Mischpsychose) und überdies wohl auch bestimmt durch die oft sehr untypisch geprägte (bzw. noch nicht typisch manisch-depressiv geprägte) Erscheinungsweise der ersten Phase, daß die Notiz sicher nur auf das Fortdauern von Akuität weist.

Ü= +1

5. 25. 10. 41 [20 - G] Nach vorübergehendem Temperturanstieg heute klar.

Für diese Notiz können ähnliche Überlegungen, wie unter Nr. 4., angestellt werden.

Ü= 0

6. 28. 10. 41 [23 - 4] Flötet beständig.

Die endogene Binnenstruktur weist diesen Tag als euphorisch (im Sinne des Mischbildes Typ 4) und den vorhergehenden als manisch geprägt aus, wozu das beständige Flöten gut passen könnte. Es muß jedenfalls so aufdringlich gewesen sein, daß es eine Notiz veranlaßt hat.

Ü= +1

7. 30. 10. 41 [25 - 3] Braucht nachts wegen der psycho-motorischen Unruhe Morphin/Scop. Socken, Bettzeug sind stets zerwühlt.

Die zugrundeliegende endogene Psychose wird von der (psychotischen) Allgemeinerkrankung überspült, jedenfalls geht es bei der Sichtpsychose nicht um das endochron avisierte passive Bild.

Ü= - 1

8. 08. 11. 41 [34 - D] In den letzten Tagen immer mehr das Bild einer (psychogenen) Chorea.

Zu dieser merkwürdigen Feststellung kann nur angemerkt werden, daß es zwar eine gut stabilisierte Tradition gibt, im Rahmen schizophrener Psychosen sehr wohl Besonderheiten der Motorik zu beachten und zu beschreiben, wie etwa eine eigentümliche Eckigkeit oder den Verlust der natürlichen Anmut (und vieles mehr), daß aber für Bereich phasischer, oder enger gefaßt, manisch-depressiver Psychosen eine solche Aufmerksamkeits-Stabilisierung offenbar in gleichem Maße nicht besteht, obwohl diese Psychosen gleichfalls durchaus eine Fülle von motorischen Besonderheiten bieten können, wie etwa die Gebundenheit und den hoheitsvollen Gang in der Ekstase E und "imperiale Gesten" in der Euphorie Typ 4, oder die vielen ziellos und frühzeitig wieder abbrechenden Handlungsansätze der agitierten Depression (während die gehemmte Depression "nichts beginnt"). Diese Notiz geht aber viel weiter und nennt den Namen der Chorea, sogar in der Variante "psychogen", vielleicht um das Merkwürdige zu betonen (und jedenfalls um die fortdauernde Akuität zu dokumentieren).

Ü= - 2

9. 27. 11. 41 [53 - 3] Die choreatiformen Bewegungen der Hände etwas weniger, ist im ganzen etwas ruhiger, bittet, aufstehen zu dürfen, voll orientiert.

Der endogene Zyklus geht seinem determinierten Ende entgegen.

Ü= 0

53

4MM12DDEE41GG2EEE32GGM4E3DD2MMMNDDDE4M1G2DEEENGGG4EE(3)D2GMM43DDD

--08. 12. 41

10. 19. 12. 41 [12 - G] Mit Wohlbefinden entlassen.

Inzwischen ist das determinierte Zyklusende (klinisch unbemerkt, jedenfalls ohne Dokumentation) am 08. 12. 41 passiert. Offenbar hat man angesichts der dramatischen und bedrohlichen (jedenfalls kaum verständlichen) Erscheinungsbilder noch eine gewisse (11 Tage lange) Nachbeobachtungszeit sicherheitshalber verstreichen lassen (wie man damals bei endogenen Psychosen überhaupt tat und darin gut beraten war. Inzwischen hat man vielerorts von sozialpsychiatrischer Seite die Behütung durch stationäre Behandlung nachgerade verteufelt und propagiert stattdessen ambulante "Nachsorgeketten". Niemand hat deren Suizide gezählt). Die trockene Feststellung "Wohlbefinden" dürfte ebensowenig in ihrer inhaltlichen Berechtigung zu bezweifeln sein, wie man sich doch nach allem darüber auch wundern mag (aber das Endogene nimmt sein Ende aus inneren Gründen). Vom ersten bis zum letzten Tag der stationären Behandlung sind 73 Tage vergangen, davon waren 45 Tage dokumentierter Weise psychotisch. Dieser Anzahl sind sicherlich etliche

Tage vorher und vielleicht auch einige Tage nachher hinzuzuzählen, für welche aber Notizen fehlen, dennoch kann akute Psychotizität angenommen werden, so daß die eigentliche psychotische Zeit länger ist als 45 Tage und kürzer als 73 Tage (zu vermuten sind 65 Tage). Die bei diesen Überlegungen angenommene Epoche (als rechentechnisches Bezugsdatum - und in diesem Fall auch als eigentlicher Beginn) am 06. 10. 41 wird für die weitere chronopathologische Analyse der folgenden Phasen festgehalten. Im Lichte dieser Analysen stellt sich nämlich das hiesige Geschehen als erste endogene Phase dar (jedenfalls in chronopathologischer Hinsicht, in psychopathologischer Hinsicht bleibt vieles unklar. Die ChTh sieht indessen das Primat des erklärenden Zugriffs ohnehin bei der Chronopathologie).
Ü= - 2

Epikrise: Es hat sich um eine postanginöse Sepsis gehandelt, in deren Verlauf sich als Ausdruck der schweren Infektion eine symptomatische Psychose herausbildete mit Desorientiertheit, Blasen- und Mastdarmstörungen, ausgeprägten choreatiformen Bewegungen bei allgemeiner erheblicher Unruhe. Die Prognose verschlechterte sich vorübergehend durch eine pneumonische Infiltration im li. Unterlappen, bei der vorübergehend der Verdacht auf einen metastatischen Lungenabszess bestand, der röntgenol. nicht betätigt wurde.

Nimmt man das Erscheinungsbild dieser Psychose so, wie es in den dokumentierten Wörtern mit psychopathologischer Leitfunktion dargestellt ist, so handelt es sich bei dieser ersten Phase zumindest nicht um das typische Bild einer manisch-depressiven Psychose, wenngleich Wörter wie "äußerst unruhig", "motorisch unruhig", "flötet beständig" und "psychomotorische Unruhe" dabei durchaus vorkommen können. Aber "verwirrt" und "desorientiert" sind schon recht merkwürdig (siehe aber Nr. 128) und "choreatiform" gehört sicherlich nicht dazu. Möglicherweise hat es sich aber um eine febrile Hyperkinese gehandelt (wie sie auch in den späteren Psychosen dieser Patientin aufgetreten ist, in der Phase Nr. 5 sogar mehrfach. Dazu könnte dann auch der Verdacht auf eine pulmonale Infektion gehören, denn ähnliches ereignete sich in nahezu siegelhafter Prägung wiederholt. Dann könnte die hier dokumentierte Desorientiertheit nicht Hinweis auf eine hirnorganische Ätiologie der Psychose sein, sondern lediglich Ausdruck ihres besonderen Schweregrades. Vorerst spricht für das Vorliegen einer MDI-Psychose eigentlich nur das spontane und recht rasche Eintreten des Endes, so als habe die endochron determinierte Dauer ihr Maß gefunden (um bereits chronopathologisch zu argumentieren). Die eigentliche chronopathologische Analyse aus dem Überblick über die gesamte Reihe der Phasen zeigt, daß die erste Phase trotz ihres eigentümlichen psychopathologischen Gepräges doch als MDI-Psychose aufgefaßt werden muß, denn sie eröffnet jene Ablaufsordnung aus dichtgefügten 63-Tage-Zyklen, auf welcher auch alle übrigen Phasen liegen. Im übrigen dauert diese erste Phase in der Primär-Interpretation des Krankenblatt-Textes 65 Tage, man hätte dem Text nach genausogut des Ende auf den 08. 12. 41 legen dürfen und hätte damit den ersten 63-Tages-Zyklus auf den Tag genau gefaßt.

(Das Intervall umfaßt 44 Zyklen)

Phase Nr. 2
Stationäre Behandlung vom 28. 07. 49 bis zum 19. 10. 49 (UKE)
Primär-Datierung aus (chronopathol. "naiver") Erstlekture: D_A = 13. 07. 49 D_E = 15. 09. 49
Errechnete Termine (Periode P = 63, Epoche E = 07. 10. 41):
ET_A = 12. 07. 49 ET_E = 13. 09. 49

Textzitate zur Zwischenanamnese und zur Datierung des Beginn:

11. 28. 07. 49 (Ref. Ehemann:) unauffällig bis zum 12. 07. 49. [1 - 4] Sei jetzt im Hause nicht mehr lenkbar gewesen, tat, was sie wollte, wußte alles besser, nahm keinen Rat an und war widerborstig, wie man es sonst niemals von ihr gewohnt gewesen war. Gestern wollte sie trotz ihres Zustandes noch einen Betriebsausflug machen, soll sich dabei unmöglich aufgeführt haben.
Es ist wiederholt gegen die ChTh skeptisch eingewendet worden, sie rechne mit Daten, die sich in den Dokumenten (jedenfalls mit der notwendig erscheinenden numerischen Schärfe) nicht fänden. Die Verteidigung, es werde ja nicht mit Daten gerechnet, die sich in den Dokumenten nicht finden, wurde nicht angehört. Das technische Vorgehen bei der Textinterpretation zur Datierung des Beginns oder des Endes besteht darin, daß der (objektseitig) kontinuierliche (oder sonstwie stetige), mehr oder weniger allmähliche oder auch plötzliche Übergang von Normalität zu Akuität (und umgekehrt) im Bereich sehr vieler oder auch ganz weniger Tage in den Dokumenten nur mit distinkten, stützpunktartigen Notizen abgebildet wird, die lediglich gewissermaßen provisorisch mit einem einzelnen Tag inmitten eines solchen (oft sehr wohl erkennbaren) Bereichs repräsentiert wird (mit welchem im weiteren gerechnet wird), daß ihm aber eine Umdatierungsmöglichkeit zugeschrieben wird, deren Größe rechnerisch bestimmt und deren sachliche Berechtigung bei der Re-interpratation der Texte im Lichte des streng periodischen Modells untersucht werden kann. Diese Umdatierungsmöglichkeit unterliegt auch systematischen Beschränkungen und ist keineswegs Ausdruck einer Beliebigkeit, als z. B. am Beginn niemals hinter das in aller Regel sehr gut festliegende Datum der stationären Aufnahme zurückdatiert werden kann, denn niemand kommt zuerst zur Aufnahme und erkrankt danach.
Die Angabe des Ehemannes: "unauffällig bis zum 12. 07. 49" ist von denkbar großer Eindeutigkeit. Die Analyse zeigt, daß es sich genau um den ersten Tag des neuen psychotischen Zyklus handelt (es ist, von der Epoche 06. 10. 41 an gerechnet, der 45. Zyklus). Die chronopathologische Analyse der Binnenstruktur dieses Zyklus, d. h. der Psychopathologie in den folgenden Notizen Nr. 11 bis Nr. 24 legt es allerdings nahe, einen Schalttag anzunehmen und von 1949 an mit der um einen Tag verschobenen Epoche 07. 10. 41 zu rechnen. Wo dieser Schalttag im einzelnen gelegen hat, kann wegen fehlender Dokumentation nicht näher bestimmt werden. Immerhin war das vorhergehende Intervall 2772 Tage lang (das sind 7.5 Jahre). Das Vorkommen von Schalttagen ist bereits aus der Beobachtung von 48-Std-Psychosen bekannt (hier allerdings noch nicht unter diesem Namen) und aus der Analyse einer 11 Jahre währenden 28-Tages-Psychose (in: "Verrückt und Verlassen"). Als Schalttag wird der Übergang vom Ende eines Zyklus (mit den Tagesnummern 1, 2, . . . n-2, n-1, n, wenn n die Zykluslänge ist) zum Beginn des nächsten Zyklus (mit den Tagen 1, 2, 3, . . . n) unter Einschaltung eines zusätzlichen Tages mit der Zählnummer 0 (und der zu vermutenden Psychopathologie N) bezeichnet: 1, 2, . . . n-2, n-1, n, 0, 1, 2, 3 . . . n. Mit der Psychopathologie eines 63-Tages-Zyklus lautet ein normaler Übergang in einer duplexen Phase D D D 4 M M. Bei einem Schalttag würde er lauten: D D D N 4 M M. Die Verhältnisse werden allerdings dadurch kompliziert, daß bei Schalttagen wahrscheinlich die Psychopathologie des Intervalls berücksichtigt werden muß. Schalttage

sind - soweit sich das bisher übersehen läßt - relativ zu der Zahl betrachteter Zyklen selten bzw. sehr selten (EH01 umfaßt insgesamt 161 Zyklen, alle grenzen lückenlos aneinander, bis auf die erwähnten zwei Ausnahmen durch Schalttage). Es ist aber zu bedenken, daß Schalttage für die Analyse ein ernstes technisches Problem darstellen, so daß sie denkbarerweise bisher überhaupt nur dort aufgefunden worden sind, wo die Analysen gelungen sind, eben weil die Schalttage selten waren. Der Fall EH01 enthält einen Schalttag irgendwo vor der Phase Nr. 5 und einen 2. vor der Phase Nr. 7. Die Frequenzanalysen INKA nehmen darauf keine Rücksicht, die Sequenzanalysen SEQ rechnen mit der Epoche 6. 10. 41 bis 1949, mit dem 7. 10. 41 bis 1953 und danach mit dem 8. 10. 41.
Ü= +3

1
4MM12DDEE41GG2EEE32GGM4E3DD2MMMNDDDE4M1G2DEEENGGG4EE3D2GMM43DDD

12. 28. 07. 49 [17 - E] Überschüttet den Untersucher sofort mit einem Schwall von Reden. Warum sie jetzt in diesem Zustand sei, das sei ja ganz erklärlich ... so sei das doch ein Grund um verrückt zu werden vor Glück. Bevor sie in diesen Zustand kam, sei es seelisch sehr schlecht gegangen. sehr lebendig, spritzt mit ihren Einfällen herum, hyperprosektisch, es entgeht ihr kein Eindruck, keine Wahrnehmung, die nicht sofort bemerkt, umgesetzt und glossiert wird, deutlich gehobene Stimmung, enthemmt, weitschweifig, gesteigertes Tempo, ideenreich und sprachgewandt. zerreißt ihr Hemd.
Die Binnenstruktur determiniert diesen Tag als ekstatisch. Ekstatische Zustände gehörten in ihrer spezifischen Psychopathologie nun zwar nicht zu dem Leitbildbestand, unter welchem seinerzeit die klinischen Beoachtungen und Beschreibungen gemacht worden sind, vielmehr stand dafür nur das (allerdings in vielen Zügen eng verwandte) Bild der Manie zur Verfügung. Die klinischen Beschreibungen benutzen ganz überwiegend das Vokabular der Manie. Dennoch sind zwei sehr spezifische Leitwörter darin enthalten: "Glück" (das Glück der "Angst/Glücks-Psychose") und "zerreißt ihr Hemd" (wie es die ekstatischen Propheten taten). Die Normsequenz zeigt, daß dieser Ekstase drei depressive Tage voraufgegangen sind, von denen die Patientin offenbar auch spricht: "Bevor sie in diesen Zustand kam, sei es seelisch sehr schlecht gegangen".
Ü= +3

Textzitate zum Verlauf der akuten Psychose und ihres Endes:

13. 29. 07. 49 [18 - 3] keine Änderung: gehobene Stimmung, Rededrang, ideenflüchtig, weitschweifend, gehobenes Selbstgefühl, distanzlos, frech, bezeichnet jeden, der an ihr Bett tritt, als ihren Liebling, unlenkbar und bettflüchtig.
"Keine Änderung" weist daraufhin, daß nur überblickshaft, nicht tageweise berichtet wird
Ü= 0

14. 30. 07. 49 [19 - 2] E-Schock.

15. 10. 08. 49 [30 - M] im ganzen in den Nachmittagsstunden ruhiger, zeigt aber immer noch ihr gehobenes Selbstgefühl und blieb in gehobener Stimmung.
Gestern und heute (und für morgen) ist endochron ein manisches Bild angesagt, das sich mit "gehobenem Selbstgefühl" und "gehobener Stimmung" sehr markant anzeigt.
Ü= +3

16. 17. 08. 49 [37 - 4] In den letzten Tagen sehr laut, dabei auch etwas gereizt, jedoch immer in gehobener Stimmung.
Die Beschreibung trifft gut den heutigen Tag. Der Hinweis "in den letzten Tagen" mag dem Kontinuierungs-Bedürfnis der Beschreiber folgen.
Ü= +2

17. 23. 08. 49 [43 - E] In ihren spontanen sprachlichen Äußerungen etwas ruhiger. Nicht mehr gereizt, jedoch keine Schwankungen ins Depressive bisher beobachtet. Meint selbst, sie habe Quasselwasser genommen, ihr herrischer Ton rühre vom Umgang mit den Männern auf der Sparkasse.
Tatsächlich war der Ton der Patientin nicht selten recht auffallend, vielleicht geht es hier aber um eine oberflächliche Rationalisierung (nach Ermahnung?) der besonderen ekstatischen Äußerungsform (der Verkündigung, Herablassung etc.).
Ü= +1

18. 30. 08. 49 [50 - 4] Etwas ruhiger geworden, redet allerdings noch ziemlich viel, ist auch sehr drängelnd und aufdringlich.
Drängelei und Aufdringlichkeit können sehr wohl in das Bild der agitierten Depression gehören, welche die Vortage kennzeichnete.
Ü= +1

19. 10. 09. 49 [61 - D] Besserung hat angehalten und noch weiter Fortschritte gemacht, scheint aus der Verstimmung langsam herauszugleiten, wesentlich besser lenkbar, zeitweise sogar recht einsichtig.
Der Kliniker sieht richtig das herannahende Phasenende (es ist für den 13. 09. 49 determiniert).
Ü= +1

61
4MM12DDEE41GG2EEE32GGM4E3DD2MMMNDDDE4M1G2DEEENGGG4EE3D2GMM43DDD

---*13. 09. 49*

20. 20. 09. 49 [8 - E] Im Ganzen hat sich die Besserung weiter gehalten.
Der endochronen Ordnung nach herrscht jetzt das Intervall.
Ü= +1

21. 25. 09. 49 [13 - G] Jetzt ruhig und gut eingeordnet, zwar nicht gerade schüchtern, aber doch vollständig geordnet, einsichtig und lenkbar. Stimmung hypomanisch.
Die sehr nett zurückhaltende Wendung: "nicht gerade schüchtern" kennzeichnet treffend das unpsychotische Naturell der Patientin.
Ü= - 1

22. 30. 09. 49 [18 - 3] noch weitschweifig, leicht hypomanisch, im ganzen aber doch weitere Besserung.
Offenbar sind die Schwankungsamplituden recht niedrig und die jeweilige Psychopathologie deswegen nicht sehr bild-typisch.
Ü= - 2

23. 04. 10. 49 [22 - M] Pat. ist noch immer leicht hypomanisch, sehr betriebsam, leicht gereizt, aber doch gut lenkbar und einsichtig. Beurlaubt.
Es geht hier nicht mehr um die akute Psychose, sondern das glücklich erreichte Intervall. Dieses ist jedoch (noch) nicht "frei", sondern enthält psychopathologisch relevante Symptomatik, diese folgt gleichfalls der Binnenstruktur. Wenn das intervalläre Störsyndrom kräftiger ausgeprägt ist (und das Intervall lang oder sehr lang), können in geeigneten Einzelfällen sogar daraus die rhythmologischen Parameter bestimmt werden (das gelang z. B. bei SL1043), was auf die systematische Kohärenz von Phase und Intervall hinweist im Sinne eines Prozeßkontinuums, in welchem zwar die Schwankungsamplituden modulieren, nicht aber die Periodenlängen. Endochron geht es um einen manischen Tag und der Beschreiber sieht auch Hypomanie.
Ü= +2

24. 19. 10. 49 [37 - 4] Die Pat. stellt sich mit der Mutter vor. Die Besserung scheint während des Urlaubs angehalten zu haben. Sie ist im ganzen geordnet, gezügelt und gehalten. Wird heute arbeitsfähig entlassen.
Nach dem eigentlichen Phasenende scheint es noch zu einer Nachschwankung gekommen zu sein, oder es hat sich um einen sog. "terrassierten Verlauf " gehandelt, bei welchem die Akuität stufenweise an den Zyklusgrenzen nachläßt. Die recht spärliche Dokumentation gibt in diese Verhältnisse keinen Einblick (sie wurde indessen nicht unter den quantitativen Bedürfnissen - und den beobachtungssprachlichen Vorentscheidungen - dieser Analysen angelegt).
Ü= 0

(Das Intervall umfaßt 18 Zyklen)

Phase Nr. 3
Stationäre Behandlung vom 01. 11. 52 bis zum 22. 12. 52 (UKE)
Primär-Datierung aus (chronopathol. "naiver") Erstlekture: D_A =24. 10. 52 D_E = 22. 12. 52
Errechnete Termine (Periode P = 63, Epoche E = 07. 10. 41):
ET_A = 21. 10. 52 ET_E = 23. 12. 52

Textzitate zur Datierung des Beginns:

25. 01. 11. 52 (Ref. Ehemann:) Die Pat. sei von Herrn Dr. S. behandelt worden und habe sich gegen eine Einweisung in unsere Klinik gesträubt. Einweisung nunmehr über das Ordnungsamt. Am 19. 10. 52 [62 - D] entbunden. Gesunder Junge. Am 24. 10. 52 [4 - 1] sei die Pat bereits sehr lebhaft gewesen, habe viel mehr gesprochen als sonst. Keine Ruhe zum Lesen gefunden. Am 28. 10. [8 - E] habe Ref., als er vom Nachtdienst als Polizist nach Hause kam, die Pat. bereits vor dem Bilde des verstorbenen Vaters in aufgeputzter Kleidung angetroffen. Seit dieser Zeit sei die Pat. nicht mehr zu bändigen gewesen, habe den ganzen Tag in der Wohnung herumgekramt, noch am späten Abend mehrfach die Kleidung gewechselt, habe bei ihrem Packen alles in der Wohnung umhergestreut, sei sehr laut gewesen, habe herumgetanzt und verschiedentlich die Absicht geäußert. sich zu ihrem verstorbenen Vater auf den Friedhof zu begeben, um endlich lebendig begraben zu werden und Ruhe zu finden.
Das feststehende Datum der Geburt dürfte im Referat ein Fixpunkt für die dadurch

verläßlich werdende Datierung der weiteren Ereignisse gewesen sein. Der Beginn psychischer Auffälligkeiten ("bereits sehr lebhaft") liegt im allersten Beginn des 64.ten Zyklus (Epoche wie bei der vorhergehenden Phase), d. h. die Psychose beginnt am 5.ten Tag post partum. Nach den Untersuchungen von PETRILOWITSCH sind diese Psychosen schwer und langdauernd, was auch auf diesen Verlauf zutrifft. Die merkwürdige Szene am 28. ("vor dem Bild des Vaters in aufgeputzter Kleidung") gehört zu einem ekstatischen Tag. Aus Zeitgestaltanalysen etlicher anderer Fälle ist bekannt, daß die ekstatische Erlebnislage oft einen erhöhten Stellenwert der Rolle des Vaters (der Mutter, Gottes . . .) heraufführt. "Vater" ist ein recht verläßliches Leitwort für Ekstase. Weitere markante Ereignisse sind zwar nicht im einzelnen datiert, sie treten aber im Text gerade in jener Reihenfolge auf, mit der die sie typischerweise tragenden psychopathologischen Verfassungen in der determinierten Sequenz figurieren: "Herumtanzen" ist ein Leitwort für Euphorie Typ 4 (Tag Nr. 10) und "lebendig begraben" gehört zur agitierten Depression (Tag Nr. 12).
Ü= +3

1
④MM12DDEE41GG2EEE32GGM4E3DD2MMMNDDDE4M1G2DEEENGGG4EE3D2GMM43DDD

26. 24.10.52
(Die Textstelle erwies sich bei der Interpretation als nicht verständlich)

Textzitate zum Verlauf der akuten Psychose und ihres Endes:

27. 01. 11. 52 [12 - G] in der Stimmung deutlich gehoben, bei gesteigertem Sprachantrieb zeitweise gereizt, dann wieder heiter. Sie ist motorisch sehr unruhig, bewegt sich fortwährend. Der Rapport ist ausreichend, jedoch muß man die Pat. mit Mühe beim Thema halten, sonst reiht sie in geordnet und zeitweise sogar ungeordnet ideenflüchtiger Weise ihre Sätze aneinander.

Diagnose: Manie nach Partus, 3. Phase.

Die bisher ausgeführten Zeitgestaltanalysen weisen daraufhin, daß das seit altersher bekannte Mischbild der agitierten Depression zwar in den Formenkreis der depressiven Syndromgestaltungen gehört, daß seine Psychopathologie jedoch erheblich viel reichhaltiger ist, als mit der Rahmenvorstellung des ˆDepressiven mit Erregtheitˆ erfaßt werden kann. Manches in diesem Spektrum erschließt sich dem nachzeichnenden psychopathologischen Verständnis leichter, wenn man primär von der Antriebserregung ausgeht und dazu Gestimmtheitsdefizite denkt. Es ist nicht so selten, daß bei G-Bildern Sprecherregung und Ideenflucht vermerkt wird. Die Affektverfassungen sind oft ausgesprochen labil, es kann sogar in der agitierten Depression gelacht werden, jedenfalls bei geeigneter Zuwendung. Eine aus sich heraus stabile Heiterkeit gehört nicht ins Bild. Die nicht so selten vermerkte Ideenflucht hat zwar etwas Zerstücktes an sich, ist aber nicht eigentlich reich an Einfällen und insofern nicht eigentlich Ideenflucht.
Ü= +1

28. 04. 11. 52 [15 - E] weiterhin sehr unruhig und lebhaft
Mit dem "weiterhin" fehlt die nötige genaue Datierung.
Ü= 0

29. 08. 11. 52 [19 - 2] Pat. redet und redet. Immer die gleichen Formeln.
Auch hier wird nicht recht klar, auf welche Tage sich die Notiz bezieht.
Ü= - 2

30. 21. 11. 52 [32 - N] unruhiger, schimpft und raisoniert ununterbrochen, dabei hat sie es besonders auf ihren Mann abgesehen. Sie will sich scheiden lassen, kann aber nicht angeben, warum eigentlich.
Die Bereitschaft zum Schimpfen ist ein interindividuell sehr variabel ausgeprägter Persönlichkeitszug. Diese Patientin hat ausgeprägte natürliche Gaben dafür. Hier aber sind drei aufeinanderfolgende manische Tage (29 bis 31) zu bedenken, die auch die Nächte einschließen, was das "ununterbrochen" richtig feststellt. Bereits in der Manie wird viel geschimpft (vielleicht als eine Form verbaler Erregungsabfuhr), mehr aber noch im Mischbild Typ 1 (siehe Nr. 32).
Ü= +2

31. 24. 11. 52 [35 - D] Die Unruhe nahm in den letzten Tagen derartig zu, daß wieder eine ES-Behandlung notwendig wurde... schreit herum ... mit höchster Lautstärke.
Diese Psychose tendiert in ihrem Verlauf immer wieder zu höchsten Graden der Akuität und verliert dann ihr jeweils typisches endochrones Gepräge. Das Herumschreien gehört nicht zur Verfassung D, sondern gleichsam zur allgemeinen psychotischen Erregung ohne Ausprägung eines Bildes. Das wird sich auch an anderen Stellen zeigen.
Ü= 0

32. 28. 11. 52 [39 - 1] oft einmal gereizt, schimpft über Nichtigkeiten. Dann wieder gibt sie wortlos mit wichtigem Gesicht dem Arzt die Hand, u. U. mehrfach in 5 Minuten. Unmittelbar anschließend kann sie in eine wüste Schimpfkanonade ausbrechen.
Das determinierte Bild der Hyperaktivität Typ 1 prägt sich in sehr typischer Weise in Schimpfkanonaden aus.
Ü= +3

33. 05. 12. 52 [46 - N] Wenn die Pat. auch zeitweise noch etwas gereizt sein kann, so ist sie doch im ganzen ein wenig ruhiger geworden. Einen Tag lang war sie auch ausgesprochen gedrückter Stimmung, aber meistens ist ihr Rededrang erheblich.
Wahrscheinlich hat es sich bei dem Tag mit "ausgesprochen gedrückter Stimmung" um den Tag [42 - D] gehandelt, aber Gewißheit kann darüber nicht erlangt werden. Die seinerzeitigen Dokumentationen verfügten nicht über die beobachtungssprachlichen Vorentscheidungen, wie sie im Nonagramm enthalten sind und die für die hiesige Textinterpretation den Denkhintergrund bilden, und auch nicht über ein Wissen um die Notwendigkeit, die Dinge taggenau (lieber sogar stundengenau) zu fixieren.
Ü= 0

34. 13. 12. 52 [54 - D] In den letzten Tagen wurde die Pat. zunehmend wieder lauter und unruhiger, schließlich auch gereizt, stritt sich mit Schwestern und Mitpat. Sie schimpft und weint, ohne dabei aber eigentliche Inhalte anzugeben.
(Siehe voranstehenden Kommentar)
Ü= 0

35. 17. 12. 52 [58 - M] ES. Es ist eine erhebliche Beruhigung eingetreten.
Die "erhebliche Beruhigung" mag auf die ES- Behandlung zurückgehen. Es geht aber auch

der endogene Zyklus seinem Ende entgegen (siehe Nr. 19), darin mag der Grund für die Wirksamkeit der ES-Behandlung liegen.
Ü= 0

36. 19. 12. 52 [60 - 3] In den letzten Tagen ist die Pat. ausgeglichener Stimmung, ruhig und freundlich
Im Kontext hocherregter Psychosen werden eingeschaltete depressiv geprägte Tage nicht selten als "ausgeglichen, ruhig und freundlich" beschrieben. Das Phasenende steht allerdings so dicht bevor, daß die theoretischen Schweregrade für die Ausbildung eigentlicher depressiver Symptomatik nicht mehr ausreichen. Die verwendeten Leitworte "ausgeglichen, ruhig und freundlich" gehören zu dem determinierten Bild der Passivität Typ 3
Ü= +2

37. 22. 12. 52 [63 - D] Das Wohlbefinden hat angehalten. Pat. wird entlassen.
Mit großer Genauigkeit begann diese Phase, mit noch größerer Genauigkeit fällt der Entlassungstag mit dem endochronen Phasenende zusammen.
Ü= +3

Abschlußdiagnose: Manie im Wochenbett, 3. Phase

63
4MM12DDEE41GG2EEE32GGM4E3DD2MMMNDDDE4M1G2DEEENGGG4EE3D2GMM43DD(D)

--*23. 12. 52*

(Hier gibt es kein Intervall, es schließt sich vielmehr ein weiterer Zyklus an)

Phase Nr. 4 (wenn diese Episode als selbstständige Phase gezählt werden soll)
Stationäre Behandlung vom 27. 12. 52 bis zum 16. 05. 53 (UKE)
Primär-Datierung aus (chronopathol. "naiver") Erstlekture: D_A = 27. 12. 52 D_E = 02. 05. 53
Errechnete Termine (Periode P = 63, Epoche E = 07. 10. 41):
ET_A = 23. 12. 52 ET_E = 28. 04. 53

Textzitate zur Zwischenanamnese und zur Datierung des Beginns:

38. 27. 12. 52 (Ref. Ehemann:) Zunächst sei es seiner Frau recht gut gegangen. Sie sei sehr ruhig gewesen, immer müde und fast teilnahmslos. Dann sei sie zunehmend lebhafter geworden, konnte nicht mehr schlafen. Sie begann zunehmend, viel zu lesen, sprach vor allem von ihrem vor 2 Jahren verstorbenen Vater und beschimpfte die Mutter. Heute Nacht habe sie stundenlang geweint
Diesesmal kommt die Patientin am 5.ten Tag des neuen Zyklus in die stationäre Behandlung, ohne daß der Ehemann in seinem Referat das entscheidende Wort "dann" näher datiert (oder nach genauerer Datierung gefragt worden wäre). Er schildert aber eine Psychopathologie (in groben Umrissen), die zur theoretischen Sequenz gut paßt (auch das

nächtliche Weinen im Kontrast zu aller vorhergehenden Erregung paßt gut in das gegenwärtige melancholische Bild Typ 2).
Ein Intervall ist diesem psychotischen Zyklus nicht vorausgegeangen (nur eine Entlassung am Zyklusende und eine Wiederaufnahme nach wenigen Tagen mit dem nächsten Zyklus, es handelt sich demnach nicht um zwei Phasen, sondern nur eine, die duplex gebaut ist, bzw. sogar triplex, denn der Vorgang wird sich wiederholen (s. Notizen Nr. 54 und 55).
Ü= +1

5
4MM12DDEE41GG2EEE32GGM4E3DD2MMMNDDDE4M1G2DEEENGGG4EE3D2GMM43DDD

Textzitate zum Verlauf der akuten Psychose und ihres Endes:

39. 27. 12. 52 [5 - 2] stimmungsmäßig gehoben, lebhaft, ideenflüchtig, gesteigerter Rededrang, guter Rapport und Kontakt. Immer wieder gibt die Pat. dem Untersucher bedeutungsvoll die Hand. Widersetzt sich dem Verbleib auf der Station ganz energisch.
Die geschilderte Psychopathologie paßt zu den vorhergehenden Tagen, ihre Schilderung beruht vielleicht auf dem Referat und nicht auf direkter Beobachtung.
Ü= +1

40. 31. 12. 52 [9 - E] Pat. redet und schwadroniert unentwegt. Sie neigt sehr dazu, sich zu erregen, ohne daß man gewöhnlich einen rechten Grund ausfindig machen kann, . . . führt häufig zweideutige Reden.
Das ist eine hübsche, rein normalpsychologische Erwägung, denn die psychotische Erregung zeichnet sich ja gerade dadurch aus, daß man eben nicht einen "rechten" Grund, nämlich einen verständlichen, dafür ausfindig machen kann. Allerdings findet das alltägliche Erklärungsbedürfnis "gewöhnlich" doch etwas, insofern erweist sich der Autor dieser Notiz als fachkundig, indem er skeptisch bleibt.
Ü= 0

41. 03. 01. 53 [12 - G] Pat. ist immer noch sehr laut und unruhig, spricht stundenlang mit sich selbst. Dann schimpft sie wieder lauthals, eigentümlich inhaltlos: "das werde ich Euch schon noch sagen, daß wird alles ganz anders, diese verfluchten Kerle, meinem Mann werde ich das schon beibringen, sie werden es schon merken, meinen Vater haben wir ja auch begraben, das ist ein Dussel, sage ich Ihnen" usw. . . . ganz unverhüllte sex. Angebote. Sie erklärt, sie brauche jetzt unbedingt den Verkehr, daran läge alles, weil ihr das gefehlt habe.
Mit der kundigen Feststellung "eigentümlich inhaltlos" wird ganz genau ein wesentlicher Zug der (hier vorliegenden) agitierten Depression beschrieben, der auf die Insuffizienz des Stimmungssystems zurückgeht, welches eben nicht allein Gestimmtheiten hervorbringt, sondern viel allgemeiner überhaupt Informationelles, auch die Menge der Einfälle in einem quantitativen Sinn. Auch die Feststellung, es fehle ihr sexueller Verkehr, wird in diesem Bezugsrahmen verständlich, wenn man den Akzent nicht auf das Sexuelle, sondern auf das Fehlen legt.
Ü= +2

42. 07. 01. 53 [16 - E] Seit vorgestern berichtet sie von Stimmen, die aus der Decke zu ihr sprechen, bzw. die sie sich unterhalten hört. Es handelt sich um einen Herrn R. und einen Herrn V. aus der Kreisparkasse S. (in der die Pat. angestellt war) und die Mutter der Pat. Die Stimmen haben mehr den Charakter einer exogenen Halluzinose: Sie wissen durchaus nicht alle Gedanken, die unsere Patientin hat, oft hört sie sie miteinander reden, ohne sie verstehen zu können. Manchmal sprechen sie auch nur gleichgültige Dinge: "Heute schneit es aber wieder". Eigentlich belästigt wird die Pat. davon nicht, sie sagt höchstens einmal: "nur hört aber auf mit dem Gedibber da oben". Sie zeigt sich dabei eher belustigt.

An Exogenes zu denken (und so auch die beobachtete Halluzinose anzusprechen), liegt nicht gar so fern, da die Patientin derart schwere Psychosen hatte, daß die Stilelemente des Endogenen immer wieder quasi überspült wurden (z. B. durch febrile Hyperkinesen). Es kann aber auch bedacht werden, daß die seinerzeit verfügbaren Leitbilder Halluzinatorisches nicht ohne weiteres im Rahmen der MDE erwarten. Dies ist nach der Zeitgestaltanalyse bereits der zweite Tag mit ekstatischer Syndromgestaltung, für welche Halluzinationen (und Wahnbildung) ein typisches Merkmal sind. Es wird nur - wegen des Mangels an Leitbildern - sicherlich viel seltener beschrieben, als es tatsächlich ausgeprägt ist.
Ü= +3

43. 10. 01. 53 [19 - 2] Die Halluzinose ist wieder geschwunden. Pat. war in den letzten Tagen sehr still, hielt sich für sich. Stimmungsmäßig wirkt sie ausgeglichen, dabei ist der Antrieb deutlich vermindert.

Die Halluzinose ist geschwunden (dieses Schwinden ist Realisation der Dynamik des endogenen Syndromwandels), sie gehörte der Syndromsequenz nach in die Tage 15 bis 17 (heute ist der Tag 19).

Die sehr spezifische Angabe ("stimmungsmäßig . . . ausgeglichen . . . Antrieb . . . vermindert) schildert ebenso knapp wie treffend genau das, was gestern vorausgegangen ist: das Bild der Passivität Typ 3. Seine gelungene Feststellung ist umso höher zu bewerten, als gerade dieses Bild sehr oft der kritischen Reflexion entgeht.
Ü= +3

44. 14. 01. 53 [23 - 4] unverändertes Zustandsbild, im Hintergrund noch leichte Gespanntheit.

Auf die nicht seltenen Feststellungen "unverändert", "weiterhin" etc. ist nicht viel zu geben, es sind Floskeln, die nicht viel mehr sagen, als daß weiterhin akute Psychose besteht ohne Anspruch auf Kennzeichnung eines Bildcharakters, gar eines gegenwärtigen.
Ü= 0

45. 16. 01. 53 [25 - 3] Die Pat. wurde in den letzten Tagen wieder zunehmend lebhaft. Sie redete sehr viel und wurde schließlich untragbar, mußte heute früh wieder nach unten verlegt werden.

Das Reden mag zu [22 - M], die Untragbarkeit zu [23 - 4] gehört haben.
Ü= +1

25
4MM12DDEE41GG2EEE32GGM4E3DD2MMMNDDDE4M1G2DEEENGGG4EE3D2GMM43DDD

46. 21. 01. 53 [30 - M] Pat. redet unaufhörlich den ganzen Tag. Sie ist ausgesprochen enthemmt, macht dem Stationsarzt unverhüllte sexuelle Angebote. Zeitweise ist sie ausgesprochen gereizt, schimpft nach oben hin. Sie berichtet zwar, daß sie wieder Stimmen höre, will aber von den Inhalten nichts herausgeben.

Die Syndrombahn hat soeben die Mitte eines manischen Tripletts (und damit den Höhepunkt an Unaufhörlichkeit des Sprechens) erreicht. Eine typische Schwierigkeit bei der Interpretation manischer Zustände und ihrer Inhalte liegt darin, daß die manische Sprechbereitschaft formal natürlich aus der aktuellen Verfassung erwächst, daß die dabei zur Sprache gebrachten Inhalte jedoch von weiter her (aus der Erinerung an Erlebnisse der

letzten Tage) herbeigeholt worden sein können (schon weil der Redefluß alles aktuelle bereits gesagt hat und auch die manische Objektbedürftigkeit in Verlegenheit geraten kann). So mögen denn die Stimmen als ein (interessanter) Inhalt erinnert worden sein. Aus ähnlichen Gründen kommt nicht so selten (nachdrücklich und wortreich als quasi formalen Merkmalen) in manischen Verfassungen Suizidales zur Sprache, insbesondere, wenn die Syndrombahn etwa D 2 G 1 M M lautete.
Ü= +3

47. 24. 01. 53 [33 - D] Ohne eigentliche psychotische Inhalte mit Ausnahme der in den letzten Tagen in den Hintergrund getretenen Halluzinationen zu zeigen, redet die Pat. den ganzen Tag und wenn man sie nicht daran hindert, auch die ganze Nacht unaufhörlich, gleichgültig, ob sie allein in ihrem Zimmer ist oder ob jemand ihr zuhört. Pat. zeigt einen ausgesprochenen "manischen Ernst". Ihr Rededrang ist groß, die Äußerungen dabei oft eigentümlich nichtssagend, floskelhaft und ohne erkennbaren Sinn.
Zwar stammt diese Notiz aus einem depressiven Tag, bezieht sich inhaltlich aber doch wohl auf vorhergehende Tage (die das hochpsychotische manische Triplett der Tage 29 bis 31 enthält). Ausdrücklich wird das "unaufhörliche" Reden in der Nacht erwähnt, was vom Schweregradverlauf aus gesehen eine einfache Erklärung findet: um 24°° (in der Nacht vom Zyklustag 30 zu 31) werden 94.9% der theoretisch maximal möglichen Akuität erreicht.
Ü= +2

48. 28. 01. 53 [37 - 4] Nach 3 Vollschocks wird die Behandlung beendet. Es hat sich nämlich eine vollständige Wandlung in dem psychotischen Bilde schon nach diesen wenigen Schocks ergeben. Pat. ist ruhig, freundlich, lenkbar. Sie hat keine Halluzinationen mehr, das Denken wirkt geordnet. Auch stimmungsmäßig wirkt sie recht ausgeglichen.
Man braucht nicht von vornherein zu bezweifeln, daß es die Elektroschockbehandlung (und zwar im causalen Sinne) gewesen ist, die eine "vollständige Wandlung" herbeigeführt hat (wenn man nicht darauf hinweisen will, wie oft die ES-behandlung überhaupt nichts ausgerichtet hat und wenn man nicht daran vorbeihören will, daß der Autor der Notiz selber sozusagen kleine Zweifel signalisiert mit der Formulierung: "schon nach diesen wenigen Schocks"), aber es ist unbedingt erforderlich, den vollständigen Wandel zu bezeichnen, der bereits mit dem schroffen Übergang M M M N D D D in der Syndrombahn endogen vorgezeichnet war (und der für die geschilderte Veränderung der Symptomatik gänzlich ausreichend erscheint, auch ohne ES). Wenn diese Binnenstruktur zum Zeitpunkt der Indikationsstellung bekannt gewesen wäre, hätte man die zu erwartende Schwierigkeit bei der notwendigen Erfolgsbeurteilung der Behandlung mitbedenken müssen. Die erwähnte "stimmungsmäßige" Verfassung mag im Kontrast zur vorherigen Erregung als Ausgeglichenheit imponiert haben, auch wenn sie von der Syndrombahn her als depressiv determiniert war (oder eine ausgeprägter depressive Erscheinungsweise ist im postkonvulsiven Syndrom untergegangen), jedenfalls sind "ruhig" und "ausgeglichen" depressive Leitwörter.
Ü= +2

49. 02. 02. 53 [42 - D] Die Besserung hat angehalten.
Nicht selten wird im Verlauf erregter Psychosen ein depressiver Tag als Besserung angesprochen, gleichsam als Kontrasteffekt.
Ü= +1

50. 05. 02. 53 [45 - E] Pat. zeigt jetzt doch wieder eine deutliche Veränderung, gesteigerten

Rededrang, uneinsichtiges Drängen auf Entlassung.
Das bestätigt die voranstehende Bemerkung.
Ü= +1

51. 09. 02. 53 [49 - G] Zustand hat sich laufend weiter verschlechtert. Gereizt und leicht erregt, unentwegt auf Pflegepersonal und Ärzte einredend, bettflüchtig. E. Schock.
Die Deutung der Schilderung als ag. Depr. ist nicht zwingend, aber doch recht naheliegend.
Ü= +1

52. 14. 02. 53 [54 - D] jetzt ruhiger, aber noch deutlich gehobener Stimmung.
"Ruhiger" ist ein Leitwort für D, aber von "gehobener Stimmung" kann an einem D-Tag nicht die Rede sein.
Ü= - 3

53. 19. 02. 53 [59 - 4] wieder freundlich und lenkbarer.
Das "wieder" deutet wohl auf den ständigen Wechsel der Erscheinungsoberflächen.
Ü= 0

---*24. 02. 53*

54. 24. 02. 53 [1 - 4] In den letzten Tagen weiterhin verhältnismäßig ausgeglichen. Beurlaubt.
Die allgemeine Abmilderung der Schweregrade gegen das Zyklusende (Nr. 52 und 53) und die "verhältnismäßige Ausgeglichenheit" (Nr. 54) des depressiven Tripletts D D D der Zyklustage 61 bis 63 rechtfertigen sicherlich eine Beurlaubung, die jedoch (wie die Analyse zeigt) bereits am ersten Tag des nächsten Zyklus erfolgt. Der weitere chronopathologische Zusammenhang zeigt, daß die beobachtete Abmilderung zwar ein Zyklusende bedeutete, nicht jedoch ein Phasenende, es hat sich um eine sog. Interimsmitigierung gehandelt, es kommt zur Wiederaufnahme:
Ü= 0

55. 27. 02. 53. [4 - 1] Pat. wird heute vorzeitig wieder in die Klinik gebracht, weil es zu hause nicht gegangen sei. Schon am 2. Tag der Beurlaubung sei sie wieder so unruhig geworden. Getriebene motorische Unruhe, leicht gereizt, ideenflüchtig, überschüttet Ref. mit einem undurchbrechbaren Redeschwall.
Der neue Zyklus (der triplex gebauten Phase) beginnt mit mehreren manischen Tagen, die die Basis dafür abgeben, daß es zuhause "nicht gegangen" ist.
Ü= +3

4
4MM12DDEE41GG2EEE32GGM4E3DD2MMMNDDDE4M1G2DEEENGGG4EE3D2GMM43DDD

56. 04. 03. 53 [9 - E] In den letzten Tagen wechselten Zustände heftiger Erregung mit depressivem Stimmungsverhalten ab, sodaß man mehr und mehr den Eindruck gewinnt, daß die Pat. ins Depressive umschlägt, wofür auch die kurzdauernden Zustände ratloser Gehemmtheit bis zu fast stuporösem Verhalten sprechen.
Mit großer Genauigkeit erfaßt diese (immerhin noch etwas summarische) Schilderung des Syndromwandels das, was in der theoretischen Binnenstruktur determiniert war (die nicht nur zunächst manische Erregung und dann überhaupt Depressives, sondern auch einen melancholischen Tag Typ 2 umfaßt, für den "ratlos" ein Leitwort ist). Das grundsätzliche

Denkbild ist dennoch um eine Klasse zu einfach, als lediglich vom Umschlagen ins Depressive die Rede ist, während der tatsächliche syndromatische Umbau doch um einiges formenreicher ist. Indessen tendiert die klinische Beurteilung ohnehin zu einer gleichsam feldherrnhügelhaften Perspektive, die auch Kontinuität (und damit Vereinfachung) schafft.
Ü= +3

57. 09. 03. 53 [14 - 2] Weiterhin gehemmt, fast stuporös, stimmungsmäßig deutlich depressiv, verweigert jegliche Nahrungsaufnahme, mußte gefüttert werden.
Die Beurteilung von Gehemmtheit ist nach der Erfahrung mit Zeitgestaltanalysen nicht einfach. Es ist denkbar, daß die Notwendigkeit von Fütterung nicht aus Hemmung, sondern gleichsam aus Trostbedürfnis und, wenn man so will, aus Regression zustandekam.
Ü= +3

58. 16. 03. 53 [21 - G] In den letzten Tagen leichte Beruhigung, Pat. aß allein, war freundlicher, zugänglicher, man gewinnt aber den Eindruck, daß diese Besserung nicht stabil ist.
Diese Beruhigung mag den Zyklustag 18 bezeichnen, der den Zustand der Passivität Typ 3 realisiert, wofür "freundlich" ein recht spezifisches Leitwort ist.
Ü= +1

59. 20. 03. 53 [25 - 3] Zustand hat sich wieder verschlechtert. Zeitweilig völlig teilnahmslos, muß zu allem angehalten werden, dann wieder gereizt ablehnend, gespannt und pflegerisch ausgesprochen schwierig.
In dem "zeitweilig . . . dann wieder" erscheint doch etwas von der Formenvielfalt des syndromatischen Umbaus, ohne daß dieser allerdings im einzelnen benannt würde.
Ü= 0

60. 30. 03. 53 [35 - D] Stimmungsmäßig in den letzten Tagen wechselnd, meist gereizt, schwierig, gespannt, dabei motorisch unruhig und schwer im Bett zu halten, störte vielfach durch lautes Singen. Daneben kurzdauernde Zeiten schwer depressiven Stimmungsverhaltens. kommt dann immer wieder mit denselben Inhalten, wie, jetzt sei es zuende, sie müsse sich für immer verabschieden und ähnliches. Kurz darauf dann wieder ideenflüchtig, hyperprosektisch.
Es handelt sich hier um den schroffen Übergang in der Zyklusmitte M M M N D D D.
Die Verlaufsnotiz bringt Charakteristika des Verhaltens (wie "lautes Singen", "jetzt sei es zuende") in gerade jener Reihenfolge, wie die theoretische Syndromsequenz es auch aussagt.
Ü= +3

61. 09. 04. 53 [45 - E] Noch immer gespannt, schwierig, gereizt, gibt bei den Visiten kaum Antwort und wenn, dann nur im Telegrammstil und nur völlig unzusammenhängende Worte, wie: "sogleich, ja denn, ah, so, alsdann" und ähnliches. Vollständige Sätze sind von ihr nicht zu erfahren. Meist steht sie Bett oder sie wandelt bedächtig durch den Saal, den Kopf zur Lampe bzw. zur Decke gewendet, murmelt dabei irgendetwas Unverständliches vor sich hin.
Das geschilderte "unzusammenhängende" Reden könnte vielleicht auch als Inkohärenz bezeichnet werden und wäre damit ein recht klarer Hinweis auf die ("in Wirklichkeit") vorliegende ekstatische Verfassung. Zu dieser gehört auch die beschriebene Kopfhaltung (die anscheinend im Sinne des Halluzinierens gedeutet wird) und mehr noch (sogar recht spezifisch) das "bedächtige Wandeln", letztlich auch das "Unverständliche".
Ü= +2

62. 14. 04. 53 [50 - 4] In den letzten Tagen wieder ruhiger, freundlicher, zugewandter, gibt

auf Befragen an, daß sie sich jetzt auch wieder besser fühle.
Diese Notiz beschreibt zwar die Psychose, nicht aber ein Bild für einen bestimmten Tag.
Ü= 0

63. 22. 04. 53 [58 - M] Die Besserung hat nicht lange angehalten. Die Pat. wurde bald wieder gereizt, schwierig. Stimmungsmäßig wechselt sie ständig von überschießender Heiterkeit bis zu schwer depressiver Hemmung.
Im vorliegenden Kontext der großen und übergroßen Erregung mag als "Besserung" angesprochen worden sein, was von der theoretischen Syndrombahn her gesehen als Passivität und gehemmte Depression determiniert war (an den Zyklustagen 53 und 54). "Gereizt und schwierig" würde dann ganz treffend zum Tag 56 gehören und gestern und heute herrscht die endogen determinierte Manie mit "überschießender Heiterkeit". Der schroffe Wechsel der Erscheinungen strapaziert den Beschreiber, er notiert richtig: "wechselt ständig" und nennt Manisches und Depressives, jedoch nicht in der korrekten Reihenfolge des Auftretens, vielleicht im Bewußtsein, das Wechselhafte auch so richtig bezeichnet zu haben.
Ü= +2

58 2
)DDE4M1G2DEEENGGG4EE3D2GMM43DDD - 4MM12DDEE41GG2EEE32GGM4E3DD2MMI
-

-- *28. 4. 53*

64. 29. 04. 53 [2 - M] Keine nennenswerte Änderung. Kurze Zeit freundlich, zugänglich, fast unauffällig, dann wieder gereizt, ideenflüchtig, voller Inhalte, über die sich aber wenig erfahren läßt, da sie nur im Telegrammstil Auskunft gibt.
Wieder ist ein Zyklusende erreicht, es wird auch an der allgemeinen Abmilderung gesehen, aber der nunmehr gewitzte Arzt traut dem Frieden nicht.
Ü= +1

65. 02. 05. 53 [5 - 2] Ehemann spricht heute vor, bittet um Beurlaubung der Pat. übers Wochenende. Nach Rücksprache mit dem Oberarzt wird der Urlaub gewährt.
Auf seine Weise ist aber auch der Ehemann inzwischen erfahren und hat (zumindest chronopathologisch) mit seinem Entlassungwunsch durchaus recht.
Ü= +1

66. 04. 05. 53 [7 - D] Pat. stellt sich heute wieder vor, wirkt ausgeglichen, nach den Angaben des Ehemannes soll sie sich im Hause überraschend gut eingefügt haben. Es bestünden aber noch Schlafstörungen. Weiter beurlaubt.
Von der Determinierung herrscht ein Intervall mit depressiven Zügen an diesem Tag, was auch in dem "ausgeglichen" zum Ausdruck kommt.
Ü= +1

67. 16. 05. 53 [19 - 2] stellt sich heute wieder vor. Wirkt noch nicht ganz frei von psychotischer Symptomatik, ist noch leicht ideenflüchtig, redet viel, stimmungsmäßig noch leicht gehoben. Immerhin ist sie aber nicht so grob auffällig, daß die Entlassung . . . nicht erfolgen könnte. Nach Angaben des Ehemannes habe sie sich weiterhin gut eingefügt, in den letzten 8 Tagen auch ohne Mittel durchgeschlafen. Nur bei vielen Besuchern sei sie leicht erschöpft, mitunter auch leicht erregt, sie fange sich dann aber bald. Entlassung.
Das Ende der Schlafstörung ist ein vorzüglicher Indikator für ein Phasenende (wie auch der

Beginn von Schlafstörungen die herannahende Phase markiert). Die geschilderte erhöhte Erschöpfbarkeit ist zumindest Residualsymptomatik, vielleicht ist es auch gerechtfertigt, wenn man es als eine Art von "zyklophrener" Parallele zur schizophrenen Defizienz ansieht. Ü= - 2

(Das Intervall umfaßt 64 Zyklen)

Phase Nr. 5
Stationäre Behandlung vom 01. 06. 64 bis zum 02. 10. 64 (UKE)
Primär-Datierung aus (chronopathol. "naiver") Erstlekture: D_A = 28. 05. 64 D_E = 16. 09. 64
Errechnete Termine (Periode P = 63, Epoche E = 08. 10. 41):
ET_A = 13. 05. 64 ET_E = 16. 09. 64

Textzitate zur Zwischenanamnese:

68. 01. 06. 64 (Ref. Ehemann:) Die Pat. ist seit 1953 nicht erkrankt gewesen. Seit 1953 habe sich keine wesentliche Änderung in den sozialen und privaten Verhältnissen der Pat. und der Familie ergeben. Seine Ehefrau habe immer ein ganz unauffälliges Verhalten gezeigt. Im Nov. 1963 sei dem Ehemann dann eine besonders gedrückte Stimmung seiner Frau aufgefallen, die zu Weihnachten in eine "Hochstimmung" umgeschlagen sei. In den Monaten Febr./ März 64 sei aber wieder tiefe Niedergeschlagenheit aufgetreten, die aber nach der Behandlung durch den HA "langsam verebbt" sei.
Man kann sich über das ja immerhin sehr lange Intervall wundern. Die Verteilung der Intervall-Längen hat aber eine so große Varianz, daß hier nichts außergewöhnliches vorliegt. Als sehr bemerkenswert muß es jedoch gelten, daß der endochrone Rhythmus durch dieses Intervall glatt und ohne Störung hindurchläuft und damit nicht nur die systemische Zusammengehörigkeit von Phase und Intervall ausdrückt, sondern in gewisser Weise auch die Tiefenlage, in der jener Prozeß abläuft.

Textzitate zur Datierung des Beginns:

69. 01. 06. 64 Seit 8 Tagen nun sei seine Frau aber so lebhaft, daß sie nicht mehr zu bändigen sei. Sie käme auf ganz verrückte Einfälle, hätte auch auf die eingeschlagen, die sie an der Ausführung dieser Einfälle zu hindern versucht hätten. Sie sei sehr von sich eingenommen, behauptete zu mehr berufen zu sein als zu einer Hausfrau, viele Sprachen zu beherrschen, ihren Hausarzt vertreten zu können. Am 30. 05. 64 habe sie bei einem Verkehrsunfall in den Menschenauflauf laut behauptet, daß sie "das hier regeln müsse". Ihre Erregtheiten, ihre wütenden Ausfälle gegen den Ehemann und den 11 jährigen Sohn, wenn diese sie an einer Handlung hindern wollten, würden manchmal unterbrochen oder umschlagen in

Entschuldigungen, Beteuerungen, sie würde dann weinen und längere Zeit ganz bedrückt sein.
Es wäre vielleicht nicht unverständlich, wenn die Angehörigen nach der langen störungsfreien Zeit das dennoch erfolgende Wiederauftreten einer akuten Phase quasi nicht wahrhaben wollten und die bereits notwendige stationäre Behandlung zu vermeiden trachteten. Jedenfalls kommt die Patientin aus chronopathologischer Sicht diesmal nicht mit dem Beginn eines Zyklus sogleich auch in Behandlung. Der eigtl. Beginn liegt vielmehr 20 Tage zurück, von welchen der Ehemann (vielleicht mit verheimlichten Selbstvorwürfen) nur "8 Tage" zugibt.

Textzitate zum Verlauf der akuten Psychose und ihres Endes:

70. 01. 06. 64 [20 - G] "ich habe es satt, ausgefragt zu werden, gehen Sie dorthin, wo der Pfeffer wächst". Starke motorische Unruhe, zeitweiliger Rededrang, Der Tonfall ist gereizt, ungeduldig, laut, aggressiv. Mimik gespannt, verschlossen-abweisend. Häufig wird die vorherrschende Erregung durch nur Minuten dauernde Zustände unterbrochen, in denen die Pat. eher gehemmt wirkt, kurzfristig depressiv. Die Mimik hat dann in ihrer Gespanntheit einen fast weinerlichen Zug, die Pat. scheint den Tränen nahe zu sein.
Was hier geschildert wird, ist geradezu prototypisch das Gebaren in der agitierten Depression G mit ihrer Wechselhaftigkeit. Auf die Gefahr hin, der Überzeichnung beschuldigt zu werden, wird angemerkt, daß die agitiert-depressive Erlebnisweise u. a. (wie in: "Chronobiol. Gestalten . . ." näher ausgeführt) durch ein eigentümliches Bewußtsein, sich nicht am rechten Ort zu befinden, ausgezeichnet ist (und durch die Neigung zu drastischen Vorwürfen). Beides verbindet sich zu einem anderen Ort, "wo der Pfeffer wächst".
Ü= +3

71. VD Gereizte Manie (von mischbildhaftem Charakter) 4. Phase

72. 05. 06. 64 [24 - E] äußerst gereiztes, abweisendes Verhalten, schreit schrill Forderung oder Weigerung heraus.
Es ist ein euphorischer Tag Typ 4 vorhergegangen, dafür wäre es sehr charakteristisch, "Forderung oder Weigerung" herauszuschreien, schrill, wie es heißt.
Ü= +1

73. 08. 06. 64 [27 - D] Seit dem 5. 6. 64 Temp. bis 39°, klinisch kein Anhalt für eine Pneumonie.
Diese hochakute Psychose destabilisiert immer wieder (insbesondere gerade in Zeiten besonderer Akuität) die zentrale Thermoregulation im Sinne der febrilen Hyperkinese (und ihrer Vorstadien), die hier zwar mit diesem terminus zwar (noch) nicht erwähnt wird, aber doch schon die Differentialdiagnose der genannten Pneumonie darstellt und erklärt. Eine chronobiologische Psychoseforschung, welche als Datenbasis die Körpertemperatur wählt, hat zuvor zu erwägen, daß die Thermoregulation in ihrer außerordentlich akuraten physiologischen Bewachung mit sehr hoher Stabilität überhaupt erst in hohen Stadien der Akuität der Psychose Meßwerte mit Varianz liefert. Das heuristische credo der ChTh favorisiert dagegen (mit gutem Grund, aber allein auf weiter Flur) als Datenbasis psychopathologische Merkmale, die sich mit einer gewissen Natürlichkeit anbieten und die ganze Skala von Schweregraden abdecken.
Ü= 0

74. 12. 06. 64 [31 - M] Temperaturen jetzt im Normbereich. Die Pat. ist weniger unruhig, wirkt nicht mehr so getrieben, auch kaum noch gereizt, die mischbildhaften Züge beginnen zu schwinden.
Wieder einmal hat die außerordentliche Akuität der Psychose die Ausprägung ablesbarer Bildgestalten überschwemmt.
Ü= - 2

75. 19. 06. 64 [38 - M] Im Gegensatz zu der wieder zunehmenden unruhigen Gespanntheit der letzten Tage erschien die Pat. heute morgen fast weich und aufgelockert.
Zumindest ist "aufgelockert" ein Leitwort der (determinierten) Manie.
Ü= +1

76. 24. 06. 64 [43 - E] gut eingeordnet, freundlich und hilfsbereit . . . noch deutlich vermehrt anrührbar.
Diese etwas unspezifische Notiz ist im Sinne des Vorhabens nicht recht kommentierbar, wenn auch mit der Annahme eines ekstatischen Tages gut verträglich.
Ü= 0

77. 26. 06. 64 [45 - E] fühlt sich weiter besser, wenn auch "das letzte Stück" noch fehle. Sie könne die Gedanken noch nicht immer völlig ordnen, sei noch etwas matter als gewöhnlich.
Siehe voranstehender Kommentar, "matt" ist ein zutreffendes Leitwort.
Ü= 0

78. 06. 07. 64 [55 - 2] wieder zunehmend manisch gereizt.
Es geht von der Determinierung her gesehen um einen melancholischen Tag, von "manisch" sollte nicht die Rede sein.
Ü= - 3

79. 11. 07. 64 [60 - 3] weiterhin Zunahme gereizter Umtriebigkeit und manischer Hemmungslosigkeit. Hohes Fieber.
Die Tage Nr. 57 und 58 waren manisch.
Ü= +1

--*15. 07. 64*

80. 16. 07. 64 [2 - M] gereizte Manie. Obwohl die Pat. bis an die Grenze der Intoxikation sediert wird - es zeigen sich schon erhebliche Störungen der Artikulation - zeigt sie sich davon kaum beeindruckt. Sie . . . lag oft nackt auf dem Bett, die Kleidungsstücke sind im Zimmer unhergeworfen, dabei unablässiger Rededrang, auch während der Nacht, lang anhaltendes Schreien, gereizt-wütend, kaum noch steuerbare Steigerung des Antriebs . . . Liebeserklärungen in verschiedenen Sprachen, Proteste, Beschimpfungen . . .
In hoher Akuität des psychotischen Geschehens ist die Zyklusgrenze klinisch nicht zur Erscheinung gekommen, die determinierte Syndromsequenz 4 M M 1 ist (noch) sichtbar, insbesondere der eigens erwähnte Höhepunkt in der Nacht zwischen den Tagen M M.
Ü= +3

81. 20. 07. 64 [6 - D] Während der letzten Tage weiterhin das Bild einer hochgradigen, durch Medikamente kaum zu beeinflussenden Manie. Heute Morgen bot die Pat. das bedrohliche Bild einer febrilen Hyperkinese. E-Schock. danach kaum eine Änderung des Bildes, die Pat. sprach

zwar leiser, erschien aber weiterhin äußerst geladen, beschimpfte die ans Bett Tretenden in wütend-gereizter Weise, nicht steuerbarer Rededrang. Gegen Nachmittag stieg die Temperatur erneut an (38.5°) Tachykardie, wieder hyperkinetisches Bild. Darauf erneuter E-Schock, worauf die Hyperkinese zunächst durchbrochen erscheint. psychopathol. unverändert.
Abermals geht die Bildprägung (bis auf eine Andeutung: "leiser") in der Hyperkinese unter.
Ü= 0

82. 21. 07. 64 [7 - D] Heute morgen war die Temp. weiter angestiegen (39.2°), unverändertes Bild der gereizten Manie.
Theoretisch muß daran gedacht werden, daß sich die hohe Akuität in einer Änderung der Schwankungsgestalt ausdrückt, die vorübergehend nicht mehr sinusförmig ist. Aus prinzipiellen Erwägungen wird an dem einmal unterlegten Erklärungsmuster festgehalten, (es wird sich im weiteren wieder bewähren) um den Preis, von einer "gereizten Manie" an einem Tag zu hören, der gehemmt-depressiv sein sollte. Dies ist eine grobe Nicht-Übereinstimmung (im Bereich einer Hyperthermie).
Ü= - 3

83. 22. 07. 64 [8 - E] unverändert manisches Bild, wütend gereizte Beschimpfungen der Ärzte und Schwestern.
Siehe voranstehenden Kommentar.
Ü= - 2

84. 24. 07. 64 [10 - 4] gestern anhaltend und unverändert gereizt manisch, äußerst anregbar, nicht zu hemmender Rededrang, dabei explosiv, geladen, die Pat. schimpfte, fluchte, schrie. Heute morgen ist die Pat. sehr viel ruhiger, neben der allgemeinen Schwäche etwas aufgelockert, redet spontan kaum, bittet darum, entlassen zu werden, sagt dies sehr ruhig, eher klagsam, bittend, nicht mehr gereizt, berichtet dann davon, daß sie heute nacht ein lautes Geräusch auf dem Dach gehört habe, das sei für sie ein Zeichen, daß ihr Mann tot sei. Als man ihr sagt, daß das doch unsinnig sei, erwidert sie, "dann ist aber meine Mutter tot". Insgesamt jetzt eher das Bild einer wenig agitierten Depression.
Auch diese Notiz kann nicht mit dem endochronen Muster erklärt werden.
Ü`- 3

85. 27. 07. 64 [13 - G] während der letzten Tage, wie oben beschrieben, wechselnd agitiert depressiv - gereizt mischbildhaft, mit fraglichen akustischen od. opt. Halluzinationen. Die Pat. meinte, den Ehemann oder die Mutter sprechen zu hören, antwortete ihnen laut schreiend. Weiterhin hochgradig manisches Bild, dabei gereizt, albern läppisch.
Die Störung der Erklärungsmöglichkeiten hält an.
Ü= - 3

86. 29. 07. 64 [15 - E] weiterhin hochgradig manisch, weniger gereizt und aggressiv, aber noch immer distanzlos, uneinsichtig.
Dies ist kein offensichtlicher Widerspruch mehr zwischen Empirie und Erklärung, aber auch nicht zwingend
Ü= +1

87. 05. 08. 64 [22 - M] zunehmende Besserung, insgesamt hypomanisches Bild, immer einschießend kurzdauernde Erregungszustände, häufig auch immer noch laute, anhaltende Rufe, Aufforderungen und Antworten an die Mutter, den Sohn. Angeblich höre sie immer wieder deren

Stimmen . . kaum noch gereizt, sehr viel zugewandter, affektiv aufgelockerter. Sie geht viel im Saal und Garten umher, gewinnt wieder Kontakt, ist auch hilfsbereit.
Vielleicht kommt ab jetzt die Sache wieder in das (endochrone) Gleis. Es wird eine Manie beschrieben und es ist eine Manie determiniert.
Ü= +3

88. 12. 08. 64 [29 - M] zunehmende Beruhigung, nur noch wenig antriebsgesteigert, im Saal ruhig und fast unauffällig eingeordnet. Eigentlich manchmal fast depressiv anmutendes Verhalten.
Das Leitbild, unter welchem der Verlauf dieser Psychose gesehen wurde, ist das der (vorwiegend ausgeprägten) Manie (mit einer gewissen Wechselhaftigkeit und Mischbildhaftigkeit, die durchaus gesehen und beschrieben werden). Es liegt aber nicht ein (modernes) Leitbild einer ständig in bunter Folge (wie "ein Maskenreigen") wechselnden Syndromsequenz mit den Eckpunkten Manie und Depression unter Einschluß vieler Typen von Mischbildern zugrunde. Genau das aber wird in den einzelnen klinischen Notizen immer wieder beschrieben. Etwas von diesem Widerspruch erscheint in dem "eigentlich", jedenfalls sind in der theoretischen Sequenz zumindest 3 depressive Tage diesem (manischen) Tag vorausgegangen.
Ü= +1

89. 22. 08. 64 [39 - 1] versuchsweise beurlaubt. Während der letzten Tage erschien die Pat. sehr ruhig, im Stationsbetrieb gut eingeordnet, willig, hilfsbereit. Stimmungsmäßig deutlich subdepressiv.
Leider weiß man nicht, was die "letzten Tage" konkret waren, die Tage Nr. 33, 34 und 35 hätten jedenfalls depressiv sein sollen.
Ü= - 2

90. 25. 08. 64 [42 - D] stellt sich heute wieder vor. Es sei zuhause schlecht gegangen, sie habe eine "miserable Stimmung", es sei alles "leer", es gehe "alles so spurlos vorüber", sie habe an nichts Interesse, habe sich nicht über ihre Rückkehr gefreut. Nun sei sie sehr traurig, daß man sie hierbehalten werde. Die Pat. bietet ein gehemmt-depressives Bild, sitzt reglos auf dem Stuhl, tieftrauriger Gesichtsausdruck, fast tränennnah, leise Sprache. Pat. wird wieder aufgenommen.
Die Entlassung war inmitten eines laufenden Zyklus erfolgt, insofern ist eine Wiederaufnahme, jedenfalls aus chronopathologischer Sicht, sehr verständlich. Es wird ein tief-depressives Bild geschildert und es war so auch determiniert.
Ü= +3

91. 28. 08. 64 [45 - E] Während der letzten Tage zunehmend depressiv gehemmtes Bild. Die Pat. liegt im Bett, sitzt im Saal oder im Tagesraum ohne jede spontane Äußerung, antwortet auf Fragen kaum. Steht im Saal wie eine Statue, gespannt, in der Mimik verängstigt, ratlos, doch starr. Am Nachmittag bat sie um eine "Spritze, damit dann alles vorbei" sei.
Das geschilderte Statuarische ("steht im Saal wie eine Statue") gehört zum (hier theoretisch vorliegenden) Ekstatischen. Das Leitbild der Schilderung ist aber offenbar das Depressive.
Ü= +2

92. 31. 08. 64 [48 - G] Am 29. 08. 64 unverändert depressiv gehemmt. Gestern nahezu stuporös depressiv, dabei auch einschießend kurzdauernd gereizt, aggressiv. Zum Abend hin ansteigende Temperaturen bis 38.2° Heute weitere Verschlechterung des Zustandsbildes. Liegt starr im Bett, völlig unbeweglich. . . . Hinweise auf eine febrile Hyperkinese bestehen nicht.

Ob die Temperaturen nicht doch Hinweis auf eine febrile Hyperkinese (der gehemmten Form, z. B. mit allein okulären Erscheinungen) sein können, wird durch den (zu diesem Zeitpunkt unbekannnten) weiteren Verlauf illustriert. Okuläre Hyperkinesen tauchen in den Dokumenten nicht auf, werden aber von US von dieser Patientin erinnert.
Ü= +2

93. 02.09.64 [50 - 4] im wesentlichen unverändert. Am Abend Anstieg der Temp. auf 40.0°.
Wieder geht die differenzierte (und für die Rhythmologie verbindliche) Psychopathologie in der Hyperkinese unter.
Ü= 0

94. 04.09.64 [52 - E] weitere Besserung. Fragte heute morgen nach den Ereignissen der letzten Tage, wann sie aus dem Bett gefallen sei, wie es dazu gekommen sei, reagierte auf die Antworten kopfschüttelnd, lächelnd, machte eine witzige Bemerkung, erschien eigentlich angedeutet manisch, gestern eher subdepressiv.
An ekststischen Tagen gibt es "manisch" wirkende Züge, insbesondere, wenn das Leitbild der Ekstase gar nicht verfügbar ist, sondern gleichsam ersatzweise das der Manie.
Ü= +1

95. 08.09.64 [56 - G] zunehmende Besserung des Zustandsbildes. Die Pat. ist stimmungsmäßig ausgeglichen, erscheint aufgelockert, ist freundlich zugewandt, dankbar für die Bemühungen der Schwestern um sie. Zur Zeit wirkt die Pat. nicht mehr psychotisch.
Der 56. Tag eines 63-Tages-Zyklus ist zwar noch nicht eigentlich ein Zyklusende, aber wohl doch schon endnahe.
Ü= +1

56
4MM12DDEE41GG2EEE32GGM4E3DD2MMMNDDDE4M1G2DEEENGGG4EE3D2GMM43DDD

--*16.09.64*

96. 16.09.64 [1 - 4] Psychopathologisch: während der letzten Tage erschien die Pat. weiterhin eigentlich unpsychotisch, ausgeglichen, freundlich, zugewandt. Heute morgen erklärte sie bei der Visite, daß sie "ihren Mund wiedergefunden" habe, womit sie meinte, daß sie wieder sprechen könne, was ihr ja in den letzten Wochen so schwer gefallen sei. Ganz plötzlich sei das geschehen, nun sei ja wohl alles überstanden. Sie fühle sich jetzt zum erstenmal eigentlich so, wie sie wirklich sei, seitdem sie eingeliefert worden sei. Sie wäre ja schon Monate vorher depressiv gewesen, aber Ende Mai sei es dann "in eine Manie übergegangen".
Die Patientin bemerkt mit großer reflektiver und introspektiver Klarsicht das tatsächlich eingetretene (und nach allem, was geschehen ist, kaum noch glaubliche) Phasenende und ihre endlich erreichte normale, unpsychotische Verfassung. Sie tut das mit der denkbar größten chronopathologischen Genauigkeit. US erinnert sich genau an diese Äußerung der Patientin, vor allem die begleitende Tonlage und alle affektiven Imponderabilien: in überaus deutlichem Gegensatz zu dem psychotischen Geschrei der vorhergehenden Zeit (mit den angstmachenden Hyperkinesen, den unglaublichen Vorwürfen, der außerordentlichen inhaltlichen Unverständlichkeit vieler Mitteilungen etc.) war dies in schlichtester Einfachheit und ausdruckskundlich völlig überzeugend die (gesunde) Person der Patientin, von welcher der "böse Geist" (biblisch, nicht psychopathologisch gesprochen: 1 Sam 19, 8) genommen war, während man aus klinischer Sicht der neuen Lage noch nicht trauen

mochte (die innere Ablaufsstruktur war damals unbekannt). Wenn auch der Beginn dieser Psychose nicht genau festgelegt werden kann, über ihr Ende besteht klinisch kein Zweifel. Es gibt eben nicht allein (wie bekannt) sehr plötzliche Ausbrüche von akuter Psychose, es gibt auch (weniger bekannt) überaus plötzlich eintretende Enden.
Ü= +3

97. 23. 09. 64 [8 - E] sehr hilfsbereit, freundlich, aufgelockert. Sie erschien während der letzten Woche anhaltend unpsychotisch. Urlaub.
Das Intervall ist erreicht.
Ü= +2

98. 28. 09. 64 [13 - G] Auch in den letzten Tagen völlig unauffällig, ausgeglichen, ruhig, einsichtig. Urlaub.
Dies ist schon der 13. Tag des Intervalls. Niemand traut dem Frieden.
Ü= +2

99. 02. 10. 64 [17 - E] macht heute nicht nur einen ausgeglichenen, sondern auch frischen Eindruck. Man gewinnt den Eindruck, daß die psychotische Phase abgeklungen ist. Entlassung.
Nach all den unerhörten Ereignissen ist es wohl gerechtfertigt, mit der Entlassung zu warten.
Ü= +2

Diagnose: Cyclothymie, 4. Phase (zunächst leicht depressives, anschließend schwer manisches Bild mit mischbildhaften Zügen).
Das ist die Sprechweise, der das Leibild des andauernden Syndromwandels fehlt, summarisch ist es nicht verkehrt, es setzt sich aber über vieles hinweg, was in seinen anders lautenden Einzelheiten immerhin denn doch dokumentiert worden ist.

(Das Intervall umfaßt 19 Zyklen)

Phase Nr. 6
Stationäre Behandlung vom 22. 01. 68 bis zum 13. 03. 68 (UKE)
Primär-Datierung aus (chronopathol. "naiver") Erstlekture: D_A = 03. 01. 68 D_E = 02. 03. 68
Errechnete Termine (Periode P = 63, Epoche E = 08. 10. 41):
ET_A = 27. 12. 67 ET_E = 28. 02. 68

Textzitate zur Zwischenanamnese:

100. 22. 01. 68 (Ref. Ehemann:) Im Sommer 66 und im Frühjahr 67 sei jeweils über einige Wochen eine Depression aufgetreten, die spontan wieder abklang. Die Pat. wollte auf keinen Fall zum Arzt gehen, sie fürchtete, sie bekäme Aufputschungsmittel, die sie manisch machen könnten. In den Zwischenzeiten war sie unauffällig, versorgte ihren Haushalt und brauchte keine Medikamente.
Es mag sich dabei um regelrechte Phasen gehandelt haben. Durch solche Effekte (und ihr systematisches Gegenteil, wo die Manie in die Welt hinaus und die Depression in die Klinik

führt), werden die Statistiken über die Verteilung der Syndromdiagnosen innerhalb der MDE sicherlich nicht unerheblich verfälscht.

Textzitate zur Datierung des Beginns:

101. Am Anfang dieses Monats wurde sie wieder unruhig, kurz zuvor war der Schwiegervater gestorben, sie hatte sich sehr erregt. Bei der Trauerfeier fiel der Familie die Unruhe und Geschwätzigkeit der Pat. auf, sie erhitzte sich, wurde gereizt, braust schnell auf und ist zu hause kaum zu halten. In den letzten Wochen wurde sie abwechselnd vom Sohn und Ehemann betreut.

Der Tod des Schwiegervaters war am 02. 01. 68 (wie spätere Nachforschungen ergaben, das war ein Tag [6 - M]). Die Angabe "am Anfang dieses Monats" greift aus der Sicht der Ablaufsanalyse um wenige Tage zu kurz, kann aber angesichts des langen Zyklus noch als recht genau angesehen werden.

6

4MM12DDEE41GG2EEE32GGM4E3DD2MMMNDDDE4M1G2DEEENGGG4EE3D2GMM43DDD

Textzitate zum Verlauf der akuten Psychose und ihres Endes:

102. 22. 01. 68 [27 - D] In den Affekten wird eine erhebliche Labilität deutlich, kurze Aufschwünge mit flacher Heiterkeit sind von abrupten depressiven Weinausbrüchen gefolgt, u. a. beim selben Thema.

Das trifft gut auf die vorangehenden ekstatischen Tage, nicht so gut auf das gegenwärtige Bild D.
Ü= - 2

Diagnose: Akute mischbildhafte Phase bei einer Cyclothymie

103. 27. 01. 68 [32 - N] eher noch unruhiger als zu Beginn. Es treten jetzt sehr unregelmäßige Temperaturen und Pulsschwankungen auf. Internistisch kein krankhafter Befund. Die Temperaturen sind möglicherweise Ausdruck einer febrilen Hyperkinese.

Der Verlauf war ohnehin in weiten Strecken von einer quasi körpernahen Symptomatik geprägt (und welche den internistischen Konsiliarien, wie auch den Schwestern der Station einiges abverlangt haben).

104. 06. 02. 68 [42 - D] Nach wie vor Temperaturerhöhungen. ES.

Nach den Erfahrungen in der Vorgschichte ist diese prompte Reaktion indiziert.

105. 09. 02. 68 [45 - E] Nach der ES keine wesentliche Besserung, immer noch Temperaturzacken. Pat. nach wie vor unruhig, merkwürdig zerfahrene dysartikulierte Sprache.

Die Zerfahrenheit gehört wohl eher in die Psychopathologie der Ekstase, während die dysartikulierte Sprache gleichsam neurologische Symptomatik darstellt, aber dennoch sehr charakteristisch in das Bild der Ekstase gehört.
Ü= +1

106. 14. 02. 68 [50 - 4]

107. 19. 02. 68 [55 - 2] Psychopathologisch jetzt deutl. Besserung: Frau H. ist ruhiger, rapportfähig, im Kontakt gut zugewandt.
Abermals geht es um ein sich früh ankündigendes Zyklusende, siehe Nr. 95.

55
4MM12DDEE41GG2EEE32GGM4E3DD2MMMNDDDE4M1G2DEEENGGG4EE3D(2)GMM43DDD

--*28. 02. 68*

108. 02. 03. 68 [4 - 1] wesentlich besser . . . jetzt ruhig, keine nennenswerten Tageschwankungen, keine massivere psychotische Symptomatik, kann übers Wochenende beurlaubt werden.
Ähnlich wie bei dem vorhergehenden Phasenende (Zitat Nr. 96) tritt auch dieses Ende plötzlich und klinisch klar sichtbar ein.
Ü= +2

109. 09. 03. 68 [11 - 1] Das Zustandsbild ist weiterhin stabil. Psychopathologisch weiter unauffällig.

110. 13. 03. 68 [15 - E] Entlassung.

Abschl. Diagnose: Wiederholte Phase einer endogenen Psychose, vorwiegend mischbildhafter Zustand.
Auch dies ist eine sehr summarische Feststellung. sie ist, wenn mit dem terminus "mischbildhaft" der Abwechslungsreichtum gemeint ist, treffend.

(Das Intervall umfaßt 5 Zyklen)

Phase Nr. 7
Stationäre Behandlung vom 10. 01. 69 bis zum 11. 03. 69 (UKE)
Primär-Datierung aus (chronopathol. "naiver") Erstlekture: D_A = 08. 01. 69 D_E = 11. 03. 69
Errechnete Termine (Periode P = 63, Epoche E = 08. 10. 41):
ET_A = 08. 01. 69 ET_E = 12. 03. 69

Textzitate zur Zwischenanamnese:

111. 10. 01. 69 (Ref. Ehemann:) Zwischenzeit ging leidlich. "Im Sommer mal so leichte Depressionen".

Textzitate zur Datierung des Beginns:
112. 10. 01. 69 [3 - M] Jetzt Beginn vorgestern Abend. Beginn der Regel. Sie fing an, im Haus zu räumen. Viel geredet, gestern rumgefudert im Hause, kaum zu halten. Heute rasch gesteigert, das Haus zusammengeschrien, alles sei ja nur Theater, alle seien Schwachköpfe, sie wolle den Mann vor den Staatsanwalt bringen, zwischendurch auch mal ruhig. Fühlt sich furchtbar in Form, sei große Mathematikerin und könne alle Sprachen (tatsächlich schimpfe sie auf dänisch,

wovon sie etwas verstehe).

Abermals (wie schon bei den Phasen Nr. 2 und 3) macht der Ehemann (nicht nur in seiner - leidigen - Erfahrenheit, sondern auch wegen der - endogenen - Plötzlichkeit einfache und verläßliche Angaben zur Datierung des Beginns, an denen nicht gedeutelt werden kann: "Beginn vorgestern abend". Das war exakt der erste Tag des Zyklus Nr. 158. er beschreibt auch die Manie dieser ersten Tage kundig, sogar mit einer selten erwähnten Besonderheit der Wahrnehmung: alles sei "nur Theater".
Ü= +3

3
4MM12DDEE41GG2EEE32GGM4E3DD2MMMNDDDE4M1G2DEEENGGG4EE3D2GMM43DDD

Textzitate zum Verlauf der akuten Psychose und ihres Endes:

113. 10. 01. 69 [3 - M] schaut mit starren, blitzenden Augen um sich. Redet ideenflüchtig, ist gereizt, vielleicht schnelles Alternieren der Stimmung (nämlich zwischen erotomanen und schimpfenden Zügen). Hohes Sprechtempo, guter Kontakt, kaum erhaltene Lenkbarkeit, spielerische Pseudoeinsicht.

VD: perakute, erneute Phase einer Manie mit mischbildhaften Zügen
Auch der Kliniker formuliert eine kundige Schilderung der (determinierten) Manie. Die erwähnte Blickbesonderheit ist genau gesehen: zwar hat die Patientin auch in unpsychotischen Zeiten (durch einen leichten Exophthalmus bedingt) einen durchdringenden Blick, aber in der Manie "blitzen" die Augen. Die Verwendung des Begriffs des Alternierens ist eigenwillig, aber interessant.
Ü= +2

114. 15. 01. 69 [8 - E] nach wie vor sehr gereizt, nicht mehr so ideenflüchtig.
Zwar kommt ein gewisser Wandel des psychopathologischen Bildes zur Sprache (wie es zu der hiesigen Auffasung passen könnte) wird aber nicht mit seinen Einzelheiten geschildert.
Ü= 0

115. 28. 01. 69 [21 - G] Gestern und heute ist die Pat., die sich schon gut stabilisiert hatte, erneut angeschoppt. Sie fordert aggressiv ihre Entlassung, beschimpft den Princeps bei der Visite, er halte sie widerrechtlich hier fest etc.
Die angebliche Widerrechtlichkeit ärztlicher Maßnahmen ist ein bevorzugtes Thema des agitiert-depressiven Verhaltens. Darin mag einer der Gründe für die generell zu beobachtende Häufung ärztlicher Notizen in Krankenblättern gerade aus agitiert-depressiven Tagen liegen.
Ausdrücklich wird von "gestern und heute" gesprochen. Gestern und heute lag ein agitiert-depressives bild vor.
Ü= +3

116. 08. 02. 69 [32 - N] Mittags plötzliche Entwicklung von Temperaturen: 40.0°!. Pat. ist munter, kein Krankheitsgefühl, turnt im Bett herum und ist verwundert darüber, daß sie Fieber haben soll.
Die von ihren Schweregraden her milde Zyklusmitte ist hier hochpsychotisch und wohl auch deswegen von ihrem Bildcharakter her untypisch.

117. 10. 02. 69 [34 - D] Temp. heruntergegangen. Die Pat. ist jetzt verhältnismäßig ruhig. An die Schwestern tritt sie kaum noch mit besonderen Anliegen heran. Ihren Mitpatientinnen gegenüber erweist sie sich als ausgesprochen hilfsbereit.

Die Wendung ins Depressive wird als Beruhigung angesehen, wie es als Kontrasteffekt nicht selten geschieht.
Ü= +1

118. 14. 02. 69 [38 - M] In ihrer deutlich gehobenen Stimmungslage macht sie allerdings noch einen etwas hypomanischen Eindruck.

Auch für das Verständnis dieser Notiz wäre eine detaillierte Kenntnis der voraufgehenden Zustände nützlich. Jedenfalls wird der (hypo-)manische Bildcharakter, der so auch determiniert ist, richtig gesehen.
Ü= +2

119. 21. 02. 69 [45 - E] Pat. ist freundlich-aufgeschlossen und ziemlich gesprächig. Morgen Wochenendurlaub.

Die Notiz sagt nicht eben viel.

120. 28. 02. 69 [52 - E] erscheint jetzt deutlich weniger stimmungsgehoben als vor einer Woche. Sie gibt leichte subjektive Mißempfindungen an, sie fühle sich etwas schlapp und innerlich unruhig.

Sich "schlapp" zu fühlen charakterisiert das ekstatische (und auch das passive) Bild in seiner Antriebsschwäche.
Ü= 0

121. 07. 03. 69 [59 - 4] Stimmungs- und Antriebslage der Pat. sind nun wieder etwas gehoben. Urlaub.

Offenbar geht der unablässige Wechsel der Bilder unvermindert weiter, wie das "nun wieder" andeutet. Das vorliegende euphorische Bild Typ 4 wirkt im klinischen Eindruck nicht selten nicht allein stimmungs-, sondern auch antriebsgehoben, obwohl der Theorie nach eine Antriebssteigerung nicht vorliegt.
Ü= +1

122. 11. 03. 69 [63 - D] Pat. stellt sich heute in Begleitung ihrer Mutter nochmals vor. Die Wochenendurlaube seien ihr ausgezeichnet bekommen.
Entlassung.

Auch diese Entlassung (wie vorher schon bei den Phasen Nr. 5 und 6) wird auf den Tag genau am Zyklusende vorgenommen.
Ü= +3

Abschließende Diagnose: Wiederholte Phase einer endogenen Psychose mit vorwiegend manischen Zügen.

63
4MM12DDEE41GG2EEE32GGM4E3DD2MMMNDDDE4M1G2DEEENGGG4EE3D2GMM43DDⒹ

--*12. 03. 69*

(Das Intervall umfaßt 1 Zyklus)

Phase Nr. 8
Stationäre Behandlung vom 12. 06. 69 bis zum 22. 09. 69 (UKE)
Primär-Datierung aus (chronopathol. "naiver") Erstlekture: D_A = 01. 06. 69 D_E = 22. 07. 69
Errechnete Termine (Periode P = 63, Epoche E = 08. 10. 41):
ET_A = 14. 05. 69 ET_E = 16. 07. 69

--*12. 03. 69*

Textzitate zur Zwischenanamnese:

123. 12. 06. 69 (Ref. Ehemann:) Nach der letzten Klinikentlassung sei die Pat. nicht wieder ganz gesund gewesen. Zunächst sei sie noch unausgeglichen, zeitweise erregt gewesen, dann zunehmend depressiv, gehemmt, traurig. Am Gründonnerstag habe sie sich deshalb in der Poliklinik vorgestellt. Es sei zunächst nach Ostern wieder etwas besser gegangen, hat in den letzten Wochen ständig sehr geschwankt.

Textzitate zur Datierung des Beginns:

124. Seit dem 1. 6. 69 [19 - 2] deutliche Verschlechterung des Gesamtzustandes. Pat. sei ohne Antrieb, lustlos, völlig schlaff, habe ganz steife Bewegungen. Seit 4 Tagen könne sie sich nicht mehr alleine anziehen, waschen. Sie liege unbeweglich wie ein Brett im Bett. Sie sei völlig willenlos. Sie spreche nur, wenn sie etwas gefragt wird, von sich aus nichts.
Es wird ein depressiv-substuporöser Zustand geschildert.
Ü= +2

Einweisungsdiagnose: Depressive Phase einer MDI
Kommentare zur Datierung des Beginns (und zum voraufgehenden Intervall): Ostersonntag: 06. 04. 69

Textzitate zum Verlauf der akuten Psychose und ihres Endes:

125. 12. 06. 69 [30 - M] Pat. liegt völlig starr im Bett. Kaum merkliche mimische Reaktionen. Auf die Frage nach ihrem Befinden murmelt sie wenige, kaum verständliche Worte, wobei "müde" herauszuhören ist.
Von der determinierten Manie ist klinisch nichts zu sehen.
Ü= - 3

VD: Exazerbation einer endogenen Psychose, substuporöses Bild

126. 10. 07. 69 [58 - M] Die schwere allgemeine Gehemmtheit hat sich sehr gebessert. Pat., die sich wochenlang kaum bewegen konnte, kommt recht flott ins Unters.zi., offenbar erfreut, daß sie mit jemandem reden kann. Eine geringe Mimik des sonst völlig starren Gesichtes ist wieder vorhanden, bisweilen sogar ein Lächeln.
Der Zyklus geht zuende, der heutige Tag ist überdies manisch geprägt, beides zusammen mag den mitgeteilten günstigen Eindruck bewirkt haben. Im übrigen fällt an diesem Zyklus die recht atypische Symptomatik auf, die in ihrer Befremdlichkeit auch kaum zu Notizen geführt hat. Es ist sicherlich ungehörig pointiert gesprochen (aber vielleicht auch nicht gänzlich verkehrt), wenn gesagt wird, das psychotische Zustände offenbar irradiieren: die manische Heiterkeit steckt an, die depressive Bedrücktheit macht (schlimmstenfalls) die

ganze Station depressiv, und der Stupor der Patientin läßt die klinischen Beschreiber verstummen.
Ü= +1

127. (15. 07. 69 [63 - D] Beginn einer Lithiumbehandlung)

---*16. 07. 69*

128. 29. 07. 69 [14 - 2] Seit 10 Tagen ist die Pat. verwirrt, unruhig, zeitlich u. örtlich kaum orientiert. Oft steht sie ratlos im Saal, unfähig irgendetwas zu tun, sie findet z. B. ihr Bett nicht wieder oder läuft ohne Kleider umher. Auf die einfachsten Fragen kann sie nicht antworten, sie redet dann von Sorgen und Ängsten, die sie sich um ihren Mann macht. Die Sprache ist nur schwer zu verstehen, Mund wird beim Sprechen kaum geöffnet. Mimik ist spärlich.
Es hat den Anschein, als gehe der merkwürdige und (sub-)stuporöse Psychose-Stil noch weiter im nächsten Zyklus. Ratlosigkeit gehört allerdings in das avisierte Bild der Melancholie Typ 2.
Ü= +1

129. 01. 09. 69 [48 - G] periodenweise aufgelockerter, nicht mehr so ängstlich gespannt, besonders morgens aber noch unruhig ratlos, sie wird häufig mit Inhalten ihrer Träume nicht fertig, rätselt dann stundenlang herum. Sitzt meist still auf einem Stuhl, vor sich hinstarrend. . . . Auch hätte sie den Eindruck, es werde hier gefunkt.
Das Paranoid-Halluzinatorische gehört vor allem in den Zustand E. Ein gewisser Anteil davon tritt aber offenbar auch in G auf (was mit E auf der sogenannten "zweiten Bipolaren" liegt).
Die sog. Tagesreste, wie S. FREUD sie beschrieben hat, sind ein Sache. Es gibt aber auch "Nachtreste", hier kommen sie einmal als eine andere Sache zur Sprache.
Ü= 0

130. 15. 09. 69 [62 - D] Am 5.9. [52 - E] sämtliche Medikamente fortgelassen, schlagartige Besserung. Patientin orientiert, keine psychotische Symptomatik mehr, Stimmung ausgeglichener, Fahrigkeit und Ratlosigkeit haben nachgelassen. Gesichtsausdruck, Haltung straffer. Am Sonntag d. 14. 09. [61 - D] nach Haus beurlaubt.
Solange man die Binnenstruktur nicht überblickt, droht allenthalben die Verwechslung von therapeutischen und endogenen Effekten. Hier geht es jedenfalls nicht um einen Absetz-effekt, sondern das endogen determinierte Phasenende, nahezu auf den Tag genau, wie bei früheren Phasen auch schon.
Ü= +3

62
4MM12DDEE41GG2EEE32GGM4E3DD2MMMNDDDE4M1G2DEEENGGG4EE3D2GMM43DDD

131. 15. 09. 69 Sr An kleinen Dingen, wie ungekämmten Haaren und nicht zugeknöpften Hemden merkt man noch etwas Zerfahrenheit bei der Pat.
Das belegt zwar eine skeptische Einstellung, dennoch geht es "in Wirklichkeit" richtig um das Zyklusende.
Ü= - 1

---*17. 09. 69*

9. CHRONOPATHOLOGISCHE UND EPIKRITISCHE STUDIEN ZUR ABLAUFS-ORDNUNG EINER MANISCH-DEPRESSIVEN PSYCHOSE.

Kurzfassung

Es wird das vollständig versammelte klinische Aufzeichnungsgut des lebenslangen Verlaufs mit den momentanen Erscheinungsbildern einer manisch-depressiven Psychose mitgeteilt, die einen 88-Tage-Zyklus einhält (was im Episoden-Kalender und in den Syndromsequenzen gezeigt werden kann). Mit dem Alter rücken die Zeichen körperlichen Verfalls (von Herz und Niere ausgehend) in den Vordergrund der klinischen Bilder, aber auch in ihnen kann die zugrundeliegende endogene Ordnungsgestalt aufgedeckt werden.

Schlüsselwörter
Manisch-depressive Psychose, MDE, Zyklothymie
Zeitordnung, Periodizität

CHRONOPATHOLOGIC AND EPICRITIC INVESTIGATIONS OF THE COURSE OF EVENTS OF A MANIC-DEPRESSIVE ILLNESS

Summary

The complete clinical reports of the life-long course of events and the momentary phenomena of a manic-depressive psychosis are presented in quotations (this is in itself a kind of a psychiatric text book, if one is not interested in the structure problems). There is a 88 day cycle, it can be shown in the episode calendar and in the syndrom sequence, independently but identical.
With old age the symptoms of somatic decline become more prominent, nevertheless, the endogenous time order still can be shown.

Key words:
Manic-depressive disorder, Affective disorder, Cyclothymia
Time structure, Periodicity

VORBEMERKUNG

Die Chronopathologische Theorie Phasischer Psychosen (ChTh, SUPPRIAN 1975) sieht im Ablauf dieser Psychosen eine im Sinne des Endogenen deterministische Ordnung. Der Phasenkalender ist demnach in seiner Gesamtheit modulartig aufgebaut aus Zyklen konstanter Länge, die in Phasen und Intervallen komplex gebaute Aggregate bilden können. In der Mehrzahl bestehen die Phasen allerdings aus nur einem einzigen Zyklus. Es gibt eine gleichfalls geordnete Mannigfaltigkeit von Zykluslängen (von 4 bzw. 6 Tagen bis zu 156 Tagen Länge), im individuellen Einzelfall realisiert ein Phasenkalender jedoch nur eine einzige Zykluslänge. Der Zyklus (im Sinne der ChTh) besitzt eine streng geordnete Binnenstruktur in der Abfolge seiner psychopathologischen Bilder von Tag zu Tag. Das Muster dieser Syndromsequenzen ist durch die jeweils zugehörige Zykluslänge bestimmt (nämlich durch die Koinzidenzstruktur der Stimmungs/Antriebs-Schwankungen, welche den Zyklus rhythmologisch aufbauen).

Diese Dinge wurden in einer 25jährigen Bemühung entwickelt, im ersten Ansatz 1975 mitgeteilt in (1), im Grundriß 1988 umschrieben (2), in einer Serie von Studien 1992 in größerer Breite erkundet (3, 4) und schließlich tiefergehend begründet 1993 (5) und dabei auch empirisch exemplifiziert. Die Bemühung um Exemplifikation wird jetzt fortgesetzt mit der Analyse eines ausgesprochen schwierig zugänglichen Einzelfalles mit einem ungewöhnlich langen Zyklus.

Das corpus enthält vollständig das kompilierte klinische Aufzeichnungsgut einer manisch-depressiven Psychose (von ihrem Beginn im 41. Lebensjahr über 27 stationäre Aufenthalte in 6 verschiedenen Psychiatrischen Kliniken bis ins Senium, wo die Endogene Psychose schließlich im somatischen Verfall zurücktritt). Es wird wortgetreu insoweit zitiert (*Kursivschrift*), als es Feststellungen zum Verlauf enthält. Alles übrige, auch Anmerkungen zum jeweiligen therapeutischen Regime, wurde (fast) gänzlich ausgeschieden.

An einer Serie von genau datierten, jeweils einen einzelnen Tag betreffenden psychopathologischen Querschnittsbildern (oder einer - wie üblich - nur andeutenden Notiz davon), die im Sinne der ChTh mit Codezeichen markiert wurden und eine - wenn auch lückenhafte, so doch äquidistante - Syndromsequenz bilden, wurde eine informationstheoretisch begründete **Sequenzanalyse** (Programm SEQ, siehe Nachbemerkung) ausgeführt und dabei das Muster der Binnenstruktur eines 88-Tage-Zyklus erkannt (sowie das Epochendatum E). Dieser Zyklus ließ sich zwanglos dem Phasenkalender unterlegen. An einer Serie von relativ gut datierbaren Beginn- und Endzeitpunkten ganzer Phasen (dieser Casus bietet hier spezielle Schwierigkeiten) kann auch eine statistisch begründete **Frequenzanalyse** (Programm INKA, siehe Nachbemerkung) ausgeführt werden und führt zu einem identischen Resultat (P = 88, E = 17. 12. 1960), mithin zu einer in ihrer Logik kräftigen Bestätigung der Analyse.

Mit dieser Kenntnis wird das corpus der Zitate aus chronopathologischer Sicht kommentiert (die Bestimmung des theoretischen psychopathologischen Bildes eines einzelnen Tages wird aus seinem Datum und den rhythmologischen Parametern P und E mit dem Programm HELIX errechnet. Die Kommentierung zielt auf die Erprobung der chronopathologischen Denkweise.

Es ergibt sich dabei eine weit überwiegende Übereinstimmung zwischen empirischen Daten und theoretischem Ablaufsmodell, d. h. der Ablauf der Psychose erweist sich als streng geordnet von Tag zu Tag über drei Jahrzehnte. Das erlaubt ein genaues Verständnis zahlreicher Einzelheiten in den dokumentierten Texten über das hinaus, was ihre Autoren bereits verstanden hatten.

Die Bemühung zielt auf die Lokalisierung der Grundstörung der phasischen Psychosen in jenen Synchronisator, der das Stimmungs/Antriebssystem an den Tagesgang koppelt. Der Tagesgang regiert die Fehlordnung und gibt dem Endogenen seine präzise, weitreichende und ultrastabile Ordnung.

EF_15 (* . . 1920) P = 88 (MTS_S = 8, MTS_A = 11) E = 17. 12. 1960

Phase Nr. 1
1. Stationäre Behandlung vom 28. 04. 61 bis zum 07. 05. 61 (Sanatorium Dr. Barner, Braunlage)
Primär-Datierung aus (chronopath. "naiver") Erstlekture: D_A = 15. 01. 61 D_E = 08. 05. 61
Errechnete Termine : ET_A = 17. 12. 60 ET_E = 11. 06. 61

Textzitat zur Datierung des Beginns:
Seit Mitte Januar ist Herr F. schlaflos geworden, macht sich dauernd Sorgen und Gedanken um seinen Betrieb, wurde zunehmend pessimistisch, sah die tatsächlichen Schwierigkeiten schließlich, den objektiven Gegebenheiten nicht entsprechend, als unüberwindlich an, wurde zunehmend arbeitsinsuffizient, konnte sich nicht mehr konzentrieren, litt vermehrt unter Kopfschmerzen, unter Druck- und Unruhegefühl in der Herzgegend mit Herzklopfen, unter zunehmender Nervosität und Fahrigkeit. Eine Kur in Bad Nauheim brachte keinen Erfolg.

Kommentar zur Datierung des Beginns (und zur weiteren Vorgeschichte):
1966 gibt die Ehefrau an: "schwankend mit gewisser Periodik wohl schon immer, jedoch nicht erkennbar krank bis 1961". Demnach hätte die MDE im 40. Lebensjahr begonnen. Es gibt aber, vielleicht schon lange vorher ("wohl schon immer"), wenn man so will, Vorboten, sogar "mit gewisser Periodik", was wohl soviel wie episodisch heißen mag, vielleicht im Sinne des Thymopathischen oder des Zyklothymen im alten Sinne. Über diese Dinge ist der Wissenschaft vergleichsweise viel weniger bekannt als etwa bei der Schizophrenie (seit G. HUBER). Weitere Hinweise enthält das Krankenblatt nicht.
Der Beginn dieser Phase wird auf "Mitte Januar" datiert. Der Frequenzanalyse nach lag ein ET_A am 17. 12. 60. Es wird sich im weiteren zeigen, daß auch der eigentliche Beginn etlicher späterer Phasen in vergleichbarer Weise quasi im Dunkeln liegt. Insofern beginnt die Reihe der Phasen bereits "charakteristisch uncharakteristisch". Ein Grund ist nicht ersichtlich, es sei denn, er liege in dem Bemühen des Patienten, klinische Behandlung zu meiden und (wie später einmal - 09. 08. 65 - angemerkt) selber mit der Sache fertig zu werden, so gut bzw. solange es irgend geht.

Textzitate zum Verlauf der akuten Psychose und ihres Endes sind nicht bekannt geworden.

Schlafkur. Entlassung auf eigenen Wunsch.

Kommentar zur Datierung des Phasenendes und zur Diagnostik:
Es bestand (Abschlußbericht) die "Symptomatik einer endogenen Depression mit hochgradiger innerer Unruhe, depressiv-agitierter Gequältheit, schwerer Schlafstörung". Es wurde dringend angeraten, die Behandlung fortzusetzen, d. h. aus der Sicht der Klinik war die Phase bei der Entlassung noch nicht abgelaufen.

2. Stationäre Behandlung vom 13. 05. 61 bis zum 03. 06. 61 Privatklinik Dr. Linau
Primär-Datierung aus (chronopath. "naiver") Erstlekture: D_A = 08. 05. 61 D_E = 27. 05. 61
Errechnete Termine: ET_A = 15. 03. 61 ET_E = 11. 06. 61

Textzitate zur Zwischenanamnese:
Die Kur in Braunlage führte nicht zu dem gewünschten Effekt. Während der dortigen Krankenhausbehandlung bekam er Heimweh und reiste zurück nach Hause. Anstatt sich sofort in Behandlung zu begeben, stürzte er sich wieder in den Betrieb und die Arbeit und brach darüber völlig zusammen. Am 12. 05. 1961 hatte er sich erheblich mit Alkohol betäubt . . .
12. 05. 61 M M 59---M Der Alkoholexzeß erfolgt am dritten Tag einer Reihe von manisch geprägten Tagen (wie auch bei mehreren späteren Ereignissen: 30. 09. 67, 21. 12. 75)

Es bot sich das Bild einer agitierten depressiven Unruhe bei überwiegend exogenen Depressionen . . . Belastung . . . dadurch glitt er in eine echte pathologische Reaktion und in den Zustand einer Verstimmung hinein. Am Tage der Aufnahme bestand der Zustand einer agitierten Depression, eine getriebene Unruhe. Er plagte sich mit seinen Insuffuzienzgefühlen und hatte echte nihilistische Gedanken.
13. 05. 61 60---1 2 D D Die Dynamikfigur wendet sich zur Melancholie Typ 2, mit ihren "echten" nihilistischen Gedanken.

Kommentar zur Datierung des Beginns:
Bereits nach 6 Tagen kommt es zur (Wieder-)Aufnahme in einer anderen Klinik. Es gibt derart kurze Intervalle, allerdings nur im Rahmen von "rapid cycling"-Psychosen (nämlich bei den 6-Tages-Psychosen der ChTh). Hier aber liegt ein 88-Tage-Zyklus zugrunde, mithin handelt es sich lediglich rechentechnisch um ein sog. "Null-Intervall". Der stationäre Aufenthalt in Braunlage und der hiesige erfassen also dieselbe Phase (Nr. 1). Solange dieser Sachverhalt (und vergleichbare spätere) nicht verstanden ist, hat eine Frequenzanalyse des Phasenkalenders kaum eine Chance.

Textzitat zum Verlauf der akuten Psychose und ihres Endes:
Nach etwa 14 Tagen konnte die Dosis ganz erheblich heruntergesetzt werden. Es wurden mit Herrn F. die Konflikte eingehend erörtert und besprochen. Es zeigte sich dabei, daß eine neurotische Entwicklung an der Entstehung der Depression zweifellos beteiligt war.

Kommentar zur Datierung des Phasenendes und zur Diagnostik:
"Nach etwa 14 Tagen" ist der 74. Tag des Zyklus erreicht, d. h. das eigentliche (will sagen endochrone) Phasenende ist nahe, was wohl die Reduktion der Dosis erlaubte. Die verwendeten diagnostischen Wörter verlangen einige Erwägungen: die "überwiegend exogene Depression" und die "echte pathologische Reaktion" sowie die "neurotische Entwicklung" legieren so gut wie alles in ein Kontaminat, was in jahrzehntelanger denkerischer Bemühung um die theoretischen Grundlagen der Psychiatrie von BONHOEFFER bis JASPERS getrennt worden war. Im Kern ist die Sache selbst jedoch einfach: Herr F. ist nicht neurotisch, wenn er gesund ist. Konflikte hat er, wenn er krank ist. Alkohol trinkt er in der Manie und Insuffizienzgefühle hat er in der Depression. Diese schlichte Sortierung ist indessen leichter zugänglich, wenn man die innere Ablaufsordnung der Sache kennt.

Phase Nr. 2
3. Stationäre Behandlung vom 19. 10. 63 bis zum 08. 11. 63 (Privatklinik Dr. Lienau)
Primär-Datierung aus (chronopath. "naiver") Erstlekture: D_A = 20. 08. 63 D_E = 08. 11. 63
Errechnete Termine: ET_A = 12. 08. 63 ET_E = 08. 11. 63

Textzitat zur Zwischenanamnese: *Pat. hat in den letzten zwei Jahren praktisch seinen Beruf vorbildlich wohl verrichten können... die finanziellen Belastungen seien durch einen verlorenen Prozeß größer geworden, und infolgedessen habe er sich über diese Dinge Gedanken machen müssen. Diese Gedanken hätten ihn auch bei Nacht beherrscht, sodaß er eine zunehmende Schlafstörung bekommen habe. Er fand in den letzten Wochen und Monaten nicht mehr den richtigen Schwung und die Aktivität, so wie er es von 1961 her bereits kannte. Da die Schlafstörungen immens zunahmen, er selbst bei Nacht Angstgefühle bekam, erstrebte er die Aufnahme.*

Kommentar zur Datierung des Beginns (und zum vorausgehenden Intervall):
Das 2 Jahre lange Intervall war wohl weitgehend "frei" im Sinne der Sprechweise der psychiatrischen Lehrbücher, wie das Wort "vorbildlich" anzunehmen nahelegt. Setzt man das sehr unscharfe "in den letzten Wochen und Monaten" weitgehend willkürlich und nur, um eine rechentechnisch brauchbare Datierung für den Beginn zu bekommen, mit 60 Tagen an, führt das auf den 20. 08. 63 (mithin um weitere 8 Tage nicht weit genug zurück).

Textzitate zum Verlauf der akuten Psychose und ihres Endes:
(Aus dem Abschlußbericht:) Die zur Nacht verabfolgten Medikamente können bereits nach 5 Tagen verringert werden. Er erholt sich in kürzester Frist.
Am 5. Tag nach der Aufnahme ist der 74. Tag des Zyklus erreicht, der mithin schon fast ganz (nämlich zu 85%) abgelaufen ist (siehe auch das Ende der Phase Nr. 1 und zahlreiche weitere Textstellen, an denen im Bereich der Zyklustage Nr. 71 bis Nr. 78 mit einem Schwerpunkt bei 74 klinisch eine Abmilderung des psychotischen Geschehens gesehen wird, vielleicht im Zusammenhang mit dem Schweregradverlauf des Zyklus, der am Tag Nr. 72 eines seiner ausgeprägtesten lokalen Minima hat, siehe Abb. 6).

08. 11. 63 hat sich gut erholt und wird in gut gebessertem Zustand nach Hause entlassen.
1---M Der Entlassungstag ist der 1. Tag des folgenden Zyklus (der offenbar unpsychotisch geprägt, d. h. intervallär ist). Hier folgen die klinischen Entscheidungen mit denkbar großer Genauigkeit dem inneren Zeitmaß der Krankheit (siehe auch Phase Nr. 4).

23. 10. 64 **Arztbrief:** *Bei den Erkrankungen handelte es sich eindeutig um Phasen einer endogenen Depression ... Im Jahre 1963 hatte er keine agitierte Depression, sondern mehr eine Depression mit Konzentrationsstörung, Schlaflosigkeit und Angstvorstellungen.*

Kommentare zur Datierung des Phasenendes und zur Diagnostik:
Es war - nach der Frequenzanalyse - sozusagen nur noch der Rest dieser Phase zu behandeln, das ist dem kundigen Kliniker nicht entgangen. Die Diagnostik nimmt Bezug auf Überlegungen der Familie, die Erscheinungen im Begriff der Überarbeitung unterzubringen, und stellt frühere Erwägungen richtig. Es belehrt eben der langfristige Verlauf überzeugender als der Querschnitt (denn in ihm steckt die tiefliegende Ordnung der Sache).

Phase Nr. 3
4. Stationäre Behandlung vom 28. 10. 64 bis zum 05. 03. 65 (Landeskrankenhaus Neustadt in Holstein)
Primär-Datierung aus (chronopath. "naiver") Erstlekture: D_A = 30. 09. 64 D_E = 22. 01. 65
Errechnete Termine : ET_A = 29. 07. 64 ET_E = 21. 01. 65

Textzitate zur Zwischenanamnese (Ref. Ehefrau): *Im September schrieb F. für das 90jährige Jubiläum, das am 1. Oktober (1964) begangen werden sollte, eine Geschäftchronik (inhaltlich auffällig). Etwa vom 15. bis zum 25.9. wäre F. in Italien gewesen, um dort Pflanzen einzukaufen. Bei der Rückkehr blieb er in Frankfurt hängen. . . Als er zuhause ankam, lief gerade das Betriebsfest. Er war dabei sehr verwirrt und aufgeregt. . . . Am Tage nach dem Betriebsfest habe er den ganzen Morgen im Nachthemd im Wohnzimmer gesessen und den ganzen Tag (schwere Opernmusik) Schallplatten gespielt, was sonst gar nicht seine Art war. 2 Tage nach dem Betriebsfest habe F. ganz aufgeregt vor dem "Geheimfach" gestanden und glaubte, daß eingebrochen worden sei . . . F. flog dann nach Holland und Frankreich zu einer lang geplanten Einkaufsreise.*

Textzitate zur Datierung des Beginns:
Hopital psychiatrique de Vaucluse (Paris): date de l entree: 19. 10. 64 date de la sortie: 25. 10. 64. In Paris hätte man laufend Menschen guillotiniert. Die Köpfe wären nur so gerollt. . . Die Henker hätten nachher nicht mehr gekonnt. Man hätte ihm dann gesagt, er solle das mit der Pistole weitermachen.
Befund bei Aufnahme: *Rededrang (1) mit gelockerten Assoziationen (2) . . . ein ganzes Wahnsystem . . . akustische Halluzinationen . Es fanden sich auch massenhaft wahnhafte Personenverkennungen (in der Vorgeschichte). Stimmungslage wechselnd gehoben (3), dysausgeglichen (4), hat völlig verschrobene Ideen . . . sein Antriebsverhalten ist zeitweise gesteigert (5) (sehr ausführliches Krankenblatt mit Schilderungen des Beziehungserlebens).*
28. 10. 64 4---1 Die Dynamikfigur erreicht das Bild der Hyperaktivität Typ 1, dazu gehören in typischer Weise die Partikel (1) bis (5).

Kommentare zur Datierung des Beginns :
Der Beginn dieser Phase liegt wohl noch irgendwo vor Sept./Okt. 1964 und ist nicht genauer bestimmbar. Von der Zeitstruktur her gesehen erfolgt die stationäre Aufnahme am 28. 10. 64 mit einem Zyklusende (ET_E = 25. 10. 64). In diesen Dingen (die im folgenden in ähnlicher Weise noch mehrfach auftreten) ist die technische Schwierigkeit der Analyse der Ablaufsstruktur begründet.

Textzitate zum Verlauf der akuten Psychose und ihres Endes:
25. 11 64 Pat. beginnt ruhiger (1) zu werden, hat in der vergangenen Nacht einigermaßen geschlafen. Rennt nicht mehr (2) auf dem Korridor hin und her.
D D D <u>32---3</u> Was in (1) und (2) als Beruhigung beschrieben wird, erklärt sich aus der determinierten Wendung ins Depressive.

01. 12. 64 Pat. beginnt, sich von seinen Wahnideen (1) zu distanzieren (2).
38---G Offenbar ist es in diesem Fall das Bild der Manie, das Wahnproduktivität bringt (vor allem Verfolgung, die aber hier (1) nicht speziell genannt wird), (2) gehört zu G.

10. 12. 64 Pat. ist bedeutend ruhiger geworden. Geländeausgang.

47---G Der G-Zustand zeichnet sich nicht gerade durch Beruhigung aus, die Notiz mag sich auf vorhergehende Tage beziehen.

04. 01. 65 Trotz Reduktion der medikamentösen Dosis weitere Auflockerung und stetige Beruhigung (1) im psych. Zustandsbild.
72---N Eine besondere Merkwürdigkeit der Binnenstruktur mancher Zyklen besteht darin, daß inmitten akut psychotischen Geschehens auch Zustände der ("passageren") Normalität auftreten, wie hier (1). Im übrigen bleibt bei dieser Verlaufsstrecke unklar, was im einzelnen als sog. "Nachschwankung" aufgefaßt werden kann. Es ist der für das Eintreten von Beruhigung in diesem Fall typische Abschnitt der Zyklustage Nr. 71 bis Nr. 79 erreicht. Das nächste Zyklusende steht am ET_E = 21. 01. 65 bevor.

10. 02. 65 Z. Zt. keine akut psychotischen Symptome (1) mehr erkennbar. Wirkt aber affektiv geschwächt (2) und antriebsgemindert (3). Schläft viel (4), braucht Fremdantrieb (5), hat wenige Interessen (6). Hat wohl Abstand (7) von seinen Beziehungsideen u. Halluzinationen genommen. Im Umgang mit anderen Kranken sehr reserviert (8).
3 21---D Es ist am Vortage das Bild der reinen Passivität Typ 3 vorhergegangen. Darauf können sich die Partikel (1) bis (8) beziehen. Sie sind indessen mit dem heutigen Bild gleichermaßen stimmig.

21. 02. 65 Psychisches Befinden sehr gut.... unauffällig (1).
32---3 Das (psychotische) Bild Typ 3 ist in der Tat "unauffällig" (1), vor allem aber ist inzwischen das Intervall erreicht.

05. 03. 65 Beurlaubung mit dem Ziel der Entlassung.
Abschluß-Diagnose (man möchte sich nicht festlegen, hat wohl an eine Prozeßpsychose gedacht, später aber an eine phasische Psychose).

Kommentar zur Diagnostik:
Tatsächlich ist der paranoid-halluzinatorische Erlebnisreichtum in dieser Phase recht imposant gewesen, imposanter noch waren die blutrünstigen Inhalte dieses Erlebens. Das sich in den Vordergrund der rückblickenden Erzählung drängende Paranoide mag diagnostische Erwägungen in Richtung der Prozeßpsychose veranlaßt haben. Viele Inhalte des wahnhaften und verkennenden Erlebens waren aber auch einfach manisch-megaloman. Die Feststellung einer schließlich (im Intervall, wie die Zeitgestaltanalyse lehrt) erfolgenden Distanzierung, vielleicht auch der Überblick über die weitere Vorgeschichte führte dann doch zur Diagnose einer phasischen Psychose, wenngleich die Notizen über affektive Schwächung, Antriebsminderung und Reserviertheit im Umgang (10. 02. 65) so klingen, als sei ihr Autor noch auf der Suche nach schizophrenem Defekt gewesen.
Zur Datierung des Phasenendes wurde der mittlere Tag zwischen den Notizen vom 04. 01. 65 und dem 10. 02. 65 gewählt.

Phase Nr. 4
5. Stationäre Behandlung vom 21. 04. 65 bis zum 16. 07. 65 (Privatklinik Dr. Heines, Bremen-Oberneuland)
Primär-Datierung aus (chronopath. "naiver") Erstlekture: D_A = 01. 04. 65 D_E = 16. 07. 65
Errechnete Termine : ET_A = 19. 04. 65 ET_E = 16. 07. 65

Textzitate zur Zwischenanamnese: *Nach der Entlassung 6wöchiger Urlaub in Seefeld/Tirol. Schon auf der Hinreise hätte sich wieder eine quälende Schlaflosigkeit entwickelt. Aus der manischen Verfassung heraus stellten sich in den letzten Wochen wieder Verzweiflungszustände ein. Er machte sich Vorwürfe ... Er fühlte sich abgestempelt als unfähiger Mann. ... das Gefühl innerlicher toter Leere ... Syndrom hochgradiger Reduktion der Spontanaktivität ...*
Befund: *Verhaltene Unruhe und pessimistische Beurteilung der eigenen Situation. Berichtet von Grübeln (1), was die Umgebung wohl über ihn denke (2).*
M M 3---M Will man von dem determinierten Bild der Manie ausgehen, so erklärt sich die Mitteilung von Gedanken (2) als in der Weise wahnhaft, wie an vielen vergleichbaren Stellen auch sonst, sie ist aber nicht (1) im eigentlichen (depressiven) Sinne.

Vorläufige Diagnose: *Manisch-depressives Syndrom einer Zyklothymie.*

Kommentare zur Datierung des Beginns (und zum vorausgehenden Intervall):
Es erscheint sehr fraglich, ob hier überhaupt ein Intervall im Lehrbuchsinne vorgelegen hat. Dennoch haben die einzelnen Zyklen wohl doch verschiedene Niveaus ihrer psychotischen Intensität, quasi noch im Schema: Phase / Intervall, nur eben ins Akutere (oder weniger Akute) verschoben. Jedenfalls erfolgt die erneute stationäre Aufnahme zeitlich mit dem neuen Zyklus.
Zur Datierung des Beginns wurde "in den letzten Tagen" mit 21 Tagen angesetzt.

Textzitate zum Verlauf der akuten Psychose und ihres Endes:
05. 05. 65 ... trifft ihn nach Erhalt eines Eilbriefes ohne betrüblichen Inhalt weinend (1) an ... matte Antriebsreduktion, einfache depressive Verstimmung und nicht näher erkennbare Beschäftigung (2) mit depressiven (wahnhaften?) Vorstellungen (3).
17---4 Determiniert ist ein euphorischer Zustand mit seiner affektiven Turbulenz und besonderen, auch verqueren Anregbarkeit (1). Das mag den depressiven Eindruck hervorgerufen haben. (2) und (3) stimmen ja nicht völlig zu D.

01. 06. 65 Zögernde Besserung (1) des depressiv gehemmten Syndroms ... immer noch deutliche Stimmungsschwankungen (2) ... Neigung zu skrupelhaften Bedenken ... Ängstlichkeit
44---N Es sind drei Tage ekstatischer Prägung vorhergegangen, zu welchen (2) gehört. Der Eindruck (1) wird möglicherweise von der herrschenden (passageren) Normalität getragen.

20. 06. 65 langsame, aber stetige Besserung. . . im Gespräch klar, sachlich distanziert und überschauend.
63---D In der "sachlichen" Distanziertheit mag etwas von der nüchternen Kargkeit gelegen haben, wie sie die Depression aus reicherem Seelenleben herausapert.

10. 07. 65 Die Besserung hält an. Mit zunehmender Besserung tritt die ängstliche Unsicherheit, die Gehemmtheit und Kontaktscheu zurück.
83---4 Der 88 Tage lange Zyklus nähert sich seinem (endochronen) Ende.

16. 07. 65 affektiv noch etwas verhalten (1) und auch noch leicht antriebsreduziert (2).

Entlassung.
Der Zyklus ist gerade abgelaufen. Es sind die Tage D D D 3 vorhergegangen, sie erklären (1) und (2).

Kommentare zur Datierung des Phasenende und zur Diagnostik:
Das Entlassungsdatum trifft genau den ET_E = 16. 07. 65

6. Stationäre Behandlung vom 07. 08. 65 bis zum 07. 01. 66 (Privatklinik Dr. Heines Bremen-Oberneuland)
Primär-Datierung aus (chronopath. "naiver") Erstlekture: D_A = 17. 07. 65 D_E = 07. 01. 66
Errechnete Termine : ET_A = 16. 07. 65 ET_E = 08. 01. 66

Textzitate zur Zwischenanamnese:
Bereits in der ersten Nacht (1) habe Pat. wieder ein Schlafmittel nehmen müssen. Er habe sich dem beruflichen Alltag nicht gewachsen gefühlt, Angst vor jeder aus dem beruflichen Gleichmaß herausfallenden, kleinen Belastung gehabt und sich zunehmend unsicher gefühlt.
Die schwerste Schlafstörung in diesem Zyklus machen die Tage des Zyklusfragmentes M M M, genau das hat hier (1) vorgelegen.

Textzitate zur Datierung des Beginns:

Befund: *agitiert depressives Syndrom. Pat. ist depressiv verstimmt . . . nicht suizidgefährdet.*
23---G Die Syndrombahn erreicht an diesem Tag ein agitiert-depressives Syndrom.

Kommentare zur Datierung des Beginns (und zum vorausgehenden Intervall):
Auch hier fehlt das Intervall. Immerhin könnte die Angabe "bereits in der ersten Nacht" zur Datierung des Beginns benutzt werden.

Textzitate zum Verlauf der akuten Psychose und ihres Endes:
09. 08. 65 eine gewisse Beruhigung . . . Pat. berichtet noch, daß er bei wechselndem Befinden sich auch tageweise wohlgefühlt habe. So habe er in der Hoffnung, doch noch aus eigener Kraft die Verstimmung zu überwinden, den Zeitpunkt der Wiederaufnahme hinausgezögert.
25---M Die Notiz beschreibt ein Verhalten des Patienten (und seiner Familie), das offenbar für den nahezu gesamten Ablauf gilt: er kommt keineswegs mit dem Beginn einer akuten Psychose sofort in die Klinik.

20. 08. 65 Doch auch bei dieser maximalen Dosierung ist Herr F. noch munter (1) und häufig an der Grenze der Getriebenheit (2). . . . deutliche Neigung zu Selbstvorwürfen (3).
M M <u>36---1</u> G G Es dürfte (1) noch zu M, (2) zum heutigen Tage mit dem determinierten Zustand der Hyperaktivität Typ 1 und (3) vielleicht schon zu G gehören.

22. 10. 65 Patient hat in den zurückliegenden zwei Monaten eine stetige kontinuierliche Aufwärtsentwicklung durchgemacht. . . . In den letzten Wochen haben sich auch die morgendlichen Stimmungsschwankungen mit Neigung zu verstärkten Selbstvorwürfen völlig verloren.
11---4 Es ist soeben eine Zyklusgrenze überschritten, sie hat eine Milderung der Symptomausprägung, nicht aber ein Phasenende gebracht:

3. 11. 65 wieder vermehrt bedrückt (1) und unruhig (2) . . . Angst vor Entlassung (3).
23---G (1) und (2) sind die typischen Züge der agitierten Depression Typ G. Eine Entlassung quasi mitten im Zyklus (am Tag Nr. 23) wäre bei dieser sehr schwer überschaubaren Ablaufsweise nicht überraschend.

15. 12. 65 in letzter Zeit wieder ängstlich gespannt, ratlos unsicher . . . grübelt tagsüber und auch viele Stunden nachts über seinen Zustand nach.
D D 3 65---E Diese Notiz beschreibt kundig und genau, was sehr wohl eine Tagesschwankung heißen könnte, wenngleich hier eher in der Form einer "Nachtschwankung", denn das Sequenzfragment D D hat ein Maximum seiner psychotischen Schweregrade in der Nacht. Die ChTh sieht den psychotischen Vorgang als ein Kontinuum, bei welchem die gliedernde Cäsur des Tagesganges für das Seelen-Ganze außerkraft gekommen ist. Inkraft geblieben ist die Zeitgestalt führende Funktion des Tagesganges aber für das Stimmungssystem und für das Antriebssystem, wenn auch mit je eigenen metrischen Parametern, das ist das Fatale.

22. 12. 65 in den letzten Nächten nur wenige Stunden geschlafen. Er kann seine Unruhe (1) nur mühsam beherrschen. Probeweise Entlassung.
G G G 72---N (1) gehört vor allem zu G.

07. 01. 66 er wirkte entspannter und gelöster (1) . . . aber noch subdepressiv (2), weiterhin ängstlich selbstunsicher (3) . . . Es entsteht der Eindruck einer sensitiven Persönlichkeit (4), die durch Fleiß und Zähigkeit überkompensiert (5).
D D D 88---N Zu (1) legt es sich nahe, an das soeben erreichte Zyklusende zu denken, während (2) und (3) wohl die voraufgehenden Tage erfaßt, sie sind noch, wenn auch wohl milde, psychotisch. Insofern sollte über die Bauart der Persönlichkeit (noch) nicht geurteilt werden (4), auch wenn eine gängige Psychologisierung (5) zuhanden ist, an der überdies fraglich bleibt, warum die Kompensierung zur "Überkompensierung " weitergebildet wird (es sagt sich Psychologisches eben zu rasch).

Kommentare zur Datierung des Phasenendes:
Die ambulante Wiedervorstellung nach probeweiser Entlassung findet genau am Zyklusende statt.

Phase Nr. 5
7. Stationäre Behandlung vom 07. 12. 66 bis zum 22. 01. 67 (UKE)
Primär-Datierung aus (chronopath. "naiver") Erstlekture: D_A = 07. 11. 66 D_E = 27. 12. 66
Errechnete Termine: ET_A = 29. 09. 66 ET_E = 26. 12. 66

Textzitate zur weiteren Vorgeschichte:
Angaben der Ehefrau: Schwankend mit gewisser Periodizität wohl schon immer, jedoch nicht erkennbar krank bis 1961. Januar 61 schlaflos, bald darauf in der Stimmung gedrückt, melancholisch, unsicher, unruhig und ängstlich . . . wollte am liebsten immer nur schlafen, trank Alkohol, um sich über die schlechte und gehemmte Stimmung hinwegzusetzen, im Mai Schlafkur bei Dr. Lienau durchgeführt, anschließend Urlaub, Stimmung und Antrieb wieder aufwärts, ging leidlich bis 1962, wirkte äußerlich ausgeglichen.

Im Januar 1962 eigenartig und auffällig umtriebsam und sozusagen überspontan in allen Äußerungen, kaufte in Irland auf einer Geschäftsreise einen Bungalow, was die Familie nie hätte ausnutzen können, brauchte recht viel Geld. Diese Episode gehobener Stimmung und vermehrten Tätigkeitsdranges dauerte bis in den Hochsommer.
Im Frühjahr 1963 wieder schlaflos, depressiv, gehemmt, verunsichert, hatte damals auch besondere Schwierigkeiten in gerichtlichen Prozessen . . . im August/September wieder einigermaßen gefangen, in der Firma tätig, im September/Oktober jedoch wieder rapide abwärts.
Im August 1964 begann er sehr früh aufzustehen, schlief weniger, schien keinen Schlaf zu brauchen, war überaktiv umtriebig, steigerte sich enorm. . . . vom Hotelfenster aus Kilometer von Schmalfilmstreifen gedreht mit Autos auf der Straße, hatte auch viele Passanten fotografiert und meinte, alle diese Autos und Passanten seien da, um ihn zu beobchten und zu verfolgen, plante auch die Ehescheidung, da seine Frau ihn verfolgen und bespitzeln lasse, aus den Bewegungen einer Ballettänzerin auf der Bühne schloß er, sie gebe ihm geheimnisvolle Zeichen, er behauptete auch, in ein Gefängnis geworfen zu sein, wo alles voller Blut schwamm und ständig geköpft wurde . . . Zwangseinweisung nach Neustadt. Dort Aufenthalt bis 06. 03. 65. Dort schlief er nicht, rauchte Riesenmengen von Zigaretten, war uneinsichtig, umtriebig, trennte sich erst im Laufe des Januar von seinen wahnhaften Ideen . . . Der Wechsel vollzog sich dann recht plötzlich. Er hörte gänzlich auf zu rauchen, war umgänglich . . . so etwa im Januar, distanzierte sich um die Zeit auch von den paranoiden Inhalten.
Bei der Entlassung am 06. 03. schien er der Ehefrau schon wieder etwas depressiv und gehemmt. . . sehr still und zurückgezogen, sprach mit niemendem, war scheu, abends allein wirkte er etwas freier. Behandlung in Bremen Oberneuland . . . erholte sich im Laufe der ersten Monate 1966.
Textzitate zur Datierung des Beginns:
Seit Anfang bis Mitte November wieder "höhere Tourenzahl", bei Familienfesten wie Konfirmation und ähnlichen fiel er durch seine nervöse Unruhe und sein Aufgedrehtsein auf. Während der letzten Tage immer wieder nach Hamburg gefahren, vielgeschäftig, gab viel Geld aus, kaufte z. B. für 2000,- Bücher, die er, wie schon ähnliche Vorgänge von früher zeigen, nie liest, verheimlichte das auch nach Möglichkeit vor der Frau, redete bei einer geschäftlichen Versammlung, die er angeblich unbedingt besuchen mußte "lauter Blech", fiel überall auf . . . Er schläft kaum noch.
Eindruck: *Sensorium reizoffen, nicht getrübt, Bewußtsein vielleicht eingeengt, eher überhell, Besonnenheit gestört. Kontaktaufnahme überleicht, Nachhaltigkeit erheblich vermindert. Rapport erheblich gestört, Erhebung geordneter Anamnese bei der schlechten Fixierbarkeit nicht möglich. Grob auffällig das Übermaß an Bewegung: Variabilität des mimischen Ausdrucks herabgesetzt, ausfahrende Gesten mit zuviel Impuls, zu ausfahrend und zu häufig, viel Hin- und Herlaufen im Zimmer, Verlassen des Raumes, Aufspringen, Setzen, einzelne vertiefte Atembewegungen, kettenartiges Rauchen, schwer zu unterbrechender Rededrang. Stimmung zu wenig moduliert, zu wenig mitschwingend, zu wenig von außen beeinflußbar, insgesamt mäßig gehoben. In allem, was Ausdruckswert hat, zu groß, zu schnell, zu viel und zu wenig geordnet, zu grob abgestimmt, zu wenig von außen zu beeinflussen: Im Zimmer Berge von Büchern durcheinander hin- und hergelegt, Texte wüst unterstrichen, dümmste Plattitüden im Text mit Ausrufezeichen und "sehr gut" versehen, umfangreiche Auszüge aus Langweilerschriften angefertigt und mit großer Gebärde überreicht, alles kollossal faszinierend, erleuchtend, gewaltig, fabelhaft, überwältigend bezeichnet, alle Wertempfindungen einschließlich des Selbstwertgefühls überhöht bzw. aufgedunsen. Gedankenablauf von Stimmung und Tempo gestört: Zu viel auf einmal, verzettelt sich, schweift ab, springt, wiederholt, vermag nicht, die zeitliche Reihenfolge von Erlebnissen wiederzugeben, erinnerte Szenen fließen offenbar auch ineinander, zur Besinnung zu wenig Zeit, beim Sprechen Reihenbildungen. Er schreibt unentwegt Notizbuchzettel in grober Schrift voll - anscheinend bemüht, das zu schnell Vorbeirauschende zu fixieren. Primär, soweit erkennbar,*

schlicht, offen, vielleicht etwas grob gefügt, gut intelligent. In der Anpassung auf Station gutwillig, gehorsam freundlich, bescheiden, höflich, in manchem fast schüchtern, alle diese Züge "umgeben von Manie" und daher von sehr kurzdauernder Auswirkung. Sehr um Steuerung bemüht . . . Bisweilen kurzdauernd verunsichert, quasi zweifelnd, Stimmung nicht ganz verläßlich, diese Augenblicke quasi wie Löcher im Bild.

Vorläufige Diagnose: *Zyklothymie, manische Episode mit einigen mischbildhaften Zügen (Roe)*

G <u>70---G</u> G Diese nun wirklich einigermaßen differenzierte psychopathologische Schilderung gehört der Determinationsstruktur des Gesamtablaufs nach zu einem agitiert-depressiven Tag. In ihr wird etliches, was charakteristischerweise zu diesem Syndrom gehört, explizit genannt, anderes kennzeichnet aber doch wohl auch Schilderungen des Pat. aus vorausgegangener Zeit.

Kommentar zur Datierung des Beginns:

Seit "Anfang bis Mitte November" könnte zu einer Datierung des Beginns etwa auf den 07. 11. 66 führen. Der Analyse nach muß der eigentliche Beginn (wie bei etlichen anderen Phasen auch) erheblich viel früher gelegen haben.

Textzitate zum Verlauf der akuten Psychose und ihres Endes:

08. 12. 66 Gestern über Tag unruhig (1), im ganzen jedoch gesteuert.

G G 71---G Von der agitierten Depression (heute und an den beiden Vortagen) erscheint in dieser Notiz das zentrale Leitwort (1).

10. 12. 66 Der Umgang . . . wird zunehmend schwierig. Seine unruhige Umtriebigkeit richtet zwar keinerlei Schaden an, und er bemüht sich angestrengt um Selbststeuerung, dennoch . . . auch ein Teil der Schwestern droht zu dekompensieren.

G G G N 73---E Die Binnenstrukturen der langen Zyklen (wie hier mit 88 Tagen Länge) zeichnen sich durch Tripletts aus, wie z. B. G G G. Bei diesen kann es zu sehr stilreinen Prägungen des jeweiligen Bildes kommen, die dem Kranken (und seinen Betreuern) alles abverlangen.

14. 12. 66 etwas weniger getrieben (1), bleibt wenigstens zeitweilig im Bett (2).

3 <u>77---2</u> Das (1) mag sich auf den Vortag beziehen mit seiner Passivität. Im Bett zu bleiben (2) ist depressive Überwinterungstaktik (hier durch einen melancholischen Tag erzwungen).

20. 12. 66 wenig Änderung, Pat. zeigt sich jedoch recht folgsam, läßt sich immer wieder in sein Zimmer zurückbringen, stellt auch vorübergehend den Plattenspieler etwas leiser . . . ist bis an die Grenze der Intoxikation sediert, taumelt etwas und kann kaum die Augen offenhalten. Das subjektive Befinden ist weiterhin gesteigert gut (1).

83---4 Zutreffend wird hier der Kontrast aus objektivem Verhalten (das wesentlich medikamentös geprägt ist) und subjektivem Befinden bedacht, es entspricht genau dem endochronen Bild (1) der Euphorie Typ 4.

27. 12. 66 Nachtschlaf deutlich besser und länger, erste Anzeichen beginnender Beruhigung (1). Hat plötzlich auch das Rauchen aufgesteckt . . . Das Umgehen mit dem Pat. ist etwas leichter geworden, zumal auch die Schwestern seine heitere Umtriebigkeit (2) nicht mehr als beängstigend ansehen. Allerdings fing vor einigen Tagen die Gardine Feuer in seinem Zimmer . .

M <u>2---M</u> M Diese Anzeichen gehen auf das inzwischen (am 26. 12. 66) erreichte Zyklusende zurück. (2) entspricht dem aktuellen Vorbestimmten. Aus klinischer Sicht und besonders mit Blick auf die Schlafstörung kann das Phasenende auf den 27. 12. 66 datiert werden.

04. 01. 67 Allmählich erkennbar ruhiger. Hat - soweit zu erfahren war - keine größeren Einkäufe mehr gemacht. Subjektives Befinden weiterhin "glänzend" (1).
10---E Die Anführungszeichen (1) drücken doch wohl etwas besonderes aus. (1) ist ein hochcharakteristisches Leitwort für ekstatische Verfassungen (und ihr besonderes Lichterleben), wie es an diesem Tag vorgelegen hat, wenn auch wohl in intervallärer Abmilderung.

10. 01. 67 (Entlassung 15. 01. 67) Termin kann nicht wahrgenommen werden . . eventuell Verschiebung um 10 Tage.
16---1

20. 01. 67 Während der letzten 2 Wochen ganz erheblich ruhiger und besser gesteuert. die Medikation konnte schrittweise stark reduziert werden, es kam nicht zu Rückschlägen.
Das Zyklusende liegt 25 Tage zurück.

22. 01. 67 Entlassung.

Diagnose: *Zyklothymie, manische Phase.*

Kommentar zur Datierung des Phasenendes:
Nach der schweren und allseits kräftezehrenden Psychose wird ihr klinisches Ende richtig gesehen. Es folgt jedoch eine Nachbeobachtung sozusagen aus Vorsicht.

Phase Nr. 6
8. Stationäre Behandlung vom 30. 09. 67 bis zum 01. 11. 67 (UKE)
Primär-Datierung aus (chronopath. "naiver") Erstlektüre: D_A = 16. 09. 67 D_E = 14. 11. 67
Errechnete Termine : ET_A = 16. 09. 67 ET_E = 13. 12. 67

Textzitate zur Datierung des Beginns:
Seit 14 Tagen ist erneut ambulante Behandlung notwendig. Er begann, wieder umtriebiger zu werden, zu spontanen Handlungen zu neigen, wurde bedenkenlos, fuhr . . . vor 8 Tagen mit dem Wagen nach Hamburg . . . und wurde alkoholtrinkend in einem Lokal angetroffen . . . Er soll verwirrt gewesen sein, gelegentlich auch eine weinerlich-weiche Art gezeigt haben.
Befund: Stimmungslage schwankend (1) zwischen leichter Gehobenheit und weich-weinerlicher Anrührbarkeit, im Antriebsverhalten ebenfalls gering gesteigert (2), doch eben noch gezügelt. Gedankenablauf geordnet, nur gelegentlich einschießendes Nachgehen von Assoziationen.
15---G Die beschriebene Labilität der Affektverfassung (und der Gestimmtheiten) (1) gehört ebenso zu dem determinierten Bild der agitierten Depression wie (2). Auch die Diagnose spricht das mit dem Hinweis (3) genau an:

Diagnose: *anlaufende manische Phase, zur Zeit noch mischbildhaft (3).*

Kommentar zur Datierung des Beginns:
Rechnet man vom Aufnahmetag "14 Tage" zurück, ergibt sich der 16. 09. 67, der auch endochron

determiniert war. Im Text ist von "vor 8 Tagen" die Rede. Vor 12 Tagen herrschte das manische Triplett M M M mit seiner endogenen Determination (bei diesem Patienten) zu einem Alkoholexzeß.

Textzitate zum Verlauf der akuten Psychose und ihres Endes:

04. 10. 67 deutlich Antriebssteigerung (1), Gedankenjagen, Hyperprosexie bei überwiegend unbekümmerter, aber auch (2) ernst-gedämpfter Stimmung, so daß weiterhin der Eindruck einer mischbildhaften Psychose besteht (3).

19---E Die überaus erlebnisreiche Gestaltung E legt es nicht selten nahe, an (1) zu denken, obwohl im Verständnis der ChTh eine Überaktivierung des Stimmungssystems vorliegt. Die zu E gehörige Wechselhaftigkeit der Gestaltungen wird mit (2) angesprochen, auch die diagnostische Einordnung (3) ist stimmig.

11. 10. 67 Er ist umtriebig (1), kaum in seinem Zimmer geschweige denn in seinem Bett zu halten (2), hegt ständig Wünsche (3) . . . Äußerst rasch wechseln Stimmung und Antrieb von manischen in depressive Qualitäten (4). Auffällig wird dies schon während eines kürzeren Gespräches. Anfangs unbekümmert (5), hyperprosektisch (6), munter drauflosredend (7), wird er plötzlich still, besorgt, setzt sich, seufzt, bekommt Tränen in die Augen und äußert depressive Gedanken.

M 26---M M Der endochron bestimmte Zustand drückt sich in den Partikeln (1) bis (3) und (5) bis (7) in prototypischer Weise aus. Manische Bilder sind auch in der Regel stabil im Vergleich zu E und G. Dennoch finden sich immer wieder in den Krankengeschichten Schilderungen wie die vorliegende (4), zu deren syndromdynamischen Verständnis nichts weiter beigetragen werden kann. So ist eben Manie, es gibt Tränen dabei und die nicht selten vermerkten kurzfristigen, oft als depressiv angesprochenen "Einbrüche". ENDOR denkt bei sich, daß vielleicht das durch die Manie aufs äußerste strapazierte Stimmungssystem den Affekt des Manischen nicht dauerhaft zu gestalten vermag.

27. 10. 67 in seinen Reaktionen jetzt so adäquat, daß eine Hausbeurlaubung durchgeführt werden kann.

3 E 42---E E Dies ist jedenfalls von den Regulationsverhältnissen des Antriebssystems her gesehen in der Tat eine relativ gemäßigte Strecke des Ablaufs.

30. 10. 67 zu Hause ausgezeichnet leitbar.

N 45---G G Die gute Leitbarkeit im Hausurlaub dürfte von der endochronen Verfassung der Normalität N am gestrigen Tage getragen gewesen sein.

01. 11. 67 ist ruhig, geordnet, manchmal eine Spur zu ruhig. Entlassung.

G 47---G Diese Entlassung erfolgt quasi mitten im Zyklus.

07. 11. 67 Es gehe ihm recht gut, er beklage lediglich noch eine innere Unruhe und schlafe noch nicht ausreichend . . . Im Querschnitt noch immer mischbildhaft mit jetzt (1) mehr depressiver Komponente (2).

3 53---D D Das (2) trifft genau zu. Introspektionsfähige Kranke reflektieren das Mischbildhafte im Zustand 3 nicht selten genauer, als es von der Außenansicht her sich nahelegen will (der Text läßt es indessen offen, ob in der Exploration darüber gesprochen worden ist).

13. 11. 67 Wirkt ruhig und ist gut zu lenken. Hintergründig jedoch deutlicher Bewegungsdrang, kann nicht ruhig sitzen.

M M 59---M Man ist wohl vom Erreichen eines Phasenendes ausgegangen. Bei der ambulanten

Vorstellung fällt genau etwas davon auf, was endogen angesagt ist.

Diagnose: *Zyklothymie, mischbildhafte, zeitweise mehr manische Phase mit depressiver Nachschwankung.*

Kommentare zur Datierung des Phasenendes und zur Diagnostik:
Die Zeitgestaltanalyse des Gesamtablaufs lehrt, daß das eigtl. Phasenende bei der Entlassung noch nicht erreicht war. Darauf weist auch das bei ambul. Wiedervorstellung geklagte Persistieren der Schlafstörung hin. Tatsächlich wurde der Zustand auch als psychotisch ("mischbildhaft") angesehen, aber als Nachschwankung gedeutet. Darin liegt eine der speziellen Schwierigkeiten für die Datierung von Phasenkalendern.
In der Diagnose wird unter dem zutreffenden Oberbegriff das nach der ChTh typische "zeitweise" Wechseln von Mischbildhaftem und Manischem gleichfalls zutreffend angesprochen. Dennoch erfaßt diese Sprechweise nur im ersten Umriß die tatsächlich bei diesen Psychosen auftretende Fülle des Wechselns. Erst eine technisch disziplinierte tägliche Syndromdiagnostik wird das zu überblicken gestatten.

Phase Nr. 7
9. Stationäre Behandlung vom 05. 08. 68 bis zum 21. 10. 68 (UKE)
Primär-Datierung aus (chronopath. "naiver") Erstlekture: D_A = 22. 07. 68 D_E = 01. 09. 68
Errechnete Termine : ET_A = 06. 06. 68 ET_E = 02. 09. 68

Textzitate zur Zwischenanamnese:
Nach der Entlassung gut gegangen, leicht subdepressiv verhangen. Pat. war mit sich nicht zufrieden, etwas schwunglos, schaffte aber die Arbeit. Sprach wenig, ging nicht gern unter Leute. Das hielt bis März 68 . . . In dieser Zeit vorübergehend unruhig, umtriebig, wollte große Geschenke machen. Ging aber nach einigen Tagen wieder vorbei.

Textzitate zur Datierung des Beginns:
Am 1. 7. 68 . . . seitdem wieder zunehmend unruhig. Vor 14 Tagen fuhren sie in die Schweiz zum Urlaub. Dort blühte er auf: redete pausenlos, kaufte ein, ließ sich Pakete von Büchern schicken, schrieb ohne Unterbrechung. Sehr aktiv, nicht zu bändigen. Äußerte aber wiederholt, daß er sich dabei unwohl fühle. Massive Schlafstörung.
Der 01. 07. 68 war 26---M

Diagnose: *Zyklothymie, vorwiegend manisches Bild*

Kommentare zur Datierung des Beginns (und zum vorausgehenden Intervall):
Kundig und genau wird das vorangehende Intervall (wieder einmal) nicht als "frei", sondern dieses Mal als "leicht subdepressiv verhangen" geschildert. Die erwähnte, nur einige Tage währende manische Dysregulation wird in den März, aber leider nicht genauer datiert. Sie könnte einem sog. "frustranen Beginn" entsprechen (ET_A und <u>zugleich</u> ET_E am 10. 03. 68, dazu siehe später).

Auch der Phasenbeginn (am 01. 07. 68) wird von den Angehörigen auf ein zu spätes Datum gebracht. Offenbar kommt der Patient von sich aus, und die Angehörigen bringen ihn erst, wenn es (das familiäre und soziale Getriebe) gar nicht mehr geht. Der vorliegende Text erlaubt nur, mit dem als wahrscheinlich angesehenen Beginndatum 14 Tage vor das Aufnahmedatum zu gehen.

Textzitate zum Verlauf der akuten Psychose und ihres Endes:
05. 08. 68 erheblich unruhig, läuft den ganzen Tag auf dem Gang umher, dabei manchmal von einem auf den anderen Fuß tretend. Steht jedem im Wege, hat immer wieder alle möglichen Fragen (1).
61---2 In (1) erscheint etwas von der für das melancholische Bild Typ 2 charakteristischen Fraglichkeit aller Dinge und vielleicht sogar die noch typischere Ratlosigkeit mit vielen Fragen (die in der Melancholie Typ 2 gestellt werden können, wegen der Antriebs- und Wortlosigkeit jedoch nicht in der Depression Typ D).

08. 08. 68 Stimmung eigentlich mehr (1) ernst (2), getragen (3). Er äußert ständig Sonderwünsche (4), kann keinen Moment allein sein (5), ist nur leichtbekleidet (6) auf dem Gang anzutreffen.
64---3 E 4 Die mit der Wendung (1) ausdrücklichen Feststellungen (2) und (3) kennzeichnen sehr genau das vorliegende Bild Typ 3. Die gleichfalls spezifische Bemerkung (6) gehört mehr in das folgende Bild E (hier wäre es wünschenswert, man würde in den Dokumentationen stundengenaue Datierungen finden, denn wenn (6) abends gewesen wäre, würde es stimmig sein).

09. 08. 68 Er kommt geradezu ins Schleudern (1), weiß gar nicht, was er zuerst machen soll.
65---E Im Zustand E gibt es kaum eine vertraute Verhaltensmöglichkeit für die von der Psychose betroffene Person, das sagt (1) recht gut.

11. 08. 68 Nachmittags bereits ist er mit seinem Fotoapparat unterwegs, fotographiert alle möglichen Pflanzen und Dinge der Umgebung.
67---M Die manische Objektbedürftigkeit und das Vordringen des Bildhaftigkeitscharakters der Welt kommen gut zum Ausdruck.

12. 08. 68 wurde torkelnd angetroffen, als er sich von einer Taxe am Portal absetzen ließ.
68---1 Ob hier Alkoholisierung angesprochen bzw. ausdrücklich nicht weiter angesprochen worden ist, bleibt in der jetzigen Interpretation ungewiß. Deutlich ist, daß der Pat. unterwegs war, das paßt zu seinem Zustand Typ 1.

13. 08. 68 Hat die letzte Nacht nicht gut geschlafen.
69---G

15. 08. 68 . . . ruhiger . . .
71---G Vielleicht drückt sich hier schon das allmähliche Nachlassen der unspezifischen Schweregrade innerhalb des Zyklus aus, der jetzt aufs Ende zugeht.

23. 08. 68 . . . zeigt zwar noch einen deutlichen Antriebsüberschuß . . . ist aber besser lenkbar und gibt an, sich besser zu fühlen und nachts sehr gut zu schlafen.
79---G Der erwähnte Antriebsüberschuß würde zum G-Bild gehören, im übrigen ist jetzt des Zyklusende nahe.

11. 09. 68 Weiter gleichmäßige Beruhigung (1), keine Schwankungen (2). Zunehmende

Müdigkeit tagsüber (4). Nachts wie schon länger tiefer, fester Schlaf (3). . . . Außerdem beschäftigt er sich mehrere Stunden am Tage mit dem Unterstreichen von bemerkenswerten Aussprüchen, die Auswahl fällt nicht eben streng aus.
10---E Der endogene Zyklus war am 02. 09. 68 abgelaufen, jetzt herrscht bereits das Intervall, das trägt die Feststellungen (1) bis (3). Die Bermerkung (4) dürfte sich auf die fortbestehende Medikation beziehen. Hier zeigt sich die klinische Relevanz der Kenntnis von Zeitordnungen.

27. 09. 68 ist jetzt ruhig, ausgeglichen, fühlt sich oft sehr schläfrig.

01. 10. 68 Hausurlaub von Sonnabend gut überstanden . . . Schlaf gut.

08. 10. 68 Ein weiterer verlängerter Urlaub verlief abermals ohne besondere Auffälligkeiten.

16. 10. 68 ausgeglichen, zeitweise sogar etwas still. Zum jetzigen Zeitpunkt ist nicht zu entscheiden, ob sich nicht wieder, wie früher meistens, eine längere subdepressive Nachphase anbahnt.
45---G G G Nach der ChTh haben die Intervalle dieselbe psychopathologische Binnenstruktur wie die Phasen (nur andere Schwankungsweiten der Basalsysteme). Dann wäre das Beschriebene nicht "Nachphase", sondern das, was von der Binnenstruktur her determiniert ist.

21. 10. 68 Entlassung.

Diagnose: *Zyklothymie. Erneute mischbildhafte Phase mit mehr manischem Gepräge.*

Kommentar zur Datierung des Phasenendes:
Nimmt man die Schlafstörung als führend in der Symptomatik, könnte das Phasenende auf den 23. 08. 68 datiert werden, es besteht zu dieser Zeit aber noch "Antriebsüberschuß". Wahrscheinlich liegt das Phasenende aus klinischer Sicht zwischen dem 23. 08. 68 und dem 11. 09. 68 (in dieser 19 Tage langen Zeit gibt es keine weitere Notiz). Die Mitte dieser Zeit (als rechentechnischer Repräsentant) wäre der 01. 09. 68.
Der psychotische Gesamtvorgang hat im Bereich dieser Phasen (etwa von Nr. 6 an bis etwa Nr. 16) so etwas wie Reife seiner Expression und seiner zeitgestaltlichen Konturschärfe erreicht. Vorher und nachher sind die technischen Schwierigkeiten der Datierung von Beginn und Ende der Phasen (noch) größer.

Phase Nr. 8
10. Stationäre Behandlung vom 15. 08. 70 bis zum 02. 02. 71 (UKE)
Primär-Datierung aus (chronopath. "naiver") Erstlektüre: D_A = 05. 08. 70 D_E = 28. 01. 71
Errechnete Termine : ET_A = 07. 08. 70 ET_E = 30. 01. 71

Textzitat zur Zwischenanamnese:
68 zuletzt hier stat. behandelt. Ständig in ambulanter Betreuung bei Herrn Prof. B.-P. Es sei ihm gut gegangen.

Textzitat zur Datierung des Beginns:
Vor ca. 8 Wochen sei Pat. unruhiger geworden, habe nicht mehr so gut schlafen können. Während eines Urlaubs von Mitte Juni bis Mitte Juli sei der Ehemann noch einigermaßen steuerbar gewesen. Vor ca. 10 Tagen Reise nach . . . Dort verschlechterte sich der Zustand derartig, daß der Pat. nach Angabe seines Begleiters nicht mehr verhandlungsfähig war. Er habe wirr durcheinander geredet.

VD: Verworrene, expansive Manie.
Ein Aufnahmebefund fehlt. Die Diagnose mag sich auf den Zustand zur Zeit der Aufnahme beziehen, da herrschte 9---E, was nahezu gleichlautend mit der VD ist, insbesondere mit dem für E-Bilder wichtigen Leitwort "verworren".

Kommentare zur Datierung des Beginns (und zum vorausgehenden Intervall):
Der Widerspruch aus behauptetem Wohlergehen und zugleich notwendiger ambulanter Betreuung erklärt sich teilweise durch das inzwischen angelaufene Regime einer Lithiumprophylaxe (seit 08. 10. 68) und seine mitigierende Wirkung. Im übrigen gibt es in den Papieren (hier nicht zitierte) summarische Notizen über subdepressiv - ängstlich - unruhige Symptomatik fast im gesamten Intervall ohne näheren Einblick in seine Zeitgestalten im einzelnen (weshalb es nicht mitgeteilt wird).
Es gibt zur Datierung des Beginns textinterpretatorisch zwei nicht unterscheidbare Möglichkeiten zur Rückrechnung vom Aufnahmedatum aus: um "8 Wochen" und um "10 Tage". Letzteres führt (richtig) auf den 05. 08. 70 (ET_A = 07. 08. 70).

Textzitate zum Verlauf der akuten Psychose und ihres Endes:

05. 09. 70 noch bestehender Antriebsüberschuß.
M M M N D 38---D Wieder steht die Textinterpretation vor der typischen Schwierigkeit, daß der vorliegende Text zwar datiert ist (das Datum betrifft den depressiven Tag Nr. 38) und sich naturgemäß auf (Gegenwärtiges oder) Voranliegendes bezieht, aber nicht ausdrücklich sagt, für welchen Tag das Dargestellte gelten soll. Anderweitige Erfahrungen mit Zeitgestaltanalysen belehren darüber, daß manische Bildprägungen viel eher eine Notiz veranlassen als depressive. So mag denn hier das manische Triplett M M M angesprochen sein, Gewißheit läßt sich nicht erlangen.

14. 09. 70 Wesentliche Besserung des allg. Befindens seit einigen Tagen.

28. 09. 70 weitere Besserung.

09. 10. 70 weitere Besserung.

13. 10. 70 Stundenurlaub.

27. 10. 70 allgemeine Überbeschäftigtheit (1).
82---M Das (1) benennt zutreffend die für diesen Tag angesagte Manie. Im übrigen steht ein Zyklusende bevor (am 03. 11. 70). Es wird für einen Hausurlaub genutzt. Jedoch schließt sich ein weiterer psychotischer Zyklus an:

19. 11. 70 Urlaub. . . . gut verlaufen. Jedoch werden immer wieder von seiten der Ehefrau Probleme telefonisch oder direkt durchgegeben, welche der innerehelichen oder betrieblichen

Sphäre zuzuschreiben sind.
Es klingt so, als habe der Beschreiber (ja in gewisser Weise auch zutreffend) ein Phasenende gesehen und auf diese Wahrnehmung seine klinischen Entscheidungen gegründet. Wenn nun dennoch "Probleme" zur Sprache kommen, so muß dafür vorerst die Psychologie herhalten (bis die Psychose mit ihrem Gesicht wieder deutlich wird).

30. 11. 70 Pat. sei sehr unruhig (1), gespannt (2), voller gestauter Aggression gegen sie. Sehr störende Herrschsucht (3), Regierungsappetenz (4), Rechthaberei (5), Uneinsichtigkeit (6), Gefühls- und Wutausbrüche (7), Bestrafungstendenzen.
M M M 28---N Offenbar geht es um ein Telefonat mit der Ehefrau über einen Hausurlaub des Patienten und über zurückliegende Tage. Dann sind die Partikel (1) bis (7) sehr treffend für das unmittelbar vorangehende manische Triplett M M M.

08. 12. 70 Insgesamt weiter Verschlechterung des Zustands. Antriebssteigerung, offensichtliche Affektinkontinenz bzw. -labilität, welche auf Station im Umgang mit Ärzten und Personal aber gut gesteuert werden können.
M M 36---1 Jetzt besteht wohl kein Zweifel mehr am Fortdauern der Psychose.

14. 12. 70 Wochenende brachte große Aufregung im Haus und Betrieb u. Familie.
Freitag und Sonnabend waren: G G

15. 12. 70 Pat. erhält wieder Ausgangssperre und stärkere Medikamente, da sich anschließende erneute manische Phase verstärkt.
43---E Mit Kenntnis der zugrundeliegenden Zeitordnung hätte anstatt von erneuter "Phase" von erneutem Zyklus (innerhalb derselben Phase) die Rede sein können.

24. 12. 70 . . . nicht medikamentös kompensierte Antriebs- und Gereiztheitssteigerung.
M 4 52---3 Das Bild der Euphorie Typ 4 kann überaus dramatische Prägungen annehmen.

15. 01. 71 . . . als Abklingen der manischen Phase zu werten.
E 74---E Der 74. Tag des Zyklus (P = 88) liegt vielleicht schon so spät, daß ein "Abklingen" klinisch sichtbar wird (auch in früheren Phasen kam das entsprechende klinische Urteil gerade im Bereich dieser Zyklustage zustande, siehe die Bemerkung zum 19.10.63).

23. 01. 71 starker Sedierungseffekt als Zeichen der abklingenden Phase. Beurlaubung.
82---M Der endogene Vorgang ist ab diesem Tag zwar manisch determiniert, aber das geht in der Medikation (und im Phasenende) unter.

28. 01. 71 Demission . . . geplant.
87---D Das (endochrone) Zyklusende steht für den ET_E = 30. 01. 72 unmittelbar bevor.

02. 02. 71 Entlassung.

Diagnose: *Zyklothymie. Manische Phase mit sofort anschließender erneuter manischer Phase. Mischbildhaftes Gepräge.*

Kommentare zur Datierung des Phasenende und zur Diagnostik:
Der duplexe Bau dieser Phase, wie er sich aus der Frequenzanalyse ergiebt, war auch von der Klinik gesehen worden und ist als bemerkenswert sogar in der Abschlußdiagnostik benannt.

Sowohl die Interimsmitigierung (zwischen 27. 10. 70 und 19. 11. 70), wie auch das eigtl. Phasenende werden klinisch richtig gesehen.

Phase Nr. 9
11. Stationäre Behandlung vom 21. 11. 75 bis zum 10. 02. 76 (UKE)
Primär-Datierung aus (chronopath. "naiver") Erstlekture: D_A = 31. 10. 75 D_E = 29. 01. 76
Errechnete Termine : ET_A = 29. 08. 75 ET_E = 21. 02. 76

Textzitat zur Zwischenanamnese:
Pat. sei anschließend nach 1971 weiter in ambulanter Behandlung gewesen. (Li-therapie)

Textzitate zur Datierung des Beginns: *Seit 3 Wochen sei ihr Mann wieder vermehrt umtriebig gewesen, er habe Nächte und Tage auf der Reeperbahn zugebracht, etwa 15.000,- in dieser Zeit ausgegeben, geschäftlich wohl auch fragliche Abschlüsse getätigt.*
Er habe in der letzten Zeit kaum noch geschlafen, habe ununterbrochen im Betrieb gearbeitet. . . . Seine Medikamente habe er z. T. in letzter Zeit nicht mehr genommen

Er wirkt unruhig, erregt, ist dabei jedoch sehr um einen guten Eindruck bemüht. . . . Ideenflucht deutlich . . . Antrieb gesteigert, Stimmungslage deutlich gehoben.
85---D Für den Aufnahmetag ist ein depressiver Zustand determiniert. Beschrieben wird jedoch ein manisches Bild, wie es in der Anamnese dargestellt wurde. Zur Erklärung des Widerspruchs kann jetzt nichts gesagt werden. Die Sorgfalt der persönlichen Arbeitsweise verschiedener Mitarbeiter der Klinik wird in den Zeitgestaltanalysen in einer geradezu metrischen Weise zwar sichtbar, jedoch nicht kommentiert.

Diagnose: *Wiederholte manische Phase im Rahmen einer Zyklothymie*

Kommentare zur Datierung des Beginns (und zum voraufgehenden Intervall):
Dieses Intervall ist in der bisher abgelaufenen Reihe der Phasen das längste (1753 Tage = 4.8 Jahre bzw. 20 Zyklen). Darin dürfte sich die Lithiumwirkung ausdrücken. Statistisch gesehen verhalten sich die Längen von Phase und Intervall - in der Anzahl von Zyklen gemessen, was das einzig zulässige, weil endochrone Maß ist - im Mittel wie 1 : 7. Es wäre also - als ein Mittelwert - mit einem Intervall von nur 1.68 Jahren zu rechnen gewesen (7 x 88 = 616 Tage). Indessen ist die Variabilität der Länge der Intervalle recht groß (viel größer, als die der Phasen). Die Überlegung wird hier nur angestellt, um darauf hinzuweisen, daß solche Fragen nicht an den kalendarischen, sondern den endochronen Zähleinheiten studiert werden müssen. Wenn man das Zahlenmaterial aus Phasenkalendern mit kurzen Zyklen und solchen mit langen Zyklen durcheinanderbringt (wie es in nativen Kollektiven nolens volens vorliegt), bekommt man rechentechnisch vielleicht noch, semantisch dagegen nicht mehr interpretierbare Resultate. Ein "Zyklus"-begriff (vom Beginn einer Phase über das Intervall bis zum Beginn der nächsten Phase) ist (nebenbei bemerkt: nicht auf die letzte Phase eines Phasenkalenders anwendbar) als Begriff nur Unfug (und dennoch etabliert). Erst die vorlaufende Klärung der rhythmologischen Parameter erlaubt den Aufbau homogener Kollektive (deren Einzelfälle für manche Fragestellungen dann auch noch synchronisiert werden müssen). Die forschungstechnisch unabdingbare Homogenität

kann nicht taxonomisch garantiert werden, sondern muß chronopathologisch sichergestellt werden (die taxonomische Homogenität fällt dabei mit ab).

Textzitate zum Verlauf der akuten Psychose und ihres Endes:
23. 11. 75 deutlich gebessert
Für den 25. 11. 75 ist ein Zyklusende determiniert. Es wird sich allerdings ein weiterer, psychotisch geprägter Zyklus anschließen. Im Bereich dieser Tage ist das Bild mitigiert aus endogenen Gründen. (Zum duplexen Bau siehe auch die vorangehende Phase)

01. 12. 75 in ausgeglichener Stimmungslage, vielleicht eine Spur depressiv, eine Antriebssteigerung nicht mehr spürbar
7---D Tatsächlich liegt eine depressive Situation zugrunde.

21. 12. 75 wurde . . . aus einem Reeperbahnlokal widerstrebend auf die Station zurückgebracht. . . weitere mehrstellige Rechnungen aus dem Milieu . . . . noch sehr aktiv, leicht auflockernd, noch recht expansiv und unzureichend gesteuert
M M 27---M Inzwischen ist innerhalb des neuen Zyklus der psychotische Vorgang auch hinsichtlich seiner Schweregrade wieder voll angelaufen. Das klinische Bild entspricht genau der endochronen Determination und das manische Triplett weist den Weg in ein Lokal (wie bereits bei früheren Phasen, z. B. am 30. 09. 67 und 12. 05. 61).

31. 12. 75 Urlaub. recht gut gehalten

08. 01. 76 zweifellos noch gewisses Antriebsplus vorhanden
45---G Das beobachtete Anrtiebsplus gehört zur Agitiertheit.

15. 01. 76 vorübergehend deutl. subdepressive Färbung der Stimmung mit Anrührbarkeit, wiederholt an der Grenze zur weinerlichen Dekompensation.
Die damit angesprochenen Tage sind leider nicht datiert worden (Heute herrscht 52---3, d. h. ein Bild der Passivität, das oft als subdepressiv verkannt wird)

23. 01. 76 Leider sehr bald wieder zunehmend antriebig (1), leicht gereizt wirkende hypomanische Stimmungslage (2) , . . in der verbleibenden Zeit ganz erhebliche Unruhe (3), unaufhörlicher Rededrang (4), ständige Geschäftigkeit (5) und deutl. gereizter Ton (6)
M M M 60---1 Man findet bei chronopathologischen Textanalysen nicht selten das bemerkenswerte Phänomen, daß die genannten psychopathologischen Einzelheiten zu mehreren, von der Determinationsstruktur her evtl. auch verschieden geprägten Tagen gehören, daß dabei in der Schilderung aber doch die richtige zeitliche Reihenfolge eingehalten wird. So auch hier: die Partikel (1) bis (5) gehören in das manische Triplett, (6) in das folgende Bild der Hyperaktivität Typ 1, für welches "deutliche" Gereiztheit das wichtigste Leitwort ist (während die Gereiztheit der vorhergehenden Manie als "leicht" gekennzeichnet wird, genau zutreffend).

29. 01. 76 rasche Besserung. wirkt jetzt ruhig u. gehalten. Weder nennenswerte maniforme noch depressive Symptome. Ausreichender Nachtschlaf.
66---4

03. 02. 76 Beurlaubung sehr gut verlaufen. Pat. ausgeglichen, stabil
71---G

10. 02. 76 Entlassung
78---G Das Zyklusende ist erst für den 21. 02. 76 zu erwarten. Aber auch frühere Phasen signalisierten in klinischer Sicht ihr Ende im Bereich dieser Zyklustage.

Diagnose: *Zyklothymie, Manische Phase mit flüchtigen depressiven Einbrüchen und vorübergehend auch eher mischbildhaften Zügen.*

Kommentar zur Diagnostik:
Mit guter Genauigkeit, wenn auch in der üblichen summarischen Weise, wird die Syndromdynamik angesprochen, bis zur vollen Erfassung der Binnenstruktur ist es jedoch noch weit. Es wird aber eine wissenschaftliche Psychiatrie nicht darum herumkommen, den Detailreichtum ihrer Phänomene deskriptiv auszuschöpfen.

Phase Nr. 10
12. Stationäre Behandlung vom 22. 10. 76 bis zum 10. 12. 76 (UKE)
Primär-Datierung aus (chronopath. "naiver") Erstlekture: D_A = ? D_E = 12. 11. 76
Errechnete Termine: ET_A = 15. 08. 76 ET_E = 11. 11. 76

Textzitat zur Zwischenanamnese:
In der Zwischenzeit war der Pat. in amb. Betreuung durch Prof. G. Bis zur letzten amb. Vorstellung am 20. 10. 76 nahm er . . . erschien jedoch hypomanisch (1)
67---M wie es für diesen Tag auch stimmig ist (1)

Textzitate zur Datierung des Beginns:
heute morgen noch ruhig sein Frühstück eingenommen, dann jedoch etwa um 10 Uhr mit einer fadenscheinigen Begründung plötzlich nach Hamburg gefahren . . . zur Reeperbahn. . . . deutlich alkoholintoxiziert.
69---G Diese Alkoholisierung ist (erstmals in der Reihe der übrigen) nicht von dem Triplett M M M getragen, wenn man so will, hat sich das Verhaltensschema inzwischen verselbständigt.

Diagn. Auffassung: *Erneute hypomanische Phase bei einer bekannten Zyklothymie. Akute Alkohol-Intoxikation.*

Kommentare zur Datierung des Beginns (und zum voraufgehenden Intervall):
Der Beginn dieser Phase liegt gänzlich im Dunkel, vielleicht im Zusammenwirken mit Milderung der Akuität durch Lithium. Die Aufnahmediagnose spricht ja auch von einer "hypomanischen Phase".

Textzitate zum Verlauf der akuten Psychose und ihres Endes:
23. 10. 76 recht verschlafen
70---G

27. 10. 76 wirkt weiterhin unauffällig, auch im Stationsbetrieb fällt er nicht auf
4 74---4 4

29. 10. 76 offenbar eine nur leicht hypomanische Stimmungsgehobenheit (1). . . im Gespräch wird ein leicht vermehrter Sprechantrieb deutlich, kein vermehrter Handlungsantrieb (2), keine Getriebenheit oder Gespanntheit (3)
76---3 Während die Partikel (2) und (3) genau zur bestimmten Lage der Passivität Typ 3 stimmig sind, wird die angesagte "neutrale" Gestimmtheit klinisch nicht gesehen, sondern stattdessen (1). Zur Erklärung kann derzeit nichts weiter gesagt werden, als daß dies bei Zeitgestaltanalysen von Syndromsequenzen wenn auch nicht regelhaft, so doch häufiger gesehen wird. Möglicherweise imponiert das Stimmungsverhalten im Zustand 3 so betont positiv auf dem Hintergrund des Kontrastes zu voraufgehenden Zuständen.

02. 11. 76 keine neuen Gesichtspunkte. Auffällig ist immerhin, daß der Pat. stundenlang in seinem Zimmer an der Überarbeitung des Firmenkatalogs sitzt, dabei nicht immer konsequent (1) zahlreiche (2) auch kleinere (3) Änderungen vornimmt.
80---1 M M In den Partikeln (1) bis (3) erscheint die kleinstückige Antriebigkeit des Bildes der Hyperaktivität Typ 1.

08. 11. 76 Seit gestern ist der Pat. doch etwas unruhiger, hintergründig auch etwas gereizt
D 86----D D Das Zyklusende steht unmittelbar bevor (ET_E = 11. 11. 76). Man muß es als eine gegebene Merkwürdigkeit hinnehmen, wenn die Erfahrung lehrt, daß entstimmt - desaktivierte Zustände vom Typ D nicht nur "ruhig und still" erscheinen (prototypisch), sondern auch einmal "unruhig und gereizt" (gewissermaßen atypisch).

12. 11. 76 Die leichte Gereiztheit ist wieder abgeklungen, streckenweise zeigt sich eine leicht depressive Note, all dies aber doch in sehr milder Form bei sonst weitgehend unauffälligem Verhalten und Stimmungsbild. Beurlaubung.
D D D N M 2---M M

16. 11. 76 Vom Stimmungsbild her ausgeglichen, auch im Antriebsniveau bei leichten täglichen Schwankungen doch nicht mehr im Krankheitsinne auffällig . . . gewisse Verschlossenheit (1).
6---2 (1) könnte auf das Bild 2 zurückgehen.

19. 11. 76 keine besonderen Vorkommnisse

24. 11. 76 keine Änderung gegenüber Zustand vor dem Urlaub

09. 11. 76 lästige Akathisie

03. 12. 76 guter Schlaf

08. 12. 76 befriedigend stabilisiert, auch subjektives Wohlbefinden. Keine Hinweise auf depressive Nachschwankung.

10. 12. 76 Entlassung

Diagnose: *Leichtere hypomanische Schwankung bei bekannter Zyklothymie*

Kommentare zur Datierung des Phasenende und zur Diagnostik:
Trotz des milderen Verlaufes, wie auch die Diagnose ausspricht, wird das Phasenende klinisch richtig gesehen.

Phase Nr. 11
13. Stationäre Behandlung vom 15. 05. 77 bis zum 15. 06. 77 (UKE)
Primär-Datierung aus (chronopath. "naiver") Erstlekture: D_A = 01. 03. 77 D_E = 23. 05. 77
Errechnete Termine: ET_A = 06. 05. 77 ET_E = 02. 08. 77

Textzitat zur Zwischenanamnese: *Nach Entlassung weiterhin Lithium*

Textzitate zur Datierung des Beginns:
ihr Mann zeige etwa seit März wieder eine vermehrte Reizbarkeit . . . seither auch wieder starker Zigarettenkonsum . . . immer häufiger Alkoholkonsum bis zu mehreren Flaschen Wein pro Tag. Anfangs nur nach Ärger im Betrieb und in Abwesenheit der Ehefrau, zuletzt auch offen
Die letzte Anmerkung kennzeichnet die oben angesprochene Verselbständigungstendenz des Alkoholgebrauchs

Befund: *freundlich (1), Plusvariante im affektiv-emotionalen Bereich (2). Antriebsmäßig erscheint er etwas gedämpft (3), dabei aber gut fremdanregbar (4).*
10---E Alle vier Feststellungen bezeichnen trefflich das merkwürdige Bild E der ekstatischen Stimmungs-Antriebs-Psychose (im Rahmen der MDE).

Diagnose: *Verdacht auf diskrete hypomanische Schwankung*

Kommentare zur Datierung des Beginns (und zum voraufgehenden Intervall:
Die Abmilderung der psychotischen Intensität (durch Lithium?) und das Ertränken der endogenen Symptomatik durch Alkoholgebrauch erlauben weder die Datierung eines Beginns, noch eines Endes. Wahrscheinlich liegt die eigentlich psychotische Strecke in jenem Zyklus, der vor der Aufnahme bereits abgelaufen war und in der Klinik sieht man dann nur noch eine "hypomanische Schwankung", ohne ausdrücklich Nachschwankung zu sagen.

Textzitate zum Verlauf der akuten Psychose und ihres Endes:
23. 05. 77 Stimmungsmäßig wirkt er wenig auffällig, auch nicht besonders antriebig
18---E Wieder steht der Textautor vor der schwierigen Aufgabe der richtigen Erfassung eines ekstatischen Bildes (für das er wahrscheinlich nur das Denk- und Leitbild der Manie oder Hypomanie hat) und hält sich sehr zurück: er sieht (richtig im Sinne des Bildes E) nicht viel Manie und auch (gleichfalls richtig) nicht viel Antrieb.

31. 05. 77 Er wirkt im Ganzen adäquat. Im Urlaub sehr (1) wohl gefühlt.
M 26---M M Vielleicht war dieses Wohlgefühl, das mit (1) quantifiziert wird, doch von der determinierten Manie getragen

10. 06. 77 Verhalten adäquat, unauffällig
36---1

15. 06. 77 Entlassung

Diagnose: *Hypomanische Verstimmung bei bekannter Zyklothymie*

Phase Nr. 12
14. Stationäre Behandlung vom 08. 11. 78 bis zum 23. 12. 78 (UKE)
Primär-Datierung aus (chronopath. "naiver") Erstlekture: D_A = 01. 11. 78 D_E = 23. 12. 78
Errechnete Termine: ET_A = 16. 10. 78 ET_E = 12. 01. 79

Textzitat zur Datierung des Beginns:
(Das Krankenblatt fehlt, ersatzweise aus der Epikrise:) *Anlaß der jetzigen Wiederaufnahme war eine sich nach einem Zeitraum relativer Stabilisierung erneut etablierende und sich nun auch rasch vertiefende Verstimmung, die in gewissem Gegensatz zu den voraufgegangenen Episoden von einer überwiegend depressiven Symptomatik gekennzeichnet war. . . . anfangs ausgeprägten Vitalverstimmung mit teils mehr agitierten Zügen, streckenweise aber auch einem deutlichen Antriebsdefizit.*

Textzitate zum Verlauf der akuten Psychose und ihres Endes:
Beurlaubung. Entlassung am 23. 12. 78

Phase Nr. 13
15. Stationäre Behandlung vom 24. 09. 80 bis zum 05. 01. 81 (UKE)
Primär-Datierung aus (chronopath. "naiver") Erstlekture: D_A = 10. 09. 80 D_E = 16. 12. 80
Errechnete Termine : ET_A = 19. 09. 80 ET_E = 16. 12. 80

Textzitate zur Zwischenanamnese: *Nach dem Bericht der Ehefrau zeigte der Pat. vor 4 Wochen im Urlaub eine gewisse Unruhe. Dabei habe er den ganzen Tag gelegen und sei kaum aufgestanden*

Textzitate zur Datierung des Beginns:
Seit etwa 14 Tagen habe sich der Pat. anders verhalten als sonst, nachdem er eines Nachts eine steinerne Treppe im Hause hinuntergefallen war. Anschließend sei er zunehmend verwirrt gewesen, habe undeutlich und verwaschen gesprochen und Wortfindungsstörungen gehabt. Er sei auch nachts herumgeirrt und habe auch in die Wohnung uriniert.

Befund: *wirkt freundlich und zugewandt. Antrieb eher vermindert. Spricht mit unsicherer Stimme, hat Wortfindungsschwierigkeiten und mnestische Störungen. Sprache wirkt verwaschen, aber doch gut verständlich. Ist in Ort, Zeit und zur Person orientiert.*

Verdachtsdiagnosen:
1. z.B. bekannter MDE
2, V. a. hirnorg. Störung mit mglw. medikamentenbed. Pseudobulbärparalyse. Kein Hinweis auf Halbseitensymptomatik

Kommentare zur Datierung des Beginns:
Nicht einmal das Unfalldatum ist vermerkt worden. Die Angaben des Patienten selbst dazu sind nicht recht brauchbar, sie könnten unter seinen "mnestischen Störungen" leiden. Geht man vom Aufnahmetag "etwa 14 Tage" zurück, führt das auf den 10. 09. 90 als Beginn.

Textzitate zum Verlauf der akuten Psychose und ihres Endes:
25. 09. 80 deutlich dys- bzw. aphasische Störungen. Stimmungsmäßig erschien er heute morgen indifferent, vom Antrieb her ausgeglichen
7---D

Eigene Angaben: Sturz vor 8 Wochen . . . ansonsten hätte er den Unfall quasi vergessen an den folgenden Tagen. Mit der Zeit sei er jedoch von der Stimmung her in eine submanische Phase hineingeraten, hätte jedoch weiterhin gut geschlafen. Vor allem in den letzten beiden Wochen sei er zunehmend kraftloser, matter geworden, habe die kleinen Autounfälle im Beisein der Ehefrau gemacht, hierzu meinte er, daß er recht verwirrt gewesen sei vor allem durch die Schaulustigen einmal als er versuchte aus einer Parklücke herauszukommen, hier sind fast paranoide Anklänge zu finden, dann wiederum könne er sich kaum erinnern, nachts einmal eine halbe Stunde auf der Treppe ohne etwas zu tun stehend zugebracht zu haben, ein anderes Mal sei er quasi in einem Dämmerzustand in eine Bar gegangen.
Vorläufige diagnostische Auffassung: *dringender Verdacht auf blande chron. Intoxikation.*

26. 09. 80 Li i. S. 1,32 mval
29. 09. 80 Li i. S. 0,52 mmol/l
01. 10. 80 Li i. S. 0,27 mmol/l

01. 10. 80 Im Vordergund des Bildes steht jetzt neben der Dysphasie, Aufmerksamkeits-, Merkfähigkeitsschwäche und der amnestischen Lücken die hochgradige Antriebsschwäche, Initiativelosigkeit, die subdepressiv ängstlich gefärbte Verstimmung mit reaktiven Zügen.
13---G Das hirnorganische Bild überholt quasi des endogene Bild vor allem mit seiner Antriebsschwäche. So bleibt von dem endogen determinierten Zustand der agitierten Depression fast nichts mehr sichtbar, schon gar nicht die Agitiertheit, wohl aber die Verstimmung. Da das Endogene des Bildes nicht bildkräftig ist und darin bedacht sein will, so drängt sich sogleich wieder das Verständliche vor: man sieht Reaktives.

13. 10. 80 cerebrale CT oB. Psychopathologisch in den letzten beiden Wochen ein weitgehend unveränderter Befund. . . . weiterhin sehr matt und antriebsgemindert . . . Hirnleistungsschwäche. Zeitweilig erscheint er jedoch wie entleert, dies mehr hinsichtlich seiner Denkinhalte und sein Leistungsvermögen, nicht hinsichtlich seiner Persönlichkeit
25---M Auch die Manie vermag sich nicht über die Hirnleistungsschwäche hinweg Expression zu verschaffen.

15. 10. 80 Li i. S. 0,0 mmol/l

08. 11. 80 sehr gebessert. Die anfänglichen Sprach- bzw. Sprechstörungen (1) sind fast vollständig verschwunden . . . . hier fällt sein zeitweilig inkohärentes Denken auf (2), wird vor allem abends und in der Nacht außerordentlich psychomotorisch unruhig, zeitweilig inkohärent-zerfahren (3), sehr ideenflüchtig (4) . . . erheblich vermehrter Antrieb (5)
51---E Die unter (1) genannte Symptomatik dürfte im wesentlichen das darstellen, was als hirnorganisch anzusehen war. Auf diesem Hintergrund lassen sich die Partikel (2) bis (4) in das determinierte endogene Bild E einordnen, nur (5) steht dem entgegen, wenn es nicht eine Fehlinterpretation ist, indem der beobachtete Erlebnisreichtum des ekstatischen Bildes theoretisch irrig auf Erregung des Antriebs- (und nicht - richtig - des Stimmungs-) systems zurückgeführt wird, wie das bereits geläufig ist.

26. 11. 80 etwas im Antrieb gedämpfter, in der Stimmung auch gedrückt, jedoch nicht depressiv, dennoch hellt sich die Mimik im Gespräch immer wieder geradezu verklärt manisch auf, so kommt es auch zeitweilig zu ideenflüchtigen Ausbreitungen.
M 1 69---G Vielleicht ist das ein etwas synkretistisch verdichteter Text, der Beobachtungen verschiedener Tage zusammenzieht. Es ist aber angesichts der komplexen Psychopathologie der agitierten Zustände, insbesondere ihrer Affektlabilität, denkbar, daß das vorliegende Bild G Anlaß für die Notiz war.

16. 12. 80 das zeitweilig verwirrt-hypomanische Bild deutlich gebessert . . . spricht jetzt sehr geordnet, von einer Ideenflüchtigkeit ist kaum etwas zu bemerken, auch sind dysphasische oder dysartrische Störungen ganz verschwunden. Der Gedankenablauf ist geordnet, auch inhaltlich ist das, was er sagt, meist zu unterstreichen. Stimmungsmäßig ausgeglichen, auch der Antrieb erscheint unauffällig. Sehr klar schildert er seine berufliche und private Situation.
1---M Der endogene Zyklus ist soeben abgelaufen (ET_E = 16. 12. 80).

23. 12. 80 Das Befinden und der Befund haben sich weiterhin stabilisiert, so daß vorübergehend auch eine Entlassung zu den Weihnachtstagen erwogen wurde . . . bis 5.1.81 beurlaubt.
8---3

05. 01. 81 Befinden hat sich gehalten. Entlassung

Diagnose: *Lithiumintoxikation in manischer Phase im Rahmen einer seit gut 20 Jahren bekannten MDE.*

Kommentare zur Datierung des Phasenendes und zur Diagnostik:
Was hier als eine im wesentlichen als hirnorganisch gedeutete Episode nach Treppensturz und als "Lithiumintoxikation" aufgefaßt wurde, erweist sich mit seinem quasi "pünktlichen" Ende endochron doch als endogenen Psychose, auch in psychopathologischen Einzelheiten, die sich der Binnenstruktur einordnen lassen.

Phase Nr. 14
16. Stationäre Behandlung vom 07. 09. 81 bis zum 20. 10. 81 (UKE)
Primär-Datierung aus (chronopath. "naiver") Erstlekture: D_A = 29. 08. 81 D_E = 08. 09. 81
Errechnete Termine: ET_A = 06. 09. 81 ET_E = 03. 12. 81

Textzitate zur Zwischenanamnese:
Nach dem letzten stationären Klinikaufenthalt hier zunächst gute Stabilisierung bis März 81. Seitdem Stimmungsschwankungen mit allmählicher Verschlechterungstendenz in vorwiegend depressive Richtung . Im Urlaub im August 1981 habe er sich ein wenig erholt. Danach, am 29. 8. 81 habe er jedoch einen Stimmungstiefpunkt erlebt . . . (Konflikt mit dem Geschäftsführer). Nach Tagen der Verzweiflung wollte er sich dann endlich einmal wieder amüsieren und sich mit fremden Menschen unterhalten. Am 5. 9. 81 verkaufte er . . . Champagner, Strumpfgeld für die Unterhaltungsdamen . . . sich sehr wohl gefühlt . . . Der Schlaf sei seit Juni d. J. sehr gut. Appetit sehr gut.

Befund: *Guter Kontakt. Pat. ist voll orientiert. Geringe Antriebssteigerung mit geringer innerer und psychomotorischer Unruhe. Stimmungslage schnell zwischen hypomanisch und subdepressiv wechselnd. Geringe Affektverarmung. Weitschweifigkeit im Rapport mit oft gespreiztem Ausdruck und geringer Konfabulationsneigung (handschriftlich eingeschoben: Wortfindungsstörungen). Keine paranoiden Anklänge*

Vorläufige diagnostische Auffassung: *Agitiert-depressive Phase mit Schwankungsneigung zwischen hypomanischer und subdepressiver Stimmungslage bei langjähriger manisch-depressiver Erkrankung.*

Kommentare zur Datierung des Beginns (und zum voraufgehenden Intervall):
Das für den 29. 08. 81 berichtete Stimmungstief kann nicht in der Syndromsequenz lokalisiert werden, wohl aber das Wohlgefühl mit den Unterhaltungsdamen: es markiert genau die Manie des Zyklusbeginns. Erstmals in dem langjährigen Verlauf kommt der Patient mit dem Beginn eines Zyklus auch in stationäre Behandlung. Man kann das als ein Nachlassen seiner Kräfte ansehen, bedingt durch Alter und Krankheit - und die Abarbeitung mit den Psychosen.

Textzitate zum Verlauf der akuten Psychose und ihres Endes:
16. 10. 81 In der gesamten bisherigen Zeit . . . verhielt sich der Pat. bis auf gelegentliche hypomanische Anklänge und kurze Anflüge von Gereiztheit psychopathologisch unauffällig. Auch die anfänglich erkennbare Wortfindungsstörung hat sich . . . gebessert.
Die "gesamte" bisherige Zeit ist nicht im einzelnen datiert und geschildert, so daß ein weiterer Aufschluß nicht zu gewinnen ist.

20. 10. 81 Entlassung
Abschließende Diagnose: *Agitierte depressive Phase bei bekannter Cyclothymie. Myokardinsuffizienz.*

Phase Nr. 15
17. Stationäre Behandlung vom 26. 02. 82 bis zum 28. 04. 82 (UKE)
Primär-Datierung aus (chronopath. "naiver") Erstlekture: D_A = 12. 02. 82 D_E = 23. 02. 82
Errechnete Termine : ET_A = 01. 03. 82 ET_E = 28. 05. 82

Textzitate zur Zwischenanamnese:
Nach Klinikentlassung am 20. 10. 81 etwa 8 Wochen gute Stabilisierung. Von Weihnachten bis Anf. Februar 1982 subdepressiv und inaktiv ohne eigentlichen Grund. Seitdem wieder selbstbewußter
ET_A = 03. 12. 81 ET_E = 01. 03. 82
Es mag sich dabei um den Zyklus Nr. 87 gehandelt haben. Er könnte als Phase gezählt werden.

Textzitate zur Datierung des Beginns:
seit 2 Wochen "überaktiv und 150%", "Selbstverwirklichung war wieder möglich" (Materialiensammlung für das zu schreibende Buch, Gartenneugestaltung). "Ungeheure Gedankenklarheit und Liebe zum Leben". Schlaf und Appetit gut.

In den letzten Wochen sei Pat. wieder zunehmend umtriebig und unruhig geworden: er habe viel Unwichtiges fotographiert, den großen Garten umgepflügt und verwüstet, Bäume abgesägt, enorm viel Material für das geplante Buch zusammengetragen und nachts viel geraucht. Er sei in den letzten Tagen auch ausfallend und aggressiv gegen seine Frau geworden
VD: Erneute manische Phase im Rahmen einer langjährigen Zyklothymie.

Kommentare zur Datierung des Beginns (und zum voraufgehenden Intervall):
Die "letzten Tage" vor der Aufnahme (86---D) sind: M M 4 3 D
Die anamnestische Angabe "seit 2 Wochen" greift wohl - in bekannter Manier - zu kurz, "in den letzten Wochen" kommt der Sache näher. Der vorliegende Text erlaubt nur, mit dem als wahrscheinlich angesehenen Beginndatum 14 Tage vor das Aufnahmedatum zu gehen.

Textzitate zum Verlauf der akuten Psychose und ihres Endes:
06. 04. 82 In den letzten Wochen Stabilisierung von Stimmung und Antrieb auf einem eher mittleren Niveau mit gelegentlichen subdepressiven Einbrüchen als Reaktion auf eine von dem Pat. befürchtete Beschneidung seiner Freiheiten in der Zukunft. Bei einem Gespräch . . . wurde nach Möglichkeiten gesucht, in Zukunft eine Induktion von Krankheitsphasen bei dem Patienten zu verhindern . . .
37---G Es erscheint bei allem, was der Verlauf inzwischen gezeigt hat, doch sehr fraglich, ob die beobachteten subdepressiven Einbrüche wirklich als "Reaktion" verstanden werden dürfen oder nicht doch einfach endogen bestimmt waren. Wenn aber keine genauen Datierungen geleistet werden, bleiben die psychologischen Denkmöglichkeiten in aller Beliebigkeit möglich. Was allerdings bei der Suche nach Möglichkeiten zur Verhinderung weiterer Phasen herausgekommen ist, bleibt dunkel. Der Textautor benutzt sogar das Wort "Induktion", hat also eine Theorie. Eine "Lehrmeinung" besaß die Klinik inzwischen nicht mehr.
Eine Stabilisierung soll schon "in den letzten Wochen" stattgefunden haben, nimmt man dafür 42 Tage an, führt das auf den 23. 02. 82 als D_E

27. 04. 82 Entlassung
58---M Der Zyklus ist zwar noch keineswegs ganz abgelaufen, aber der Entlassungstag besitzt wenigstens Wohlbefinden, endogenes.

Diagnose: *Manische Dekompensation bei jahrlanger MDE*

Phase Nr. 16
18. Stationäre Behandlung vom 26. 05. 86 bis zum 01. 08. 86 (UKE)
Primär-Datierung aus (chronopathol. "naiver") Erstlekture: D_A = ? D_E = 11. 06. 86
Errechnete Termine : ET_A = 05. 04. 86 ET_E = 02. 07. 86

Textzitate zur Datierung des Beginns: *Unter der Lithium-Therapie hätten die Verstimmungen eigentlich keine stat. Behandlung erforderlich gemacht. Es sei jedoch immer wieder zu beobachten gewesen, daß über Stunden und auch mal über 1 - 2 Tage anhaltende Verwirrtheitszustände sich eingestellt hätten, die als sehr bedrohlich aufgefaßt wurden. Dies sei jetzt auch der Aufnahmegrund gewesen, um diesen Phänomenen auf den Grund zu gehen.*

Es ist problematisch, diese stationäre Behandlung als "Phase" zu bewerten, jedenfalls ist ein Beginn nicht abgrenzbar (eher schon ein Ende).

Befund: ***Zum Zeitpunkt der Aufnahme wirkt Herr F. von der Stimmungslage her ausgeglichen (1). Gleichwohl wird im Laufe der Exploration ein Oszillieren um eine eher subdepressiv getönte, nachdenkliche Stimmungslage einerseits deutlich (2), andererseits auch mehr euphorisch (3) getönten Beschreibung. Pat. wirkt dabei geordnet, in allen Qualitäten orientiert. Darüberhinaus wird jedoch eine schwere Besinnlichkeit (4) mit diskreten Störungen der Erinnerung (5) und der Merkfähigkeit (6) und Konzentrationsfähigkeit (7) deutlich. Im Kontakt ist Herr F. ausgesprochen wach (8), attent (9) u. aufmerksam (10).***

E 52---3 D D Wiederum stellt sich die Aufgabe, interpretierend Exogenes und Endogenes zu differenzieren. Dieser Text erlaubt das (im Zusammenspiel mit der Zeitgestaltanalyse). Daß der Textautor bei den Partikeln (4) bis (7) an hirnorganische Symptomatik gedacht hat, geht aus seiner Diagnose hervor (siehe folgende Notiz). Es ist ihm aber nicht recht wohl dabei gewesen, denn ausdrücklich vermerkt er (8) bis (10), was ja zu (4), wollte man es als exogene Symptomatik deuten, in krassem Widerspruch steht. Die Schwierigkeit löst sich auf, wenn man weiß, daß das Bild der Passivität nicht nur (1) und (2) typischerweise zeigt, sondern auch alle übrigen, bis auf (3), indessen ist E unmittelbar vorhergegangen.

Diagnose: ***Subdepressive Verstimmung bei bekannter manisch-depressiver Erkrankung. Struma multinodosa nach langjähriger Lithiumtherapie. Herzschrittmacher. Passagere transitorische Ischämiereaktion mit über Stunden anhaltenden Verwirrtheitszuständen, blande hirnorganische Symptomatik, Gonarthrose re mehr als li.***

Textzitate zum Verlauf der akuten Psychose und ihres Endes:

30. 05. 86 In den zurückliegenden Tagen wechselnde Befindlichkeit des Patienten. Es gab Tage, wo diese Befindlichkeit auch von Stunde zu Stunde wechselte, in denen der Pat. ausgesprochen maniform wirkte und dabei sehr expansiv auch mit den Patienten im Tagesraum sich unterhielt. Die Aktivitäten hielten sich jedoch in Grenzen und waren vorwiegend verbaler Natur. Daneben erlebten wir den Pat. aber auch depressiver verstimmt und mutloser.

M 4 E 3 D D 2 56---1 Manisches und Depressives erscheint im Text in gerade der Reihenfolge, mit welcher es auch in dem betreffenden Sequenzfragment auftritt.

25. 06. 86 Psychopathologisch keine wesentliche Befundänderung. Herr F. wirkt jetzt seit etwa 14 Tagen stimmungsmäßig ausgeglichen und im Verhalten angepaßt. Zu maniformen Spitzen ist es hier nicht mehr gekommen. Andrerseits fehlen auch Hinweise auf tiefergreifende cerebrale Durchblutungsstörungen i. S. von Verwirrtheitszuständen. Keine Schlafstörungen. . . . Insgesamt ist jetzt wohl eine ausreichende Stabilisierung erreicht.

82---M Nein, das Zyklusende ist erreicht, und zwar "von selbst" (endochron).

14. 07. 86 Verlegung zur Strumektomie

19. 07. 86 Rückverlegung nach Strumektomie. wirkt ausgeglichen und ruhig. Keine tiefergreifende Verstimmmung.

21. 07. 86 psychopathologisch keine Befundänderung.

23. 07. 86 Pat. nach wie vor ausgeglichen ruhig, auf der Station angepaßt, eigentlich recht guter Dinge

25. 07. 86 Psychopathologisch ausgeglichen.

28. 07. 86 Verlegung in die HNO-Klinik zur Op eines submandibulär gelegen Weichteiltumors. Op. am 29. 07. 86

01. 08. 86 Rückverlegung und Entlassung

Phase Nr. 17
19. Stationäre Behandlung vom 17. 11. 88 bis zum 17. 02. 89 (UKE)
Primär-Datierung aus (chronopath. "naiver") Erstlekture: D_A = 20. 10. 88 D_E = 09. 12. 88
Errechnete Termine: ET_A = 01. 09. 88 ET_E = 28. 11. 88

Textzitate zur Zwischenanamnese:
Sonst sei Herr F. umgänglich gewesen, habe morgens immer lange - bis ca. 11 h - geschlafen und sich nach dem Frühstück nochmal ins Bett gelegt. Nach dem Mittagessen sei er spazierengegangen und habe abends ferngesehen. Die Firma habe er in den letzten 2 Jahren nicht mehr so vermißt, wie in der Zeit zuvor. Mnestische Lücken seien in den letzten Jahren immer größer geworden.

Textzitate zur Datierung des Beginns:
. . . daß Herr F. schon seit einem Monat deutlich unruhiger geworden sei, den Leiter des Arboratoriums unaufgefordert besucht habe und ihm ungebetene Ratschläge erteilte. Außerdem sei er abends kaum noch ins Bett zu bringen und morgens stehe er entgegen seinen sonstigen Gewohnten - sehr früh auf. Er sei im Hause auch immer unruhiger geworden, habe Zeitungen in den Toaströster gesteckt, so daß diese sich entzündet hätten und drehe oft die Herdplatten auf volle Kraft, ohne sie wieder auszustellen. So bestehe erhebliche Brandgefahr

Eindruck bei Aufnahme: *Fahriger (1), umständlich erzählender Patient. Nervös (2). Zeitlich und örtlich orientiert. Springt im Gedankengang (3). Ausgeprägte mnestische Lücken.*
78---G Wenn auch weiterhin hirnorganische Symptomatik eine Rolle spielt, so bleibt doch auch das determinierte Bild G sichtbar mit den Partikeln (1) bis (3)

Auffassung:
1. erneuter maniformer Schub bei bekannter MDE
2. hirnorganisches Psychosyndrom

Kommentare zur Datierung des Beginns (und zum voraufgehenden Intervall):
"seit einem Monat" führt auf den 20. 10. 88 (wieder greift die anamnestische Angabe nicht weit genug).

Textzitate zum Verlauf der akuten Psychose und ihres Endes:

20. 11. 88 in der Nacht sehr unruhig und gereizt. Heute morgen 6 Uhr spitzte sich die Situation zu. Herr F. fühlte sich bedroht, war im Gespräch nicht zu beruhigen, weckte die Mitpatienten, verlangte die Polizei und sofortige Entlassung ... höchst gereizt.
81---M

21. 11. 88 ... nicht mehr gespannt. Kein Vergiftungswahn mehr
82---M

24. 11. 88 zeitlich und örtlich unvollständig orientiert. Im Verhalten auf der Station ruhig und überwiegend adäquat. In besonderen Belastungssituationen, wie z. B. beim Blutabnehmen, werden doch wieder wahnhafte Verkennungen mit Bedrohungs- und Beeinträchtigungsängsten deutlich
85---D

25. 11. 88 lief agitiert hin und her. Eine kurze Wartezeit im Vorzimmer ... benutzte Herr F. um zur Polizei zu fliehen und dort Schutz zu suchen: er befürchtete, daß etwas Unbestimmtes mit ihm geschehen solle, jetzt würden alle Menschen Waffen gegen ihn einsetzen.
86---D

29. 11. 88 heute morgen noch deutlich angetrieben, wenn auch im Gedankengang etwas geordneter, distanziert sich von seinen Vergiftungsängsten und der Idee, umgebracht zu werden.
2---M Gestern, am 28. 11. 88 wurde das Zyklusende passiert, die beschriebene Symptomatik kann als Nachschwankung aufgefaßt werden, sie realisiert die Binnenstruktur des Zyklus.

07. 12. 88 ruhiger und fügt sich besser ... Er zeigt jedoch weiterhin, wenn auch in abgeschwächter Form paranoide Gedanken, die Verfolgungs- und Vergiftungsideen schlagen noch flüchtig durch. Die Ideenflüchtigkeit und Weitschweifigkeit ist weniger ausgeprägt, jedoch noch deutlich erkennbar.
10---E

09. 12. 88 ausgeglichen

12. 12. 88 Er ist weiterhin ausgeglichener Stimmung ohne Produktivsymptomatik

16. 12. 88 Verlegung gut toleriert

20. 12. 88 Nur zögerliche Besserung. Gibt sich einsichtig

23. 12. 88 Stimmungsumschlag in agitiert-depressive Phase. Zieht in Gedanken Bilanz (suizidal?)
M 26---M M Die Notiz ist auf dem Hintergrund der Determinationsstruktur nicht verständlich, sie ist auch im Kontext der übrigen Notizen nicht recht stimmig und möglicherweise ein Irrläufer, der nicht identifiziert werden kann. Es finden sich durchaus in den Akten auch einmal Eintragungen, die andere Patienten betreffen. Das Suizidthema hat bei diesem Patienten im gesamten Verlauf - auch ausdrücklich - keine Rolle gespielt.

28. 12. 88 stabilisierte sich letzte Woche etwas

05. 01. 89 Keine große Veränderung. Etwas weniger angetrieben

20. 01. 89 Verhält sich angepaßt und bemüht, seine immer wieder auftretenden man. Impulse zu kontrollieren. Redet seit einigen Tagen oft von seinem Arboretum und möchte gerne dorthin.

25. 01. 89 meist auf seinem Zimmer, meist ruhig auf dem Bett.

26. 01. 89 Verlegung in Urologische Klinik

09. 02. 89 Rückübernahme.. Zeigt sich weiterhin stabil. . . . daß das Arboretum sein Lebensziel sei. Wenn man ihm dieses nehme, habe er gar nichts mehr. Wir fassen dies als latente Suiziddrohung auf. . . . Herr F. geht dann im weiteren Verlauf nicht mehr auf dieses Thema ein.
Um diese Zeit war in der Klinik die "Psychodynamik" besonders bei nur wenig ausgebildeten Mitarbeitern so sehr im Schwange, daß die Therapeuten sich unablässig erpreßt, bedroht und mißbraucht sahen. Sie sahen die Äußerung des Patienten jedenfalls nicht, wie doch sehr naheliegend, als sachlich berechtigt an.

14. 02. 89 Weiterhin stabil. Depressive Komponenten treten langsam in den Vordergrund. Deutliche hirnorganische Anzeichen: Wortfindungsstörungen, gewisse Maßlosigkeiten (1), eingeengte Themen (2).
79---G Ob (1) und (2) wirklich so charakteristisch hirnorganisch sind, bleibt wohl fraglich, es ist jedenfalls im Rahmen des Bildes G viel leichter verständlich.

17. 02. 89 Es persistieren deutlich hirnorganische Störungen. Die Stimmung schlug etwas ins Depressive um. Entlassung
2 G G 1 82---M

Diagnosen:
Manische Phase bei MDE (ICD 296.2)
Z. n. Prostata-Adenom-Resektion
Kompensierte Niereninsuffizienz
Kompensierte Herzinsuffizienz und SM-Versorgung
diät. einstellbarer Altersdiabetes

Kommentare zur Datierung des Phasenende und zur Diagnostik:
Senium, Herzinsuffizienz, Niereninsuffizienz und Diabetes (und . . .) verdecken das Endogene und seine immanente Ablaufsstruktur so weitgehend, daß die geschlossene Gestalt ganzer Phasen nur noch andeutungsweise, ihre Binnenstruktur nur noch gelegentlich sichtbar wird.

Phase Nr. 18
20. Stationäre Behandlung vom 12. 06. 89 bis zum 09. 08. 89 (UKE)
Primär-Datierung aus (chronopath. "naiver") Erstlekture: D_A = 22. 05. 89 D_E = 09. 08. 89
Errechnete Termine: ET_A = 23. 05. 89 ET_E = 19. 08. 89

Textzitate zur Zwischenanamnese:
Eine manische Symptomatik sei seit seiner Entlassung im Febr. 89 nicht mehr aufgetreten

Textzitate zur Datierung des Beginns:
In den letzten Wochen, besonders zunehmend seit Freitag, fielen Orientierungsstörungen auf, wobei neben dem Zeitraster auch die örtliche und situative Orientierung beeinträchtigt erschien. Auch fiel es dem Pat. schwer, Gegenwart und Erinnerung, besonders aus seiner Berufszeit, auseinanderzuhalten.
Befund: *wach. Er ist örtlich orientiert, zur Person (Alter, Biographie) und zeitlich (Tag) nicht voll orientiert. Im psychomotorischen Tempo verlangsamt (1), in der affektiven Schwingungsfähigkeit beeinträchtigt (2), in der Stimmung eher gedrückt (3).*
21---D Die Partikel (1) bis (3) passen sehr gut auch in das determinierte Bild D.

Kommentare zur Datierung des Beginns:
Wollte man das "in den letzten Wochen" mit geschätzten drei Wochen zu 21 Tagen ansetzen, würde das auf den 22. 05. 89 als Beginn führen.

Textzitate zum Verlauf der akuten Psychose und ihres Endes:
27. 06. 89 Dyspraktische Störung. Orientierungsstörungen unvollständig gebessert. . . . leichte depressive Symptome . . . In den letzten zwei Tagen dann Anzeichen einer beginnenden manischen Dekompensation (1). leicht angetrieben (2), noch lenkbar.
M M 36---1 Über das Hirnorganische hinaus zeigt sich das Endogene richtig im Sinne des Determinierten M mit den Partikeln (1) und (2)

29. 06. 89 Schnelle Besserung der hirnorg. Symptomatik: jetzt voll orientiert, deutlich weniger Sprachfindungsstörungen und korrekterer Gebrauch der Wörter. Leicht angetrieben, raucht wieder. . . arbeitet alte Aufzeichnungen durch und muß feststellen, daß seinen Anweisungen "zu 80% nicht gefolgt worden sei", bestimmte Leute hätten daran schuld! (Entstehung eines neuen Wahns, daß er um Firma gebracht worden sei?)
38---G Das Austeilen von Vorwürfen ist G, nicht Wahn.

07. 07. 89 Nur noch mäßig angetrieben bei sehr geringer Krankheitseinsicht. Ehefrau berichtet, daß. . . er sich mitten in den Regen setzt, vor Mitpatienten auch einmal singt.
46---G Es ist ein Triplett E E E vorhergegangen, das mag uneinsehbares Verhalten und den Gesang getragen haben.

11. 07. 89 noch sehr ungezügeltes Verhalten.
M 50---4

15. 07. 89 raucht wieder vermehrt
54---D

21. 07. 89 Seit Mitte der Woche weniger angetrieben, kann sich besser steuern
60---1

02. 08. 89 Im Wochenendurlaub reizoffen, angetrieben, inadäquates Singen, zahlreiche Aktivitäten.
G G G 72---N

08. 08. 89 Entlassung . . . in konsolidiertem Zustand. Noch gering maniform.
78---G

Diagnose: *bekannte affektive Psychose (ICD 296.2)*
Mischbild: hirnorg. Syndrom - maniforme Entgleisung

Kommentare zur Datierung des Phasenende und zur Diagnostik:
Die Wendung "maniforme Entgleisung" dürfte als Versuch zu werten sein, das Endogene in modernistischer Denkungsart untergehen zu lassen

21. Stationäre Behandlung vom 02. 10. 89 bis zum 13. 12. 89 (UKE)
Primär-Datierung aus (chronopath. "naiver") Erstlekture: D_A = 02. 10. 89 D_E = 01. 12. 89
Errechnete Termine: ET_A = 19. 08. 89 ET_E = 15. 11. 89

Textzitate zur Datierung des Beginns:
Heute Morgen sei er einen Treppenabsatz hinuntergefallen ohne sich dabei sichtbar verletzt zu haben. Im Gespräch zeitlich ungenau orientiert. Verlangsamt. Klagt über Schmerzen beim Treppensteigen im operierten Knie. Im Kontakt erreichbar, gering maniform.

Kommentar zur Datierung des Beginns:
Die Aufnahme erfolgt wohl wegen des Sturzes (an einem Tag 45---G). Die endogene Psychose entwickelt sich sichtbar im Sinne der "Sichtpsychose" erst während des stat. Aufenthaltes (mit dem ET_A = 15. 11. 89)

Textzitate zum Verlauf der akuten Psychose und ihres Endes:
06. 10. 89 im Vordergrund zur Zeit die Stabilisierung der somatischen Situation

11. 10. 89 deutlich gebessert und beweglicher

25. 10. 89 weiterhin maniform und zeitweise sehr reizbar. Gestern 1x Anklingen der aus Voraufenthalten bekannten Idee, daß ihm hier etwas "bevorstünde"
M 68---1 Bei den erwähnten Voraufenthalten zeigte sich die Idee, daß etwas bevorstünde, bevorzugt an manischen Tagen (z. B. am 20. 11. 88), wie auch jetzt wieder.

27. 10. 89 insgesamt etwas ruhiger, aber auch niedergeschlagener . . . äußert zunehmend hypochondrische Befürchtungen. Dies Verhalten deutet auf eine beginnende depressive Symp. hin. Erstmals gut durchgeschlafen.
G 70---G G Die Hypochondrie gehört im Sinne der ChTh zum Bild G

01. 11. 89 unauffällig, zieht sich zurück und liest sehr viel

75---E

10. 11. 89 affektiv zunehmend gehaltener, insgesamt stabil
84---3 Das Zyklusende steht bevor (ETE = 15. 11. 89)

16. 11. 89 stabil und unverändert
2---M

17. 11. 89 Heute angetrieben, im Gang fast rennend, gehobener Stimmung. Wortfindungsstörungen fast völlig abgeklungen.
M M 3---M Am 15. 11. 89 hätte ein neuer Zyklus beginnen können, der jetzt offen psychotisch geprägt zu sein scheint, aber doch nicht ins Laufen kommt, wie der weitere Verlauf zeigt (sog. "frustraner Beginn").

01. 12. 89 (Beurlaubungen. Entlassung geplant. Ehefrau überfordert.

13. 12. 89 Entlassung

Kommentare zur Datierung des Phasenendes:
Eine bisher nicht bekannte Besonderheit des endogenen Vorgangs bei phasischen Psychosen, der sich dem Nachdenken erst im Lichte von Zeitgestaltanalysen überhaupt darstellt, ist das kurzfristige Aufblühen und rasche Verschwinden genau der Symptomatik, die von der Binnenstruktur her angesagt ist genau an einer Zyklusgrenze (in früheren Arbeiten als "frustraner Beginn" bezeichnet). Als weitere, hier erstmals beobachtete Besonderheit, ereignet sich das hier an einem Zyklusende und hieße daher vielleicht besser "aktiviertes Ende". Die wahrscheinlich regeldynamisch zu interpretierende Struktur ist selten, manchmal sehr deutlich ausgeprägt und in ihrem inneren Mechanismus ungeklärt.

Phase Nr. 19
22. Stationäre Behandlung vom 25. 04. 90 bis zum 01. 06. 90 (UKE)
Primär-Datierung aus (chronopath. "naiver") Erstlekture: D_A = 14. 04. 90 D_E = 15. 05. 90
Errechnete Termine : ET_A = 11. 02. 90 ET_E = 10. 05. 90

Textzitate zur Datierung des Beginns:
Seine Frau berichtet, daß Herr F. seit etwa 10 Tagen ihr gegenüber aggressiv sei . . . schwer steuerbar sei. Tagsüber sei er sehr unruhig
Befund: *orientiert, bewußtseinsgestört in Form leichter Sedierung. . . kein Anhalt für wahnhaftes Erleben . . . nicht maniform*
74---E

Kommentar zur Datierung des Beginns:
Abermals liegt der eigtl. Beginn viel weiter zurück, als in anamnestischer Sicht erkennbar. Dennoch mag sich die Angabe "vor 10 Tagen" halbwegs zutreffend auf das manische Triplett 58---M bis 60---M vor 14 Tagen beziehen.

Textzitate zum Verlauf der akuten Psychose und ihres Endes:
26. 04. 90 weniger sediert, sehr quengelig und hundert Extrawünsche. Beweglicher
75---E

29. 04. 90 vollständig orientiert, etwas angetrieben, aber recht kooperativ
78---G

04. 05 90 am Tag nur streckenweise, nachts ganz überwiegend verwirrt, insgesamt deutlich verlangsamt, schwer konzentrations- und merkfähigkeitsgestört
83---4

10. 05. 90 keine manischen oder depressivem Symptome
1---M Der endochrone Zyklus ist soeben ganz durchlaufen.

16. 05. 90 Seit gestern deutliche und zunehmende Besserung in fast jeder Hinsicht: nicht mehr verwirrt, keine Wortfindungsstörumgen, keine Affektlabilität und auch kaum noch paranoide Anklänge. Sicherlich sind hirnorganische und endogene Züge zu unterscheiden, es fragt sich aber doch, ob nicht der Ausprägungsgrad des Hirnorganischen von den Schweregraden des Endogenen mitgetragen wird und insofern eine Wechselwirkung besteht, sie wäre hier zutreffend beschrieben.

17. 05. 90 Besserung um "200%" (Prof. G)

29. 05. 90 durchgehend stabilisiert. Entlassung geplant

01. 06. 90 Entlassung

Diagnose: *Hirnorganisches Psychosyndrom und Parkinson-Syndrom unter Psychopharmaka bei bekannter MDE. Herzinsuffizienz. Niereninsuffizienz.*

Kommentare zur Datierung des Phasenende und zur Diagnostik:
In dieser Episode wird keinerlei manische oder depressive Symptomatik beschrieben, solche wird sogar mehrfach und ausdrücklich ausgeschlossen. Stattdessen steht Hirnorganisches im Vordergrund der akuten Symptomatik, die aber auf 4 Tage genau mit dem Erreichen des endochronen Zyklusendes gänzlich verschwindet. In der Abschlußdiagnose tritt die MDE überhaupt nicht mehr auf, obwohl von ihrem prinzipiellen Vorliegen gewußt wird. Die strikte Einhaltung der manisch - depressiven Zyklusstruktur spricht epikritisch dafür, daß auch dieser stationäre Aufenthalt mit seiner hirnorganischen Symptomatik eine manisch - depressive Psychose strictu sensu war.

23. Stationäre Behandlung vom 29. 08. 90 bis zum 22. 12. 90 (UKE)
Primär-Datierung aus (chronopath. "naiver") Erstlekture: D_A = 29. 06. 90 D_E = 22. 10. 90
Errechnete Termine: ET_A = 10. 05. 90 ET_E = 02. 11. 90

Textzitate zur Zwischenanamnese:
. . . damals waren nach zunehmender hirnorganischer Symptomatik alle psychotropen Medikamente abgesetzt worden, worunter sich eine Besserung entwickelt hatte. Vier Wochen soll

es sehr gut gegangen sein, dann sei ein Problem nach dem anderen wieder aufgetreten.

Textzitate zur Datierung des Beginns:
Dann sei der Antrieb angestiegen, er habe unter dem Dach in den Akten gewühlt bis zur völligen Erschöpfung. Schlaflosigkeit habe sich eingestellt. Vor einigen Tagen hätte sich zusätzlich nächtliche Desorientierung gezeigt. Heute Morgen habe er wirr geredet, z. B. davon, daß es "um Leben und Tod" gehe.
Befund: *wach, bewußtseinsklar, zeitlich nicht korrekt orientiert. Sprachlich etwas umständlich, an den Fragen vorbeiredend und perseverierend. Affektiv ausgeglichen, vielleicht etwas nivelliert wirkend, keine manische oder depressive Stimmungsauslenkung erkennbar.*
G 24---1 M

Diagnose: *Hirnorganisches Psychosyndrom mäßigen Grades unklarer Genese. submanische Phase, z. Z. medikamentös kompensiert.*

Kommentare zur Datierung des Beginns (und zum vorausgehenden Intervall):
Man kann sich fragen, ob die zu beobachtende Besserung vom 16. 05. 90 wegen des Absetzens der psychotropen Medikamente zustandekam (wie man angenommen hatte) oder ob nicht vielmehr die endogene Unterlegung sich wandelte, indem eben der Zyklus durchlaufen war (das kann man sich allerdings nur mit der Kenntnis der inneren Zeitgestalt fragen). Die jetzt beschriebene Symptomatik gehört in den unmittelbar sich anschließenden Zyklus (und endet - psychopathologisch -mit dessen Ende - chronopathologisch). Es liegt mithin kein eigentliches Intervall vorauf. Daß es "sehr gut" gegangen sei, kann auch heißen, daß keine Verwirrtheit im Spiel war mit ihren allseits gefürchteten familiären und sozialen Folgen, die das Endogene wohl in den Schatten stellen.
"vier" Wochen nach der vorhergehenden Entlassung führt auf den 29. 06. 90 als D_A.

Textzitate zum Verlauf der akuten Psychose und ihres Endes:
04. 09. 90 tagsüber mutet Pat. hypomanisch an.
M M M N D 30---D

14. 09. 90 gutes Befinden.
40---3

24. 09. 90 aggressive Auseinandersetzungen mit der Nachtwache. Zunehmende kognitive Beeinträchtigung. Manisch-psychotisches Geschehen mit . . . Unruhe, Antriebssteigerung und Verworrenheit mit paranoiden Zügen . . .
M 50---4 Die klinische Beschreibung paßt sehr gut zum Bild M, mehr noch zum heutigen Bild der Euphorie, das über Nacht daraus hervorgegangen ist und das sehr dramatische Auftritte herbeizuführen vermag.

09. 10. 90 In der Woche vom 24. bis 30. 09. war Herr F. fast durchgehend im Bett. Am 27. erste Mobilisation. Am 01. 10. Aufhebung des §31, bei einer Anhörung am 27. war Pat. nicht explorabel genug.
Der 27. war von der Determination her: 53---D mit seiner Gehemmtheit und inneren Wortlosigkeit.

Es war zu erfahren, daß die Ehefrau des Pat. vermutlich längere Zeit (mehrere Jahre) Kontinenzprobleme gehabt haben muß, die Blase soll aton sein. Somit besteht die Möglichkeit, daß in der Ehe an Herrn F. und seinem Prostataleiden eine Inkontinenzproblematik der Frau agiert worden ist. In der Benutzung des Begriffs der "Möglichkeit" steckt die (psychoanalytische) reservatio mentalis, auf eine weitergehende Kommentierung wird verzichtet.

22. 10. 90 Entlassung.
78---G

Diagnose: *Manische Phase bei bek. MDE. Mäßig ausgeprägte hirnorganische Wesensänderung.*

Kommentare zur Datierung des Phasenendes und zur Diagnostik:
Das Ende dieser Episode kommt pünktlich. Daß in der Diagnose nicht von hirnorganischer Symptomatik, sondern von "Wesensänderung" die Rede ist, beleuchtet den desolaten Ausbildungsstand der Klinik.

Phase Nr. 20
24. Stationäre Behandlung vom 19. 06. 91 bis zum 12. 07. 91 (UKE)
Primär-Datierung aus (chronopath. "naiver") Erstlekture: D_A = 05. 06. 91 D_E = 12. 07. 91
Errechnete Termine : ET_A = 27. 04. 91 ET_E = 24. 07. 91

Textzitate zur Datierung des Beginns:
. . . in den vergangenen 14 Tagen verändert. Es drängte ihn wieder, das Arboretum zu besuchen. Dann berichtete er über hochfliegende Pläne, zu Geld zu kommen. Er wollte eine Spielbank aufsuchen und war überzeugt davon, daß er z. B. mit den Zahlen 13 und 41 risikolos Millionen gewinnen würde. Er war der festen Überzeugung, daß er englische Pfundnoten in den Hosentaschen hätte.
Befund: *Umständlich und schwerfällig (1) im sprachlichen und gestischen (2) Ausdruck, nicht immer genau zur Sache und zu gezielten Fagen Stellung nehmend. . . räumt ein, daß er sich psychisch quäle (3), wobei er - so wörtlich - "oben nicht ganz ausgeleuchtet" sei. Bei innerer Unruhe und Getriebenheit fühle er sich gleichzeitig sehr erschöpft (4). Einsichtig.*
54---D Die Partikel (1) bis (4) kennzeichnen sehr gut den vorliegenden depressiven Zustand vom Typ D

Diagnose: *Hirnorganisch getöntes Mischbild bei einer bek. manisch-depressiven Erkrankung.*

Kommentar zur Datierung des Beginns:
In der inzwischen bekannten Weise liegt der eigtl. Beginn nach der Ablaufsstruktur noch deutlich vor dem anamnestisch angegebenen und ist nicht genauer datierbar. Die Interpretation muß sich an den gegebenen Text halten: "14 Tage" führen auf den 05. 06. 91 als D_A.

Textzitate zum Verlauf der akuten Psychose und ihres Endes:
08. 07. 91 vergangene Woche war der Pat. noch wechselnd mischbildhaft agitiert mit gehobenem Antriebsniveau und eher mit gedrückter Stimmung. Heute morgen besser kompensiert, weniger agitiert.
G G G N 73---E Die Textpassage beschreibt genau das Determinierte.

12. 07. 91 Der Verlauf der letzten Woche war noch durch vereinzelte depressive Einschläge gekennzeichnet. Heute morgen recht ausgeglichen und entspannt. Entlassung.
77---2 G G 1 M M (siehe nächster Beginn).

Diagnose: *Manisch-mischbildhafte Dekompensation bei bekannter manisch-depressiver Erkrankung. Mäßig ausgeprägte hirnorganische Wesensänderung.*

Kommentare zur Datierung des Phasenendes und zur Diagnostik:
Die Entlassung erfolgt in stimmiger Weise zum Zyklusende hin. In der Abschlußdiagnose ist wieder die Rede von hirnorganischer "Wesensänderung", obwohl deren Symptome nicht mit einem Wort dokumentiert worden sind, es dürfte sich um eine gedankenlose Fortschreibung handeln.

25. Stationäre Behandlung vom 22. 07. 91 bis zum 16. 08. 91 (UKE)
Primär-Datierung aus (chronopath. "naiver") Erstlekture: D_A = 15. 07. 91 D_E = 09. 08. 91
Errechnete Termine: ET_A = 27. 04. 91 ET_E = 24. 07. 91

Textzitate zur Datierung des Beginns:
Am 12. 07. 91 entlassen. . . . daß er schon drei Tage später wieder antriebiger (1) wurde. Seit 3 - 4 Tagen sei er nun wieder v. a. morgens betriebsam (2), krame (3) in seinen hervorgeholten Akten herum, sei durcheinander und auch gereizt (4).
Eindruck: *umständlich (5), schwerfällig (6) im eingeengten (7) Gedankenablauf und wirkt damit deutlich verwirrter und hirnorganischer als beim letzten Aufenthalt. . . ängstlich (8), . . . hilflos (9)*
Diagnose: *Manisch-depressives Mischbild mit hirnorganischer Tönung.*
M M 4 3 D D 87---D Die Partikel (1) bis (4) gehören zu den manischen Tagen, allerdings nicht vor drei, sondern vor vier Tagen. Die Partikel (5) bis (9) gehören zu dem für heute bestimmten depressiven Bild Typ D, beides in voller Übereinstimmung.

Kommentar zur Datierung des Beginns:
Diese psychotische Episode schließt sich ohne Intervall an die vorhergehende an. Sie ist sozusagen der "Rest" der vorhergehenden. Die "phasische" Struktur des Gesamtablaufs ist für die Klinik fast unsichtbar geworden.

Textzitate zum Verlauf der akuten Psychose und ihres Endes:
31. 07. 91 Jetzt kaum noch nach außen sichtbare manische Elemente bei Vorherrschen einer depressiven Herabgestimmtheit mäßigen Ausmaßes. Sehr ruhebedürftig.
8---D Die "depressive Herabgestimmtheit mäßigen Ausmaßes" ist genau das, was man ohne weiteres Nachfragen von der Depressivität Typ D sieht. Die beschriebene Ruhebedürftigkeit ist noch charakteristischer für das heute zu erwartende Bild.

05. 08. 91 Stimmung etwas labil, Spur ins Depressive gehend, im Kontakt aber gut schwingungsfähig.
13---G Die Stimmungslabilität ist typisch für G-Bilder.

09. 08. 91 Nach kleinem Einbruch am Mi nun weitere Stabilisierung. Pat. ist nicht angetrieben, sehr kooperativ und zugänglich.
G G G 1 17---4 Das, was hier "kleiner Einbruch" heißt, dürfte das agitiert-depressive Tripltt G G G gewesen sein.

16. 08. 91 Entlassung.
Diagnose: *manisch-depressives Mischbild mit hirnorganischer Tönung.*

Kommentare zur Datierung des Phasenende und zur Diagnostik:
Die Entlassung liegt im "rhythmologischen Irgendwo" der Nachschwankung. Die eigentliche Phase Nr. 20 ist klinisch seit dem 12. 07. 91 bzw. 09. 08. 91, rhythmologisch seit dem 24. 07. 91 abgelaufen.

Phase Nr. 21
26. Stationäre Behandlung vom 24. 08. 91 bis zum 11. 09. 91 (UKE)
Primär-Datierung aus (chronopath. "naiver") Erstlekture: D_A = 20. 08. 91 D_E = 11. 09. 91
Errechnete Termine : ET_A = 24. 07. 91 ET_E = 20. 10. 91

Textzitate zur Datierung des Beginns:
Bereits in den letzten Tagen . . . sei verwirrt, wolle immer zurück an seine alte Arbeit und die Kollegen treffen.
Befund: *voll orientiert. . . psychomotorisch erheblich verlangsamt (1) und in seinen Bewegungsabläufen schwerfällig (2) und unsicher. Der Kontakt ist zugewandt und freundlich (3). Kohärenter Rapport (4). Stimmungslage unauffällig (5), im Affekt etwas flach (6) und nivelliert (7). Im Antrieb gemindert (8), keine Suizidalität (9).*
32---3 Die Partikel (1) bis (9) erfassen treffend den Zustand der Passivität Typ 3.

Diagnose: *Anamnestisch bekannte MDE.*

Kommentare zur Datierung des Beginns (und zum vorausgehenden Intervall):
Diese Wiederaufnahme (8 Tage nach Entlassung) betrifft den ablaufenden Zyklus und erfaßt dessen Ende gerade eben noch.

Textzitate zum Verlauf der akuten Psychose und ihres Endes:
02. 09. 91 erfreulich gute Verfassung. Keine Wortfindungsstörungen. Der Pat. schildert mit einer sehr guten Erinnerung die Ereignisse, die zur Wiederaufnahme geführt haben. Plastisch schildert er die Dekompensation seiner Frau . . . Alle Anhaltspunkte . . . weisen daraufhin, daß die Dekompensation Ausdruck eines Flüssigkeitsmangels mit verminderter Nierenfunktion war.
41---E

(Umstände der Wiederaufnahme.) *Im ersten Stock gab es Zusammenstöße mit dem Personal. Schwester E. habe sie barsch begrüßt und Schwester Ch. habe sie aggressiv angefahren; sie zerre ihren Mann nach Hause (sinngemäß: er gehöre eigentlich in ein Pflegeheim) und bringe ihn dann*

an den Wochenenden hierher und überlasse ihn den Schultern der anderen. Sie habe noch Bösartigkeit und Haß um sich gespürt und sich gedemütigt gefühlt. Ihre Tochter habe in die geöffneten Zimmer gesehen, um nach einem freien Bett zu sehen. Sie habe mitnichten spionieren wollen. Der Pat. habe doch ein Bett gebraucht. Sie habe doch 30 Jahre lang die Krankheit ihres Mannes getragen und brauche den Rückhalt des UKE.
Kommentar: Beide Ehepartner sind vom Krankheitsgeschen überfordert.

05. 09. 91 Die Wogen haben sich geglättet. Frau F. ist wieder kompensiert, was v.a. den Pat. erleichtert, der auf sie angewiesen bleibt. Er befindet sich in einem erfreulich ausgeglichenen Zustand.
44---N Dieser erfreuliche Zustand ist endogen !

11. 09. 91 Entlassung.

Diagnose: *manisch-depressives Mischbild (derzeit kompensiert) mit hirnorg. Tönung durch Exsikkose und Anstieg harnpflichtiger Substanzen bei kompensierter Niereninsuffizienz.*

Phase Nr. 22
27. Stationäre Behandlung vom 19. 08. 93 bis zum 01. 09. 93 (UKE)
Primär-Datierung aus (chronopath. "naiver") Erstlekture: D_A = 12. 08. 93 D_E = 01. 09. 93
Errechnete Termine : ET_A = 27. 06. 93 ET_E = 23. 09. 93

Textzitate zur Zwischenanamnese: *Die manischen Phasen seien in den letzten Jahren milder geworden, wohl auch, wie die Ehefrau meint, weil Pat. keine großen Möglichkeiten mehr habe, das Vermögen sei verloren, auf Grund körperlicher Schwäche sei auch der Radius des Pat. sehr klein. . . Vor einer Woche etwa . . . appetitlos und hinfällig, es habe sich dann eine schon bekannte Sprachstörung eingestellt. Nach dem Wochenende sei es dem Pat. dann wieder etwas besser gegangen, sei aber am Tag vor der Aufnahme extrem unruhig gewesen, umtriebig.*
Befund: *Antrieb wirkt leicht gesteigert, Stimmung ausgeglichen. Sprachstörung.*
54---D

Diagnose: *bek. MDE, Vd auf akute Exazerbation. Vd hirnorg. Psychosyndrom.*

Textzitate zum Verlauf der akuten Psychose und ihres Endes:
20. 08. 93 antriebsgemindert (1), wortkarg (2), einsilbig (3), seine Stimmung sei "mittelprächtig" (4), insgesamt ratlos (5), wach (6).
D D 55---2 Die Partikel (1) bis (4) treffen genau die Verfassungen der beiden Vortage, (5) kennzeichnet mit größerer Genauigkeit den heutigen Tag, während (6) wohl eine Erwägung andeutet, die den hirnorganischen Hintergrund prüft.

23. 08. 93 eigentlich nicht depressiv (1), zwar zurückgezogen und einsilbig (2), aber doch deutlich kontaktbereit (3) und auch gesprächsfreudig (4), wobei jedoch immer wieder die hirnorganische Komponente deutlich wird.

M 58---M M Diese Notiz verdient um so mehr Beachtung, als ihr eine psychopathologisch und inhaltlich konträre - nämlich bipolare - nur wenige Tage vorausgeht. Ein ungewollter, quasi unobjektiver Nebeneffekt psychopathologischer Befundnotierung liegt ja in der Stiftung eines höheren Grades von Kontinuität, als in der Sache liegt. Das schnelle Wechseln selbst von Grundzügen der Symptomatik wird dadurch scheinbar gemildert. Hier scheint ein Fortbestehen der Depressivität im Sinne von Kontinuierung erwartet worden zu sein. Aber objektiv muß der Autor doch (1) feststellen, und darüber hinaus sogar (3) und (4), und das sogar "deutlich". Indessen lag dem momentanen Bild auf der endogenen Syndrombahn ein Zustand der Manie zugrunde, der (3) und (4) hervorruft, diesmal durch die "hirnorganische Komponente" hindurch.

Innerhalb des breiten Spektrums der verschiedenen formalmöglichen, bipolaren und mischbildhaften Zustände der phasischen Psychosen ist es das (klassische) Manische und das (klassische) Depressive, welche jeweils ein Gesicht zeigen, das noch am ehesten in seiner Bildidentität erkannt und wiedererkannt wird - auch noch in der Maskierung durch psychopathologisch wirksame Momente anderer Provenienz hindurch, wie etwa Hirnorganisches. Das hat interessante Gründe, die z. T. in der tradierten Stabilisierung der syndromdiagnostischen Leitbilder liegen, z. T. wohl auch in der unterschiedlichen Fähigkeit der gegebenen seelischen Organisation zur Expression der verschiedenen Bilder.

An dieser Stelle der Kommentierung soll aber interessieren, daß das temporär vorliegende Sequenzfragment bereits früher einmal (1967) durchlaufen wurde. Es handelt sich um die Sequenz: D D 2 1 M M M zwischen dem 53. und dem 59. Zyklustag. In beiden Fällen wurde klinisch der bipolare Kontrast zwischen dem Manischen und dem Depressiven gesehen. Datiert man die Lage der beiden Fragmente von 1967 und 1993 mit ihrem Mittelglied 56---1, so liegen 9416 Tage dazwischen, das sind auf den Tag 107 Zyklen zu je 88 Tagen. Über 25.8 Jahre hat das Endogene seine endochrone Determination festgehalten.

27. 08. 93 Zystoskopie.

31. 08. 93 keine tiefergehenden depressiven Verstimmungen.

66---4

01. 09. 93 Verlegung in die Urologische Klinik.

NACHBEMERKUNG

Die Aufdeckung einer strukturellen Wohlgeordnetheit in der äußeren Ablaufsgestalt einer phasischen Psychose (d. h. der komplexe Bau von Phasen und Intervallen aus gut definierten Zyklen gleicher Länge) und zugleich in der inneren Textur der einzelnen Phase (als einer Syndromfolge mit determinierter Sequenz) setzt prinzipiell die Verfügung über eine so (d. h. in solchen Begriffen) gedachte Theorie voraus, denn die offenkundigen Phänomene der Psychose bieten einen Anblick, der weit eher an Chaos denn an Ordnung denken läßt.

Die Chronopathologische Theorie Phasischer Psychosen (ChTh) ist an anderer Stelle ausführlicher dargestellt (5), hier werden nur wenige Anknüpfungspunkte berührt. In dieser Theorie ist die im empirischen Feld nachzuweisende Ordnung in einer semantischen Ordnung des statischen, psychopathologischen Zustandsraumes und in der von schlichter Ganzzahligkeit regierten deterministischen Ordnung der dynamischen, chronopathologischen Ablaufsfigur vorgezeichnet in Gestalt einer von gleichfalls einfachen Prinzipien strukturierten Mannigfaltigkeit (von Zykluslängen und ihnen inhärenten sequentiellen Binnenstrukturen). Die numerische (die technischen Umstände der Analyse radikal vereinfachende) Ganzzahligkeit ist eine Widerspiegelung der biophysikalischen Grundtatsache einer Einbettung aller Momente des geistig-seelischen Lebens in den Gang des äußeren Tages mit seinem varianzfreien Alternieren von Tag und Nacht.

1. Der psychopathologische Zustandsraum umgreift die klassischen Bilder der Manie und der Depression und die aus besonderen Gründen einzubeziehende Normalität sowie eine Mehrzahl von Mischbildern, die als Entmischungssyndrome des Stimmungs/Antriebssystems aufgefaßt werden. Eine Kennzeichnung dieser Grundzustände mit einigen unsystematisch ausgewählten Leitwörtern ist in Abb. 1 enthalten (ausführliche Diskussion in (5)).

2. Die innere Ordnung des Zustandsraumes erlaubt die Anordnung der in Abb. 1 differenzierten Zustände in einem formal geschlossenen Schema, dem sog. "Nonagramm" (siehe Abb. 2). In diesem Schema kann ein einzelner, konkret in einer Beobachtungssituation gegebener Zustand hinsichtlich seines Bildcharakters und hinsichtlich seines Ausprägungsgrades dargestellt werden. Das führt zu einer Darstellungsmöglichkeit auch für Syndromsequenzen.

3. Wenn man davon absehen will, daß die ChTh sehr wohl Hypothesen zur Genese von jenen Zeitbausteinen macht, welche rhythmologisch den Zyklus aufbauen (den sog. Mehrtagesschwankungen), so kann man in einer lediglich formalen Weise solche Bausteine als gegeben voraussetzen und zur Herleitung der dynamischen Ablaufsfigur nutzen (siehe Abb. 3).

4. Diese Ablaufsfigur kann in einer Ebene übersichtlich (nämlich als sog. Lissajousfigur) dargestellt werden, wenn die darin enthaltene Zeitfolge als Bezifferung kenntlich gemacht wird.

Das führt auf jene theoretische Syndromsequenz, die als psychopathologische Binnenstruktur zu der hier untersuchten Zykluslänge gehört. Eine dabei gemachte Voraussetzung ist, daß das Stimmungssystem und auch das Antriebssystem nicht nur mit maximalen Amplituden schwanken, sondern daß diese Schwankungen auch mit Sinuskurven ausreichend angenähert werden können. Diese Voraussetzung wird wohl nur in ausgesprochen akuten Abschnitten der Psychose leidlich zutreffen. Die abzulesende Sequenz wird in Abb. 5 als Zyklus dargestellt.

5. Die Binnenstruktur eines Zyklus wird in ihrem Muster von den Phasenrelationen zwischen den desynchronisierten Mehrtagesschwankungen des Stimmungs- und des Antriebssystems diktiert. Da innerhalb der Mannigfaltigkeit verschiedener Zykluslängen sehr verschiedene numerische Beträge für diese Verhältnisse auftreten, so sind auch die jeweils zugehörigen Muster in hohem Grade individuell und für "ihre" Zykluslänge mit hoher Trennschärfe charakteristisch. Wenn es gelingt, in einer klinisch beobachteten und datierten psychopathologischen Syndromsequenz ausreichender Länge das darin herrschende Muster (als eine Gestalt) zu erkennen - das setzt die Hilfe eines Computers voraus, der alle theoretisch möglichen Muster kennt - so führt das auf der Basis der ChTh auch zur Bestimmung der rhythmologischen Parameter P und E, welche bereits den Phasenkalender kennzeichneten.

6. Der mathematische Formalismus, welcher zur Bestimmung der Binnenstruktur führt, erlaubt (nach dem Satz des PYTHAGORAS) auch die Berechnung der Verlaufsgestalt der unspezifischen Schweregrade der Psychose innerhalb eines Zyklus. Auch diese Ablaufsgestalt hat ein charkteristisches Aussehen, ihre Einzelheiten können gelegentlich das Textverständnis erleichtern, wenn es etwa heißt: "gegen Abend . . ." oder: "In der Nacht schon . . . " (Abb. 6).

7. Ein erster Überblick über den gesamten Ablauf der Psychose ergibt sich aus der Betrachtung der stationären Behandlungsdauern (Abb. 7).

8. Um einen Einblick in die Ablaufsstruktur in rhythmologischer Hinsicht zu gewinnen, wurde versucht, den nur anamnestisch faßbaren eigentlichen Beginn und das klinisch erkennbare Ende jeder Phase durch Textinterpretation der klinischen Dokumentationen zu datieren. Das stößt in diesem Fall auf erhebliche Schwierigkeiten und gelang nur bei den in der Tabelle (siehe Abb. 8) genannten Datierungen einigermaßen. Sie gehören nicht in regelmäßigem Wechsel zu Beginn und Ende (wie die Anordnung der Tabelle nahelegen will), sie wurden aber in dieser Form niedergelegt, weil die Rechentechnik der Frequenzanalyse das verlangt (und wegen der Äquidistanz der Daten auch toleriert, d. h. die Technik benötigt die Information nicht, ob eine Datierung zu Beginn oder Ende gehört). Es ergibt sich ein gut deutbares Spektrum.

9. Dieses Resultat ermutigte über den Eindruck der Dokumentationsqualität bei der Textinterpretation hinaus zur Frequenzanalyse des vollständigen Datensatzes, wie er im Textcorpus kommentiert worden ist. Der verarbeitete Datensatz und das Analyseresultat werden

in der Abb. 9 mitgeteilt, das Spektrum in Abb. 10.

10. Frequenzspektrum (INKA) einer Textinterpretation von Beginn und Ende der Phasen (Abb. 10).

11. Das Analyseresultat über den modulartigen Aufbau des gesamten Phasenkalenders aus nur einem einzigen Zeitbaustein (mit der Zykluslänge P = 88 Tage) wird in der Tabelle der Abb. 9 in den letzten beiden Spalten in numerischer Form, in der Abb. 11 in graphischer Form mitgeteilt (siehe Abb. 11).

12. Das Textcorpus enthielt eine derartige Fülle psychopathologisch und zugleich chronopathologisch gut ansprechbarer Verlaufsnotizen, daß eine Sequenzanalyse aussichtsreich erschien (obwohl die Sequenzanalyse der Binnenstruktur langer Zyklen technisch nicht einfach ist). Dabei wurde der Datensatz in der Tabelle der Abb. 12 zugrundegelegt. Er wurde ohne rhythmologische Vorkenntnisse codiert.

13. Bei solchen Arbeiten (auch bei der Kontrolle durch unabhängige Zweituntersucher) treten spezielle Schwierigkeiten dadurch auf, daß die termini der klinisch-psychopathologischen Beschreibungssprache für die sehr verschiedenen Erscheinungsbilder der Psychose und ihren Ablauf wohl gewisse typologische Zentrierungen, aber eben doch auch erhebliche Randunschärfen, Teilüberdeckungen und Verwechslungsmöglichkeiten haben. Zur Diskussion dieser Problematik wird ein Schema in Abb. 13 mitgeteilt.

14. Das Sequenzanalyseprogramm SEQ macht von solchen Erwägungen Gebrauch (siehe Abb. 14).

15. Mit einer speziellen Technik wurde in dem Datensatz der Tabelle in Abb. 12 nach jenem Ausgangsdatum (der sog. Epoche) gesucht, von dem an die Binnenstruktur eines 88-Tage-Zyklus eine Paßlage mit minimalen Abweichungen gegen die Daten hat. Es ergibt sich dabei der 17. 12. 1960. Das ist auch das Ausgangsdatum für die optimale Paßlage der Zyklusstruktur im Phasenkalender. Hier stützen sich zwei an unabhängigen Datensätzen mit technisch unabhängigen Analysemethoden gewonnene Resultate.

16. Nach Abschluß der voranstehend skizzierten Arbeiten wurde eine Kontrolluntersuchung von einem unabhängigen Zweituntersucher ausgeführt, der jedoch nur sehr geringe (wörtliche) Übereinstimmungen zwischen den im Textcorpus mit ihrer Signatur genannten theoretischen Deutungen und seinem eigenen Dafürhalten fand. Die nähere Analyse seiner Codierungen zeigte jedoch, daß die zahlreichen von ihm konstatierten Nichtübereinstimmungen nur über kleine semantische Distanzen reichten. Darin dürfte auch der Grund dafür liegen, daß die Sequenzanalyse seiner Daten ein mit der Abb. 12 strukturgleiches Spektrogramm lieferte (Abb. 16).

Manie (Stimmungssystem erregt - Antriebssystem erregt) *aufgedreht . aufgekratzt . strahlend . lustig . heiter . fröhlich . blühend . witzig . überdreht springend . munter . sprunghaft . einfallsreich . angeregt . anregbar . lachend . redend .sprudelnd optimistisch . vielgeschäftig . unermüdbar . ideenflüchtig . kaufwütig schenkfreudig geschmückt grölend . überheblich . distanzlos . maßlos . unordentlich*	M
Depression (Stimmungssystem vermindert - Antriebssystem vermindert) *still . ruhig . zurückgezogen . ängstlich . wortlos . im Bett . starr . reglos . erloschen . einfallslos tränenlos . isoliert . leer . mutlos . appetitlos . lärmempfindlich . gealtert . grau . teilnahmslos farblos . "gehemmt" . monoton . unsicher . versteint . unentschlossen*	D
Normalität (Stimmungssystem nicht dysreguliert - Antriebssystem nicht dysreguliert) *ausgeglichen . vernünftig . sachlich . maßvoll . objektbezogen . aktivierbar . angstfrei selbstmotiviert . interessiert . kompetent . verantwortlich . besonnen . belastbar . initiativ zweckmüßig . neutral . wohlgemut . aufgeschlossen . realitätsnah . freundlich . tätig . überlegt*	N
Agitierte Depression (Stimmungssystem vermindert - Antriebssystem erregt) *gequält . unruhig . verzweifelt . hypochondrisch . fordernd . jammernd . düster . schroff unfreundlich . sperrig . verweigernd . zerstückt . beleidigend . angewidert . verekelt . stereotyp wechselhaft . ablehnend . grüblerisch . sich sperrend . monoton . einfallsarm . haspelig aufdringlich . drängend . gehetzt . vorwurfsvoll . verärgert . getrieben . Suizidthema. unmutsvoll*	G
Ekstase (Stimmungssystem erregt - Antriebssystem vermindert) *glücklich . entrückt . verzückt . wahnvoll . getragen . gebunden . hoheitsvoll . unerreichbar halluzinierend . weinend . lachend . denkzerfahren . ideenreich . angsterfüllt . Stimmen . außer sich . bedeutungsvoll . wechselhaft . Gott . Neues . benommen . trancehaft . verklärt . versonnen selig . erleuchtet . großer Durchblick . Das Eine*	E
Hyperaktivität (Stimmungssystem nicht dysreguliert - Antriebssystem erregt) *gereizt . hektisch . herumrennen . aufprallend . streitsüchtig . reizoffen . fluchtbereit . erregt irritierbar . heftig . fahrig . frech . massiv . unpassend . zornig . rastlos . unleidlich . getrieben schimpfend . unhöflich . verlangend . grob . reizbar . unüberlegt . entschlossen . wütig . geladen*	1
Melancholie (Stimmungssystem vermindert - Antriebssystem nicht dysreguliert) *traurig . ernst . tränenreich . schuldbeladen . suizidal . hilfesuchend . trostsuchend . weinend ratlos . todernst . mühsam . schmerzvoll . beladen . angstvoll . ausdrucksstark . wehklagen hoffnungslos . unerlösbar . Selbstanklagen . belastet . schwermütig . bedrückt . sündig*	2
Passivität (Stimmungssystem nicht dysreguliert - Antriebssystem vermindert) *ruhig . freundlich . hilfsbereit . untätig . "intoxoziert" . "defektuös" . abgeschlagen . schlaff . matt bereitwillig . spannungslos . höflich . farblos . indifferent . wohlmeinend . zugänglich . leer langweilig . zähflüssig . faul . träge . teilnehmend . ausgeglichen . hypoton . " dumm" . adynam*	3
Euphorie (Stimmungssystem erregt - Antriebssystem nicht dysreguliert) *laut . explosiv . überraschend . skurril . singend . tanzend . nackt . treten . Türen schmeißen heftig . freudig . überschwenglich . glanzvoll . hungrig . Heißhunger . ziellos . großartig großspurig . überdreht . belustigt . distanzlos . unüberlegt . angeregt . schwungvoll . toll umtriebig . absurd . strahlend . prompt . unbrauchbar . überzogen . aggressiv . hochfahrend*	4

Abb. 1 Die psychopathologischen Grundzustände der phasischen Psychosen. Die Tabelle ist in neun Gruppen gegliedert, nennt (links) je einen konventionellen Namen, dann die hypothetischen Regulationsverhältnisse des Stimmungs/Antriebs-Systems, eine ungeordnete Anzahl von deskriptiven Leitwörtern (*kursiv*) und (rechts) ein Codezeichen.

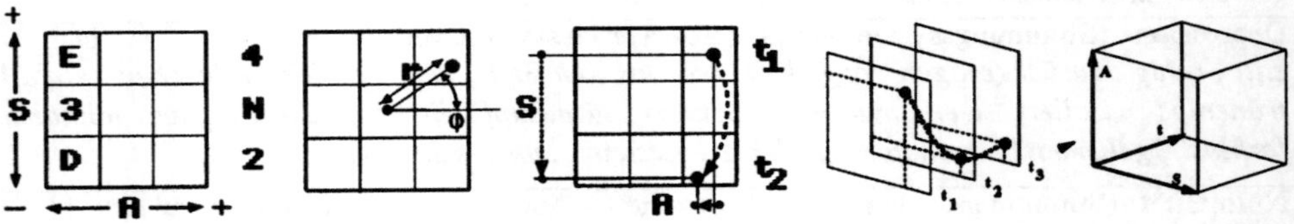

A B C D E

Abb. 2 Schemata zur Dimensionsstruktur des psychopathologischen Zustandsraumes.
A Das sog. "Nonagramm". Die in der voranstehenden Tabelle mit ihren hypothetischen Dysregulationsverhältnissen und den deskriptiven Leitwörtern sowie ihren Codezeichen aufgelisteten Grundzustände der phasischen Psychosen können auf der Grundlage eines zweidimensional angelegten Strukturschemas, das vom Stimmungssystem (S) und vom Antriebssystem (A) und deren Dysregulationslagen konstituiert wird, geordnet dargestellt werden.
In der Zweidimensionalität und der Geordnetheit des Nonagramm-Schemas mit den verschiedenen Aspekten von Symmetrie liegt eine Voraussetzung für seine Abbildung in eine dynamische Ablaufsfigur und die dann damit mögliche Aufdeckung von Ordnungsaspekten im Ablauf.

B Vektorielle Syndromkennzeichnung. Als Beispiel ist ein manischer Zustand (nicht maximaler Ausprägung mit geringradiger Tendenz zur Gereiztheit des Bildes Typ 1) mit einem Punkt im Nonagramm dargestellt. Durch seine Lagebeschreibung mit Polarkoordinaten (als Darstellung eines Vektors) werden klinisch wichtige Parameter verfügbar: der Winkel φ gibt den Bildcharakter an, der Betrag r drückt den zugehörigen Schweregrad aus.

C Syndromwechsel (mit cartesischen Koordinaten). Als Beispiel dient der Übergang eines manischen Bildes zum Zeitpunkt t_1 in ein agitiert-depressives Bild zum Zeitpunkt t_2. Der Syndrompfad ist strichliert, die dünnen Hilfslinien markieren die Änderungen der Dysregulationsverhältnisse im Stimmungs/Antriebs-System.

D Schema zur Syndromdynamik. Die erschöpfende Deskription polychromer, d. h. psychopathologisch ereignisreicher Abläufe erfordert in der Zeit t so dichte Serien von Wiederholungen, daß zwischen benachbarten Beobachtungen nicht Information verborgen bleibt (wie in diesem Beispiel zwischen t_1 und t_2 (denn ein Zustand Typ 1 wird noch durchlaufen) nicht aber zwischen t_2 und t_3).

E Schema zur Struktur des Dynamikraumes. Der syndromatische Umbauprozeß einer Psychose kann dargestellt werden in einem (euklidischen) Raum mit den Dimensionen Stimmungsdysregulation (S), Antriebsdysregulation (A) und physikalische Zeit (t).

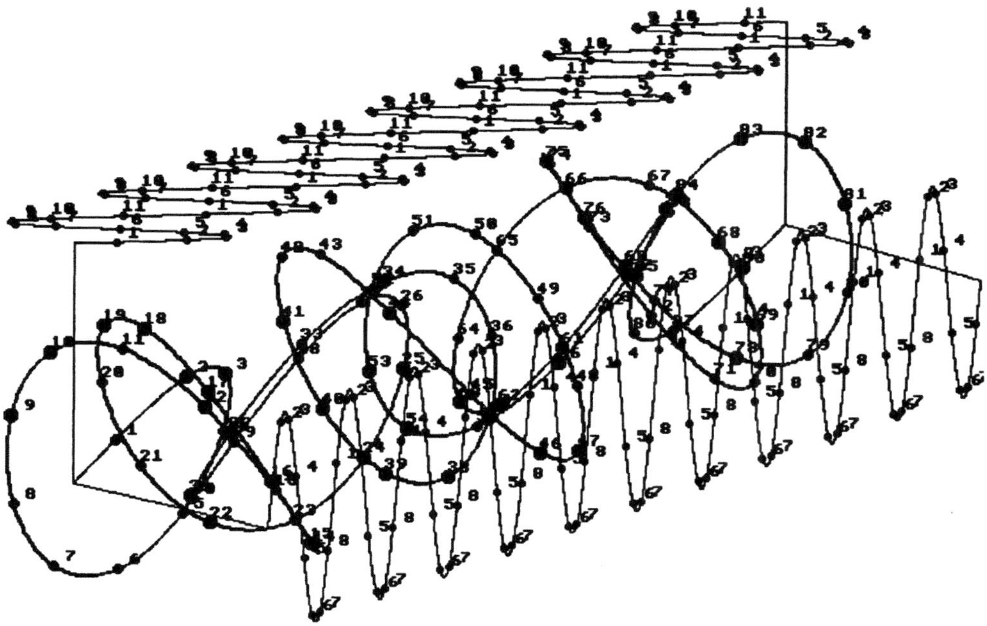

Abb. 3 Perspektivisches Schema zur Überlagerung von Mehrtagesschwankungen.

Die Zeitachse läuft von links vorne nach rechts hinten, der dargestellte Bereich dieses Beispiels ist 88 Tage lang.
In einer senkrecht zu denkenden Ebene sind die Mehrtagesschwankungen des Stimmungssystems mit Sinuskurven angegeben. Jede einzelne dieser Schwankungen ist 8 Tage lang (und mit Tagesnummern fortlaufend jeweils von 1 bis 8 beziffert), weshalb der ganze Bereich von 11 solchen Schwankungen lückenlos erfüllt wird.
In einer (prinzipiell unabhängigen) waagerecht zu denkenden Ebene sind die Mehrtagesschwankungen des Antriebssystems gleichfalls mit Sinuskurven angegeben. Sie haben jedoch (wegen der Systemisolierung) andere rhythmologische Parameter: in diesem Beispiel erfüllen 8 einzelne Schwankungen den Bereich gleichfalls lückenlos, jede ist mithin 11 Tage lang (mit Tagesnummern fortlaufend von 1 bis 11 beziffert).
Durch die senkrechte und die wagerechte Ebene sowie die Zeitachse ist ein (euklidischer) Raum bestimmt, seine Koordinaten sind Stimmung, Antrieb und Zeit. In ihm erscheint (perspektivisch zu sehen) eine Raumkurve (dicker ausgezogen und mit Tagesnummern fortlaufend von 1 bis 88 beziffert), die durch Überlagerung der beiden bereits genannten Sinuskurvenserien entsteht. Die eingezeichneten Punkte haben jeweils 24 Std. Abstand voneinander (beginnend um 4 Uhr morgens, jeweils um 16 Uhr jedes Tages als repräsentativ für den Tag abgelesen). Jeweils einem Punkte-Paar auf der Stimmungs- und der Antriebskurve entspricht ein Punkt auf der Raumkurve.

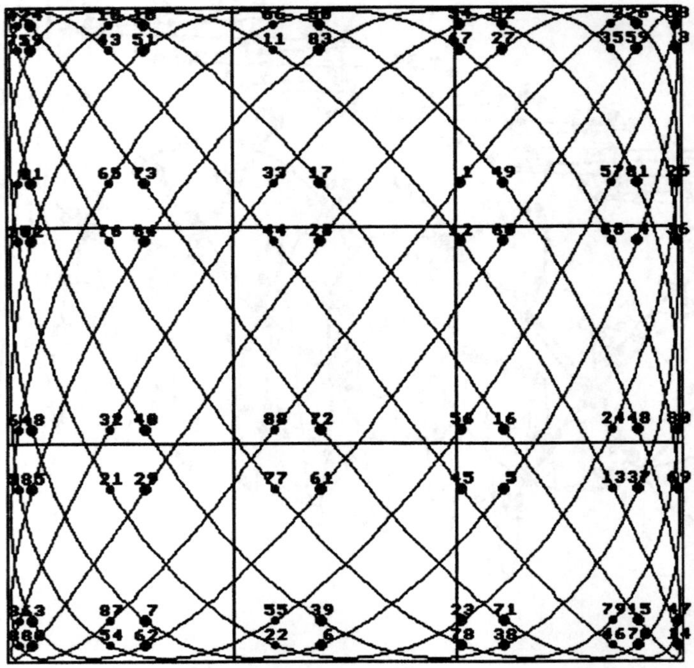

Abb. 4 Lissajousfigur im Frequenzverhältnis 8 : 11.

In dieser Abbildung wird die Raumkurve der Abb. 3, die aus der Überlagerung von 11 jeweils 8 Tage langen Mehrtagesschwankungen des Stimmungssystems mit 8 jeweils 11 Tage langen Mehrtagesschwankungen des Antriebssystems hervorging, in einer Ebene (d. h. unter Verzicht auf Perspektive) dargestellt. Ihre einzelnen Tage sind fortlaufend numeriert (der Kurvenzug beginnt um 4 Uhr morgens, der den ersten Tag repräsentierende Punkt wurde - wie alle weiteren - um 16 Uhr abgelesen). In dieser Numerierung steckt die Information über das Fortschreiten der Zeit (insofern sind die beiden Darstellungen äquivalent).

Da der (psychopathologische) Zustandsraum und der (chronopathologische) Dynamikraum in topologischer Sicht isomorph sind, kann der Lissajousfigur das Nonagramm unterlegt werden.

Damit kann die Syndromsequenz gelesen werden: der Syndrompfad wendet sich aus der Normalität in der Mitte nach rechts oben und durchmißt innerhalb von drei Tagen das Feld der Manie, erreicht am 4. Tag das Feld der Hyperaktivität und wendet sich am 5. Tag zunächst der agitierten, dann am 6. der melancholischen und am 7. der gehemmten Depression zu usw. (siehe Abb. 3 und Abb. 5).

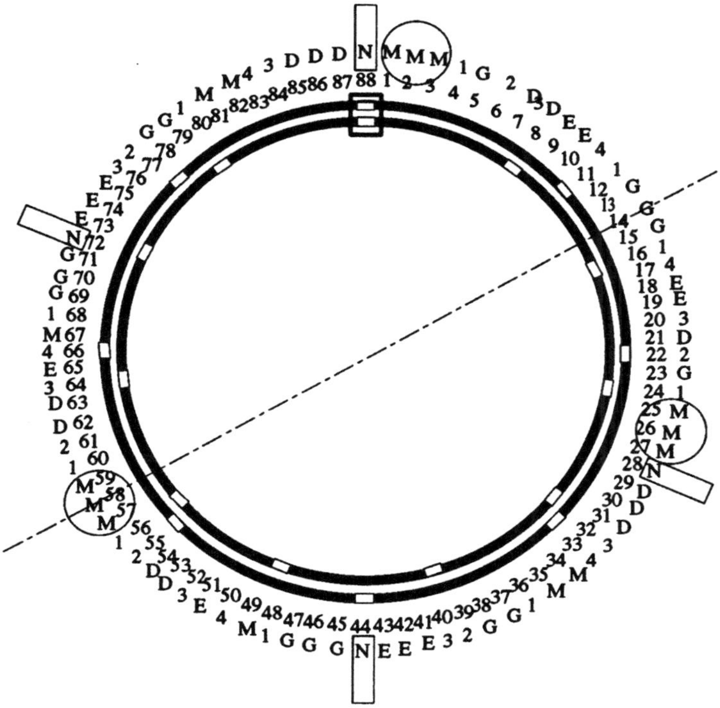

Abb. 5 **Schema zur Binnenstruktur eines 88-Tage-Zyklus.**

Der Zyklus entsteht formal gesehen durch Abbildung der geschlossenen Lissajousfigur (mit dem rationalen Frequenzverhältnis 8 : 11) auf den psychopathologischen Zustandsraum. Chronobiologisch gesehen entsteht er durch Überlagerung von elf Mehrtagesschwankungen des Stimmungssystems von je 8 Tagen Länge (innerer Ring) mit acht Mehrtagesschwankungen des Antriebssystems von je 11 Tagen Länge (äußerer Ring). Diese Schwankungen sind infolge ihrer verschiedenen Länge intern desynchron gegeneinander (und haben daher ständig sich ändernde Phasenrelationen zueinander), sie haben aber infolge ihrer Ganztägigkeit (sie stammt aus der Resynchronisation der Mehrtagesschwankungen mit dem äußeren Tag) doch alle 88 Tage eine Koinzidenz. Das konstituiert den Zyklus. Die temporäre Phasenrelation zwischen dem Stimmungs- und dem Antriebssystem hat jeweils psychopathologische Bedeutung. Diese ist mit den Codezeichen des Nonagramms in der äußeren Zone als Syndromsequenz angeschrieben (die innere Zone enthält die lfd. Tagesummer des Zyklus). Das ist die Binnenstruktur des Zyklus. Liest man in beiden Zonen je einen Paarling aus Tagesnummer und Codezeichen, erhält man die sog. Signatur eines Zyklustages. Der Zyklus beginnt mit der Signatur 1---M, er endet mit 88---N. Die Binnenstruktur enthält zahlreiche Aspekte der Symmetrie als Ausdruck von innerer Ordnung. Als Beispiele wurden einige davon markiert, etwa die Lage der manischen Tripletts M M M, (die auch klinisch markante Symptomatik hervorrufen), sowie die Lage der Normalität N, die sich in klinischer Sicht leicht der Beobachtung entzieht oder sogar als Phasenende zunächst mißdeutet werden kann.

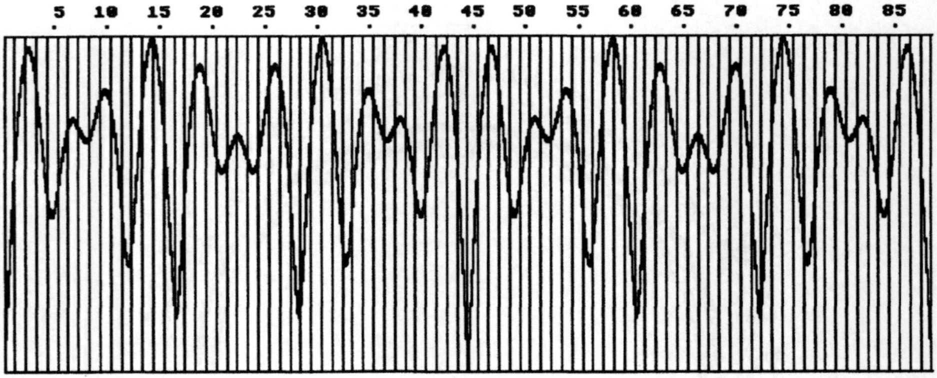

Abb. 6 Verlauf der unspezifischen Schweregrade in einem 88 - Tage - Zyklus.

Die Lissajousfigur erlaubt mit ihrem Lauf durch das Nonagramm zwei Aussagen: eine betrifft den jeweiligen Bildcharakter und führt zur Syndromsequenz, die andere geht aus den unterschiedlichen Entfernungen der Bildpunkte zum Mittelpunkt hervor und betrifft die zugehörigen Schweregrade. Deren Verlauf wird in dieser Abbildung als Kurvenzug dargestellt. Die Ordinate zeigt die Schweregrade in Prozent des theoretisch möglichen Maximums (es würde in den äußersten Ecken des Nonagramms erreicht werden), die Abszisse zeigt die Zyklustage.
Man erkennt eine weitere Schwankungsstruktur des Zykus: es wechseln nicht nur die Bildcharaktere von Tag zu Tag, sondern auch die Intensitätsausprägungen der Psychose. Es erreicht z. B. das manische Triplett M M M der Tage Nr. 1 bis Nr. 3 sein Intensitätsmaximum in der Nacht vom 2. zum 3. Tag, während das gleichfalls manische Triplett an den Tagen Nr. 25 bis Nr. 27 sein Maximum bereits am Nachmittag des 2. Tages überschritten hat. Solche Einzelheiten können durchaus einmal klinische Verlaufsnotizen erläutern.

1.	28.04.61 - 07.05.61	9	6
2.	13.05.61 - 03.06.61	21	868
3.	19.10.63 - 08.11.63	20	355
4.	28.10.64 - 05.03.65	128	47
5.	21.04.65 - 16.07.65	86	22
6.	07.08.65 - 07.01.66	153	334
7.	07.12.66 - 22.01.67	46	251
8.	30.09.67 - 01.11.67	32	278
9.	05.08.68 - 21.10.68	77	663
10.	15.08.70 - 02.02.71	171	1753
11.	21.11.75 - 10.02.76	81	255
12.	22.10.76 - 10.12.76	49	156
13.	15.05.77 - 15.06.77	31	511
14.	08.11.78 - 23.12.78	45	641
15.	24.09.80 - 05.01.81	103	245
16.	07.09.81 - 20.10.81	43	129
17.	26.02.82 - 28.04.82	61	1489
18.	26.05.86 - 01.08.86	67	839
19.	17.11.88 - 17.02.89	92	115
20.	12.06.89 - 09.08.89	58	54
21.	02.10.89 - 13.12.89	72	133
22.	25.04.90 - 01.06.90	37	89
23.	29.08.90 - 22.12.90	115	179
24.	19.06.91 - 12.07.91	23	10
25.	22.07.91 - 16.08.91	25	8
26.	24.08.91 - 11.09.91	18	708
27	19.08.93 - 01.09.93	13	-

Abb. 7 Tabelle der stationären Aufenthaltsdauern.

Dies sind sog. "harte Daten". Eine Ablaufsordnung kann der Tabelle nicht angesehen werden. Die Strukturanalyse wird zeigen, daß viele Aufnahmen erst gegen Ende der eigentlichen Psychose stattfanden, daß auch in vier Fällen zwei (oder mehr) Aufenthalte zu einer Phase gehören etc. Die Gesamtaufenthaltsdauer beträgt 4,59 Jahre, die mittlere stationäre Behandlungsdauer beträgt 62,07 Tage, das Verhältnis von Aufenthaltsdauer zu Zwischenzeit verhält sich im Mittel wie 1 : 6,04. Die Standardabweichungen der Zwischenzeiten sind etwa 10 mal größer, als die der Behandlungsdauern.

08.11.63 - 21.04.65	530	86
16.07.65 - 17.07.65	1	174
07.01.66 - 04.01.67	362	255
16.09.67 - 01.07.68	289	72
11.09.68 - 05.08.70	693	171
23.01.71 - 03.02.76	1837	283
12.11.76 - 10.09.80	1398	0

Tabelle mit den durch Textinterpretation erzielten Beginn- und Enddaten jener Phasen, die noch am ehesten mit dem "wahrscheinlichsten Tag" datiert werden können.

```
NAME DES DATENSATZES= EF_88     <DATEN VON NR.1 BIS 14>
AUSGEZEICHNETE PERIODE= 88    IM BEREICH VON 10 bis 160
AUSZEICHNUNG=               4.26680855  STANDARD-ABWEICHUNGEN
PHASENLAGE=                 -14
RECHENZEIT IN SEKUNDEN= 54.43
PROGRAMM MEGA <INKA>,VERSION 3.01
```

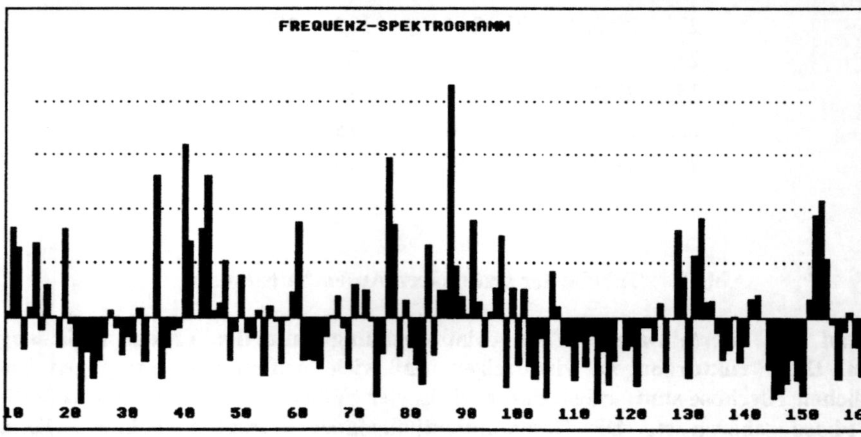

Abb. 8 Frequenzspektrogramm INKA der Daten aus obenstehender Tabelle (EF_88).

Der Datensatz ist insofern artefiziell, als die einzelnen Datierungen nicht regelmäßig zu Phasen- und Intervallen gehören, falls ein Datum nicht genau datierbar war. Das Spektrum zeichnet die Periode P = 88 mit hoher Signifikanz aus.

1.	15.01.61 - 08.05.61	113	834	- 29	34	2	9
2.	20.08.63 - 08.11.63	80	327	-8	0	1	3
3.	30.09.64 - 22.01.65	114	69	-63	-1	2	1
4.	01.04.65 - 16.07.65	106	479	18	-29	1	5
5.	07.11.66 - 27.12.66	50	263	-39	-1	1	3
6.	16.09.67 - 14.11.67	59	251	0	29	1	2
7.	22.07.68 - 01.09.68	41	703	-46	1	1	8
8.	05.08.70 - 28.01.71	176	1737	2	2	2	19
9.	31.10.75 - 29.01.76	90	265	-63	23	2	2
10.	20.10.76 - 12.11.76	23	109	-66	-1	1	2
11.	01.03.77 - 23.05.77	83	527	66	71	1	5
12.	01.11.78 - 23.12.78	52	627	-16	20	1	7
13.	10.09.80 - 16.12.80	97	256	9	0	1	3
14.	29.08.81 - 08.09.81	10	157	8	-2	1	1
15.	12.02.82 - 23.02.82	11	1552	17	6	1	16
16.	25.05.86 - 11.06.86	17	862	-50	21	1	9
17.	20.10.88 - 09.12.88	50	164	-49	-11	1	2
18.	22.05.89 - 09.08.89	79	248	1	10	1	2
19.	14.04.90 - 15.05.90	31	386	-62	- 5	1	4
20.	05.06.91 - 12.07.91	37	39	-39	12	1	0
21.	20.08.91 - 11.09.91	22	701	-27	39	1	7
22.	12.08.93 - 01.09.93	20	0	46	22	1	0

Abb. 9 Tabelle mit dem Phasenkalender und dem Analyseergebnis von EF_15.

Die erste Spalte benennt die lfd. Nr. der Phase. Es folgen die kalendarischen Primärdatierungen aus chronopathologisch "naiver" Textinterpretation und die sich daraus ergebenden numerischen Phasen- und Intervall-Längen in Tagen (welche die Ausgangsdaten für die Frequenzspektrographie sind).

Wenn die ursprünglichen Datierungen um die in den nächsten beiden Spalten genannten Beträge vor- oder zurückdatiert werden, würden sich die "reinen" Daten ergeben, die ohne Abweichung aus 88-Tages-Zyklen bestünden (sie werden nicht mitgeteilt). In diesen Beträgen erscheint die Datierungsungewißheit bei der Primärlektüre. Sie ist bei den Phasenenden rd. 20% kleiner, als bei den Phasenanfängen.

In den letzten beiden Spalten werden die Komplexitätsgrade der Phasen und Intervalle mitgeteilt (sie entstehen aus den "reinen Daten" bzw. den numerischen Beträgen darin, dividiert durch die Zykluslänge P = 88).

```
NAME DES DATENSATZES= EF_NAIV     (DATEN VON NR.1 BIS 43)
AUSGEZEICHNETE PERIODE= 88     IM BEREICH VON 10 bis 160
AUSZEICHNUNG=              3.63609189  STANDARD-ABWEICHUNGEN
PHASENLAGE=                -3
RECHENZEIT IN SEKUNDEN= 154.7
PROGRAMM MEGA (INKA),VERSION 3.01
```

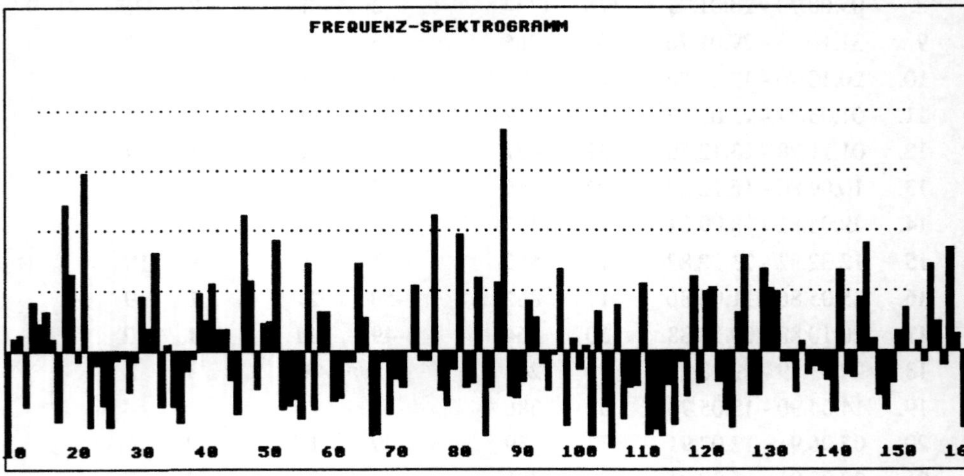

Abb. 10 INKA - Spektrogramm des Phasenkalenders EF.

Dieser Analyse wurden jene Datierungen zugrundelegt, die im Textcorpus mitgeteilt und dort großenteils auch kommentiert worden sind. Eine Auswahl wurde nicht getroffen (siehe auch Tabelle in Abb. 9). Es zeigt sich die Zykluslänge P = 88 mit noch guter Signifikanz (SD = 3.63).

1
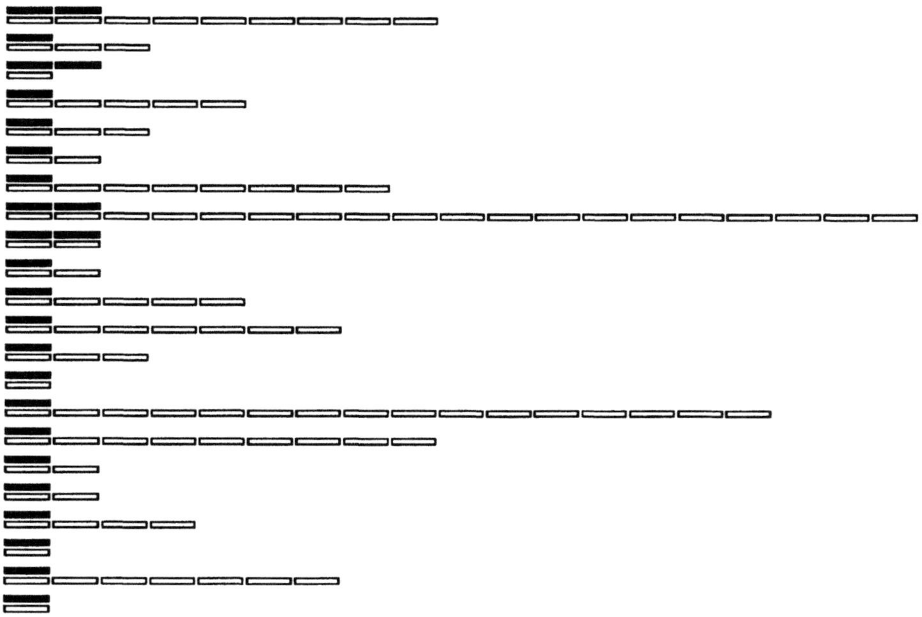
22

Abb. 11 Komplexitätsgrade der Phasen und Intervalle.

Die Zyklen, aus denen sich die Phasen aufbauen, sind mit schwarzen Balken dargestellt. Es kommen in diesem Fall nur simplexe und duplexe Phasen vor.

Die Zyklen, aus denen sich die Intervalle aufbauen, sind mit weißen Balken dargestellt. Hier gibt es eine erheblich viel größere Varianz (im Bereich von K = 1 (simplex) bis K = 19).

Es erscheint im ganzen eine schwache Tendenz zum Kürzerwerden der Phasen (es gibt Duplexe überhaupt nur in der ersten Häfte des Phasenkalenders). Die Regressionsgerade durch die Länge der Intervalle zeigt gleichfalls ein Kürzerwerden, aber in ganz unerheblichem Maße.

Die beiden im Gesamtablauf in etwa mittelständigen, auffallend langen Intervalle dürften auf die in diesem Lebensabschnitt einigermaßen suffizient geführte Lithiumprophylaxe zurückgehen, jedenfalls liegt ihre Komplexität weit oberhalb eines typischen Mittelwertes (mit K = 7). Diese Erwägung ist im übrigen allein aufgrund der zuvor erfolgten Bestimmung der im Phasenkalender herrschenden Zykluslänge möglich. In nicht synchronisierten Fallkollektiven ergäbe sich eine rechentechnisch zwar mögliche, im übrigen aber unsinnige Aussage, dann nämlich, wenn auch Abläufe mit kurzen Zyklen vertreten sind.

1	12.05.61	M	2	28.10.64	1	3	25.11.64	D
4	10.02.65	D	5	07.08.65	G	6	20.08.65	1
7	03.11.65	G	8	21.12.65	G	9	06.01.66	D
10	07.12.66	G	11	08.12.66	G	12	09.12.66	G
13	14.12.66	2	14	20.12.66	4	15	27.12.66	M
16	04.01.67	E	17	30.11.67	G	18	04.10.67	E
19	11.10.67	M	20	07.11.67	G	21	07.11.67	G
22	01.07.68	M	23	05.08.68	2	24	11.08.68	M
25	15.08.68	D	26	16.10.68	D	27	15.08.70	E
28	27.10.70	M	29	29.11.70	M	30	08.12.70	M
31	15.12.70	M	32	01.12.75	D	33	21.12.75	M
34	23.01.76	M	35	29.01.76	N	36	20.10.76	M
37	22.10.76	M	38	29.10.76	M	39	02.11.76	M
40	08.11.76	G	41	16.11.76	D	42	15.05.77	3
43	23.05.77	N	44	24.09.80	3	45	25.09.80	3
46	08.11.80	E	47	26.11.80	E	48	20.11.88	M
49	25.11.88	G	50	23.12.88	G	51	14.02.89	D
52	12.06.89	D	53	27.06.89	M	54	29.06.89	G
55	07.07.89	4	56	11.07.89	M	57	02.08.89	4
58	25.10.89	1	59	27.10.89	G	60	17.11.89	M
61	26.04.90	M	62	04.05.90	3	63	27.10.90	D
64	19.06.91	G	65	22.07.91	D	66	31.07.91	3
67	05.08.91	2	68	20.10.91	3	69	05.09.91	N

Tabelle mit den durch Textinterpretation erzielten psychopathologischen Codierungen einzelner Tage für die Sequenzanalyse. Dieser Datensatz umfaßt n = 69 Einschätzungen.

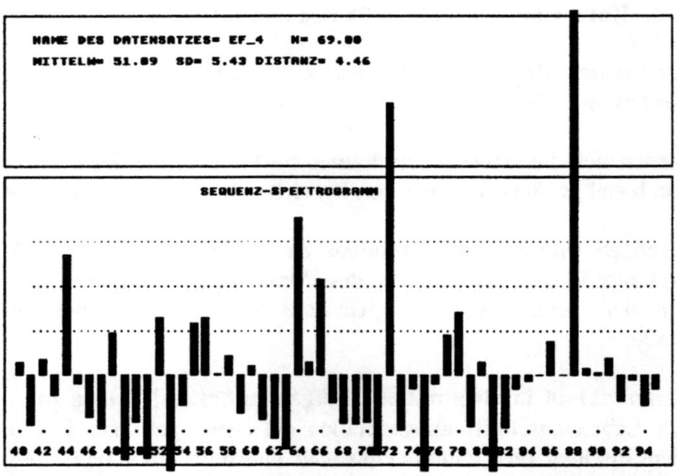

Abb. 12 Sequenzspektrogramm SEQ der Daten aus obenstehender Tabelle (EF_4).

Das Spektrum zeichnet die Periode P = 88 mit hoher Signifikanz aus. Die Nebengipfel gehen auf strukturelle Ähnlichkeiten mit anderen Mastersequenzen zurück, sie würden mit Anwachsen des Datensatzes zurücktreten (bei P = 44 findet sich eine Subharmonische).

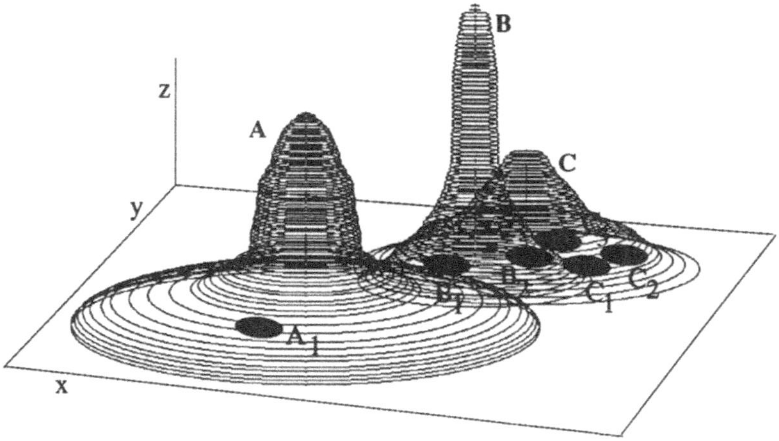

Abb. 13 **Schema zur Erläuterung des Begriffs der "semantischen Distanz".**

In einem (der einfacheren geometrischen Darstellbarkeit wegen) nur zweidimensionalen Feld x, y als einer Art von Sachebene liegen Objekte A_1 bis C_3 ("Dinge an sich") mit einer objektiven Lage auf diesen Koordinaten, die grundsätzlich unbekannt ist, aber in den Begriffsraum z abgebildet werden kann (die tiefe Problematik dieser Abbildung als solcher wird hier nicht weiter thematisiert).
Die beschreibenden Begriffe A, B und C werden als Türme veranschaulicht. Die Höhe der Türme stellt einen quantitativen Aspekt der Beschreibbarkeit des jeweiligen Begriffsinhaltes dar, d. h. die Anzahl der Schichten entspricht der Menge der verfügbaren deskriptiven Kennzeichnungen, so, wie sie sich in der üblichen und kundigen Sprechweise vorfinden. Die (flächenhafte) Ausdehnung jeder Schicht bezeichnet einen qualitativen Aspekt im Sinne der Spezifität, d.h. der Nähe der einzelnen Bezeichnung zum typologischen Zentrum des Begriffs (Aspekt der Güte).
Unter diesen Vorgaben unterscheiden sich die Begriffe A und B fast ganz eindeutig und haben sogar in ihrem relativ unspezifischen Unterbau allgemeinerer Kennzeichnungen kaum Teilüberdeckungen. Das gilt auch von dem Begriffspaar A / C. Hingegen ist das typologische Zentrum von C gerade eben noch aus dem Kennzeichnungsvolumen von B differenzierbar, jedoch mit nur wenigen spezifischen Bezeichnungen, die größere Menge des verfügbaren Beschreibungsgutes hat Teilüberdeckungen mit dem Bedeutungsgehalt von B und ist in seinen allgemeineren Anteilen weithin identisch mit B (hat sogar erste Überschneidungen mit A).
Man kann nun sagen, A habe zu B (und C) eine große "semantische Distanz" (und B habe zu C eine kleine Distanz). Letzteres geht in diesem Beispiel auf die geringe Greifbarkeit des Inhaltes von C (durch Mangel an Spezifika) zurück.
Mit einem derart konstituierten Begriffsinventar lassen sich die Objekte B_1 bis C_3 nicht unterscheiden (nur A_1 kann begrifflich eindeutig abgegrenzt werden).
Von den in der etablierten Sprache vorhandenen semantischen Distanzen werden die Verwechslungswahrscheinlichkeiten zwischen den mit den Begriffen bezeichneten Dingen regiert. Von dieser Vorstellung wird in der Sequenzanalysetechnik SEQ Gebrauch gemacht.

```
10REM>KALENDER.SEQ_88
20MODE 23:COLOUR 1,0,0,0:CLG:COLOUR 0,255,255,255
30REM MODE 23:GCOL 0,135:CLG:GCOL 0,0
40DIM MON(12):FOR I=1 TO 12:READ MON(I):NEXT I
50DIM MSJ(12):FOR I=1 TO 12:READ MSJ(I):NEXT I
60DIM G(9,9):REM GEWICHTUNGSMATRIX
70FOR I=1 TO 9:FOR J=1 TO 9:READ G(I,J):NEXT J:NEXT I
80DATA 0,31,59,90,120,151,181,212,243,273,304,334
90DATA 0,31,60,91,121,152,182,213,244,274,305,335
100DATA 100,0,40,20,0,85,0,5,90
110DATA 0,100,25,85,5,0,95,70,0
120DATA 75,30,100,30,0,30,0,95,95
130DATA 12,80,35,100,0,80,95,15,5
140DATA 5,0,0,0,100,0,0,55,0
150DATA 70,0,0,60,0,100,0,0,30
160DATA 0,90,0,95,0,5,100,15,0
170DATA 10,50,45,15,10,0,25,100,5
180DATA 80,0,90,5,0,50,0,5,100
190H=56:DIM MASTER$(H),E(H),ZT(H),BEST(H)
200FOR I=1 TO H:READ MASTER$(I):NEXT I
210DATA
40,41,42,43,44,45,46,47,48,49,50,51,52,53,54,55,56,57,58,59,60,61,62,63,64,65,66,67,
68,69,70,71,72,73,74,75,76,
77,78,79,80,81,82,83,84,85,86,87,88,89,90,91,92,93,94,95,96
220INPUT"EPOCHE";T,M,J
230REM T=17:M=12:J=60
240PROC_KAL:TX=TZ:REM PRINT "TX=";TX
250DIM D$(200),C$(200),F(200)
260INPUT"NAME DER DATEN-DATEI IN 'SEQDAT'";NAME$:DATNAME$=NAME$
270NA$="SCSI::4.US_2.SEQ.SEQDAT."+NAME$
280A=OPENIN NA$:INPUT #A,D$(0):INPUT #A,C$(0):N=VAL(D$(0))
290FOR I=1 TO N:INPUT #A,D$(I):INPUT #A,C$(I):NEXT I:CLOSE #A
300REM FOR I=1 TO N:PRINT I;" ";D$(I);" ";C$(I):NEXT I
320FOR K=1 TO H
330C=0
340NAME$=MASTER$(K):NA$="SCSI::4.US_2.SEQ.SEQ_88."+NAME$
350A=OPENIN NA$:INPUT #A,NN$:INPUT #A,CC$:CLOSE #A:*SHUT
360P=LEN(CC$):REM PRINT"TESTSEQUENZ= ";CC$
370FOR A=-INT(P/2) TO +INT(P/2):REM PHASENVERSCHIEBUNG
380C=C+1
390FOR I=1 TO N
```

```
400PROC_TAG:REM PRINT T;" ";M;" ";J;" ";C$(I)
410PROC_KAL:REM PRINT"TZ=";TZ
420PROC_HEL:REM PRINT"HZ=";HZ;" ";TX$
430PROC_WERT:REM POSITIONSWEISE HAMMING-BEWERTUNG
450FF=FF+G(TH,EM):REM PRINT G(TH,EM);" ";FF
460NEXT I
470F(C)=FF/N:FF=0
480NEXT A
490MA=-10000:REM  MAXIMUM-VORGABE
500FOR I=1 TO P
510IF F(I)>MA THEN MA=F(I):E(K)=I
520NEXT I
530BEST(K)=MA
540@%=&0102020A
550PRINT MASTER$(K);" ";"BESTWERT=  ";MA;" BEI ";E(K)-INT(P/2)
560NEXT K
580REM MODE 23:COLOUR 1,0,0,0:CLG:COLOUR 0,255,255,255
590MODE 23:GCOL 0,135:CLG:GCOL 0,0
600REM HISTOGRAMM
610MA=-10000:PRINT:REM  MAXIMUM-VORGABE
620FOR I=1 TO H
630AZ=AZ+(BEST(I)^2):BZ=BZ+BEST(I):CZ=(BZ^2)/I:REM ZWISCHEN-SUMMEN
640IF BEST(I)>MA THEN MA=BEST(I)
650NEXT I
660MZ=BZ/H:SD=SQR((AZ-CZ)/(H-1)):REM  MITTELWERT UND STREUUNG
670XECKE=20:YECKE=550:B=1200:HH=280:CLG
680@%=&0102020A
690RECTANGLE XECKE,YECKE,B,HH:VDU 5
700MOVE XECKE+50,YECKE+240
710PRINT"NAME DES DATENSATZES= ";DATNAME$;"   N= ";N
720MOVE XECKE+50,YECKE+200
730PRINT"MITTELW= ";MZ;"  SD= ";SD;" DISTANZ= ";(MA-MZ)/SD:VDU 4
740REM Z-TRANSFORMATION
750FOR I=1 TO H
760ZT(I)=100+(10*(BEST(I)-MZ)/SD)
770REM PRINT I;" ";ZT(I)
780NEXT I
790XECKE=20:YECKE=10:B=1200:HH=520:HL=80:SPREIZUNG=15
800RECTANGLE XECKE,YECKE,B,HH
810SW=(B-35)/H:X=0
820FOR I=1 TO H
830X=X+SW:HOEHE=(ZT(I)-100)*SPREIZUNG
```

```
840MOVE XECKE+X,YECKE+2*HL:RECTANGLE FILL
XECKE+X,YECKE+2*HL,12,HOEHE
850NEXT I
860VDU 5:@%=&A00
870X=0
880FOR I=1 TO H STEP 2
890X=X+SW:MOVE XECKE+X-10,YECKE+30:PRINT MASTER$(I)
900X=X+SW:MOVE XECKE+X-10,YECKE+30:PRINT " "
910NEXT I
920X=0
930FOR I=1 TO H STEP 2
940X=X+SW:MOVE XECKE+X,YECKE+70:PRINT "."
950X=X+SW:MOVE XECKE+X,YECKE+70:PRINT " "
960NEXT I
970MOVE XECKE+350,YECKE+HH-20:PRINT"SEQUENZ-SPEKTROGRAMM "
980FOR L=1 TO 94:D=D+12:POINT XECKE+D+40,YECKE+3*HL:NEXT L:D=0
990FOR L=1 TO 94:D=D+12:POINT XECKE+D+40,YECKE+4*HL:NEXT L:D=0
1000FOR L=1 TO 94:D=D+12:POINT XECKE+D+40,YECKE+5*HL:NEXT L:D=0
1010VDU 4
1020REPEAT UNTIL GET$=" "
1030SYS &2E,2,,"US_2.SEQ.SEQ_IKON",0
1040END
1050DEF PROC_HEL:TY=TZ:REST=0
1060DI=TY-TX:REST=DI/P-INT(DI/P):REST=P*REST
1070F=REST-(INT(REST)):IF F>0.5 THEN REST=REST+1
1080HZ=INT(REST)+1
1090HZ=HZ+A-1
1100IF HZ>P THEN HZ=HZ-P
1110IF HZ<1 THEN HZ=HZ+P
1120TX$=MID$(CC$,HZ,1)
1130ENDPROC
1140DEF PROC_KAL
1150IF J/4=INT(J/4) AND M>=2 THEN PROC_SCHALT ELSE PROC_NORM
1160ENDPROC
1170DEF PROC_STR:X$=STR$(J+100*M+T*10000+10^6):ENDPROC
1180DEF PROC_DAT
1190Y$=MID$(X$,2,2)+"."+MID$(X$,4,2)+"."+RIGHT$(X$,2):ENDPROC
1200DEF PROC_TAG:T=VAL(MID$(D$(I),2,2)):M=VAL(MID$(D$(I),4,2)):
J=VAL(RIGHT$(D$(I),2)):ENDPROC
1210DEF PROC_SCHALT
1220Z=Z+(J-1)*365+INT((J-1)/4):TZ=Z+MSJ(M)+T:Z=0:ENDPROC
1230DEF PROC_NORM
```

```
1240Z=Z+(J-1)*365+INT((J-1)/4):TZ=Z+MON(M)+T:Z=0:ENDPROC
1250DEF PROC_WERT
1260IF TX$="M" THEN TH=1
1270IF TX$="D" THEN TH=2
1280IF TX$="E" THEN TH=3
1290IF TX$="G" THEN TH=4
1300IF TX$="N" THEN TH=5
1310IF TX$="1" THEN TH=6
1320IF TX$="2" THEN TH=7
1330IF TX$="3" THEN TH=8
1340IF TX$="4" THEN TH=9
1350IF C$(I)="M" THEN EM=1
1360IF C$(I)="D" THEN EM=2
1370IF C$(I)="E" THEN EM=3
1380IF C$(I)="G" THEN EM=4
1390IF C$(I)="N" THEN EM=5
1400IF C$(I)="1" THEN EM=6
1410IF C$(I)="2" THEN EM=7
1420IF C$(I)="3" THEN EM=8
1430IF C$(I)="4" THEN EM=9
1440ENDPROC
```

Abb. 14 Rechenprogramm in BASIC V zur Sequenzanalyse SEQ.

Das Sequenzanalyseprogramm SEQ verarbeitet einen Datensatz und liefert ein Spektrum wie in Abb. 12. Es benötigt zum Vergleich der aus Textinterpretation bestimmten Codesequenz mit den theoretischen Sequenzstrukturen eine Reihe von Mastersequenzen, die zuvor (d. h. außerhalb von SEQ) aus ihren Lissajousfiguren errechnet und in einer Hilfsdatei vorgehalten werden müssen. Die Zeilen 100 bis 180 enthalten eine Gewichtungsmatrix für semantische Distanzen (im Sinne der Abb. 13) zur Bewertung der einzelnen psychopathologischen Einschätzungen bei der Textinterpretation (Zeilen 450 bzw. 1250), denn z. B. D_{emp} / M_{theor} wäre eine grobe Fehlansprache (und liefert keine Gewichtungspunkte in die Bewertungssumme), dagegen wäre D_{emp} / 3_{theor} in klinischer Realität kaum besser zu treffen. (Zur komfortablen Arbeit werden weitere Programme für Aufbau, Kontrolle, Korrektur, Erweiterung, Koppelung, Sektorierung und Tabellierung von Datensätzen benötigt.)

```
10 REM>INKA
20 REM FREQUENZANALYSE VON PHASENKALENDERN
30 Testperiode=88:Bereich=151
40 Untergrenze=10
50 Obergrenze =160
60 PN=151:DIM K$(160),L(160),Dat(160)
70REM KALENDER-TECHNIKALIEN
80DIM MON(12):FOR I=1 TO 12:READ MON(I):NEXT I
90RESTORE +2:DIM MSJ(12):FOR I=1 TO 12:READ MSJ(I):NEXT I
100DATA 0,31,59,90,120,151,181,212,243,273,304,334
110DATA 0,31,60,91,121,152,182,213,244,274,305,335
120 DIM Guete(PN),Bestlage(PN),Ztransform(PN)
130 :
140INPUT"NAME DER DATEI IN  'INKADAT_1'";NAME$
150NA$="SCSI::4.US_2.FREQ.INKADAT_1."+NAME$
160A=OPENIN NA$:INPUT #A,K$(0):N=VAL(K$(0))
170FOR I=1 TO N:INPUT #A,K$(I):NEXT I
180: REM KONTROLLE DER EINGABE-DATEN AUF DEM SCHIRM
190FOR I=1 TO N-2 STEP 2
200A$=K$(I):PROC_SIGN:PROC_KAL:ZA=TZ
210A$=K$(I+1):PROC_SIGN:PROC_KAL:ZE=TZ
220L(I)=ZE-ZA
230A$=K$(I+1):PROC_SIGN:PROC_KAL:ZA=TZ
240A$=K$(I+2):PROC_SIGN:PROC_KAL:ZE=TZ
250L(I+1)=ZE-ZA
260NEXT I
270:
280A$=K$(N-1):PROC_SIGN:PROC_KAL:ZA=TZ
290A$=K$(N):PROC_SIGN:PROC_KAL:ZE=TZ
300L(N-1)=ZE-ZA
310PRINT
320FOR I=1 TO N STEP 2
330C=C+1
340A$=K$(I):PROC_DAT:ANFANG$=Y$
350A$=K$(I+1):PROC_DAT:ENDE$=Y$
360PRINT TAB(5)C;TAB(20)ANFANG$;TAB(28)"
";TAB(31)ENDE$;TAB(42)L(I);TAB(48)L(I+1)
390NEXT I
401REPEAT UNTIL GET$=" ": REM WARTESCHLEIFE VOR DER EIGENTLICHEN
```

```
FREQUENZANALYSE. WEITER MIT blanc
410 FOR I=1 TO N:R=R+L(I):Dat(I)=R:NEXT I
420 INPUT"DATEN-ANFANG=";DA: REM ZUM STUDIUM EINES ABSCHNITTS
430 INPUT"DATEN-ENDE= ";DE
440 Anfang=TIME
450 FOR Periode=Untergrenze TO Obergrenze
460 PRINT"PERIODE= ";Periode
470 Minimum=1000000:Zaehler=Zaehler+1
480 FOR Phasenlage=-INT(Periode/2)-1 TO +INT(Periode/2)+1
490 FOR I=DA TO DE
500 Teiler=INT((Dat(I)+Phasenlage)/Periode):U=((Dat(I)+Phasenlage)/Periode)
510 IF U-Teiler >0.5 THEN Teiler=Teiler+1
520 Abweichung=(Dat(I)+Phasenlage)-Teiler*Periode
530 Fehlersumme=Fehlersumme+Abweichung^2
540 NEXT I
550 IF Fehlersumme<Minimum THEN
Minimum=Fehlersumme:Bestlage(Zaehler)=Phasenlage
560 Fehlersumme =0
570 NEXT Phasenlage
580 Guete(Zaehler)=SQR(Minimum)/Periode*N
590 NEXT Periode
600 Min=100000
610 FOR I=1 TO PN
620 AA=AA+(Guete(I)^2):BB=BB+Guete(I):CC=(BB^2)/I
630 IF Guete(I)<Min THEN Min=Guete(I):Lag=Bestlage(I):Bestperiode=I
640 NEXT I
650 Mittelwert=BB/PN:Deviation=SQR((AA-CC)/(PN-1))
660 Auszeichnung=(Mittelwert-Min)/Deviation
670 REM MODE 23:GCOL 0,135:CLG:GCOL 0,0
671 MODE 23:COLOUR 1,0,0,0:CLG:COLOUR 0,255,255,255
680 XECKE=20:YECKE=650:B=1240:H=280
690 RECTANGLE XECKE,YECKE,B,H
700 VDU 5 :REM BILDSCHIRMBEFEHL
710 MOVE XECKE+50,YECKE+240
720 PRINT"NAME DES DATENSATZES= ";NAME$;"    (DATEN VON NR.";DA;" BIS
";DE;")"
730 MOVE XECKE+50,YECKE+200
740 PRINT"AUSGEZEICHNETE PERIODE= ";Bestperiode+Untergrenze-1
750 MOVE XECKE+50,YECKE+160
```

```
760 PRINT"AUSZEICHNUNG=          ";Auszeichnung;"  STANDARD-
ABWEICHUNGEN"
770 MOVE XECKE+50,YECKE+120
780 PRINT"PHASENLAGE=          ";Lag-INT((Bestperiode+Untergrenze)/
2)+Testperiode
790 Ende=TIME:PRINT
800 MOVE XECKE+50,YECKE+80
810 PRINT"RECHENZEIT IN SEKUNDEN= ";(Ende-Anfang)/100
820 MOVE XECKE+50,YECKE+40
830 PRINT"PROGRAMM MEGA (INKA),VERSION 2.03"
840 VDU 4
850 REM Z-TRANSFORMATION
860 FOR I=1 TO PN
870 Ztransform(I)=100+(10*(Guete(I)-Mittelwert)/Deviation)
880 NEXT I
890 NA$="SCSI::4.US_2.FREQ.MEGASPECTR"+"."+NAME$
900 C=OPENOUT NA$
910 FOR I=1 TO PN:PRINT #C,Ztransform(I):NEXT I
920 CLOSE #C:*SHUT
930 XECKE=20:YECKE=10:B=1240:H=620:HL=80:A=Untergrenze-11:SPREIZUNG=8.1
940RECTANGLE XECKE,YECKE,B,H
950N=PN:SW=B/N:X=0:XECKE=12
960FOR I=1 TO N
970X=X+SW:HOEHE=(100-Ztransform(I))*SPREIZUNG
980MOVE XECKE+X,YECKE+2*HL:RECTANGLE FILL
 XECKE+X,YECKE+2*HL,7,HOEHE
990NEXT I
1000VDU 5
1010X=0
1020FOR I=1 TO N STEP 10
1030X=X+5*SW:MOVE XECKE+X-205,YECKE+30:PRINT I+A+10
1040X=X+5*SW:MOVE XECKE+X-195,YECKE+30:PRINT " "
1050NEXT I
1060X=-4
1070FOR I=1 TO N
1080X=X+SW:MOVE XECKE+X,YECKE+70:PRINT "."
1090NEXT I
1100X=-4
1110FOR I=1 TO N-9 STEP 10
```

```
1120X=X+10*SW:MOVE XECKE+X+SW,YECKE+60:PRINT "."
1130NEXT I
1140MOVE XECKE+400,YECKE+H-20:PRINT"FREQUENZ-SPEKTROGRAMM "
1150FOR L=1 TO 94:D=D+12:POINT XECKE+D+40,YECKE+3*HL:NEXT L:D=0
1160FOR L=1 TO 94:D=D+12:POINT XECKE+D+40,YECKE+4*HL:NEXT L:D=0
1170FOR L=1 TO 94:D=D+12:POINT XECKE+D+40,YECKE+5*HL:NEXT L:D=0
1180FOR L=1 TO 94:D=D+12:POINT XECKE+D+40,YECKE+6*HL:NEXT L:D=0
1190REPEAT UNTIL GET$=" "
1200VDU 4
1210SYS &2E,2,,"US_2.FREQ.MEGA_IKON",0
1220PRINT"DATEI GESCHRIEBEN"
1230END
1240DEF PROC_STR:A$=STR$(J+100*M+10^4*T+10^6):ENDPROC
1250DEF
PROC_DAT:Y$=MID$(A$,2,2)+"."+MID$(A$,4,2)+"."+RIGHT$(A$,2):ENDPROC
1260DEF
PROC_SIGN:T=VAL(MID$(A$,2,2)):M=VAL(MID$(A$,4,2)):J=VAL(RIGHT$(A$,2)):END
PROC
1270DEF PROC_KAL
1280IF J/4=INT(J/4) AND M>=2 THEN PROC_SCHALT ELSE PROC_NORM
1290ENDPROC
1300DEF PROC_SCHALT:Z=Z+(J-1)*365+INT((J-1)/
4):TZ=Z+MSJ(M)+T:Z=0:ENDPROC
1310DEF PROC_NORM:Z=Z+(J-1)*365+INT((J-1)/4):TZ=Z+MON(M)+T:Z=0:ENDPROC
```

Rechenprogramm in BASIC V zur Frequenzanalyse INKA

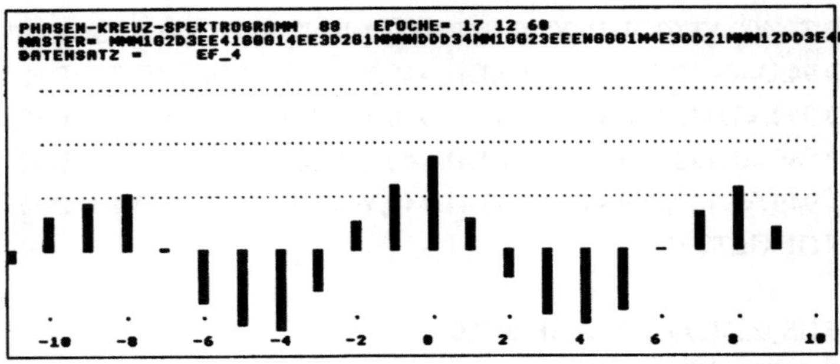

Abb. 15 Bestimmung der optimalen Phasenlage (Epoche) der Syndromsequenz EF_4.

Die Sequenzanalyse SEQ führte zur Bestimmung der optimal an den Datensatz angepaßten Mastersequenz (es wurde P = 88 gefunden, und zwar natürlich in optimierter Phasenlage). Denn bei der Suche benutzt das Programm eine Serie von Mastersequenzen (in einem gegebenen Frequenzbereich), die in <u>allen</u> Phasenlagen untersucht werden. Insofern ist die optimale Phasenlage im Prinzip bekannt. Es ist dennoch wünschenswert, die Epoche auch explizit bestimmen zu können:

Das für diese Abbildung verwendete Programm SEQA geht von der Mastersequenz P = 88 aus. Es erlaubt die Eingabe einer Vermutung über die optimale Phasenlage und bestimmt sodann die Abweichung in ganzen Tagen. Hier wurde E = 17. 12. 60 vorgegeben.

Das Spektrum zeigt ein Optimum der Anpassung zwischen der Vermutung und der empirischen Datensequenz bei einer Abweichung von 0 Tagen, d. h. die Vermutung war zutreffend. Die Nebengipfel gehen auf die strukturell in der Mastersequenz begründeten Selbstähnlichkeiten zurück.

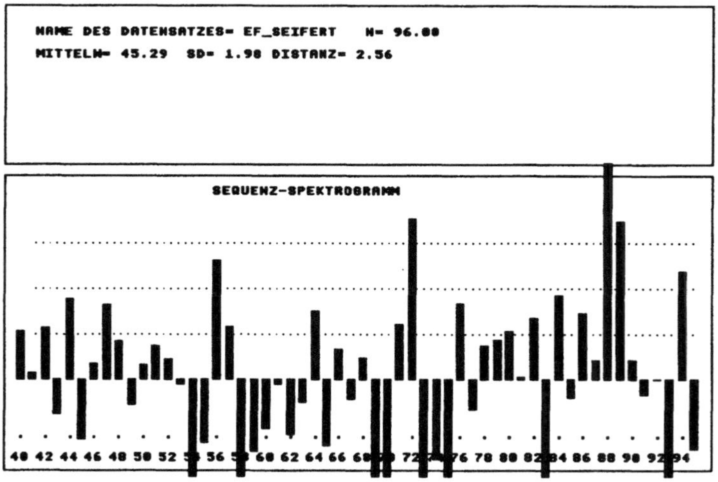

Abb. 16 Sequenzspektrogramm SEQ mit Daten EF_S aus einer Kontroll-Lektüre.

Das Textcorpus mit den theoretischen Signaturen und den Kommentaren wurde von einem klinisch sehr erfahrenen, mit den psychopathologischen Denkweisen der ChTh bekannten, aber kritisch eingestellten, speziell von den Resultaten der ChTh keineswegs überzeugten Kollegen (Prof. S.) sorgfältig daraufhin durchgearbeitet, in welchem Grade (dafür war eine 5-stufige Schätzskala entwickelt worden) die einzelnen Textzitate und die theoretische Deutung jeweils übereinstimmten. Bei einer sehr konservativen (fast schon puristischen) Interpretation wurde so volle Übereinstimmung nur in 8% (von 139 beurteilten Textstellen) gefunden. Dabei wurden die verschiedenen, praktisch gegebenen Möglichkeiten zur Verwechslung, z. B. zwischen dem Bild der Manie und dem Bild der Euphorie Typ 4 (im Sinne des Nonagramms) nicht berücksichtigt (solche vertretbaren Fehlansprachen traten indessen häufiger auf, während bedenkliche, z. B. zwischen dem Bild der Depression und der Manie - und vergleichbare - nicht an einer Stelle auftraten). Außerdem hat der genannte Kritiker bei Gelegenheit der Durcharbeitung des Corpus auf Übereinstimmung auch eine eigene psychopathologische Codierung erarbeitet (was ihm bei 96 Textstellen möglich war).

Dieser unabhängige Datensatz liefert das hier mitgeteilte Spektrogramm. Es wird die Periode P = 88 ausgezeichnet, wenn auch mit nicht sehr hoher Signifikanz. Das Spektrum im ganzen zeigt jedoch dieselbe Struktur wie in Abb. 12, auch die Harmonischen sind richtig angedeutet.

	M	D	E	G	N	1	2	3	4	Emp.
M	100	0	40	20	0	85	0	5	90	
D	0	100	25	85	5	0	95	70	0	
E	75	30	100	30	0	30	0	95	95	
G	12	80	35	100	0	80	95	15	5	
N	5	0	0	0	100	0	0	55	0	
1	70	0	0	60	0	100	0	0	30	
2	0	90	0	95	0	5	100	15	0	
3	10	50	45	15	10	0	25	100	5	
4	80	0	90	5	0	50	0	5	100	
Theor.										

Abb. 17 **Bewertungsmatrix für den Vergleich empirischer und theoretischer psychopathologischer Codierungen (im Programm SEQ).**

In den Spalten der Matrix sind die Nonagrammzustände, die in empirischen Datensätzen auftreten können, aufgetragen. Auf den Zeilen erscheinen (formal identisch) die Nonagrammzustände, die in den theoretischen Binnenstrukturen vorkommen. In den Zellen stehen Prozentzahlen, welche eine Wahrscheinlichkeit angeben, mit der die Zustände bei der Beschreibung durch den Kliniker und bei der Textinterpretation zur Codierung (und Sequenzanalyse) nicht miteinander verwechselt worden sein sollten.

Wenn Übereinstimmung an einer Position festgestellt werden soll, darf z.B. dort, wo theoretisch M auftreten muß (1. Zeile) empirisch nicht D auftreten (2. Spalte), wohl aber 4 (Euphorie mit ihrem der Manie nahestehenden Erscheinungsbild und der relativ kleinen semantischen Distanz).

Die Werte in den Zellen wurden vorerst nur geschätzt auf der Basis einer bei praktisch ausgeführten Sequenzanalysen und Leitwortanalysen angegewachsenen Erfahrung. Prinzipiell könnten die Koeffizienten auch operational definiert werden. Die Matrix wird von dem Programm SEQ resident gehalten.

LITERATUR-VERZEICHNIS

1. SUPPRIAN, U.: Ein theoretisches Modell für den Gesamtablauf der manisch - depressiven Psychosen. (1975) Fortschr. Neurol. Psychiat 43, 358 - 379

2. SUPPRIAN, U.: Ordnung und Psychose. Über Ordnungen manisch-depressiver Syndromsequenzen als Funktion der Zeit. Dr. R. Krämer, Hamburg 1988
ISBN 3-926952-07-5

3 SUPPRIAN, U.: Zeit und Psychose. Studien zur inneren Ablaufsgestalt des Manisch-Depressiven. Dr. R. Krämer, Hamburg 1992.
ISBN 3-926952-63-6

4. SUPPRIAN, U.: Verrückt und Verlassen. Über die "ganze" Wirklichkeit einer phasischen Psychose. Ein psychiatrisches Lesebuch zu Wesen und Begriff des Endogenen mit chronopathologischen Analysen und epikritischen Kommentaren einer manisch- depressiven Psychose. Dr. R. Krämer, Hamburg 1992
ISBN 3-925952-58-X

5. SUPPRIAN, U.: Chronobiologische Gestalten endogener Psychosen.
Beltz. Psychologie Verlags Union, Weinheim, 1993.
ISBN 3-621-27183-X

10. DETERMINISMUS UND KONTINGENZ IN DER WEITRÄUMIGEN ZEITSTRUKTUR DER MANISCH-DEPRESSIVEN ERKRANKUNG.

Kurzfassung

Aus einer größeren Zahl praktisch ausgeführter Zeitgestaltanalysen manisch-depressiver Verläufe wurden zwei Gruppen ausgewählt (I und II), die jeweils dieselbe Zykluslänge P realisieren (I: P = 28, n = 14; II: P = 63, n = 14), ihre Frequenzspektren können zu Summenspektren superponiert werden (unter Zurückdrängung des Rauschanteils und Heraustreten von Harmonischen). Es zeigt sich an diesen Kollektiven für die akuten Episoden ein anderes (vorwiegend deterministisches) Baugesetz als für die Intervalle (deren Bau vorwiegend kontingent vom Zufall bestimmt ist). Die Verschränkung von Determinismus und Kontingenz wird als eine grundlegende Struktur aufgefaßt, die einem (zeit-) kristallin geordneten Vorgang doch die prognostischen Möglichkeiten weithin nimmt.

Schlüsselwörter
Manisch-depressive Psychose, MDE, Zyklothymie
Zeitordnung, Periodizität

DETERMINISM AND CONTINGENCY IN THE LONG-TERM TIME STRUCTURE OF MANIC-DEPRESSIVE DISORDER

Summary

Two groups (I and II) are selected out of a greater number of available analyses of time order of manic-depressive courses. Each of the groups represents cycles of the same length P (I: P = 28, n = 14 and II: P = 63, n = 14). Their frequence spectra could be superimposed to form a sum spectrum (with the effective peak washing and the appearance of harmonics).

The acute episodes have mainly a deterministic time structure, different to the intervals, which have mainly a contingent chronopathological structure.

The crossing of determinism and contingency seems to be a basic structure, which curtails the prognostic power of a well ordered process.

Key words:
Manic-depressive disorder, Affective disorder, Cyclothymia
Time structure, Periodicity

ÜBER DETERMINISMUS UND KONTINGENZ IN DER WEITRÄUMIGEN ZEITSTRUKTUR DER MANISCH-DEPRESSIVEN ERKRANKUNG

U. Supprian

Theoretischer Hintergrund

Es wird eine chronopathologische Strukturhypothese skizziert (und ihre forschungstechnische Unumgänglichkeit betont), mit welcher ein tiefliegender zyklischer Ordnungsaspekt manisch-depressiver Phasenkalender gezeigt werden kann.

Material

Dem ca. 120 Fälle umfassenden Hamburger-Zyklothymie-Archiv wurden 14 Fälle mit einer Zykluslänge von 28 Tagen, 14 weitere Fälle mit einer Zykluslänge von 63 Tagen und 6 (perioden-heterogene) Fälle mit anderen Zykluslängen entnommen. Die durch Textinterpretation der klinischen Dokumente gewonnenen Datierungen für Beginn und Ende von insgesamt 445 Phasen werden verteilungstheoretisch und frequenzanalytisch im ganzen und in Teilkollektiven studiert.

Methoden

Eine der Strukturhypothese nachgebildete, nach der Methode der kleinsten Quadrate arbeitende Frequenzanalyse INKA sucht einen den geschlossenen Phasenkalender im ganzen durchlaufenden Zeitbaustein durch Vergleich mit theoretischen Modellen.

Ergebnisse

Alle bearbeiteten Phasenkalender erwiesen sich mit hoher Signifikanz als zyklisch. Es gibt für ihre Zeitstruktur eine informationstheoretische Minimalbeschreibung. Phasen und Intervalle haben unterscheidbaren chronopathologischen Bau.

Schlußfolgerungen

Die grundsätzlich verschiedenen Baugesetze für Phasen und Intervalle führen zu der Überlegung, daß im gesamten Ablauf einer phasischen Psychose sowohl deterministische, als zugleich auch kontingente Züge wirksam sind. Als deterministisch (im Sinne des "Endogenen" festliegend) erweisen sich die Längen der Zyklen und ihre sequentielle psychopathologische Binnenstruktur. Als kontingent treten die Vorgänge in der Amplitudendimension der Stimmungs/Antriebs-Schwankungen an den Zyklusgrenzen hervor.

Wissenschaftstheoretische Vorbemerkung

Wenn man die Erscheinungsweisen der endogenen Psychosen (ihr konziser Prototyp ist das MDE) nicht bei ihrer (wenngleich immerhin faszinierenden) Erlebnisgestalt nimmt, sondern ihren merkwürdigen Gang in der Zeit als eine Naturerscheinung (etwa wie die Phasen von Merkur, Venus oder Mond) zu verstehen vermag, so sollten zu ihrer Erforschung nicht deren Daten aus einer Ausmessung ihrer Erscheinungen auf ihre Struktur hin befragt werden - mit welcher Methodik immer - , sondern man benötigt zuvor eine - auf irgendeine Weise gescheit erfundene - Strukturhypothese, deren Angemessenheit zur Erklärung der Daten mit einer dazu geeigneten Methode sodann nachgeprüft werden kann, damit das Vorgehen in seinen Prinzipien Naturforschung (und nicht Datenschau) darstellt und deshalb Erfolg zu versprechen vermag.

J. KEPLER hat nicht die TYCHO BRAHEschen Meßdaten der Marsbahn gleichsam z. B. frequenzanalysiert oder powerspektrographiert auf der Suche nach deren Struktur, sondern er hat der Reihe nach durchgerechnet, wie gut eine Zykloide, eine Ovoide, ein Korbbogen oder andere Typen von Ovalen oder letztlich eine Ellipse als geometrisches Modell (als Strukturhypothese für die Bahngestalt) den Daten angepaßt werden kann. Erst NEWTON verstand die mathematische Notwendigkeit für die Ellipse.

Für KEPLER war die Frage nicht, welche Struktur die Daten haben, sondern welcher Typ von Modell die Daten erklärt. Dessen Struktur gehört dann auch den Daten, wenn die Passungsdifferenzen zwischen Daten und Modell für sich nichts mehr bedeuten, d. h. wenn sie ihrerseits strukturfrei sind.

Die Strukturhypothese

Die hier zugrundegelegte Strukturhypothese für den Aufbau manisch-depressiver Phasenkalender (aus dichten Folgen eines individuellen Zeitbausteins mit konstanten Frequenzen und variablen Amplituden und Gleichlagen) entstand 1969 aus intuitiver Gestaltwahrnehmung an einer detailreichen Verlaufsabbildung psychopathologischer Merkmale einer ausgewählten Psychose [6] und dann in einer langen Umformungs- und Neuformulierungsarbeit [8, 19, 35], die vorerst nur wissenschaftshistorisch (und vor der noch ausstehenden externen Replikation der Befunde eigentlich nur biographisch [44]) interessiert.

Die Strukturhypothese der Chronopathologischen Theorie phasischer Psychosen (ChTh) für Phasenkalender in ihrer derzeitigen Elaboration ([35], 1993) hat drei wesentliche Züge: Der erste davon besagt, daß die Längen aller akuten Episoden und gleichermaßen die der dazwischen liegenden Intervalle jeweils aus einer ganzzahlig abzählbaren Menge eines einzigen Bausteins, des chronopathologischen Zyklus - in dichter Folge zusammengesetzt sind. (Abb. 1).

In diesen pathologischen Zyklus mündet das psychophysiologisch-rhythmologische Geschehen des Hirns am Anfang der Erkrankung fatal ein. Der Zyklus wird dann in seiner Länge lebenslang (durch Interaktion mit dem äußeren Tagesgang) konstant gehalten. Für seine konkrete Länge gibt es aber - interindividuell gesehen - eine systematisch geordnete Mannigfaltigkeit von Längen (in einer speziellen Auswahl im Bereich von 6 bzw. 4 bis zu 156 Tagen), was die Strukturaufklärung perioden-heterogener Fall-Kollektive technisch behindert.

Die jeweilige Länge des Zyklus ergibt sich durch eine Interaktion (als dem zweiten wesentlichen Zug) zwischen zwei anderen Zeitbausteinen (einer niedrigeren hierarchischen Ebene) im Sinne der Koinzidenz zwischen ihnen. Es sind das frequenzstabile sog. Mehrtagesschwankungen MTS des sog. Stimmungssystems MTS_S und des sog. Antriebssystems MTS_A, die beide für sich eine wiederum in Tagen ganzzahlig abzählbare Länge haben (von 2 bis 13 Tagen), aber verschieden sind. Diese Verschiedenheit ist ein kardinales Theorem der ChTh. Es drückt sich in der Zweidimensionalität des psychopathologischen Zustandsraumes aus (die Dimensionen sind nunmehr Stimmung und Antrieb, aber nicht - wie tradiert - Manie und Depression), sowie in der Zweidimensionalität der chronopathologischen Dynamik (Lissajousfigur [35[). Psychopathometrische Verfahren zur Verlaufsabbildung phasischer Psychosen [9[sollten gleichfalls zweidimensional sein (und nicht allein z. B. nach der Gestimmtheit fragen [1]).

Die bemerkenswerte Eigenschaft der Ganztägigkeit entstammt einer Resynchronisation (von circadianen Freilaufperioden auf der untersten, 3. hierarchischen Ebene von Zeitbausteinen) mit dem äußeren Tagesgang. Sie ist es, die trotz der Verschiedenheit der Längen der beiden MTS immer eine Koinzidenz bei P = MTS_S * MTS_A erlaubt. Beispielsweise führen MTS_S des Stimmungssystems von 2 Tagen Länge mit MTS_A des Antriebssystems von 3 Tagen Länge zu einer Koinzidenzperiode von 6 Tagen Länge, sie ist der rhythmologische Zeitbaustein des Phasenkalenders (eine praktisch ausgeführte Analyse mit diesem Zyklus in [35], weitere Beispiele in abgekürzter Sprechweise: 4 * 7 = ^27^, 7 * 9 = ^63^, 12 * 13 = ^156^ (zu letzterem ein Beispiel in [35]).

In den akuten Episoden haben die Schwankungen innerhalb des Zyklus große Amplituden, in den Intervallen kleine, die Frequenzen jedoch sind stets dieselben.

Damit ist lediglich über die Frequenzdimension der Schwankungen gesprochen und die chronopathologische Länge des Zyklus festgelegt, über seine psychopathologische Erscheinungsoberfläche ist noch nichts gesagt. Diese wird von den Amplituden, den Phasendifferenzen und den Gleichlagen der Schwankungen bestimmt. Das führt auf den dritten wesentlichen Zug der Strukturhypothese:

Wenn nämlich die Schwankungen große Amplituden um stabile und nicht verschobene Gleichlagen ausführen, so resultiert eine "polychrome" psychopathologische Syndromsequenz mit <u>zyklischer</u> Geschlossenheit und einzelnen (oder auch mehreren) manischen, depressiven und mischbildhaften Tagen in einem deterministischen sequentiellen Muster, das allein von den numerischen Werten der Schwankungen bestimmt wird (und als theoretische Binnenstruktur eines Zyklus daraus berechnet werden kann). Kleine Amplituden bei großen Gleichlagenverschiebungen führen zu abwechslungsarmen (monochromen) sprich: "monopolaren" Bildern (die in ihrer Merkmalsarmut forschungstechnisch nicht leicht zugänglich sind). Die Längen des Zyklus und die Muster der Binnenstrukturen sind fest verkoppelt (sie gehen aus demselben Sachverhalt hervor): das Muster ist der Zykluslänge inhärent.

Darin liegt ein glücklicher Umstand: die Frequenzanalyse eines manisch-depressiven Phasenkalenders führt auf die strukturellen Parameter P und E (Zykluslänge und Startzeitpunkt), genau dieselben Parameter können aber auch durch pattern recognition in psychopathologischen Syndromsequenzen bestimmt werden, was zu einer mächtigen Kontrollmöglichkeit schon innerhalb eines casus führt, wenn beide Datensätze verfügbar sind (wie z. B. in [33], [34], [46], [47], [48]).

Diese Strukturhypothese hat drei epistemologisch wünschenswerte Eigenschaften: sie ist begrifflich und logisch einfach, inhaltlich unwahrscheinlich und psychopathometrisch, d. h. numerisch-empirisch nachprüfbar.

Der Nachprüfbarkeit der Hypothese käme entgegen, wenn, wie gesagt, sie ihrerseits schlicht ist (was in hohem Maße gegeben ist, von so kostbaren Dingen wie etwa Multidimensionalität oder gar Multikausalität oder Chaostheorie z. B. ist nicht die Rede), und wenn andererseits die zu prüfenden Daten nur kleine Meßfehler haben (möglichst hohe Datierungsgenauigkeit für Beginn und Ende der akut psychotischen Episoden), wenn die Zykluslängen groß sind (der Zeitbaustein als gesuchtes Signal hebt sich dann leichter vom Rauschuntergrund der Meßfehler ab), wenn die Datenreihen lang sind, wenn der Verlaufstyp innerhalb eines Fallkollektivs einheitlich ist (perioden-homogen) und wenn viele Fälle in einem Kollektiv verfügbar sind (um Statistik treiben zu können).

Zum Material

Einen Überblick über die Merkmale der in dieser Studie bearbeiteten Phasenkalender gibt Tabelle 1. Alle 34 Fälle (mit Ausnahme von Nr. 34, welcher der Literatur entnommen wurde [2]) entstammen dem Hamburger Zyklothymie Archiv (das derzeit rd. 120 Fälle umfaßt) und das aus dem allgemeinen Klinikarchiv selektiert wurde mit den beiden (einzigen) Kriterien: 1. der diagnostischen (taxonomischen) Zugehörigkeit zum Zentrum des Formenkreises des Manisch-Depressiven und 2. des Phasenreichtums (was das 1. Kriterium kraftvoll impliziert). Die Selektion der 34 Fälle aus den 120 Fällen des Archivs erfolgte nach der fallweisen Aufklärung ihrer Zeitstruktur (wie sie hier angesprochen werden soll) mit dem (einzigen) Kriterium der Zugehörigkeit entweder zum Kollektiv I (n = 14 , mit Zykluslängen von 63 Tagen), oder der Zugehörigkeit zum Kollektiv II (n = 14, mit Zykluslängen von 28 Tagen), beide sind gleichgroß und vor allem in sich perioden-homogen. Das Kollektiv III (mit n = 6) wird als Gegenbeispiel in der späteren Argumentation benötigt, es ist perioden-heterogen (die Zykluslängen betragen 12, 15, 15, 18, 20 und 88 Tage). Insgesamt werden hier die numerischen Daten von 856 Phasen und Intervallen aus insgesamt 654.7 Jahren betrachtet. Die 34 Fälle umfassen im Mittel 13.9 Phasen (range 3 bis 44, SD = 8.12) innerhalb von im Mittel 19.3 Jahren (range 2.9 bis 51.4, SD = 13.03). Ein Beispiel für einen der bearbeiteten Phasenkalender wird in Abb. 2 mitgeteilt.

Für einen idealeren Forschungsansatz würde man sich zumindest ein auslesefreies, für das "Phasische" repräsentatives Material von Phasenkalendern wünschen. "Das Phasische" wird aber praktisch mit beträchtlicher Länge eines Phasenkalenders überhaupt erst sichtbar, sodaß jedes zugängliche Material am Phasenreichtum orientiert ist und somit besonders lange Kalender darin stets überrepräsentiert sein werden. Im Extremfall ist denkbar, daß bislang nur eine einzelne (erste) Phase manifest geworden ist und doch gehört der Fall (wie der weitere Verlauf dann zeigen wird) zum Phasischen, ohne daß dieses Urteil bereits zugänglich wäre. Das ist dem Psychiater geläufig, beispielsweise erweist sich eine etwas skurril durchstilisierte Verstimmungsepisode als im Wesen schizophren erst im Lichte der später offen ausbrechenden schizophrenen Psychose. In dieser Logik liegt im übrigen auch die unüberwindbare Schwäche im Begriff des Monopolaren (bereits die nächste Phase könnte bipolar sein, siehe IR02 in [35]).

Jedes Material von Phasenkalendern phasischer Psychosen dürfte geradezu natürlicherweise mit phasenreichen Fällen angereichert sein.

Würde man sich auf klinisch-psychopathologisch-diagnostische Kriterien des dokumentierten querschnittlichen Erscheinungsbildes zurückziehen, so wäre doch kaum zu vermeiden, daß die dabei zu Wort kommenden Diagnostiker und ihr Sprachgebrauch bereits am zuvor konstatierten Phasenreichtum orientiert waren.

Im übrigen wird die Problematik dadurch verschärft, daß "das Phasische" selten zwar, aber doch auch ansonsten stilreine Schizophrenien einschließen kann (hier in 4 von 120 Fällen, siehe [33], [45], [48]).

Geht man im Sinne der ChTh davon aus, daß als Zykluslänge Primzahlen "verboten" sind (da diese nicht durch Koinzidenz, d. h. als Produkt zweier ganzer Zahlen aufgefaßt werden können) und daß erlaubte Perioden in einer Vielzahl (gleich-?) möglich sind (nämlich 6, 10, 12, 14, 15, 18, 20, 21, 22, 24, 26, 28, 30, 33, 35, 39, 40, 42, 45, 52, 54, 55, 56, 60, 63, 65, 66, 70, 72, 77, 78

Methodik

Die Analysen der Daten wurde durch Frequenzspektrographie mit dem Programm INKA durchgeführt. Dieses erzeugt in einem vorgegebenen Bereich von verschiedenen Prüfperioden (erlaubten und verbotenen in aufsteigender Reihe) streng periodische Modelle in der Anordnung der Daten, sucht dann für jede Prüfperiode eine optimierte Phasenlage innerhalb des Bereichs einer ganzen Periode mit einem Minimum an (quadrierten) Abweichungen zwischen den Datierungen im Phasenkalender und dem jeweiligen Modell und gibt diese (radizierte) Summe der Anpassungsgüten auf der Ordinate eines Spektrums aus, das die Prüfperioden auf der Abszisse nennt (nach Invertierung, so daß Abweichungsminima im Spektrum ein Maximum zeigen - und nach z-Transformation aller Werte, um verschiedene INKA-Analysen vergleichbar zu machen, z. B. bei der Bildung von Summenspektren über mehrere Fälle). Für die bestangepaßte Prüfperiode wird der Abstand ihres Gütewertes vom Mittelwert des ganzen Spektrums im Maße von dessen Standardabweichung als sog. "Distanz" (auf der Suche nach einem "Ausreißer") bestimmt.

Mit vorstrukturierten Testdaten, die einen störungfrei periodischen Pseudo-Kalender sukzessive mit Zufallszahlen belasten, kann das Verfahren geaicht werden. Distanzen unter 2.5 SD sind wahrscheinlich rein zufällig, über 3.5 SD sind mit einer Irrtumswahrscheinlichkeit von etwa 5%, über 4.5 SD sicherlich besser als 1% relevant.

Der algorithmische Kern von INKA arbeitet mit drei verschachtelten Schleifen: die äußere erzeugt die Prüfperioden, die mittlere die Phasenverschiebung, die innere bestimmt die Abweichungen. KERN enthält zur Demonstration reale, synthetische und rein zufällige Daten, die durch einfache Änderungen im Programm eingeschaltet werden können, um damit zu experimentieren. Das verwendete INKA ist komfortabler. Es liest Datensätze aus einer Datei, stellt sie zur Kontrolle von Eingabefehlern in kalendarischer und numerischer Form dar, erlaubt das Studium ausgewählter Datenabschnitte und gibt ein normiertes Spektrum aus (ein Beispiel in Abb. 3, die vollständigen listings des Programms in [35]).

Die analytische Erfahrung mit INKA an Zufallszahlen und an realen Phasenkalendern zeigt, daß bei phasischen Psychosen strenge Perioden mit ausreißerhafter Auszeichnung auftreten. Für das hiesige Material sind die erreichten Distanzen in Tabelle 1, Spalte Dist, aufgelistet, sie haben einen Mittelwert von 4.07 SD.

```
10 REM>KERN2
20 N=12:DIM D(N),L(N),BAR(50-10+1)
30 REM DATA 25,616,18,93,29,139,29,29,26,570,17,175:REM REAL DATA JZ112
40 DATA 28,141,27,113,27,57,26,141,27,55,111,25:REM 6 EPISODES NEAR `28`
50 FOR I=1 TO N:READ D(I):NEXT I
60 REM FOR I=1 TO N:D(I)=RND(100):NEXT I:REM RANDOM DATA
70 FOR I=1 TO N:R=R+D(I):L(I)=R:NEXT I:REM L=RUNNING NUMBER
80:
90 FOR PERIOD=10 TO 50:MINIMUM=10000:Z=Z+1:REM RANGE OF MODEL PERIODS
100 FOR LAG=-INT(PERIOD/2) TO +INT(PERIOD/2):REM PHASE-LAG
110 FOR I=1 TO N:REM LOOKING FOR FIT-QUALITY
120 T=INT((L(I)+LAG)/PERIOD):U=(L(I)+LAG)/PERIOD
130 IF U-T > 0.5 THEN T=T+1
140 DIFF=(L(I)+LAG)-T*PERIOD:F=F+DIFF*DIFF:REM F=GAUSSIAN SUM
150 NEXT I:IF F < MINIMUM THEN MINIMUM=F:REM SEARCH FOR BEST FIT
160 F=0
170 NEXT LAG:BAR(Z)=(SQR(MINIMUM))/PERIOD*N:REM NORMALIZING
180 PRINT PERIOD;" ";STRING$((INT(3*BAR(Z))),"-"):REM HISTOGRAM
190 NEXT PERIOD
200:
210 FOR I=1 TO 41:AA=AA+(BAR(I)*BAR(I)):BB=BB+BAR(I):CC=(BB*BB)/I:NEXT I
220 MEAN=BB/41:SD=SQR((AA-CC)/40):BEST=10000
230 FOR I=1 TO 41
240 IF BAR(I) < BEST THEN BEST=BAR(I):E=I
250 NEXT I
260 PRINT:PRINT" DISTANCE= ";(MEAN-BEST)/SD;"    BEST-FIT PERIOD= ";E+9
270 END
```

und etliche noch längere, darunter 156), so würden bei Annahme von Gleichverteilung im Archivmaterial 3.75 Fälle pro erlaubter Periode zu erwarten sein. Tatsächlich fallen aber 28 Fälle auf nur zwei Perioden, das sind rd. 400% des Erwartungswertes. Bei der Auslese des Archivmaterials war der Periodengehalt noch unbekannt. Es muß demnach angenommen werden, daß Phasenreichtum und typologische Zentralität (als Auslesekriterien) allein schon die Zykluslängen ^28^ und ^63^ bevorzugen.

Ergebnisse

Das weitere argumentative Vorgehen sieht zunächst künstlich davon ab, daß der Periodengehalt des Materials bereits bekannt ist.

Der Fehlertheorie liegt das Theorem zugrunde, ein konkreter Meßwert setze sich additiv aus dem (unbekannten) wahren Wert und einem Fehleranteil zusammen. Bei Phasenkalendern gibt es etliche Fehlerquellen, die zu bedenken sind. Wenn man als Zähleinheit den Tag wählt, so fragt sich bei allmählichen Intervall-Phasen-Übergängen, welcher Tag als repräsentativ angesehen werden soll. Es gibt Selbstmißverständnisse des Kranken bei seinem Ergriffenwerden durch die akute Krankheit, es gibt Irrtümer in der Auffassung der Sache durch seine Mitwelt, besonders wenn Lebensereignisse in der fraglichen Zeit auftreten. Letztlich gibt es Lücken und Fehler in den klinischen Dokumentationen der Verlaufsgestalten.

Indessen verlaufen phasenreiche Zyklothymien nicht selten nicht nur dramatisch und mit datierbaren Ereignissen, sondern auch konturscharf, und der Fehleranteil verliert in der Analyse an Gewicht bei längeren und besonders bei langen Zyklen (wie z. B. ^63^).

Nach Umrechnung der Kalenderdaten (als ein Beispiel aus den 34 hier bearbeiteten Fällen diene Abb. 2, Spalte B und C) in numerische Werte (Spalte E und F) und Zusammenfassung der Phasen- und Intervall-Längen in ein Kollektiv (der Strukturhypothese folgend) mit n = 856 kann deren Verteilung dargestellt werden (Abb. 4). Die verfügbare Fallzahl befriedigt Bedürfnisse der Massenstatistik. Es ergibt sich eine stark schiefe Verteilung (die über logarithmischer Abszisse nicht normaler aussieht) mit Werten zwischen 1 und 7404 Tagen und einem (rechnerischen, aber nicht repräsentativen) Mittelwert bei 283.2 Tagen mit recht großer Stetigkeit. Erst bei stärkerer "Vergrößerung" erscheint eine ungleichmäßige Besetzung einzelner

Klassen (Abb 5, links), in der jedoch eine Multimodalität nicht erkannt werden kann. Die große Breite der Verteilung und ihre Stetigkeit würde Strukturfreiheit im Sinne von Zufälligkeit bedeuten und weitere Studien (im Sinne der "Datenschau") nicht nahelegen. Eine ganz gleichartig aussehende Verteilung könnte ohne weiteres aus Zufallszahlen synthetisiert werden.

Dieses pauschale Vorgehen verzichtet jedoch auf zwei Informationen, die aber in den Daten enthalten sind: die Daten sind 1. fallweise gegliedert (n = 34) und 2. innerhalb eines Falles chronologisch verkettet, was die Möglichkeit einschließt, daß ein lokaler Fehldatierungsbetrag mit z. B. pos. Vorzeichen durch eine folgende Fehldatierung vergleichbarer Größe mit neg. Vorzeichen ausgeglichen wird.

Die erneute Durcharbeitung der Daten 1. als einer Serie von Einzelfällen, 2. die argumentative Nutzung ihrer chronologischen Verkettung und 3. ihre Bearbeitung im Lichte der oben angesprochenen Strukturhypothese mit der INKA-Spektrographie zeigt, daß alle Fälle mit hoher Signifikanz streng periodisch sind, die erreichten Auszeichnungsgrade und die ausgezeichneten Zykluslängen sind in Tabelle 1 mitgeteilt. Die Zusammenfassung aller Daten zu einem Kollektiv hatte einen Summations- und Verwischungseffekt erzeugt, welcher die tatsächliche hohe Strukturiertheit der Daten verschüttet hat.

Mit der numerisch expliziten Kenntnis der in den Datensätzen wirksamen zyklischen Organisation kann das Gesamtmaterial in drei Teilkollektive aufgeteilt werden, zwei davon sind in sich perioden-homogen. Eine Betrachtung der Urdatenverteilung innerhalb dieser Kollektive (Abb. 5) zeigt nunmehr eine klare Multimodalität.

Der Mittelwert der (mittleren) Phasenlängen im Kollektiv I beträgt 139.06, im Kollektiv II 68.78. Trotz sehr großer Streubreiten ($SD_I = 114.8$, $SD_{II} = 28.55$) ist die Differenz der Mittelwerte im t-Test signifikant ($p = 0.05$). Die Mittelwerte verhalten sich fast genau wie 28 : 63.

Die (normierten) Spektren können innerhalb eines Teilkollektivs in ein Summenspektrum additiv zusammengezogen werden (Abb. 6), dabei kommt der scharf begrenzte zyklische Strukturgehalt klar zum Ausdruck (und ist im Summenspektrum noch um etwa eine Standardabweichung höher ausgezeichnet, als im Mittelwert des Kollektivs).

Nach Bestimmung der Zykluslänge kann für den Phasenkalender eine informationstheoretische Minimalbeschreibung formuliert werden, welche nicht die Phasen- und Intervall-Längen anschreibt, sondern die jeweilige Anzahl von Zyklen als deren Komplexitätsgrad (wie in Abb. 2, Spalten I und K). Multipliziert man rückrechnend die K-Grade mit der Zykluslänge und addiert alle Werte, ergibt sich der Gesamtumfang des Phasenkalenders vom Beginn der ersten Phase bis zum Ende der letzten Phase evtl. bis auf den Tag genau (im Beispiel der Abb. 2 sind es 3 Tage Differenz = 4.76% der Zykluslänge). Multipliziert man die K-Werte mit der Zykluslänge und addiert (im Sinne der Fehlertheorie) jeweils den zugehörigen Abweichungsbetrag (der für sich genommen - siehe später - "nichts bedeutet"), erhält man die Urdaten (und nach numerisch-kalendarischer Umwandlung) den ursprünglichen, durch Textinterpretation bestimmten Phasenkalender.

Die Fehlertheorie operiert mit nur zwei klar geschiedenen begrifflichen Entitäten: es geht um "wahre (Meß-)werte" und es geht um hinzuaddierte Fehleranteile, die für sich selbst "nichts bedeuten". Die wahren Meßwerte sind bei phasischen Psychosen in profilscharfer Gestalt realisiert durch die chronopathologischen Zyklen mit ihrer individuell lebenslang konstanten Länge (von z. B. 28 Tagen Länge), ihrer lückenlos dichten Aufeinanderfolge und ihrer gleichfalls deterministisch festgelegten Binnenstruktur in der sequentiellen Aufeinanderfolge psychopathologisch verschiedener Bilder im Spektrum des Manischen, Depressiven und Mischbildhaften, wenn die Systeme stark schwanken (und bei welchen nur die rhythmologischen Parameter in der Amplitudendimension kontingent sind, nicht aber die Frequenzen der Schwankungen des Stimmungs/Antriebs-Systems).

Das Deterministische des Endogenen realisiert sich in der Zeitdimension.

Mit der Kenntnis der Zykluslänge können die Fehleranteile metrisch erfaßt werden. Daß sie "nichts bedeuten" geht 1. aus ihrem - im Verhältnis zur Zykluslänge - verschwindend kleinen (mittleren) Betrag hervor, 2. aus ihrer Größenverteilung, die sehr weitgehend vom Zufall regiert wird und 3. aus ihrer intrinsischen Tendenz so mit paarweise wechselnden Vorzeichen aufzutreten, daß sie sich im Verlauf gegenseitig aufheben (deshalb verteilen sie sich auch symmetrisch um Null, siehe Abb. 8).

Die K-Grade haben sehr bemerkenswerte Verteilungen, die in Abb. 7 für die Teilkollektive I und II getrennt und außerdem auch getrennt für Phasen und Intervalle dargestellt sind.

Phasen sind mit der (sehr hohen) Wahtscheinlichkeit von $p = 0.5$ simplex ($K = 1$). Die

Wahrscheinlichkeiten für höhere K-Grade sinken (sehr schnell) mit der einfachen Gesetzmäßigkeit $p = 1 / 2^K$. Das ist eine Exponentialverteilung. Höhere K-Grade sind bei Phasen umso unwahrscheinlicher, je höher die K-Grade sind, bereits bei $K = 7$ ist $p < 0.01$.

Ganz anders verhalten sich die Intervalle. Die Wahrscheinlichkeit für das Auftreten simplexer Intervalle ist mit $p = 0.17$ bereits recht niedrig, höhere K-Grade haben nur sehr langsam abnehmende Wahrscheinlichkeiten, so daß im ganzen fast eine Gleichverteilung entsteht, in der auch sehr hohe K-Grade auftreten (im hiesigen Material bis $K = 264$). Das bedeutet nebenbei, daß der besondere rhythmologische Prozeß, der die Erscheinungen (und die erscheinungsarmen Zeiten) der phasischen Psychosen trägt, durch lange Intervalle ungestört ("endogen") hindurchläuft. Dic nächste Phase nach einem sehr langen Intervall zeigt keine Phasenverschiebung, oft nicht um einen Tag (ein Beispiel in [46]).

Bei der Komposition der Phasen und der Intervalle aus einem Zeitbaustein zu komplexen Gefügen herrscht bei Phasen und Intervallen ein ganz unterschiedlicher Grad von Zufälligeit. In einer prototypischen Fiktion stellt sich der Gesamtablauf einer phasischen Psychose folgendermaßen dar:

Im Laufe der ersten Phase (die oft ganz unscharf beginnt und oft auch noch keine eigentliche manisch-depressive Symptomatik - im engeren psychopathologischen Sinne - zeigt) bilden sich aus den Freilaufperioden des Stimmungs/Antriebs-Systems durch Resynchronisation stabile Mehrtagesschwankungen und daraus der frequenzstabile chronopathologische Zyklus, was dann ein rasch eintretendes Phasenende erlaubt. Von hier an herrscht im weiteren Verlauf Ordnung (im wissenschaftstheoretischen Sinne, nicht Chaos im klinisch-phänomenologischen Sinne) und zwar in einer sehr spezifischen Textur. Bereits das erste Intervall ist zyklisch gebaut, nach irgendeiner (weitgehend zufälligen) Anzahl von Zyklen folgt die zweite Phase. Diese dauert sehr wahrscheinlich nur einen Zyklus lang, vielleich auch zwei, es ist nicht wahrscheinlich, daß sie triplex oder noch höher komplex ist.

Die Lebenspartitur ist "endochron" (ChTh) mit Taktstrichen markiert. Die Übergangswahrscheinlichkeiten am Taktstrich sind beim Übergangstyp Phase/Intervall hoch, beim Übergangstyp Intervall/Phase niedrig. Läuft ein Zyklus offen psychotisch, so kann ein

Phasenende frühestens und d. h. determiniert mit Erreichen des Zyklusendes eintreten. Dann folgt ein Intervall, möglicherweise aber (nach einer klinisch sichtbaren Zäsur, vielleicht sogar kurzzeitiger Normalisierung, - oder auch ganz ohne solche) ein zweiter Zyklus, der dann wiederum im ganzen ablaufen muß. Wenn die Stimmungs/Antriebs-Schwankungen sich mit großen Amplituden ereignen, ist auch die psychopathologische Binnnenstruktur des Zyklus determiniert (ein Aspekt der Angelegenheit, der im hiesigen Zusammenhang aus Raumgründen übergangen wird).

Schlußfolgerungen

Determinismus (Det) ist die Festgelegtheit aller Zustände in aller Vergangenheit und Zukunft durch ein explizierbares Gesetz. Man benötigt die Kenntnis von Anfangsbedingungen und von einer Differentialgleichung nach der Zeit, um prognostizieren zu können, welcher Zustand zu einem bestimmten Zeitpunkt eintreten wird.

Der (konjugiert diametrale) Gegenbegriff der Kontingenz (Kont) meint, daß trotz aller Kenntnisse über früheres Verhalten zu einer bestimmten Zeit (irgend-) ein bestimmter Zustand eintritt, aber genausogut auch ein anderer.

Det und Kont schließen sich (bereits semantisch-logisch) gegenseitig aus. In der besonderen Figur der Verschränkung jedoch können beide sehr wohl einen (komplexen) Sachverhalt regieren:

Der chronopathologische Zyklus ist in seiner Länge (und in seiner psychopathologischen Binnenstruktur) ein deterministisches Gebilde (und erläutert insofern den alten Begriff des Endogenen). Auch die Geschlossenheit der Abfolge von Zyklen über die Intervalle hinweg stellt Det dar.

Die Verkettung einer Anzahl von Zyklen zu einem komplexen Intervall (in viel schwächerer Ausprägung auch einer Phase) ist dagegen weitgehend kontingent, es kann nicht vorhergesagt werden, wie lang ein Intervall dauern wird (auch wenn viele vorhergehende Phasen bekannt sind). Es dauert allerdings, wenn es eingetreten ist, im Minimum wenigstens einen ganzen Zyklus lang. Kontingent ist auch die psychopathologische Oberflächengestalt eines Zyklus, manische, depressive und mischbildhafte Zyklen folgen weitgehend ohne Regel aufeinander.

Die Verschränkung besteht darin, daß Det und Kont je eigene Realisationsfelder innerhalb des Funktionsgefüges haben, sich also faktisch quasi nicht ins Gehege kommen. Die kontingenten Züge des Gesamtvorgangs (zer-) stören jedoch jene prognostischen Möglichkeiten, die mit Det doch vermacht sein sollten. Im Zeitgefüge von Phasenkalendern gibt es Baueigentümlichkeiten höherer Ordnung (etwa im Sinne des "Längerwerden der Phasen, Kürzerwerden der Intervalle"), auf die hier nicht eingegangen wird.

Phasische Psychosen sind nicht periodisch und geordnet im einfachsten Wortsinn (etwa wie die Verwendung des Begriffs "periodische Psychose" aus dem Anfang dieses Jahrhunderts), aber sie umschließen doch tiefreichende Ordnungsaspekte. Eine Psychose ist immer entweder z. B. eine 28-Tage-Psychose oder eine Psychose mit einer anderen Zykluslänge. Damit können perioden-homogene (und synchrone) Fallkollektive aufgebaut werden, deren Einzelfälle hinsichtlich ihrer endochronen Struktur überhaupt erst vergleichbar und insofern kollektivfähig sind.

Es bleibt zu erkunden, ob die vielen neurobiochemischen Ansätze, bei denen oft kleine Mittelwertdifferenzen mit großen Varianzen gefunden wurden, nicht doch neuen und weiterführenden Aufschluß geben, wenn ihre endochrone Zeitstruktur beachtet wird.

Nr.	NN	I	II	III	P	Dist.	n	U	Alter	Ph	I	Lit
1	EH01	I			63	4.72	8	27.7	19.1	74.6	1364.1	[46]
2	IR02	I			63	4.49	21	38.4	19.1	57.0	641.1	[35]
3	HP03			III	20	5.64	7	7.8	39.3	25.8	446.5	[49]
4	CB05		II		28	5.55	14	14.3	20.0	56.7	341.6	[35]
5	HH11	I			63	3.49	9	22.4	24.1	182.0	819.7	
6	HS12	I			63	3.72	23	46.9	39.0	84.9	689.7	
7	JF13	I			63	3.93	15	22.4	16.1	127.1	448.9	[35]
8	EF15			III	88	3.52	22	32.6	40.7	61.8	502.6	[47]
9	AM16		II		28	3.00	14	26.8	24.7	53.6	696.5	[35]
10	ES18		II		28	5.37	14	22.2	44.3	74.5	542.7	
11	GJ20	I			63	2.40	8	11.8	24.6	138.5	461.4	
12	GH22		II		28	4.14	20	18.2	28.3	118.6	225.8	[18]
13	ES24		II		28	6.14	10	9.1	29.4	82.5	278.1	
14	RJ26	I			63	4.38	10	14.5	28.7	138.5	434.8	
15	NJ29			III	15	5.36	15	15.7	17.5	29.3	378.7	[45]
16	EM30		II		28	4.94	9	24.4	19.6	68.7	1039.2	[33]
17	AT31		II		28	5.45	31	50.8	18.3	72.1	534.7	[19]
18	AK32	I			63	3.31	8	10.2	41.5	116.6	398.8	
19	WW33		II		28	4.17	9	16.7	31.3	54.0	705.0	
20	VV37	I			63	3.00	7	27.6	36.3	517.0	1080.6	[6]
21	EH40	I			63	3.25	6	15.1	16.7	123.6	947.6	
22	JG48			III	15	3.64	14	18.6	47.8	56.1	557.4	
23	JP59		II		28	2.96	7	5.8	18.0	86.4	257.3	
24	GS67		II		28	5.59	14	31.3	18.9	59.7	816.4	
25	AM93	I			63	3.24	3	2.9	28.0	106.0	377.0	
26	FV97	I			63	3.25	4	4.9	53.3	64.5	521.6	
27	HM99	I			63	3.55	10	12.5	20.6	66.7	430.3	
28	ID105		II		28	3.69	15	11.4	16.0	127.8	160.4	[34]
29	JZ112		II		28	5.19	8	5.5	15.0	24.3	259.5	[32]
30	IB118			III	18	4.19	18	10.4	34.9	46.0	174.5	[48]
31	DK126		II		28	2.60	44	51.4	16.8	42.0	393.9	[51]
32	BO		II		28	3.60	10	10.5	33.3	42.0	379.5	
33	SC			III	12	3.82	10	6.7	31.5	42.6	226.7	
34	MA	I			63	3.00	8	7.2	?	149.8	204.3	[2]

Tabelle 1 **Kenndaten des Materials.**

Spalte Nr. **enthält die laufende Fallnummer, Spalte** NN **das Identifikations-Kürzel des Hamburger-Zyklothymie-Archivs. I, II und III markieren die Zugehörigkeit zu den Untergruppen: I umfaßt ˆ63ˆ-Tages-Psychosen (n = 14), II umfaßt ˆ28ˆ-Tages-Psychosen (n = 14) und III ist eine heterogene Gruppe mit 6 Fällen. Die durch INKA-Spektrographie aufgefundene Zykluslänge steht in P, die zugehörigen Auszeichnungsgrade (in Standardabweichungen) in** Dist.**, n = Phasenanzahl. U = Gesamtumfang in Jahren. Alter = Lebensalter bei Beginn in Jahren. Ph und I enthalten die mittleren Phasen- und Intervall-Längen in Tagen.**

Die Spalte Lit **bezeichnet die Literaturstellen, in welchen ausführliche Einzelfallanalysen des betreffenden Phasenkalenders bereits mitgeteilt worden sind.**

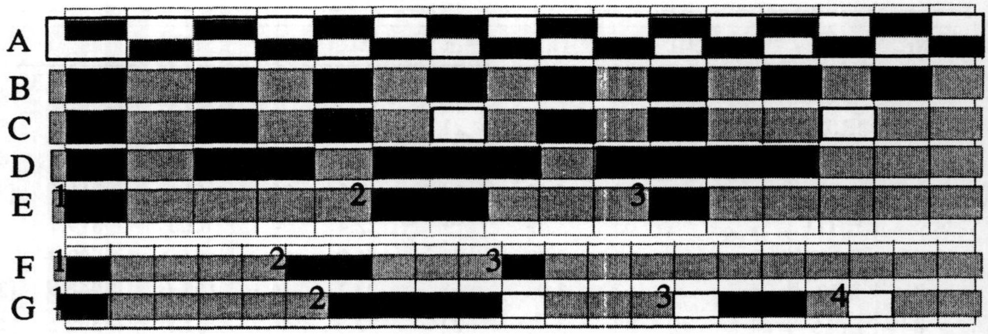

Abb. 1 Schema zur Strukturhypothese für man.-depr. Phasenkalender nach der ChTh.

Der Lauf der kalendarischen Zeit ist jeweils als grau angelegter Balken angegeben. Die Gliederung mit senkrechten Linien markiert die "endochrone" Zeit mit ihrer (endogenen) zyklischen Organisation. Die psychotischen Episoden sind dunkel oder hell angelegt und werden in diesen Schemata psychopathologisch als in sich einheitlich angesehen (die voll entfaltete ChTh sieht das differenzierter).

A. Diese Zeile stellt den systematisch gesehen einfachsten Fall des Alternierens von Manie (schwarz) und Depression (weiß) in gleichlangen Episoden dar, wie es bei den sog. 48-Std.-Psychosen realisiert ist, wenn man die Zykluslänge mit einem Tag annimmt. (Die ChTh sieht den einzelnen Zyklus dieser Psychosen als viertägig an mit der Oberflächenstruktur MD-MD, das kommt aber sichtpsychotisch auf dasselbe hinaus).

B. Systematisch einfach ist auch das monopolare Alternieren von (hier z. B.) Manie und Intervall, was bei größeren Zykluslängen sehr selten ist, aber jedenfalls in Teilabschnitten von Phasen-kalendern vorkommen kann.

C. Es ist bemerkenswert, daß die Zeitordnung ganz strikt sein kann, während die psychopathologische Erscheinungsoberfläche bunte Folgen von Bildern zeigt, manische, depressive oder auch mischbildhafte ("schizophasische").

D. Der Zeitbaustein (der chronopathologische Zyklus) kann "simplex", "duplex", "triplex" oder auch selten einmal (jedenfalls bei den Phasen) in höheren Komplexitätsgraden auftreten (Intervalle sind dagegen "normalerweise" hochkomplex, hier simplex).

E. Im "normalen" Fall eines manisch-depressiven Phasenkalenders bilden die Längen von Phasen und Intervallen eine fortlaufende Proportion, im Beispiel wie 1 : 4 : 2 : 3 : 1 : ? dabei wird die Proportionalitätskonstante durch die Zykluslänge dargestellt.

F. Genau dieselbe Zeitstruktur kann auch mit einem anderen Zyklus, in diesem Beispiel einem sehr viel kürzeren (im Sinne des "rapid cycling") realisiert sein.
Würde man E und F mit kalendarischen Daten (nicht endochron) in ein Kollektiv nehmen, so würde man die tatsächliche Identität ihrer Zeitstruktur nicht sehen können.

G. Der 2. manischen Phase (von insgesamt 5 Zyklen Länge, die 4 manischen sind schwarz angelegt) folgt hier unmittelbar noch ein Zyklus innerhalb der Phase mit mischbildhafter Erscheinungsweise (grau angelegt). Die dritte Phase ist triplex und beginnt mischbildhaft. Auch die vierte Phase ist mischbildhaft (und zwar in psychopathologischer Sicht, sie ist simplex in chronopathologischer Sicht).

A	B	C	D	E	F	G	H	I	K
	EH01 geb. 1922		19.17 LJ	Zyklus P = 63		Epoche E = 11. 10. 41			
Nr.	Beginn	Ende	Diagnose	Phase	Intervall	Differenzen		Komplexität	
1.	11. 10. 41	- 15. 12. 41	M	65	2767	0	- 2	1	44
2.	13. 07. 49	- 15. 09. 49	M	64	1135	3	2	1	18
3.	24. 10. 52	- 22. 12. 52	M	59	5	1	5	1	0
4.	27. 12. 52	- 02. 05. 53	M	126	4044	0	0	2	64
5.	28. 05. 64	- 16. 09. 64	M	111	1204	- 12	3	2	19
6.	03. 01. 68	- 02. 03. 68	M	59	312	- 4	0	1	5
7.	08. 01. 69	- 11. 03. 69	M	62	82	3	4	1	1
8.	01. 06. 69	- 22. 07. 69	D	51	0	- 15	- 3	1	-
	11. 10. 41 - 22. 07. 69 = 10146			597 + 9549 = 10146		57 3.56 = 5.65%		10 + 151 = 161 x 63 = 10143	

Abb. 2 Chronopathologische Struktur des Phasenkalenders von EH01.

1. Der Phasenkalender von EH01 umfaßt 8 Phasen (Spalte A) im Gesamtumfang von 10146 Tagen, die Psychose blieb im weiteren zwar aktiv, war aber ab 1969 unter Lithium soweit mitigiert, daß es (zumindest in den folgenden 10 Jahren) nicht mehr zu stationären Behandlungen kam.
2. Der Beginn der jeweils akuten Psychosen (Spalte B) und ihr klinisches Ende (C) wurden nach sorgfältiger Textinterpretation der Krankengeschichte (aber "chronopathologisch naiv") mit einem dafür als repräsentativ angesehenen einzelnen Tag datiert.
3. Diagnostisch handelt es sich (in erster Näherung) um "monopolare" Manien (M), die 8. Phase ist gehemmt-ängstlich depressiv (D).
4. Aus den Datierungen B und C ergeben sich die Phasenlängen E (Mittelwert 74.6 Tge) und die Intervall-Längen F (Mittelwert 1364 Tage 3.7 Jahre) in Tagen. Der Phasen / Intervallquotient hat den benignen Wert 1 : 16, dennoch handelt es sich klinisch um sehr schwere (maligne) Psychosen (mit 5 febrilen Hyperkinesen in den Phasen Nr. 1 und Nr. 5).
5. Der chronologisch geschlossenen Reihe der Werte in E und F kann mit der Frequenzanalyse INKA ein streng periodisches Modell mit der Periode ˆ63ˆ und der sehr hohen Distanz von 4.7 Standardabweichungen angepaßt werden, ausgehend von der Epoche E am 11. 10. 1941. Die Frequenzanalysen des Abschnitts A (mit den Phasen Nr. 1 bis Nr. 4) und des Abschnitts B (mit den Phasen Nr. 5 bis 8) ergeben identische Werte für P und E, die Zeitordnung ist ungestört durch das 11 Jahre lange Intervall hindurchgelaufen (welches möglicherweise weitere Phasen enthalten hat, die nicht stationär behandelt wurden). Auch der (experimentelle) Ausschluß der Phase Nr. 1 (sie war seinerzeit als "symptomatische Psychose bei postanginöser Sepsis" aufgefaßt worden) ergibt identische Werte: die Phase Nr. 1 muß als endogene Manie angesehen werden.
6. Das 63-Tage-Modell weicht um die Beträge in G und H von den Datierungen in E und F ab, die Differenzen betragen im Mittel 3.56 Tage, das sind nur 5.65% der Periode. Die Differenzen können als Fehlinterpretation bei der Textanalyse angesehen werden, was durch Reanalyse des Textes ("chronopathologisch wissend") kontrolliert werden kann.
7. Die Phasen sind simplex gebaut (wie auch das Intervall Nr. 7), nur die Phasen Nr. 4 und Nr. 5 sind duplex. Die Komplexitätsgrade K sind in den Spalten I und K angegeben. Das sich daraus ergebende Ablaufsmodell differiert um nur 3 Tage gegen den Gesamtumfang. Das Intervall Nr. 3 (von 5 Tagen Länge) hat den K-Grad Null, es handelt sich um eine sog. "Interimsmitigierung" (mit Entlassung und sofort folgender Wiederaufnahme), das schließt die Phasen Nr. 3 und Nr. 4 zu einer triplexen Phase zusammen (so gesehen umfaßt der Phasenkalender nur 7 Phasen).

```
NAME DES DATENSATZES= EH01     (DATEN VON NR.1 BIS 15)
AUSGEZEICHNETE PERIODE= 63     IM BEREICH VON 10 bis 100
AUSZEICHNUNG=                  4.72176823  STANDARD-ABWEICHUNGEN
PHASENLAGE=                    -17
RECHENZEIT IN SEKUNDEN= 22.72
PROGRAMM MEGA (INKA),VERSION 3.10. GEAENDERT 10. 04. 95
```

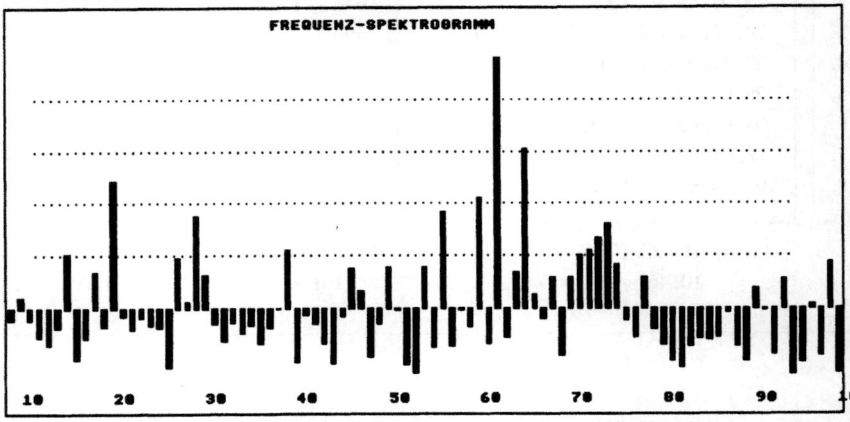

Abb. 3 Frequenzspektrogramm INKA der Daten aus den Spalten E und F der Tabelle 1

Das Programmsystem INKA verknüpft zunächst die Ausgangsdaten (d. h. die Phasen- und Intervall-Längen) in ihrer natürlichen Reihenfolge zu einer Kette von lfd. Tagesnummern, alternierend jeweils für Beginn und Ende jeder Phase. Diesem geschlossenen Datensatz wird sukzessive eine Reihe <u>streng</u> periodischer, theoretischer Modelle (im Bereich von P = 10 bis P = 100 und welche die gegebene Kalenderstruktur jeweils in ihren Umrissen berücksichtigen) dadurch angepaßt, daß nach der Methode der Minimierung der Summe quadrierter Abweichungen (C. F. GAUSS) eine optimale Phasenlage für jedes Modell aufgesucht wird. Die Abweichungsummen der geprüften Modellperioden (bei der ausgezeichneten Periode haben sie ein Minimum) werden in Gütewerte invertiert (bei der ausgezeichneten Periode ein Maximum) und diese nach z-Transformation in einem Spektrum dargestellt, in ihm ist P = 63 mit dem (hochsignifikanten) Wert von 4.72 Standardabweichungen (Ordinate) vor allen übrigen geprüften Perioden (Abszisse) ausgezeichnet. Neben der Periode P wird von INKA auch die optimale Phasenlage E ("Epoche") bestimmt (E = 11. 10. 1941), allerdings ist diese Bestimmung nicht auf +- 1 Tag genau (wie etwa die Sequenzanalyse SEQ).

Die Auszeichnungsgrade sind in erster Linie von den Ungenauigkeiten der Datierung und ihrer Verteilung abhängig, etwas aber auch von der untersuchten Phasenzahl und der Länge der Prüfperiode, allerdings in systematischer Weise. Die Verhältnisse können übersichtlich gemacht werden mit synthetischen Datensätzen, die aus "reinen" Perioden in den Umrissen eines repräsentativen Phasenkalenders konstruiert wurden und dann sukzessive mit aus Zufallszahlen ermittelten Abweichungen von bekannter Größe und Verteilung "verunreinigt" wurden. Auf diese Weise ist eine Eichung von INKA möglich.

Eine Split-half-Technik mit isolierter Spektrographie von einzelnen Abschnitten des Datensatzes liefert bei EH01 vergleichbare Ergebnisse. Auch der experimentelle Ausschluß des auffallend langen Intervalls zwischen den Phasen Nr. 4 und Nr. 5 (es ist 11 Jahre lang - unter Lithium-Prophylaxe) bestätigt die Analyse (und damit auch das erstaunliche, ungestörte Durchlaufen der Ordnung durch dieses Intervall, denn die zugehörigen Phasenlagen differieren nur um wenige Tage).

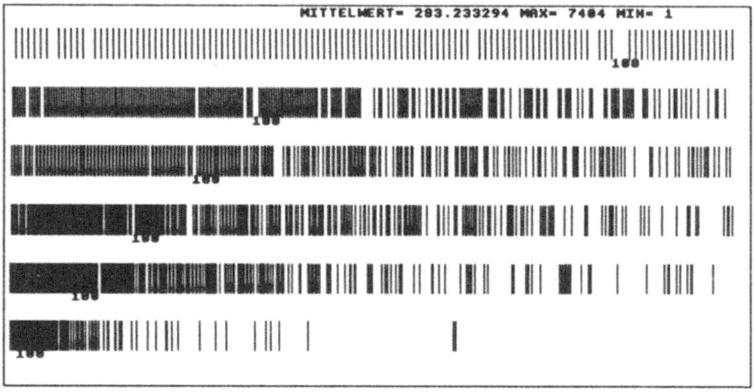

Abb. 4 Verteilung der Urdaten.

In der unteren Zeile ist die Verteilung des Gesamtmaterials von 856 Phasen- und Intervall-Längen im Bereich von 1 bis 12000 Tagen Länge dargestellt.
In den Zeilen darüber ist der Maßstab schrittweise vergrößert worden und nur der jeweils linke Anteil der Verteilung dargestellt (dadurch fallen Daten mit größeren Werten rechts heraus), um Einblick in eine evtl. multimodale Verteilung zu gewinnen (diese wird jedoch nicht sichtbar).

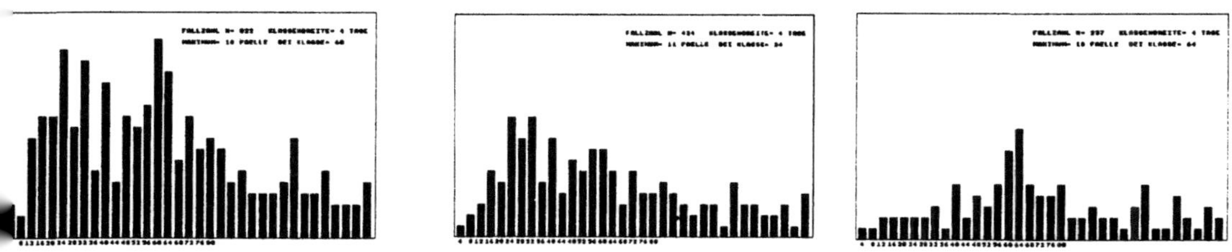

Abb. 5 Verteilung der Urdaten.

In abermaliger Vergrößerung werden in diesen Histogrammen lediglich die Phasen und Intervalle bis zu einer Länge von 200 Tagen dargestellt (50 Klassen mit je 4 Tagen Klassenbreite).

links: Gesamtmaterial dieses Anteils aus den Gruppen I, II und III. Die Besetzung der einzelnen Klassen ist auffallend ungleichmäßig und auf das Vorliegen von Multimodalität nicht unverdächtig, ohne daß man jedoch einzelne Typen bei visueller Inspektion erkennen könnte, vielleicht mit Ausnahme der Häufung um den Scheitelwert.

Mitte: Histogramm der Werte aus der Gruppe II (P = 28) mit einem (zweigipfligen) Scheitelpunkt bei 28 und einem Nebengipfel bei 56 (als Hinweis auf duplexen Bau).

rechts: Histogramm der Werte aus der Gruppe I (P = 63), mit einem recht klar ausgebildeten Häufungsgipfel in der Klasse 64 und einem Nebengipfel in der Klasse 124 (welcher die duplexen Werte 2 x 63 = 126 einschließt).

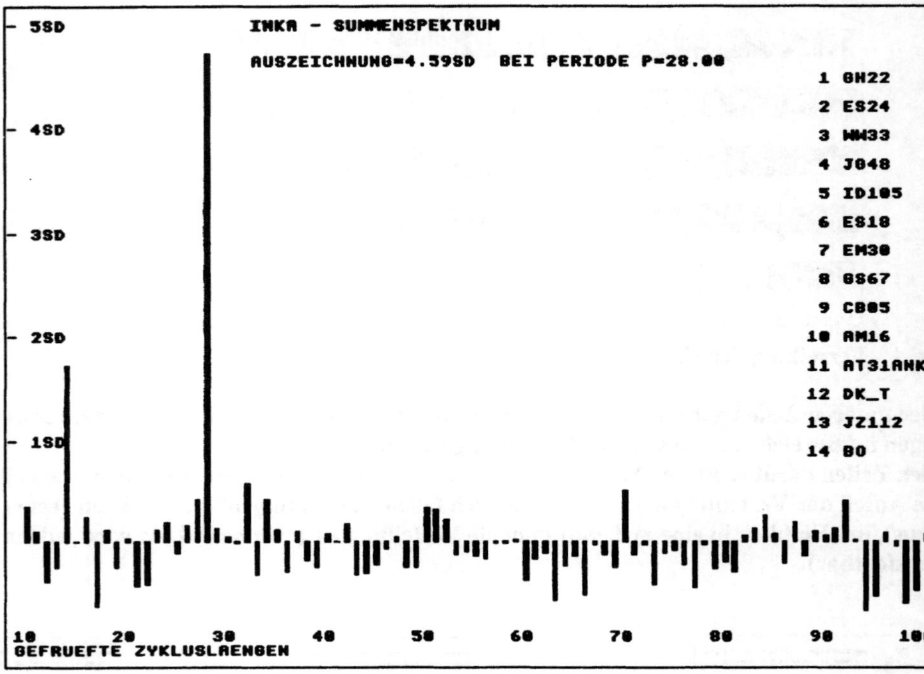

Abb. 6 **INKA-Summen-Spektren. P = 28**

Die Summenspektren entstehen durch additive Superposition der einzelnen INKA-Spektren. Bei der Berechnung von Mittelwert und Streuung aus allen Einzelwerten des Spektrums wurde der ausreißerhafte Bestwert (konservativ) nicht ausgeschlossen.
Die Rationale des Vorgehens besteht in der Überlegung, daß nur der Bestwert einer realen Sachstruktur angehört, während alle übrigen Werte zufällig sind. Sie verteilen sich daher (nach der z-Transformation) auch zufällig mit positivem oder negativem Vorzeichen um die Mittel-Linie. Bei der Aufsummierung eines Kollektivs löschen sie sich deswegen gegenseitig allmählich aus, dagegen wächst der Bestwert immer deutlicher heraus, wenn das bearbeitete Kollektiv perioden-homogen ist (vom Mittelwert 3.55 SD auf 4.59 SD). Dieser Effekt ist als "peak-washing" bekannt. Überdies erscheint mit der Summierung nunmehr auch deutlich eine (Sub-) Harmonische der ausgezeichneten Periode, quasi als ein Signifikanzkriterium eigener Art (das bei Frequenzanalytikern in gutem Ansehen steht).

Summenspektrum der 14 Fälle aus der Gruppe II mit der Periode ˆ28ˆ und einer Harmonischen bei P = 14

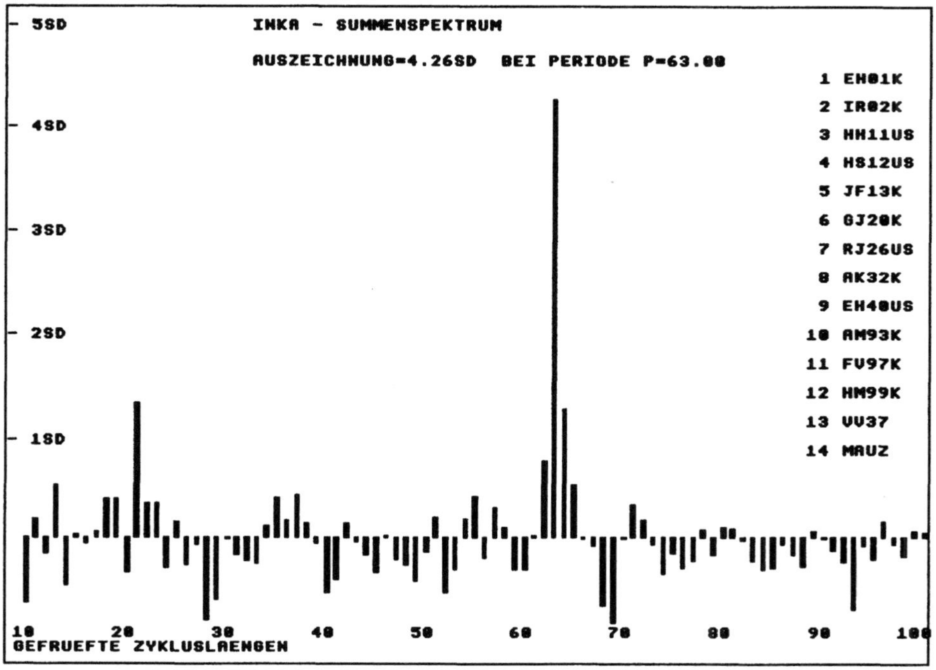

Abb. 6 INKA-Summen-Spektren. P = 63

Die Summenspektren entstehen durch additive Superposition der einzelnen INKA-Spektren. Bei der Berechnung von Mittelwert und Streuung aus allen Einzelwerten des Spektrums wurde der ausreißerhafte Bestwert (konservativ) nicht ausgeschlossen.
Die Rationale des Vorgehens besteht in der Überlegung, daß nur der Bestwert einer realen Sachstruktur angehört, während alle übrigen Werte zufällig sind. Sie verteilen sich daher (nach der z-Transformation) auch zufällig mit positivem oder negativem Vorzeichen um die Mittel-Linie. Bei der Aufsummierung eines Kollektivs löschen sie sich deswegen gegenseitig allmählich aus, dagegen wächst der Bestwert immer deutlicher heraus, wenn das bearbeitete Kollektiv perioden-homogen ist (vom Mittelwert 3.55 SD auf 4.59 SD). Dieser Effekt ist als "peak-washing" bekannt. Überdies erscheint mit der Summierung nunmehr auch deutlich eine (Sub-) Harmonische der ausgezeichneten Periode, quasi als ein Signifikanzkriterium eigener Art (das bei Frequenzanalytikern in gutem Ansehen steht).

Summenspektrum der 14 Fälle aus der Gruppe I mit der Periode ˆ63ˆ und einer Harmonischen bei P = 21.

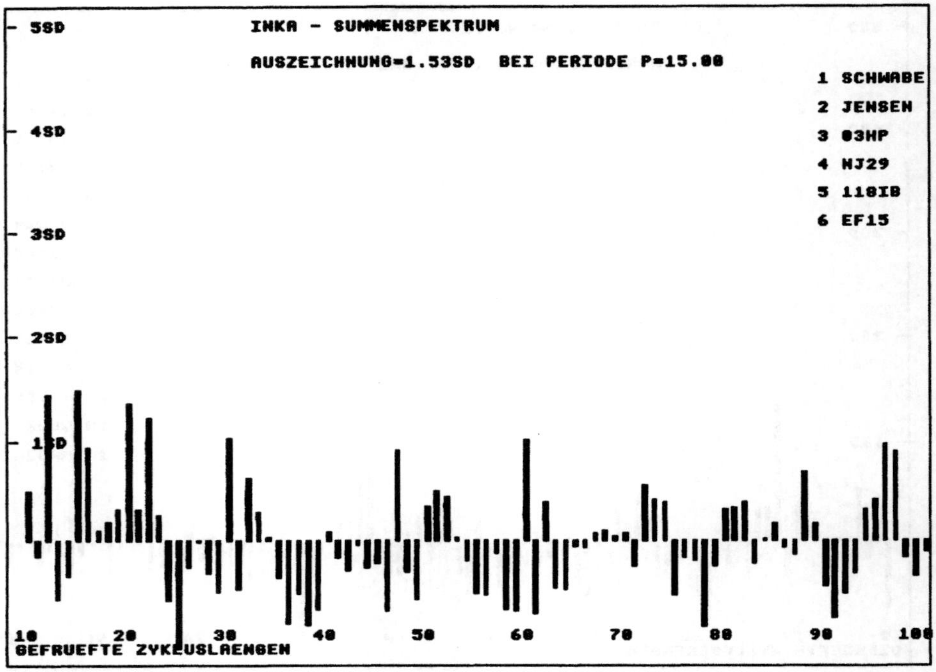

Abb. 6 INKA-Summen-Spektren.

Die Summenspektren entstehen durch additive Superposition der einzelnen INKA-Spektren. Bei der Berechnung von Mittelwert und Streuung aus allen Einzelwerten des Spektrums wurde der ausreißerhafte Bestwert (konservativ) nicht ausgeschlossen. Die Rationale des Vorgehens besteht in der Überlegung, daß nur der Bestwert einer realen Sachstruktur angehört, während alle übrigen Werte zufällig sind. Sie verteilen sich daher (nach der z-Transformation) auch zufällig mit positivem oder negativem Vorzeichen um die Mittel-Linie. Bei der Aufsummierung eines Kollektivs löschen sie sich deswegen gegenseitig allmählich aus, dagegen wächst der Bestwert immer deutlicher heraus, wenn das bearbeitete Kollektiv perioden-homogen ist (vom Mittelwert 3.55 SD auf 4.59 SD). Dieser Effekt ist als "peak-washing" bekannt. Überdies erscheint mit der Summierung nunmehr auch deutlich eine (Sub-) Harmonische der ausgezeichneten Periode, quasi als ein Signifikanzkriterium eigener Art (das bei Frequenzanalytikern in gutem Ansehen steht).

Summenspektrum der 6 Fälle aus der Gruppe III, die nicht perioden-homogen ist. Der Bestwert bei P = 15 ist mit nur 1.53 Standardabweichungen "ausgezeichnet".

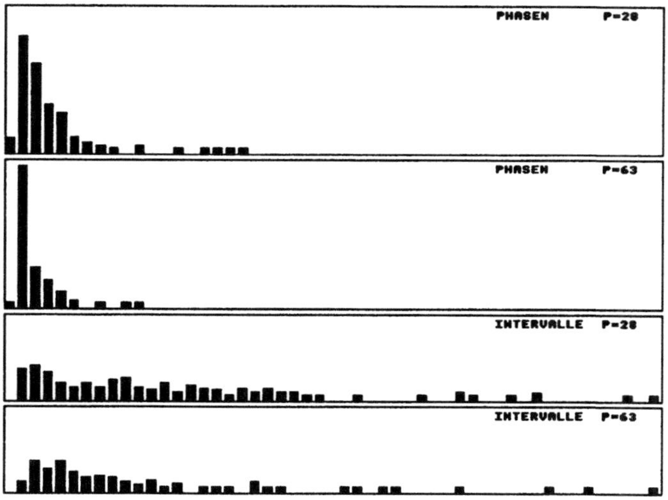

Abb. 7 Verteilung der Komplexitätsgrade im Bereich von K = 0 bis K = 50

Die Auszählung der Komplexitätsgrade K wurde für die 445 Phasen und die 441 Intervalle getrennt vorgenommen. Es zeigen sich ganz unterschiedliche Verteilungstypen: Bei den Phasen überwiegt der simplexe Bau bei weitem (im Sinne einer Exponentialverteilung), höhere Komplexitätsgrade (K > 10) kommen nicht vor. Bei den Intervallen sieht man fast schon eine Gleichverteilung. Auch außerhalb des dargestellten Bereichs gibt es noch hochkomplexe Intervalle (bis K = 264), bei den 28-Psychosen noch 10 weitere, bei den 63-Psychosen noch 7.

Interessant ist, daß sich die Verteilungen der 28-Tages-Psychosen durchaus nicht von den Verteilungen der 63-Tages-Psychosen unterscheiden. Das Baugesetz des gesamten Phasenkalenders hat nur einen Parameter, das ist die Zykluslänge.

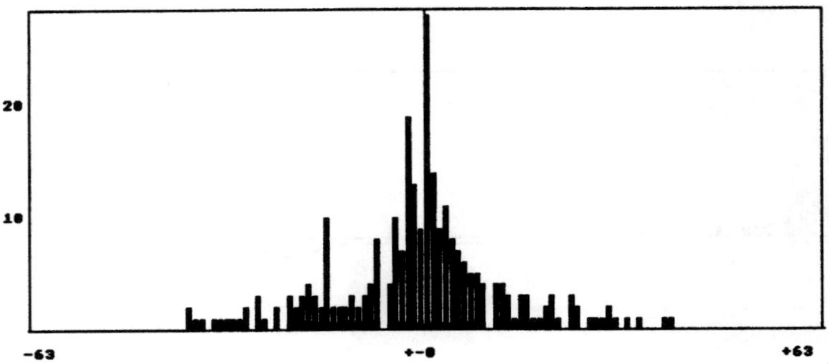

Abb. 8 Verteilung der Abweichungen zwischen empirischen Daten und theor. Modellen.

Es wird die Häufigkeit (Ordinate) in der Verteilung der Abweichungen (bestimmt in Tagen) zwischen den Urdaten und den theoretischen Modellen des Kollektivs I (n = 271) um eine Zyklusgrenze zwischen zwei Zyklen mit den Zykluslängen P = 63 (Abszisse) dargestellt.
Der Mittelwert (errechnet aus positiven und negativen Abweichungen, d. h. aus jenen hypothetischen Vor- oder Rückdatierungen der ursprünglichen Textinterpretationen, die erforderlich wären, um eine streng periodische, abweichungsfreie Ablaufsstruktur mit P = 63 zu treffen), beträgt - 2.99 bei einer Standardabweichung von 13.5 .
Der Mittelwert der absoluten Abweichungen (Umdatierungen ohne Rücksicht auf Vor- oder Rückdatierung) beträgt (nur) 13.8% der Periode.
Über den Verteilungstyp kann diskutiert werden. Die Verteilung ist jedenfalls nicht normal (Prüfung mit chi^2-Test), sieht auch visuell nicht so aus und kann das eigentlich auch nicht sein, da beide Verteilungsenden in der Regel durch das Vorgehen bei der Modellanpassung gekappt werden, indem Abweichungen > p/2 zu K + 1 führen.

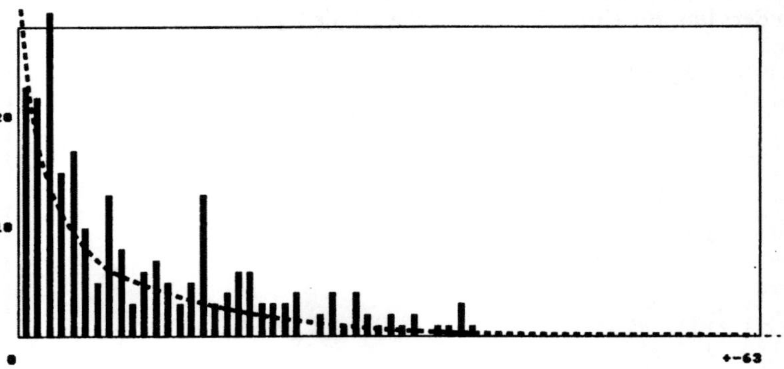

Abb. 9 Verteilung der Absolutwerte.

Die Absolutwerte bilden eine einseitige Verteilung, welche die Gestalt einer relativ steilen Exponentialverteilung hat in dem Sinne, daß der wahrscheinlichste Wert für eine Abweichung Null ist und andere Werte recht rasch umso unwahrscheinlicher werden, je größer sie sind.

Literaturverzeichnis

1. Gottschalk A, Bauer M, Whybrow P: Evidence of chaotic mood variation in bipolar disorder. Arch. Gen. Psychiatry 51, 1995, 947 - 959

2. Mauz F: Die Prognostik der endogenen Psychosen. Thieme Stuttgart 1930

3. Mizukawa R, Ishiguro S, Takada H, Kishimoto A, Ogura Ch, Hazama H: Long-Term Observation of a Manic-Depressive Patient With Rapid Cycles. Biol. Psychiatry 1991 29 671 - 678

4. Mizukawa R, Iitsuka M,Hazama H, Ueda K, Tsushima J, Sugihara T, Kaneda W: Periodicity of Episode Occurrences in Rapid Cycling Affective Disorders. Biol Psychiatry 1992 32 652 - 667

5. Mizukawa R, Tsushima J, Takada T, Nagabuchi T, Watanabe K, Hazama H: Periodicity and prediction of mania onsets in bipolar I affective disorders. Psychiatry and Clinical Neurosciences 1996 50 251 - 255

6. Supprian U: Untersuchungen zur Verlaufsgestalt der Zyklothymie. Zeitreihenanalysen psychopathologischer Merkmale eines Einzelfalles. Habilitationsschrift Hamburg 1973 (unpubliziert)

7. Supprian U: Perioden im Ablauf phasischer Psychosen. Therapiewoche 23, 46, 4451 (1973)

8. Supprian U.: Ein theoretisches Modell für den Gesamtablauf der phasischen Psychosen. Fortschr. Neurol. Psychiat. 43 358 - 379 (1975)

9. Supprian U.: Die Eppendorfer Stimmungs-Antriebs-Skala (ESTA). Ein Instrument zur Abbildung des Verlaufs manisch-depressiver Psychosen. Pharmakopsychiat. 1 8 - 25 (1975)

10. Supprian U.: Zur chronopathologischen Struktur der depressiven Tagesschwankung. Arch. Psychiat. Nervenkr. 220 9 - 22 (1975)

11. Supprian U.: Über die chronopathologische Struktur einiger langer Katamnesen bei manisch-depressiver Erkrankung. Fortschr. Neurol. Psychiat. 43 575 - 601 (1975)

12. Supprian U.: Über eine strenge Periodizität im Ablauf einer manisch-depressiven Psychose. Nervenarzt 46, 440 - 446 (1975)

13. Supprian U.: Ausgewählte Probleme der Chronopathologie der Zyklothymie. Psychopathometrie 2 19 - 27 (1976)

14. Supprian U.: Verlaufsstudien an einer phasischen Psychose. Fortschr. Neurol. Psychiat. 45 596 - 614 (1977)

15. Supprian U.: Bemerkungen zum Effekt von Thyreotropin-releasing-hormon (TRH) auf das depressive Syndrom. Pharmakopsychiat. 10 15 - 20 (1977)

16. Supprian U.: Über einen sequentiellen Umbau der Profilgestalt tagesrhythmischer Schwankungen von spektralanalytischen EEG-Parametern bei einer phasischen Psychose. Psychopathometrie 3,1 8 - 20 (1977)

17. Supprian U.: Stimmung und Antrieb. Interne Desynchronisation bei einer zyklothymen Tagesschwankung. Thieme Stuttgart 1978

18. Supprian U.: Über eine 28-Tage-Periodik bei einer manisch-depressiven Psychose. in: Psychopathologie. Neue Beiträge zu Klinik und Praxis. Ed.: Burchard J M. Schattauer Stuttgart 1981

19. Supprian U.: Ordnung und Psychose. Über Ordnungen manisch-depressiver Syndromsequenzen als Funktion der Zeit.
Verlag Dr. R. Krämer, Hamburg 1988. ISBN 3 - 92 69 52 - 07 - 5

20. Supprian U.: Endogene Determination und personale Selbstbestimmung bei Suiziden im Ablauf manisch-depressiver Psychosen. Fortschr. Neurol. Psychiat. 58 (1990) 270 - 281

21. Supprian U.: Zeit und Psychose. Studien zur inneren Ablaufsgestalt des Manisch - Depressiven. Verlag Dr. R. Krämer, Hamburg 1992. ISBN 3 - 92 69 52 - 63 - 6

22. Supprian U.: Über die Seele und die Natur, über manisch-depressive Psychosen und die Naturwissenschaften. in: 21

23. Supprian U.: Ablaufsbilder mansch-depressiver Psychosen. in: 21

24. Supprian U.: Ordnung im Ablauf phasischer Psychosen. in: 21

25. Supprian U.: Über eine systematische Differentialsyndromatik phasischer Psychosen. Bilder für eine Dynamik. in: 21

26. Supprian U.: Über systematische Ablaufsordnungen phasischer Psychosen. Deterministische Dynamik psychotischer Bilder. in: 21

27. Supprian U.: Zum Aufbau einer chronopathologischen Theorie manisch-depressiver Psychosen und ihrer systematischen Strukturen. in: 21

28. Supprian U.: Über die Langzeitstruktur einiger manisch-depressiver Verläufe. in: 21

29. Supprian U.: Über geordnete Syndromsequenzen einiger manisch-depressiver Verläufe in: 21

30. Supprian U.: Über zyklische Ordnungen im Ablauf manisch-depressiver Psychosen. in: 21

31. Supprian U.: Über eine streng periodische "Schizophrenie". in: 21

32. Supprian U.: Über "ungewöhnliche periodische Psychosen" - in memoriam Paul Schröder (19. 5. 1873 - 7. 6. 1941). in: 21

33. Supprian U.: Lachen und Weinen. Indikatoren der inneren Ordnungsgestalt im Ablauf einer Schizophrenie in: 21

34. Supprian U.: Verrückt und Verlassen. Über die "ganze Wirklichkeit" einer phasischen Psychose. Ein psychiatrisches Lesebuch zu Wesen und Begriff des Endogenen mit chronopathologischen Analysen und epikritischen Kommentaren einer manisch-depressiven Psychose. Verlag Dr. R. Krämer, Hamburg 1992. ISBN 3 - 92 69 52 - 58 - X

35. Supprian U.: Chronopathologische Gestalten endogener Psychosen.
BELTZ Psychologie Verlags Union, Weinheim 1993. ISBN 3 - 621 - 27183 -X

36. Supprian U.: Chaos und Ordnung bei endogenen Psychosen.
in: Emotionspsychopathologie und zykloide Psychosen. Ed.: Bräunig P, Schattauer 1995

37. Supprian U.: Grundlinien einer chronopathologischen Theorie phasischer Psychosen. fundamenta psychiatrica 1997, im Druck

38. Supprian U.: Zeitordnungen endogener Psychosen
Springer Wien (1997), in Vorbereitung

39. Supprian U.: Über Zeitstrukturen des Endogenen. in: 38

40. Supprian U.: Über die Wissenschaft, die Psychiatrie und Dike, die Göttin der Redlichkeit des Denkens. in: 38

41. Supprian U: Ordnung und Chaos bei endogenen Psychosen. in: 38

42. Supprian U: Anmerkungen zu den manisch-depressiven Mischzuständen. in: 38

43. Supprian U: Grundlinien der chronopathologischen Theorie phasischer Psychosen. in: 38

44. Supprian U: Schriften zu Problemen der Zeitordnung phasischer Psychosen. Autoreferate, biographische Kommentare und Graphiken. in: 38

45. Supprian U: Über das gewisse Phasische und das Fragliche der Schizophrenie. Eine chronopathologische Analyse einer 15-Tages-Psychose (NJ29) in: 38

46. Supprian U.: Chronopathologische Analyse einer 63-Tages-Psychose (EH01) in: 38

47. Supprian U.: Chronopathologische Analyse einer 88-Tages-Psychose (EF15) in: 38

48. Supprian U: Über die schizophrene Umhüllung eines manisch-depressiven Kerns (118IB) in: 38

49. Supprian U.: On a Cyclic (Time) Order in Affective (Cyclothymic) Disorder. Neurology, Psychiatry and Brain Research (1996) 4 29 - 36

50. Supprian U.: Über geordnete Abläufe phasischer Psychosen. Neuropsychiatrie (1997, im Druck)

Springer-Verlag
und Umwelt

ALS INTERNATIONALER WISSENSCHAFTLICHER VERLAG sind wir uns unserer besonderen Verpflichtung der Umwelt gegenüber bewußt und beziehen umweltorientierte Grundsätze in Unternehmensentscheidungen mit ein.

VON UNSEREN GESCHÄFTSPARTNERN (DRUCKEREIEN, Papierfabriken, Verpackungsherstellern usw.) verlangen wir, daß sie sowohl beim Herstellungsprozeß selbst als auch beim Einsatz der zur Verwendung kommenden Materialien ökologische Gesichtspunkte berücksichtigen.

DAS FÜR DIESES BUCH VERWENDETE PAPIER IST AUS chlorfrei hergestelltem Zellstoff gefertigt und im pH-Wert neutral.

GPSR Compliance

The European Union's (EU) General Product Safety Regulation (GPSR) is a set of rules that requires consumer products to be safe and our obligations to ensure this.

If you have any concerns about our products, you can contact us on ProductSafety@springernature.com

In case Publisher is established outside the EU, the EU authorized representative is:

Springer Nature Customer Service Center GmbH
Europaplatz 3
69115 Heidelberg, Germany

Batch number: 10584556

Printed by Printforce, the Netherlands